中国科学院教材建设专家委员会规划教材
全国高等医学院校规划教材

案例版™

供临床、预防、基础、口腔、麻醉、影像、药学、检验、护理、法医等专业使用

诊　断　学

主　　编　徐新娟　　杨大明
副主编　陆东风　　夏　薇　　陈明伟
编　　委　（按姓氏汉语拼音排序）

陈明伟　西安交通大学医学院
郭　民　潍坊医学院
何元兵　新疆医科大学
侯月梅　新疆医科大学
李国强　广州医学院
刘俊英　滨州医学院
刘天喜　兰州大学医学院
陆东风　广州医学院
纳志英　昆明医学院
王保中　大同大学医学院
韦建国　咸宁学院
吴　静　兰州大学医学院
夏　薇　北华大学医学院
谢小鲁　西安交通大学医学院
徐新娟　新疆医科大学
杨大明　南通大学附属医院
张朝霞　新疆医科大学
张年萍　大同大学医学院
张小宁　新疆医科大学

科学出版社
北　京

郑 重 声 明

为顺应教育部教学改革潮流和改进现有的教学模式，适应目前高等医学院校的教育现状，提高医学教学质量，培养具有创新精神和创新能力的医学人才，科学出版社在充分调研的基础上，引进国外先进的教学模式，独创案例与教学内容相结合的编写形式，组织编写了国内首套引领医学教育发展趋势的案例版教材。案例教学在医学教育中，是培养高素质、创新型和实用型医学人才的有效途径。

图书在版编目(CIP)数据

诊断学：案例版 / 徐新娟，杨大明主编 . —北京：科学出版社，2008
中国科学院教材建设专家委员会规划教材・全国高等医学院校规划教材
ISBN 978-7-03-021677-9

Ⅰ. 诊… Ⅱ. ①徐…②杨… Ⅲ. 诊断学-医学院校-教材 Ⅳ. R44

中国版本图书馆 CIP 数据核字(2008)第 054342 号

策划编辑：李国红 / 责任编辑：周万灏 李国红 / 责任校对：曾 茹
责任印制：徐晓晨 / 封面设计：黄 超

科 学 出 版 社 出版
北京东黄城根北街 16 号
邮政编码：100717
http://www.sciencep.com
北京虎彩文化传播有限公司 印刷
科学出版社发行 各地新华书店经销
*
2008 年 5 月第 一 版 开本：850×1168 1/16
2018 年 1 月第五次印刷 印张：31 3/4
字数：1 010 000
定价：98.00 元
(如有印装质量问题，我社负责调换)

前 言

为深化课程体系与教学方法改革，加大教材建设与改革力度，科学出版社组织全国多所院校编写了本套创新性案例版医学教材，《诊断学》即为其中之一。诊断学是一门由基础医学过渡到临床医学的桥梁学科，是医学生开启临床医学大门的钥匙。基于诊断学教学必须将解剖、生理、病理等基础医学知识与临床症状、体征密切联系的特点，我们借鉴国外 PBL 教学模式，在编写症状学、体格检查、病历书写、实验诊断学、心电图及其他特殊器械等篇章时，尽可能以典型的临床真实病例或标准化病例为先导，将案例与教学内容的核心知识点相结合，提出若干思考题；并在随后的教学内容中，逐条分析案例，给予答案。期望使用这种以案例引导教学的新教材，能激发医学生学习诊断学的兴趣，加深对所学内容的理解，在尽可能短的时间内掌握知识点，提高学习效率；并使医学生对临床依据症状、体征诊断疾病的过程有所了解，有助于培养其临床诊断思维，为过渡到各临床医学学科的学习奠定较扎实的基础。该教材既可供教师以案例为先导进行课堂教学；也可在传统课堂教学之余，以案例作为补充，让学生阅读自学；不啻为广大师生的良师益友。

本教材附以较多的照片和图解，展现重要体征的典型表现、检查手法和操作要领；以利医学生加深印象，掌握规范化体检和操作方法，提高实践能力。

本教材适用于五年制临床医学、预防、基础、口腔、影像、麻醉、护理、药学、检验及全科医学等专业的本科生，并可作为执业医师考试和研究生入学考试的复习用书。

在编写本教材的过程中，新疆医科大学、南通大学及有关兄弟院校的领导给予了大力支持和热忱鼓励，并提出许多宝贵建议和意见。科学出版社有关领导和编辑卓有成效的组织工作和具体指导，为本书的顺利出版提供了保证。编委会成员均为各单位的医疗、教学和科研骨干，拨冗参与编写工作，付出了辛勤劳动。在此一并表示诚挚的感谢。

编写《诊断学》案例教材尚属首次尝试。由于我们的能力有限，加之编写时间较仓促，本教材难免有疏漏和欠妥之处，敬请广大师生和读者不吝赐教，惠予指正，以便修订再版。

徐新娟　杨大明

2006 年 12 月 6 日

目　录

第一篇　症　状　学

第二篇　问　　诊

第三篇　体格检查

第四篇　辅助检查

第五篇　实验诊断学

第六篇 病历书写

第七篇 如何进行临床诊断

绪　论

一、诊断学的概念与重要性

《诊断学》是论述诊察判断疾病的基本理论、基本方法、基本技能以及认识疾病的科学临床思维方法的一门学科。《诊断学》是建立在基础医学、现代科技、临床实践经验上的一门临床基础课，是基础医学与临床医学的桥梁课，也是临床各科的基础。要成为一名优秀的临床医生，必须熟练掌握诊断学的基础理论知识、基本技术和方法。

诊断(diagnosis)一词来自希腊文，是辨认、判断的意思。医学术语中借用了这个词语，用以表示通过病情记录(nosography)、体征及其他医学检查手段，来判断疾病的本质；也表示通过疾病的表现，来认识疾病内在属性的一道程序。要完成这一程序，医生必须具有系统的医学知识和一定的临床经验。临床诊断的确定，无论对患者还是对医师都是十分重要和严肃的。正确诊断疾病是临床医学的最基本任务之一，是预防和治疗疾病的前提。建立诊断是临床各项工作(医疗、科研、教学)中的第一步，及时而正确的诊断，在临床工作中十分重要。确切的早期诊断能使患者及时得到正确治疗，从而达到中断自然病程、早日康复的目的；相反，诊断不清或不及时，甚至诊断错误，较轻的疾病也会进展成为重症，单纯的疾病将会带来多种复杂的并发症，进而危及患者生命。因此，学习《诊断学》课程对每个医学生都是十分重要的。一个医学生要经过基础医学及临床课程的理论学习，还要接受临床实习及一系列的临床实践的训练，才能逐步掌握临床工作方法，最终达到合格的临床医师的标准。在医学教育过程中，不可能在完成基础理论课程之后就直接进入临床课程的学习，必须学习《诊断学》这门课程作为过渡，然后才能转入临床课程的学习阶段。因此，《诊断学》被认为是学习各门临床课程的“入门”或“桥梁”，是把基础学科的基本理论和知识具体地结合并应用到临床实践的课程。

人体是完整的有机体，各系统、器官有其相对的独立性，但又相互联系、相互配合、相互制约，密切相关。因此，每一个临床专业学科都不能脱离临床医学的整体。在实际工作中，临床医学的基本理论、基本技能在所有医学专业学科中都是一致的。有关诊断学的基本理论、知识和方法，不仅适用于内科，也适用于外科、妇产科及其他临床专业学科。诊断学的内容，包括搜集临床资料的步骤和方法，对症状、体征、各种实验室及其他检查结果的评价、分析和推理，对疾病预后的判断等，都是临床工作者必须学习和掌握的。因而，诊断学必然成为各临床学科的基础。

二、诊断学的内容

《诊断学》课程的基本任务是研究症状和体征的发生、发展规律、机制及建立诊断的思维程序，从而以科学的态度在各种情况下去认识疾病。本教材以病例分析的形式论述疾病各种临床表现及其发生机制，讲解问诊和体格检查的基本内容和方法技巧，学习如何用科学的逻辑程序和方法去识别、判断疾病，以揭示其本质，获得正确的临床诊断，并为部署进一步检查和防治措施提供科学的依据。本书突出临床技能的基本功训练，强化各种症状的问诊提要，规范体格检查手法和顺序，将各种症状、体征和实验室异常发现的临床意义集中编写，精讲多练，留有学生自学练习的余地，有利于临床思维能力的培养，亦有利于当前诊断学教学的实施。本书列有较多的典型病例分析，内容丰富、实用，尽量贴近临床，有助于学生加深对理论知识的理解，提高实际诊断和临床思维的能力。图表、照片较多，有利于学生理解、记忆，提高形象思维和学习兴趣，充分调动学生的学习积极性，启发学生主动学习、主动探索，培养学生的创造精神和实践能力。另外，本书注重反映诊断学中的国内外新进展，包括新理论、新技能、新方法，便于学生掌握现代化、规范化的诊断学理论和方法。诊断学主要介绍以下基本诊断方法：询问病史、体格检查、实验诊断、心电图及其他特殊器械诊断技术。

(一) 症状诊断

症状诊断(symptomatic diagnosis)包括问诊和常见症状。

1. 问诊(inquisition)　是医师通过和患者或有关人员交谈，借以了解疾病的发生发展、诊疗

笔记栏

过程和既往健康情况等，从而提出临床判断的一种诊断方法。症状诊断主要是通过问诊来实现的，问诊是诊断疾病的第一步，一些疾病可从问诊得出初步诊断，大多数情况下可为进一步诊断提供重要的线索。

2. 症状(symptom)　患者病后对机体生理功能异常的自身体验和感觉称为症状，如瘙痒、疼痛、心悸、恶心及眩晕等。症状常能较早提示疾病的存在。临床上，有时患者已出现异常感受，但尚不能检查出病理形态改变；此时，症状可能成为疾病的唯一表现。研究症状发生的病因和机制、同一症状在不同疾病时的特点，可以帮助我们对疾病进行分析和判断，对形成初步诊断或印象起着导向作用。通过对常见症状的学习，使学生初步学会分析症状的病因、产生机制、临床表现和诊断要点，从而达到正确诊断的目的。

（二）检体诊断

医师运用自己的感官或借助于简单的检查工具对患者进行检查，称为体格检查(physical examination)。体格检查时的异常发现，即患者的体表或内部结构发生可察觉的改变称为体征，如皮肤黄染、肝脾肿大。通过体格检查，发现体征，进一步提出的诊断称为检体诊断。体格检查建立在解剖学和病理学的基础上。体格检查的基本方法包括视诊、触诊、叩诊、听诊和嗅诊。体格检查的内容、程序和方法必须做到规范化，而且体格检查的操作具有很强的技艺性，常能体现临床医生的业务水平。医学生必须经过严格的训练，才能达到动作轻柔、和谐、准确和娴熟。体格检查的结果准确与否，直接关系到诊断的正确与否，因而是建立正确诊断的关键。

凭借详尽真实的病史和系统可靠的体格检查，即可做出初步诊断或为诊断提供线索。尽管现代科学技术的飞速发展，为我们诊断疾病提供越来越多的高、精、尖的仪器设备，提供越来越敏感、特异的手段和方法，但症状诊断和体格检查仍然是最基本的诊断方法，而且不需要特殊设备，简便易行，因此是每个临床医师都必须熟练掌握的基本功。

（三）实验诊断

实验诊断(laboratory diagnosis)是通过物理、化学、生物学、生物化学、微生物学、免疫学和分子生物学等实验室检查方法，对患者的血液、体液、排泄物、分泌物、组织细胞等标本进行检查，从而获得疾病的病原体、组织的病理形态改变和器官功能变化等资料；再结合临床病情进行全面、综合分析，以协助临床诊断的一种诊断方法。随着科学技术飞速发展，各种现代化仪器设备不断涌现，检查范围不断扩大，检查结果日益准确，实验诊断已成为临床诊断不可缺少的重要组成部分。但是，由于疾病的阶段性，标本的采集、转送和保存，检验方法的精确程度，仪器的稳定性，试剂的质量和技术人员的操作技能等环节的不同，均可能导致数据差异。当实验室检查结果与临床其他资料不符时，必须结合临床情况全面分析，必要时进行复查。

笔记栏

（四）辅助检查

辅助检查(assistant examination)包括心电图检查、心向量图、肺功能检查及内镜等器械检查。一些临床常用诊断技术如胸膜腔穿刺术、腹膜腔穿刺术、心包腔穿刺术及腰椎穿刺术等也列入辅助检查。这些检查对临床诊断有重要价值。

（五）病历书写和诊断方法

病历是关于患者发病情况、病情发展变化、转归和诊疗情况的系统记录，是临床医生做出诊断、选择治疗、判断预后的重要依据，是依法行医的法律文件。书写完整的病历是医师必须掌握的一项基本技能，在书写病历的过程中各级医师的业务水平可得到不断提高。病历的质量可以反映医疗质量和学术水平的高低，是考核医院综合整体水平和医务人员业务、医德水平的凭证。诊断的过程就是认识疾病的过程，也是透过现象看本质的过程。要做出正确诊断，不仅需要足够的医学专业知识和技能，还必需有正确的诊断步骤和思维方法。本教材介绍病历书写的格式、内容、要求及病历举例，并讨论诊断的方法、步骤、内容及思维方法。

三、祖国医学和历代医学家对诊断学的贡献

早在公元前，四诊就已在我国广为流传，即“望色，闻声，观形，切脉”。通过观察面色表情、形态容貌以诊察疾病的所在和严重程度，以脉搏的强弱、节律来判断脏腑、气血的盛衰，诊断疾病和推测预后。公元前7世纪，周代即有病案记录。公元前4世纪，古希腊医学家希波克拉底(Hippocrate)的著作《希波克拉底全集》中已有关于“希氏面容”——恶液质病容的描述。公元2世纪，罗马名医Galen区分了人体动脉、静脉，实验研究了结扎动脉和静脉后对肢体的影响，观察了脉搏频率和呼吸运动的关系，建立了系统的脉搏学说。他通过截断脊髓感觉神经后对肢体感觉和运动影响的实验，为神经支配的分布在诊断中的作用找到了理论依据。他还发明了直肠和阴道内镜。1761年，奥地利医师Auenbrugger受酒店学徒工叩敲酒坛、探测坛中的余酒量的启示，发明了叩诊法。1828年，法国医师Piorry创

建了间接叩诊法。1816 年，法国医师 Laennec 创制了木制单管听筒器，并著有《医学听诊法》。

四、诊断疾病的步骤和临床思维方法

(一) 疾病的诊断步骤及相关注意事项

1. 疾病的诊断步骤

(1) 第一步，收集资料。手段包括：①病史询问：客观而详细的病史资料对诊断有极大的帮助，甚至可以解决半数以上的诊断问题；②体格检查：在问诊基础上进行全面系统又重点深入的体检，可解决大部分临床诊断问题；③实验室检查及辅助检查：在问诊及体格检查的基础上，有的放矢地选择适当的项目，使临床诊断更及时而准确。

(2) 第二步，资料的综合分析：通过对以上来源获得的资料的综合分析，抓住主要矛盾，做出初步诊断。

(3) 第三步，验证或修正诊断：通过对病情变化的细致观察、进一步检查及对治疗效果的判断，在临床实践中验证或修正诊断。

2. 诊断相关的注意问题

(1) 常见误诊、漏诊的原因：①资料收集不完整、不确切；②临床观察不细致，检验结果误差；③先入为主，主观臆断；④医学知识不足，缺乏临床经验。

(2) 诊断的种类：①直接诊断：适用于病情简单、直观时；②排除诊断：病情不十分典型，有 1～2 个其他诊断需进一步排除时可用此法；③鉴别诊断：病情复杂，有多种可能的诊断，需进一步鉴别，逐步确定诊断。

(3) 诊断内容：①病因诊断；②病理解剖诊断；③病理生理诊断；④疾病的分型与分期；⑤并发症的诊断；⑥伴发疾病的诊断。

(二) 临床思维基本原则

(1) 实事求是，避免主观臆断，减少误诊。

(2)“一元论”即尽量用一个疾病去解释多种临床表现。

(3) 以临床流行病学所描述的发病率和疾病谱为依据，进行选择诊断，诊断时首先考虑常见病、多发病。

(4) 先考虑器质性疾病，后考虑功能性疾病，以免延误了疾病的治疗时机。

(5) 首先考虑可治性疾病，在没有完全确诊为“不可治”疾病以前，先考虑可治性疾病，这样可最大程度的减少诊断过程中的周折。

(6) 简化思维程序，抓住关键和特征，在最小范围内选择最大可能的诊断，以给患者最及时的处理。

五、诊断学的学习方法、要领和要求

《诊断学》的内容是建立在医学基础课，如生物学、解剖学、生理学、微生物与寄生虫学、生物化学、病理学和药理学等基础上的，为加深理解，课余时间应对有关内容进行复习，以达到基础与临床联系、理论与临床实践相结合的目的。

《诊断学》是一门实践性很强的课程。它的教学方式与基础课有很大不同，除课堂教学、实验课外，大量的教学活动应在医院中进行。例如，心脏杂音、肝脾肿大或脑膜刺激征等体征只有从患者身上才能真切地认识到和体会到。学习时，除必须掌握诊断学的基本理论、基本知识、检查方法和思维程序外，还必须善于同患者交往、沟通，取得患者的信任与合作，建立和谐、融洽的医患关系。全心全意为患者服务是我们的根本出发点，医务人员应关心体贴患者、同情和爱护患者，一切从患者的利益出发，在体格检查、诊疗操作等过程中，尽量避免增加患者的痛苦。

《诊断学》教学的另一特点是必须熟练掌握临床诊断的基本方法，尤其是体格检查方法，然而它绝不是轻而易举就可以掌握的，为达到熟练掌握各种体格检查的方法，医学生必须在自己身上或同学之间反复练习规范、系统的检查法，熟能生巧，学有所成。只有熟悉了正常状态后，才能更好地认识病态变化；在正常与异常比较之中，使知识巩固、理解透彻、体会深刻。正确的判断来源于正确的观察与思维。在临床工作中，切忌主观臆断、粗枝大叶、不懂装懂。每一个正确的认识都需要经历“实践、认识，再实践、再认识”的过程，临床医师必须在反复的医疗实践过程中，逐步学会临床思维方法、体格检查技术，逐步提高诊断水平。

学习诊断学只是一个初涉临床课程的开端，不是一经学过即可掌握的。然而这个开端很重要，学习诊断学是步入各种临床教学的起点，需要经过反复的实践和连续的培训，诊断学的教学内容应贯穿在临床教学的始终。因此，在学习诊断学中要注意以下几点：

1. 现象与本质 医学生在学习病理生理学和病理学后，初步地了解了发生某些疾病时患者在生理功能和病理形态等方面的改变，仅能通过这些知识来解释临床上出现的某些症状和体征。患者的症状、体征及各项检查结果都是疾病的临床表现，一定的临床表现具有一定的临床意义，可利于医生做出疾病的诊断，这就是现象与本质的关系。换言之，必须透过现象看到本质。例

笔记栏

如,胸骨左缘第3、4肋间听到心包摩擦音,这是一种病理现象,其本质就是纤维蛋白性心包炎。不同疾病有不同的临床表现;即使是同一疾病,在不同患者身上的表现也可以不完全相同,即“同病异症”。也就是说,疾病的临床表现往往比较复杂,这就要求我们必须掌握各种症状、体征及各项检查结果的临床意义。

2. 临床常用诊断技能与高科技检查手段的关系 正确熟练地掌握问诊、查体诊断和常用一般实验室检验的基本功,是不容忽视和十分必要的。而另一方面,由高新科技发展而来的各种实验室检查和特殊器械检查方法,则为临床诊断提供了极有价值的各种资料,大大提高了诊断的准确性。但临床医生切不可盲目依赖仪器检查,忽略了病史采集、体格检查和科学的临床思维。

3. 共性与个性 不同疾病可出现相同的表现(共性),而同一征象在不同的疾病中又有其独特的临床特点(个性)。例如:肺炎、肺水肿、肺淤血、肺癌等都可出现肺部湿啰音,湿啰音是这些病变的共性;但肺炎的湿啰音常局限于某一局部,并随病情好转而消失;肺水肿的湿啰音始发于肺底部,很快布满双肺;肺淤血的湿啰音常局限于双肺底;肺癌的湿啰音常恒定局限于某一部位,并伴持久干性啰音。在分析临床资料时,既要注意共性,又要注意个性。

4. 典型与不典型 临床上典型病例只占少数,大多数患者的临床表现可因预防接种或早期接受治疗而不典型。疾病的典型临床表现为人们熟知,不典型表现却给人以许多假象。如下叶肺炎表现为腹痛;急性心肌梗死没有胸痛,而表现为胃肠道症状;等等。往往造成误诊、漏诊。由于临床症状表现多变,体征和实验室检查结果也可因病情不同而异乎寻常。一个初学者,首先应当熟记典型表现,然后才可能对不典型病例有较高的警惕。只有开阔思路、考虑全面,不断从实践中总结经验、从失误中吸取教训,才能不断提高诊断的准确性。

学完《诊断学》课程后应达到下列要求:①学会系统问诊,并掌握常见症状的临床意义。②能规范、系统地体格检查,掌握常见体征的临床意义。③掌握血、尿、粪常规检查及其他临床常用检验的参考值和临床意义。④基本掌握心电图,熟悉或了解其正常表现和常见异常表现的临床意义。⑤能书写出符合要求的、规范的住院病历。⑥根据病史、体检结果、必要的实验室及其他检查结果,提出符合逻辑的初步诊断。

今天的医学生将是明天的医生。学习诊断学,就是为了在临床学习入门时有一个良好的开端,自觉地陶冶一个好医生必须具备的医德风范、道德情操和行为标准;高标准,严要求,刻苦练就临床医师应有的扎实基本功,为下一步临床学习打好坚实的基础。

(徐新娟)

笔记栏

第一篇
症状学

第1章 常见症状

第一节 发 热

案例 1-1-1

患者,男,21岁,学生。

主诉:发热3天。

现病史:4天前患者受凉后出现鼻塞、流涕、咽痛、伴有轻咳,在社区医院就诊,按"感冒"给予"银翘片"等治疗,效果不佳。3天前出现发冷、发热,体温波动于39.3~40℃。咳嗽较前明显加重,痰量增多,呈铁锈色痰,有时感右胸疼痛不适,以深吸气时明显,并出现口周疱疹。发病以来自觉乏力、精神差,食欲减退,无腹痛、腹泻、恶心呕吐及尿频尿急,小便色黄,大便正常。

既往史:既往体健,无急、慢性传染病史及手术、外伤史,无药物过敏史,预防接种史记不清楚。

问题:

1. 该患者的主要症状是什么?
2. 该患者主要症状有哪些特点?
3. 该患者的伴随症状有哪些?

【定义】

发热(fever)指致热原直接作用于体温调节中枢、体温中枢功能紊乱或各种原因引起的产热过多、散热过少,导致体温升高超过正常范围的情形。

正常人的体温一般为36~37℃。但在不同个体之间可有差异,且受机体内、外因素的影响。比如在24小时内一般下午体温较早晨体温稍高,剧烈运动或进餐后体温也可略升高,但一般波动范围不超过1℃。老年人因代谢率稍低,体温可低于青壮年。

【病因】

发热的病因很多,临床上一般分为感染性发热和非感染性发热两大类,以感染性发热为多见。

1. 感染性发热(infective fever) 指由各种病原体,如病毒、细菌、支原体、衣原体、立克次体、螺旋体、真菌、寄生虫等引起的感染性疾病所导致的发热。

2. 非感染性发热(noninfective fever)

(1) 无菌性坏死物质的吸收:由于组织细胞坏死、组织蛋白分解及组织坏死产物的吸收,所致的无菌性炎症常可引起发热,常见于:①物理、化学或机械性损害,如大血肿、内出血、大面积烧伤、大手术后组织损伤及内出血等。②血栓形成或血管栓塞引起脏器梗死或肢体坏死。③组织坏死与细胞破坏,如白血病、癌症、溶血反应等。

(2) 变态反应:变态反应时形成外源性致热原抗原抗体复合物,激活了致热原细胞,使其产生并释放内源性致热原。

(3) 心力衰竭或某些皮肤病:慢性心力衰竭时由于心输出量降低,尿量减少及皮肤散热减少,以及水肿组织隔热作用,使体温升高。某些皮肤病如广泛性皮炎、鱼鳞病等也因散热减少,引起低热。

(4) 内分泌与代谢疾病:如甲状腺功能亢进、严重脱水,体温均可升高。

(5) 体温调节中枢功能失常:①物理性,如中暑、日射病。②化学性,如重度安眠药中毒。③机械性,如脑出血、脑震荡、颅骨骨折等。上述原因可直接损害机体体温调节中枢引起发热,该类疾病引起的发热多数高热而无汗。

(6) 自主神经功能紊乱:由于自主神经功能紊乱,影响正常体温调节过程,使产热大于散热,体温升高。该类患者多为低热,常伴有自主神经功能紊乱的其他表现,如心悸、失眠、易出汗等,

笔记栏

属功能性发热的范畴。①原发性低热：由于自主神经功能紊乱所致的体温调节异常，低热可持续数月甚至数年，温度波动范围小，多在0.5℃以内。②感染后低热：由细菌、病毒、原虫等感染所致发热后，长期低热不退，而原有感染疾病已痊愈，这是由于体温调节中枢的调节功能仍未完全恢复正常所致。③夏季低热：仅在夏季出现低热，入秋后体温正常，如此反复连续，数年后多可自行缓解。

案例 1-1-1 分析 1

1. 该患者的主要症状为发热。

2. 根据已有病史资料该患者发热的原因可能为感染性发热。

【发病机制】

正常人的体温受体温调节中枢控制，并通过神经、体液因素使产热和散热过程呈动态平衡，保持体温在相对恒定范围内。由于各种原因导致机体的产热增加或散热减少，就可出现发热。

1. 致热原性发热 致热原包括外源性和内源性两大类。

(1) 外源性致热原包括：①各种微生物病原体及其产物；如细菌、病毒、真菌及细菌毒素等。②炎性渗出物及无菌性坏死组织。③抗原-抗体复合物。④某些类固醇物质。⑤多糖体成分及多核苷酸、淋巴细胞激活因子等。外源性致热原多为大分子物质，特别是细菌内毒素分子质量很大，不能通过血-脑屏障，而是通过激活血液中的中性粒细胞、嗜酸粒细胞和单核-吞噬细胞系统，使其产生并释放内源性致热原，进而作用于体温调节中枢引起发热。

(2) 内源性致热原：外源性致热原均能激活血液中的单核-吞噬细胞系统，包括中性粒细胞、单核细胞、嗜酸粒细胞等，使之形成并释放内源性致热原(endogenous pyrogen)。主要有白细胞介素-1(IL-1)、白细胞介素-6(相对 IL-6)和肿瘤坏死因子(TNF)。内源性致热原分子质量较小，可被蛋白酶类破坏。内源性致热原可通过血-脑屏障直接作用于体温调节中枢。

内源性致热原直接作用于大脑视丘下部体温调节中枢的体温调定点，使调定点(温阈)上升，体温调节中枢必须对体温加以重新调节，发出调节冲动，通过垂体内分泌因素使代谢增加或通过运动神经使骨骼肌阵缩，使产热增多；另一方面可通过交感神经使皮肤血管及竖毛肌收缩，排汗停止，散热减少。这一综合调节作用使产热大于散热而发热。

2. 非致热原性发热

(1) 体温调节中枢直接受损：如颅脑外伤、出血、炎症等。

(2) 引起产热过多的疾病：如癫痫持续状态、甲状腺功能亢进等。

(3) 引起散热减少的疾病：如广泛性皮肤病、心力衰竭等。

【临床表现】

1. 发热的分度 按发热的高低(以口腔测量为准)可分为：①低热：37.3～38℃。②中度热：38.1～39℃。③高热：39.1～41℃。④超高热：41℃以上。

2. 发热的临床过程及特点 发热临床上一般分为以下三个阶段。

(1) 体温上升期：此期常有疲乏无力、皮肤苍白、肌肉酸痛、畏寒或寒战等临床表现，产热大于散热使体温上升。体温上升有两种方式。

1) 骤升型：体温在几小时内达39～40℃或以上，常伴有寒战。多见于大叶性肺炎、败血症、疟疾、急性肾盂肾炎、输液或某些药物反应等。

2) 缓升型：体温呈逐渐上升，在数日内达高峰，多不伴寒战。常见于伤寒、结核病、布氏杆菌病等所致的发热。

(2) 高热期：体温上升达高峰后保持一段的时间，持续时间的长短因病因不同有所差异。此期机体温度已达或略高于上移的体温调定点水平，体温调节中枢不再发出寒战冲动。皮肤血管由收缩转为舒张从而使皮肤发红，出汗逐渐增多，呼吸加快变深，机体产热与散热在较高水平上保持相对平衡。

(3) 体温下降期：由于病因的消除、致热原作用逐渐减弱或消失，体温中枢的体温调定点逐渐降至正常水平，散热大于产热，使体温逐渐降至正常水平。依据体温降低快慢分为以下两种方式。

1) 骤降(crisis)：体温于数小时内迅速下降至正常，有时可略低于正常，常伴有大汗淋漓。常见于大叶性肺炎、疟疾、急性肾盂肾炎及输液反应等。

2) 渐降(lysis)：体温在数天内逐渐下降至正常，如伤寒、风湿热等。

【热型及临床意义】

体温曲线的不同形态(形状)称为热型(fever type)。临床常见的热型如下。

1. 稽留热(continued fever) 体温维持在39～40℃甚至以上，达数天或数周。24小时内体温波动范围不超过1℃。常见于大叶性肺炎、斑疹伤寒及伤寒高热期(图1-1-1)。

2. 弛张热(remittent fever) 又称败血症热型。体温常在39℃以上，24小时内波动幅度较大，一般超过2℃，且都高于正常，常见于败血症、重症肺结核及化脓性炎症等(图1-1-2)。

3. 间歇热(intermittent fever) 体温骤升达高峰后持续数小时，又骤降至正常水平，无热期可持续1天至数天，高热期与无热期反复交替

笔记栏

出现。常见于疟疾、急性肾盂肾炎、胆道感染等。若一日内发热呈两次升降者称为双峰热，多见于革兰阴性杆菌败血症。长期间歇发热，又称消耗热(图 1-1-3)。

4. 波状热(undulant fever)　体温逐渐升高达39℃或以上，数天后又逐渐下降至正常水平，持续数天后又逐渐升高，如此反复多次。临床上常见于布氏杆菌病、结缔组织病、肿瘤等(图 1-1-4)。

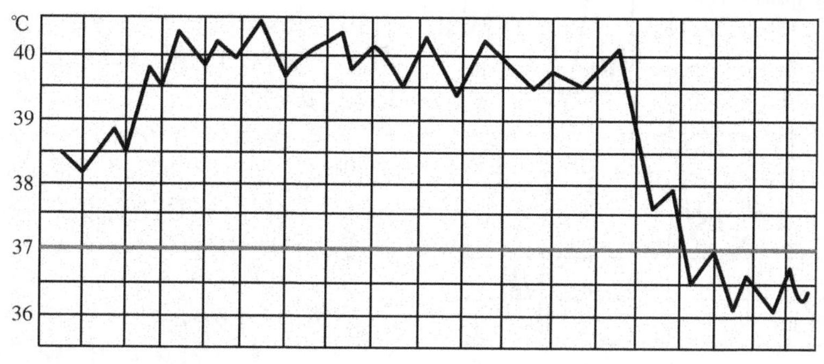

图 1-1-1　稽留热

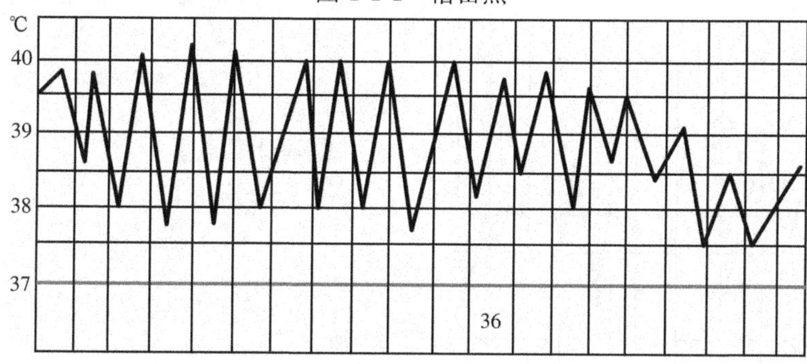

图 1-1-2　弛张热

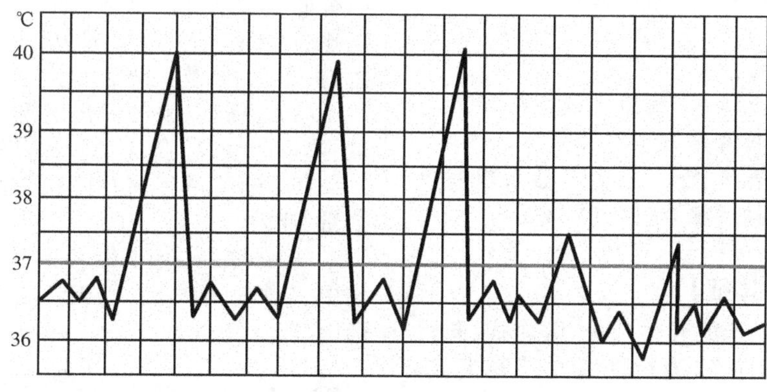

图 1-1-3　间歇热

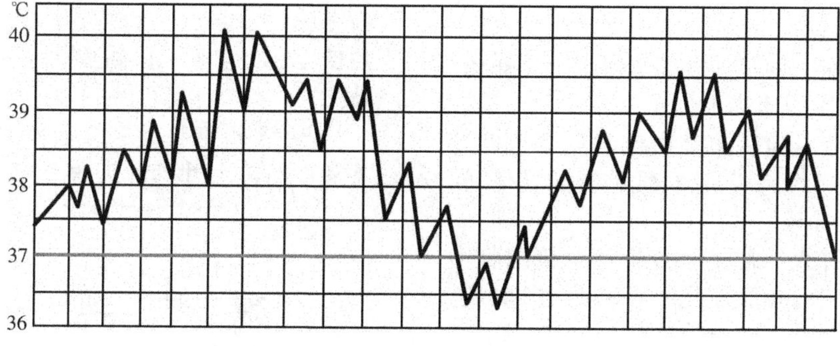

图 1-1-4　波状热

5. 回归热(recurrent fever)　体温急剧上升至39℃或以上，持续数天后又骤然下降至正常水平，高热期与无热期各持续数天后规律交替一次。可见于回归热、霍奇金病、周期热等(图 1-1-5)。

6. 不规则热(irregular fever)　发热的体温曲线无规律性，可见于结核病、风湿热、支气管肺

笔 记 栏

炎、渗出性胸膜炎等(图 1-1-6)。

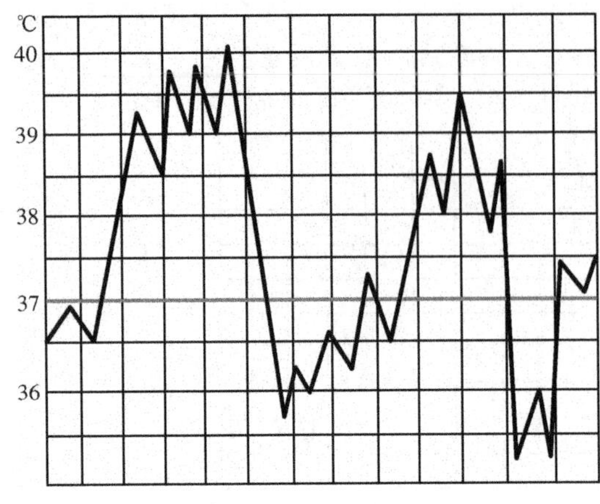

图 1-1-5　回归热

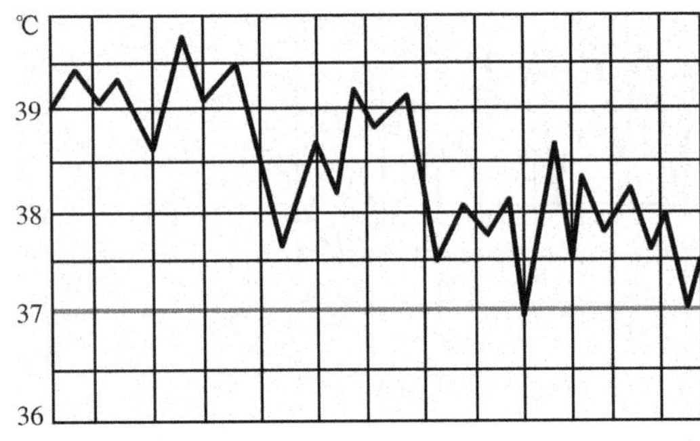

图 1-1-6　不规则热

案例 1-1-1 分析 2

1. 结合以上所述,该患者发热的特点为高热,热型为稽留热。

2. 本例患者病程 4 天,受凉后出现高热,在体温上升期属骤升型,伴有寒战。

【伴随症状和体征】

1. 寒战　常见于大叶性肺炎、败血症、急性胆囊炎、急性肾盂肾炎、流行性脑脊髓膜炎、疟疾、钩端螺旋体病、急性溶血或输血反应等。

2. 咳嗽、咳痰　可见于多种支气管炎及肺部疾患。

3. 结膜充血　常见于流行性出血热、麻疹、斑疹伤寒、钩端螺旋体病等。

4. 单纯疱疹　口唇单纯疱疹多见于急性发热性疾病,如大叶性肺炎、流行性脑脊髓膜炎、间日疟、流行性感冒等。

5. 淋巴结肿大　常见于传染性单核细胞增多症、淋巴结结核、局灶性化脓性感染、白血病、淋巴瘤等。

6. 肝脾肿大　常见于传染性单核细胞增多症、病毒性肝炎、肝及胆道感染、布鲁菌病、疟疾、结缔组织病、白血病、淋巴瘤、黑热病及急性血吸虫病等。

7. 关节肿痛　常见于败血症、风湿热、结缔组织病、痛风、猩红热、布氏杆菌病等。

8. 皮疹　常见于结缔组织病、麻疹、风疹、猩红热、水痘、斑疹伤寒、风湿热、药物热等。

9. 出血　发热伴皮肤黏膜出血可见于流行性出血热、病毒性肝炎、斑疹伤寒、败血症等。也可见于急性白血病、重症再生障碍性贫血、恶性组织细胞病等。

10. 昏迷　先发热后昏迷者常见于流行性乙型脑炎、斑疹伤寒、流行性脑脊髓膜炎、中毒性痢疾、中暑等;先昏迷后发热者常见于脑出血、巴比妥类药物中毒等。

案例 1-1-1 分析 3

1. 本例患者的伴随症状有:寒战、咳嗽、咳铁锈色痰、胸痛、口周疱疹,以上症状在大叶性肺炎患者中多见。

2. 还应问及有无皮疹及关节痛等症状。

【问诊要点】

(1) 起病时间、季节、起病情况(缓急)、病程、程度(热度高低)、频度(间歇性或持续性)、诱因。

(2) 有无畏寒、寒战、大汗或盗汗等伴随症状。

(3) 应询问是否伴随其他系统症状,如是否伴有如咳嗽、咳痰、咯血、胸痛;有无腹痛、恶心、呕吐、腹泻;有无尿频、尿急、尿痛;有无皮疹、出血、头痛、肌肉及关节痛等。

(4) 患病以来的一般情况,如精神状态、食欲、体重改变、睡眠及大小便情况。

(5) 诊治过程(包括有关检查、所用药物的剂量、疗效)。

(6) 传染病接触史、疫水接触史、手术史、外伤史、药物过敏史、女性患者的流产或分娩史、服药史、职业特点等。

案例 1-1-1 分析 4

1. 本案例提供的资料中缺乏传染病接触史(如有无传染病患者接触史、近期有无疫区居住史等)重要资料,应在问诊中补充。

2. 根据目前所掌握的病史资料,考虑患者诊断为大叶性肺炎的可能性大。

(陈明伟)

第二节　头　痛

案例 1-1-2

患者,男,52 岁。以"阵发性右侧头痛 2 周"入院。

笔记栏

患者2周前突然感到右侧后枕部头痛，针刺样剧痛，并向同侧头顶部放射，持续几分钟，压迫枕后区，疼痛可缓解。每天发作3～4次，近3天发作频繁，每天十几次，送往我院治疗。

体格检查：体温37℃，脉搏80次/分，呼吸20次/分，血压110/75mmHg，体重69kg。心肺腹未见明显异常。神志清楚，双侧瞳孔等大等圆，对光反射灵敏，右侧枕部枕神经处有压痛，四肢肌力肌张力正常，病理征阴性。

问题：

1. 该患者突出的症状是什么？
2. 为了确定诊断应该注意询问的伴随症状是什么？
3. 上述症状可能有哪种情况导致？

头痛(headache)是临床最常见的症状之一，一般指头颅上半部(眉弓、耳郭上部、枕外隆突连线以上)的疼痛，即额、顶、颞及枕部的疼痛，可见于多种疾病，大多无特异性，可有全身性疾病伴有头痛，也可有过度疲劳、精神因素导致的头痛。如果是反复发作或持续的头痛，可能为某些器质性疾病，应认真检查，及时治疗。

【病因】

1. 颅内病变

(1) 血管病变：如蛛网膜下腔出血、脑出血、高血压脑病、脑血栓形成、脑栓塞、脑供血不足等。

(2) 感染：如脑膜炎、脑炎、脑膜炎等。

(3) 占位性病变：如脑肿瘤、颅内转移瘤、颅内寄生虫病等。

(4) 脑外伤：如颅内血肿、硬膜下血肿、脑挫伤、脑震荡以及脑外伤后遗症等。

(5) 其他：如偏头痛、丛集性头痛、低颅压性头痛。

2. 颅外病变

(1) 神经痛：如三叉神经、舌咽神经及枕神经痛。

(2) 颅骨疾病：如颅骨肿瘤、颅底凹陷症。

(3) 其他头面颈部结构导致的头痛：如眼、耳、鼻、齿和颈椎疾病所致的头痛。

3. 全身性疾病

(1) 急性感染：如流感、肺炎等发热性疾病。

(2) 心血管疾病：如高血压病、心力衰竭。

(3) 中毒性疾病：如一氧化碳、有机磷、乙醇或药物中毒等。

(4) 其他系统疾病：肺性脑病、尿毒症、低血糖、贫血、系统性红斑狼疮等。

(5) 神经症：神经衰弱及癔症性头痛。

案例1-1-2分析1

1. 该患者的突出症状为头痛。

2. 根据已有的资料该患者头痛的主要病因是神经痛。

【发生机制】

头痛发生机制有下列几种情况。

(1) 血管因素：各种原因引起的颅内外血管的扩张，多见于颅内感染、代谢性疾病、中毒性疾病等。

(2) 颅内痛觉敏感组织被牵拉或移位：多见于颅内肿瘤、颅内血肿、脑积水和低颅压等。

(3) 颅内外痛觉敏感组织炎症引起的头痛。

(4) 头、颈部肌肉的收缩。

(5) 传导痛觉的脑神经或颈神经直接受损或炎症：如三叉神经痛、枕神经痛等。

(6) 五官和颈椎病变疼痛的扩散引起。

(7) 生化因素及内分泌紊乱。

(8) 神经功能紊乱。

案例1-1-2分析2

该患者头痛的发病机制为传导痛觉的脑神经直接受损引起。

【临床表现】

头痛的表现，往往由于病因不同而表现不同的特征。

1. 起病方式 急剧的头痛，并有不同程度的意识障碍而无发热者，提示颅内血管性疾病(如蛛网膜下腔出血)。急性起病并有发热者常为感染性疾病所致。长期的反复发作头痛或搏动性头痛，多为血管性头痛或神经症。慢性进行性头痛并有颅内压增高的症状应注意颅内占位性病变。

2. 头痛部位 头痛部位是单侧、双侧、前额或枕部、局部或弥散、颅内或颅外对病因的诊断有一定的价值。如偏头痛及丛集性头痛多在一侧；高血压引起的头痛多在额部或整个头部；全身性或颅内感染性疾病的头痛，多为全头部痛；蛛网膜下腔出血除头痛外尚有颈痛；眼源性头痛多为浅在性且局限于眼眶、前额或颞部；鼻源性或牙源性也多为浅表性疼痛。

3. 头痛的病程 某些头痛可发生在特定时间。如颅内占位性病变往往清晨加剧。女性偏头痛常与月经期有关；丛集性头痛常在晚间发生；鼻窦炎的头痛也常发生于清晨或上午；脑肿瘤的头痛多为持续性。

4. 头痛的性质 搏动性头痛为血管性头痛的特征，见于偏头痛、丛集性头痛、高血压性头痛、发热、使用血管扩张药等。尖锐的针刺样疼痛或短暂

笔记栏

的电击样痛是神经痛的特征，见于三叉神经痛、枕神经痛。脑肿瘤等颅内占位性病变伴有的头痛具有牵引性头痛，可有咳嗽或低头加重的特点。肌肉收缩性头痛多为重压感、紧箍感或钳夹样痛。

5. 头痛的诱因和缓解因素 咳嗽、打喷嚏、摇头、俯身可使颅内高压性头痛、血管性头痛、颅内感染性头痛及脑肿瘤性头痛加剧。慢性或职业性的颈肌痉挛所致的头痛，可因活动按摩颈肌而逐渐缓解。颈肌急性炎症所致的头痛可因颈部运动而加剧；偏头痛在应用麦角胺后可获缓解。

案例 1-1-2 分析 3

1. 该患者症状的临床表现特点为急性起病、疼痛部位单侧枕部，性质针刺样剧痛，疼痛时间持续几分钟，缓解方式压迫枕后区。

2. 本病例结合症状体征为枕神经痛。

【伴随症状】

1. 伴发热者 常见于感染性疾病，包括颅内或全身性感染。

2. 伴眩晕 常见于小脑病变、椎-基底动脉供血不足。

3. 伴剧烈呕吐 常为颅内压增高，头痛在呕吐后减轻者见于偏头痛。

4. 伴意识障碍 提示可能发生脑疝。

5. 伴精神症状 早期出现淡漠或欣快可能为病毒性脑炎或额叶肿瘤。

6. 伴视力障碍 可见于青光眼或脑肿瘤。

7. 伴脑膜刺激征 提示有脑膜炎或蛛网膜下腔出血。

8. 伴癫痫发作 可见于脑血管畸形、脑内寄生虫病或脑肿瘤。

9. 伴神经功能紊乱症状 可能是神经功能性头痛。

【问诊要点】

应该询问起病方式、病程、部位、性质、程度、持续时间、激发或缓解因素、治疗经过、效果等；有无剧烈呕吐、眩晕、晕厥、失眠、焦虑、出汗、抽搐、视力障碍、运动障碍、精神异常、意识障碍等相关症状；有无感染、高血压、脑部外伤、肿瘤、癫痫、神经症及眼、耳、鼻、齿等部位疾病以及有无毒物接触史。

案例 1-1-2 分析 4

1. 本案例提供的资料问诊注意到患者发病时的部位、持续时间、性质、缓解方式。

2. 本案例提供的资料问诊缺乏有无感染、眩晕、高血压、脑外伤病史。应补充。

（张小宁）

第三节 水 肿

案例 1-1-3

患者，男，73 岁。因反复双下肢浮肿 12 年入院。

患者于 12 年前反复出现双下肢凹陷性浮肿，夜间加重，第 2 天清晨时减轻，休息或抬高下肢可减轻，伴有心悸、气促，时有夜间胸闷，坐起后症状可缓解，曾多次前往本单位就诊，此次患者劳累后再度出现上述症状前来就诊。

问题：

1. 该患者突出的症状是什么？

2. 为了确定诊断还需要询问的伴随症状是什么？

3. 能够引起上述主要症状的有哪些？

水肿（edema）指人体组织间隙有过多的液体积聚使组织肿胀，水肿可分为全身性与局部性。当液体在体内组织间隙呈弥漫性分布时呈全身性水肿（常为凹陷性）；液体积聚在局部组织间隙时呈局部水肿；发生于体腔内时称积液，如心包积液、胸腔积液、腹腔积液。一般情况下，水肿这一术语，不包括内脏器官局部的水肿，如脑水肿、肺水肿等。

【发生机制】

正常人体中，血管内液体不断地从毛细血管小动脉端滤出至组织间隙成为组织液，另一方面组织液又不断从毛细血管小静脉端回吸收入血管中，两者保持动态平衡，因而组织间隙无过多液体。

1. 保持动态平衡的主要因素 ①毛细血管内静水压；②血浆胶体渗透压；③组织间隙机械压力（组织压）；④组织液的胶体渗透压。当维持体液平衡的因素发生障碍导致组织间液的生成大于回吸收时，即可产生水肿。

2. 产生水肿的主要因素 ①钠、水潴留，如继发性醛固酮增多症等；②毛细血管滤过压升高，如右心衰竭；③毛细血管通透性增高，如急性肾炎；④血浆胶体渗透压降低，如血清白蛋白减少；⑤淋巴回流受阻，如丝虫病。

案例 1-1-3 分析 1

1. 本病例水肿发生的机制主要是毛细血管滤过压升高。

2. 本病例结合症状及体征是伴有器质性心脏病的水肿，如右心衰竭引起。

【病因与临床表现】

1. 全身性水肿

(1) 心源性水肿(cardiac edema):主要是右心衰竭的表现。发生机制主要是有效循环血量减少,肾血流量减少,继发性醛固酮增多引起钠水潴留以及静脉淤血,毛细血管滤过压增高,组织液回吸收减少所致。前者决定水肿程度,后者决定水肿部位。水肿程度可由于心力衰竭程度而有所不同,可自轻度的踝部浮肿以致严重的全身性水肿。

水肿特点:首先出现于身体下垂部位(下垂部流体静水压较高)。能起床活动者,最早出现于踝内侧,行走活动后明显,休息后减轻或消失;经常卧床者以腰骶部为明显。颜面部一般不肿。水肿为对称性、凹陷性。此外通常有颈静脉怒张、肝肿大、静脉压升高,严重时还出现胸水、腹水等右心衰竭的其他表现。

(2) 肾源性水肿(renal edema):见于各型肾炎和肾病。发生机制主要是由多种因素引起肾排泄水、钠减少,导致钠、水潴留,细胞外液增多,毛细血管静水压升高,引起水肿。钠、水潴留是肾性水肿的基本机制。

导致钠、水潴留可能因素有:①肾小球超滤系数(kf)及滤过率下降,肾小管回吸收钠增加(球-管失衡)导致钠水潴留。②大量蛋白尿导致低蛋白血症,血浆胶体渗透压下降致使水分外渗。③肾实质缺血,刺激肾素-血管紧张素-醛固酮活性增加,导致钠、水潴留。④肾内前列腺素(PGI_2、PGE_2等)产生减少,导致肾排钠减少。

水肿特点:早期以晨起时有眼睑与颜面部水肿为特点(图1-1-7),以后逐渐发展为全身水肿,常有尿常规改变,如蛋白尿、血尿、管型尿及高血压、肾功能损害等表现。

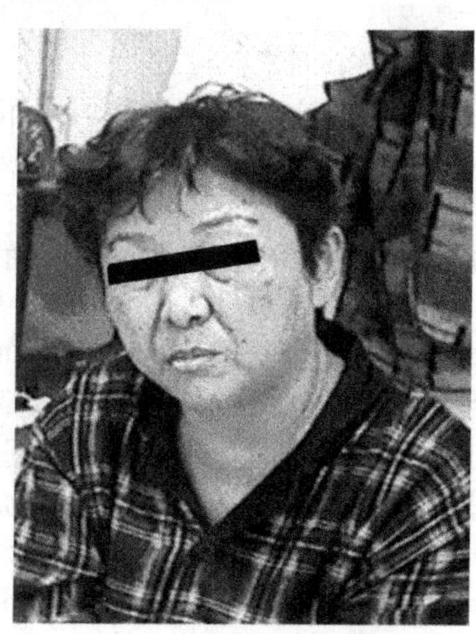

图1-1-7 肾源性水肿

肾源性水肿需与心源性水肿相鉴别,鉴别要点见表1-1-1所示。

表1-1-1 心源性水肿与肾源性水肿的鉴别

鉴别点	肾源性水肿	心源性水肿
开始部位	眼睑、颜面继而延及全身	从足部开始,向上延及全身
发展快慢	发展常迅速	发展较缓慢
水肿性质	软、移动性大	比较坚实、移动性较小
伴随病症	常伴有其他肾脏病症,如高血压、蛋白尿、血尿、管型尿、眼底改变等	常伴有心功能不全病症,如心脏增大、心杂音、肝肿大、静脉压升高等

(3) 肝源性水肿(hepatic edema):为失代偿期肝硬化的主要表现。发生机制:主要由门脉高压症、低蛋白血症、肝淋巴液回流障碍及继发醛固酮增多引起。相伴随的临床表现主要有肝功能减退和门脉高压两方面表现。

水肿特点:可首先出现踝部水肿,逐渐向上蔓延,而头、面部及上肢常无水肿。

(4) 营养不良性水肿(nutritional edema):发生机制为由于慢性消耗性疾病长期营养缺乏、蛋白丢失性胃肠病、重度烧伤等所致低蛋白血症或维生素 B_1 缺乏而导致。水肿特点:水肿发生前常有消瘦、体重减轻等表现,皮下脂肪减少导致组织松弛、组织压降低等表现,水肿常从足部开始逐渐蔓延至全身。

(5) 其他原因的全身性水肿:①黏液性水肿(myxedema)是由于组织液含蛋白量较高之故。水肿特点:为非凹陷性水肿,颜面及下肢较明显,是由于组织液含蛋白量较高之故。②经前期紧张综合征:特点为月经前7～14天出现眼睑、踝部及手部轻度水肿,可伴乳房胀痛及盆腔沉重感,月经后水肿逐渐消退。③药物性水肿(pharmaco edema):可见于糖皮质激素、雄激素、雌激素、胰岛素、萝芙木制剂、甘草制剂等疗程中。④特发性水肿(idiopathie edema):多见于妇女,水肿主要表现在身体下垂部分,原因未明,被认为是内分泌功能失调与直立体位的反应异常所致,立卧位水试验有助于诊断。⑤其他:可见于血管神经性水肿、妊娠中毒症、硬皮病、血清病及老年性水肿等。

2. 局部性水肿 常由于局部静脉、淋巴回流受阻(图1-1-8)或毛细血管通透性增加所致。如肢体血栓形成致血栓性静脉炎、丝虫病致橡皮腿、局部炎症、创伤或过敏等。

案例1-1-3分析2

1. 该患者突出的症状为反复双下肢对称性凹陷性浮肿。

2. 主要病因是右心衰竭引起的心源性水肿。

笔记栏

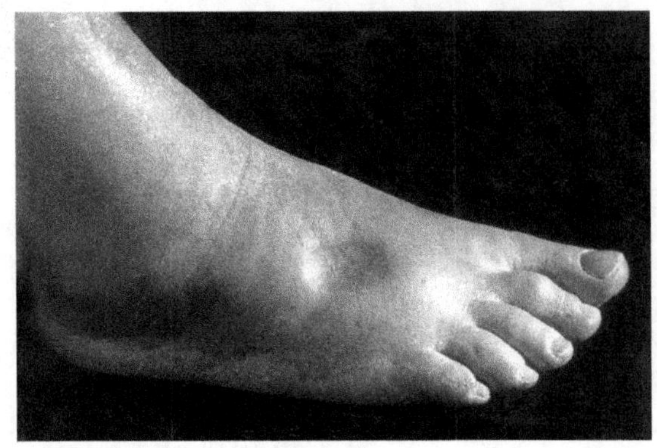

图 1-1-8

【伴随症状】

1. 水肿伴肝肿大者 可为心源性、肝源性与营养不良性，而同时有颈静脉怒张者则为心源性。

2. 水肿伴呼吸困难与发绀者 常提示由于心脏病、上腔静脉阻塞综合征等所致。

3. 水肿伴重度蛋白尿 常为肾源性，而轻度蛋白尿也可见于心源性。

4. 水肿与月经周期有明显关系者 可见于经前期紧张综合征。

5. 水肿伴消瘦、体重减轻者 可见于营养不良。

案例 1-1-3 分析 3

1. 本病例伴随症状有：心悸、气促，是心力衰竭的表现。

2. 还应问及的伴随症状包括：有无肝肿大、颈静脉怒张、呼吸困难与发绀等。

【问诊要点】

(1) 水肿出现的时间、部位(开始部位及蔓延情况)；是否凹陷性、对称性及与体位、活动的关系；是否全身性或局部性。

(2) 有无心、肾、肝、内分泌及过敏性疾病史及相关症状，如心悸、胸闷、咳嗽、咳痰、咯血；头晕、头痛、失眠；腹胀、腹痛及食欲、体重和尿量变化等。

(3) 与药物、饮食、月经及妊娠的关系。

案例 1-1-3 分析 4

1. 本案例提供的资料中缺乏水肿开始部位及蔓延情况。

2. 缺乏相关病史及生活习惯问诊。

（陆东风）

第四节 皮肤黏膜出血

案例 1-1-4

患者，女性，14 岁。因四肢皮肤出血点 5 天，加重伴关节肿痛 2 天入院。

患者于 5 天前因感冒后开始出现四肢皮肤出血点，未做任何诊治。2 天前上述症状进一步加重，同时出现踝关节、膝关节肿胀、疼痛，而入院诊治。患者发病以来，无腹痛、便血史，大小便外观正常。

体格检查：四肢皮肤散在大小不等、对称分布、高出皮肤的出血点，心肺未见异常，肝脾未及，全腹无压痛及反跳痛，双侧膝关节、踝关节明显肿胀，触痛明显，尤以右踝关节为显著。

问题：

1. 该患者发病的病因和诱因是什么？

2. 患者典型临床症状、体征是什么？初步诊断是什么？

3. 患者伴随症状是什么？为明确诊断还需询问的内容是什么？

皮肤、黏膜出血指由于机体止血或凝血功能障碍所引起的自发性或轻微外伤后出血，血液由毛细血管内进入皮肤或黏膜下组织。

【病因与发生机制】

正常人体具备很完善而又极为复杂的止血功能。当小血管损伤出血时，血液迅速在损伤处发生凝固。从而防止因轻微损伤而导致持续出血。在病理情况下，由于止血凝血功能缺陷或抗凝系统功能亢进，轻微损伤即可出现严重的出血倾向而导致皮肤、黏膜出血。皮肤黏膜出血的基本病因主要有三个因素。

1. 血管壁缺陷 血管分为动脉、静脉和毛细血管。血管壁结构与功能的正常是保证血液在血管内畅流的重要因素。正常情况下，血管受损可通过轴突反射使动脉血管壁中层的平滑肌反射性收缩，引起远端毛细血管闭合，减缓局部血流，以利止血。此外，一些体液因子如儿茶酚胺、5-羟色胺、血管紧张素以及血小板活化后所产生的血栓素 A_2(TXA$_2$)、血管内皮细胞产生的内皮素等也可引起血管收缩。当毛细血管因遗传性或获得性缺陷引起结构异常和收缩功能障碍时可导致皮肤、黏膜出血。遗传性血管壁缺陷常见于遗传性毛细血管扩张症等；获得性血管壁缺陷常见于过敏性紫癜、单纯性紫癜、老年性紫癜及严重的感染、代谢障碍、维生素缺乏、化学物质或药物中毒等。

2. 血小板数量和功能异常 血小板在止血

过程中起重要作用。当血管受损时,血小板黏附于血管损伤处暴露的内皮下组织,激活并释放二磷酸腺苷(ADP)和代谢产生的 TXA_2 引起血小板的聚集,形成白色血栓。活化的血小板还同时释放出血小板因子、5-羟色胺和贮存的凝血因子,参与凝血过程和促使血块收缩。

(1)血小板数量异常:主要见于各种原发性和继发性血小板减少症,如原发性血小板减少性紫癜、继发性免疫性血小板减少性紫癜、再生障碍性贫血、脾功能亢进等。

(2)血小板功能异常:多为先天性异常,如血小板无力症、巨大血小板综合征。

(3)获得性异常:见于继发于药物、尿毒症、肝脏疾病、异常球蛋白血症等引起的血小板功能异常。

3. 凝血因子缺乏或活性降低 人体凝血过程较复杂,是一系列血浆凝血因子相继酶解激活的过程,最终生成凝血酶,形成纤维蛋白凝块。凝血因子在整个凝血过程起着重要的作用(详见第五篇第18章第五节)。因此,任何凝血因子的缺乏或功能异常均可引起凝血障碍,导致皮肤、黏膜的出血。先天性凝血功能障碍常见于血友病、低纤维蛋白原血症、凝血因子Ⅴ缺乏症、低凝血酶原血症等。后天获得性凝血障碍多见于维生素K缺乏症、严重肝脏疾病等。

此外,循环血液中抗凝物质增多(如获得性凝血因子抑制物、肝素样抗凝物质增多和抗凝药物的应用等)和纤维蛋白溶解亢进也是引起皮肤黏膜出血的原因。

案例 1-1-4 分析 1

根据病史,患者发病前有感冒病史,病毒感染很可能是患者发病的诱因。病毒感染致患者小静脉、毛细血管周围产生无菌性炎症,导致小静脉、毛细血管的脆性、通透性增加,进而使患者产生相应的临床症状和体征,故患者发病的病因属血管壁缺陷。

【临床表现】

虽然各种出血性疾病均可出现皮肤、黏膜出血,但以血管和血小板疾病最为常见。根据出血部位、出血程度或范围,皮肤、黏膜出血有以下几种常见类型,各种出血表现可单独存在或同时存在于同一患者。

表现为血液淤积于皮肤或黏膜下,形成红色或暗红色斑,压之不褪色视出血面积大小可分为瘀点、紫癜和瘀斑(参见第三篇第4章第二节)。血小板减少引起的出血可表现为瘀点、紫癜和瘀斑、鼻出血、齿龈出血、月经过多、血尿及黑粪等,严重者可致颅内出血。血管壁功能异常引起的出血特点为皮肤黏膜的瘀点、瘀斑,如过敏性紫癜表现为四肢或臀部对称性、高出皮肤的紫癜,可伴有痒感、关节痛及腹痛,累及肾脏可出现蛋白尿、血尿等(图1-1-9);老年性紫癜常为手、足的伸侧瘀斑(图1-1-10);单纯性紫癜为慢性四肢偶发瘀斑,常见于女性患者月经期等。因凝血功能障碍引起的出血常表现有内脏、肌肉出血或软组织血肿,亦常有关节腔出血。

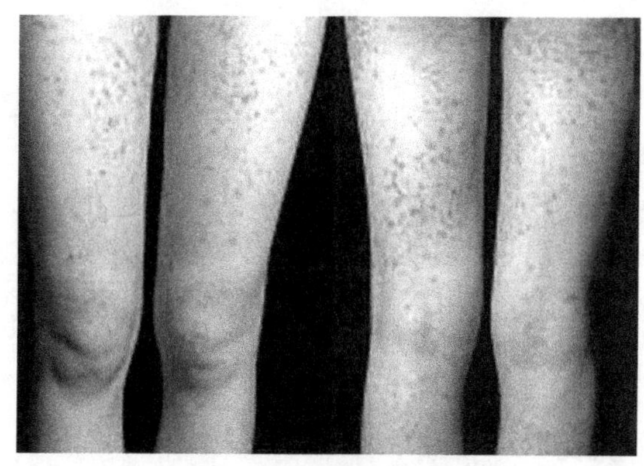

图 1-1-9 过敏性紫癜

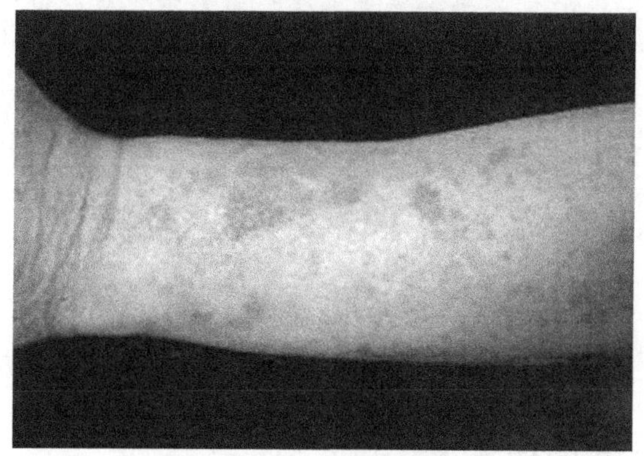

图 1-1-10 老年性紫癜

案例 1-1-4 分析 2

1. 患者典型的临床症状、体征是四肢皮肤散在的出血点,特点:大小不等,对称分布,高出皮肤。

2. 结合病史及临床表现初步诊断为过敏性紫癜。

【伴随症状】

伴随症状为:①四肢对称性紫癜伴关节痛及腹痛、血尿者,见于过敏性紫癜。②紫癜伴有广泛性出血,如鼻出血、齿龈出血、血尿、黑粪等,见于血小板减少性紫癜、弥散性血管内凝血。③紫癜伴有黄疸,见于肝脏病。④自幼有轻伤后出血不止,有关节肿痛或畸形者,见于血友病。⑤出血伴牙龈肿胀、皮肤毛囊过度角化应除外维生素C缺乏症。⑥紫癜伴中枢神经压迫症状者,考虑合并颅内出血。⑦紫癜伴关节病变或多系统损

笔记栏

伤者，要警惕弥漫性结缔组织病。

【问诊要点】

1. 诱因、部位、分部及特点 应注意询问皮肤、黏膜出血的部位、大小、分布、频率、时间缓急、持续天数及消退情况等。

2. 出血时伴随症状 如有无鼻出血、头晕、黄疸、腹痛、蛋白尿、血尿、血便、骨关节痛、皮疹及多系统损伤等表现。

3. 初发年龄 自幼出血提示先天性出血性疾病，而成年后发病多为获得性因素所致。

4. 性别 在遗传性出血性疾病中，血友病几乎均见于男性；血管性血友病男女均可发病。年轻女性反复出现下肢瘀斑常见于单纯性紫癜。

5. 既往情况 注意询问既往病史及诊治经过，对获得性出血的诊断有重要意义。

6. 个人史 饮食习惯、营养状况、环境、职业，是否接触放射性物质及毒物等。

案例 1-1-4 分析 3

1. 患者伴随的症状主要是膝、踝关节的肿胀、疼痛。病史上反映出患者无腹痛、便血、血尿等伴随症状。

2. 本案例提供的资料中缺乏既往史、个人史和家族史等的询问。

（王保中）

第五节 咳嗽与咳痰

案例 1-1-5

患者，男，24 岁。以“咳嗽、咳脓痰 10 年，加重 3 天伴咯血”入院。

患者 10 年前开始，每年反复咳嗽、咳脓痰，受凉感冒后加重，脓痰量较多，有时可达 200～300ml/d，静置后有分层现象。近 3 天来，感冒后，痰量增多，伴少量咯血。既往 4 岁时有麻疹后肺炎病史。

查体：左下肺可闻及湿啰音，双手可见杵状指。

问题：

1. 患者咳嗽、咳痰的临床特点是什么？
2. 患者咳嗽、咳痰的伴随症状有哪些？
3. 患者咳嗽、咳痰的病因是什么？

咳嗽（cough）是一种人体的一种保护性功能，是临床最常见的呼吸道症状之一。通过咳嗽反射能有效清除呼吸道内的分泌物，消除进入气道内的异物；但长期剧烈咳嗽可耽误患者工作、休息，影响患者呼吸、心脏功能甚至导致呼吸肌疼痛、呼吸道出血、自发性气胸等。

笔 记 栏

【发生机制】

来自呼吸系统及该系统以外的器官（如脑、耳、心包、胃等内脏）的各种刺激→刺激咳嗽感受器→经迷走神经、舌咽神经和三叉神经与皮肤的感觉神经纤维传入→延髓咳嗽中枢→冲动经喉下神经、膈神经与脊神经传出→咽肌、声门、膈与其他呼吸肌的共同运动→咳嗽动作。

咳嗽动作首先是快速、深吸气后→声门迅速关闭→膈肌和肋间肌与腹肌收缩→肺内压升高→声门突然开放→肺内高压气流喷射而出→咳嗽→呼吸道内分泌物或异物等亦随之被排出体外。

【病因】

1. 咳嗽 主要病因为呼吸道、肺与胸膜疾病。

（1）呼吸道疾病：如慢性咽炎、喉炎、喉结核；慢性支气管炎、弥漫性泛细支气管炎（DPB）、百日咳、支气管扩张、支气管结核、真菌性支气管炎、纤维素性支气管炎、支气管癌、肺泡细胞癌；肺结核、慢性肺脓肿、肺放线菌感染、肺真菌病、肺原虫感染、卫氏并殖吸虫病、肺棘球蚴病、肺囊肿、特发性肺间质纤维化、肺泡蛋白沉着症、呼吸道淀粉样变性、尘肺；系统性疾病累及肺，如 Wegener 肉芽肿肺部病变、结缔组织病肺部病变、尿毒症肺、肺嗜酸粒细胞增多症。

（2）胸膜疾病：胸膜炎、胸膜间皮瘤或气胸、血胸、胸膜腔穿刺等刺激胸膜。

（3）心血管疾病：如二尖瓣狭窄或左心衰竭引起肺淤血、肺水肿，或因体循环静脉及右心栓子脱落产生肺栓塞时，肺泡与支气管内水肿液、漏出或渗出物，均可刺激肺泡壁及支气管黏膜引起咳嗽。

（4）中枢神经因素：从大脑皮质发出冲动传至延髓咳嗽中枢，可导致咳嗽，如脑炎、脑膜炎时可产生咳嗽。

（5）其他：胃食管反流病（GERD）是胃酸和有害物质进入食管，刺激和损伤食管黏膜，常引起“烧心”、食管或胸骨后不适，部分患者可表现以咳嗽与哮喘为首发或主要症状，个别患者因反流物吸入气道，可产生肺炎、肺间质纤维化，甚至呼吸衰竭。药物性咳嗽常见于血管紧张素转换酶抑制剂（ACEI），如卡托普利、依那普利引起咳嗽，常在服药后 1 周至 6 个月后出现咳嗽。停药后 14 天至 3 个月可自行消失。

2. 咳痰（expectoration） 是通过咳嗽将呼吸道内分泌物或渗出物从口腔排出的动作。正常支气管黏膜腺体和杯状细胞分泌少量黏液和浆液，可保持呼吸道黏膜湿润。当呼吸道发生炎症时，黏膜或肺泡充血、水肿，毛细血管通透性增高和腺体、杯状细胞分泌增加，产生痰，包括各种渗出物、漏出物及黏液、浆液、红细胞、白细胞、巨噬细胞等和粉尘与组织破坏产物等。在肺淤血和肺水肿时,因肺毛细血管通透性增高,肺泡和小支气管内有水肿液等漏出,也可引起咳痰。此外,在呼吸道感染和肺寄生虫病时,痰中还可含有细菌、病毒、真菌、寄生虫卵等。

【临床表现】

为判断咳嗽、咳痰的临床意义,应注意下列各点。

1. 咳嗽的性质 咳嗽无痰或痰量极少,称干性咳嗽;咳嗽有痰液称湿性咳嗽。前者见于急慢性咽喉炎、急性气管支气管炎、胸膜炎、喉及支气管异物受压、支气管肿瘤、肺间质纤维化等。而后者见于支气管炎、慢性阻塞性肺疾病(COPD)、支气管扩张症、肺结核有空洞、肺炎、肺脓肿、肺寄生虫病等。

2. 咳嗽的时间与节律 发作性咳嗽,常见于吸入气管与支气管异物、百日咳、咽喉炎与气管-支气管炎、支气管内膜结核、气管或支气管受压迫刺激等;咳嗽变异性哮喘可表现为长时间(3个月以上)发作性咳嗽,在嗅到各种异味、吸入冷气、运动或夜间更易出现。长期慢性咳嗽,多见于慢性阻塞性肺疾病、支气管扩张症、肺结核、肺脓肿、肺间质纤维化和尘埃沉着症等。夜间咳嗽明显见于左心衰竭、肺结核。餐后咳嗽或平卧、弯腰、夜间阵发性咳嗽,与季节无关,可见于胃食管反流病。咳嗽往往于清晨或夜间变动体位时加剧,并伴咳痰,主要见于慢性阻塞性肺疾病、鼻后滴漏综合征(postnasal drip syndrome, PNDS)、支气管扩张症和肺脓肿等。

3. 咳嗽的音色 咳嗽声音嘶哑,多为声带的炎症或肿瘤压迫喉返神经,多见于喉炎、喉结核、喉癌和喉返神经麻痹等;金属音调咳嗽,常见于纵隔肿瘤、主动脉瘤或支气管肺癌、淋巴瘤等压迫气管;犬吠样咳嗽,见于百日咳、会厌、喉部疾患和肿瘤压迫气管;咳嗽声音低微或无声,见于严重肺气肿、极度衰弱或声带麻痹患者;经常清喉(嗓)咳嗽、有鼻后咽部滴漏的感觉,常见于鼻后滴漏综合征。

4. 痰的性状和量 急性气管支气管炎时痰量较少,多呈黏液性或黏液脓性;浆液性或泡沫洋粉红色痰是肺水肿的特征;铁锈色痰见于肺炎球菌肺炎;脓痰有恶臭气味者,提示有厌氧菌感染;黄绿色或翠绿色痰,提示铜绿假单胞菌感染;痰白黏稠、牵拉成丝难以咳出,提示有白色念珠菌感染;大量稀薄浆液性痰中含粉皮样物,提示棘球蚴病(包虫病);日咳数百至上千毫升浆液泡沫样痰,还应考虑弥漫性肺泡癌的可能;慢性阻塞性肺疾病时,痰多为黏液泡沫样,当痰量增多,且转为脓性,常提示急性加重。而支气管扩张症、肺脓肿等患者常有大量脓痰,痰量多时静置后出现分层现象:上层为泡沫、中层为浆液或浆液脓性、底层为坏死组织碎屑,清晨与晚睡前增多,且排痰与体位有关。

案例1-1-5分析1

患者咳嗽伴咳痰为湿性咳嗽,时间较长,为慢性咳嗽;痰的性质为脓性,静置后有分层现象,考虑病因可能为下呼吸道化脓性感染。

【伴随症状】

为:①咳嗽伴发热多见于呼吸道感染、肺结核、胸膜炎等。②咳嗽伴胸痛,多见于各种肺炎、肺栓塞、胸膜炎、气胸、支气管肺癌等。③咳嗽伴呼吸困难,见于喉部疾病、支气管哮喘、慢性阻塞性肺疾病、肺结核、肺纤维化、气胸、胸腔积液、及肺淤血、肺水肿、气管与支气管异物等。④咳嗽伴大量脓痰,见于支气管扩张症、肺脓肿等。⑤咳嗽伴咯血,见于肺结核、支气管扩张症、肺脓肿、支气管肺癌、二尖瓣狭窄等。⑥咳嗽伴哮鸣音,见于支气管哮喘、慢性支气管炎喘息型、心源性哮喘、气管与支气管异物;局限性吸气性哮鸣音见于支气管肺癌引起气管与大支气管不完全阻塞。⑦咳嗽伴胸骨后烧灼感、反酸、饭后咳嗽明显,提示为胃食管反流症。⑧咳嗽伴杵状指(趾),主要见于支气管扩张症、肺脓肿、支气管肺癌和脓胸等;⑨咳嗽伴鼻塞、经常有鼻后滴漏或需经常清喉,提示鼻后滴漏综合征。

案例1-1-5分析2

结合患者伴随咯血症状、杵状指,考虑病因可能为支气管扩张症、慢性肺脓肿、支气管肺癌和脓胸等。

【问诊要点】

(1) 起病年龄,咳嗽时间长短,有无节律,是急性或慢性,咳嗽与季节气候关系,是阵发还是渐进的,每天昼夜咳嗽有无差异。

(2) 咳嗽程度、音色与影响因素,咳嗽程度重轻,是阵咳还是连续性、发作性咳嗽,咳嗽的音调高低及其音色,是否伴有发热、喘息、呼吸困难、胸痛等,嗅到各种不同气味时咳嗽是否加重。

(3) 咳嗽是否伴有咳痰,痰的颜色是白色泡沫样还是黄色脓痰、量有多少、性状是黏液性、浆液性、血性、还是脓性,有无气味,痰中是否带血,血的颜色,体位对咳痰有何影响;痰量多时,将痰收集静置后是否有分层现象等。

(4) 有无特殊用药史,药物治疗对咳嗽有何影响,是否吸烟(烟龄、烟量),有无长期粉尘和其他职业接触史。

笔记栏

案例 1-1-5 分析 3

结合患者为 24 岁青壮年，既往 4 岁时有麻疹后肺炎病史，考虑病因可能为支气管扩张症。

（何元兵　陈明伟）

第六节　咯　血

案例 1-1-6

患者，男，54 岁。以“咳嗽、痰中带血丝伴胸痛 5 天”入院。

患者 5 天前无诱因出现咳嗽、痰中带血丝，伴右上胸部隐痛。既往体健，无肺结核等传染病病史。吸烟 26 年，每天 1 包。

查体：右上侧胸部呼吸运动减弱，触觉语颤减弱，叩诊为浊音，听诊呼吸音降低。

问题：

1. 患者咯血的临床特点是什么？
2. 患者咯血的伴随症状有哪些？
3. 患者咯血的病因是什么？

咯血（hemoptysis）指喉及喉以下呼吸道任何部位的出血，经口排出者。咯血须与上消化道出血引起的呕血鉴别（表 1-1-2）。鉴别时须先仔细询问病史，有时还需与口腔、鼻、咽部出血鉴别，体检应注意口腔与鼻咽部，观察局部有无出血灶或出血痕迹。

表 1-1-2　咯血与呕血的鉴别

	咯　血	呕　血
病因	支气管扩张症、肺结核、肺炎、肺脓肿、肺癌、二尖瓣	消化道溃疡、肝硬化、急性糜烂性出血性胃炎、胃癌、胆道出血
出血前症状	咳嗽、喉部痒感、胸闷等	恶心、呕吐、上腹不适等
出血方式	咯出	呕出、常呈喷射状
血色	鲜红	棕黑或暗红、有时鲜红
血中混有物	痰、泡沫	食物残渣、胃液
反应	碱性	酸性
黑便	一般没有，除非大量咽下	常见，可为柏油样便，呕血停止后仍持续数日
出血后痰性状	常有血痰数日	无痰

【病因与发生机制】

以呼吸系统和心血管疾病为常见。

1. 支气管疾病　以支气管扩张症、支气管肺癌、支气管内膜结核和慢性支气管炎等常见；支气管微结石、支气管类癌、良性支气管瘤、支气管黏膜非特异性溃疡等较少见。出血机制主要由于炎症、肿瘤或结石损伤支气管黏膜或病灶处毛细血管通透性增高或黏膜下血管破裂所致。

2. 肺部疾病　常见的有肺结核、肺炎、肺脓肿等；少见的有肺淤血、肺栓塞、肺动静脉瘘、肺真菌病、肺梅毒、卫氏并殖吸虫病、肺阿米巴病、肺棘球蚴病、肺泡微结石症、肺囊肿、尘肺、肺含铁血黄素沉着症、肺血管炎和恶性肿瘤肺转移等。在发生咯血的肺炎中，常见者为肺炎球菌肺炎、葡萄球菌肺炎、肺炎杆菌肺炎等；支原体肺炎在有剧烈咳嗽时，可有痰中带血。在我国，青壮年咯血的主要原因为肺结核，可为痰中带血或中等量咯血甚至大量咯血。其为结核病变使毛细血管通透性增高，血液渗出，表现为痰中带血丝；如病变侵犯小血管使其破裂，则引起中等量咯血；如空洞壁肺动脉分支形成的小动脉瘤破裂，或继发的结核性支气管扩张所致的动静脉瘘破裂，则引起大量咯血。恶性肿瘤肺转移常见于肝癌、鼻咽癌、乳腺癌、食管癌、前列腺癌、绒毛膜上皮癌、恶性葡萄胎等。

3. 心血管疾病　主要是二尖瓣狭窄。小量咯血或痰中带血丝系由于肺淤血致肺泡壁或支气管内膜毛细血管破裂所致；支气管黏膜下层支气管静脉曲张破裂，常致大咯血，当出现急性肺水肿和任何性质心脏病发生急性左心衰竭时，可咳粉红色泡沫样血痰。原发性肺动脉高压和某些先天性心脏病如房间隔缺损、动脉导管未闭等引起肺动脉高压时可咯血。肺梗死时，常为暗红色血痰；肺血管炎、肺动静脉瘘，也可发生咯血。

4. 全身性疾病及其他原因　血液病（如血小板减少性紫癜、白血病、血友病、再生障碍性贫血等），风湿性疾病累及肺（如系统性红斑狼疮、Wegener 肉芽肿、白塞病等）、肺出血-肾炎综合征，女性月经周期相应的咯血及气管、支气管子宫内膜异位症，急性传染病（如流行性出血热、肺出血型钩端螺旋体病等），也可引起咯血。

【临床表现】

1. 年龄　40 岁以上持续痰中带血有长期大量吸烟史者，要高度警惕支气管肺癌。青壮年咯血多考虑肺结核、支气管扩张症、风湿性心瓣膜病二尖瓣狭窄、良性支气管瘤等。

2. 咯血量　每日咯血量在 100ml 以内为小量，100～500ml 为中等量，500ml 以上为大量（或一次咯血＞100ml 为大咯血）。大量咯血主要见于空洞型肺结核、支气管扩张症和慢性肺脓肿形成动静脉瘘或小动脉瘤破裂。慢性阻塞性肺病和支原体肺炎咳嗽剧烈时，可偶有痰中带血或血性痰。支气管肺癌的咯血主要表现为持续或间断痰中带血，少见大咯血。

笔记栏

3. 颜色和性状 肺结核、支气管扩张症、肺脓肿、支气管结核、出血性疾病，咯血为鲜红色；铁锈色血痰主要见于肺炎球菌性肺炎、卫氏并殖吸虫病和肺泡出血；砖红色胶胨样血痰主要见于典型克雷伯杆菌肺炎。二尖瓣狭窄肺淤血咯血一般为暗红色，左心衰竭肺水肿时咯浆液性粉红色泡沫样血痰，并发肺梗死时常咯黏稠暗红色血痰。

案例 1-1-6 分析 1

患者为40岁以上中年男性，咯血为持续痰中带血丝，有长期吸烟史(纸烟＞20支/日 ×20以上年)，首先应考虑肺癌的可能性。

【伴随症状】

1. 咯血伴发热 见于肺结核、肺癌、肺炎、肺脓肿、流行性出血热等。

2. 咯血伴胸痛 见于大叶性肺炎、肺栓塞、支气管肺癌、肺结核等。

3. 咯血伴脓痰 见于支气管扩张症、肺脓肿、肺结核空洞并发感染、化脓性肺炎等。

4. 咯血伴杵状指 见于支气管扩张症、肺脓肿、支气管肺癌等。

5. 咯血伴呛咳 见于支气管肺癌、支原体肺炎。

6. 咯血伴黄疸 需注意钩端螺旋体病、大叶性肺炎、肺梗死等。

7. 咯血伴皮肤黏膜出血 应考虑血液病、流行性出血热、肺出血型钩端螺旋体病等。

案例 1-1-6 分析 2

结合患者伴随症状胸痛，考虑病因可能为支气管肺癌。

【问诊要点】

(1) 首先区别咯血还是呕血，还需问诊有无鼻、咽及口腔出血，以除外上呼吸道出血。

(2) 发病年龄、性别、病程及咯血量、咯血的颜色和性状，是否伴有咳痰、痰量及其性状有无臭味。

(3) 是否伴发热、胸痛、呼吸困难，其程度和与咯血之间的关系。

(4) 注意有无杵状指、全身出血倾向与黄疸表现等体征。

案例 1-1-6 分析 3

结合患者为中年男性，持续痰中带血丝伴胸痛，考虑病因可能为支气管肺癌。

(何元兵 陈明伟)

第七节 胸 痛

案例 1-1-7

患者，男性，65岁，维族。以“胸痛3天，伴呼吸困难、咯血”入院。患者3天前，从国外坐飞机回国，回国后，突感剧烈胸痛，右侧明显，伴呼吸困难，每天咳少许暗红色血痰，经服用硝酸甘油等对症治疗后，胸痛不缓解，心电图及冠脉造影除外冠心病、心肌梗死，经吸氧等对症治疗病情无改善，来我院。既往有下肢静脉曲张史多年，无烟酒嗜好。

查体：口唇发绀，右下肺叩诊浊音，呼吸音降低，可闻及少许湿性啰音，心率110次/分，律齐，各瓣膜区未闻及杂音，右下肢凹陷性水肿。

辅助检查：下肢血管B超考虑右下肢股静脉内血栓形成。

问题：

1. 患者胸痛的临床特点是什么?
2. 患者胸痛的伴随症状有哪些?
3. 患者胸痛的病因是什么?

胸痛(chest pain)是临床上常见的症状，主要由胸部疾病所致，少数由其他疾病引起。

【病因与发生机制】

引起胸痛的原因主要为胸部疾病，常见的有以下几类。

1. 胸壁疾病 急性皮炎、皮下蜂窝织炎、带状疱疹、胸骨前水肿、硬皮病、肋间神经炎、肋间神经肿瘤、神经根通、胸段脊髓压迫症、多发性硬化、胸部外伤、肋软骨炎、肌炎与皮肌炎、肋骨骨折、多发性骨髓瘤、急性白血病、强直性脊柱炎、颈椎病、化脓性胸椎炎、化脓性骨髓炎、骨肿瘤等。

2. 心血管疾病 冠状动脉硬化性心脏病(各种心绞痛、心肌梗死)、心肌炎、二尖瓣或主动脉瓣病变、急性心包炎、胸主动脉瘤(夹层动脉瘤)、肥厚性梗阻性心脏病、先天性心血管病、肺梗死、肺动脉高压、肺动脉瘤以及梅毒性心血管病、心血管神经官能症等。

3. 呼吸系统疾病 胸膜炎、胸膜肿瘤、肺炎、肺结核、自发性气胸、血胸、支气管炎、支气管肺癌等。

4. 纵隔疾病 胸腺疾病、纵隔肿瘤、纵隔炎、纵隔气肿、反流性食管炎、食管癌、食管裂孔疝等。

5. 其他 过度通气综合征、痛风、胸廓下口综合征、膈下脓肿、肝癌、肝脓肿、消化性溃疡急性穿孔、肝胆道疾病、脾梗死、胆心综合征等。

笔记栏

各种化学、物理因素及刺激因子均可刺激胸部的感觉神经纤维产生痛觉冲动，并传至大脑皮质的痛觉中枢引起胸痛。胸部感觉神经纤维有：①肋间神经感觉纤维；②支配主动脉的交感神经纤维；③支配气管与支气管的迷走神经纤维；④膈神经的感觉纤维。另外，除患病器官的局部疼痛外，还可见远离该器官某部体表或深部组织疼痛，称放射痛(radiating pain)或牵涉痛。其原因是内脏病变与相应区域体表的传入神经进入脊髓同一节段并在后角发生联系，故来自内脏的感觉冲动可直接激发脊髓体表感觉神经元，引起相应体表区域的痛感。如心绞痛时除出现心前区、胸骨后疼痛外可放射至左肩、左臂内侧或左颈、左侧面颊部与咽部。

【临床表现】

1. 发病年龄 40岁以上则须注意心绞痛、急性冠脉综合征和支气管肺癌。青壮年胸痛多考虑结核性胸膜炎、自发性气胸、心肌炎、心肌病、风湿性心瓣膜病。

2. 胸痛部位 大部分疾病引起的胸痛常有一定部位。例如，胸壁疾病所致的胸痛常固定在病变部位，且局部有压痛，胸壁皮肤的炎症性病变，局部可有红、肿、热、痛表现；肋软骨炎引起胸痛，常在第1、2肋软骨处见单个或多个隆起，局部有压痛、但无红肿表现；带状疱疹所致胸痛，可见水泡沿一侧肋间神经分布呈带状伴剧痛，且疱疹不超过体表中线；心绞痛及心肌梗死的疼痛多在胸骨后方和心前区或剑突下，可向左肩和左臂内侧放射，甚或达无名指与小指，也可放射于左颈或面颊部；急性心包炎疼痛多位于胸骨后方和心前区，也可放射于左颈或面颊部；自发性气胸、肺梗死、胸膜炎引起的疼痛多在胸侧部；食管及纵隔病变引起的胸痛多在胸骨后，进食或吞咽后加重；夹层动脉瘤引起疼痛多位于胸背部，向下放射至下腹、腰部与两侧腹股沟和下肢；肝胆疾病及膈下脓肿引起的胸痛多在右下胸，侵犯膈肌中心部时疼痛放射至右肩部；肺尖部肺癌(肺上沟癌，Pancoast瘤)引起疼痛多以肩部、腋下为主，向上肢内侧放射；急性胰腺炎疼痛可放射至左下胸部。

3. 胸痛性质 胸痛的性质可有多种多样，程度可呈剧烈、轻微和隐痛。带状疱疹呈刀割样或灼热样剧痛；肋间神经痛为阵发性灼痛或刺痛；食管炎多呈烧灼痛。心绞痛呈绞榨样痛并有重压窒息感，心肌梗死则疼痛更为剧烈并有恐惧、濒死感；夹层动脉瘤常呈突然发生胸背部撕裂样剧痛或锥痛；肺梗死常为突然发生胸部剧痛或绞痛，常伴呼吸困难与发绀；肺癌常为胸部闷痛；胸膜炎常呈隐痛、钝痛和刺痛；气胸常在发病初期有撕裂样疼痛。

4. 疼痛持续时间 一般地，平滑肌痉挛或血管狭窄缺血所致的疼痛为阵发性，而炎症、肿瘤、栓塞或梗死所致疼痛呈持续性。如心绞痛发作时间短暂(一般持续1～5分钟)，而心肌梗死疼痛持续时间很长(数小时或更长)且不易缓解。

5. 影响疼痛因素 主要为疼痛发生的诱因、加重与缓解的因素。例如，心绞痛常在劳力或精神紧张时诱发，休息后或含服硝酸甘油后于1～2分钟内缓解，而心肌梗死所致疼痛则服药无效。自发性气胸多在剧烈运动、用力咳嗽后发生；肺栓塞多在长期制动如长途旅行、下肢深静脉血栓形成后并发；反流性食管炎多在进食时发作或加剧，仰卧、俯卧或弯腰后加重，服用抗酸剂、质子泵抑制剂减轻或消失。胸膜炎及心包炎的胸痛可因咳嗽或用力呼吸而加剧。

案例1-1-7分析1

患者为65岁老年男性，长途旅行后突发胸痛，胸痛剧烈，服用硝酸甘油后胸痛不缓解，心电图及冠脉造影除外冠心病、心肌梗死。查体：发绀，右下肺有部分实变，下肢不对称性水肿。既往有静脉曲张史多年。下肢血管B超考虑右下肢股静脉内血栓形成，考虑肺梗死的可能性大。

【伴随症状】

1. 胸痛伴咳嗽、咳痰、发热 常见于气管、支气管和肺部感染。

2. 胸痛伴呼吸困难 常提示大叶性肺炎、自发性气胸、渗出性胸膜炎和肺梗塞等。

3. 胸痛伴咯血 主要见于大叶性肺炎、肺栓塞、支气管肺癌。

4. 胸痛伴面色苍白、大汗淋漓、血压下降或休克 多见于心肌梗死、夹层动脉瘤、主动脉窦瘤破裂和大面积肺梗死。

5. 胸痛伴吞咽困难 提示食管疾病，如反流性食管炎等。

6. 胸痛伴下肢不对称性肿胀 提示肺栓塞。

案例1-1-7分析2

结合患者胸痛伴随呼吸困难、咯血，考虑患者肺梗死。

【问诊要点】

1. 一般资料 包括年龄、职业、发病急缓、诱因、加重与缓解的方式。

2. 胸痛表现 包括胸痛部位、性质、程度、持续时间、加重或缓解方式及其有无放射痛、与活动或进餐关系等。

3. 伴随症状 包括发热、咳嗽、咳痰、咯血、呼吸困难、吞咽困难、咽下痛、反酸等症状和程度。

笔记栏

案例 1-1-7 分析 3

结合患者为老年男性，剧烈胸痛，除外冠心病、心肌梗死，有右下肢股静脉内血栓形成，胸痛伴随呼吸困难、咯血，考虑患者肺梗死可能性大。

（何元兵　陈明伟）

第八节　呼吸困难

案例 1-1-8

患者，男，68 岁，退休工人。

主诉：渐进性呼吸困难、痰中带血 2 个月。

现病史：2 个月前无明显诱因出现胸闷气短，活动或行走快时明显。伴有刺激性咳嗽，晨起时约有 2～3 口白痰，痰量不多，有时痰中带有鲜红色血丝。近 2 周来胸闷气短较前明显加重。呈吸气性呼吸困难，活动受限，说话声音嘶哑，并常感右侧胸部隐痛不适。发病以来精神差，食纳不佳，体重下降约 5 千克。大小便尚正常。

既往史：既往体健，无心脏病、糖尿病等慢性病史。无外伤、手术史及特殊毒物接触史。

问题：

1. 该患者的突出症状是什么？
2. 该患者的伴随症状有哪些？
3. 为了鉴别诊断，还应该询问哪些病史特点？

【定义】

呼吸困难（dyspean）指患者主观感到吸气不足，呼吸时费力；客观检查发现患者呼吸用力，重者患者张口呼吸、有鼻翼煽动、耸肩，多伴有呼吸频率、深度、节律的变化。

【病因】

引起呼吸困难的原因包括以下几方面。

1. 呼吸系统疾病　常见于：①气道狭窄或阻塞：如喉、气管、支气管的炎症、水肿、肿瘤或异物所致的狭窄或阻塞、支气管哮喘及慢性阻塞性肺疾病等。②肺部疾病：如肺炎、肺脓肿、肺不张、肺水肿、肺结核、弥漫性肺间质疾病、细支气管肺泡癌及急性呼吸窘迫综合征等。③胸壁、胸廓及胸膜疾病：如胸廓外伤、气胸、大量胸腔积液、广泛的胸膜粘连增厚、严重胸廓或脊柱畸形等。④神经肌肉病变及药物不良反应：如急性多发性神经根神经炎、重症肌无力累及呼吸肌、脊髓灰质炎和运动神经元病变累及颈髓、药物过量导致呼吸肌麻痹等。⑤膈疾病与运功障碍：如膈肌麻痹、大量腹腔积液、腹腔巨大肿瘤、妊娠末期等。

2. 心血管系统疾病　常见于由心脏本身疾病以及心外各种因素所致的左心和（或）右心衰竭、心包压塞、缩窄性心包炎、肺栓塞和原发性肺动脉高压等。

3. 中毒性呼吸困难　①各种原因引起的酸中毒，如糖尿病酮症酸中毒、肾小管酸中毒等。②药物和化学物质中毒，如吗啡类药物中毒、有机磷杀虫药中毒、氰化物中毒、亚硝酸盐中毒和急性一氧化碳中毒等。

4. 神经精神性疾病　如脑出血或外伤、脑肿瘤、脑炎或脑膜炎等颅脑疾病导致呼吸中枢功能障碍出现呼吸困难，癔病、抑郁症等精神心理障碍的患者也可表现为呼吸频率加快、或呼吸费力等。

5. 血液系统疾病　常见于重症贫血、高铁血红蛋白血症、硫化血红蛋白血症等。

案例 1-1-8 分析 1

1. 该患者的突出症状为呼吸困难。

2. 根据目前提供的病史资料考虑引起患者呼吸困难的原因为呼吸系统疾病所致。

【发病机制】

根据呼吸困难的发生机制，可将其分为以下五种类型。

1. 肺源性呼吸困难　肺源型呼吸困难主要是呼吸系统疾病引起的通气，换气功能障碍导致的缺氧和（或）二氧化碳潴留引起。临床上常分为三种类型。

（1）吸气性呼吸困难：其特点是吸气费力，有窒息感。重者吸气时可出现“三凹征”（图 1-1-11），表现为胸骨上窝、锁骨上窝和肋间隙明显凹陷。常提示为喉、气管、大气道狭窄阻塞。

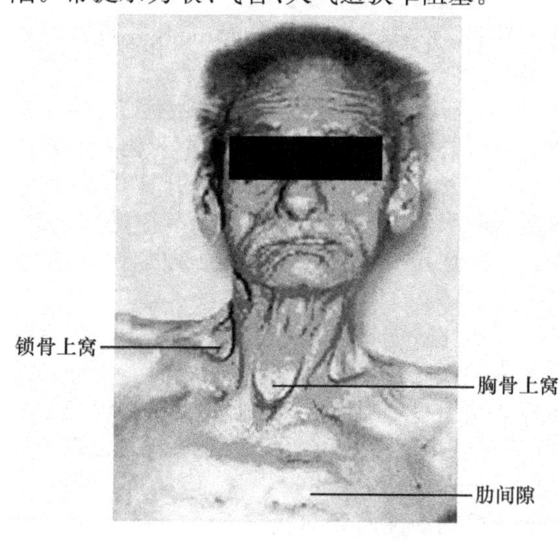

图 1-1-11　三凹征

笔记栏

(2) 呼气性呼吸困难：主要特点表现为呼气费力、呼气时间延长。常伴有干性啰音，多见于下呼吸道阻塞性疾病。这是由于肺泡弹性减弱和(或)小支气管的痉挛或炎症所致。

(3) 混合性呼吸困难：主要特点为吸气、呼气都感觉困难，表现为呼吸浅、快、费力，可伴有呼吸音异常或病理性呼吸音。常见于重症肺炎、重症肺结核、大面积肺栓塞、弥漫性肺间质疾病、大量胸腔积液、气胸等。主要是由于肺呼吸面积减少导致换气功能障碍所致。

2. 心源性呼吸困难 主要是由于左心和(或)右心衰竭引起，尤其是左心衰竭时呼吸困难更为明显。

左心衰竭时呼吸困难的特点：①有引起左心衰竭的基础病因，如风湿性心脏病、高血压性心脏病、冠状动脉粥样硬化性心脏病等。②呈混合性呼吸困难，活动时呼吸困难出现或加重，休息后减轻或消失。卧位明显，坐位或立位时减轻，故患者常被迫采取半坐位或端坐位呼吸(orthopnea)。③两肺底或全肺可有湿性啰音。④应用强心剂、利尿剂和血管扩张剂治疗后呼吸困难有所好转。

左心衰竭时呼吸困难的机制：①肺淤血引起间质性肺水肿，导致气体弥散功能减低。②肺泡弹性减退使肺泡通气量减少。③肺泡张力增高刺激牵张感受器，通过迷走神经反射兴奋呼吸中枢。④肺循环压力升高反射性地刺激呼吸中枢。

右心衰竭时也可引起呼吸困难，但较左心衰竭引起的呼吸困难相对轻。其发生机制为：①右心房与上腔静脉压升高，刺激压力感受器反射性的兴奋呼吸中枢。②血氧含量减少，乳酸、丙酮酸等碱性代谢产物增多继而刺激呼吸中枢。③淤血性肝大、腹水甚至胸水，使呼吸运动受限。

3. 中毒性呼吸困难

(1) 酸中毒可间接通过刺激颈动脉窦和主动脉体化学感受器，也可直接作用于呼吸中枢使其兴奋性增高。酸中毒引起的呼吸困难，患者可出现深、长而规则的呼吸(Kussmaul 呼吸)，可伴有鼾音。

(2) 药物和化学毒物所致呼吸困难：某些药物如吗啡类、巴比妥类等中枢抑制药物和有机磷杀虫药中毒时，可抑制呼吸中枢引起呼吸困难。表现为呼吸浅、慢，甚至出现呼吸节律的异常，如潮式呼吸(Cheyne-Stokes 呼吸) 或间停呼吸(Biots 呼吸)等。

一氧化碳中毒时，吸入的 CO 与血红蛋白结合形成碳氧血红蛋白，失去携带氧的能力而导致机体缺氧引起呼吸困难；亚硝酸盐和苯胺类中毒时，使血红蛋白转变为高铁血红蛋白失去携带氧的能力导致缺氧；氰化物中毒时，氰抑制细胞色素氧化酶的活性而致细胞呼吸受抑制，导致组织缺氧引起呼吸困难。

笔记栏

4. 神经精神性呼吸困难

(1) 神经性呼吸困难：主要是由于呼吸中枢兴奋性受颅内压增高和供血减少的影响而降低，常伴有呼吸节律的改变，如双吸气(抽泣样呼吸)、呼吸遏制(吸气突然停止)等。

(2) 精神性呼吸困难：发生多是由于过度通气引起的呼吸性碱中毒所致，严重时也可出现意识障碍。表现为呼吸快而浅，伴有叹息样呼吸或出现手足抽搐。

5. 血源性呼吸困难 如重症贫血、高铁血红蛋白血症、硫化血红蛋白血症等，该类患者的呼吸困难是因血氧含量减少所致。表现为呼吸浅，心率快。大出血或休克时，因缺氧和血压下降，进而刺激呼吸中枢，可使患者呼吸加快。

案例 1-1-8 分析 2

1. 患者呼吸困难表现为吸气时费力，伴有刺激性干咳。

2. 结合患者既往无引起心力衰竭的基础疾病，无毒物接触史，无神经精神系统及血液系统病变，应考虑为肺源性呼吸困难，加之患者呼吸困难属于吸气性呼吸困难。应考虑系大气道阻塞所致。

【伴随症状】

1. 发作性呼吸困难伴干性啰音 多见于支气管哮喘、心源性哮喘；突发性呼吸困难见于急性喉水肿、气管异物、自发性气胸、大面积肺栓塞等。

2. 呼吸困难伴发热 多见于肺炎、肺脓肿、肺结核、胸膜炎、急性心包炎等。

3. 呼吸困难伴一侧胸痛 见于大叶性肺炎、肺栓塞、自发性气胸、急性渗出性胸膜炎、急性心肌梗死、支气管肺癌等。

4. 呼吸困难伴咳嗽、咳痰 见于慢性支气管炎并发感染、肺脓肿、支气管扩张症并发感染；伴大量泡沫痰可见于有机磷中毒；伴粉红色泡沫痰见于急性左心衰，痰中带有鲜红色血液或咳血性痰者，应注意有无肺癌的可能。

5. 呼吸困难伴意识障碍 见于脑出血、脑膜炎、尿毒症、糖尿病酮症酸中毒、肺性脑病、急性中毒、休克等。

案例 1-1-8 分析 3

1. 患者的伴随症状有咳嗽，痰中带血，右侧胸痛，声音嘶哑。

2. 结合患者老年男性，发病以来一般情况差，食纳不佳，体重明显减轻，考虑肿瘤的可能性大。加之患者的呼吸困难属于吸气性呼吸困难，系大气道阻塞所致，故应考虑如喉癌、气管肿瘤、支气管肺癌。

【问诊要点】

(1) 呼吸困难起病的急缓,询问起病是突发性还是渐进性;发生的原因和诱因;既往有无心、肺疾病,有无肾病、代谢性疾病史,有无药物、毒物接触史和各种导致免疫功能低下的情况。

(2) 呼吸困难的表现:是吸气性、呼气性还是吸气、呼气都感到困难,呼吸困难与活动、体位的关系,昼夜是否一样等。

(3) 呼吸困难是否伴有发热、胸痛、咳嗽、咳痰、发绀,咳痰的性状,是否有咯血,咯血的量及血的性状,有无恶心呕吐等。

(4) 呼吸困难发生过程中有无头痛、意识障碍、颅脑外伤史等。

案例 1-1-8 分析 4

1. 本案例提供的资料中缺乏对呼吸困难的进一步描述,如呼吸困难与活动和体位关系、呼吸困难昼夜是否一样。

2. 问诊中还应问及患者的个人史、习惯及嗜好,如有无吸烟及饮酒史、以往从事的职业是什么等。

(陈明伟)

第九节 发　绀

案例 1-1-9

患者,20 岁。因发现"心脏杂音"15 年,咳嗽、气促 6 天入院。

患者于 15 年前因"感冒"就诊发现"心脏杂音"当时未予重视,平常易"感冒",6 天前因"感冒"后咳嗽、咳痰,为黄白色黏痰,伴气促,活动后症状加重就诊入院。

体格检查:体温 37.5℃,脉搏 115 次/分,呼吸 30 次/分,血压 95/70mmHg,体格瘦小,急性病容,呼吸急促,面部及口唇、甲床发绀,颈静脉怒张,双下肺闻及细湿性啰音,心浊音界向左扩大,心前区呈抬举性搏动,心率 115 次/分,闻及期前收缩 8 次/分。胸骨左缘第二肋间有 2/6 级收缩期吹风样杂音,P_2 亢进并第二心音固定分裂。双下肢轻度凹陷性浮肿。

问题:

1. 该患者主要的症状有哪些?
2. 本例发绀的病因和机制是什么?
3. 为明确诊断还需询问的伴随症状是什么?

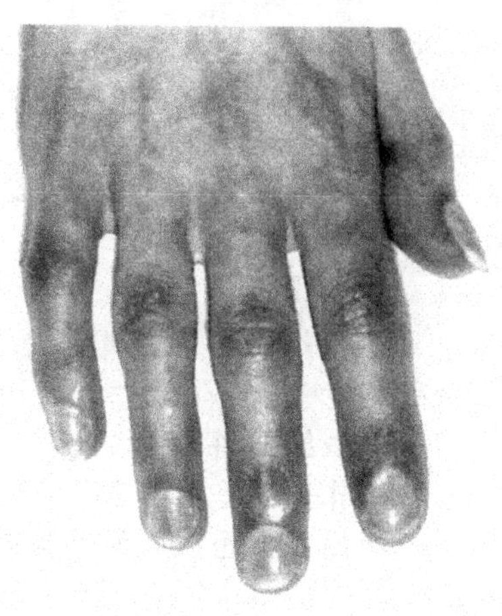
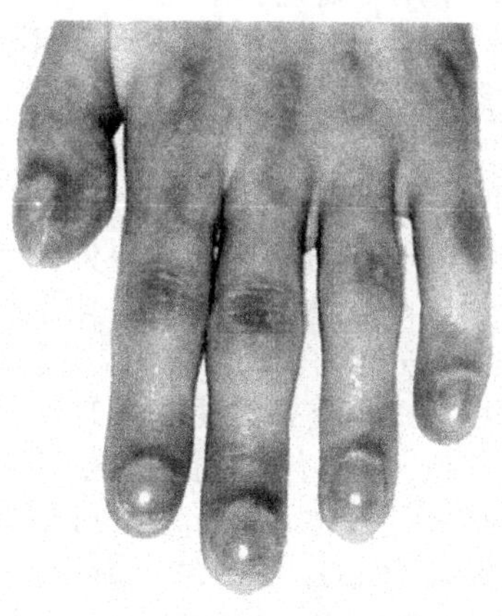

图 1-1-12　甲床发绀伴杵状指

发绀(cyanosis)指血液中还原血红蛋白增多致皮肤和黏膜呈青紫色改变的一种表现,也可称为紫绀。广义的发绀还包括一些由于异常血红蛋白衍生物,如硫化和高铁血红蛋白所致的发绀。发绀常发生在皮肤较薄、色素较少和毛细血管较丰富的部位,如口唇、指(趾)末端、甲床等(图 1-1-12)。

【发生机制】

发绀是由于还原血红蛋白在血液中的绝对量增加所致。还原血红蛋白浓度可用血氧的未饱和度表示。正常血液中含血红蛋白为 150g/L,能携带 20 容积%的氧,此种情况称为 100%氧饱和度,从肺毛细血管流经左心至体动脉的血液,其氧饱和度为 96%(19 容积%),而静脉血液的氧饱和度为 72%～75%(14～15 容积%),正常动脉氧未饱和度为 5～6 容积%左右。每 1g 血红蛋白约与 1.34ml 氧结合。

当毛细血管内的还原血红蛋白超过 50g/L(5g/dl)时皮肤黏膜可出现发绀,但目前临床实践资料表明,以正常血红蛋白浓度 150g/L 计,

50g/L 为还原血红蛋白时，提示已有 1/3 血红蛋白不饱和；当动脉血氧饱和度 66%时，相应动脉血氧分压已降低至 34mmHg(4.5kPa)的危险水平。但事实上，在血红蛋白浓度正常的患者，如 SaO_2＜85%时，发绀已明确可见，而在轻度发绀患者中，SaO_2＞85%占 60%左右。此外，假若病人吸入氧能满足 120g/L 血红蛋白氧合时，病理生理上并不缺氧。而在血红蛋白增多达 180g/L 时，虽然 SaO_2＞85%亦可则出现发绀；而严重贫血(Hb＜60g/L)时，虽 SaO_2 明显降低，但常不能显示发绀。因此，在临床上所见发绀，并不能全部确切反映动脉血氧下降的情况。

案例 1-1-9 分析 1

患者突出的症状为咳嗽、气促、发绀。

【病因与分类】

根据引起发绀的原因可将其做如下分类。

1. 血液中还原血红蛋白增加(真性发绀)

(1) 中心性发绀：发绀的特点是全身性，除四肢及颜面外，也累及躯干和黏膜的皮肤，受累部位的皮肤是温暖的。发绀原因：呼吸功能、通气与换气功能障碍、肺氧合作用不足；血液在肺内达到正常的氧饱和浓度，但流入左心房的血混有大量静脉血。一般可分为，①肺性发绀：由于呼吸功能障碍肺氧合作用不足所致。常见于各种严重的呼吸系统疾病，如呼吸道阻塞、肺炎、阻塞性肺气肿、弥漫性肺间质纤维化、肺淤血、肺水肿、急性呼吸窘迫综合征、肺栓塞等。②心性混合性发绀：由于心脏异常通道分流，使部分静脉血未通过肺氧合作用而入体循环动脉，如分流量超过心输出量的 1/3，即可出现发绀。常见于 Fallot 四联症、Eisenmenger 综合征等。

(2) 周围性发绀：发绀特点是发绀常出现于下肢的末端与下垂部位，这些部位的皮肤是冷的，若给予按摩或加温，使皮肤转暖，发绀可消退。此特点亦可作为与中心性发绀的鉴别点。发绀原因：由于血液通过周围循环毛细血管时，血流速度缓慢、淤滞、组织耗氧量增加，致血氧未饱和度增加所致。此型发绀可分为：①淤血性周围性发绀：常见于体循环淤血、周围血流缓慢的疾病，如右心衰竭、渗出性心包炎心包压塞、缩窄性心包炎、血栓性静脉炎、上腔静脉阻塞综合征、下肢静脉曲张等。②缺血性周围性发绀：常见于心排出量减少的疾病和局部血流障碍性疾病，如严重休克、暴露于寒冷中和血栓闭塞性脉管炎、雷诺(Raynaud)病、肢端发绀症等。

(3) 混合性发绀：中心性发绀与周围性性发绀同时存在，可见于心力衰竭等。

2. 血液中存在异常血红蛋白衍生物

(1) 药物或化学物品中毒所致的高铁血红蛋白血症：发绀原因是由于各种化学物质或药物中毒引起血红蛋白分子中二价铁被三价所取代，致使失去与氧结合的能力。当血中高铁血红蛋白量达到 30g/L(3g/dl)时可出现发绀。常见于苯胺、硝基苯、伯氨喹琳、亚硝酸盐、磺胺类等中毒所致发绀。发绀特点：暂时性，出现急剧，抽出的静脉血呈深棕色，氧疗不能改善发绀，给予静脉注射亚甲蓝或大量维生素 C，发绀方可消退，用分光镜检查可证实血中高铁血红蛋白存在。由于大量进食含亚硝酸盐的变质蔬菜而引起的中毒性高铁血红蛋白血症，也可出现发绀，称“肠源性青紫症”。

(2) 先天性高铁血红蛋白血症：较少见，有遗传史，自幼即有发绀，而无心、肺疾病，身体一般状况较好。

(3) 硫化血红蛋白血症：为后天获得性。发绀原因：服用某些含硫药物或化学品后，如硝酸钾、亚硝酸钠、磺胺、非那西丁等，使血液中硫化血红蛋白达到 5g/L(0.5g/dl)即可发生发绀。但一般认为本病患者须同时有便秘或服用含硫药物在肠内形成大量硫化氢为先决条件。发绀特点：持续时间长，可达数月以上，血液呈蓝褐色，分光镜检查可证明有硫化血红蛋白的存在。

案例 1-1-9 分析 2

本例发绀的原因：由于缺氧造成血液中还原血红蛋白增加，包括以下因素：

1. 心性混合性发绀(先天性心脏病房间隔缺损伴 Eisenmenger 综合征)。

2. 肺性发绀(呼吸道感染)。

【伴随症状】

1. 发绀伴呼吸困难　常见于重症心、肺疾病及急性呼吸道阻塞、大量气胸、心力衰竭等。

2. 发绀伴杵状指(趾)　说明病程较长，常见于发绀型先天性心脏病及某些慢性肺部疾病。

3. 发绀伴意识障碍及衰竭　常见于某些药物或化学物质中毒、休克、急性肺部感染或急性肾功能衰竭等。

案例 1-1-9 分析 3

本病例伴随症状有自幼存在的心脏杂音，发绀在咳嗽、咳痰数天后出现，提示在先天性心脏病基础上因呼吸道感染而加重病情而出现发绀。

【问诊要点】

1. 发病年龄与性别　如自出生或幼年即有发绀者，常见于发绀型先天性心脏病，或先天性高铁血红蛋白血症。特发性阵发性高铁血红蛋白血症可见于育龄女性，发绀出现多与月经周期

笔 记 栏

有关。

2. 发绀部位及特点 用以判断发绀的类型，结合有无心脏和肺部疾病的症状如心悸、晕厥、胸痛、气促、咳嗽等加以鉴别。

3. 发病诱因及病程 起病急又无心肺疾病的发绀须注意有无摄入相关药物、化学物品、变质蔬菜及有便秘情况者服用含硫化物的病史。

案例 1-1-9 分析 4

小结：患者自幼存在"心脏杂音"，但平常无症状，从体征特点看，符合先天性心脏病房间隔缺损。这是一种左向右分流非发绀型先天性心脏病。平常不出现发绀，当有呼吸道感染加重心脏病情，引起原有肺动脉高压的进一步加重，右心腔内压力高出左心，令右心未经氧合血液经房缺的异常通道进入体循环动脉，造成体循环血液中还原血红蛋白增加，如超过 50g/L，就出现发绀。这种左向右分流先天性心脏病伴重度肺动脉高压称为 Eisenmenger 综合征。本例符合上述特点，所以发绀的主要原因为心性混合性发绀。另外，患者有呼吸道症状数天，咳黄痰，肺部湿性啰音，存在呼吸道感染，因此也有肺性发绀因素。

（李国强）

第十节 心 悸

案例 1-1-10

患者，女，65 岁。因心慌 20 年余入院。

患者 20 年前活动或劳累后出现心慌，休息后即可缓解，心慌为阵发性，当时因年纪较轻未在意。10 余年前患者劳动后再度出现心慌并伴气短，下肢浮肿，在当地医院就诊症状好转。此次患者受凉感冒后再度出现心慌、气短前来就诊。

体格检查：体温 37℃，脉搏 130 次/分，呼吸 21 次/分，血压 120/75mmHg。消瘦病容，浅表淋巴结阴性。两肺呼吸音清。心率 130 次/分，律不齐，心音强弱不等，短绌脉；心尖部闻及舒张期隆隆样杂音。肝脏肋下 3cm，颈静脉充盈，下肢凹陷性浮肿。心电图示心房颤动。

问题：

1. 该患者突出的症状是什么？

2. 为了确定诊断还需要询问的伴随症状是什么？

3. 能够引起上述主要症状的有哪些情况或疾病？

心悸（palpitation）俗称心慌，是一种自觉心脏跳动的不适感，是心血管门诊最常见的就诊原因之一。心悸时，心率可快、可慢，也可有心律失常，而心率和心律正常者亦可有心悸。

【病因】

1. 心脏搏动增强

（1）生理性：主要为心脏收缩力增强所致。①健康人：剧烈运动或精神过度紧张时。②饮用具有神经兴奋作用的物质：如酒、浓茶或咖啡。③药物所致：如肾上腺素、麻黄碱、咖啡因、阿托品、甲状腺片等。

（2）病理性见于：

1）心脏负荷增加：高血压性心脏病、主动脉瓣关闭不全、二尖瓣关闭不全等引起的左心室负荷增加，导致左心室肥大，心脏收缩力增强。动脉导管未闭、室间隔缺损回流量增多，导致右心负荷增加，右心室肥大，也可引起心悸。

2）其他引起心脏搏动增强的疾病

A. 贫血：以急性失血时心悸为明显。贫血时血液携氧量减少，器官及组织缺氧。机体为保证氧的供应，通过增加心率，代偿性地提高心排出量，加快心率导致心悸。

B. 甲状腺功能亢进：由于基础代谢与交感神经兴奋性增高，可致心率加快。

C. 发热：以基础代谢率增高，心率加快、心输出量增加，导致心悸为主要原因。

D. 低血糖症、嗜铬细胞瘤：引起的肾上腺素释放增多，心率加快，也可发生心悸。

2. 心律失常

（1）心动过速：各种原因引起的心动过速，如窦性心动过速、阵发性室上性或室性心动过速等，均可引起心悸。

（2）心动过缓：由于心率缓慢，舒张期延长，心室充盈度增加，心搏强而有力，而引起心悸，如高度房室传导阻滞（Ⅱ、Ⅲ度房室传导阻滞）、窦性心动过缓或病态窦房结综合征。

（3）其他心律失常：由于心脏跳动不规则或有停跳感，使病人感到心悸，见于期前收缩、心房扑动或颤动等。

3. 心脏神经症 心脏本身并无器质性病变，主要由自主神经功能紊乱所引起。多见于青年女性，临床表现除心悸外，常有心前区不适或刺痛，以及疲乏、失眠、头晕、头痛、记忆力减退等神经衰弱表现，在焦虑、情绪激动等情况更易发生。

4. β 肾上腺素能受体敏感综合征 与自主神经功能紊乱有关，易在紧张时发生，患者除有心悸、心动过速、胸闷、头晕外也可有心电图的一些改变，出现窦性心动过速，轻度 ST 段下移及 T 波平坦或倒置，易与心脏器质性病变相混淆。本病进行普萘洛尔试验可以鉴别，β 肾上腺素能

笔记栏

受体敏感综合征在应用普萘络尔后心电图改变可恢复正常，显示其为功能性改变。

案例 1-1-10 分析 1

1. 该患者的突出症状为心悸。

2. 根据已有资料该患者心悸的主要病因是心动过速及心律失常(房颤)。

【发生机制】

心悸发生机制至今尚未完全清楚，一般认为与以下几方面有关。

1. 心脏活动过度 常与心率及心搏出量改变有关。在心动过速时，舒张期缩短、心室充盈不足，当心室收缩时心室肌与心瓣膜的紧张度突然增加，引起心搏增强而感心悸；心律失常如期前收缩，在一个较长的代偿期之后的心室收缩时会出现心悸。

2. 心律失常出现的急缓和持续时间的长短 如突发的阵发性心动过速，心悸往往较明显；而在慢性的心律失常，如窦性心动过缓因发展缓慢常无明显心悸。

3. 精神因素及注意力 焦虑、紧张及注意力集中时易出现。同时心悸也与神经敏感度有关，神经敏感度高的人在心率及心律都正常时也会有心悸的感觉，而敏感度低者甚至在发生心动过速时也没有心悸的感觉。

总之，心悸是临床特异性较差的症状，其临床意义有限。

案例 1-1-10 分析 2

1. 本病例心悸的发生机制是心动过速和心律失常(房颤)。

2. 本病例结合症状及体征是伴有器质性心脏病(二尖瓣狭窄)的心悸，平时没有症状是逐渐适应的结果，阵发性出现是由于阵发性心动过速引起。

【伴随症状】

1. 伴心前区疼痛 见于冠状动脉粥样硬化性心脏病(如心绞痛)、心肌炎、心包炎，也见于心脏神经症等。

2. 伴呼吸困难 见于急性心肌梗死、肺梗死、心包炎、心力衰竭、肺脏疾病等。

3. 伴晕厥或抽搐 见于房室传导阻滞、心室纤颤或阵发性室性心动过速、病态窦房结综合征等。

4. 伴贫血 见于各种原因引起的急性失血，此时常伴有虚汗、脉搏微弱、血压下降或休克。慢性贫血，心悸多在劳累后较明显。

5. 伴发热 见于风湿热、心肌炎、心包炎、感染性心内膜炎及急性传染病等。

6. 伴消瘦及出汗 见于甲状腺功能亢进。

案例 1-1-10 分析 3

1. 本病例伴随症状有：气短，下肢浮肿，是心力衰竭的表现。

2. 还应问及的伴随症状包括：有无咳嗽或咯血，有无夜间阵发性呼吸困难，有无发热及关节肿痛，有无肢体麻木及活动障碍等。

【问诊要点】

(1) 发作诱因、时间、频率、病程。

(2) 有无心前区疼痛、呼吸困难、发热、头晕、晕厥、消瘦、多汗、失眠及焦虑等相关症状。

(3) 有无心脏、内分泌、贫血性及神经症等病史。

(4) 有无嗜好浓茶、咖啡、烟酒情况及精神刺激史。

案例 1-1-10 分析 4

1. 本案例提供的资料中缺乏心悸持续时间及治疗情况的问诊，缺乏心悸发作频率及每次发作的诱因及缓解因素的问诊。应在问诊中补充。

2. 缺乏相关病史及生活习惯问诊。

(徐新娟)

第十一节　恶心与呕吐

案例 1-1-11

患者，男，52 岁。因“恶心、呕吐 2 周”入院。

患者 2 周来每于傍晚常有恶心呕吐，呕吐物量大，含有隔宿食物，并呈腐臭气味；同时感中上腹胀痛，呕吐后腹胀减轻。既往体健。

查体：体温 37℃，脉搏 82 次/分，呼吸 16 次/分，血压 120/75mmHg。消瘦病容，浅表淋巴结阴性。两肺呼吸音清。心率 82 次/分，各瓣膜区未闻及杂音。中上腹稍隆起，偶见胃蠕动波、逆蠕动波和胃型，有振水音，肝脾肋下未触及。

问题：

1. 该患者的突出症状是什么？

2. 为了确定诊断还需询问的伴随症状是什么？

3. 引起上述主要症状的疾病有哪些？

恶心(nausea)指一种对食物反感或食后即

笔记栏

想呕吐的感觉，常为呕吐的前奏，多同时伴有流涎与反复的吞咽动作，甚至出现苍白、出汗、低血压与心动过缓。呕吐（vomiting）指胃内容物或一部分小肠内容物，通过食管逆流出口腔的一种复杂的反射性动作，呕吐是人的一种本能，可将进入胃的有害物质排出体外，起到有利的保护作用。但频繁而剧烈的呕吐可引起食管破裂或食管贲门黏膜线形撕裂而呕血，还可引起脱水、电解质紊乱、酸碱平衡失调及营养障碍等。

【病因】

1. 反射性呕吐

(1) 咽部刺激引起：慢性咽炎、吸烟或剧咳等。

(2) 食管疾病：贲门失弛缓症、反流性食管炎或食管癌等。

(3) 胃、十二指肠疾病：急、慢性胃炎，胃黏膜脱垂，消化性溃疡，胃癌，急性胃扩张，幽门梗阻，十二指肠淤滞症，输入襻综合征及输出襻综合征等。

(4) 肠道疾病：小肠吸收不良综合征、肠梗阻、急性出血坏死性小肠炎、缺血性肠病、急性阑尾炎、梅克尔憩室炎及腹型过敏性紫癜等。

(5) 肝胆胰疾病：急性肝炎，肝硬化，胆石症，急、慢性胆囊炎，胰腺炎，胰腺囊肿及胰腺癌等。

(6) 腹膜及肠系膜疾病：急性腹膜炎、肠系膜淋巴结炎等。

(7) 其他疾病：充血性心力衰竭、心肌梗死；急、慢性肾小球肾炎，急性肾盂肾炎，肾、输尿管结石；妊娠呕吐(包括异位妊娠)、急性盆腔炎、卵巢囊肿扭转；白血病、多发性骨髓瘤等。

2. 中枢性呕吐

(1) 颅内压增高：如脑炎、脑膜炎、脑出血、脑栓塞、脑动脉血栓形成、高血压脑病、脑肿瘤、脑脓肿、脑积水、脑挫裂伤或颅内血肿等。

(2) 代谢与内分泌疾病：尿毒症、糖尿病酮症酸中毒、甲状腺危象、甲状旁腺功能亢进、肾上腺危象或低钠血症等。

(3) 药物：非甾体抗炎药(阿司匹林、对乙酰氨基酚、吲哚美辛等)、抗生素、抗癌药(氮芥、环磷酰胺、5-氟尿嘧啶、丝裂霉素 C 等)、吗啡、洋地黄、氯化钾、铁剂、雌激素、甲睾酮等。

(4) 中毒：植物类(臭米面、发芽马铃薯、白果、火麻仁等)、动物类(河豚、动物肝、鱼胆等)、化学毒剂(有机磷农药、三氧化二砷)等。

(5) 高级神经功能紊乱：如神经性呕吐、精神过度紧张等。

3. 前庭障碍性呕吐 迷路炎、梅尼埃病、晕动症等。

案例 1-1-11 分析 1

1. 该患者的突出症状为恶心呕吐。

2. 结合查体发现：消瘦病容，中上腹稍隆起，有胃型、胃蠕动波、逆蠕动波和振水音。应考虑该患者有幽门梗阻。

【发生机制】

呕吐由两个功能不同的延髓中枢控制：一个是呕吐中枢，位于延髓外侧网状结构的背侧；另一个是化学感受器触发带，位于延髓第四脑室的底面。呕吐中枢支配呕吐的动作，它接受来自消化道、大脑皮质、内耳前庭、冠状动脉以及化学感受器触发带的传入冲动。化学感受器触发带本身不能直接引起呕吐动作，但可接受各种化学物质或药物[如阿片、洋地黄、依米丁(吐根碱)等]与内生代谢物(如尿毒症、酮症、缺氧等)的刺激，产生传入冲动至脊髓呕吐中枢而引起呕吐。

【临床表现】

1. 发生的时间 晨间呕吐在育龄女性应想到早孕反应，也见于尿毒症、慢性酒精中毒和颅内压增高。鼻窦炎有鼻后孔溢脓者因有稠厚分泌物刺激咽部，常有晨起恶心、呕吐。夜间呕吐多见于幽门梗阻。

2. 与进餐的关系 餐后短时间内出现呕吐，如骤起而集体发病，首先应考虑食物中毒。活动性消化性溃疡位于幽门者，因该处有水肿、充血、痉挛常导致餐后呕吐；精神性呕吐也在餐后即刻发生。在餐后较久或积数餐后才出现呕吐，多见于消化性溃疡、胃癌、十二指肠结核或肠系膜上动脉压迫症等引起的胃出口梗阻。

3. 呕吐的特征 一般先有明显恶心，然后出现呕吐的协调运动，但精神性呕吐可无恶心或仅有轻微恶心，呕吐并不费力。在恶性高血压或颅内病变颅内压增高者，恶心缺如或较轻，呕吐呈现喷射状，患者均伴有头痛与缓脉。

4. 呕吐物的性质 幽门梗阻的呕吐物含有隔餐食物或隔日食物并呈腐臭气味，一般不含胆汁。呕吐物含多量胆汁者见于十二指肠乳头以下的十二指肠、空肠梗阻，胃空肠吻合术后。大量呕吐见于持久的幽门梗阻或急性胃扩张。呕吐物有粪便提示低位小肠梗阻、麻痹性肠梗阻。呕吐大量酸性胃液见于活动性十二指肠溃疡，偶见于 Zollinger-Ellison 综合征。呕吐物中有脓液者少见，需考虑化脓性胃炎或胃周围脓肿破溃入胃。还应注意呕吐物中有无蛔虫、胆石或吞入的异物。

5. 腹痛 恶心与呕吐伴有腹痛者见于急腹症。有时腹痛可在呕吐后获得暂时缓解，多提示消化性溃疡、急性胃炎或高位肠梗阻；但在胆囊炎、胆石症、胆道蛔虫症、急性胰腺炎时，呕吐不能使腹痛缓解。

笔 记 栏

6. 头痛与眩晕 恶心呕吐伴有头痛者，除须考虑颅内压增高引起的疾病外，也应想到偏头痛、鼻窦炎、青光眼、屈光不正，对伴有眩晕者应想到迷路病变，包括梅尼埃病、迷路炎等。还应查明是否由链霉素、卡那霉素、新霉素、庆大霉素等药物所引起。

7. 手术史 腹部手术后可因腹膜粘连而致机械性肠梗阻，胃大部切除术后可并发倾倒综合征或输入襻综合征，迷走神经切断术后常有胃潴留，均可引起呕吐。

8. 其他 呕吐频繁而持续时间较久者，常有脱水、消瘦、营养不良。但精神性呕吐的全身情况可基本稳定。在育龄女性必须了解月经情况，以免忽视早孕所致的恶心和呕吐。对原因不明的恶心与呕吐，还应该警惕是否为病毒性肝炎的黄疸前期；也应了解患者有无服药史，不少药物可以引起恶心与呕吐，需在停药后观察该症状是否得到缓解，再次服药后又出现症状来加以证实。

9. 体征 应注意患者的精神、意识状态及其营养情况。做全面的神经系统检查，包括观察瞳孔大小，有无眼球震颤、视神经乳头水肿、脑神经病变、运动与感觉系统障碍或脑膜刺激征等。腹部检查的重点为有无肝大、肠型、蠕动波、腹块及压痛等。

【伴随症状】

(1) 伴腹泻者常见于急性胃肠炎、细菌性食物中毒以及各种原因的中毒等。

(2) 伴腹痛者常见于腹腔内脏炎。少数腹部以外疾病，如心肌梗死、糖尿病酮症酸中毒等也可出现腹痛与呕吐。

(3) 伴发热及腹痛者多见于腹腔内炎症如胆囊炎、腹膜炎等。

(4) 呕吐大量隔夜食物，提示幽门梗阻；呕吐物多且有粪臭味者可见于肠梗阻。

(5) 伴头痛的喷射性呕吐要考虑中枢神经系统疾病。

(6) 伴意识障碍，多见于颅内器质性疾病、尿毒症、肝性脑病或酮症酸中毒等。

(7) 伴眩晕、眼球震颤者常见于前庭器官疾病。

(8) 有应用某些药物如抗生素、抗癌药等，需考虑呕吐可能与药物的不良反应有关。

(9) 育龄妇女早晨出现呕吐，有停经史，需考虑早孕。

案例 1-1-11 分析 2

1. 本病例的伴随症状有：中上腹胀痛、消瘦。

2. 还应问及的伴随症状包括：腹痛有无规律，缓解腹痛的办法，腹痛与呕吐的关系，体重减轻程度等。

笔记栏

【问诊要点】

1. 呕吐的病因及诱因 询问有无胃肠炎、食管炎、胆胰疾患等消化系统病史；有无糖尿病、甲状腺功能亢进、肾炎等内分泌代谢系统、泌尿系统、心血管系统、血液系统病史；有无服用药物史、接触毒物史、脑外伤及癫痫史、眼科及五官科病史等；腹部手术史；对妇女应询问月经史。

2. 呕吐的特点 呕吐发生的时间，晨间还是夜间，与进餐的关系；呕吐方式；呕吐物的性质、气味、数量等。

3. 伴随的症状 如上所述。

4. 诊治情况 是否做三大常规、肝肾功能、血糖等生化检查，B 超、X 线胃肠钡餐及钡剂灌肠、CT、脑电图等检查。

案例 1-1-11 分析 3

结合患者为 52 岁的中年男性，病程较短，有明显消瘦史，可能诊断为胃癌伴幽门梗阻。应在洗胃后行胃镜检查以确定诊断。

（毛振彪　杨大明）

第十二节　消化不良

案例 1-1-12

患者，男，26 岁。因“腹胀、早饱伴反酸 4 年”入院。

患者 4 年前出现腹胀，进食后明显，早饱，反酸；口服“吗叮啉”可缓解症状。上述症状呈间歇性发作。

查体：体温 37℃，脉搏 82 次/分，呼吸 16 次/分，血压 120/70mmHg。营养中等，巩膜阴性，浅表淋巴结阴性。两肺呼吸音清。心率 82 次/分，各瓣膜区未闻及杂音。腹平坦，软，无压痛，肝肋下 1cm，质地 I 度，脾肋下未触及，未触及包块，移动性浊音阴性，肠鸣音 5 次/分。

问题：

1. 该患者的突出症状是什么？

2. 为了确定诊断还需询问哪些伴随症状？

3. 引起上述主要症状的疾病有哪些？

消化不良(dyspepsia)是一组中上腹或肠胃不适的症状，包括上腹痛、恶心、腹胀、呃逆、早饱和反酸等。消化不良相当常见，发病率 20%～54%，见于约 1/4 的成年人，且严重影响患者的生活质量。消化指将食物中的营养物质分解成为可被吸收的形式的过程，分为化学消化和机械消化。化学消化依赖于消化管中不同消化腺分泌的消化酶和其他必需的化学物质;机械消化有赖于消化管肌肉的运动来完成。各种原因所致的消化功能障碍均可出现消化不良。

【病因】

1. 胃肠道疾病

(1) 胃疾病:胃食管反流性病、慢性胃炎、消化性溃疡、胃癌及胃憩室等。

(2) 肠道疾病:十二指肠淤滞症、胃肠道淤血、乳糖不耐受、盲襻综合征及肠菌群失调等。

(3) 胃肠手术后:吻合口空肠溃疡、输出襻综合征、倾倒综合征、短肠综合征及残胃癌等。

2. 胆道疾病 慢性胆囊炎、胆石症、胆道口括约肌功能失调等。

3. 胰腺疾病 慢性胰腺炎、胰腺囊腺瘤及胰腺癌等。

4. 药物因素 乙醇、咖啡因、非甾体抗炎药(NSAIDs)、铁剂、抗生素、茶碱、烟酸及洋地黄类等药物。

5. 全身性因素 糖尿病、甲状腺疾病、系统性硬皮病、COPD、慢性右心衰竭等。

【分类】

按病因划分,消化不良可分为器质性消化不良(organic dyspepsia,OD)和功能性消化不良(functional dyspepsia,FD)。

1. 器质性消化不良 由上述器质性疾病引起。症状一般较重,进行性经过,危害性大,有些疾病预后严重,应及时明确诊断予以相应处理。

2. 功能性消化不良 症状一般较轻,间歇发作,危害较小,预后良好。在排除上述器质性原因后,根据临床表现将FD分为五型,即溃疡型、动力障碍型、反流型、吞气症及非特异型。

【临床表现】

1. 症状 消化不良是一组肠胃不适的症候群,表现为不同程度的腹痛、恶心、腹胀、呃逆、早饱、烧心和反酸等,呈慢性经过,可有或无诱因,症状呈进行性或间歇性出现。了解患者症状的性质和部位、间歇还是持续、缓解的方法等有助于鉴别诊断。如上腹部发作性、节律性、饥饿痛,常于两餐之间或夜间发作,服用抑酸药或进食后可缓解,常提示消化性溃疡;间歇性的右上腹或上腹部疼痛、进脂餐后加重提示胆道系统疾病;上腹部持续性隐痛伴体重下降则提示胰腺疾病。抗酸剂或抑酸剂与症状的关系有助于判析酸相关性抑或动力相关性消化不良。

消化不良伴报警症状(alarm symptoms)时,如咽下困难、呕血、黑便、消瘦、体重下降、脏器肿大、腹部肿块或粪便隐血阳性等,应考虑器质性病变引起的消化不良,必须行进一步的检查,包括外周血象、筛选性的生化检查、肝功能、X线胃肠钡餐造影、内镜、腹部超声及CT等。

功能性消化不良多见于年轻人,表现为上腹部慢性隐痛,伴有多种其他主诉,如腹胀、胀气,无上述报警症状。

2. 体征 应注意患者一般健康情况、营养状态,是否有贫血、黄疸、浅表淋巴结肿大、上腹肿块、肝脾大等,还应注意是否存在全身系统疾病(如甲状腺疾病、系统性硬皮病、COPD、慢性右心衰竭等)引起的消化不良,根据体检提供的线索应做进一步检查,包括生化检查、B超和内镜检查等,根据检查结果做相应处理。如有关检查显示阴性结果或不能解释其症状的阳性结果,必要时还应做进一步检查,包括胃电图、胃排空检查等,以了解胃动力功能,采用内脏感知检查了解感知有无异常,必要时可进行心理测试等。

案例 1-1-12 分析 1

患者的典型症状是腹胀、早饱及反酸。

【伴随症状与体征】

1. 伴呕吐 见于急性胃炎、幽门梗阻、急性胃扩张、高位小肠梗阻及十二指肠壅积症等。

2. 伴腹泻 见于急慢性肠炎、小肠吸收不良、慢性胰腺炎及炎症性肠病等。

3. 腹胀伴腹痛 见于急慢性胃肠炎、幽门梗阻、急性胃扩张、高位小肠梗阻、急性胰腺炎及急性胆囊炎等。

4. 伴发热 见于急性胃肠炎、急性胰腺炎、急性胆囊炎及肠结核等。

5. 伴消瘦、贫血 见于消化道肿瘤、炎症性肠病及肠结核等。

6. 伴呼吸困难 见于慢性阻塞性肺疾病、慢性右心衰竭等。

7. 伴胃肠型 见于幽门梗阻、急性胃扩张及高位小肠梗阻等。

8. 伴腹块 见于胆囊肿大、胃肠道恶性肿瘤及肠结核等。

9. 伴黄疸 见于胆结石、胆囊癌、胆管癌及胰腺癌等。

案例 1-1-12 分析 2

还应问及的伴随症状包括报警症状及诊治情况。

【问诊要点】

(1) 患者的年龄、性别及职业等。

(2) 询问患者的服药史、饮食情况(包括乳糖摄入)、手术史等。

(3) 消化不良的诱因、性质、部位,可否自行缓解,症状与进食、抗酸剂或抑酸剂的关系,持续时间的长短等。

(4) 伴随的报警症状：如上所述。

(5) 诊治情况：粪便常规及隐血试验、血生化、肝功能检查、胃肠钡餐、内镜、腹部超声及CT等检查。

案例 1-1-12 分析 3

结合患者为26岁男性，病程较长，症状间歇发作，全身体检未发现阳性体征，可能诊断为功能性消化不良。

（毛振彪　杨大明）

第十三节　腹　　痛

案例 1-1-13

男性，30岁。突发上腹剧痛5小时，于2006年2月18日入院。

患者于5小时前进食后突感上腹剧痛，后感全腹痛，大汗。

查体：板状腹，全腹压痛、拒按，反跳痛，肝浊音区消失。既往患者曾有消化性溃疡病史。

问题：

1. 该患者突出的症状是什么？

2. 为了确定诊断还需要询问的伴随症状是什么？

3. 有哪些情况或疾病能够引起上述主要症状？

腹痛(abdominal pain)是临床极为常见的症状，也是促使患者就诊的重要原因。腹痛多数由腹部脏器疾病引起，但腹腔外疾病及全身性疾病时也可发生。腹痛的性质和程度主要取决于病变类型和刺激程度，同时也受患者精神、神经和心理因素的影响。由于病因复杂，引起腹痛的机制各异，对腹痛患者必须认真询问病史，进行全面而重点突出的体格检查和必要的辅助检查(包括实验室检查与器械检查)，在此基础上联系病理生理改变，进行综合分析，才能做出正确的诊断。临床上一般按起病缓急、病程长短将腹痛分为急性与慢性腹痛。

【病因】

1. 急性腹痛

(1) 腹腔器官急性炎症：如急性胃炎、急性肠炎、急性胰腺炎、急性出血坏死性肠炎、急性胆囊炎及急性阑尾炎等。

(2) 空腔脏器阻塞或扩张：如肠梗阻、肠套叠、胆道结石、胆道蛔虫症或泌尿系统结石梗阻等。

(3) 脏器扭转或破裂：如肠扭转、肠绞窄、肠系膜或大网膜扭转、卵巢扭转、肝破裂、脾破裂及异位妊娠破裂等。

(4) 腹膜炎症：多为胃肠穿孔或腹腔内脏器炎症扩散引起的继发性腹膜炎，少部分为自发性腹膜炎。

(5) 腹腔内血管病变：如缺血性肠病、夹层腹主动脉瘤和门静脉血栓形成。

(6) 腹壁疾病：如腹壁挫伤、脓肿及带状疱疹。

(7) 胸腔疾病所致的腹部牵涉性痛：如肺炎、肺梗死、心肌梗死、急性心包炎、胸膜炎、食管裂孔疝、胸椎结核。

(8) 全身性疾病所致的腹痛：如腹型过敏性紫癜、糖尿病酸中毒、尿毒症、铅中毒及血卟啉病等。

2. 慢性腹痛

(1) 腹腔脏器的慢性炎症：如反流性食管炎、慢性胃炎、慢性胆囊炎及胆道感染、慢性胰腺炎、结核性腹膜炎、溃疡性结肠炎或克罗恩病等。

(2) 空腔脏器的张力变化：如胃肠痉挛或胃、肠、胆道运动障碍等。

(3) 胃、十二指肠溃疡。

(4) 腹腔脏器的扭转或梗阻：如慢性胃、肠扭转，十二指肠壅滞，慢性假性肠梗阻。

(5) 脏器包膜受牵张：实质性器官因病变而肿胀，导致其包膜张力增加而引起腹痛，如肝淤血、肝炎、肝脓肿及肝癌等。

(6) 中毒与代谢障碍：如铅中毒、尿毒症等。

(7) 肿瘤压迫及浸润：以恶性肿瘤居多，可能与肿瘤不断生长、压迫与浸润感觉神经有关。

(8) 胃肠神经功能紊乱：如胃肠神经症。

案例 1-1-13 分析 1

1. 该患者的突出症状为腹痛。

2. 根据已有资料，该患者腹痛的病因可能是消化性溃疡并发穿孔。

【发生机制】

腹痛有三种基本发生机制，即内脏性腹痛、躯体性腹痛和牵涉痛。

1. 内脏性腹痛　腹内某一器官的痛觉信号主要由交感神经传入脊髓而产生腹痛，其特点为：①无确切疼痛部位，一般位于腹中线。②疼痛感觉模糊，可为痉挛、不适、钝痛或灼痛。③常伴恶心、呕吐、出汗等其他自主神经兴奋症状。

2. 躯体性腹痛　来自壁腹膜及腹壁的痛觉信号，经体神经传至脊神经根，反映到相应脊髓节段所支配的皮肤而引起疼痛。其特点是：①疼痛定位准确，可在腹部一侧。②程度剧烈而持久。③可有局部腹肌强直；腹痛可因咳嗽、体位变化而加重。

笔 记 栏

3. 牵涉痛　内脏性疼痛牵涉到身体体表部位，即内脏痛觉信号传导至相应脊髓节段，引起该节段支配的体表部位疼痛。特点是疼痛定位明确，剧烈，有压痛、肌紧张及感觉过敏等。

临床上多数疾病引起的腹痛常同时涉及多种发生机制。如阑尾炎早期，疼痛在脐周或腹上区，常伴恶心、呕吐，性质为内脏性疼痛；稍后持续而强烈的炎症刺激经传入纤维影响相应脊髓节段，出现牵涉痛，疼痛转移至右下腹麦氏（McBurney）点；当炎症进一步发展，波及壁腹膜，则出现躯体性疼痛，程度剧烈，伴以压痛、肌紧张及反跳痛。

案例 1-1-13 分析 2

1. 本病例腹痛的发生机制包括了内脏性腹痛、牵涉痛及躯体性疼痛。

2. 本病例的体征包括全腹压痛、拒按、反跳痛；这是因为炎症进一步发展波及壁腹膜，则出现躯体性疼痛，程度剧烈，伴以压痛、肌紧张及反跳痛。

【临床表现】

1. 腹痛部位　一般来说腹痛部位即为病变所在部位。如胃、十二指肠疾病，急性胰腺炎，疼痛多位于中上腹部；胆囊炎、胆石症、肝脓肿等疼痛多在右上腹部；急性阑尾炎疼痛在右下腹 McBurney 点；小肠疾病疼痛多在脐部或脐周；结肠疾病疼痛多在耻区或左下腹部；膀胱炎、盆腔炎及异位妊娠破裂，疼痛也在耻区。弥漫性或部位不定的疼痛见于原发性或继发性急性弥漫性腹膜炎、机械性肠梗阻、急性出血坏死性肠炎、血卟啉病、铅中毒、腹型过敏性紫癜。

2. 腹痛性质和程度　突发的中上腹剧烈刀割样痛、烧灼样痛，多为胃、十二指肠溃疡穿孔。中上腹持续性剧痛伴阵发性加剧时应考虑急性胃炎、急性胰腺炎。胆石症或泌尿系结石常为阵发性绞痛，相当剧烈，致使患者辗转不安。阵发性剑突下钻顶样疼痛是胆道蛔虫症的典型表现。持续性、广泛性剧烈腹痛伴腹壁肌紧张或板样强直，提示急性弥漫性腹膜炎。隐痛或钝痛多为内脏性疼痛，常由胃肠张力变化或轻度炎症引起。胀痛可能为实质脏器的包膜牵张所致。

3. 诱发因素　胆囊炎或胆石症发作前常有进油腻食物史；而急性胰腺炎发作前则常有酗酒、暴饮暴食史；机械性肠梗阻常与腹部手术有关；腹部受暴力作用后发生剧痛并有休克者，可能为肝、脾破裂。

4. 发作时间　餐后痛与胆胰疾病、胃部肿瘤或消化不良有关；饥饿痛呈周期性、节律性发作者常为胃窦、十二指肠溃疡；子宫内膜异位者腹痛发作与月经来潮相关；卵泡破裂者常在月经间期腹痛。

5. 与体位的关系　某些体位可使腹痛加剧或减轻，往往为病因诊断的线索。例如胃黏膜脱垂患者取左侧卧位可使疼痛减轻；十二指肠壅滞症患者膝胸或俯卧位可使腹痛及呕吐等症状缓解；胰体癌患者在仰卧位时疼痛明显，而前倾位或俯卧位时减轻；反流性食管炎患者的烧灼痛在躯体前屈时明显，而直立位时减轻。

【伴随症状】

1. 腹痛伴发热、寒战　提示与炎症有关，见于急性胆道感染、胆囊炎、肝脓肿、腹腔脓肿，也可见于腹腔外感染性疾病。

2. 腹痛伴黄疸　可能与肝胆胰疾病有关。急性溶血性贫血也可出现腹痛与黄疸。

3. 腹痛伴休克　同时有贫血者可能是腹腔脏器破裂，如肝、脾或异位妊娠破裂；无贫血者则见于胃肠穿孔、绞窄性肠梗阻、肠扭转、急性出血坏死性胰腺炎。腹腔外疾病如心肌梗死、肺炎也可有腹痛与休克，应特别警惕。

4. 腹痛伴呕吐、反酸、腹泻　提示食管、胃肠病变，呕吐量大多为胃肠道梗阻；伴反酸、嗳气者可能为胃、十二指肠溃疡或胃炎；伴腹泻者多为消化吸收不良、肠道炎症、溃疡或肿瘤。

5. 腹痛伴血尿　可能为泌尿系疾病如泌尿系结石所致。

案例 1-1-13 分析 3

1. 本病例伴随症状有：大汗，是休克前期的表现。

2. 还应问及的症状包括：疼痛的性质，及有无其他伴随症状，如：是否伴发热、寒战，有无黄疸，有无呕吐、反酸、腹泻，有无血尿，有无休克症状等。

【问诊要点】

1. 腹痛与年龄、性别、职业的关系　幼儿腹痛常见原因有先天畸形、肠套叠、蛔虫病等；青壮年以急性阑尾炎、胰腺炎、消化性溃疡等多见；中老年以胆囊炎、胆石症、恶性肿瘤、心血管疾病多见；育龄妇女要考虑卵巢囊肿扭转、宫外孕等；有长期铅接触史要考虑铅中毒。

2. 腹痛起病情况　起病急缓，有无饮食、外科手术等诱因。急性起病者尤应重视各种急腹症的鉴别，应仔细询问、寻找诊断线索。缓慢起病者涉及功能性与器质性、良性与恶性疾病的区别，除注意病因、诱因外，应特别注意缓解因素。

3. 腹痛的部位　腹痛的部位多反映病变的部位，对牵涉痛的理解更有助于判断疾病的部位和性质。熟悉神经分布与腹部脏器关系（表 1-1-3）有助于对疾病的定位诊断。

笔　记　栏

4. 腹痛的性质和严重度 腹痛的性质与病变性质密切相关。烧灼样痛多与化学性刺激有关，如胃酸的刺激；绞痛多为空腔脏器痉挛、扩张或梗阻引起，临床常见者有肠绞痛、胆绞痛、肾绞痛，三者鉴别要点如表 1-1-4。

表 1-1-3 神经分布与内脏

内脏	传入神经	相应的脊髓节段	体表感应部位
胃	内脏大神经	胸脊节 7～8(胸脊节 6 及 9)	上腹部
小肠	内脏大神经	胸脊节 9～10(胸脊节 11)	脐部
升结肠	腰交感神经链与主动脉前神经丛	胸脊节 12 与腰脊节(胸脊节 11)	下腹部与耻骨上区
乙状结肠与直肠	骨盆神经及其神经丛	骶脊节 2～4	会阴部与肛门区
肝与胆囊	内脏大神经	胸脊节 7～8(胸脊节 6 及 9)	右上腹及右肩胛
肾与输尿管	内脏最下神经及肾神经丛	胸脊节 12，腰脊节 1、2(胸脊节 11)	腰部与腹股沟部
膀胱底	上腹下神经丛	胸脊节 11、12，腰脊节 1	耻骨上区及下背部
膀胱颈	骨盆神经及其神经丛	骶脊节 2～4	会阴部及阴茎
子宫底	上腹下神经丛	胸脊节 11、12，腰脊节 1	耻骨上区与下背部
子宫颈	骨盆神经及其神经丛	骶脊节 2～4	会阴部

表 1-1-4 三种绞痛鉴别表

疼痛类别	疼痛的部位	其他特点
肠绞痛	多位于脐周围、下腹部	常伴有恶心、呕吐、腹泻、便秘、肠鸣音增加等
胆绞痛	位于右上腹，放射至右背与右肩胛	常有黄疸、发热，肝可触及或 Murphy 征阳性
肾绞痛	位于腰部并向下放射，达于腹股沟、外生殖器及大腿内侧	常有尿频、尿急，小便含蛋白质、红细胞等

持续性胀痛可能为实质脏器的包膜受牵张或腹膜外刺激所致；剧烈刀割样疼痛多为脏器穿孔或严重炎症引起；隐痛或胀痛可能为脏器轻度扩张或包膜牵扯等所致，病变一般轻微。

5. 腹痛发作的时间 特别注意其与进食、活动及体位的关系。如饥饿性疼痛，进食缓解对诊断高酸分泌性胃病、特别是十二指肠溃疡有利。

6. 腹痛的伴随症状 已如前述，对确定疾病的性质、严重程度均十分重要。

7. 既往病史 有消化性溃疡病史突然发生上腹部持续性剧痛，要考虑溃疡穿孔；育龄妇女有停经史，要考虑宫外孕；有酗酒史要考虑胰腺炎、急性胃炎；有心血管病史要考虑腹部血管栓塞。

案例 1-1-13 分析 4

1. 本案例提供的资料中缺乏：腹痛的部位、性质的详细问诊，既往病史的详细问诊和治疗情况的问诊；腹痛有无缓解、加重的情况问诊。应在进一步问诊中补充。

2. 缺乏相关既往病史及生活习惯、嗜好的问诊。

（吴　静　杨大明）

第十四节 呕血与便血

案例 1-1-14

患者，男，25 岁。因“呕咖啡样胃内容、黑便两天”入院。患者近 2 天感上腹不适、恶心，呕吐 3 次，呕吐物呈咖啡色。大便每天 2 次，黑如柏油状，不成形。同时觉乏力、心悸、头昏。2 年前因类似发病，曾行内镜检查，诊断“十二指肠溃疡”。

体格检查：体温 38℃，脉搏 100 次/分，呼吸 20 次/分，血压 100/70mmHg。神志清，贫血貌，左锁骨上淋巴结未触及。心律齐，心率 100 次/分，两肺无异常。腹平坦、软，剑突下偏右方轻压痛，肝脾未触及，肠鸣音 10 次/分。

问题：

1. 该患者的主要症状是什么？
2. 患者的呕吐物为什么呈咖啡色？为什么排便呈黑色？
3. 有哪些疾病可引起上述症状？

呕血（hematemesis）指急性上消化道出血时，血液积聚在胃内，达一定量后即经口腔呕出。呕血应与咯血相鉴别，其鉴别要点见表 1-1-5。此外，口、鼻、咽、喉等部位出血，血液被咽入胃内后再呕出，称为“假性呕血”，也应与呕血相区别。

表 1-1-5 呕血与咯血的鉴别

鉴别点	咯 血	呕 血
基本病因	肺结核、支气管扩张、肺癌、肺炎、肺脓肿及心脏病等	消化性溃疡、肝硬化、急性胃黏膜病变及胆道出血等
出血先兆	喉部痒感、胸闷及咳嗽等	上腹不适、恶心及呕吐等
出血方式	咯出	呕出，可为喷射状
出血物性状	鲜红色，混有痰、泡沫，呈碱性	棕黑、暗红色，有时鲜红，混有食物残渣，呈酸性
出血后情况	无黑便(除非咽下)，常有血痰数日	有黑便，呕血后可持续数日；无痰

消化道出血后，血液由肛门排出为便血(hematochezia)。确定便血需首先排除某些药物(如铁剂、铋剂、药用炭等)和食物(如血、肝、肉类等)的影响。

【临床表现】

呕血和便血是消化道出血的特殊表现。呕血可呈暗红色或鲜红色，可混有血块；也可呈咖啡样褐黑色，这是由于血液在胃内停留时间较长，血红蛋白受胃酸作用，生成酸化正铁血红素(hematin)之故。便血颜色可为鲜红、暗红、紫红，也可为黑色(柏油便)。黑便(melena)是因血红蛋白在肠腔内与硫化物作用，生成了黑色的硫化亚铁；粪便表面附有较多的黏液而发亮，外观如柏油状。以上情况均属显性出血。若便血量少，粪便颜色无明显改变，需隐血(occult blood)试验才能证实其中混有血液，称为隐血便。

决定呕血、便血及出血颜色的因素主要有两方面。①消化道出血的部位：临床上将十二指肠与空肠交界处(屈氏韧带)以上的消化器官称为上消化道，包括食管、胃、十二指肠、肝、胆、胰以及胃-空肠吻合术后的空肠等，这些脏器病变引起的出血为上消化道出血，主要表现为呕血和(或)黑便。呕血时病变一般位于胃幽门以上，有时十二指肠出血血液可反流入胃，也可呕出。呕血常伴随黑便，但有些上消化道出血患者无呕血，仅表现黑便。屈氏韧带以下的空、回肠及结、直肠为下消化道，这些部位的出血一般表现为血便。高位结肠出血时，血液与粪便常均匀混合；乙状结肠或直肠出血时，新鲜血液附着于成形粪便的表面。②出血速度、出血量及血液在消化道内停留时间：若上消化道出血速度快、量大，呕血常为红色，甚至可排出血便；如出血速度慢，血液在胃内积聚时间较长，则呕出咖啡色胃内容物。持续少量的空、回肠出血亦常表现为黑便。解黑便者提示消化道出血量超过 50ml。每天出血量在 5ml 左右可有隐血便。

消化道出血量大时(成人大于 400ml)，患者常有失血后贫血的表现，如苍白、心悸、头昏及眩晕等；出血量更大(大于 1000ml)，则出现急性外周循环功能不全症状，如冷汗淋漓、四肢厥冷、脉搏细弱、血压下降，甚至发生晕厥和休克。有时这些症状可出现在呕血或便血之前。出血前患者的身体状况及出血速度、出血量与上述表现有关。一般来说，年老、体弱、多病的患者即使出血量不太多，也会出现较严重的失血症状。此外，大出血后的患者可出现低热，体温在 38℃左右，持续 3～5 天。

案例 1-1-14 分析 1

该患者的主要症状包括上消化道出血的特殊症状，即呕血和黑便；以及失血后贫血的症状，如乏力、心悸、头昏。

案例 1-1-14 分析 2

患者呕血呈咖啡样是由于血液在胃内停留时间较长，血红蛋白在胃酸作用下生成了酸化正铁血红素之故。肠腔内的血液经肠道细菌分解、代谢，生成了硫化亚铁而呈黑色；又因粪便表面附有较多黏液而发亮，外观如柏油状。

【病因】

1. 消化道疾病

(1) 上消化道疾病

1) 食管疾病：食管胃底静脉曲张破裂、食管贲门黏膜撕裂症(Mallory-Weiss 综合征)、食管炎、食管癌、食管异物、食管外伤及食管裂孔疝等。

2) 胃、十二指肠疾病：消化性溃疡、急性胃黏膜病变、慢性胃炎、胃癌、门静脉高压性胃病(充血性胃病)、胃恒径动脉破裂(Dieulafoy 病)、胃黏膜脱垂、十二指肠炎或钩虫病等。

3) 肝、胆疾病：门静脉高压可合并食管胃底静脉曲张破裂或充血性胃病，胆道蛔虫、胆道结石、肿瘤及创伤等引起胆道出血。

4) 胰腺疾病：重症急性胰腺炎、胰腺癌等。

(2) 下消化道疾病

1) 空、回肠疾病：急性出血坏死性小肠炎、梅克尔憩室炎及溃疡、肠套叠、肠结核、克罗恩病、小肠肿瘤或小肠血管畸形等。

2) 结、直肠疾病：细菌性痢疾、阿米巴痢疾、血吸虫病、非特异性溃疡性结肠炎、息肉、癌及缺血性肠炎等。

3) 肛管疾病：痔、肛裂及肛瘘等。

2. 其他疾病

(1) 血液病：血小板减少性紫癜、过敏性紫癜、白血病、血友病、再生障碍性贫血、遗传性毛

笔记栏

细血管扩张症及弥散性血管内凝血等。

(2) 急性感染性疾病:如重症病毒性肝炎、伤寒及副伤寒、流行性出血热或钩端螺旋体病等。

(3) 其他:呼吸衰竭、尿毒症。

【伴随症状】

1. 上腹痛 出血前有慢性、节律性上腹痛,出血后疼痛缓解者多为消化性溃疡出血;慢性上腹痛无规律,出血后疼痛不缓解,出血量与贫血程度不相符,应考虑胃癌出血;出血伴有上腹绞痛、黄疸,且触及肿大胆囊应疑为胆道出血;便血伴剧烈腹痛见于肠套叠、急性出血性坏死性小肠炎等。

2. 呕血前有剧烈干呕或呕吐 见于食管贲门黏膜撕裂症。

3. 呕血呈间歇性、量大,且见肝掌、蜘蛛痣 应考虑肝硬化门静脉高压食管静脉曲张破裂或充血性胃病。

4. 黄疸、发热、出血倾向 可见于钩端螺旋体病、败血症等;各种原因引起的胆道出血也常伴有黄疸。

5. 皮肤黏膜出血 见于血液病、凝血功能障碍。

6. 便血伴里急后重(tenesmus) 见于细菌性痢疾、直肠炎和直肠癌。

7. 便血伴排便习惯改变,粪便变细 常见于乙状结肠癌和直肠癌。

8. 便血伴腹块 见于结核、克罗恩病、结肠癌、肠套叠及淋巴瘤等。

【问诊要点】

1. 呕血或便血的临床经过和表现 主要与咯血、假性呕血鉴别,确定是否为消化道出血。

2. 病因和诱因 饮食情况,是否食用了动物血、肝,是否酗酒;应激及服药史,尤应了解是否服用了非甾体抗炎药及其他损伤胃肠黏膜的药物,是否摄入了铁剂或铋剂等。

3. 呕血或便血的颜色、量、频度、时间 帮助推断出血部位、速度、就诊时有无活动性出血及失血量。但因呕血中常混有胃内容物,便血中夹有粪便;部分血液滞留在胃肠道;加之患者及家属当时的恐惧心理,常夸大其辞;难以凭此做出精确判断。还需根据出血后的全身反应和血液学检测结果,方能较确切地估计出血量。

4. 失血后的全身症状 包括贫血和外周循环功能不全的表现;如口渴、头昏、心悸、疲乏、黑朦及晕厥等,以及这些表现与体位的关系。

5. 伴随症状 特别是腹痛、干呕或呕吐、腹泻、排便习惯改变、寒战发热、黄疸及其他黏膜改变等。

6. 既往史 有无胃、肠、肝、胆等疾病史,相关的检查、诊断和治疗情况。

笔记栏

案例 1-1-14 分析 3

患者2年前曾由内镜诊断为"十二指肠溃疡"。此次上消化道出血很可能即由此病引起。消化性溃疡(主要为十二指肠溃疡和胃溃疡)是上消化道出血的最常见病因。此外,食管疾病如食管胃底静脉曲张破裂、食管贲门黏膜撕裂症,胃十二指肠疾病如急性胃黏膜病变、胃癌、门静脉高压性胃病,肝胆胰疾病如胆道出血、重症急性胰腺炎;以及血液病、尿毒症、呼吸衰竭等其他疾患均可合并上消化道出血,表现为呕血和(或)黑便。

(杨大明)

第十五节 腹　泻

案例 1-1-15

男性,50岁。主诉"间歇性腹泻20余年,加重3个月"入院。患者20余年来每于饮食不当或受凉后即腹泻,每日2~3次,稀便有时带少许脓血;伴左下腹痛。服用抗菌药物后可缓解。近3个月来,大便每日4~5次,不成形;纳差,体重明显减轻。粪便常规有脓细胞、红细胞,潜血试验阳性;血Hb100g/L。

问题:

1. 该患者突出的症状是什么?

2. 为了确定诊断还需要询问的伴随症状是什么?

3. 能够引起上述主要症状的有哪些情况或疾病?

腹泻(diarrhea)指排便次数增多,粪质稀薄,或带有黏液、脓血或未消化的食物。如每日3次以上,或每天粪便总量大于200g,其中粪便含水量大于80%,则可认为是腹泻。腹泻可分为急性与慢性两种。

【病因】

1. 急性腹泻 表现为在排便次数增多,不同程度稀便时常伴有肠痉挛的腹痛,病程在2个月内。常见发病原因:

(1) 急性肠道疾病:包括由细菌、病毒、霉菌、霍乱、原虫及蠕虫等感染所引起的肠炎,急性出血性坏死性肠炎,克罗恩病或溃疡性结肠炎急性发作,急性肠道缺血等。此外,医院内感染可致腹泻。

(2) 急性中毒:误食毒蕈、河豚、鱼胆及化学药物如砷、磷、铅、汞等引起的腹泻。

(3) 全身性疾病：如急性全身性感染、败血症、过敏性紫癜、变态反应性疾病、尿毒症等。

2. 慢性腹泻 腹泻持续或反复超过2个月者属慢性腹泻。

(1) 消化系统疾病

1) 胃源性：如慢性萎缩性胃炎、胃大部切除后胃酸缺乏等。

2) 肠源性：①慢性肠道细菌性疾病，如肠结核、慢性细菌性痢疾、溃疡性结肠炎等。②肠道寄生虫疾病，如慢性阿米巴痢疾、血吸虫病、梨形鞭毛虫病、钩虫病、绦虫病等。③肠道肿瘤：结肠绒毛状腺瘤及小肠、结肠恶性肿瘤，如癌肿、恶性淋巴瘤等。④肠道消化、吸收不良：口腔性肠炎。

3) 腺疾病：慢性胰腺炎、胰腺癌、囊性纤维化、胰腺广泛切除等。

4) 胆疾病：肝硬化、胆汁淤积性黄疸、慢性胆囊炎与胆石症等。

(2) 全身性疾病：①内分泌及代谢障碍疾病：如甲状腺功能亢进、肾上腺皮质功能减退、水电解质平衡失常、促胃液素瘤、血管活性肠肽(VIP)瘤、类癌综合征及糖尿病性肠病。②其他系统疾病：系统性红斑狼疮、硬皮病、尿毒症、放射性肠炎等。③药物不良作用：如甲状腺素、洋地黄类药物、考来烯胺等。此外，某些抗肿瘤药物和抗生素使用亦可导致腹泻。④神经功能紊乱：如肠易激综合征、神经功能性腹泻。

案例1-1-15分析1

1. 该患者的突出症状为腹泻。

2. 根据已有资料，该患者腹泻的最可能病因是溃疡性结肠炎。

【发生机制】

腹泻的发病机制复杂，有些因素互为因果，从病理生理角度可归纳为下列几方面。

1. 分泌性腹泻 由胃肠黏膜分泌过多的液体所引起。如由霍乱弧菌外毒素引起的大量水样腹泻属于典型的分泌性腹泻。霍乱弧菌外毒素刺激肠黏膜细胞内的腺苷酸环化酶，促使环磷酸腺苷(cAMP)含量增加，引起大量水与电解质分泌到肠腔而导致腹泻。其他如大肠埃希菌感染、促胃液素瘤、VIP瘤所致的腹泻均属于分泌性腹泻。

2. 渗透性腹泻 由肠内容物渗透压增高，阻碍肠内水分与电解质的吸收而引起，如乳糖缺乏，不能水解而形成肠内高渗；此外服用盐类泻剂或甘露醇等引起的腹泻亦属此型。

3. 渗出性腹泻 由黏膜炎症、溃疡、浸润性病变致血浆、黏液、脓血渗出，见于各种肠道炎症疾病。

4. 动力性腹泻 由肠蠕动亢进致肠内食糜停留时间缩短，未被充分吸收所致的腹泻，如肠炎、胃肠功能紊乱及甲状腺功能亢进等。

5. 吸收不良性腹泻 由肠黏膜的吸收面积减少或吸收障碍所引起，如小肠大部分切除等。

腹泻而可能涉及多种原因，但临床上常以其中之一为主。

案例1-1-15分析2

1. 本病例腹泻的发生机制是渗出性腹泻。

2. 本病例主要症状是大便次数的改变，是因为黏膜炎症、溃疡、浸润性病变致血浆、黏液、脓血渗出，导致大便次数及性状的改变。

【临床表现】

1. 起病及病程 急性腹泻起病骤然，病程较短，多为感染或食物中毒所致。慢性腹泻起病缓慢，病程较长，多见于慢性感染、非特异性炎症、吸收不良、肠道肿瘤或神经功能紊乱等。

2. 腹泻次数及粪便性质 急性感染性腹泻，每天排便次数可达10次以上，如为细菌感染，常有黏液血便或脓血便。阿米巴痢疾的粪便呈暗红色或果酱样。慢性腹泻，每天常排便数次，可为稀便，也可带黏液、脓血，如慢性痢疾，炎症性肠病及结肠、直肠癌。粪便中带黏液而无病理成分者常见于肠易激综合征。

3. 腹泻与腹痛的关系 急性腹泻常有腹痛，尤以感染性腹泻较为明显。小肠疾病的腹泻疼痛常在脐周，便后腹痛缓解不明显，而结肠疾病则疼痛多在下腹，且便后疼痛常可缓解。分泌性腹泻往往无明显腹痛。

【伴随症状和体征】

1. 伴发热者 见于急性细菌性痢疾、伤寒或副伤寒、肠结核、肠道恶性淋巴瘤、溃疡性结肠炎急性发作期、败血症等。

2. 伴里急后重者 见于结肠、直肠病变为主者，如急性痢疾、直肠炎症或肿瘤等。

3. 伴消瘦者 见于小肠病变为主者，如胃肠道恶性肿瘤、肠结核及吸收不良综合征。

4. 伴皮疹或皮下出血者 见于败血症、伤寒或副伤寒、麻疹、过敏性紫癜、糙皮病等。

5. 伴腹部包块者 见于胃肠恶性肿瘤、肠结核、克罗恩病及血吸虫性肉芽肿。

6. 伴重度失水者 见于分泌性腹泻，如霍乱、细菌性食物中毒或尿毒症等。

7. 伴关节痛或肿胀者 见于克罗恩病、溃疡性结肠炎、系统性红斑狼疮、肠结核等。

案例 1-1-15 分析 3

1. 本病例伴随症状有：纳差，伴体重明显减轻，这是该病的全身性表现。

2. 还应问及的伴随症状包括：有无腹部疼痛，有无发热、寒战，有无里急后重，有无皮下出血，有无关节疼痛症状等。

【问诊要点】

1. 腹泻的起因 是否有不洁食物、旅行、聚餐等病史，腹泻是否与脂餐、厚味摄入有关，或与紧张、焦虑等有关。

2. 腹泻的次数及粪便量 有助于判断腹泻的类型及病变的部位，分泌性腹泻粪便量常超过每日 1L，而渗出性腹泻粪便量较少。次数多而量少往往与直肠激惹有关，反之病变部位较高。

3. 粪便的性状及臭味 对判断腹泻的类型亦十分有帮助，配合大便常规检查，可大致区分感染与非感染、炎症渗出性与分泌性、动力性腹泻。奇臭多有消化吸收障碍，无臭多为分泌性水泻。

4. 腹泻伴随症状 对判断病因有帮助。

5. 同食者群集发病的历史 地区和家族中的发病情况，以便对流行病、地方病、遗传病及时做出判断。同桌进餐者的发病情况有助于诊断食物中毒。

6. 腹泻加重和缓解的因素 如与进食、油腻食物的关系，以及禁食、抗生素的作用等。

7. 一般情况变化 功能性腹泻、下段结肠病变患者一般情况较好；而器质性疾病(如炎症、肿瘤、肝胆胰疾患)、小肠病变较差。

案例 1-1-15 分析 4

1. 本案例提供的资料中缺乏腹泻的性质及有无伴随症状的详细问诊，及既往病史的详细问诊和治疗情况的问诊，缺乏有无缓解、加重的情况问诊。应在问诊中补充。

2. 缺乏相关病史及生活习惯问诊。

(吴　静)

第十六节　黄　　疸

案例 1-1-16

患者，女，46 岁。因“右上腹疼痛 2 天，畏寒、发热、皮肤黄染 1 天”入院。

患者 2 天前进食蛋炒饭后出现右上腹剧烈疼痛，阵发性加剧。1 天后感畏寒、发热，体温达 39℃；尿黄，皮肤黄染。既往体健。

体格检查：体温 39℃，脉搏 110 次/分，呼吸 20 次/分，血压 125/80mmHg。急性病容，浅表淋巴结阴性，巩膜、皮肤呈金黄色。两肺呼吸音清。心率 110 次/分，各瓣膜区未闻及杂音。右上腹肋弓下可触及一囊性肿块，表面光滑，有明显触痛，Murphy 征阳性。

问题：

1. 患者的典型症状和体征是什么？
2. 患者伴随的症状和体征有哪些？
3. 患者的病因是什么？

【定义】

黄疸(jaundice)是一种常见的临床表现，指血清胆红素浓度增高超过正常值(1.7～17.1μmol/L)，使巩膜、皮肤、黏膜、体液和其他组织染成黄色的现象。黄疸是因胆红素代谢障碍在血液中累积所致；若血清胆红素大于正常值(17.1～34.2μmol/L)而临床上未出现黄疸者，称为隐性黄疸。长期服用阿的平，进食含丰富胡萝卜素的胡萝卜、南瓜、西红柿及柑橘等食物可引起皮肤或巩膜黄染，但血清胆红素浓度正常，故称为“假性黄疸”。

【病因】

按其发生的病因，分为溶血性黄疸、肝细胞性黄疸、胆汁淤积性黄疸、先天性非溶血性黄疸。

1. 溶血性黄疸

(1) 先天性：遗传性球形细胞增多症、蚕豆病等。

(2) 后天获得性：系统性红斑狼疮等。

(3) 药物：氨基吡啉、非那西丁、磺胺类、伯氨喹、奎宁等。

(4) 生物因素：疟疾、伤寒、副伤寒、沙门菌感染、大叶性肺炎、败血症及蛇毒等。

2. 肝细胞性黄疸

(1) 病毒：由各种类型嗜肝病毒引起的急性或慢性病毒性肝炎等。

(2) 药物：异烟肼、利福平、甲巯咪唑、甲睾酮、辛可芬、咪康唑和酮康唑等。

(3) 乙醇。

(4) 寄生虫：血吸虫病、华支睾吸虫病等。

(5) 妊娠急性脂肪肝。

(6) 其他：狼疮性肝炎、感染中毒性肝炎等。

3. 胆汁淤积性黄疸

(1) 肝内胆汁淤积：由肝炎病毒、药物(如氯丙嗪、甲睾酮和口服避孕药等)和乙醇中毒引起的淤胆型肝炎，原发性胆汁性肝硬化及妊娠期复发性黄疸等。

(2) 肝内阻塞性胆汁淤积：由肝内泥沙样结石、原发性肝癌、华支睾吸虫病等引起。

(3) 肝外阻塞性胆汁淤积:化脓性胆管炎、胆总管结石、胆管癌、胰头癌、乏特壶腹癌、先天性胆管闭锁及胆总管囊肿等。

4. 先天性非溶血性黄疸 ①Gilbert 综合征;②Dubin-Johnson 综合征;③Rotor 综合征;④Grigler-Najjar综合征(分为Ⅰ型和Ⅱ型)。

【胆红素的正常代谢】

正常人每日生成胆红素 250～360mg(340～510μmol/L,平均 425μmol/L),其中 80%～85%来自循环中的衰老红细胞。红细胞平均寿命 120 天,约 1%衰老红细胞所释放的血红蛋白被肝、脾、骨髓内单核-吞噬细胞系统吞噬、破坏和分解,在组织蛋白酶作用下,成为血红素与珠蛋白。血红素经微粒体血红素加氧酶作用转变为胆绿素,胆绿素再由胆绿素还原酶催化成胆红素。1g 血红蛋白能生成 34mg 胆红素。除衰老红细胞来源外,余下的部分(15%～20%)胆红素来自其他途径,称旁路性胆红素,主要来源于骨髓和肝脏。骨髓内也有少许红细胞在未成熟时就被破坏释放出血红蛋白,即无效造血,占总胆红素的 10%～15%。另有 1%～5%主要来自肝内含有血红素的蛋白质,如过氧化物酶、过氧化氢酶及细胞色素 P450 等。

上述形成的胆红素为游离胆红素,因未经肝细胞摄取,未与葡萄糖醛酸结合,故称非结合胆红素(unconjugated bilirubin, UCB)。游离胆红素在血循环中与白蛋白结合,形成胆红素-白蛋白复合物,运载至肝脏。非结合胆红素又名间接胆红素,为脂溶性,因与白蛋白结合在一起,故不能从肾小球滤过。非结合胆红素对神经系统有特殊亲和力,能透过血-脑屏障,对脑细胞具有毒性,尤其在儿童,其血-脑屏障发育尚不完全。因此,儿童期的高胆红素血症常可致胆红素脑病。

非结合胆红素在肝血窦处脱去白蛋白,经 Disse 间隙到肝细胞的微突处被摄取。胆红素入肝细胞后,由胞质载体蛋白 Y 和载体蛋白 Z 携带,转运到滑面内质网内的微粒体部分,在微粒体内经葡萄糖醛酸转移酶催化,与葡萄糖醛酸基相结合,形成结合胆红素(conjugated bilirubin, CB)。结合胆红素为水溶性,能被肾小球滤过,但不能透过生物膜,一般认为对神经系统无毒性。

结合胆红素形成后从肝细胞排出的机制仍不甚清楚,但无疑是通过主动运转的耗能、限速过程来完成,经高尔基复合体运输至毛细胆管微突、细胞管、胆管而排入胆道,其间有胆汁酸盐、Na^+ 的参与。肝细胞膜流动性、Na^+-K^+-ATP 酶活性、胞质状况、肝细胞骨架及毛细胆管通透性等的正常和完整是胆汁排泌的必要条件。

结合胆红素进入肠腔后,在回肠末端及结肠经肠道细菌脱氢作用还原为尿胆原,其大部分(68～473μmol/L)随粪便排出,称为粪胆原。小部分(10%～20%)经回肠下段或结肠重吸收,通过门静脉血回到肝脏,转变为胆红素或未经转变再随胆汁排入肠内,这一过程为胆红素的"肠肝循环"。从肠道重吸收的尿胆原,有很少部分(每日不超过 6.8μmol/L)进入体循环,经肾排出(图 1-1-13)。

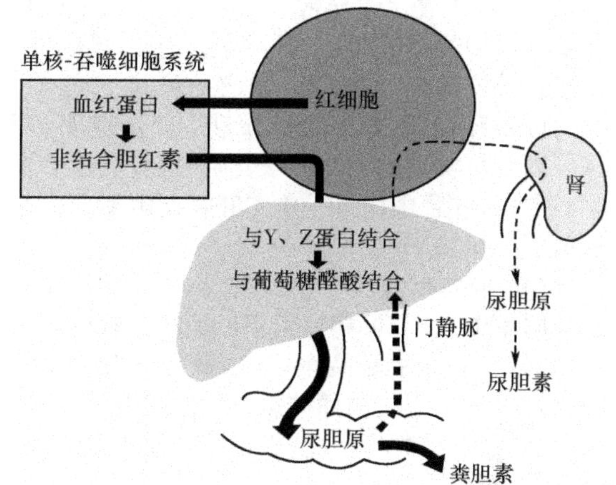

图 1-1-13　胆红素正常代谢示意图

【发生机制】

在正常情况下,胆红素的生成与排泌处于动态平衡,血清胆红素量相对稳定。在病理情况下,胆红素代谢过程中的某一环节发生障碍,则胆红素生成与排泌失去平衡,致血清胆红素升高,临床上即可出现黄疸。各类黄疸的发生机制分述如下。

1. 溶血性黄疸 其发生机制为:①溶血时,胆红素的来源及生成增加。红细胞大量破坏,单核-吞噬细胞的功能增强,血中非结合胆红素(unconjugated bilirubin, UCB)大量生成,当超过肝脏代谢能力时即导致血中非结合胆红素潴留。②大量溶血引起贫血、缺氧及红细胞破坏释出毒性物质,损害肝细胞功能。

2. 肝细胞性黄疸 机制为:①胆红素的排泌是胆红素代谢过程中的限速步骤,涉及许多细胞器的耗能过程,肝细胞损害时排泌功能最易发生障碍,以致结合胆红素潴留于受损害的肝细胞内。②相邻肝细胞的坏死,可引起毛细胆管破裂或通透性增加,致胆汁成分反流入血。③毛细胆管和胆小管因肝细胞肿胀压迫,炎性细胞浸润或胆栓的阻塞,致胆流受阻,甚至反流。④结合胆红素排泌障碍时可反馈性抑制葡萄糖醛酸转移酶活性和肝细胞对非结合胆红素摄取。⑤溶酶体释放 β-葡萄糖醛酸酶,将结合胆红素水解为非结合胆红素,并反流入血中。⑥肝病时,红细胞寿命缩短,非结合胆红素来源增加等。

3. 胆汁淤积性黄疸

(1) 肝内胆汁淤积:其机制为肝细胞质膜结构、物理特性和功能改变,质膜中液态胆固醇与

笔记栏

类脂比例失常，从而影响了质膜的流动性与微黏度，以及 Na^+-K^+-ATP 酶（钠泵）的活性降低，导致胆汁的生成和分泌减少；微丝和微管功能障碍，使胆汁酸的转运和钠、水向毛细胆管腔移动作用降低；毛细胆管膜和紧密连接通透性增加，胆汁中溶质分子向周围弥散或反流，致胆汁中水分减少；胆汁酸代谢异常，羟化不完全而生成具有毒性作用的单羟胆酸或石胆酸，使肝细胞和细小胆管上皮坏死，加重胆汁排泌的障碍。

（2）肝内阻塞性胆汁淤积：实验表明，当75%以上肝实质的胆汁排泌受阻时，黄疸才会发生。左、右肝管中任何一单支肝管梗阻不会引起黄疸。

（3）肝外阻塞性胆汁淤积：各种病变引起胆总管阻塞或受压，可导致阻塞上端的胆管内压力不断升高，各级胆管逐渐扩张，最后使肝内胆管因胆汁淤积内压过高而破裂，胆汁直接进入或经淋巴液反流入体循环，结果血中结合胆红素增高，引起黄疸。

4. 先天性非溶血性黄疸　系由肝细胞对胆红素的摄取、结合及排泌有先天性缺陷所致。

（1）Gilbert 综合征：大多有肝内葡萄糖醛酸转移酶活性低下，其他肝内酶活性正常，但肝细胞对胆红素的摄取或细胞内转运有缺陷。

（2）Dubin-Johnson 综合征：系肝细胞胆汁分泌器对结合胆红素排泌障碍。

（3）Rotor 综合征：肝细胞摄取非结合胆红素和排泌结合胆红素具有先天性缺陷。

（4）Grigler-Najjar 综合征：分为Ⅰ型和Ⅱ型。Ⅰ型系肝脏中葡萄糖醛酸转移酶完全缺乏，Ⅱ型为肝脏葡萄糖醛酸转移酶活性降低或部分缺乏。

【临床表现】

黄疸的识别应在充分的自然光线下进行，首先应和假性黄疸鉴别。阿的平所致黄染以皮肤及巩膜周围为主。胡萝卜素只引起皮肤黄染，巩膜正常。老年人球结膜下脂肪堆积时，其黄染不均匀，以内眦明显，皮肤无黄染。对黄疸进行鉴别诊断时，应详尽采集病史、询问症状及细致的查体，选择相关实验室检查和辅助检查，根据结果综合分析，做出正确诊断。三种黄疸的实验室检查鉴别参见第 5 章“肝功能试验室检测”的有关内容。

1. 溶血性黄疸

（1）巩膜呈轻度黄染，呈浅柠檬色，无皮肤瘙痒。

（2）急性溶血时起病急，出现剧烈溶血反应，如寒战、高热、呕吐、腰背酸痛、全身不适等。慢性溶血症状轻微，伴有面色苍白和脾大。

（3）除溶血危象外，血清胆红素一般不超过 85μmol/L（5mg/dl），以非结合胆红素升高为主，占 80%以上；尿中尿胆原增加而无胆红素。急性溶血时可有血红蛋白尿，呈酱油色；慢性溶血者尿内含铁血黄素增加。

（4）骨髓增生活跃，如外周血出现网织红细胞增多，出现有核红细胞，骨髓红细胞系增生活跃。

（5）其他检查，如遗传性球形红细胞增多时红细胞脆性增加，地中海贫血时脆性降低；自身免疫性溶血时 Coombs 试验阳性；阵发性睡眠性血红蛋白尿则 Ham 试验阳性。

2. 肝细胞性黄疸

（1）皮肤和巩膜呈浅黄至金黄色，可有皮肤瘙痒。

（2）肝病本身表现，急性肝炎患者可有发热、乏力、纳差、肝区痛等表现；慢性肝病患者可有肝掌、蜘蛛痣、脾脏肿大或腹水等。

（3）血清总胆红素升高，结合和非结合胆红素均升高；尿中胆红素阳性，尿胆原常增加。

（4）肝功能试验异常，丙氨酸氨基转移酶明显升高提示急性肝损伤；凝血酶原时间异常，胆固醇、胆固醇酯、胆碱酯酶活力下降多见于严重肝病。

（5）免疫学检查，血中肝炎病毒标志物阳性常支持病毒性肝炎的诊断；线粒体抗体阳性（>1∶128）常提示原发性胆汁性肝硬化；血清甲胎蛋白对原发性肝细胞癌诊断有参考价值。

（6）B 超、CT、MRI 等检查对肝病的诊断有帮助。

（7）肝脏活组织检查对弥漫性肝病的诊断有重要价值。

（8）腹腔镜检查，可直接观察肝脏、镰状韧带、胆囊和腹膜等脏器的部分外表和腹腔内情况，有助于对某些黄疸的病因诊断。在腹腔镜直视下做肝活检也较安全、准确。

（9）选择性腹腔动脉造影术。

3. 胆汁淤积性黄疸

（1）肤色暗黄、黄绿或绿褐色，甚至呈黑色；皮肤瘙痒显著，常出现在黄疸之前；粪便呈浅灰色或陶土色，如梗阻为壶腹癌引起，可因出血使粪便呈黑色或隐血阳性。

（2）胆石症、胆管炎患者常有发热、腹痛等症状，黄疸来去迅速；胰头癌及壶腹癌患者可有乏力、纳差、消瘦等症状，黄疸常进行性加重。

（3）胆红素浓度逐渐升高，其中以结合胆红素升高为主；尿胆红素阳性，尿胆原减少或消失。

（4）肝功能试验异常，最明显的为碱性磷酸酶、γ-谷氨酰转移酶升高；血清总胆固醇可升高，脂蛋白 X（LP-X）呈阳性。肝细胞性黄疸、胆汁淤积性黄疸均可使凝血酶原时间延长，如注射维生素 K 可使凝血酶原时间纠正提示胆汁淤积性黄疸。

（5）血清肿瘤标志物检测，如 CEA、CA19-9、CA125 等有助于恶性肿瘤的诊断。

笔记栏

(6) B超、经皮肝穿刺胆管造影(PTC)、CT、磁共振胰胆管成像(MRCP)、内镜下逆行胰胆管造影(ERCP)等有助于胆汁淤积性黄疸的诊断。

(7) 腹腔镜检查,特别对肝外梗阻性黄疸有诊断价值。

案例 1-1-16 分析 1

1. 患者的典型症状是右上腹剧烈疼痛、畏寒、发热。

2. 结合查体发现:急性病容,巩膜、皮肤呈金黄色,右上腹触及一囊性肿块,有明显触痛,Murphy 征(+)。可考虑该患者有肝外胆汁淤积性黄疸。

【伴随症状和体征】

1. 发热 病毒性肝炎在黄疸出现前常有低热、中度热;上腹剧烈绞痛、发热及寒战、黄疸提示胆道系统感染(Charcot 三联症)。

2. 腹痛 肝区隐痛或胀痛,常提示病毒性肝炎;持续性胀痛伴右肩牵涉痛见于肝癌;右上腹阵发性绞痛提示胆石症或胆道蛔虫症;上腹及腰背痛提示胰头癌。

3. 皮肤瘙痒 常提示肝外梗阻性黄疸和肝内胆汁淤积。

4. 皮肤改变 色素沉着、肝病面容、肝掌、蜘蛛痣或毛细血管扩张提示肝硬化;皮肤苍白见于溶血性黄疸。

5. 肝大 肝脏轻度或中度肿大,质地软而有压痛提示急性肝炎;肝脏常先大后小,质地坚硬,边缘较薄,表面可触及结节提示肝硬化;肝脏显著肿大,质坚硬并有压痛,表面有不规则结节提示肝癌。

6. 脾大 急性黄疸型病毒性肝炎时,脾脏轻度肿大;胆汁性肝硬化、先天性溶血性贫血时,脾脏中度以上肿大;肝硬化伴门脉高压时脾脏明显肿大。

7. 胆囊肿大 进行性黄疸伴胆囊肿大、表面平滑、可移动与无压痛(Courvoisier 征)提示胰头癌、壶腹癌、胆总管癌。

8. 体重减轻 体重呈进行性减轻提示癌性阻塞性黄疸。

9. 尿和粪的色泽改变 肝细胞性和胆汁淤积性黄疸时尿色加深,甚至呈浓茶色;急性大量溶血时,尿液呈酱油色(血红蛋白尿)。胆汁淤积性黄疸时粪色变浅,甚至完全灰白。

案例 1-1-16 分析 2

1. 结合患者的伴随症状右上腹剧烈疼痛、畏寒、发热提示胆道系统感染。

2. 结合患者的伴随体征右上腹囊性肿块、Murphy 征(+),可考虑急性胆囊炎。

【问诊要点】

1. 性别与年龄 婴儿时期黄疸的常见原因有新生儿生理性黄疸、新生儿肝炎、先天性胆道闭锁等。儿童时期至 30 岁以前以病毒性肝炎多见。40 岁左右为胆石症的好发年龄,尤其女性。30～50 岁的男性黄疸患者应多考虑肝硬化或原发性肝癌。50～60 岁以上发生的黄疸,常见于癌症,男性以胰头癌、女性以胆管癌多见。

2. 接触史 病毒性肝炎患者常有与肝炎患者接触史、不洁饮食史,近期输血、输血浆制品,注射史。此外,还应了解有无血吸虫病、钩端螺旋体病流行地区居住或疫水接触史。在华支睾吸虫疫区要了解有无进食未煮熟的生鱼片史。

3. 用药史 了解发病前 1 个月内有无应用肝脏毒性药物,如使用氯丙嗪、避孕药、甲睾酮及利福平等药物或有接触四氯化碳者,应考虑药物性肝炎或中毒性肝炎。

4. 家族史 家族中除肝炎外,要想到先天性溶血性和非溶血性黄疸,以及其他遗传性肝病。

5. 既往史 有胆绞痛者见于胆结石及胆道蛔虫病。对曾做过胆道手术者,应考虑结石是否完全消除或再发、术后胆管狭窄、术中错误结扎或切断胆管,输血后病毒性肝炎或麻醉药所致中毒性肝病等。肝移植后发生急性或慢性排斥反应时,常出现黄疸。

6. 妊娠史 与妊娠有关的黄疸,包括妊娠期复发性黄疸、妊娠期急性脂肪肝、严重妊娠期高血压综合征以及妊娠期合并各种肝胆疾病。

7. 饮酒史 长期大量饮酒或慢性酒癖可致酒精性肝病。

8. 病程 一般来说,急性病毒性肝炎黄疸持续时间为 3～4 周;胆道结石引起的黄疸往往呈间歇性发作;恶性肿瘤所致的阻塞性黄疸发生较慢,持续时间较长,呈进行性发展;药物性黄疸有相应的用药史,停药后可消退。

案例 1-1-16 分析 3

结合患者为 46 岁的中年女性,起病前有高脂餐史,既往体健,考虑病因为急性胆囊炎。该患者宜做 B 超检查,以证实诊断。

(毛振彪　杨大明)

第十七节　血　　尿

案例 1-1-17

患者,女,24 岁。因发现间断性洗肉水样尿液 1 个月余入院。

笔 记 栏

患者1个月前感冒后出现咽痛不适，第3天晨起发现尿液呈淡红色，休息后次日缓解，自服消炎药治疗未进一步检查；3天前患者劳累并受凉后再度出现洗肉红色全程血尿，晨起眼睑浮肿，感腰痛、乏力、纳差，前往医院检查测血压145/90mmHg，并化验尿蛋白(＋＋)、潜血(＋＋＋)，尿红细胞满视野/高倍镜；故门诊收住入院治疗。患者饮食、休息尚可。

问题：

1. 该患者就医的最主要症状是什么？
2. 能够引起上述主要症状的有哪些情况或疾病？
3. 确定诊断还需要询问的伴随症状是什么？

血尿(hematuria) 一般分为肉眼血尿及镜下血尿，肉眼血尿即外观为洗肉水色或血色。镜下血尿是将新鲜排出的尿液经离心沉淀后，在显微镜下检查，每高倍视野下红细胞在3个以上即为镜下血尿。

【病因】

血尿最常见于泌尿系统疾病，是该系统重要的症状，大约占98%。其余约2%的血尿是由于泌尿系统邻近器官病变或全身性疾病及药物化学因素等所致。

1. 泌尿系统疾病 各种原发性肾小球疾病如急性肾小球肾炎、急进性肾小球肾炎、慢性肾小球肾炎、局灶性肾炎、病毒性肾炎、遗传性肾炎、薄基膜肾病、肺出血-肾炎综合征、IgA肾病等；感染如肾及膀胱结核、尿路感染等；肿瘤如肾胚胎瘤、膀胱癌等；畸形如肾血管畸形、先天性多囊肾、肾下垂等；其他还有泌尿系统结石，尿路憩室、息肉等。

2. 全身性疾病 ①感染性疾病：败血症、亚急性细菌性心内膜炎、流行性出血热、猩红热、伤寒、传染性单核细胞增多症、钩端螺旋体病和丝虫病等所致感染后肾炎；②出血性疾病：弥散性血管内凝血、血小板减少性紫癜、血友病、再生障碍性贫血、白血病等；③免疫性疾病：系统性红斑狼疮、结节性多动脉炎、皮肌炎、系统性硬化症及类风湿性关节炎等引起肾损害；④心、肾血管疾病：充血性心力衰竭、急进性高血压、肾动脉栓塞和肾静脉血栓形成等；⑤其他：营养性疾病如维生素C、维生素K缺乏症，过敏性疾病如过敏性紫癜等。

3. 尿路邻近器官疾病 感染，如急、慢性前列腺炎，急、慢性盆腔炎，输卵管炎，阴道炎，急性阑尾炎等；肿瘤如宫颈癌、直肠和结肠癌等。

笔记栏

4. 化学物品或药品对尿路的损害 肾毒性药物如卡那霉素，庆大霉素、杆菌肽、水杨酸制剂、磺胺类等以及重金属汞、铅、镉等对肾小管损害致血尿，如环磷酰胺可引起出血性膀胱炎，过量使用肝素也可导致血尿。

5. 其他 健康人在剧烈运动、重体力劳动或长时间站立后会出现一过性血尿。

案例 1-1-17 分析 1

1. 该患者的最主要症状为肉眼血尿。
2. 根据病史资料及实验室检查确定该患者为真性血尿，最可能病因是泌尿系统疾病。

【临床表现】

1. 尿颜色的改变 正常情况下，尿颜色为淡黄色，呈透明状，无沉淀混浊现象。深黄色尿可见于正常情况下尿液浓缩、黄疸、进食某些红色蔬菜如胡萝卜等。镜下血尿其颜色是正常的，但若1000ml尿液中含血量超过1ml，可呈淡红色云雾状或洗肉水样，严重者呈全血样，甚至可见血凝块，提示出血严重，常见于肾结核、尿路结石、尿路肿瘤、急性肾炎，也可见尿路损伤或出血性疾病。但红色尿不一定都是血尿，如血红蛋白尿呈暗红色，如浓茶或酱油色，无沉淀，镜检几乎无红细胞，常见于蚕豆病、阵发性血红蛋白尿、恶性疟疾和血型不合的输血反应等；服用某些药物如大黄、利福平、氨基吡啉等，尿液可呈红色，但镜检无红细胞。

2. 分段尿异常 应用尿三杯试验可作为血尿来源的过筛试验，判断出血的部位。取三个清洁玻璃杯，嘱患者一次排尿，分别留起始段、中段和终末段尿入杯，如起始段血尿(初血尿)提示病变在尿道；终末段血尿(终末血尿)提示病变在膀胱颈部和三角区、后尿道或前列腺；三段尿均为血尿(全程血尿)提示来自于肾脏、输尿管或膀胱内弥漫出血。

3. 镜下血尿 镜下血尿其颜色是正常的，经显微镜检查方能确定，并可判断其为肾性或肾后性血尿(图1-1-14)。肾性血尿见于各种肾小球肾炎，镜下示红细胞大小、形态不一，是由于红细胞漏出肾小球基膜，受不同渗透梯度的肾小管化学和物理作用而使血红蛋白溢出、变形所致。肾后性血尿见于肾盂、肾盏、输尿管、膀胱和前列腺病变，镜下示红细胞大小、形态与外周血近似，为均一型血尿。

4. 症状性血尿 伴有肾绞痛提示病变源于结石或血凝块等的尿路梗阻；伴有尿频、尿急、尿痛膀胱刺激症状者提示病变位于膀胱或后尿道；伴高血压者可见于急、慢性肾小球肾炎、先天性多囊肾、肾动脉栓塞等。

5. 无症状性血尿 多见于肾结核、肾癌或膀胱癌早期，血尿同时不伴任何症状。

案例 1-1-17 分析 2

1. 本病例主要症状的发生特征是感染后出现全程肉眼血尿。

2. 本病例结合血尿特点及全身伴随症状：提示血尿病因源于肾脏或输尿管疾病，通过显微镜检查可确定尿红细胞形态来源，并判断是肾小球源性或肾后性血尿。

【伴随症状】

1. 血尿伴疼痛 肾或输尿管结石时疼痛沿输尿管向同侧下腹部、大腿内侧及阴部放射；膀胱和尿道结石则排尿时疼痛、尿流中断或排尿困难。

2. 血尿伴尿频、尿急、尿痛 是膀胱炎和尿道炎的特征，若症状一直未能消除要警惕泌尿系结核、膀胱肿瘤；肾盂肾炎则同时伴有腰痛，高热畏寒。

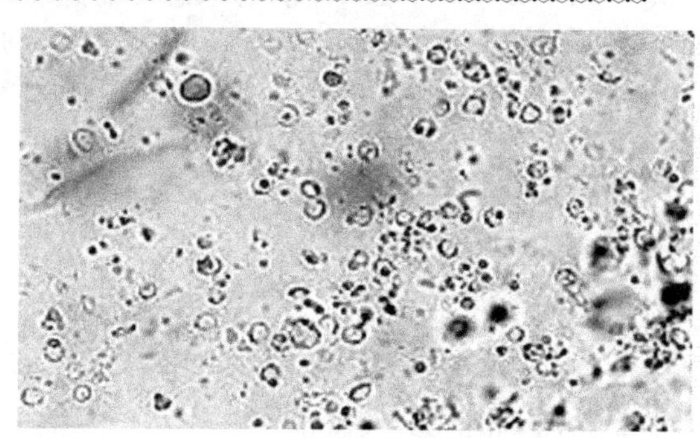
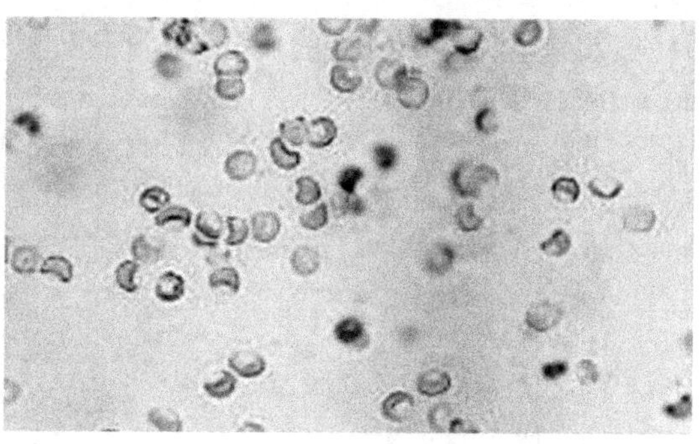

图 1-1-14 显微镜下尿红细胞形态(非染色)

3. 血尿伴有水肿、高血压、蛋白尿 多见于肾小球肾炎、高血压肾病等。

4. 血尿伴肾脏肿块 单侧肿块多见于肿瘤、肾积水和肾囊肿；双侧则多见于先天性多囊肾；肾下垂或游走肾可触及移动性肾脏。

5. 血尿伴有身体其他部位出血 可见于血液病、感染性疾病等全身性疾病。

6. 血尿合并乳糜尿 见于丝虫病。

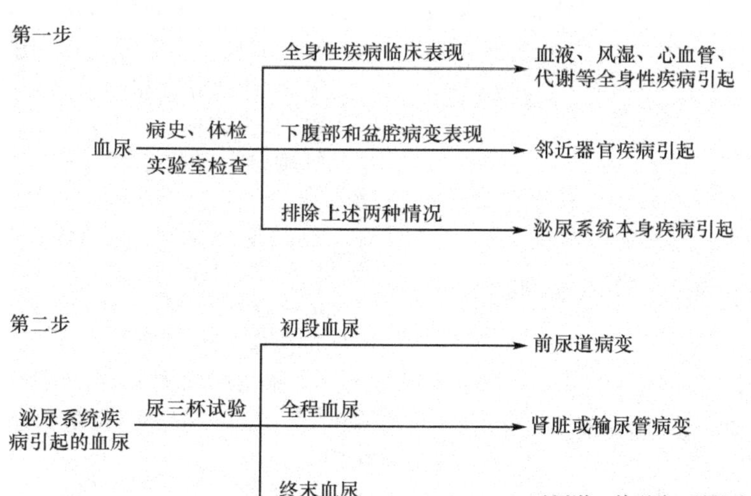

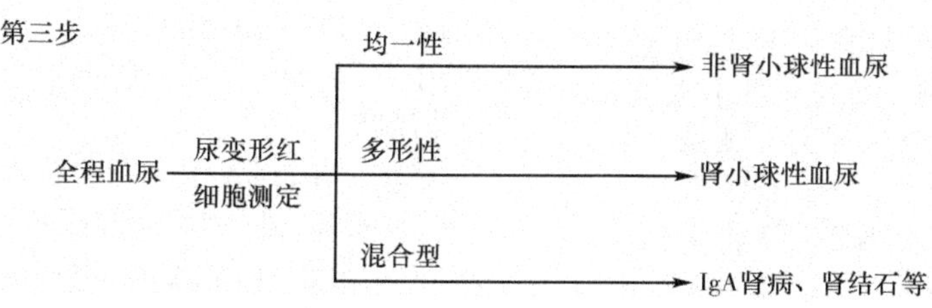

图 1-1-15 血尿诊断程序图解

案例 1-1-17 分析 3

1. 本病例伴随症状有：水肿、高血压、蛋白尿，是肾炎综合征的表现。

2. 还应问及的伴随症状包括：有无肾绞痛，有无尿频尿急尿痛、高热畏寒，有无皮肤黏膜及其他部位出血或皮疹，是否与进食药品或食物有关等。

【问诊注意事项】

应按照图 1-1-15 中所示的血尿诊断程序进行问诊。问诊时应注意：

(1) 尿色如为红色需了解用药及进食食物，如为女性应询问月经期，以排除假性血尿。

(2) 血尿源自尿程的初始或终末，是否全程血尿，有无血块。

(3) 伴随症状。

(4) 腰腹部外伤史及泌尿道器械检查史。

(5) 高血压及肾炎史。

(6) 家族耳聋史及肾炎史。

案例 1-1-17 分析 4

1. 本案例提供的资料中缺乏患者既往健康状况及慢性病史，具体治疗的措施问诊不详，缺乏血尿每次发作的诱因及缓解因素的问诊。应在问诊中补充。

2. 结合患者为 24 岁青年，病程短，据相关全身症状及化验异常，临床初步考虑急性肾小球肾炎；确诊还需行活体肾脏病理检查术。

（刘天喜）

第十八节　尿频、尿急与尿痛

案例 1-1-18

患者，女，48 岁。因“小便次数增多、尿道烧灼不适 3 天”入院。

患者 3 天前劳累后出现排尿次数增多，全天排尿 10～14 次，每次尿量明显减少，休息亦不能缓解，且排尿时感觉会阴部和尿道内刺痛、烧灼感，但无发热及乏力等表现；前往本单位医务室就诊，服用中成药治疗不明显后转入专科医院治疗。患者于 10 年前有过类似症状，自服药物治疗后好转，未进一步检查。既往有剖腹产手术史。

问题：

1. 促使患者就医的突出症状有哪些？

2. 能够引起上述主要症状的有哪些原因或疾病？

3. 鉴别诊断上需要询问的伴随症状是什么？

4. 该患者可能的确定诊断是什么？

笔记栏

尿频、尿急和尿痛统称为膀胱刺激征或尿路刺激征。正常成人排尿 4～6 次/白天，0～2 次/夜。单位时间内排尿次数增多称为尿频（frequent micturition）；难以控制的尿意并需迫不及待排尿的症状称为尿急（urgent micturition）；而排尿时感觉耻骨上区、会阴部和尿道内疼痛或烧灼感即为尿痛（odynuria）。

【病因与临床表现】

1. 尿频

(1) 生理性尿频：在生理情况下，如大量饮水时由于进水量增加，通过肾脏的调节和滤过作用，尿量增多，排尿次数亦增多；紧张或气候寒冷时排尿次数亦增多，均属正常现象。一般不伴随其他症状。

(2) 病理性尿频：可见于以下几种情况。

1) 多尿性尿频：糖尿病、尿崩症、精神性多饮和急性肾功能衰竭的多尿期时尿量不少而排尿次数增多，故全日总尿量增多。

2) 炎症性尿频：炎症刺激膀胱、尿道、前列腺等时，神经感受阈值降低，尿意中枢处于兴奋状态，产生尿频，并且尿量减少，往往同时出现尿急、尿痛，尿液镜检可见炎性细胞。

3) 精神神经性尿频：尿频仅见于白昼，或夜间入睡前，每次尿量少，少伴尿急尿痛，镜检未见炎性细胞。常属精神紧张或见于癔病、神经源性膀胱等。

4) 膀胱容量减少性尿频：如膀胱占位性病变、妊娠期增大的子宫压迫、结核性膀胱挛缩或较大的膀胱结石等，尿频持续而药物治疗难以缓解且每次尿量少。

5) 尿道口周围病变：尿道口受刺激引起尿频，见于尿道口息肉、处女膜伞和尿道旁腺囊肿等。

2. 尿急　常见于下列情况。

(1) 炎症：多见于膀胱炎、尿道炎、前列腺炎等，尤其是膀胱三角区和后尿道炎症时尿急症状更加明显；慢性前列腺炎由于多有腺体增生肥大，尿急同时可伴有排尿困难、尿线细和尿流中断的症状。

(2) 结石和异物：膀胱和尿道结石（图 1-1-16）或其他异物刺激黏膜产生。

(3) 肿瘤：膀胱癌和前列腺癌。

(4) 精神神经源性：仅有尿急而无尿痛者，多属精神因素；神经源性见于神经源性膀胱（neurogenic bladder）。

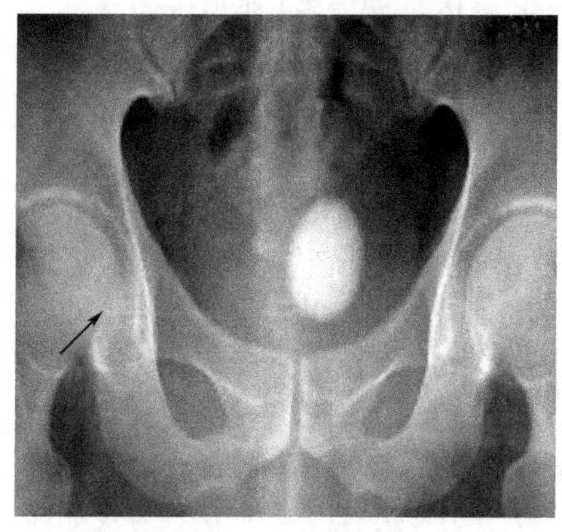
图 1-1-16　膀胱结石

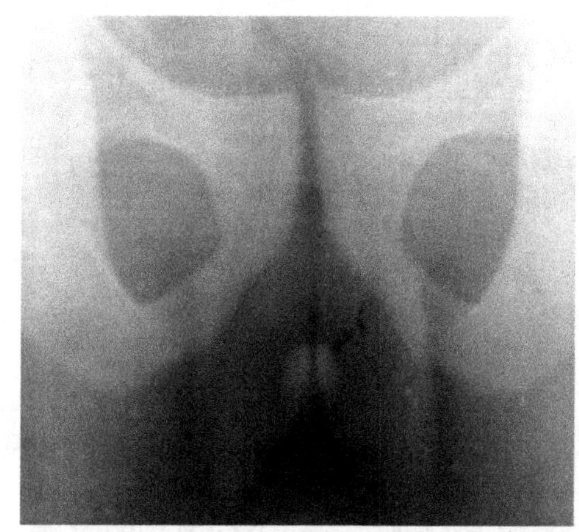
图 1-1-17　尿道结石

(5) 其他:高温及尿的酸、碱性改变均可刺激膀胱或尿道黏膜产生尿急。

3. 尿痛　引起尿急的病因几乎都可以引起尿痛。其疼痛程度有轻有重,常呈烧灼样,重者痛如刀割。疼痛部位多在耻骨上区,会阴部和尿道内。在排尿开始时尿痛明显,或合并排尿困难者,病变多在尿道、常见于急性尿道炎;终末性尿痛或排尿后仍感疼痛,见于后尿道炎、膀胱炎和前列腺炎。根据尿痛的特点,可协助疾病的诊断。

案例 1-1-18 分析 1

1. 该患者的突出症状为尿频、尿急与尿痛。

2. 根据已有资料该患者的主要病因是炎症性膀胱刺激征。

3. 该患者最可能的诊断是急性膀胱炎、尿道炎;但确诊需要尿液镜检。

【伴随症状】

1. 尿频、尿急、尿痛膀胱刺激征症状明显者　多见于膀胱炎和尿道炎,伴有双侧腰痛而无膀胱刺激征见于肾盂肾炎;排尿刺痛或烧灼痛伴会阴、腹股沟和睾丸胀痛者见于急性前列腺炎。

2. 尿频、尿急伴血尿,有结核中毒症状如午后低热,乏力盗汗者　见于膀胱结核。

3. 尿频无尿急和尿痛,伴多饮多尿、口渴者　见于精神性多饮,糖尿病和尿崩症。

4. 尿频尿急伴无痛性血尿常见于膀胱癌。

5. 老年男性尿频、排尿不畅伴胀痛或尿线细,进行性排尿困难者　见于前列腺增生。

6. 尿频尿急排尿突然中断伴疼痛或尿潴留见于膀胱、尿道结石或尿路异物。后尿道结石嵌顿见图 1-1-17。

案例 1-1-18 分析 2

1. 本病例有关的临床依据有:每次尿量明显减少,有剖腹产手术史。

2. 还应问及的伴随症状包括:有无血尿,午后低热,乏力盗汗,有无多饮多尿和口渴,有无发热伴腰痛、浮肿,有无尿流突然中断及进行性排尿困难等。

【问诊注意事项】

(1) 了解尿频程度如每天排尿次数,间隔时间和每次排尿量。

(2) 尿频、尿急和尿痛是否同时存在,三者皆有多为炎症。

(3) 尿痛的部位和时间。

(4) 是否伴全身症状,如发热畏寒、腹痛腰痛、乏力盗汗等,需做相关检查协诊。

(5) 是否有尿路感染的明显诱因,如劳累、受凉、月经期、尿路器械检查或流产术等。

(6) 有无结核病、糖尿病、肾炎和尿路结石等慢性病史,这些疾病常为尿路感染易发和难以治愈的因素。

(7) 即往有无尿路感染,是否做过尿培养,药物使用的种类和疗程。

案例 1-1-18 分析 3

1. 本案例提供的资料中缺乏症状持续时间及治疗情况的问诊,缺乏每次发作的诱因及缓解因素的问诊,应在问诊中补充。

2. 鉴别诊断中缺乏相关精神状态及生活习惯问诊,既往手术中是否接受导尿、尿路器械检查等。

(刘天喜)

第十九节 少尿、无尿与多尿

案例 1-1-19

患者，男，25 岁。因“少尿、恶心、呕吐、双下肢浮肿 5 天”入院。于 5 天前因鼻塞，流涕，发热（体温 38℃），无咳嗽、咳痰，当地诊为“上呼吸道感染”，口服“感冒通”无效，改为静脉滴注“青霉素”（480 万 U，2 次/天）2 天，体温正常，然尿量减少甚至无尿，同时伴恶心、呕吐（为胃内容物），双下肢水肿，查血肌酐（Scr）680μmol/L，尿常规检查尿蛋白阳性，隐血阳性。无尿持续 3 天后尿量逐渐增多（＞1000ml/24h）。病程中无高血压，无皮疹及关节痛，无肉眼血尿，无尿急、尿频、尿痛。

体格检查：体温 36.6℃，脉搏 66 次/分，呼吸 20 次/分，血压 140/90mmHg，一般情况好，发育正常，营养中等，意识清楚，自动体位。双眼睑轻度浮肿。双肺呼吸音清。心率 66 次/分，律齐，各瓣膜区未闻及杂音。腹部平软，肝脾未触及。双下肢轻度凹陷性水肿。

入院后第 5 天，在 B 超引导下行经皮肾穿刺活组织检查，诊断为急性间质性肾炎，肾小管上皮细胞浊肿及粗颗粒变性，灶性刷状缘脱落，肾小管腔内可见较多细胞管型和蛋白管型。间质区域明显增宽，水肿明显，弥漫细胞浸润，酸性细胞成簇。实验室检查：青霉素淋巴细胞转化试验阳性，提示由药物（青霉素）引起。

入院后 7 天进入多尿期，每日尿量达 3000～4000ml。

问题：

1. 该患者突出的症状是什么？

2. 为了确定诊断还需要询问的伴随症状是什么？

3. 能够引起上述主要症状的有哪些情况或疾病？

【少尿、无尿与多尿的定义】

正常成人 24 小时尿量约为 1000～2000ml。每日尿量少于 400ml 或少于 17ml/h，称为少尿。每日尿量少于 100ml，则称为无尿。每日尿量大于 2500ml，称为多尿。

【病因与发病机制】

1. 少尿或无尿

（1）肾前性

1）有效循环血容量不足：见于多种原因所致的休克、大出血、重度失水、肾病综合征、肝肾综合征、烧伤等，患者多有低血压。

2）心脏射血功能下降：各种原因的心力衰竭致心输出量下降及严重的心律失常血压下降，均导致肾灌注减少。

3）肾血管病变所致肾灌注减少：如各种原因所致肾动脉栓塞血栓形成以及肾动脉持续痉挛，使肾灌注急剧降低导致急性肾衰。

（2）肾性

1）肾小球疾病：由于肾实质病变所致肾小球功能损害，如急性肾炎、急进性肾炎、慢性肾炎患者的应激状态如严重感染、血压持续增高或应用肾毒性药物引起肾功能急剧恶化。

2）肾小管疾病：急性间质性肾炎如药物性和感染性间质性肾炎；生物毒、重金属、化学毒所致的急性肾小管坏死；严重的肾盂肾炎所致的肾乳头坏死等。

（3）肾后性

1）机械性尿路梗阻：如结石、血凝块、坏死组织阻塞尿路。

2）尿路的外部受压引起梗阻：多见于肿瘤转移如腹腔肿瘤晚期、腹膜后淋巴瘤、前列腺肥大等。

3）其他：腹部手术中误伤输尿管，输尿管手术、尿路感染、结核愈合后瘢痕挛缩，严重肾下垂或游走肾所致的肾扭转，糖尿病神经源性膀胱等。

2. 多尿

（1）一过性多尿：如摄入水过多、使用利尿剂后，可出现短时间多尿。

（2）持续性多尿

1）内分泌代谢性疾病：①垂体性尿崩症，因下丘脑-垂体病变使抗利尿激素（anti-diuretic hormone，ADH）分泌减少或缺乏，肾远曲小管重吸收水分功能下降，量可达 5000ml/24h 以上，尿比重下降。②糖尿病性多尿，尿糖浓度增高引起渗透性利尿，尿量增多。③原发性醛固酮增多症，血中高浓度钠，刺激渗透压感受器，摄入水分增多，排尿也随之增多。

2）肾脏疾病：①肾性尿崩症，由于肾远曲小管和集合管存在先天或获得性缺陷，对抗利尿激素敏感性下降，肾小管重吸收水分减少而出现多尿。②肾小管浓缩功能下降，多见于慢性肾炎、慢性肾盂肾炎、肾小管性酸中毒、药物、化学物品、重金属对肾小管的损害，也可见于急性肾功能不全多尿期等。

3）精神性烦渴：患者因精神因素而自觉烦渴，大量饮水引起多尿。见于精神性多尿症。

案例 1-1-19 分析 1

1. 该患者的突出症状为少尿、无尿与多尿。

笔记栏

2. 根据已有资料，该患者少尿、无尿、恶心、呕吐及水肿为急性肾功能不全所致，主要病因是药物(青霉素)所致的急性间质性肾炎，导致肾性急性肾功能衰竭。

3. 发生机制为药物引起肾间质炎症及肾小管损伤，肾小管上皮细胞变性、坏死、崩解脱落至管腔内，引起肾小管阻塞，而出现少尿及无尿，引起急性肾功能衰竭。

4. 血清淋巴细胞转化试验常常可以证实引起间质性肾炎的药物。

【伴随症状】

1. 少尿 ①伴出血，见于各种原因所致的消化道大出血、大量咯血等。②伴大量蛋白尿、高度水肿，见于肾病综合征。③伴血尿、蛋白尿、高血压和水肿见于急性肾炎、急性间质性肾炎、急性肾小管坏死、急进性肾炎等。④伴心悸、胸闷不能、平卧见于心功能不全。⑤伴乏力纳差、腹水、皮肤黄染见于肝肾综合征。⑥伴发热腰痛，尿频、尿急、尿痛见于急性肾乳头坏死。⑦伴排尿不畅，见于老年男性前列腺肥大。⑧伴肾绞痛见于肾动脉血栓形成或栓塞、肾结石。

2. 多尿 ①伴烦渴多饮，常见于糖尿病、尿崩症，后者同时伴尿比重下降＜1.005。②伴高血压，低钾和周期性麻痹，可见于原发性醛固酮增多症。③伴酸中毒、骨痛和肌麻痹，可见于肾小管性酸中毒。④少尿数天后出现的多尿见于急性肾小管坏死致急性肾功衰竭恢复期。⑤伴神经症状，可能为精神性多饮。

案例 1-1-19 分析 2

1. 本病例伴随症状有：恶心、呕吐、血肌酐升高，是急性肾功能不全的表现。

2. 还应问及的伴随症状包括：有感冒后用药物(青霉素)治疗后才出现少尿与无尿，之后数天出现多尿，这是急性肾功衰竭恢复期中多尿期的典型临床表现。

3. 还应问及有无发热、皮疹、关节痛这三个经典的急性间质性肾炎“三联症”表现。

4. 还应问及是否伴有血中嗜酸粒细胞增高，这是急性过敏性间质性肾炎的表现，应注意鉴别。

5. 药物引起的小管间质性肾炎可分为：①药物引起的急性小管中毒性损伤。②药物引起的过敏性小管间质性肾炎。③药物引起的慢性小管间质性肾炎。

6. 该病例为药物(青霉素)直接毒性作用，而非过敏反应，属于药物引起的急性小管中毒性损伤。

【问诊要点】

1. 注意少尿、无尿与多尿的原因、时间、及先后关系。

2. 注意有无发热、皮疹、关节痛经典的急性间质性肾炎“三联症”。

3. 注意有无青霉素过敏病史 如果有阳性青霉素过敏史，有助于药物引起的过敏性小管间质性肾炎的诊断。

4. 注意有无急性肾盂肾炎病史 有助于急性感染性小管间质性肾炎(急性肾盂肾炎)的鉴别诊断。

案例 1-1-19 分析 3

1. 本案例提供的资料中缺乏血常规检查是否存在血中嗜酸粒细胞增高的问诊，应在问诊中补充。

2. 缺乏既往史中有无青霉素过敏史的问诊，应在问诊中补充。

3. 此两点有助于鉴别是药物过敏还是药物直接毒性作用所致的急性小管间质性肾炎。

(郭　民)

第二十节　腰　背　痛

案例 1-1-20

患者，男，45 岁。因“腰痛 20 天，右下肢疼痛、无力 10 天”入院。

患者 20 天前因搬家抬重物后出现腰部疼痛，呈锐痛，外敷“伤湿止痛膏”数日未见好转。10 天前又因搬重物腰痛加重，并出现右小腿疼痛、无力。弯腰、咳嗽、用力大便时加重，卧床休息后可稍缓解。要求进一步治疗前来就诊。

体格检查：成年男性，一般状况良好，腰部活动受限，右侧腰椎 4～5 水平椎旁有明显压痛，腰椎轻微左侧凸，右侧下肢踇指背伸力力下降，右侧跟腱反射减弱，右下肢直腿抬高试验阳性。

问题：

1. 该患者突出的症状是什么？

2. 为了确定诊断还需要询问的伴随症状是什么？

3. 能够引起上述主要症状的有哪些情况或疾病？

腰背痛(lumbodorsalgia)指腰部或下背部疼痛，是很常见的临床症状。可见于脊椎骨、韧带、椎间盘的病变；也可见于胸膜、肺、肾、胰、直肠、前列腺、子宫等邻近脏器的病变引起放射性腰背痛，其中局部病变占多数，与腰背部长期过度负重造成的局部损伤有关。

【病因病理及分类】

腰背痛的发生原因复杂。可有不同分类方法。

1. 按病因分类

(1) 外伤性

1) 急性损伤：由于暴力使肌肉拉力过大所致的急性腰部外伤如腰椎骨折，脱位或腰肌软组织损伤甚至椎间盘脱出。

2) 慢性损伤：不良体位或劳动姿势不良等引起的慢性累积性损伤。易在潮湿、寒冷等刺激后发生腰背痛。

(2) 炎症性

1) 感染：可见于泌尿系感染、胆囊炎、胰腺炎、前列腺炎、子宫内膜炎、附件炎及盆腔炎等或结核菌、化脓菌等对腰部及软组织的直接侵犯形成感染性炎症。

2) 无菌性炎症：骨及软组织由于寒冷、潮湿、变态反应和重手法推拿等引起无菌性炎症，表现为骨膜、韧带、筋膜和肌纤维的渗出、肿胀。

(3) 退行性变：胸腰椎的退行性变包括纤维环及髓核组织退变，如过度活动，则髓核易于脱出，而前后纵韧带、小关节可随椎体松动发生移位，致韧带或骨膜下出血，血肿机化而形成骨刺。此时髓核突出和骨刺可压迫或刺激神经而引起疼痛。

(4) 先天性疾病：如隐性脊柱裂、腰椎骶化或骶椎腰化、发育性椎管狭窄和椎体畸形等。由于骨性结构异常所形成的薄弱环节，随着年龄的增长为累积性损伤致腰背痛提供了基础。

(5) 肿瘤：原发性或转移性肿瘤对胸腰椎及软组织的侵犯。

2. 按引起腰背痛的解剖部位分类

(1) 脊椎疾病：如类风湿脊椎炎、骨质增生症、结核性脊椎炎、脊椎外伤和椎间盘突出等。

(2) 脊椎旁软组织疾病：常见于腰肌劳损、肌纤维组织炎等。

(3) 脊神经根病变：常见于脊髓压迫症、急性脊髓炎及神经根炎等。

(4) 内脏疾病：胸膜、肺、肾、胰、直肠、前列腺、子宫等邻近脏器的病变均可引起放射性腰背部疼痛。

【临床表现及特点】

不同疾病引起的腰背疼痛具有不同特点。

1. 脊椎病变

(1) 脊椎骨折：有明显的外伤史，包括扭伤、挫伤、撞击伤等，骨折部有压痛和叩击痛，脊柱可有后突或侧突畸形伴活动受限。

(2) 椎间盘突出：主要表现为腰痛和(或)坐骨神经痛。常有搬重物或扭伤史，突发或缓慢发病。咳嗽、喷嚏、用力排便等增加腹压可使疼痛加重，可伴下肢麻木、冷感或间歇性跛行。青壮年多见，以腰4～5节段和腰 5～骶 1 椎间盘突出多见。

(3) 增生性脊柱炎(退行性脊柱炎)：表现为长时间休息后或关节不活动时，如晨起腰痛明显，酸胀、僵直，活动后好转；可并发一侧或双侧神经根激惹症状。腰椎可无明显压痛。

(4) 结核性脊椎炎：是最常见的感染性脊椎炎。易累及腰椎、胸椎。疼痛局限于病变部位的脊椎，呈隐痛、钝痛或酸痛性质，夜间明显，活动时加剧。背痛常为首发症状并伴有不同程度的结核中毒症状，晚期除背痛外出现三联症：脊柱后凸畸形、冷脓肿及脊髓压迫症状。

(5) 化脓性脊柱炎：主要为血源性感染如败血症，也可由外伤、腰椎手术或穿刺感染所致。表现为剧烈腰背痛，并有局部明显压痛和叩痛，可伴畏寒高热等全身中毒症状。

(6) 脊椎肿瘤：表现为剧烈而持续的顽固性腰背痛和放射性神经根痛，休息、药物、理疗都难以缓解。多见于前列腺癌、甲状腺癌和乳腺癌等的转移或多发性骨髓瘤累及脊柱。

2. 脊柱旁组织病变

(1) 腰肌劳损：表现为慢性间歇性或持续性的腰肌周围酸痛，劳累时疼痛加重，休息后可好转。一般疼痛不太剧烈，但可反复持续数月至数年之久。

(2) 腰肌纤维组织炎：腰背部筋膜、韧带及肌肉组织水肿、纤维变性，常由寒冷、潮湿、慢性劳损或精神创伤诱发。腰背部呈弥漫性疼痛，僵硬感。晨起加重，活动或热敷后缓解，急性病例活动时疼痛加重。

3. 脊神经根病变

(1) 脊髓压迫症：神经根刺激症状最早发生，表现为颈背痛或腰痛，并沿脊神经后根分布区放射，剧烈的烧灼样或绞窄样痛。脊柱活动、咳嗽、喷嚏均可加重疼痛，适当改变体位可使疼痛暂时减轻。可起源于结核性脊柱炎、脊髓蛛网膜炎、椎管内原发性或转移性肿瘤、硬脊膜外脓肿、椎间盘突出和脊椎骨折等。

(2) 蛛网膜下腔出血：血液刺激脊膜和脊神经后根引起剧烈的腰背痛。

(3) 腰骶神经根炎：为下背部和腰骶部疼痛，可放射至臀部和下肢，有明显僵直感，局部压痛明显，严重时可伴有节段性感觉障碍，下肢无力甚至肌肉萎缩，腱反射减退。

4. 内脏疾病引起的腰背痛

(1) 泌尿系统疾病：许多肾脏疾病都可引起腰背痛，常见的有肾炎、肾盂肾炎、肾及输尿管结石、肾结核、肿瘤、肾下垂、多囊肾和肾积水、积脓

笔记栏

等。每种疾病各有其疼痛特点：肾炎呈位于腰肋三角区的深部胀痛，伴轻微叩击痛；肾盂肾炎腰痛及叩痛均较明显；肾脓肿常伴有局部肌紧张和压痛，可为单侧腰痛；肾结石为绞痛，叩痛剧烈；而肾肿瘤则多为钝痛或胀痛，有时呈绞痛。

（2）盆腔器官疾病：男性慢性前列腺炎和前列腺癌常引起下腰部疼痛，伴尿频、排尿困难。女性慢性附件炎、子宫脱垂、宫颈癌和子宫癌可引起腰骶部疼痛，同时伴有下腹坠胀感和压痛。

（3）消化系统疾病：胃、十二指肠穿透性溃疡多有明显的背痛，部分非穿透性溃疡也可以有背部放射痛，尤以十二指肠球后溃疡明显；急性胰腺炎的腹痛常向左腰背部放射，前倾位时疼痛缓解，仰卧位时加重。

（4）呼吸系统疾病：所致背痛一般位于后胸部、侧胸部和肩胛部，常见于胸膜炎、胸膜增厚或粘连、肺结核、肺癌等。背痛的同时必伴有呼吸系统症状与体征，而脊柱无病变。

案例 1-1-20 分析 1

1. 该患者的突出症状为腰痛，后来伴有右下肢疼痛（坐骨神经痛）。

2. 根据已有资料，该患者腰痛和腿痛的主要原因是腰椎间盘突出。

3. 发病机制是髓核突出，压迫或刺激神经引起疼痛。

4. 按病因分类属于退行性变所致的脊椎病变。

5. 发病部位在腰 4～5 椎间盘，该病例应进一步行腰椎 CT 检查或磁共振检查，进一步明确椎间盘突出的部位和程度。

【伴随症状】

1. 腰痛伴脊柱畸形 外伤后畸形则多因脊柱骨折，错位所致；自幼畸形则为先天性脊椎疾病所致；缓慢发生者见于脊椎结核和强直性脊柱炎；脊柱侧凸也可为坐骨神经性侧凸，属于姿势性侧凸的一种，多因椎间盘突出、患者被迫改变体位以放松对神经根压迫的一种保护性措施，突出的椎间盘位于神经根外侧，腰椎突向患侧，位于神经根内侧，腰椎突向健侧。

2. 腰背痛伴活动受限 见于脊椎外伤、强直性脊柱炎、椎间盘突出、腰背部软组织急性扭挫伤等。

3. 腰背痛伴发热 伴低热，见于脊柱结核、类风湿性关节炎；伴高热可见于化脓性脊椎炎和椎旁脓肿。

4. 腰痛伴尿频、尿急、排尿不尽 见于尿路感染、前列腺炎或前列腺肥大；腰背剧痛伴血尿，可见于肾或输尿管结石。

5. 腰痛伴嗳气、反酸、上腹胀痛 可见于胃、十二指肠溃疡或胰腺病变。

6. 腰痛伴月经异常、痛经、白带过多 见于宫颈炎、盆腔炎、卵巢及附件炎症或肿瘤。

案例 1-1-20 分析 2

1. 本病例腰痛伴有脊柱畸形和活动受限是患者为减轻痛苦所产生的保护性措施所致。

2. 本病例结合症状及体征说明患者的椎间盘突出程度进行性加重，由开始的单纯腰痛逐渐发展到坐骨神经痛（表现为右下肢痛和无力），由于剧烈疼痛严重限制了病人的活动，为了减轻疼痛脊柱也发生了姿势性侧凸。

3. 从脊柱突向健侧分析，该患者的椎间盘可能位于神经根内侧。可通过辅助检查进一步明确。

【问诊注意事项】

1. 起病时间 慢性损伤所致的背痛仅能说出大概时间，有外伤史者则可以准确指出疼痛时间。

2. 起病缓急 肾结石、胆道胰腺疾病等所致腰背痛起病急骤；而腰椎结核、腰肌劳损等则起病缓慢，疼痛出现的缓急因不同疾病而异。

3. 疼痛部位 腰背痛可在病变部位，也可为放射痛。如脊椎及软组织病变引起的腰背痛在病变部位；胸膜、肺部病变所致放射痛位于颈胸背部；胃肠、胰腺及泌尿系统疾病所致放射痛位于中腰部；而前列腺、子宫、附件等病变则放射至腰骶部。

4. 疼痛的性质 因疾病不同而异，如腰椎骨折和腰肌急性扭伤多为锐痛，化脓性炎症多为跳痛，腰肌陈旧性损伤多为胀痛，而肾结石多为绞痛。

5. 疼痛的程度 慢性腰肌劳损、盆腔脏器炎症引起的疼痛一般轻微模糊；急性外伤及炎症，肾、输尿管结石和脊椎肿瘤压迫神经根等所致疼痛剧烈。

6. 疼痛的诱因和缓解因素 劳累和活动过多加重，休息时缓解常见于腰肌劳损；天气变冷或潮湿阴冷的环境诱发风湿性腰背痛；咳嗽、喷嚏和用力大小便时加重腰椎间盘突出；而盆腔妇科疾病常在月经期下腰部疼痛加重。

7. 疼痛的演变过程 慢性腰肌劳损可反复出现疼痛而不留畸形；椎间盘突出、脊柱结核和肿瘤则呈进行性加重的疼痛。

8. 伴随症状 其他病变脏器的症状是否伴随。

9. 职业特点 如搬运负重或在潮湿环境工作的翻砂、搬运工人，井下矿工，易产生腰背部疼

笔 记 栏

痛;而体操、举重、柔道、摔跤等运动员易腰背损伤而引起腰背痛。

案例 1-1-20 分析 3

1. 本案例提供的资料中缺乏职业的问诊,应在问诊中补充。

2. 缺乏腰椎 CT 或 MRI 的检查结果记录,此项检查对鉴别腰椎间盘突出、腰肌劳损、脊神经根炎等疾病有重要临床价值。

(郭 民)

第二十一节 关 节 痛

案例 1-1-21

患者,女,35 岁。因面部起红斑、关节痛 2 个月,双下肢水肿 10 天。于 2008 年 3 月 28 日入院。

患者 2 个月前无明显原因出现面部起红斑,阳光照射后更明显,同时伴关节疼痛,开始双膝关节为著,后发展到腕关节和手指关节肿胀疼痛。有时伴低热,发热时关节疼痛加剧。10 天前出现双下肢浮肿,要求进一步治疗转入我院。

入院后尿常规检查尿蛋白(++),红细胞(++)。抗核抗体(ANA)阳性,抗 dsDNA阳性,抗 Sm 抗体阳性。类风湿因子阴性。

问题:

1. 该患者突出的症状是什么?

2. 为了确定诊断还需要询问的伴随症状是什么?

3. 能够引起上述主要症状的有哪些情况或疾病?

关节痛(arthralgia)是关节疾病最常见的症状。可以是单纯关节病变的临床表现,也可以是全身疾病在关节的表现。

【病因及发病机制】

引起关节痛的病因复杂,常见如下。

1. 外伤因素

(1) 急性损伤:关节因外力碰撞或过度伸展扭曲导致关节的骨质、肌肉、韧带等结构损伤,甚至造成关节脱位或骨折,临床表现为关节肿胀疼痛。

(2) 慢性损伤:关节面受损后留下粗糙瘢痕或持续的慢性机械性损伤,使关节面长期受摩擦而产生慢性损伤;长期负重或关节扭伤处理不当、骨折愈合不良或畸形愈合等都使关节负重不平衡破坏关节软骨;关节面及关节活动过度造成关节软骨的累积性损伤等都可造成关节慢性损伤。

2. 感染因素 由细菌侵入关节内引起,可直接侵入如外伤,经血液循环如败血症,蔓延至关节内如关节邻近病变以及医源性因素等。常见的病原菌有葡萄球菌、肺炎球菌、脑膜炎球菌、结核杆菌等。

3. 变态反应和自身免疫因素 如细菌性痢疾,过敏性紫癜和结核菌感染后反应性关节炎等由于病原微生物及产物或药物、异种血清等与血液中的抗体形成免疫复合物,沉积在关节腔引起组织损伤和关节病变。而类风湿性关节炎、系统性红斑狼疮引起的关节病变只是全身性病变之一,它是由于外来抗原或理化因素使宿主组织成分改变,形成自身抗原刺激机体产生自身抗体而引起自身免疫反应所致,其关节病变,表现为滑膜充血水肿,软骨进行性破坏,并可形成畸形。

4. 代谢性骨病 在阳光照射不足、消化不良、维生素 D 缺乏和磷摄入不足等情况下由于维生素 D 代谢障碍可引起骨质软化性骨关节病;尿毒症患者引起关节疼痛是因继发性甲状旁腺功能亢进所致的肾性骨营养不良。其他,如老年性或废用性骨质疏松性关节病、高脂血症性关节病、骨膜和关节腔组织脂蛋白转运代谢障碍性关节炎、痛风性关节炎、糖尿病性骨病、皮质醇增多症性骨病以及甲状腺或甲状旁腺疾病引起的骨关节病等均可出现关节疼痛。

5. 退行性关节病 又称增生性关节炎或肥大性关节炎。本质上并非炎症,以膝骨关节炎多见,可为原发性和继发性两种。原发性多见于肥胖老人,女性多见,有家族史,常有多关节受累而无明显局部病因;继发性则与吸烟、肥胖和重体力劳动有关,多有创伤、感染或先天性畸形等基础病变。

6. 骨关节肿瘤 无论良性或恶性骨关节肿瘤多数都可引起关节痛。常见的如骨样骨瘤、骨软骨瘤、骨肉瘤、软骨肉瘤、骨巨细胞瘤、骨纤维异常增生症等。

案例 1-1-21 分析 1

1. 该患者为青年女性,突出症状为关节痛,伴面部皮疹、下肢水肿。同时有低热、光过敏,结合实验室检查结果系统性红斑狼疮的诊断成立。

2. 该患者关节痛的主要病因是自身免疫反应机体产生自身抗体(ANA、抗 dsDNA、抗 Sm 抗体),自身抗体与抗原结合,产生免疫反应,引起自身组织损伤,包括关节、皮肤、肾脏等。

【临床表现】

关节痛是关节疾病最常见的症状。根据不

同病因及病程，关节痛可分急性和慢性。急性关节痛以关节及其周围组织的炎性反应为主，慢性关节痛则以关节囊肥厚及骨质增生为主。

1. 外伤性关节痛 分为急性外伤性关节痛和慢性外伤性关节痛。急性者在外伤后即出现关节疼痛、肿胀和功能障碍；慢性者一般有明确的外伤史，常由于过度活动或气候寒冷刺激诱发，药物及物理治疗后可缓解。

2. 化脓性关节炎 起病急骤，常有明显的畏寒或寒战、高热，体温迅速上升，可达39℃以上，病变关节红、肿、热、痛，可有活动障碍。肩关节和髋关节因位置较深，红肿可不明显。较表浅的关节可有波动感，患者常因肌肉痉挛病变关节持续疼痛而不愿活动患肢。

3. 结核性关节炎 儿童和青壮年多见，常为慢性经过，病变多发生于负重大、活动多、肌肉不发达的关节。发病率依次为脊柱、髋关节和膝关节等。有结核病史，早期症状和体征不明显。活动期有疲劳、低热、盗汗等结核中毒症状。受累关节明显肿胀疼痛；晚期可有关节畸形和功能障碍，寒性脓肿及瘘管形成为本病的特点。

4. 风湿性关节炎 以急性发热和关节痛起病，常为链球菌感染后出现，受累关节最多为膝、踝、肩和髋关节。病变关节重者表现为红、肿、热、痛，疼痛呈游走性，炎症消退后一般不留关节僵直或畸形改变。

5. 类风湿关节炎 是常见的慢性关节病，多见于青壮年。属于侵蚀性关节炎，多由一个关节起病，从手、足小关节，尤其以近端指间关节开始发生疼痛、肿胀，并形成对称性梭形指，继而累及其他指间关节、腕关节、踝、膝和髋等关节，全身关节均可受累。病变关节活动受限，有晨僵现象，可伴发热、乏力、消瘦、贫血等全身症状。晚期病变关节附近肌肉萎缩，关节软骨增生、破坏而出现畸形甚至关节强直而影响关节功能。

6. 系统性红斑狼疮的关节损害 年轻女性多见，可为系统性红斑狼疮患者最早期的症状。多累及指、腕、膝关节，伴红肿者少见，多为游走性疼痛，偶因关节周围肌腱受损而出现关节畸形。关节X线片多无关节骨破坏，属于非侵蚀性关节炎。常同时合并有多系统器官的损害。

7. 退行性关节炎 以骨关节炎最具代表性，起病缓慢。临床表现为罹患关节酸痛，尤其步行、久站和天气变化时病变关节疼痛(休息后缓解)，轻度僵硬，活动不灵。晚期病变关节疼痛加重并向他处放射，关节活动时有摩擦音，但不发生关节强直；关节周围肌肉挛缩常呈屈曲畸形，患者常有跛行。一般无发热、贫血等全身症状。

8. 慢性痛风性关节炎 是由于关节软骨及关节囊内积累尿酸所致。常在饮酒、劳累、或高嘌呤饮食(如肝、肾、脑、海产品、豆制品等)后急起关节剧痛，局部皮肤红肿灼热。常累及一个或多个关节，以第1跖趾关节、踇趾关节多见，踝、手、膝、腕、和肘关节也可受累。病变有自限性，可于1～2周消退，但常复发，反复发作后晚期可渐出现关节变性与强直，半数病例在关节附近软组织中出现痛风石，可增大向皮肤穿破，有白色乳酪状分泌物流出。

案例1-1-21分析2

1. 本病例的临床症状除关节疼痛外，同时伴有系统性损害如皮肤损害、肾损害出现血尿和蛋白尿，说明病变不仅仅在关节，关节病变仅是系统损害的一部分。

2. 系统性红斑狼疮患者多出现系统性损害，如心脏心包病变、血液系统病变、肝功能损害、神经系统损害等临床表现。患者可同时伴有脱发、口腔溃疡等，该患者应进一步问诊补充。

【伴随症状】

1. 关节痛伴畏寒高热，局部红肿 见于化脓性关节炎。

2. 关节痛伴低热、乏力盗汗、消瘦纳差等结核中毒症状 见于结核性关节炎。

3. 全身小关节对称性疼痛，伴晨僵和关节畸形 见于类风湿关节炎。

4. 关节痛伴皮肤紫癜，腹痛腹泻甚至便血 见于关节受累型过敏性紫癜。

5. 关节痛伴皮肤红斑，光过敏及多脏器损害 见于系统性红斑狼疮。

6. 关节痛伴血尿酸升高，局部红肿灼热 见于痛风。

7. 关节痛呈游走性，伴心肌炎、舞蹈病 见于风湿热。

案例1-1-21分析3

1. 本病例伴随症状有：皮肤蝶形红斑，光过敏，低热和多脏器损害，支持系统性红斑狼疮的诊断。

2. 类风湿性关节炎患者有时也可出现系统性损害，但类风湿性关节炎主要侵犯小关节，多为对称性，且有晨僵现象，反复发作可出现关节畸形，类风湿因子阳性有鉴别价值。

3. 抗ds-DNA、抗Sm抗体阳性对系统性红斑狼疮的诊断有非常高的特异性。

【问诊注意事项】

1. 关节疼痛出现的时间 外伤性、化脓性关节炎常可问出起病的具体时间；其他反复发作

笔记栏

的慢性关节疼痛如系统性红斑狼疮、代谢性骨病等常难以陈述确切的起病时间。

2. 关节疼痛的诱因 因气候变冷、潮湿而发病者常见于风湿性关节炎；常在饮酒或高嘌呤饮食后诱发痛风性关节炎；在关节过度负重、活动过多时诱发疼痛多见于增生性关节炎。

3. 疼痛的部位 类风湿性关节炎多为指(趾)等小关节痛；踇趾和第一跖趾关节红肿热痛多为痛风性关节炎；增生性关节炎常以膝关节多见；结核性关节炎多见于髋关节和脊椎；而化脓性关节炎则多为大关节和单关节发病。

4. 疼痛出现的缓急程度及性质 急性外伤、化脓性关节炎及痛风起病急剧，疼痛剧烈，呈烧灼切割样疼痛或跳痛；骨折和韧带拉挫伤则呈锐痛；骨关节肿瘤呈钝痛；系统性红斑狼疮、类风湿性关节炎、增生性骨关节病等起病缓慢，疼痛程度较轻，呈酸痛胀痛。

5. 加重与缓解因素 化脓性关节炎局部冷敷可缓解疼痛；增生性关节炎起床活动后静脉回流改善，疼痛缓解；痛风多因饮酒而加重，秋水仙碱效果显著；关节肌肉劳损休息时减轻，活动则疼痛加重。

6. 伴随症状 局部症状如红肿灼热、功能障碍或肌肉萎缩，是否有全身症状。

7. 慢性病史及用药史。

8. 职业及居住环境 长期负重的职业如搬运工、翻砂工、体操、举重、摔跤运动员以及工作和居住在潮湿寒冷环境中的人员等易患关节病。

案例 1-1-21 分析 4

1. 本案例提供的资料中缺乏关节疼痛与时间有无变化、有无晨僵现象，有无肌肉萎缩，与活动强弱的关系，也无治疗情况的问诊，缺乏关节痛发作频率及每次发作的诱因及缓解因素的问诊，应在问诊中补充。

2. 缺乏职业与生活环境，用药史等问诊。

(郭 民)

第二十二节 眩 晕

案例 1-1-22

患者，女，38 岁。以“发作性眩晕 3 天”入院。

患者 3 天前劳累后回家途中突然感到天旋地转，恶心，呕吐，出汗，面色苍白，耳鸣，不能站立，发作持续 8 小时左右，休息后稍缓解，但不能睁眼和活动，听力有下降，送往我院。既往 3 年前有类似发作 2 次。

体格检查：体温 37℃，脉搏 80 次/分，呼吸 20 次/分，血压 100/70mmHg，体重 56kg。心肺腹未见明显异常。神志清楚，双侧瞳孔等大等圆，对光反射灵敏，双眼有水平方向的眼球震颤，四肢肌力、肌张力正常，病理征阴性。

问题：

1. 该患者突出的症状是什么？

2. 为了确定诊断应该注意询问的伴随症状是什么？

3. 上述症状可能由哪种情况导致？

眩晕(vertigo)是一种主观症状，是机体对于空间关系的定向感觉障碍或平衡感觉障碍。患者感到自身或周围环境物体旋转或摇动的一种主观感觉障碍，常伴有客观的平衡障碍。主要由迷路、前庭神经、脑干及小脑病变引起或由于其他系统或全身性疾病而引起。

【发生机制】

1. 梅尼埃(Ménière)病 可能是由于内耳的淋巴代谢失调，淋巴分泌过多或吸收障碍，引起内耳膜迷路积水所致。

2. 椎-基底动脉供血不足 由动脉管腔变窄、椎动脉受压或动脉舒缩功能障碍等因素所致。

3. 迷路炎 常由于中耳病变(胆脂瘤、炎症性肉芽组织等)直接破坏迷路的骨壁引起。

4. 晕动病 由于内耳迷路受到机械性刺激，引起前庭功能紊乱所致。

5. 药物中毒 由于对药物敏感、内耳前庭或耳蜗受损所致。

案例 1-1-22 分析 1

1. 该患者的突出症状为眩晕。

2. 根据已有的资料该患者眩晕的主要病因是梅尼埃病。

【病因与临床表现】

1. 周围性眩晕(耳性眩晕) 是由前庭器官病变，即前庭感受器及前庭神经颅外段(未出内听道)病变引起。

(1) 梅尼埃病：以发作性眩晕、耳鸣、听力减退及眼球震颤为主要临床表现，并具有发作性及复发性的特点。发作时往往伴有恶心、呕吐、面色苍白、出汗、脉搏或快或慢、血压多数偏低等一系列自主神经功能紊乱症状。

(2) 迷路炎：是急性或慢性中耳炎的常见并发症，症状同上，外耳道检查发现鼓膜穿孔，有助于诊断，并可与梅尼埃病鉴别。

（3）前庭神经元炎：发病多在20～50岁，大部分患者发病前有发热或上呼吸道感染病史，发病骤然，出现眩晕，伴恶心、呕吐，常常无耳鸣及听力减退。病程常持续6周左右，逐渐痊愈。

（4）内耳药物中毒：病因为链霉素及其同类药物中毒、水杨酸制剂及喹宁中毒。临床表现为先有口周及四肢发麻，渐进性出现眩晕伴耳鸣、听力减退等。

（5）位置性眩晕：指患者的头部处于某一位置时，出现眩晕和眼球震颤，可伴有恶心、呕吐。多数不伴耳鸣及听力减退。可见于迷路和中枢病变。

（6）晕动病：见于晕船、晕车等，常伴恶心、呕吐、面色苍白、出冷汗等。

2. 中枢性眩晕（脑性眩晕） 指前庭神经颅内段、前庭神经核及其纤维联系、小脑、大脑等的病变所引起的眩晕。可有不同程度眩晕和原发病的其他表现。

（1）颅内血管性疾病：高血压脑病和小脑梗塞或出血、椎-基动脉供血不足、延髓外侧综合征。

（2）颅内占位性病变：听神经纤维瘤、小脑肿瘤等。

（3）颅内感染性疾病：小脑炎症或脓肿。

（4）颅内脱髓鞘疾病及变性疾病：多发性硬化、延髓空洞症。

（5）颞叶癫痫。

3. 其他系统导致的眩晕 常无真正旋转感，一般不伴听力减退、眼球震颤，耳鸣出现较少，有原发病的其他表现。

（1）心血管疾病：高血压、低血压、阵发性心动过速、房室传导阻滞等。

（2）血液病：各种原因所致贫血、出血等。

（3）中毒性：急性感染性疾病、尿毒症、严重肝病、糖尿病等。

（4）眼源性：屈光不正、眼肌麻痹。

（5）头部或颈椎损伤后。

（6）神经症。

案例1-1-22分析2

1. 该患者症状的临床表现为周围性眩晕。

2. 本病例结合年轻女性，发病诱因劳累，有出汗、面色苍白、耳鸣、听力下降症状。有反复发作的特点，可诊断梅尼埃病。

【伴随症状】

1. 伴恶心、呕吐 可见于梅尼埃病、晕动病。

2. 伴耳鸣、听力下降 可见于前庭器官疾病、听神经病变及肿瘤。

3. 伴共济失调 可见于小脑或脑干病变。

4. 伴眼球震颤 可见于脑干病变或梅尼埃病。

案例1-1-22分析3

本病例伴随症状有：出汗、面色苍白、耳鸣、听力下降、眼球震颤。

【问诊要点】

应该询问有无伴发热、耳鸣、听力减退、恶心、呕吐、出汗、平衡失调等相关症状；发作时间、诱因、病程；有无急性感染、既往脑外伤、心血管疾病、糖尿病等病史以及有无晕车及服药史。

案例1-1-22分析4

1. 本案例提供的资料问诊注意到患者发病时的诱因、持续时间、伴随症状，有反复发作特点。

2. 本案例提供的资料问诊缺乏发作前有无感染病史。

（张小宁）

第二十三节 晕 厥

案例1-1-23

患者，女，18岁。以"发作性意识丧失1次"入院。

患者3天前在考试准备过程中感头晕、全身无力、恶心，几分钟后突然意识丧失，摔倒在地，2分钟后意识恢复，但感面色苍白、出汗多，送往我院。

体格检查：体温36.8℃，脉搏76次/分，呼吸18次/分，血压100/70mmHg，体重42kg。心肺腹未见明显异常。神志清楚，双侧瞳孔等大等圆，对光反射灵敏，四肢肌力肌张力正常，病理征阴性。

问题：

1. 该患者突出的症状是什么？

2. 为了确定诊断应该注意询问的伴随症状是什么？

3. 上述症状可能由哪种情况导致？

晕厥（syncope）是较常见的临床综合征，指因全脑血流量突然减少而导致的短暂意识丧失状态，并因姿势性张力丧失而倒地，但可很快恢复。

【病因】

导致晕厥的病因很多、机制复杂，涉及多个学科，常见的有以下几种。

笔记栏

1. 血管舒缩障碍 见于血管迷走性、直立性低血压、排尿性、咳嗽性及疼痛性晕厥等。

2. 心源性晕厥 见于心律失常性及血液动力血性。如病态窦房结综合征、高度房室传导阻滞、阵发性心动过速、阵发性心房颤动、长QT综合征、主动脉及主动脉瓣狭窄、肺主动脉及肺主动脉瓣狭窄、急性心肌梗死、肥厚性梗阻性心肌病等，最严重的为阿-斯(Adams-Stokes)综合征。

3. 脑源性晕厥 见于短暂性脑缺血发作、偏头痛等。

4. 血液成分异常 见于低血糖、重症贫血、换气过度综合征等。

案例1-1-23分析1

1. 该患者的突出症状为晕厥。

2. 根据已有的资料该患者晕厥的主要病因是血管舒缩障碍。

【发生机制和临床表现】

1. 血管舒缩障碍

(1) 单纯性晕厥：发生机制是由于各种刺激通过迷走神经反射，引起短暂的血管床扩张，回心血量减少、心输出血量减少、血压下降导致脑供血不足所致。临床表现多见于年轻体弱女性，发作常有明显诱因(如疼痛、情绪紧张、恐惧、轻微出血、各种穿刺及小手术等)，在天气闷热、空气污浊、疲劳、空腹、失眠及妊娠等情况下更易发生。晕厥前期可有短暂而明显的自主神经症状，如头晕、眩晕、恶心、上腹不适、面色苍白、肢体发软、坐立不安和焦虑等，持续数分钟继而突然意识丧失，常伴有血压下降、脉搏微弱，持续数秒或数分钟后可自然苏醒，无后遗症。

(2) 体位性低血压：发生机制可能是由于下肢静脉张力低、血液蓄积于下肢(体位性)或血循环反射调节障碍等因素，使回心血量减少、心输出量减少、血压下降导致脑供血不足所致。临床表现为在体位改变时候，主要由卧位或蹲位突然站起时发生晕厥。多见于：①长期卧床者。②服用某些药物，如氯丙嗪或交感神经切除术后病人。③某些全身性疾病，如急性传染病恢复期、慢性营养不良等。

(3) 颈动脉窦综合征：指颈动脉窦被过度刺激，引起神经反射致心率减慢、心输出量减少、血压下降引起的晕厥。常见诱因颈动脉窦附近局部病变，如动脉硬化、动脉炎、颈动脉窦周围淋巴结炎或淋巴结肿大压迫，其他刺激颈动脉窦的动作如突然转头、衣领过紧等。

(4) 排尿性晕厥：机制可能为综合性的，包括膀胱收缩产生强烈的迷走神经性反射、体位骤变、反射性周围血管扩张；排尿时腹压的突然降低等因素。多见于青年男性，发病前无前驱症状，在排尿中或排尿结束时发作，表现突然的意识丧失，持续约1～2分钟，自行苏醒。

(5) 咳嗽性晕厥：机制未明，一般认为是剧咳时胸腔内压力增加，妨碍静脉回流，使心输出量减少、血压下降导致脑缺血。也有认为剧烈咳嗽时脑脊液压力迅速升高，对大脑产生一种震荡样作用所致。临床多见于40～60岁男性患者，常有慢性肺部疾病，剧烈咳嗽后突然意识丧失、发生数秒至数分钟后可自行缓解。

(6) 其他因素：如剧烈疼痛，食管、胸腔疾病、胆绞痛时由于血管舒缩功能障碍或迷走神经兴奋，引致发作晕厥。

2. 心源性晕厥 由于心脏病导致心输出量突然减少或心脏停搏，导致脑组织缺氧而发生。心源性晕厥的严重者称为阿-斯(Adams-Stokes)综合征，临床主要表现是在心搏停止5～10秒出现晕厥，停搏15秒以上可出现抽搐。

3. 脑源性晕厥 由于脑部血管或主要供应脑部血液的血管发生循环障碍，导致一时性广泛性脑供血不足所致。如脑动脉硬化引起血管腔变窄，高血压病引起脑动脉痉挛，各种原因所致的脑动脉微栓塞、动脉炎等病变均可出现晕厥。其中短暂性脑缺血发作可表现为多种神经功能障碍症状，如偏瘫、肢体麻木、语言障碍等。

4. 血液成分异常 低血糖综合征是由于血糖低而影响脑的能量供应，症状为头晕、乏力、饥饿感、恶心、出汗、晕厥甚至昏迷。换气过度综合征是当情绪紧张或癔症发作时，换气过度，二氧化碳排出增加，导致呼吸性碱中毒、脑缺氧，表现为头晕、乏力、颜面四肢针刺感，并因可伴有血钙降低而发生手足搐搦。

案例1-1-23分析2

1. 该患者症状的临床表现为晕厥发作。

2. 本病例结合年轻女性，发病诱因考试前紧张，有出汗、面色苍白等症状，是单纯性晕厥，发生机制是刺激通过迷走神经反射引起。

【伴随症状】

1. 伴有面色苍白、出汗、恶心等 多见于血管抑制性晕厥或低血糖性晕厥。

2. 伴有头痛、呕吐、视听障碍 见于中枢神经系统疾病。

3. 伴有抽搐者 见于中枢神经系统疾病或心源性晕厥。

4. 伴有心率和心律明显改变 见于心源性晕厥。

5. 伴有发热、水肿、杵状指 见于心肺疾病。

笔记栏

6. 伴有呼吸深而快、手足发麻、抽搐 见于换气过度综合征、癔病等。

案例 1-1-23 分析 3

1. 本病例伴随症状有：面色苍白，出汗多，头晕，全身无力，恶心。

2. 还应问及的伴随症状包括：有无心慌、抽搐、头痛，体位的变化。

【问诊要点】

应注意晕厥发生年龄；发作的诱因、发作与体位关系；发作持续时间、发作时生命体征情况；伴随的症状；既往病史及家族史。

案例 1-1-23 分析 4

1. 本案例提供的资料问诊注意到患者的年龄，发病时的诱因、持续时间，部分伴随症状。

2. 本案例提供的资料问诊缺乏发作时部分伴随症状如发作时与体位的关系，心慌，抽搐，头痛；缺乏询问既往有无相同的发作史。

（张小宁）

第二十四节 抽搐与惊厥

案例 1-1-24

患者，女，16 岁。以“发作性四肢抽搐 2 次”入院。

患者 1 周前受凉后有发热，体温 38℃，3 天前无明显诱因地出现四肢强直，抽搐，双眼上翻，口吐白沫，而后四肢阵挛性抽搐，持续 1 分钟左右，自行缓解，发作中有小便失禁、舌咬伤史。今日再次发作一次，症状同前，送往我院。

体格检查：体温 37.8℃，脉搏 76 次/分，呼吸 18 次/分，血压 100/70mmHg，体重 45kg。心肺腹未见明显异常。神志清楚，双侧瞳孔等大等圆，对光反射灵敏，四肢肌力肌张力正常，病理征阴性，脑膜刺激征阳性。

问题：

1. 该患者突出的症状是什么？

2. 为了确定诊断应该注意询问的伴随症状是什么？

3. 上述症状可能由哪些情况导致？

抽搐（tic）与惊厥（convulsion）均属于不随意运动。抽搐指全身或局部成群骨骼肌非自主的抽动或强烈收缩，常可引起关节运动和强直。当肌群收缩表现为强直性和阵挛性时，称为惊厥。惊厥表现的抽搐一般为全身性、对称性、伴有或不伴有意识丧失。

【病因】

抽搐与惊厥的病因可分为特发性与症状性。特发性常由于先天性脑部不稳定状态所致。症状性病因有以下几种。

1. 脑部疾病

（1）感染：如脑炎、脑膜炎、脑脓肿、脑结核球、脑灰质炎等。

（2）外伤：如产伤、颅脑外伤等。

（3）肿瘤：包括原发性肿瘤如胶质细胞瘤，脑膜、脑转移瘤。

（4）血管疾病：如脑出血、蛛网膜下腔出血、高血压脑病、脑栓塞、脑血栓形成、脑缺氧等。

（5）寄生虫病：如脑棘球蚴病、脑囊虫、脑型疟疾、脑血吸虫病等。

（6）其他：先天性脑发育障碍，原因未明的大脑变性，如结节性硬化、播散性硬化、核黄疸等。

2. 全身性疾病

（1）感染：急性胃肠炎、中毒型菌痢、链球菌败血症、中耳炎、狂犬病、破伤风等。小儿高热惊厥主要由急性感染所致。

（2）中毒：内源性，如尿毒症、肝性脑病；外源性，如乙醇、苯、铅、砷、汞、阿托品、樟脑、白果、有机磷等中毒。

（3）心血管疾病：高血压脑病或 Adams-Stokes 综合征等。

（4）代谢障碍：如低血糖、低钙及低镁血症、子痫等。其中低血钙可表现为典型的手足搐搦症。

（5）风湿病：如风湿热、系统性红斑狼疮、脑血管炎等。

（6）其他：突然撤停安眠药、抗癫痫药，窒息、触电等。

3. 神经症 如癔症性抽搐和惊厥。

案例 1-1-24 分析 1

1. 该患者的突出症状为惊厥。

2. 根据已有的资料该患者惊厥的主要病因是脑部感染性疾病。

【发生机制】

抽搐与惊厥发生机制目前认为可能与运动神经元的异常放电有关，而病理性放电主要由神经元膜电位的不稳定引起。可由代谢、营养、脑皮质肿物或瘢痕等激发，与遗传、免疫、内分泌、微量元素、精神因素等有关。

笔记栏

【临床表现】

根据不同病因，抽搐和惊厥通常分为全身性和局限性两种。

1. 全身性抽搐 以全身骨骼肌痉挛为主要表现，典型者为癫痫大发作（惊厥），表现为患者突然意识模糊或丧失，全身强直、呼吸暂停，继而四肢发生阵挛性抽搐，呼吸不规则，尿便失控、发绀、发作约半分钟自行停止，也可反复发作或呈持续状态。发作时可有瞳孔散大，对光反射消失或迟钝、病理反射阳性等，发作停止后意识恢复。

2. 局限性抽搐 以身体某一局部连续性肌肉收缩为主要表现，多见于口角、眼睑、手足等。而手足搐搦症则表现为间歇性双侧强直性肌痉挛，以上肢手部最典型，呈"助产士手"。

案例 1-1-24 分析 2

该患者症状的临床表现为癫痫发作。

【伴随症状】

1. 伴发热 多见于小儿的急性感染，也可见于胃肠功能紊乱、重度失水等。但惊厥也可引起发热。

2. 伴脑膜刺激征 见于脑膜炎、脑膜脑炎、假性脑膜炎、蛛网膜下腔出血等。

3. 伴血压增高 见于高血压病、肾炎、子痫、铅中毒等。

4. 伴瞳孔扩大与舌咬伤 见于癫痫大发作。

5. 发作前有剧烈头痛 见于脑炎、高血压、蛛网膜下腔出血、脑外伤、颅内占位性病变等。

6. 伴意识丧失 见于癫痫大发作、重症颅脑疾病等。

案例 1-1-24 分析 3

1. 本病例伴随症状有：发热；小便失禁，舌咬伤史；脑膜刺激征阳性。

2. 还应问及的伴随症状包括：有无意识丧失，有无头痛，有无外伤。

【问诊要点】

应该询问抽搐与惊厥发生年龄；发作的诱因、持续时间；部位是全身性还是局限性；性质；发作时意识状态，有无大小便失禁、舌咬伤、肌痛等伴随症状；既往有无脑部疾病、全身性疾病、毒物接触、外伤等病史；小孩应询问生长发育异常史。

案例 1-1-24 分析 4

1. 本案例提供的资料问诊注意到发病时的诱因、持续时间，症状是全身性的，以及发作时小便失禁、舌咬伤史。

2. 本案例提供的资料问诊缺乏患儿的分娩史、生长发育史、有无外伤史，应该补充。

（张小宁）

第二十五节 意识障碍

案例 1-1-25

患者，男，68 岁。以"突然右侧肢体无力伴意识不清 4 小时"入院。

患者 4 小时前在运动晨练时突然感到右侧肢体无力，有剧烈头痛，伴恶心，呕吐 2 次，呕吐为胃内容物，出现意识不清，呼之不应，送往我院急症科。既往有高血压病史 10 年，近 1 周未服降压药。

查体：体温 36.8℃，脉搏 92 次/分，呼吸 22 次/分，血压 190/120mmHg，体重 68kg。心肺腹未见明显异常。神志不清，呼之不应。双侧瞳孔等大等圆，对光反射灵敏，查体不合作。针刺左侧肢体有自主活动，右侧肢体呈外旋状态，无活动。右侧肢体腱反射活跃，右侧病理征阳性。

问题：

1. 该患者突出的症状是什么？

2. 为了确定诊断还需要询问的伴随症状是什么？

3. 上述症状如何分度？

意识障碍（disturbance of consciousness）指人对周围环境及自身状态的识别和觉察能力出现障碍，多由于高级神经中枢功能活动（意识、感觉和运动）受损引起。

【病因】

1. 重症急性感染 如败血症、肺炎、中毒型菌痢、伤寒和颅脑感染（脑炎、脑膜脑炎、脑型疟疾）等。

2. 颅脑疾病 ①脑血管疾病：脑缺血、脑出血、蛛网膜下腔出血、脑栓塞、脑血栓形成、高血压脑病等。②脑占位性疾病：如脑肿瘤、脑脓肿。③颅脑损伤：脑震荡、脑挫裂伤、外伤性颅内血肿、颅骨骨折等。④癫痫。

3. 内分泌与代谢障碍导致的脑细胞功能异常 如尿毒症、肝性脑病、肺性脑病、甲状腺危象、甲状腺功能减退、糖尿病酮症、低血糖等。

4. 心血管疾病 如心肌梗死、心律失常、休克等。

5. 水、电解质平衡紊乱 如低钠血症、稀释性低钠血症、碱中毒等。

笔记栏

6. 外源性中毒 如安眠药、有机磷杀虫药、一氧化碳、乙醇、吗啡等中毒。

7. 物理性及缺氧性损害 如高温中暑、触电、窒息及高山病等。

案例 1-1-25 分析 1

1. 该患者的突出症状为意识障碍。

2. 根据已有的资料该患者意识障碍的主要病因是颅脑非感染性疾病。

【发生机制】

意识的“开关”系统包括经典的感觉传导径路(特异性上行投射系统)及脑干网状结构(非特异性上行投射系统)。“开关”系统不同部位与不同程度的损害,可发生不同程度的意识障碍。由于脑缺血、缺氧、葡萄糖供给不足、酶代谢异常等因素可引起脑细胞代谢紊乱,从而导致网状结构功能损害和脑活动功能减退,均可产生意识障碍。急性广泛性大脑半球损害或半球向下移位压迫丘脑或中脑时,则可引起不同程度的意识障碍。

【临床表现】

意识障碍可有下列不同程度的表现。

1. 嗜睡(somnolence) 是最轻的意识障碍,被唤醒后能正确回答和做出各种反应,但当刺激去除后很快又再入睡。

2. 昏睡(stupor) 是患者处于较深睡眠状态,不易唤醒。在强烈刺激下(如压迫眶上神经、摇动患者身体等)可被唤醒,模糊地作答,但很快又再入睡。

3. 昏迷(coma) 是严重的意识障碍,表现为意识丧失,不能被唤醒。按其程度可分为三个阶段。

(1) 轻度昏迷:意识丧失,对疼痛刺激尚可出现痛苦的表情或肢体退缩等防御反应。角膜反射、瞳孔对光反射、眼球运动、吞咽反射等可存在。

(2) 中度昏迷:对周围事物及各种刺激均无反应,对于剧烈刺激可出现防御反射。角膜反射减弱,瞳孔对光反射迟钝,眼球无转动。

(3) 深度昏迷:全身肌肉松弛,对各种刺激全无反应。深、浅反射均消失。

案例 1-1-25 分析 2

1. 该患者意识障碍的临床表现为昏迷。

2. 根据已有的资料该患者昏迷的分级为轻度昏迷。

【伴随症状】

1. 伴体温异常 伴发热见于各种颅内外感染、脑出血、蛛网膜下腔出血;先发热然后有意识障碍见于重症感染性疾病;先有意识障碍然后有发热见于脑出血、蛛网膜下腔出血等。伴体温低见于休克、低血糖、中毒、甲状腺功能减退、肾上腺皮质功能减退等。

2. 伴呼吸异常 呼吸缓慢说明呼吸中枢受抑制,可见于吗啡、巴比妥类、有机磷杀虫药等中毒。呼吸急促多为急性感染性疾病;呼气带有氨味见于尿毒症昏迷;呼气带有烂苹果味见于糖尿病昏迷;苦杏仁气息提示氢氰酸中毒;呼气带有大蒜味见于有机磷农药中毒。

3. 伴瞳孔异常 伴瞳孔散大可见于乙醇、氰化物等中毒以及癫痫、低血糖状态等;伴瞳孔缩小可见于吗啡类、巴比妥类、有机磷杀虫药等中毒。

4. 伴心动过缓 可见于房室传导阻滞以及吗啡类等中毒。

5. 伴血压异常 伴高血压见于高血压脑病、脑血管意外等;伴低血压见于各种原因的休克。

6. 伴皮肤黏膜改变 口唇呈樱桃红色提示一氧化碳中毒;皮肤潮红见于脑出血、颠茄类中毒及乙醇中毒;口唇疱疹见于大叶性肺炎、流行性脑膜炎等。

7. 伴脑膜刺激征 见于脑膜炎、蛛网膜下腔出血等。

案例 1-1-25 分析 3

本病例伴随症状有:右侧肢体无力,血压高,头痛,恶心,呕吐。

【问诊要点】

应该询问起病时间,发病前后情况,诱因、病程、程度;有无发热、头痛、呕吐、腹泻、皮肤黏膜出血及感觉与运动障碍等伴随症状;有无急性感染休克、高血压、糖尿病、肝肾疾病、肺源性心脏病、癫痫、脑外伤等既往病史;有无药物中毒以及毒物接触史。

案例 1-1-25 分析 4

1. 本案例提供的资料问诊注意到发病的诱因、程度。

2. 本案例提供的资料问诊注意到伴随症状。

3. 本案例提供的资料问诊注意到既往有高血压病史。

(张小宁)

笔记栏

第二篇
问　诊

第2章　问　诊

第一节　问诊的重要性

问诊(inquiry)是医生通过对患者或相关人员的系统询问从而获取患者病史资料,然后经过分析综合而做出临床判断的一种诊法(图2-2-1)。问诊是病史采集(history taking)的主要手段。由于病史的完整性和准确性对于临床诊断和治疗至关重要,因此问诊是临床医生必须掌握的、最重要的基本技能之一。

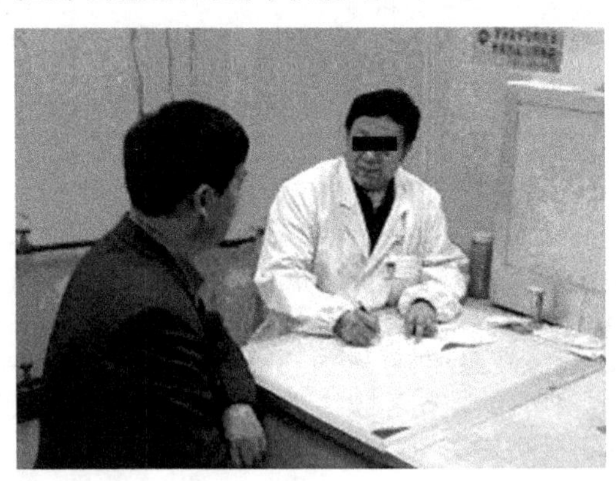

图 2-2-1　问诊

通过问诊,医生可以了解疾病的发生、转归、诊治过程等病史资料,以及患者的既往史、个人史、家族史等,这些资料对疾病的诊断和治疗都有非常重要的意义。经验丰富的临床医生,通过问诊就可能对某些患者提出初步的诊断,如感冒、支气管炎、心绞痛、癫痫、胆道蛔虫等。忽视问诊就会使病史资料收集不全,容易造成临床工作中的漏诊或误诊。

另外,问诊也是医患沟通、建立良好医患关系的最重要时机。正确的问诊方法和良好的问诊技巧,可使患者及其家属感到医生的亲切可信、对医嘱有更好的依从性,这对疾病的治疗也是十分重要的。

依据问诊时患者的具体情况和问诊的目的不同,问诊可分为全面系统的问诊和重点问诊。系统问诊指对住院患者所做的全面细致、系统的问诊。重点问诊是针对患者主要症状和体征及其重要资料的问诊,主要应用于急诊和门诊。初学者自然是从学习全面系统的问诊开始。

第二节　问诊的医德要求

医生在问诊过程中常常会接触到患者的疾病、生活、工作等方面的隐私,因此在问诊中必须遵守以下医德要求。

(1) 严肃认真,一丝不苟。

(2) 尊重患者隐私,保守患者秘密。患者提供的任何情况只能作为解决患者病痛的依据,对患者或其家人的隐私,不能传播给无关人,不能嘲弄和讥笑。

(3) 应关心、爱护老年人、残疾人和儿童。

(4) 对患者应一视同仁。不能由于患者的社会地位、经济状况、文化程度、家庭背景等的不同而采取不同的态度和言行。

(5) 对同行不任意评价,不在患者面前诋毁别的医生。

(6) 在诊断和治疗过程中,对患者及其家属进行有关疾病的教育和健康指导也是医师对社会、对大众的义务和责任之一。

第三节　问诊的内容

以下是全面系统问诊的内容,也是住院病历所要求的内容。问诊时其顺序可根据具体情况做适当的调整,以利于问诊顺利进行。

1. 一般项目(general data)　包括:姓名、性

笔记栏

别、年龄、出生地、民族、职业、婚姻、工作单位、家庭详细住址、通信地址、电话号码、入院日期、病历记录日期、病史陈述者及可靠程度等。记录年龄时应填写实足年龄,不可用"儿童"或"成人"代替,而且年龄本身也有一定的诊断参考意义。如果病史陈述者不是患者本人,则应注明其与患者的关系。

2. 主诉(chief complaint) 为患者感受最主要的痛苦或最明显的症状和(或)体征及持续时间,也是促使其就诊的最主要的原因。主诉要简明,应用一两句话高度概括,一般不超过 20 个字。如"寒战、发热、咳嗽 3 天,加重伴右胸痛 2 天","咽痛、发热 2 天","活动后心慌气短 2 年,加重伴双下肢水肿 2 周"。主诉记录不要用诊断用语,如"患糖尿病 1 年"或"心脏病 2 年",而应写成"多饮、多食、多尿、消瘦 1 年"或"心悸、气短 2 年"等。对于病程长、病情复杂的病例,应结合整个病史,综合分析,归纳出其患病特征的主诉。对当前无症状,诊断资料和入院目的十分明确的患者,也可以用以下方式记录,如"确诊白血病 3 年,复发 10 天"、"发现胆囊结石 2 个月"。

3. 现病史(history of present illness) 是病史中的最主要部分,它记述了疾病发生、发展、演变和诊治的主要经过。可按以下内容和程序询问。

(1) 起病时的情况与患病的时间:详细询问起病的情况对诊断具有重要作用。如心绞痛、脑栓塞、动脉瘤破裂和急性胃肠穿孔等起病急骤,而肺结核、肿瘤、风湿性心瓣膜病等起病较缓慢。部分疾病的起病常与某些因素有一定关系,如脑血栓形成常发生于睡眠时;而脑出血、高血压危象常发生于激动或情绪紧张时。患病时间指从起病到就诊或入院的时间,时间长短可按数年、数月、数日计算,发病急骤者可以小时、分钟为单位。

(2) 主要症状的特点:包括主要症状出现的部位、性质、持续时间和程度、加剧或缓解的因素。了解上述特点对判断疾病所在系统以及病变的部位、范围和性质有一定帮助。如上腹部痛多为胃、十二指肠或者胰腺的疾病;右下腹急性腹痛多为阑尾炎症,若患者为女性还应考虑到卵巢或输卵管疾病;全腹痛则提示病变广泛或腹膜受累。对症状的性质也应做有鉴别意义的询问。

(3) 病因与诱因:应尽可能的了解与本次发病有关的病因(如外伤、中毒、感染等)和诱因(如气候、环境改变、情绪、起居或饮食失调等),这对于诊断和制订治疗措施具有指导作用。

(4) 病情的发展与演变:包括患病过程中主要的症状的变化或新症状的出现。如慢性支气管炎、慢性阻塞性肺气肿患者,在咳嗽、咳痰、轻度呼吸困难的基础上,突然感到剧烈的胸痛和严重的呼吸困难,应考虑并发、自发性气胸的可能。肺心病呼吸衰竭的患者出现情绪、神志和行为的异常时,可能是肺性脑病的表现。

(5) 伴随症状:在主要症状的基础上又出现其他的症状。伴随症状常常是鉴别诊断的有力依据,或提示可能出现了并发症。如腹泻伴呕吐,可能为饮食不洁引起的急性胃肠炎;腹泻伴里急后重,结合季节和进餐情况更容易考虑到痢疾。急性上腹痛伴有恶心、呕吐、发热,特别有黄疸和休克,应首先考虑到急性胰腺炎或急性胆道感染的可能。

(6) 诊治经过:患者本次就诊前是否已接受过有关检查或治疗,治疗使用过的药物名称、剂量、时间和疗效,为本次诊治疾病提供参考。

(7) 病程中的一般情况:在现病史的最后应记录患者患病后的精神、体力状态、食欲及食量的改变、睡眠以及大小便情况等。

4. 既往史(past history) 包括患者既往的健康状况如何,以及过去曾经患过的疾病,有无外伤史、手术史、预防接种、药物过敏史等。要特别注意与目前所患疾病有密切关系的情况。记录顺序一般按年月的先后排列。

5. 系统回顾(review of systems) 系统回顾可以帮助医生了解患者除现在所患疾病以外其他各系统是否曾经患有某些疾病,以及这些疾病与本次疾病之间有无因果关系。可以避免问诊过程中患者或医生忽略或遗漏的内容。

(1) 头颅五官:有无视力障碍、耳鸣、耳聋、眩晕、鼻出血、牙痛、牙龈出血及声音嘶哑等。

(2) 呼吸系统:有无咳嗽,咳嗽的性质、程度,与气候、体位改变的关系。痰的颜色、气味和黏稠度等,咯血的颜色和量。有无胸痛,其部位、性质以及与呼吸、体位的关系。

(3) 循环系统:有无心前区疼痛,其性质、程度、持续的时间、有无放射痛等。心悸发生的时间与诱因。有无呼吸困难,出现的诱因、程度、与活动和体位的关系。有无水肿,出现的部位和时间。

(4) 消化系统:有无腹痛、腹泻、嗳气、反酸。腹痛的部位、程度、性质和持续时间、有无规律性、与进食的关系。如有呕吐,呕吐物的性状、量、颜色及气味。呕血的量及颜色。排便时有无腹痛和里急后重。

(5) 泌尿系统:有无尿频、尿急、尿痛和排尿困难,尿量和夜尿量的多少,尿的颜色、清浊度,有无尿潴留及尿失禁等。

(6) 造血系统:皮肤黏膜有无苍白、黄染、出血点、瘀斑,有无淋巴结、肝、脾肿大、关节痛等。

(7) 内分泌及代谢系统:有无怕热、多汗、烦渴、多尿、乏力、视力障碍,食欲变化。有无肌肉震颤、性格变化,体重、皮肤和毛发的改变。经产

笔记栏

妇女有无产后大出血。

(8) 肌肉与骨骼系统：有无肢体肌肉麻木、疼痛、萎缩、瘫痪等。有无关节肿痛，运动障碍，有无外伤、先天畸形等。

(9) 神经系统：有无头痛、失眠、嗜睡、记忆力减退、意识障碍、晕厥、感觉及运动异常。

(10) 精神状态：有无焦虑、抑郁、幻觉，有无定向力障碍等，思维过程、智力、情绪有无变化。

6. 个人史(personal history)

(1) 社会经历：包括出生地、居住地区和居留时间、有无疫区接触史、受教育程度、业余爱好等。

(2) 职业及工作条件：包括工种、劳动环境、有无毒物接触史。

(3) 习惯与嗜好：生活与饮食习惯、烟酒嗜好等。

(4) 性生活史：有无淋病性尿道炎、下疳、尖锐湿疣病史等。

7. 婚姻史(marital history)　未婚或已婚，结婚年龄，配偶健康状况、性生活情况、夫妻关系等。

8. 月经史(menstrual history)　包括月经初潮的年龄，月经周期和经期天数，经血的量和颜色，有无痛经与白带，末次月经日期，绝经年龄。记录格式如下：

初潮年龄 $\frac{\text{行经期(天)}}{\text{月经周期(天)}}$ 末次月经时间(LMP)或绝经年龄。

例：15 $\frac{4\sim6\text{天}}{28\sim30\text{天}}$ 2005年5月12日(或50岁)

妊娠与生育次数，流产次数，有无死产、手术产、围生期感染，计划生育状况，对男性患者也应询问是否患过影响生育的疾病。

9. 家族史(family history)　询问家族中有无与患者同样的疾病，还有双亲、兄弟姐妹及子女的健康情况，有无遗传病(如白化病、血友病、遗传性球形红细胞增多症等)、糖尿病、精神病等。对已死亡的直系亲属要问明死因与年龄。

第四节　问诊的方法与技巧

问诊是医生采集病史资料的重要手段，病史的完整性和准确性与问诊的方法和技巧有着密切的关系，问诊中应注意以下几个方面。

(1) 衣着整洁、态度和蔼，言语亲切，消除或减少患者的恐惧。建立良好的医患沟通。注意保护患者隐私，最好不要当着其他患者的面问诊。

(2) 从一般情况问起，让患者感觉到医生对他健康的关心，尽可能让患者陈述他的不适感觉。当话题离病情太远时，适时插话把话题转回，不要生硬地打断患者的叙述。

笔记栏

(3) 问诊开始时，为获得某方面的整体资料，可采用提问式问诊，如“您今天到医院来，是哪里不舒服啊?”这种问诊方式多用在现病史、过去史、个人史、家族史等开始时。待获得一些信息后，再详细或重点追问一些细节问题。

有些问题可采用提问的方式，如“几年前做的胆囊切除呀?”、“您什么时候开始觉得胸痛的呢?”、“您有没有咯过血呢?”等。

诱导性或暗示性提问在问诊中应当避免，如“你的腿疼放射到脚趾，是吗?”、“用了这个平喘药后气喘感觉好多了吧?”等。

(4) 问诊过程中，要用通俗易懂的语言，避免医学术语，如“心悸”、“纳差”、“里急后重”等词。

(5) 提问要注意目的性和系统性，避免杂乱无序的重复提问。有时用反问及解释等技巧，可以避免不必要的重复。

(6) 若患者向医生问起一些问题时，医生应适当解释，加强医患沟通，不要简单地说“不知道”或者乱解释。对不懂的问题，可以说去查书或请教他人后再回答，也可嘱患者向某人咨询。

(7) 问诊结束时，应使患者了解医患合作的重要性，并说明下一步检查、治疗的方法或原则，便于患者及家属对今后的检查或治疗理解和配合。

问诊是临床医生的基本技能之一，只有将理论学习与临床实际工作结合起来、反复训练，不断总结经验，才能熟练地掌握问诊的方法和技巧。

第五节　问诊示范

上一节介绍了问诊的内容和技巧，本节将通过一个胸痛患者的问诊示范使大家进一步熟悉问诊的内容、程序和方法。

医生问诊及其和患者的交谈的内容如下。

(新入院的患者李××，男性，50岁，正躺在床上与家属说话。)

王医生：(微笑)您好，是李先生吧，我是王医生(右手指向胸前佩戴的印有医生姓名、职称和医院名称的胸卡)，是你的主管医生。能和我谈一下你的病情吗?

患者李先生：您好，王医生，麻烦您了，刚才护士已经向我介绍过您了。

王医生：好的，能告诉我您哪里不舒服吗?

患者李先生：胸痛(手指向右侧胸部)。

王医生：痛多久了?

患者李先生：1个多月了，一直都痛。

王医生：在这之前，有过这种感觉吗?

患者李先生：有。

王医生：哦，那么我们就从第一次出现这个感觉的时候说起吧。

患者李先生：好的。大约3个月前，我右边的胸部有一种隐隐的感觉，好像是痛，忍一会儿就过去了，就没太在意。到今年年初，也就是2个月前吧，疼痛比以前明显了，痛得时间也长了，而且早晨起来咳嗽，有时候咳出来的痰里有血，我就害怕了。家里人也劝我去快到医院看看，我就去了我们县医院。

王医生：还记得在那里是怎么检查、治疗的吗？

患者李先生：记得不太清楚了，他们给我拍片子，还做了一些检查，主要是抽血化验，结果我记不住了。然后又给我打了两个礼拜的针。

王医生：打的什么针，还有印象吗？

患者李先生：好像是左氧氟沙星，具体用法我记不住了。不过我带来了在那里的病历复印件，还有我的片子。

王医生：好的。那么后来呢？

患者李先生：后来，胸痛好多了，痰里也没有血了，我就出院了。

王医生：那么这一次是怎么回事呢？

患者李先生：这次胸痛比以前重了，一直痛，而且这一个月痰里又有血了。

王医生：能具体说说是怎么样得痛吗？

患者李先生：一直痛，木木的，就在这儿(手指胸前)。

王医生：有什么原因吗？

患者李先生：好像没有。

王医生：这种疼痛在什么情况下明显，和呼吸、运动有没有关系？

患者李先生：吸气的时候痛的明显。

王医生：胸痛和咳嗽有什么关系吗？

患者李先生：咳嗽的时候，疼痛更厉害一些。

王医生：疼痛和身体位置有什么关系吗？

患者李先生：这个，好像没什么关系。

王医生：疼痛白天和晚上有什么变化吗？

患者李先生：没有明显的区别。

王医生：你觉得你走路、活动受影响吗？

患者李先生：没什么大的影响。

王医生：你吸气、呼气感觉怎么样？

患者李先生：近十几天觉得有些气短，不过不严重。

王医生：除了胸痛，还有哪里不舒服？

患者李先生：没有了。

王医生：哦，刚才你提到，你痰里带血，是吗？

患者李先生：是的。都是早晨起来，咳嗽两下后，痰里带一些血丝。

王医生：血是什么颜色的？

患者李先生：鲜红色。

王医生：量有多少？

患者李先生：每天就1～2口。量很少。

王医生：刚才你说两个月前痰里带有血丝，之后一直都有吗？

患者李先生：中间好过一个礼拜，后来又有了，基本上每天都有，最多两三口，最少也有一口。

王医生：最近这一个月痰中血的量和颜色有没有什么变化呢？

患者李先生：没有。

王医生：你病了3个多月，咳嗽吗？

患者李先生：我以前也有就咳嗽，我爱抽烟。最近这两个月我不抽烟了，这咳嗽好像越来越厉害了。

王医生：能具体说说怎么不一样吗？

患者李先生：以前就是早上起来咳嗽两下，痰一吐就没事了。现在整天都在咳嗽。气好像也不够用了。

王医生：有痰吗？

患者李先生：基本上没有什么痰。

王医生：你觉得最近一段时间，你说话声音有什么变化吗？

患者李先生：感觉嗓子有点哑，有十多天了。

王医生：嗓子疼不疼、痒不痒？

患者李先生：不疼，也不痒，好像卡个啥东西似的。

王医生：发病到现在，你发烧过没有？

患者李先生：从来没有。

王医生：你发病以来精神怎么样？

患者李先生：老觉得没有劲儿，也不想吃饭。

王医生：体重有什么变化吗？

患者李先生：瘦多了。

王医生：多长时间、瘦了多少？

患者李先生：这两三个月瘦了20多斤。

王医生：大小便怎么样？

患者李先生：都还正常。

王医生：晚上休息怎样？

患者李先生：睡觉还可以。

王医生：老李，我把你的病情归纳一下，你看对不对。你3个月前无明显诱因出现右侧胸痛，呈钝痛，吸气及咳嗽时疼痛明显，疼痛与体位无明显关系，当时未在意。2个月前疼痛加重，晨起痰中带血，为鲜红色血丝，每日1～2口。在当地住院治疗2周，给予静滴左氧氟沙星治疗，好转后出院。1个月前再次出现胸痛，呈持续性钝痛，伴有气短，咳嗽、痰中仍带有鲜红色血丝，每日1～3口。近10多天出现声音嘶哑。发病来精神差，食纳差，体重下降约10公斤。大小便基本正常。

患者李先生：没错，还是你总结得好！

王医生：好的，我现在对你这次的病有了大致的了解。还有，我想问问你过去的身体情况，

笔记栏

好吗?

患者李先生:好。

王医生:你过去身体怎么样?

患者李先生:很好,基本上没有得过什么病,偶尔有个感冒。

王医生:好的,那么有没有对什么药物或食物过敏?

患者李先生:没有。

王医生:你有过高血压吗?

患者李先生:没有。

王医生:糖尿病呢?

患者李先生:这个不清楚,我没有检查过。

王医生:你有过什么外伤,或做过什么手术吗?

患者李先生:都没有。

王医生:你以前患过什么传染病吗?例如脊髓灰质炎、百日咳、腮腺炎?

患者李先生:没有。

王医生:好的,为了弄清你患病的原因、也为今后控制病情的发展,医生有必要了解你的一些生活情况,好吗?

患者李先生:好的。

王医生:你吸烟吗?

患者李先生:吸烟很多年了。

王医生:具体有多长时间呢?

患者李先生:有30多年了吧。

王医生:每天能吸多少呢?

患者李先生:平均每天一包吧。

王医生:你饮酒吗?

患者李先生:从来不喝酒。

王医生:你有没有长期用什么保健药或其他方面的药物吗?

患者李先生:没有。

王医生:你出生在哪里呢?

患者李先生:就在本地。

王医生:去过别的什么地方吗?

患者李先生:没有。

王医生:你是干什么工作的?

患者李先生:咱是农民。

王医生:种地?还是干其他什么呢?

患者李先生:种苹果。

王医生:干的活儿重吗?

患者李先生:还行。

王医生:为了弄清你患病的原因,还有必要了解一下你家里的情况。

患者李先生:好的。

王医生:你家里人身体怎么样?

患者李先生:我父亲去世10多年了,得的是脑出血。我母亲还在,她身体还好。

王医生:你有兄弟姐妹吗?

患者李先生:有一个哥,身体也很好。

王医生:你有几个孩子?你爱人和子女身体都怎么样?

患者李先生:我有一个女儿,她们都很健康。

王医生:家里有人得过结核吗?

患者李先生:没有。

王医生:那哮喘呢?

患者李先生:也没有。

王医生:你还有什么问题需要补充吗?

患者李先生:没有了。

王医生:好的,那么在我开始给你检查前,我再确认一下你的情况。你吸烟30多年,每天平均20支。父亲10年前死于脑出血。因为近1个月,你胸痛加重,咳嗽、痰中带血,所以来检查和治疗。对吗?

患者李先生:对。

王医生:好的,你还有什么疑问吗?

患者李先生:我想问一下,我们那里的人说,我这个病可能要做气管镜检查,那种检查难受吗?

王医生:支气管镜检查会有轻微的难受,但它是一种重要的检查手段,对呼吸系统疾病的诊断很有帮助。所以如果病情需要做,还是应该做一下这种检查。这样吧,我首先对您做一些常规检查,如果检查后,您的病情需要做支气管镜检查,并且您的身体状况也能耐受,那么我会向您更详细地谈一下检查的有关事项,好吗?

患者李先生:好的,谢谢了。

王医生:那么,还有什么问题吗?

患者李先生:没有了。

第六节 特殊情况的问诊技巧

1. 儿童患者 儿童是一个特殊的患者群体,故问病史时更应态度和蔼、赢得患儿的信赖,要体谅患儿的哭闹及家长的焦急心情,消除患儿怕住院、打针的恐惧心情,耐心听取家长提供的每个线索,对稍微懂事的孩子,可让他们补充一些细节,要仔细观察、全面分析,才能得到全面细致的病史资料。

2. 老年患者 老年患者常因反应缓慢、部分患者有体力、视力或听力的减退,可能会对问诊有一定的影响。所以在问诊时应适当减慢问诊速度,注意观察患者的反应、是否听懂,若未听懂可做适当的重复,要有耐心。注意其精神、神志有无细小的改变。必要时可向家属等人了解一些情况。

3. 性格异常或心理障碍的患者 对于焦虑、忧伤或者抑郁的患者,问诊时更应注意其表情等的变化。耐心询问、适当解释和鼓励患者,会增加患者治疗的信心。对于多语的患者可适时插话询问,避免叙述离题太远。问诊过程中应

笔记栏

注意发现引起患者精神心理障碍的可能因素，避免询问可能会引起患者伤心的问题，如家庭关系、经济状况等，必要时可稍后向家属询问。问诊语速不宜快，避免患者产生医生不耐心的错觉。对于这类患者应按相关专科要求采集病史和做相应的检查。

4. 有残疾的患者 遇到盲人、聋哑人、肢体残疾或智力障碍等患者时，医生更要有体贴、同情之心，要以人为本、处处为他们着想。如搀扶盲人或肢体残疾的患者就座、问诊前先向患者简单做一自我介绍等，取得患者的信任。遇到听力损害、聋哑人或者语言不通时时，可大声、用手势、肢体语言或书面交流等，观察患者表情变化，判断其理解程度以及回答是否切题，必要时可请患者家属、朋友解释或代述。

5. 危重急症患者 遇到危重患者或者需急诊处理的患者时，医生应根据其病情的特点或治疗的需要，问诊要突出重点、简明扼要，抓住急需解决的主要矛盾。紧急情况下问诊可与体格检查同时进行，为治疗和抢救赢得时间。待病情基本平稳后，再进一步问诊、补充病史资料。

6. 遇到粗鲁或者难以沟通的患者 医务人员不应发怒，在表示理解的同时，应采取不卑不亢的态度。问诊内容以限于病史为好，避免敏感话题，以免触怒患者。可能的话对患者发怒的原因予以说明、耐心解释，避免态度生硬或言语冲撞。若实在难以沟通时，可建议请有经验的医生诊治。若医务人员受到威胁时，应及时向有关部门汇报，避免人身受到伤害。

第七节 重点问诊的方法

重点问诊是医生根据患者的病情特点，对患者最主要的临床症状、体征或急需解决的问题，采取的有针对性的问诊。重点问诊的方法常用于门、急诊患者，以便为急症、危重患者的抢救和治疗赢得时间。学习和掌握全面、系统的问诊内容是重点问诊的前提和基础。

在重点问诊时，医生应根据患者的临床表现及其危急程度，抓住临床主要矛盾，有针对性的选择相关内容进行问诊。问诊内容应该是系统问诊的高度概括和浓缩。包括一般情况、主要症状的特点、发生的时间、诱因、变化、加重或缓解的因素、诊治经过及相关伴随症状等。一般而言，患者的主要症状或体征常常给医生判断疾病发生的部位或系统提供非常重要的线索，如：咳嗽、咳痰、喘息、咯血提示病变部位在呼吸系统；活动后心慌、心前区疼痛、夜间阵发性呼吸困难等多提示病变发生于心血管系统；恶心、呕吐、腹痛、腹泻、呕血等提示病变可能在消化系统；尿频、尿急、血尿、小便淋漓不尽等说明病变部位在泌尿系统。知道了患者的主要症状和病变的主要问题后，可围绕该问题进行更深入的问诊。抢救危重或急症患者时，为抓紧时间，常采用直接问诊的方式来搜集病史资料，期间为便于鉴别诊断，部分阴性症状或体征也应记录下来。

重点问诊中，要根据主要症状的特点再进一步询问既往史、个人史中与本病有密切关系的问题，过去是否有过类似的症状。如果有，应进一步询问当时的症状、体征以及诊治经过等。另外，有无过敏史（包括药物、花粉、食物等）在问诊过程中也应问到。老年男性患者大咯血，疑为肺癌时，其吸烟史、毒物接触史等也应询问。家族史可根据患者的具体情况询问，如疑有糖尿病、有精神心理障碍等与遗传有关的疾病时，不应遗漏。因是重点问诊，故问诊中不必全面系统的询问每一系统的每一问题，要抓住主要矛盾、重点突出。

患者的姓名、年龄、家庭住址、联系人及联系电话等一般情况，应及时询问并记录下来，以免患者病情发生变化时与家属无法联系、沟通。

通过重点问诊，医生一方面可以了解患者的主要病史资料，为体格检查和拟进行的实验室检查提供线索；另一方面，也为抢救急诊、危重患者赢得了宝贵的时间。要掌握和熟悉重点问诊的内容和方法，必须要有全面系统问诊的坚实基础。此外，反复锻炼、不断总结，只有这样才能真正掌握和熟练应用。

第八节 问诊内容与问诊方法的评估

问诊内容的准确性和完整性对于疾病的诊断和后续治疗都是非常重要的，问诊的内容包括一般项目、主诉、现病史、既往史、个人史、家族史等。由于患者不同，其病史资料也各不相同，而且同一疾病在不同患者身上的表现也不完全一样，所以每位患者的感受和叙述不尽一致。医生应根据所学的医学知识，尽量询问每一位患者病史的基本要点，如本次就诊的主要问题是什么？这种或这些症状持续多长时间了？它是如何发生的？从发病到就诊时有什么变化，等？初学者在问诊时最好提前列一提纲，以免问诊过程中有遗漏。临床上现场评价学生问诊内容的好坏还存在一定的困难，目前国内外多采用标准化“病人”来进行教学与评估，首先根据每个病例设计出问诊的内容和评分标准，按照学生问诊、记录内容的多少、正确与否进行量化评估。通过对标准化“病人”的问诊，可以客观、公正地评估学生对问诊内容的掌握程度。

现举例说明病例问诊的内容及其评估标准。

病例（第 5 节胸痛的患者）问诊内容的评估

笔记栏

条目应包括：

1. 医生自我介绍，说明自己的身份。

2. 患者姓名、年龄、职业、住址、电话、身份证号、联系人及联系人电话，以及其他相关资料。

主诉和现病史

3. 主要症状及部位：胸痛。

4. 诱因：无明显诱因。

5. 程度：开始时能耐受，后来加重。

6. 持续时间：开始时持续时间短，后来持续性疼痛。

7. 疼痛的性质：钝痛。

8. 放射部位：无其他部位的放射。

9. 疼痛与咳嗽的关系：咳嗽后疼痛加重。

10. 疼痛与呼吸运动的关系：吸气后疼痛加重。

11. 疼痛与体位的关系：无明显关系。

12. 疼痛发作与时间的关系：无明显昼夜时间差异。

13. 疼痛与活动的关系：疼痛发作与活动无关，不影响活动。

14. 病程：3个月，近1个月来加重。

15. 伴随症状：刺激性干咳，咯血，声音嘶哑，气短。

16. 诊治过程：曾在当地住院检查、治疗。

17. 所做检查：拍胸片、抽血化验。

18. 曾做过的治疗：静滴左氧氟沙星治疗2周。

患者入院的要求：胸痛加重，要求进一步检查治疗。

（陈明伟）

笔记栏

第三篇
体格检查

第3章 基本检查方法

体格检查(physical examination)指医师运用正确的医学知识,借助本人的眼、手、耳、鼻和简便的检查工具,如体温表、血压计、叩诊锤、听诊器(图3-3-1)等,客观地了解和评估患者身体状况的一系列最基本的检查方法。许多疾病通过体格检查再结合病史就可以做出临床诊断。医师通过全面体格检查后,对患者健康状况和疾病做出的临床判断,称为检体诊断(physical diagnosis)。正确、规范而熟练地掌握体格检查的方法,是每个医生必须掌握的基本功。

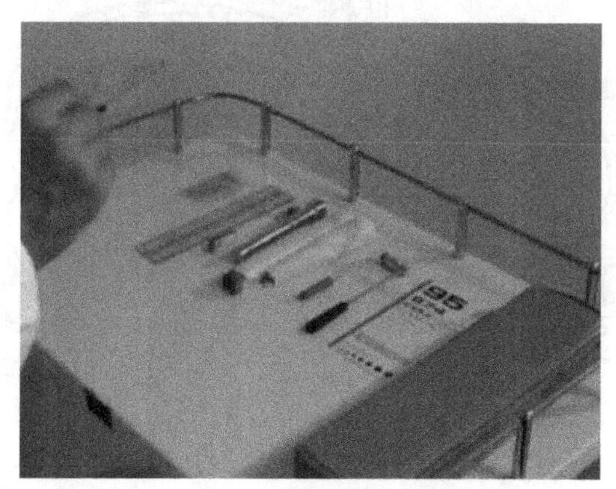

图3-3-1 体格检查常用的器具和物品

体格检查的基本方法有五种:即视诊、触诊、叩诊、听诊和嗅诊。只有具备扎实的医学知识,经过系统的临床实践和积累丰富的临床经验,才能熟练地进行全面、有序、重点、规范和正确的体格检查。体格检查的过程既是基本技能的训练过程,也是收集疾病的客观依据及临床经验的积累过程,同时也是与患者沟通、建立良好医患关系的过程。更重要的是,在体格检查过程中,不断把检查所见与临床症状、疾病发展、病理特点进行联系和思考,得出对疾病的正确判断。

体格检查的注意事项:

(1) 体格检查前要洗手,避免交叉感染。

(2) 要关心、体贴患者,要有认真负责的态度和良好的医德修养。

(3) 医师应仪表端庄、举止大方、礼貌和蔼,防止粗暴和不雅。

(4) 男医师检查女患者时,要有第三者陪同。

(5) 医师应站在患者右侧。检查患者前,应有礼貌地对患者做自我介绍,并说明体格检查的原因、目的和要求,便于更好地取得患者的密切配合。

(6) 检查患者时应光线适当,环境安静;检查手法规范、轻柔;被检查部位充分暴露。

(7) 全身体格检查时力求达到全面、系统、重点、规范和正确。

(8) 体格检查要按一定顺序进行,避免重复和遗漏,避免反复翻动患者,按规范的检查顺序进行。通常首先进行生命征和一般检查,然后按头、颈、胸、腹、脊柱、四肢和神经系统的顺序进行检查,必要时进行生殖器、肛门和直肠检查。根据病情轻重、缓急,可调整检查顺序,对危重者应迅速重点检查,利于及时抢救和处理患者。

(9) 在体格检查过程中,应注意左、右及相邻部位等的对照检查。

(10) 根据病情变化及时进行复查,这样才能有助于病情观察,有助于补充和修正诊断。

第一节 视 诊

视诊(inspection)是医师用眼睛观察患者全身或局部表现的诊断方法。视诊可用于检查全身一般状态,如年龄、发育、营养、意识状态、面容、表情、体位、姿势、步态等。局部视诊可了解病人身体各部分的改变,如皮肤、黏膜、眼、耳、鼻、口、舌、头颈、胸廓、腹部、肌肉、骨骼、关节外

笔记栏

形等。特殊部位的视诊需借助于某些仪器如耳镜、鼻镜、检眼镜及内镜等。

视诊简便易行，适用范围广，常能提供重要的诊断资料和线索，有时仅凭视诊就可明确一些疾病的诊断。如发现口腔黏膜 Koplik 斑可诊断麻疹，皮肤黏膜特征性焦痂可诊断恙虫病等。因此，要培养细致、敏锐的观察力，积累丰富医学知识和临床经验，才能发现重要体征，减少和避免视而不见的现象。

第二节 触 诊

触诊(palpation)是医师通过手接触被检查部位时产生的感觉来进行判断的一种方法。它能进一步验证视诊发现的一些异常征象，也能确定一些异常的体征，如体温、湿度、震颤、波动、压痛、摩擦感以及包块的位置、大小、轮廓、表面性质、硬度、移动度等。触诊的适用范围很广，在腹部检查更为重要。由于手指指腹对触觉和对心脏杂音引起的震颤较为敏感，掌指关节部掌面皮肤对震动较为敏感，手背皮肤对温度较为敏感，因此，触诊时根据检查目的选用这些部位。

一、触诊方法

由于触诊目的不同，施加的压力有轻有重，因而可分为浅部触诊法和深部触诊法。

1. 浅部触诊法(light palpation) 适用于检查和评估体表浅在病变，如关节、软组织、浅部动脉、静脉、神经、阴囊、精索等。腹部浅部触诊可触及的深度约为 1cm。

触诊时，将一手放在被检查部位，用掌指关节和腕关节的协同动作以旋转或滑动方式轻压触摸。浅部触诊不引起患者痛苦或痛苦较轻，一般也不会使肌肉紧张。因此，有助于检查腹部有无压痛、抵抗感、搏动、包块和某些肿大脏器等。浅部触诊也常为深部触诊的前奏，以便患者做好接受深部触诊检查的心理准备。

2. 深部触诊法(deep palpation) 可用单手或两手重叠，由浅入深，逐渐加压检查。腹部深部触诊法触及的深度常常在 2cm 以上，有时可达 4～5cm，主要用于检查和评估腹腔病变和脏器情况。根据检查目的和手法不同又分为以下几种。

(1) 深部滑行触诊法(deep slipping palpation)：常用于腹腔深部包块和胃肠病变的检查。检查时嘱患者张口平静呼吸，或与患者谈话转移其注意力，尽量使腹肌松弛。医师用右手并拢的二、三、四指平放在腹壁上，以手指末端逐渐触向腹腔的脏器或包块，在被触及的包块上做上下、左右、滑动触摸。如为肠管或索条状包块，应与其长轴相垂直的方向进行滑动触诊。

(2) 双手触诊法(bimanual palpation)：用于肝、脾、肾和腹腔肿物的检查。医师的右手置于患者的腹壁，将左手掌置于被检查部位的背后部，并向右手方向托起，使被检查的脏器或包块位于双手之间，并更接近体表，以利右手触诊。

(3) 深压触诊法(deep press palpation)：用一个或两个并拢的手指逐渐深压腹壁被检查部位，用于探测腹腔深在病变的部位或确定腹腔压痛点，如阑尾压痛点、胆囊压痛点或输尿管压痛点等。检查反跳痛时，用手指深压压痛部位片刻，然后迅速抬起，并询问患者是否感觉疼痛加重或察看其面部有无痛苦表情。

(4) 冲击触诊法(ballottement)：又称为浮沉触诊法，一般只用于大量腹水时肝、脾及腹腔包块难以触及者。检查时，右手并拢的示、中、环三个手指取70°～90°角，放置于腹壁拟检查的相应部位，做数次急速而较有力的冲击动作，在冲击时指端会有腹腔脏器或包块浮沉的感觉。手指急速冲击使腹水在脏器或包块表面暂时移去，指端易于触及肿大的肝、脾或腹腔包块。冲击触诊会使患者感到不适，操作时应用力适当(图 3-3-2)。

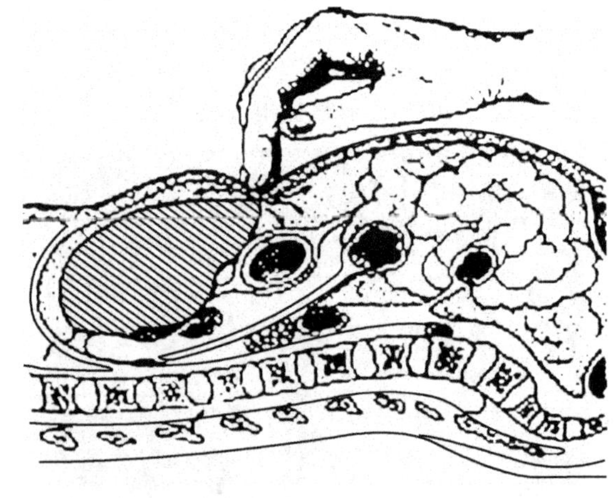

图 3-3-2 冲击触诊法示意图

二、触诊注意事项

(1) 检查前医师要向患者讲清触诊的目的，消除患者的紧张情绪，取得患者的密切配合。

(2) 医师的手应温暖，手法应轻柔，以免引起肌肉紧张，影响检查效果。在检查过程中，应随时观察患者表情。

(3) 患者通常取仰卧位，双手置于体侧，双腿稍屈，腹肌尽可能放松。检查肝、脾、肾时也可嘱患者取侧卧位。

(4) 触诊下腹部时，应嘱患者排尿，以免将充盈的膀胱误认为腹腔包块，有时也须排便后检查。

笔记栏

（5）触诊时医师应手脑并用，边检查边思索。应注意病变的部位、特点、毗邻关系，以明确病变的性质和来源。

第三节　叩　　诊

叩诊(percussion)是用手指叩击身体表面某一部位，使之震动而产生音响，根据震动和声响的特点来判断被检查部位的脏器状态有无异常的一种方法。

叩诊多用于确定肺尖宽度、肺下缘位置、胸膜病变、胸膜腔中有无气体或液体、肺部病变大小与性质、纵隔宽度、心界大小与形状、肝脾的边界、腹水有无与多少，以及子宫、卵巢、膀胱有无胀大等情况。另外，用手或叩诊锤直接叩击被检查部位，诊察反射情况和有无疼痛反应也属叩诊。

一、叩诊方法

根据叩诊的目的和手法又分为直接叩诊法和间接叩诊法两种。

1. 直接叩诊法(direct percussion)　医师右手中间三指并拢，用其掌面直接拍击被检查部位，借助于拍击的反响和指下的震动感来判断病变情况的方法称为直接叩诊法。适用于检查胸部和腹部范围较广泛的病变，如气胸、胸膜粘连或增厚、大量胸水或腹水等。

2. 间接叩诊法(indirect percussion)　为应用最多的叩诊方法。医师将左手中指第二指节紧贴于叩诊部位，其他手指稍微抬起，勿与体表接触；右手指自然弯曲，用中指指端垂直叩击左手中指末端指关节处或第二节指骨的远端，因为该处易与被检查部位紧密接触，而且对于被检查部位的震动较敏感（图 3-3-3）。叩诊时应以腕关节与掌指关节的活动为主，避免肘关节和肩关节参与运动。叩击动作要灵活、短促、富有弹性。叩击后右手中指应立即抬起，以免影响对叩诊音的判断。在同一部位叩诊可连续叩击两三下，若未获得明确印象，可再连续叩击两三下，应避免不间断地连续地快速叩击，否则不利于分辨叩诊音。

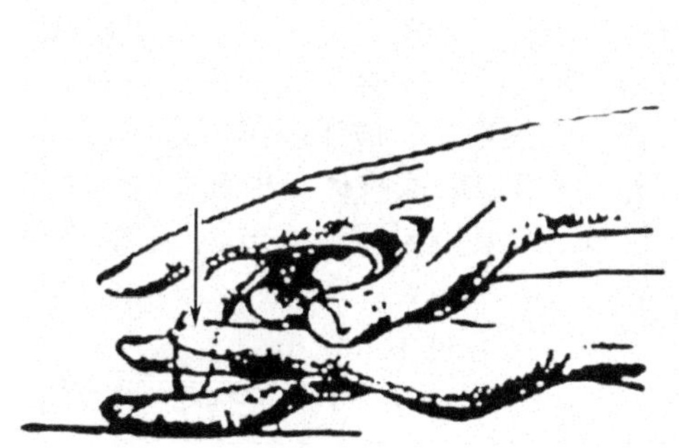
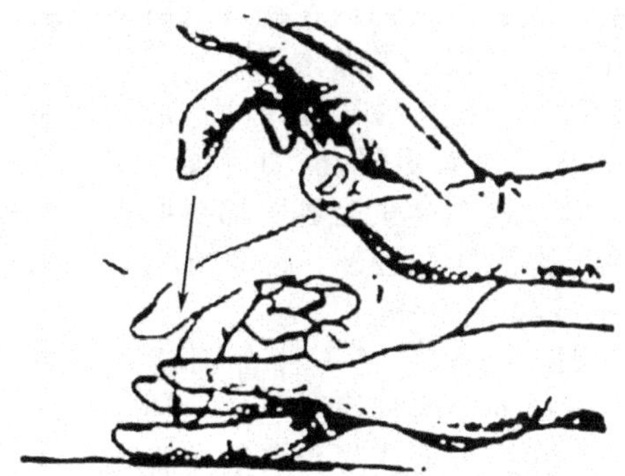

图 3-3-3　间接叩诊法的正确方法

为了检查患者肝区或肾区有无叩击痛，医师可将左手手掌平置于被检查部位，右手握成拳状，并用其尺侧叩击左手手背，询问或观察患者有无疼痛感(图 3-3-4)。

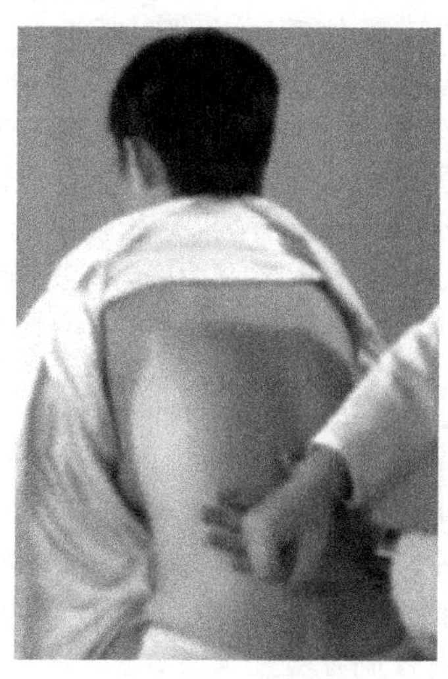

图 3-3-4　肾区叩击痛检查

二、叩诊注意事项

（1）环境应安静，以免影响叩诊音的判断。

（2）根据叩诊部位不同，患者应采取适当体位，如叩诊胸部时，可取坐位或卧位；叩诊腹部时常取仰卧位；确定有无少量腹水时，可嘱患者取肘膝位。

（3）叩诊时应注意对称部位的比较与鉴别。

（4）叩诊时不仅要注意叩诊音响的变化，还要注意不同病灶的震动感差异，两者应相互配合。

（5）叩诊动作应规范，用力要均匀适当。叩诊可达到的深度约 5～7cm。叩诊力量应视不同的检查部位、病变组织性质、范围大小或位置深浅等情况而定。病灶或检查部位范围小或位置浅，宜采取轻(弱)叩诊，如确定心、肝相对浊音界及叩诊脾界时；当被检查部位范围比较大或位

笔记栏

置比较深时，则需要用中度力量叩诊，如确定心、肝绝对浊音界；若病灶位置距体表 7cm 左右时则需用重（强）叩诊。

三、叩诊音

叩诊时被叩击部位产生的反响称为叩诊音（percussion sound）。叩诊音的性质取决于被叩击部位组织或器官的致密度、弹性、含气量及与体表的间距。叩诊音根据音响的频率（高音者调高，低音者调低）、振幅（大者音响强，小者音响弱）和是否乐音（音律和谐）的不同，在临床上分清音、浊音、鼓音、实音、过清音五种。

1. 清音（resonance） 是正常肺部的叩诊音，为频率 100～128 次/秒、振幅持续时间较长、音响不甚一致的非乐性音；提示肺组织的弹性、含气量、致密度正常。

2. 浊音（dullness） 是一种音调较高、音响较弱、振动持续时间较短的非乐性叩诊音。除音响外，板指所感到的震动也较弱。当叩击被少量含气组织覆盖的实质脏器时产生，如叩击心或肝被肺段边缘所覆盖的部分；或在病理状态下肺组织含气量减少时，如肺炎的叩诊音。

3. 鼓音（tympany） 如同击鼓声，是一种和谐的乐音，音响比清音更强，振动持续时间也较长，在叩击含有大量气体的空腔脏器时产生。正常情况下见于胃泡区和腹部，病理情况下可见于肺内空洞、气胸、气腹等。

4. 实音（flatness） 是一种音调较浊音更高，音响更弱，振动持续时间更短的一种非乐性音，如叩击心、肝等实质脏器所产生的音响。在病理状态下可见于大量胸腔积液或肺实变等。

5. 过清音（hyperresonance） 介于鼓音与清音之间，是鼓音的一种变音，音调较清音低，音响较清音强，为一种类乐性音，是正常成人不会出现的一种病态叩击音。临床上常见于肺组织含气量增多、弹性减弱时，如肺气肿。正常儿童可叩出相对过清音。各种叩诊音及其特点见表 3-1-1。

表 3-3-1 叩诊音及其特点

叩诊音	音响强度	音调	持续时间	正常可出现的部位
清音	强	低	长	正常肺
浊音	较强	较高	较短	心、肝被肺缘覆盖的部分
鼓音	强	高	较长	胃泡区和腹部
实音	弱	高	短	实质脏器部分
过清音	更强	更低	更长	正常成人不出现，可见于肺气肿时

笔 记 栏

第四节 听 诊

听诊（auscultation）是医师用听觉听取患者身体各部分发出的声音，判断有无异常的诊断方法。

广义的听诊包括听取身体各部分所发出的任何声音，如语声、呼吸声、咳嗽声、呃逆、嗳气、呻吟、啼哭、呼叫发出的声音以及肠鸣音、关节活动音及骨擦音等，这些声音有时可为临床诊断提供有用的线索。

一、听诊方法

听诊可分为直接听诊和间接听诊两种方法。直接听诊法（direct auscultation）是医师将耳直接贴附于被检查者的体壁上进行听诊，这种方法所能听到的体内声音很弱。这是听诊器出现之前所采用的听诊方法，有诸多不便。目前，仅在某些特殊和紧急情况下才会采用。

间接听诊法（indirect auscultation）是用听诊器进行听诊的一种检查方法。此法方便，可以在任何体位听诊时应用。听诊效果好，因听诊器对器官活动的声音有一定的放大作用，且能阻断环境中的噪音。应用范围广，除听诊心、肺、腹部外，还可以听取身体其他部位的血管音、皮下气肿音、肌束颤动音、关节活动音、骨折面摩擦音等。

二、听诊注意事项

（1）听诊环境要安静，避免干扰；要温暖、避风，以免患者由于肌束颤动而出现的附加音。

（2）切忌隔着衣服听诊，听诊器体件直接接触皮肤以获取确切的听诊结果。

（3）应根据病情和听诊的需要，嘱患者采取适当的体位。

（4）要正确使用听诊器。听诊器（stethoscope）通常由耳件、体件和软管三部分组成，其长度应与医师手臂长度相适应（图 3-3-5）。听诊前应注意检查耳件方向是否正确，硬管和软管管腔是否通畅。体件有钟型和膜型两种类型，钟型体件适用于听取低调声音，如二尖瓣狭窄的隆隆样舒张期杂音，使用时应轻触体表被检查部位，但应注意避免体件与皮肤摩擦而产生的附加音；膜型体件适用于听取高调声音，如主动脉瓣关闭不全的杂音及呼吸音、肠鸣音等，使用时应紧触体表被检查部位。

（5）听诊时注意力要集中，听肺部时要摒除心音的干扰，听心音时要摒除呼吸音的干扰，必要时嘱患者控制呼吸配合听诊。

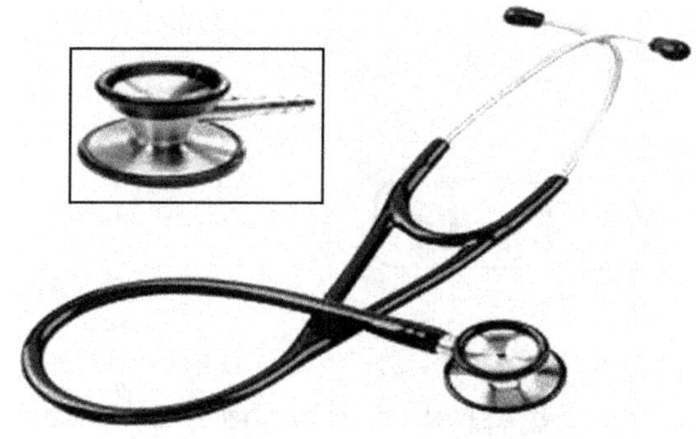

图 3-3-5 听诊器结构图

用听诊器进行听诊是临床医师的一项基本功，是诊断许多疾病，尤其是心肺疾病的重要手段。听诊是体格检查基本方法中的重点和难点，尤其对肺部和心脏听诊，必须要勤学苦练、仔细体会、反复实践、善于比较，才能达到切实掌握和熟练应用的目的。

第五节 嗅 诊

嗅诊（olfactory examination）是通过嗅觉来判断发自患者的异常气味与疾病之间关系的诊断方法。患者皮肤、黏膜、呼吸道、胃肠道、呕吐物、排泄物、分泌物、脓液和血液等发出的气味，常因疾病的不同而不一样。

1. 汗液 正常汗液无特殊强烈刺激气味。酸性汗液见于风湿热和长期服用水杨酸、阿司匹林等解热镇痛药物的患者；特殊的狐臭味见于腋臭患者。

2. 痰液 正常痰液无特殊气味，若呈恶臭味，提示厌氧菌感染，见于支气管扩张症或肺脓肿。

3. 脓液 恶臭的脓液可见于气性坏疽。

4. 呕吐物 呕吐物出现粪便味可见于长期剧烈呕吐或肠梗阻患者；呕吐物杂有脓液并令人恶心的烂苹果味，可见于胃坏疽。

5. 粪便 粪便具有腐败性臭味见于消化不良或胰腺功能不良者；腥臭味粪便见于细菌性痢疾；肝腥味粪便见于阿米巴性痢病。

6. 尿液 尿呈浓烈氨味见于膀胱炎，由于尿液在膀胱内被细菌腐败所致。

7. 呼吸气味 呼吸呈刺激性蒜味见于有机磷杀虫药中毒；烂苹果味见于糖尿病酮症酸中毒；氨味见于尿毒症；肝腥味见于肝性脑病者。

临床工作中，嗅诊可迅速提供具有重要意义的诊断线索，但必须要结合其他检查才能做出正确的诊断。

（李国强）

第4章 一般检查

一般检查是对患者全身状态的概括性观察，是体格检查整体程序的第一步，检查方法以视诊为主，必要时辅以触诊、听诊和嗅诊等检查。

一般检查的内容和顺序如下：性别、年龄、体温、呼吸、脉搏、血压、发育与营养、意识与精神状态、面容表情、体位姿势、步态、皮肤和淋巴结等。

第一节 全身状态检查

一、性别

性别(sex)主要根据性征特点进行判断。男女性征的正常发育与性激素有关，所以某些疾病影响到性激素分泌时可引起性征改变，其性别辨认可有困难，需做专科检查和染色体核型分析方能确定。性别与疾病的关系反映在以下几方面。

1. 某些疾病对性征的影响 肾上腺皮质肿瘤或长期使用肾上腺皮质激素和雄激素等可导致女性患者出现男性化改变；肝硬化、肾上腺皮质肿瘤、泌乳素瘤及某些支气管肺癌等可使男性患者女性化。主要表现为乳腺、毛发、脂肪分布及声音等方面发生改变。

2. 性分化及发育异常对性别和性征的影响 Turner综合征、Klinefelter综合征、Frohlich综合征等均可影响性发育和性征，可致两性畸形。

3. 某些疾病的发生率与性别有关 临床上，甲状腺疾病和系统性红斑狼疮以女性为多见，而甲型血友病、消化道肿瘤、色盲等多见于男性。

二、年龄

医生一般通过问诊了解患者的年龄(age)。但在某些情况下，如昏迷、死亡、隐瞒年龄等或未能得到及时治疗的儿童甲状腺功能减退、早衰等导致不能准确判断患者的年龄时，则需通过观察皮肤的弹性与光泽、肌肉的状态、毛发的颜色和分布、面与颈部皮肤的皱纹、牙齿的状态等进行粗略的判断。

年龄与疾病的发生及预后有密切的关系，如佝偻病、麻疹、白喉等多发生于幼儿及儿童；结核病、风湿热多发生于少年与青年；糖尿病、心脑血管性疾病、某些癌肿多发生于老年等。一般情况下，年轻人病后易恢复，老年人预后则差。

三、生命征

生命征(vital sign)是评价生命活动质量的重要指标，包括体温、脉搏、呼吸和血压，为体格检查时必须检查的项目之一。

1. 体温 生理情况下，体温有一定的波动。早晨体温略低，下午略高，在24小时内波动幅度一般不超过1℃；运动或进食后体温略高；老年人体温略低；月经期前或妊娠期妇女体温略高。

体温高于正常称为发热。体温低于正常称为体温过低，见于休克、严重营养不良、甲状腺功能减退、低血糖昏迷及暴露于低温环境下等情况。

体温的测量：测量体温的方法通常有以下三种。

(1) 口测法：将消毒后的体温计置于患者舌下，让其紧闭口唇，5分钟后读数。正常值为36.3～37.2℃。使用该法时应嘱患者不用口腔呼吸，以免影响测量结果。该法结果较为准确，但不能用于婴幼儿及神志不清者。

(2) 肛测法：让患者取侧卧位，将肛门体温计头端涂布润滑剂后，徐徐插入肛门内达体温计长度的一半为止，5分钟后读数。正常值为36.5～37.7℃。肛测法一般较口测法读数高0.3～0.5℃。该法测值稳定，多用于婴幼儿及神志不清者。

(3) 腋测法：将体温计头端置于患者腋窝深处，嘱患者用上臂将体温计夹紧，10分钟后读数。正常值36～37℃。使用该法时，注意腋窝处应无致热或降温物品，并应将腋窝汗液擦干，以免影响测定结果。该法简便、安全，且不易发生交叉感染，为最常用的体温测定方法。

每次体格检查均应测量体温，将测量结果记录于体温单相应的坐标点上，以直线将各点相连，即成体温曲线。国内一般按摄氏法进行记录。

2. 脉搏 观察并记录患者的脉搏节律和每分钟次数，详见第三篇第7章第六节。

3. 呼吸 观察并记录患者的呼吸节律和每分钟次数，详见第三篇第7章第三节。

4. 血压 检测并记录动脉血压，详见第三

笔记栏

篇第7章第六节。

四、发育与体型

(一) 发育

发育(development)是否正常,通常是经过综合评价患者的年龄、智力和体格成长状态(包括身高、体重及第二性征)之间的关系来判断。发育正常时,年龄与智力和体格成长状态之间的关系是相应的。机体的发育受种族遗传、内分泌、营养代谢及体育锻炼等多种因素的影响。

临床上的病态发育与内分泌的疾病密切相关。①在发育成熟前,如出现垂体前叶功能亢进,可致体格异常高大称为巨人症(gigantism);如发生垂体功能减退,可致体格异常矮小称为垂体性侏儒症(pituitary dwarfism)。②甲状腺对体格发育具有促进作用,发育成熟前,如发生甲状腺功能减退,可导致体格矮小和智力低下,称为呆小病(cretinism)。③性激素分泌减少,可致第二性征的改变:男性患者出现"阉人"征(eunuochism),表现为上、下肢过长,骨盆宽大,无胡须、毛发稀少,皮下脂肪丰满,外生殖器发育不良,发音女声;女性患者出现乳房发育不良、闭经、体格男性化、多毛、皮下脂肪减少、发音男声。④性早熟儿童患病初期可较同龄儿童体格发育快,但常因骨骺过早闭合限制其后期的体格发育。⑤婴幼儿时期营养不良亦可影响发育,如维生素D缺乏时可致佝偻病(rachitis)。

(二) 体型

体型(habitus)指身体发育各部的外观表现,包括骨骼、肌肉的生长与脂肪分布的状态等。体型往往呈现家族特点。成年人的体型可分为以下三种。

1. 正力型亦称匀称型 表现为身体各个部分结构匀称适中,腹上角90°,见于多数正常成人。

2. 无力型亦称瘦长型 表现为体高肌瘦、颈细长、肩窄下垂、胸廓扁平,腹上角小于90°。

3. 超力型亦称矮胖型 表现为体格粗壮、颈粗短、面红、肩宽平、胸围大,腹上角大于90°。

五、营养状态

食物的摄入、消化、吸收和代谢等因素与营养状态(state of nutrition)密切相关,其好坏可作为鉴定健康和疾病程度的标准之一。通常采用肥胖和消瘦加以描述。

营养状态一般较易评价,通常根据皮肤、毛发、皮下脂肪、肌肉的发育情况进行综合判断。最简便而迅速的方法是检测前臂曲侧或上臂背侧下1/3处皮下脂肪充实的程度。临床上通常用良好、中等、不良三个等级对营养状态进行描述。常见的营养状态异常包括营养不良和营养过度两个方面。

1. 营养不良 多因长期或严重的疾病致摄食不足和(或)消耗增多引起。当体重减轻至低于正常的10%时称为消瘦(ematiation),极度消瘦者称为恶病质(cachexia)。引起营养不良的常见原因有以下几个方面。

(1) 摄入减少:多见于食管、胃肠道、胰腺、肝脏及胆道疾病,神经系统及肾脏等疾病引起的严重恶心、呕吐及神经性厌食。

(2) 消耗增多:见于慢性消耗性疾病,如长期活动性肺结核、恶性肿瘤、内分泌代谢疾病。

2. 营养过度 体内脂肪积聚过多时,主要表现为体重增加,当超过标准体重的20%以上者称为肥胖(obisity)。亦可计算体重指数[体重(kg)/身高的平方(m^2)],按WHO的标准,男性大于27,女性大于25即为肥胖症。

(1) 单纯性肥胖:为摄入热量过多所致,常有一定的遗传倾向。儿童期患者表现为生长较快,青少年患者可有外生殖器发育迟缓。

(2) 继发性肥胖:主要为某些内分泌疾病所致。如肥胖性生殖无能综合征(Frohlich 综合征)、库欣综合征、甲状腺功能减退等可引起具有一定特征的肥胖和性功能障碍。

六、意识状态

大脑高级神经中枢功能活动的综合表现即为意识(consciousness),表现为人对环境的知觉状态。凡能影响大脑功能活动的疾病均可引起程度不等的意识改变,称为意识障碍。患者可出现兴奋不安、思维紊乱、语言表达能力减退或失常、情感活动异常、无意识动作增加等。根据意识障碍的程度可将其分为嗜睡、意识模糊、谵妄、昏睡以及昏迷。

判断患者意识状态多采用问诊,通过交谈了解患者的思维、反应、情感、计算及定向力(即对时间、人物、地点的分析能力)等方面的情况。对较为严重者,尚应进行痛觉试验、瞳孔反射等检查,以确定患者意识障碍的程度。

七、精神状态

人的精神是外部客观世界在人脑中的反映,精神活动则是大脑的产物。语言是人类精神活动主要的表现形式,精神活动的主要内容包括认识、思维、情感和意志行为等过程。不正常的精神活动称为精神障碍,主要见于精神疾患、人格

笔记栏

障碍、心因性障碍及各种原因的脑损伤后等，分类如下。

1. 感知觉障碍 感知觉是客观刺激作用于感觉器官而被意识到的过程。感知觉障碍可分为感觉障碍和知觉障碍。感觉障碍表现为感觉过敏、感觉减退或缺失及体感异常，多见于神经症、抑郁症、脑外伤、更年期及精神分裂症等。知觉障碍表现为错觉和幻觉（包括幻听、幻视、幻嗅、幻味和幻触），见于精神分裂症、意识障碍、颞叶癫痫及情绪因素刺激等。

2. 思维障碍 思维是人类精神活动的重要特征，一般都具有目的性、连贯性和逻辑性的特点。思维障碍常表现为言语和书写等方面的异常，主要见于精神分裂症。可分为①思维形式障碍：表现为思维奔逸、迟缓、贫乏、散漫及中断和病理性赘述、持续言语及语词新作等。②思维内容障碍：表现为超价观念、强迫思维及各种类型的妄想（被害妄想、关系妄想、夸大妄想、嫉妒妄想和被控制妄想等）。

3. 注意障碍 在一段时间内，精神活动指向某一事物称为注意，可分为主动注意和被动注意两种。注意障碍常表现为注意增强、注意减弱、随境转移和注意范围缩小。

4. 记忆障碍 对过去经验的保留就是记忆。记忆是最基本的心理活动，没有记忆人类就不能认识自己，也不能认识世界。记忆过程可分为识记、保留和再现三个过程。记忆障碍分为：①遗忘：表现为癔症性遗忘、顺行性和逆行性遗忘及近事遗忘和远事遗忘。②记忆错误：表现为错构、虚构、妄想性回忆、似曾相识感及遗忘综合征。

5. 智能障碍 智能（或智力）一般指接受知识和运用知识的能力，它牵涉到感觉、记忆、判断、分析等过程。智能障碍主要表现为智能低下、痴呆、心因性假性痴呆（Ganser 综合征）和童样痴呆。

6. 定向力与定向障碍 定向力指个体对时间、地点、人物及自身状态的认识能力。定向障碍在脑器质性病变中较为常见，是判断有无意识障碍的一个重要标志。但也可见于某些功能性精神病，如精神分裂症、反应性精神病和重症躁狂等。定向障碍最敏感、最早的表现是时间定向障碍，此后随意识障碍的加深才出现地点和人物的定向障碍。

7. 其他精神障碍 除了上述常见精神障碍，还有情感障碍、意志和动作行为障碍、性格障碍、自知力障碍等。

八、语调与语态

讲话的音调即为语调（tone）。神经系统和发音器官的病变均可使音调发生改变，如喉部炎症、结核和肿瘤可引起声音嘶哑；脑血管意外可致音调变浊和发音困难；喉返神经麻痹可使音调降低和语言共鸣消失。

语态（voice）指言语的节奏情况。语态异常指语言节奏紊乱，出现语言不畅、快慢不均、音节不清，见于震颤麻痹、舞蹈症及手足徐动症等。

九、面容与表情

面部的表现状态即为面容（facial features）。

表情（expression）是在面部或姿态上思想感情的表现。健康人表情自然，神态安怡。患病后因病痛困扰，常出现痛苦、忧虑或疲惫的面容与表情。

病容表现多种多样，临床上常见的典型病容有以下几种。

1. 急性病容 面色潮红，躁动不安，鼻翼扇动，口唇疱疹，表情痛苦。多见于急性感染性疾病，如肺炎球菌肺炎、疟疾、流行性脑脊髓膜炎等。

2. 慢性病容 面容憔悴，面色晦暗或苍白无华，目光暗淡。见于慢性消耗性疾病，如恶性肿瘤、肝硬化、严重结核病等。

3. 特殊面容

（1）贫血面容：面色苍白，唇舌色淡，表情疲惫。见于各种原因所致的贫血。

（2）肝病面容：面色晦暗，额部、鼻背、双颊有褐色色素沉着。见于慢性肝脏疾病。

（3）肾病面容：面色苍白，眼睑、颜面浮肿，舌色淡，舌缘有齿痕。见于慢性肾脏疾病。

（4）甲状腺功能亢进面容：目光炯炯，面容惊愕，眼裂增宽，眼球突出，兴奋不安，烦躁易怒。见于甲状腺功能亢进症（图 3-4-1）。

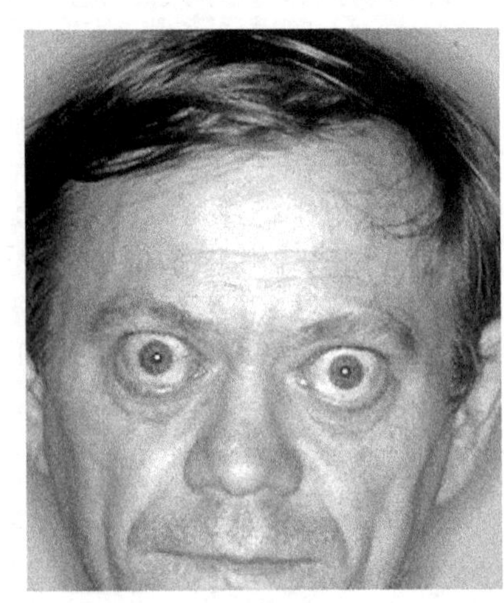

图 3-4-1 甲状腺功能亢进面容

（5）黏液性水肿面容：面色苍黄，颜面浮肿，睑厚面宽，目光呆滞，反应迟钝，眉毛、头发稀疏，舌色

笔记栏

淡、肥大。见于甲状腺功能减退症(图 3-4-2)。

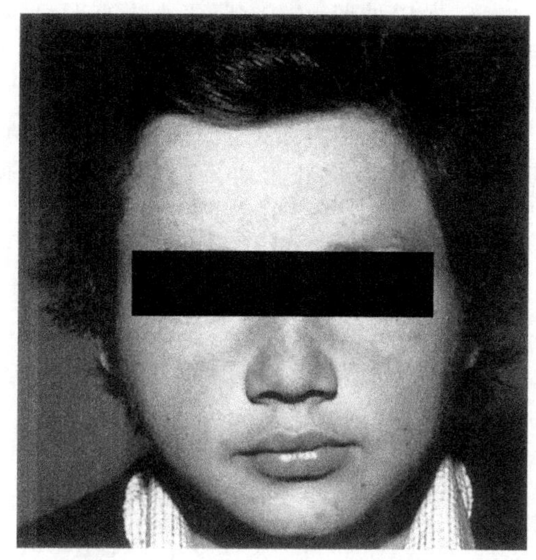

图 3-4-2　黏液性水肿面容

(6) 二尖瓣面容：双颊紫红、口唇轻度发绀。见于风湿性心瓣膜病二尖瓣狭窄。

(7) 肢端肥大症面容：头颅增大，面部变长，下颌增大前突，眉弓及两颧隆起，唇舌肥厚，耳鼻增大。见于肢端肥大症。

(8) 伤寒面容：表情淡漠，呈无欲状态。见于肠伤寒、脑脊髓膜炎、脑炎等高热衰竭患者。

(9) 苦笑面容：牙关紧闭，面肌痉挛，呈苦笑状。见于破伤风。

(10) 满月面容：面圆如满月，皮肤发红，常伴痤疮和胡须生长(图 3-4-3)。见于库欣综合征。

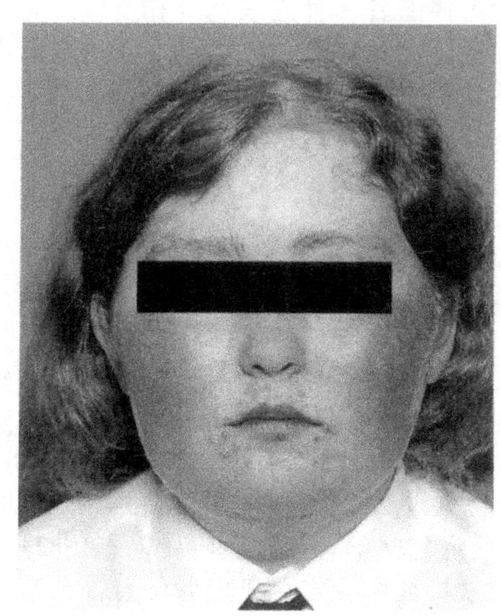

图 3-4-3　满月面容

(11) 面具面容：面部呆板，无表情，似面具样。见于震颤麻痹、脑炎等。

(12) 病危面容：也称 Hippocrate 面容。面色苍白或铅灰，表情淡漠，目光晦暗。见于大出血、急性弥漫性腹膜炎及休克等濒危患者。

十、体　　位

患者身体所处的状态即为体位(position)。体位的改变对某些疾病的诊断具有一定的意义。常见的体位有以下几种。

1. 自主体位(active position)　身体活动自如，不受限制，见于正常人、轻症或疾病早期患者。

2. 被动体位(passive position)　患者不能自己调整或变换身体的位置。见于极度衰竭、意识丧失或周围运动神经损伤者。

3. 强迫体位(compulsive position)　患者为减轻痛苦，被迫采取某种特殊的体位。临床上常见的强迫体位可分为以下几种。

(1) 强迫仰卧位：患者仰卧，双腿蜷曲，借以减轻腹部肌肉的紧张程度。见于急性腹膜炎等。

(2) 强迫俯卧位：俯卧位可减轻脊背肌肉的紧张程度。见于脊柱疾病。

(3) 强迫侧卧位：有胸膜疾病的患者多采取患侧卧位，可限制患侧胸廓活动而减轻疼痛，有利于健侧代偿呼吸。见于一侧胸膜炎和大量胸腔积液的患者。

(4) 强迫坐位：亦称端坐呼吸(orthopnea)，患者坐于床沿上，以两手置于膝盖或扶持床边。该体位便于呼吸肌参与呼吸运动，加大膈肌活动度，增加肺通气量；且下肢回心血量减少，使心脏负担减轻。见于心、肺功能不全者。

(5) 强迫蹲位：患者在活动过程中，因呼吸困难和心悸而停止活动，并采用蹲踞位或膝胸位，以缓解症状。见于先天性发绀型心脏病。

(6) 强迫停立位：在步行时心前区疼痛突然发作，患者常被迫立刻站住，并以手按抚心前部位；待症状稍缓解后，才继续行走(图 3-4-4)。见于心绞痛。

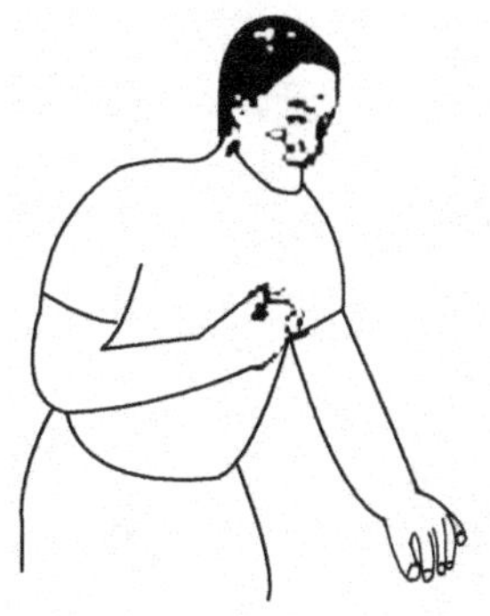

图 3-4-4　强迫停立位

(7) 辗转体位：患者辗转反侧，坐卧不安。见于胆石症、胆道蛔虫症、肾绞痛等。

(8) 角弓反张位：患者颈及脊背肌肉强直，头向后仰，胸、腹前凸，背过伸，躯干呈弓形。见于破伤风及小儿脑膜炎。

十一、姿　　势

人的举止状态即为姿势(posture)。健康成人躯干端正,肢体活动灵活、适度。正常的姿势主要依靠骨骼结构和各部分肌肉的紧张度来保持。此外,机体健康状况及精神状态对保持正常姿势也有一定影响,如疲劳和情绪低沉时可出现肩垂、弯背、拖拉蹒跚的姿势和步态。

患者因疾病的影响,可出现姿势的改变,如充血性心力衰竭患者多采取坐位;颈部活动受限提示颈椎疾病;腹部疼痛时可有躯干制动或弯曲;胃、十二指肠溃疡或胃肠痉挛性疼痛发作时,患者常捧腹而行。

十二、步　　态

人走动时所表现的姿态即为步态(gait)。健康人的步态因年龄、机体状态和所受训练的影响而有所不同,如小儿喜急行或小跑,青壮年矫健快速,老年人则常为小步慢行。

常见的典型异常步态有以下几种。

1. 蹒跚步态(waddling gait)　走路时身体左右摇摆似鸭行。见于佝偻病、大骨节病、进行性肌营养不良或先天性双侧髋关节脱位等。

2. 醉酒步态(drunken man gait)　行走时躯干重心不稳,步态紊乱、不准确,如醉酒状。见于小脑疾病、乙醇及巴比妥中毒。

3. 共济失调步态(ataxic gait)　起步时一脚高抬,骤然垂落,且双目向下注视,两脚间距很宽,以防身体倾斜,闭目时则不能保持平衡。见于脊髓病患者。

4. 慌张步态(festinating gait)　起步后小步急速趋行,身体前倾,有难以止步之势(图3-4-5)。见于震颤麻痹患者。

5. 跨阈步态(steppage gait)　由于踝部肌腱、肌肉弛缓,患足下垂,行走时必须抬高下肢才能起步(图3-4-6)。见于腓总神经麻痹。

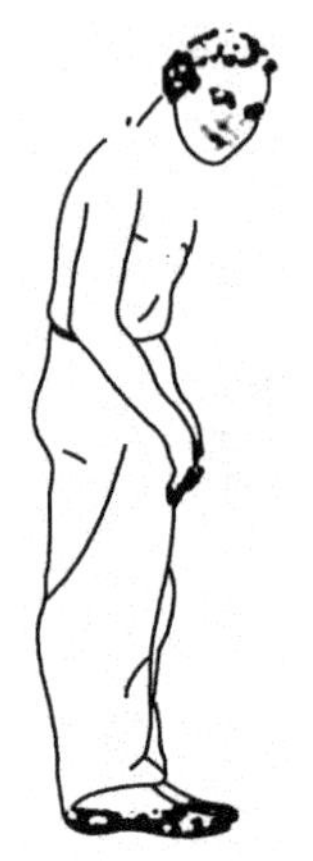
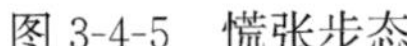

图3-4-5　慌张步态

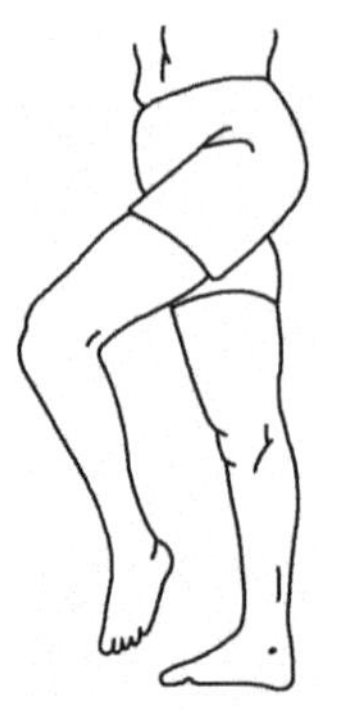

图3-4-6　跨阈步态

6. 剪刀步态(scissors gait)　由于双下肢肌张力增高,尤以伸肌和内收肌张力增高明显,移步时下肢内收过度,两腿交叉呈剪刀状(图3-4-7)。见于脑性瘫痪与截瘫患者。

7. 偏瘫步态　由于瘫痪肢体肌张力增高,行走时,患侧足趾屈,下肢伸直、外旋、向下画圆圈(图3-4-8)。

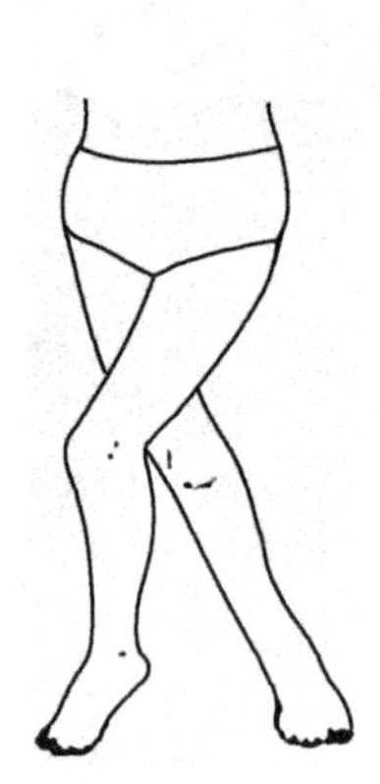

图3-4-7　剪刀步态

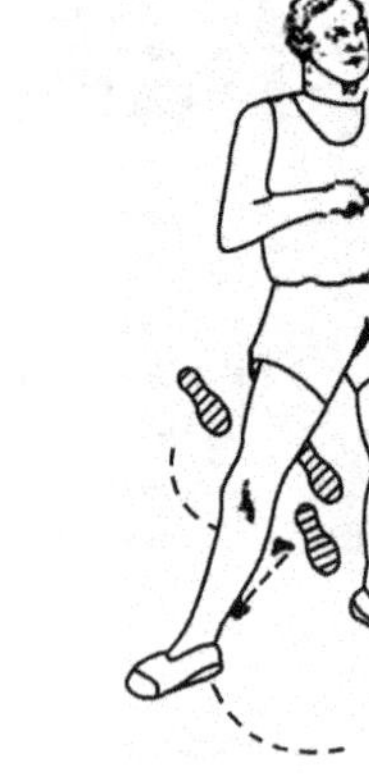

图3-4-8　偏瘫步态

8. 间歇性跛行(intermittent claudication)　步行中,因下肢突发性酸痛、乏力,患者被迫停止行进,需稍事休息后方能继续行进。见于高血压、动脉硬化患者。

第二节　皮　　肤

皮肤检查包括对皮肤及其附属物的检查。皮肤本身的疾病很多;此外,许多全身性疾病在病程中可伴随着多种皮肤病变和反应。皮肤的病变和反应可发生于局部,也可见于全身。皮肤检查的主要方法为视诊,有时尚需配合触诊。

一、颜　　色

皮肤的颜色(skin color)既与血液供应、情况和血红蛋白水平有关,也取决于皮肤色素的多少和皮下脂肪的厚薄等。

1. 发红(redness)　皮肤发红是由于毛细血管扩张充血、血流加速、血流量增加以及红细胞量增多所致。在生理情况下见于运动、饮酒后;病理情况下见于发热性疾病,如肺炎球菌肺炎、肺结核、猩红热等,以及阿托品或一氧化碳等中毒。皮肤持久性发红见于库欣综合征及真性红细胞增多症。

2. 苍白(pallor)　皮肤苍白可由贫血、末梢毛细血管痉挛或充盈不足所致,如寒冷、惊恐、休克、虚脱以及主动脉瓣关闭不全等。仅见肢端苍白,可能与肢体动脉痉挛或阻塞有关,如雷诺病、血栓闭塞性脉管炎等。

3. 发绀(cyanosis)　发绀是皮肤呈青紫色,

常出现于口唇、耳郭、面颊及肢端。见于还原血红蛋白增多或异常血红蛋白血症。

4. 黄染(stained yellow) 皮肤、黏膜发黄称为黄染,常见的原因:

(1) 黄疸:由于血清中胆红素浓度增高,而使皮肤、黏膜、体液及其他组织黄染的现象为黄疸。黄疸的特点:①黄染首先见于巩膜、硬腭后部及软腭黏膜;随着血中胆红素浓度的继续增高,黏膜黄染更明显时,才会出现皮肤黄染。②巩膜黄染(图 3-4-9)是连续的,近角巩膜缘处黄染轻,远角巩膜缘处黄染重。

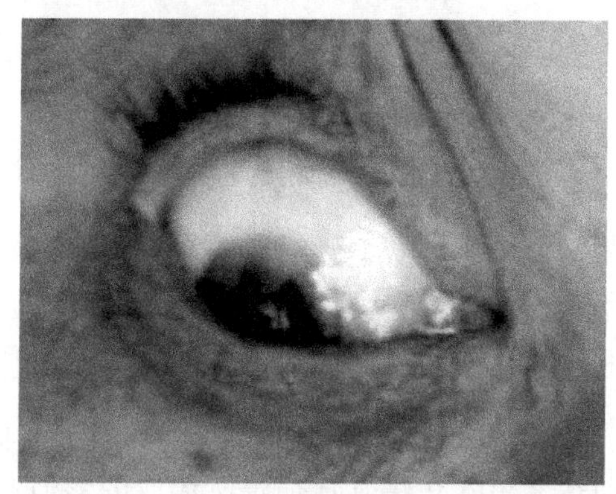

图 3-4-9 巩膜黄染

(2) 色素性黄染:过多食用胡萝卜、南瓜、橘子、橘子汁等可引起血中胡萝卜素增高,当其浓度超过 2.5g/L 时,可使皮肤黄染;长期服用含有黄色素的药物,如阿的平、呋喃类等药物也可引起皮肤黄染。其特点:①黄染首先出现于手掌、足底、前额及鼻部皮肤,严重者也可出现于巩膜,但离角巩膜缘越远,黄染越轻。②血中胆红素不高。③停止食用相关食品或药品后,皮肤黄染逐渐消退。

5. 色素沉着(pigmentation) 色素沉着是由于表皮基底层的黑色素增多,引起的部分或全身皮肤色泽加深。生理情况下,身体的外露部分,以及乳头、腋窝、生殖器官、关节、肛门周围等处皮肤色素较深。如果这些部位的色素明显加深,或其他部位出现色素沉着,则提示为病理征象。常见于慢性肾上腺皮质功能减退,其他如肝硬化、红斑狼疮、血色病、神经纤维瘤、Nelson 综合征、肢端肥大症、慢性间质性肾炎、恶性黑色素瘤、疟疾以及使用某些药物如砷剂和抗肿瘤药物等,亦可引起不同程度的皮肤色素沉着。

妇女妊娠期间,面部、额部可出现棕褐色对称性色素斑,称为妊娠斑;老年人也可出现全身或面部的散在色素斑,称为老年斑。

6. 色素脱失 正常皮肤含有一定量的黑素,当缺乏酪氨酸酶,体内酪氨酸不能转化为多巴,黑色素生成减少时,即可发生色素脱失。

(1) 白癜(vitiligo):为多形性、大小不等的色素脱失斑片,发生后可逐渐扩大,但进展缓慢,无自觉症状,亦不引起生理功能改变。见于白癜风,有时偶见于甲状腺功能亢进、肾上腺皮质功能减退及恶性贫血患者。

(2) 白斑(leukoplakia):多为圆形或椭圆形色素脱失斑片,面积一般较小,常发生于口腔黏膜及女性外阴部,部分白斑可发生癌变。

(3) 白化症(albinismus):为全身皮肤和毛发色素脱失,属于遗传性疾病,为先天性酪氨酸酶合成障碍所致。

二、湿　　度

皮肤湿度(moisture)取决于汗腺分泌功能,出汗多者皮肤比较湿润,出汗少者则干燥。在气温高、湿度大的环境中出汗增多属生理调节功能。在病理情况下,发生多汗或无汗,具有一定的诊断价值:①风湿病、结核病和布氏杆菌病出汗较多;甲状腺功能亢进、佝偻病、脑炎后遗症亦常伴多汗。②睡眠时出汗称为盗汗,多见于结核病、低钙等。③手足皮肤发凉而大汗淋漓称为冷汗,见于休克和虚脱患者。④无汗常见于维生素 A 缺乏症、黏液性水肿、硬皮病、尿毒症和脱水等。

三、弹　　性

年龄、营养状态、皮下脂肪及组织间隙所含液体量均与皮肤的弹性(elasticity)有关。儿童及青年皮肤紧张富有弹性;中年以后皮肤组织逐渐松弛,弹性减弱;老年皮肤组织萎缩,皮下脂肪减少,弹性减退。检查皮肤弹性时,常选择手背或上臂内侧部位,以拇指和示指将皮肤提起,松手后如皮肤皱褶迅速平复为弹性正常;如皱褶平复缓慢为弹性减退,见于长期消耗性疾病或严重脱水者;发热时血液循环加速,周围血管充盈,可使皮肤弹性增加。

四、皮　　疹

全身性疾病和皮肤本身疾患均可出现皮疹(skin eruption),有时是临床上诊断某些疾病的重要依据。皮疹的种类很多,常见于传染病、皮肤病、药物及其他物质所致的过敏反应等。其出现的规律和形态有一定的特异性,发现皮疹时应仔细观察和记录其出现与消失的时间、发展顺序、分布部位、形态、大小、颜色,压之是否褪色,平坦或隆起,有无瘙痒及脱屑等。临床上常见的皮疹有以下几种。

1. 丘疹(papules) 局部颜色改变,病灶凸出皮肤表面。见于药物疹、麻疹及湿疹等。

笔记栏

2. 斑疹(maculae) 局部皮肤发红，一般不凸出皮肤表面。见于斑疹伤寒、丹毒、风湿性多形性红斑等。

3. 玫瑰疹(roseola) 为一种鲜红色圆形斑疹，直径 2～3mm，为病灶周围血管扩张所致。压之可消退，松开时又复出现，多出现于胸腹部。为伤寒和副伤寒的特征性皮疹。

4. 斑丘疹(maculopapulae) 在皮肤发红的斑疹底盘上出现丘疹称为斑丘疹。见于风疹、猩红热和药物疹等。

5. 荨麻疹(urticaria) 为稍隆起皮肤表面的苍白色或红色的局限性水肿，大小不等，形态各异，为速发性皮肤变态反应所致。见于各种过敏反应。

6. 疱疹(bleb) 为局限性、内含液体、高出皮面的损害。见于单纯疱疹、带状疱疹、天疱疮(图 3-4-10)、脓疱疮和水痘等。

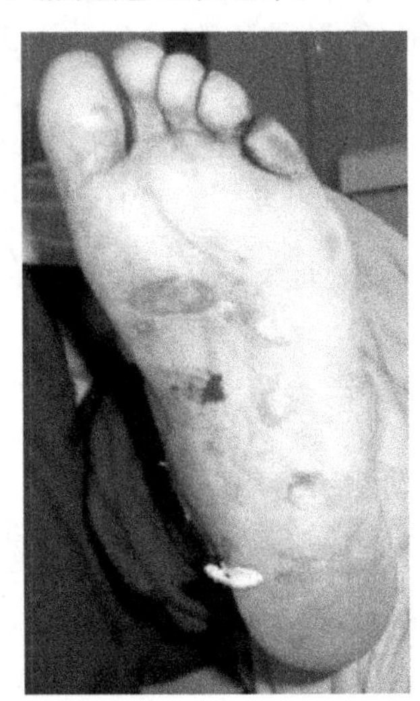

图 3-4-10 天疱疮

五、脱 屑

正常皮肤表层不断角化和更新，可致少量皮肤脱屑(desquamation)，一般不易察觉。病理状态下可见大量皮肤脱屑，如米糠样脱屑常见于麻疹，片状脱屑常见于猩红热，银白色鳞状脱屑见于银屑病。

六、皮下出血

根据直径大小及伴随情况，皮下出血(subcutaneous hemorrhage)分为以下几种：直径小于2mm 称为瘀点(petechia)，3 ～ 5mm 称为紫癜(purpura)(图 3-4-11)，大于 5mm 称为瘀斑(ecchymosis)；片状出血并伴有皮肤显著隆起称为血肿(hematoma)。皮下出血常见于血液系统疾病、重症感染、某些血管损害性疾病以及毒物或药物中毒等。较小的瘀点应注意充血性皮疹或小红痣鉴别：皮疹受压时，一般可褪色或消失；瘀点和小红痣受压后不褪色，但小红痣表面光亮，于触诊时可感到稍高于皮肤表面。

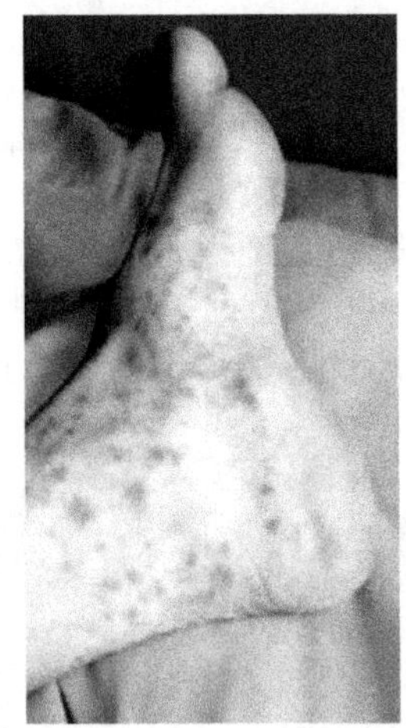

图 3-4-11 紫癜

七、蜘蛛痣与肝掌

蜘蛛痣(spider angioma)(图 3-4-12)是皮肤小动脉末端分支性血管扩张所形成的形似蜘蛛的血管痣。多出现于上腔静脉分布的区域内，如面、颈、手背、上臂、前胸和肩部等处。其大小不一，小如帽针头，大至直径数厘米。检查时用棉签或火柴梗压迫蜘蛛痣的中心，其辐射状小血管网立即消失，去除压力后又复出现。一般认为，蜘蛛痣的出现与肝脏对雌激素的灭活作用减弱有关，常见于急、慢性肝炎或肝硬化。但有的病人不形成蜘蛛痣，仅表现为毛细血管扩张。慢性肝病患者手掌大、小鱼际及指腹处常发红，加压后褪色，称为肝掌(liver palms)，发生机制与蜘蛛痣相同。

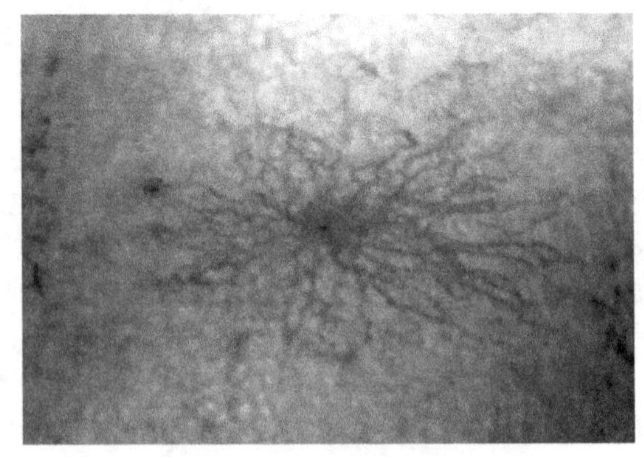

图 3-4-12 蜘蛛痣

八、水 肿

水肿(edema)指皮下组织细胞内及组织间隙液体积聚过多。检查水肿应以视诊和触诊相结合。凹陷性水肿(图 3-4-13)局部受压后可出

笔记栏

现凹陷，而黏液性水肿及象皮肿(丝虫病)尽管组织肿胀明显，但受压后并无组织凹陷。根据凹陷性水肿的轻重，可分为轻、中、重三度。

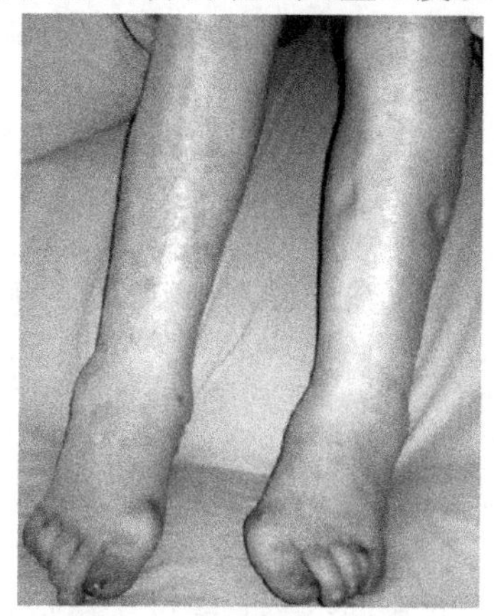

图 3-4-13　凹陷性水肿

1. 轻度　仅见于眼睑、眶下软组织、胫骨前、踝部皮下组织，指压后可见组织轻度下陷，平复较快。

2. 中度　全身组织均见明显水肿，指压后可出现明显的或较深的组织下陷，平复缓慢。

3. 重度　全身组织严重水肿，身体低位皮肤紧张发亮，甚至有液体渗出。此外，胸腔、腹腔等浆膜腔内可有积液，外阴部亦可见严重水肿。

九、皮下结节

皮下结节(subcutaneous nodules)无论大小均应触诊检查，注意其大小、硬度、部位、活动度及有无压痛等。临床常见的结节如下：①风湿性结节位于关节附近，长骨骺端，无压痛，质硬；常伴血沉增快。②位于皮下肌肉表面，豆状、硬韧、可推动、无压痛的结节，多为黄瘤病、神经纤维瘤、结节病、猪绦虫囊蚴结节等。③如结节沿末梢动脉分布，可能为结节性多动脉炎。④指尖、足趾、大小鱼际肌腱等部位的粉红色、有压痛的小结节，称为 Osler 小结，见于感染性心内膜炎。⑤游走性皮下结节，见于一些寄生虫疾病，如卫氏并殖吸虫病。⑥无明显局部炎症、生长迅速的皮下结节，见于肿瘤所致皮下转移、结节病等。

十、溃疡与糜烂

溃疡(ulcer)和糜烂(erosion)为皮肤的继发性损害，由原发性损害自然演变或人为搔抓、治疗等形成。

(1) 糜烂为黏膜上皮缺损所致的潮红湿润面，基底为表皮下层或真皮乳头层，损害较浅。常见于水疱、脓疱破裂或浸渍处表皮脱落后，表面常有渗出和结痂。糜烂愈合较快，愈后不留瘢痕。

(2) 溃疡为深达真皮网状层或更深的皮肤黏膜缺损，大小不一，愈后留下瘢痕。常见于皮损破裂和烧伤后伴感染等(图 3-4-14)。

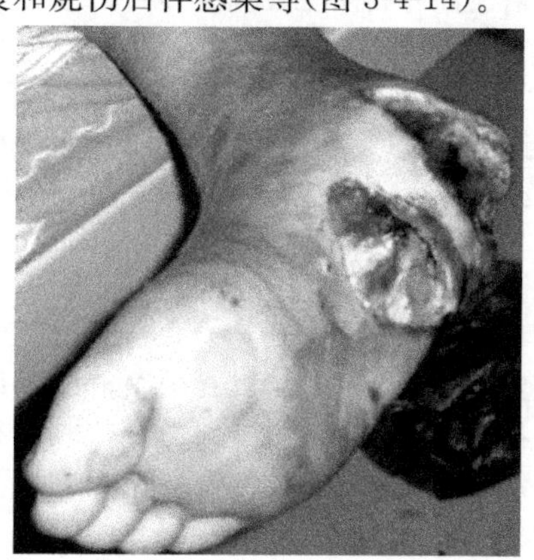

图 3-4-14　溃疡

十一、瘢　痕

真皮或深层组织缺损、破坏后，结缔组织增生形成的斑块称为瘢痕(scar)。外伤、感染及手术等均可在皮肤上遗留瘢痕，为曾患过某些疾病的证据。如癫痫患者于摔伤后常出现额部与面部瘢痕；患过皮肤疮疖者在相应部位可遗留瘢痕；患过天花者，在其面部或其他部位有多数大小类似的瘢痕；颈淋巴结结核破溃愈合后的患者常遗留颈部皮肤瘢痕；手术后在相应部位留有瘢痕等。

十二、毛　发

毛发(hair)的分布、疏密、颜色和曲直与种族、性别、年龄等有关，亦受遗传、营养和精神状态的影响。正常人毛发的数量存在一定差异，一般男性体毛较多，阴毛呈菱形分布；女性体毛较少，阴毛多呈倒三角形分布。中年以后因毛发根部的血运和细胞代谢减退，头发可逐渐减少或色素脱失，形成秃顶或白发。

毛发的多少及分布变化对诊断某些疾病有辅助意义。毛发增多见于一些内分泌疾病，如库欣综合征、长期使用肾上腺皮质激素及雄激素者，女性患者除一般体毛增多外，尚可生出胡须。病理性毛发脱落常见于以下原因：①头部皮肤疾病：如脂溢性皮炎、螨寄生可呈不规则脱发，以顶部为著。②神经营养障碍：如斑秃，脱发多为圆形，范围大小不等，发生突然，可以再生。③某些内分泌疾病：如甲状腺功能或垂体功能减退。④理化因素性脱发：如过量的放射线辐射，某些

笔记栏

抗癌药物,如环磷酰胺等。⑤某些发热性疾病:如肠伤寒。

第三节 淋 巴 结

体格检查一般仅能检查身体各部表浅的淋巴结。表浅淋巴结呈组群分布。正常情况下,淋巴结较小,直径多在0.2～0.5cm之间,质地柔软,表面光滑,与毗邻组织无粘连且活动良好,不易触及也无压痛。

一、表浅淋巴结分布

表浅淋巴结遍及全身,一个组群的淋巴结收集一定区域内的淋巴液,局部炎症或肿瘤往往引起相应区域的淋巴结肿大,这一点对判断淋巴结肿大的原因非常重要。

1. 头颈部(图3-4-15)

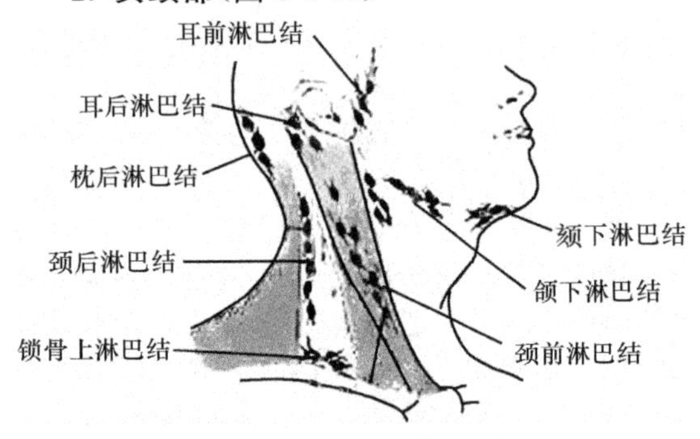

图3-4-15 颈部淋巴群

(1) 耳前淋巴结:位于耳屏前方,收集面部皮肤、腮腺等处淋巴液。

(2) 耳后淋巴结:位于耳后乳突表面、胸锁乳突肌止点处,亦称为乳突淋巴结,主要收集头皮范围内的淋巴液。

(3) 枕后淋巴结:位于枕部皮下,斜方肌起点与胸锁乳突肌止点之间,收集枕部和项部皮肤等处的淋巴液。

(4) 颌下淋巴结:位于颌下腺附近,在下颌角与颏部之中间部位,收集口底、颊黏膜、牙龈等处的淋巴液。

(5) 颏下淋巴结:位于颏下三角内,下颌舌骨肌表面,两侧下颌骨前端中点后方,收集颏下三角区内组织、唇和舌部的淋巴液。

(6) 颈前淋巴结:位于胸锁乳突肌表面及下颌角处,收集鼻咽喉部、气管、甲状腺等处的淋巴液。

(7) 颈后淋巴结:位于斜方肌前缘,收集咽喉部、气管、甲状腺等处的淋巴液。

(8) 锁骨上淋巴结:位于锁骨与胸锁乳突肌所形成的夹角处,左侧收集食管、胃等处的淋巴液,右侧多收集气管、肺、胸膜等处的淋巴液。

笔记栏

2. 上肢

(1) 腋窝淋巴结:是上肢最大的淋巴结组群,收集躯干上部、乳腺、胸壁等处的淋巴液。可分为五群:①外侧淋巴结群:位于腋窝外侧壁。②胸肌淋巴结群:位于胸大肌下缘深部。③肩胛下淋巴结群:位于腋窝后皱襞深部。④中央淋巴结群:位于腋窝内侧壁近肋骨及前锯肌处。⑤腋尖淋巴结群:位于腋窝顶部。

(2) 滑车上淋巴结:位于上臂内侧,内上髁上方3～4cm处,肱二头肌与肱三头肌之间的沟内,主要收集上肢和手部的淋巴液。

3. 下肢

(1) 腹股沟淋巴结:位于腹股沟韧带下方股三角内,主要收集下肢和会阴部的淋巴液,它分为上、下两群:①上群位于腹股沟韧带下方,与韧带平行排列,故又称为腹股沟韧带横组或水平组。②下群位于大隐静脉上端,沿静脉走向排列,故又称为腹股沟淋巴结纵组或垂直组。

(2) 腘窝淋巴结:位于小隐静脉和腘静脉的汇合处,主要收集下肢和足部的淋巴液。

二、检查方法及顺序

1. 检查方法 检查淋巴结的方法是视诊和触诊。视诊时不仅要注意局部征象包括皮肤是否隆起,颜色有无变化,有无皮疹、瘢痕、瘘管等,也要注意全身状态。

触诊是检查淋巴结的主要方法。检查者将示、中、环三指并拢,其指腹平放于被检查部位的皮肤上进行滑动触诊。发现淋巴结肿大时,应注意其部位、大小、数目、硬度、压痛、活动度、有无粘连,局部皮肤有无红肿、瘢痕、瘘管等,同时注意寻找引起淋巴结肿大的原发病灶。

常见部位淋巴结的检查要点如下:①颈部淋巴结:站在被检查者背后,嘱被检查者头稍低,或偏向检查侧,以使皮肤或肌肉松弛,有利于触诊。②锁骨上淋巴结:让被检查者取坐位或卧位,头部稍向前屈,用双手进行触诊,左手触诊右侧,右手触诊左侧,由浅部逐渐触摸至锁骨后深部。③腋窝淋巴结:以手扶被检查者前臂稍外展,检查者以右手检查左侧,以左手检查右侧,触诊时由浅及深至腋窝顶部。④滑车上淋巴结:以左(右)手扶托被检查者左(右)前臂,以右(左)手向滑车上由浅及深进行触摸。

2. 检查顺序 全身体格检查时,淋巴结的检查应在相应身体部位检查过程中进行。为了避免遗漏,应特别注意淋巴结的检查顺序。①头颈部淋巴结的检查顺序:耳前、耳后、枕部、颌下、颏下、颈前、颈后、锁骨上淋巴结。

②上肢淋巴结的检查顺序：腋窝淋巴结、滑车上淋巴结。腋窝淋巴结应按尖群、中央群、胸肌群、肩胛下群和外侧群的顺序进行。③下肢淋巴结的检查顺序：腹股沟部(先查上群、后查下群)、腘窝部。

三、淋巴结肿大的病因与特点

淋巴结肿大按其分布可分为局限性肿大和全身性肿大。

1. 局限性淋巴结肿大

(1) 非特异性淋巴结炎：由引流区域的急、慢性炎症所引起，如急性化脓性扁桃体炎、齿龈炎可引起颈部淋巴结肿大。急性炎症初始，肿大的淋巴结柔软、有压痛，表面光滑、无粘连，肿大至一定程度即停止。慢性炎症时，淋巴结较硬。随炎症消散，淋巴结可缩小或消退。

(2) 淋巴结结核：肿大的淋巴结常发生于颈部血管周围，多发性，大小不等，质地稍硬，可相互粘连，或与周围组织粘连；如发生干酪性坏死，则可触及波动感。晚期破溃后形成瘘管，愈合后可形成瘢痕。

(3) 恶性肿瘤淋巴结转移：恶性肿瘤转移所致淋巴结肿大，质地坚硬，或有橡皮样感，表面可光滑或突起，与周围组织粘连，不易推动，一般无压痛。胸部肿瘤如肺癌可向右侧锁骨上或腋窝淋巴结群转移；食管癌、胃癌多向左侧锁骨上淋巴结群转移，因此处系胸导管进颈静脉的入口；这种肿大的淋巴结称为 Virchow 淋巴结，常为胃癌、食管癌转移的标志。

2. 全身性淋巴结肿大 肿大淋巴结可遍及全身，大小不等，无粘连。可见于急、慢性传染性疾病引起的淋巴结肿大，淋巴瘤，各型急、慢性白血病，变态反应性疾病，结缔组织疾病，毒蛇咬伤，坏死增生性淋巴结病等。

附：一般检查的体检纲要

(1) 准备和清点器械。

(2) 自我介绍(姓名、职务，并进行简短交谈以融洽医患关系)。

(3) 观察发育、营养、面容、表情、步态、姿势和意识等。

(4) 当受检者在场时洗手。

(5) 测量体温(腋测，10 分钟)。

(6) 触诊桡动脉至少 30 秒。

(7) 用双手同时触诊双侧桡动脉，检查其对称性。

(8) 计数呼吸频率至少 30 秒。

(9) 测量右上肢血压两次。

(10) 检查皮肤、黏膜。

(11) 按顺序检查淋巴结。

第四节 一般检查中的某些异常发现

一、发育异常

案例 3-4-1

患者，女，11 岁。主因身材矮小、智力低下，于 2005 年 11 月 5 日入院。

患者出生 4 个月时，因其反应不灵活、哭声小，在当地医院诊为“先天性甲状腺缺如”。给予“甲状腺片”服用，3 个月余后自行停药。以后间断服用“甲状腺片”，自 5 年前停用药物至今。

体格检查：体温 36.5℃，脉搏 70 次/分，呼吸 19 次/分，血压 90/60mmHg。身材矮小(身高 80cm)，智力障碍；第二性征未见发育；余未见异常。

问题：

1. 患者的主要症状及初步诊断是什么？

2. 尚需询问哪些伴随症状？

3. 本例还需补充哪些问诊内容？

机体的发育受种族遗传、内分泌、营养代谢、生活条件及体育锻炼等诸多因素影响。发育如何，应通过观察患者的年龄是否与其智力和体格状态(包括身高、体重及第二性征)相符做出综合评价。

【病因】

1. 垂体性疾病 临床上表现为身高改变，智力正常，如垂体巨人症、肢端肥大症、垂体性侏儒症等。

2. 甲状腺疾病 发育成熟前，若发生甲状腺功能减退(原发和继发如桥本甲状腺炎、先天性甲状腺发育不全等)，可导致体格矮小、智力低下等。

3. 肾上腺疾病 发育成熟前，若有肾上腺肿瘤过早分泌性腺激素，可致真性性早熟，表现为第二性征提早出现。

4. 染色体疾病 细精管发育不全(XYY 综合征)、Turner 综合征等可出现身高、性征、体型等改变。

5. 其他 显性遗传病马方综合征患者四肢长而细；典型的软骨发育不全患者表现为不成比例的侏儒；儿童期肾病如肾小管性酸中毒、Bartter 综合征、慢性肾小球肾炎等，营养不良可致身材矮小。

案例 3-4-1 分析 1

该患者主要症状为身材矮小、智力低下，综上所述及病史资料，不难诊断出患者为先天性甲状腺缺如所致呆小症。

笔记栏

【伴随症状】

1. 发育异常伴头痛、视力障碍等 见于垂体肿瘤。

2. 身材高大伴活动后气促、心悸等 考虑马方综合征和垂体性巨人症合并心功能不全。

3. 身材矮小伴面黄、浮肿、乏力、怕冷等 考虑甲状腺功能减退。

4. 伴性征改变 应考虑肾上腺疾病、性腺发育不全、呆小症等。

5. 伴水肿、消瘦、乏力等 考虑营养不良、慢性疾病(肾病、肝病、糖尿病等)。

案例 3-4-1 分析 2

案例缺乏怕冷、乏力、食欲缺乏、黏液性水肿等甲状腺功能减退的临床表现资料。

【问诊要点】

(1) 年龄、性别、生活习惯及饮食情况。

(2) 身高随年龄增长情况。

(3) 第二性征发育情况。

(4) 智力发育情况。

(5) 有无慢性脏器疾患及治疗情况。

(6) 月经史、生育史。

(7) 家族史。

案例 3-4-1 分析 3

本案例尚应询问及生活及饮食习惯、智力障碍的具体情况和家族史。

二、色 素 沉 着

案例 3-4-2

患者,女,22 岁,农民。主因面部色斑 1 年余,关节疼痛半年;于 2005 年 11 月 26 日入院。

体格检查:生命征无异常。面部见红褐色蝶形斑,眼、耳、鼻、口、双肺及心脏、腹部检查未见异常。双侧肘关节和膝关节肿胀、压痛、活动受限。

问题:

1. 该患者的主要症状是什么?
2. 为确诊尚需问及哪些伴随症状?
3. 能够引起色素沉着的疾病有哪些?

【病因】

1. 遗传因素 神经纤维瘤的咖啡色斑、Albrigt 综合征、雀斑、黑色棘皮症、Fanconi 综合征等。

2. 药物和物理化学因素 博来霉素、氯丙嗪、苯妥因、非那西汀、金、银、砷、紫外线、烧伤、电离射线、慢性创伤、机械性压迫等。

3. 内分泌疾患 Addison 病、Nelson 综合征、垂体瘤、雌激素治疗等。

4. 代谢性疾病 血色病、Wilson 病、戈谢病、尼-皮二氏征、迟发型皮肤卟啉症等。

5. 炎症与感染 红斑狼疮、银屑病、过敏性皮疹、带状疱疹、下肢溃疡、疟疾、黑热病等。

6. 其他 恶性黑色素瘤全身扩散、肝硬化、营养不良、维生素 B_{12} 缺乏、慢性间质性肾炎等。

案例 3-4-2 分析 1

该患者的主要症状是面部蝶形红褐色斑,四肢关节肿痛。

【伴随症状】

1. 伴食欲缺乏 见于肝硬化、Wilson 病、血色病、重金属中毒等。

2. 伴发热 见于感染、红斑狼疮、黑色素瘤转移等。

3. 伴乏力 见于内分泌疾患、营养不良、间质性肾炎等。

4. 伴皮下多处结节 见于多发神经纤维瘤。

5. 伴关节疼痛 见于红斑狼疮等。

案例 3-4-2 分析 2

该案例尚应问及有无发热、乏力、贫血等症状,平素健康状况,既往有何疾病。

【问诊要点】

(1) 年龄、性别、病程、诱因。

(2) 有无特殊物理、化学因素影响,服用药物情况。

(3) 有无发热、关节疼痛等。

(4) 有无乏力、食欲减退、浮肿等。

(5) 既往史。

(6) 月经生育史、家族史。

(刘俊英)

第5章 头 部

头部及其器官是表现人体外形特征的最重要的部位之一，也是检查者最容易和最早观察到的部位，全面的视诊、触诊常能提供很多有价值的诊断资料。

第一节 头发与头皮

头发(hair)的色泽、曲直和疏密度可因种族遗传因素和年龄而不同。检查时要注意其颜色、疏密度、脱发的类型与特点。儿童和老年人头发较稀疏，头发逐渐变白属老年性改变。脱发可由多种疾病引起，如伤寒、甲状腺功能减退、斑秃等；也可由物理与化学因素引起，如放射治疗或抗癌药物治疗等。要注意检查脱发发生部位、形状与头发改变的特点。

检查头皮(scalp)时需分开头发，观察头皮颜色、头皮屑，有无头癣、疖痈、外伤、血肿及瘢痕等。

第二节 头 颅

视诊观察头颅(skull)的大小、外形和活动情况。触诊时，用双手仔细触摸头颅的各个部位，了解其外形，有无压痛和异常隆起。以头围来衡量头颅的大小，测量时以软尺自眉间绕到颅后通过枕骨隆突。头围在各发育阶段为：新生儿约34cm，出生后的前半年增加8cm，后半年增加3cm，第2年增加2cm，第3、4年内约增加1.5cm，4～10岁共增加约1.5cm，到18岁可达53cm或以上，以后几乎不再变化。矢状缝和其他颅缝大多在出生后6个月骨化，骨化过早会影响颅脑的发育。

头颅的大小异常或畸形可成为一些疾病的典型体征，临床常见者如下。

1. 小颅(microcephalia) 小儿囟门多在12～18个月内闭合，如过早闭合可形成小头畸形，同时伴有智力发育障碍。

2. 尖颅(oxycephaly)亦称塔颅(tower skull)。由于矢状缝与冠状缝过早闭合，以致头顶部耸起，与颜面的比例失调。见于先天性疾患尖颅并指(趾)畸形(acro-cephalosyndactylia)，即Apert综合征(图3-5-1)。

3. 方颅(squared skull) 前额左右突出，头顶平坦呈方形，见于小儿佝偻病或先天性梅毒。

4. 巨颅(large skull) 额、顶、颞及枕部突出膨大呈圆形，颈部静脉充盈，颜面相对较小。由于颅内压增高，压迫眼球，形成双目下视、巩膜外露的特殊表情，称落日现象(setting sun phenomenon)。见于脑积水(图3-5-2)。

5. 长颅(delichocephalia) 自颅顶至下颌部的长度明显增大。见于马方综合征及肢端肥大症(图3-5-3)。

6. 变形颅(deforming skull) 中年人以颅骨增大变形为特征，同时伴有长骨的骨质增厚与弯曲。见于变形性骨炎(Paget病)(图3-5-3)。

视诊可发现头部的运动异常：①头部活动受限，见于颈椎疾患。②头部不随意颤动，见于震颤麻痹(Parkinson病)。③Musset征：为与颈动脉搏动一致的点头运动，见于严重主动脉瓣关闭不全。

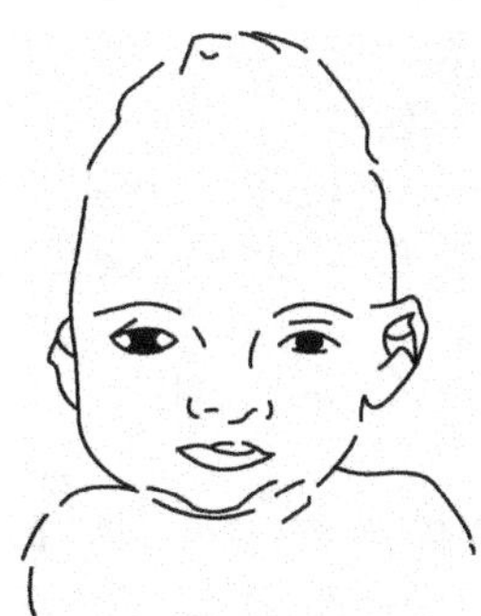

图3-5-1 尖颅

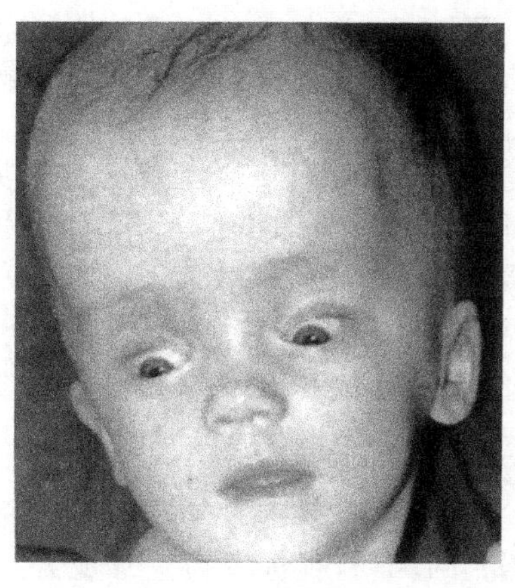

图3-5-2 脑积水

笔记栏

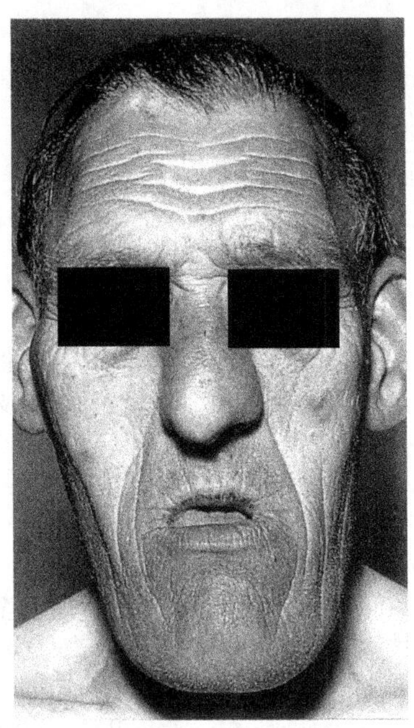

图 3-5-3　长颅

第三节　颜面及其器官

头部前面不被头发遮盖的部分即为颜面(face),一般可概括为三个类型:即椭圆形、方形及三角形。面部肌群发达,有丰富的血管和神经分布,是构成表情的基础,各种面容和表情的临床意义已如前述。除面部器官本身的疾病外,许多全身性疾病在面部及其器官也有特征性改变。检查面部及其器官对诊断某些疾病具有重要意义。

一、眼

眼的检查包括视功能、外眼、眼前节、内眼四部分。

(一) 眼的功能检查

1. 视力(visual acuity)　视力分为远视力和近视力,后者通常指阅读视力。视力检测需借助国际标准视力表。

(1) 远视力检测:患者距远距离视力表 5m 远。一般先检查右眼,此时用干净的卡片或遮眼板盖于左眼前,但勿使眼球受压。嘱受检者从上至下指出"E"字形视标开口的方向,记录所能看清的最小一行视力读数,即为该眼的远视力。能看清"1.0"行视标者为正常视力。然后检查左眼,程序同前。

(2) 近视力检测:在距近距离视力表 33cm 处,能看清"1.0"行视标者为正常视力。尚可改变患者检查距离,即将视力表靠近或远离,至患者能清晰辨认,以便测得其最佳视力和估计其屈光性质与度数。

笔记栏

近视力检查能了解眼的调节能力,与远视力检查配合则可初步诊断有无屈光不正(包括散光、近视、远视)和老视,或是有器质性病变,如白内障、眼底病变等。

2. 视野(visual fields)　是眼球向正前方固视不动时所见的空间范围,相对中央视力而言,它是周围视力,用来检查黄斑中心凹以外的视网膜功能。采用手试对比检查法可粗略地测定视野。若对比检查法结果异常或疑有视野缺失,可利用视野计做精确的视野测定。

视野在各方向均缩小者,称为向心性视野狭小。在视野内的视力缺失区称为暗点。视野的左或右一半缺失,称为偏盲。双眼视野颞侧偏盲或象限偏盲,见于视交叉以后的中枢病变,单侧不规则的视野缺损见于视神经或视网膜病变。

3. 色觉(color sensation)　色觉的异常可分为色弱和色盲两种。对某种颜色的识别能力减低为色弱;识别能力丧失则为色盲。色盲又有先天性与后天性之分,先天性色盲是遗传性疾病,以红、绿色盲最常见,遗传方式为伴性遗传,男性发病率为 4.7%,女性约 0.7%;后天性者多由视网膜病变、视神经萎缩和球后视神经炎引起。蓝、黄色盲极为少见,全色盲更罕见。

色觉检查宜在适当的光线下进行,让受检者在 50cm 距离处读出色盲表上的数字或图像,如 5～10 秒内不能读出表上的彩色数字或图像,则可按色盲表的说明判断为某种色盲或色弱。

4. 立体视的检查　见眼科学教材。

(二) 外眼检查

外眼结构见图 3-5-4。检查内容包括:

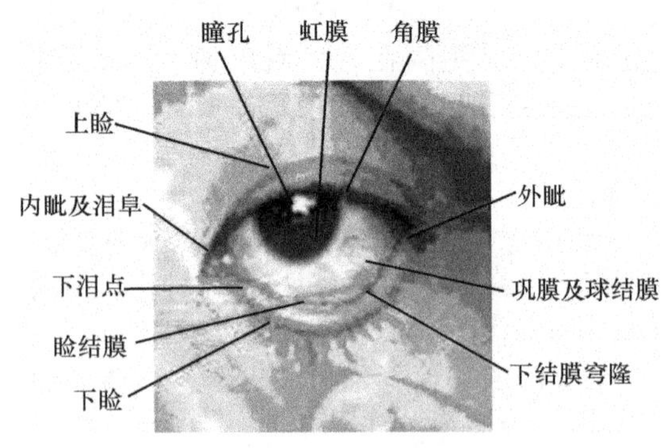

图 3-5-4　眼部的外部结构

1. 眼睑(eyelids)

(1) 睑内翻(entropion):由于瘢痕形成使睑缘向内翻转,见于沙眼。

(2) 上睑下垂(ptosis):双侧上睑下垂见于先天性上睑下垂、重症肌无力;单侧上睑下垂见于蛛网膜下腔出血、脑脓肿、脑炎、外伤等引起的动眼神经麻痹。

（3）眼睑闭合障碍：双侧眼睑闭合障碍可见于甲状腺功能亢进症；单侧闭合障碍见于面神经麻痹。

（4）眼睑水肿：眼睑皮下组织疏松，轻度或初发水肿常表现在眼睑。常见原因为肾炎、慢性肝病、营养不良、贫血、血管神经性水肿等。

此外，还应注意眼睑有无包块、压痛、倒睫等。

2. 结膜（conjunctiva） 结膜分睑结膜、穹隆部结膜与球结膜三部分。检查上睑结膜时需翻转眼睑。其要领为：用示指和拇指捏住上睑中外1/3交界处的边缘，嘱被检查者向下看，此时轻轻向前下方牵拉，然后示指向下压迫睑板上缘，并与拇指配合将睑缘向上捻转即可将眼睑翻开（图3-5-5）。

结膜常见的改变：伴充血、分泌物，见于急性结膜炎；颗粒与滤泡见于沙眼；结膜苍白见于贫血；结膜黄染见于黄疸；若有多少不等散在的出血点时，可见于感染性心内膜炎；若见大片的结膜下出血，可见于高血压、动脉硬化。

3. 泪囊 请患者上视，检查者用双手拇指轻压患者双眼内眦下方，同时观察有无分泌物或泪液溢出。若有黏液脓性分泌物流出，应考虑慢性泪囊炎。急性炎症时应避免做此检查。

4. 眼球（eyeball） 主要检查眼球的外形与运动。

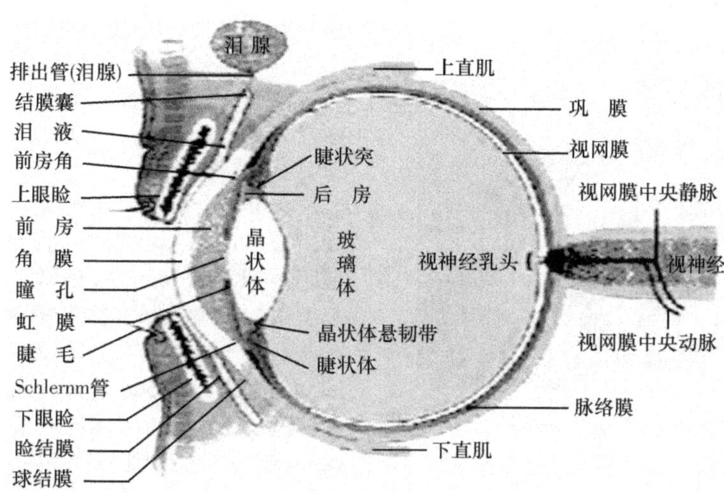

图3-5-5 眼球矢状切面示意图

（1）眼球突出（exophthalmos）：双侧眼球突出见于甲状腺功能亢进症。患者除突眼外还有以下眼征：①Stellwag征：瞬目减少。②Graefe征：眼球下转时上睑不能相应下垂。③Mobius征：表现为集合运动减弱，即目标由远处逐渐移近眼球时，两侧眼球不能适度内聚。④Joffroy征：上视时无额纹出现（图3-5-6）。

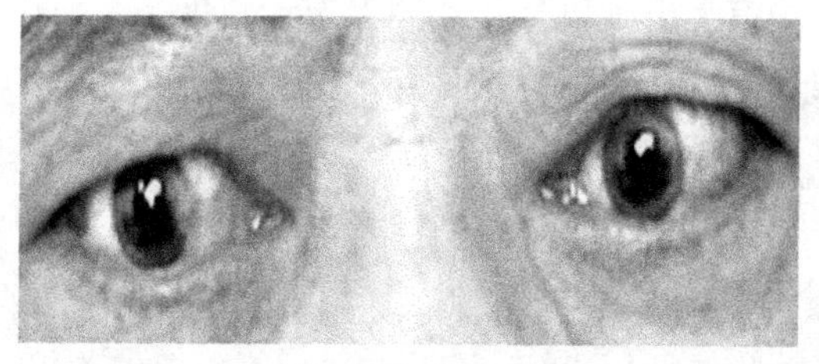

图3-5-6 甲状腺功能亢进眼征示意图

单侧眼球突出，多由于局部炎症或眶内占位性病变所致，偶见于颅内病变。

（2）眼球下陷（enophthalmos）：双侧下陷见于严重脱水，老年人由于眶内脂肪萎缩亦有双眼眼球后退；单侧下陷，见于Horner综合征和眶尖骨折。

（3）眼球运动：实际上是检查六条眼外肌（图3-5-7）的运动功能，眼外肌受动眼、外展、滑车三对脑神经支配。医师置目标物于受检者眼前30～40cm处，嘱患者固定头位，眼球随目标按左→左上→左下、右→右上→右下六个方向的顺序转动，若某一方向运动受限提示对应配偶肌功能障碍，可伴有复视。由支配眼肌运动的神经麻痹所产生的斜视，称为麻痹性斜视（paralytic squint），多由颅脑外伤、鼻咽癌、脑炎、脑膜炎、脑脓肿、脑血管病变引起。

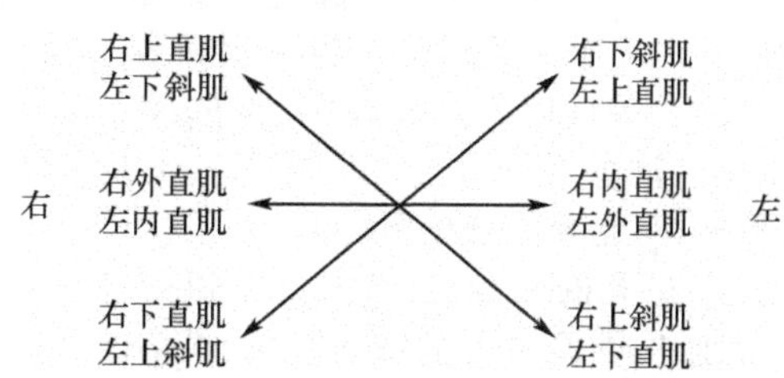

图3-5-7 眼球六个方向的运动及其相应的配偶肌

（4）眼内压检测：眼内压可采用触诊法或眼压计来检查。①眼内压减低：双眼球凹陷，见于眼球萎缩或脱水。眼内压可采用触诊法或眼压计来检查。②眼内压增高：见于眼压增高性疾患，如青光眼。

笔记栏

（三）眼前节检查

1. 角膜(cornea)　正常人角膜透明，感觉灵敏。检查时注意有无云翳、白斑、软化、溃疡、新生血管等。①云翳与白斑如发生在角膜的瞳孔部位可以引起不同程度的视力障碍。②角膜软化见于婴幼儿营养不良、维生素A缺乏等。③老年人角膜边缘及周围出现灰白色混浊环，称为老年环(arcus senilis)；因类脂质沉着所致，无自觉症状，不妨碍视力。④角膜边缘若出现黄色或棕褐色的色素环，其外缘较清晰，内缘较模糊，称为Kayser-Fleischer环(图3-5-8)，与铜代谢障碍有关，见于肝豆状核变性(Wilson病)。⑤严重沙眼者角膜周边的血管增生。

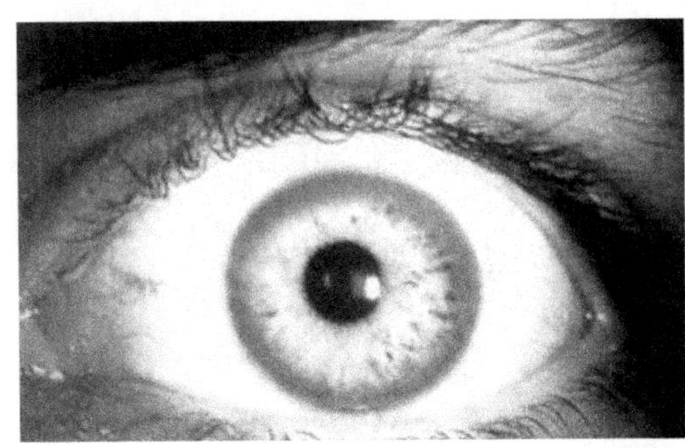

图3-5-8　Kayser-Heischer环

2. 巩膜(sclera)　巩膜不透明，瓷白色。黄疸时，巩膜黄染先于其他黏膜。中年以后在内眦部可出现不均匀分布的黄色斑块，常为脂肪沉着。

3. 虹膜(iris)　虹膜是眼球葡萄膜的最前部分，中央的圆形孔洞即瞳孔，虹膜内有瞳孔括约肌与扩大肌，能调节瞳孔的大小。正常虹膜纹理近瞳孔呈放射状排列，周边呈环形排列。纹理模糊或消失见于虹膜炎症、水肿和萎缩。形态异常或有裂孔，见于虹膜后粘连、外伤、先天性虹膜缺损等。

4. 瞳孔(pupil)　瞳孔是虹膜中央的圆形孔洞，正常直径为3～4mm。瞳孔括约肌收缩，瞳孔缩小，由动眼神经的副交感神经纤维支配；瞳孔扩大肌收缩，瞳孔扩大，由交感神经支配。检查瞳孔应注意其形状、大小、位置，双侧是否等圆、等大，对光及集合反射等。

(1) 瞳孔的形状：正常人双侧瞳孔等圆。青光眼或眼内肿瘤时可呈椭圆形，虹膜粘连时形状可不规则。

(2) 瞳孔大小：正常人双侧瞳孔等大，为3～4mm。引起瞳孔大小改变的因素很多。生理情况下，婴幼儿和老年人瞳孔较小，青少年瞳孔较大；在光亮处瞳孔较小，兴奋或在暗处瞳孔扩大。病理情况下：①瞳孔缩小：见于虹膜炎症、中毒(有机磷类农药)、药物反应(毛果芸香碱、吗啡、氯丙嗪)等。②瞳孔扩大：见于外伤、颈交感神经受刺激、青光眼绝对期、视神经萎缩、药物影响(阿托品、可卡因)等。③双侧瞳孔散大并伴有对光反射消失为濒死状态的表现。④一侧眼交感神经麻痹，出现瞳孔缩小、眼睑下垂和眼球下陷，同侧结膜充血及面部无汗，称Horner综合征。⑤双侧瞳孔大小不等：常提示有颅内病变，如脑外伤、脑肿瘤、中枢神经梅毒、脑疝等。双侧瞳孔不等，且变化不定，可能是中枢神经和虹膜的神经支配障碍；如双侧瞳孔不等，伴有对光反射减弱或消失以及神志不清，往往是中脑功能损害的表现。

(3) 对光反射：用以检查瞳孔活动功能。直接对光反射，通常用手电筒直接照射瞳孔，并观察其动态反应。正常人眼受到光线刺激后瞳孔立即缩小，移开光源后瞳孔迅速复原。间接对光反射，用光线照射一眼时，另一眼瞳孔立即缩小，移开光源，瞳孔扩大。瞳孔对光反射迟钝或消失，见于昏迷患者。

(4) 集合反射：嘱患者注视1m以外的目标，如检查者的示指尖；然后将目标逐渐移近眼球，至距眼球5～10cm处，正常人此时瞳孔缩小(调节反射)，双眼内聚，称为集合反射(convergence reflex)。由于视物由远至近，也同时伴有晶状体的调节(accommodation)。因此，将上述双眼内聚、瞳孔缩小和晶状体的调节三者统称为近反射(near reflex)。动眼神经功能损害时，睫状肌和双眼内直肌麻痹，调节反射和集合反射均消失。

（四）眼底检查

检查眼底需借助检眼镜。正常眼底的视乳头为卵圆形或圆形，边缘清楚，色淡红，颞侧较鼻侧稍淡，中央凹陷；动脉色鲜红，静脉色暗红，动、静脉管径的正常比例为2∶3(图3-5-9)。眼底检查主要的项目：视神经乳头、视网膜血管、黄斑区、视网膜各象限。应注意视乳头的颜色、边缘、大小、形状，视网膜有无出血和渗出物，动脉有无硬化等。

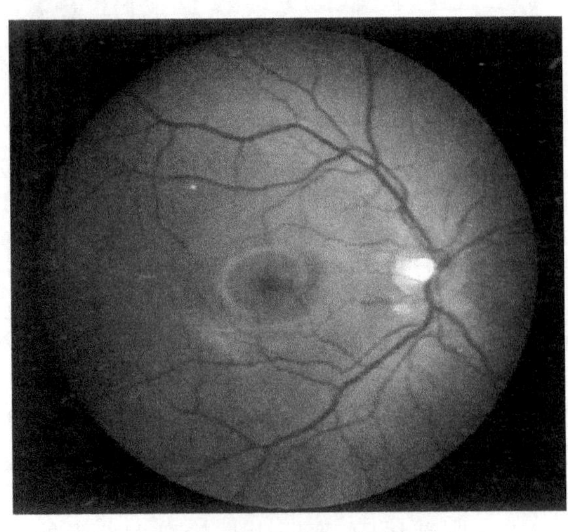

图3-5-9　右侧正常眼底

笔记栏

视乳头水肿常见于颅内肿瘤、脑脓肿、外伤性脑出血、脑膜炎、脑炎等引起颅内压增高时，其发生的原理是颅内压增高后影响视网膜中央静脉的回流。

许多全身性疾病可以引起眼底的改变，几种常见的改变如下：①高血压动脉硬化：早期为视网膜动脉痉挛；硬化期为视网膜动脉变细，反光增强，有动静脉交叉压迫现象，动脉呈铜丝状甚至银丝状；晚期围绕视乳头可见火焰状出血、棉絮状渗出物，严重时有视乳头水肿。②慢性肾炎：视乳头及周围视网膜水肿，火焰状出血，棉絮状渗出物。③妊娠高血压综合征：视网膜动脉痉挛、水肿，渗出物增多时可致视网膜脱离。④糖尿病：视网膜静脉扩张迂曲，可见软性或硬性渗出，视网膜有点状和片状深层出血。⑤白血病：视乳头边界不清，视网膜血管色淡，血管曲张或弯曲，视网膜上有带白色中心的出血斑及渗出物。

二、耳

耳为听觉和平衡器官，分外耳、中耳和内耳三个部分。

1. 外耳

(1) 耳郭(auricle)：注意其外形、大小、位置和对称性，有无发育畸形、外伤瘢痕、红肿、瘘口等。耳郭红肿、局部发热和疼痛，或牵拉、触诊耳郭引起疼痛，常提示有炎症；痛风患者可在耳郭上触及痛性小节，为尿酸盐沉着。

(2) 外耳道(external auditory canal)：①注意皮肤是否正常，有无溢液。如有黄色液体流出并有痒痛者为外耳道炎；有脓液流出伴全身症状，则应考虑急性中耳炎；外伤患者有血液或脑脊液流出应疑及颅底骨折。②外耳道内局部红肿、疼痛，并有耳郭牵拉痛则为疖肿。③对耳鸣患者应注意有无外耳道瘢痕狭窄、耵聍或异物堵塞。

2. 中耳　观察鼓膜是否穿孔，注意穿孔位置；如有恶臭溢脓，可能为胆脂瘤。

3. 乳突(mastoid)　外壳由骨密质组成，内腔为大小不等的骨松质小房，乳突内腔与中耳道相连。患化脓性中耳炎引流不畅时可蔓延为乳突炎，检查时可发现耳郭后方皮肤红肿，乳突有明显压痛，有时可见瘘管。严重时，可继发耳源性脑脓肿或脑膜炎。

4. 听力(auditory acuity)　检查时可先粗略地了解被检查者的听力，正常人一般在1m处可闻机械表声或捻指声。粗测若发现被检查者有听力减退，则应进行精确的听力测试方法和其他相应的专科检查。精测方法是使用规定频率的音叉或电测听设备进行一系列较精确的测试，对明确诊断更有价值。听力减退见于耳道有耵聍或异物、听神经损害、局部或全身血管硬化、中耳炎、耳硬化等。

三、鼻

1. 鼻外观　视诊时注意鼻部皮肤颜色和鼻外形。①鼻梁皮肤出现黑褐色斑点或斑片，为日晒后或其他原因所致的色素沉着，如黑热病、慢性肝脏疾患等。②鼻梁部皮肤出现红色斑块，病损处高起皮面并向两侧面颊部扩展，见于系统性红斑狼疮。③鼻尖和鼻翼见红色皮肤损害，并有毛细血管扩张和组织肥厚，见于酒渣鼻(rosacea)。④鞍鼻(saddle nose)是由于鼻骨破坏、鼻梁塌陷所致，见于鼻骨折、鼻骨发育不良、先天性梅毒和麻风病；鼻骨骨折十分常见，凡因鼻外伤引起鼻出血的病人都应仔细检查有无鼻骨或软骨骨折或移位。⑤鼻腔完全堵塞、鼻变形、鼻梁宽平如蛙状，称为蛙状鼻，见于肥大的鼻息肉患者。

2. 鼻翼扇动(nasal ale flap)　吸气时鼻孔张大，呼气时鼻孔回缩。见于伴呼吸困难的高热性疾病(如大叶性肺炎)、支气管哮喘或心源性哮喘发作时。

3. 鼻腔　①鼻腔黏膜和鼻腔分泌物：急性鼻黏膜肿胀多为炎症充血所致；伴有鼻塞和流涕，见于急性鼻炎。慢性鼻黏膜肿胀多为黏膜组织肥厚，见于各种因素引起的慢性鼻炎。鼻黏膜萎缩、鼻腔分泌物减少、鼻甲缩小、鼻腔宽大、嗅觉减退或丧失，见于慢性萎缩性鼻炎。鼻腔黏膜受到各种刺激时会产生过多的分泌物，清稀、无色的分泌物为卡他性炎症，黏稠、黄色或绿色的分泌物为鼻或鼻窦的化脓性炎症。②鼻中隔：正常成人的鼻中隔很少完全居中，多数稍有偏曲；如有明显的偏曲，引起呼吸障碍，称为鼻中隔偏曲。严重的高位偏曲可压迫鼻甲，引起神经性头痛；也可因偏曲骨质刺激黏膜而引起出血。鼻中隔出现孔洞称为鼻中隔穿孔，多为鼻腔慢性炎症、外伤等引起。③鼻出血(epistaxis)：多发生于单侧，见于外伤、鼻腔感染、局部血管损伤、鼻咽癌、鼻中隔偏曲等。双侧出血则多由全身性疾病引起，如某些发热性传染病(流行性出血热、伤寒等)、血液系统疾病(血小板减少性紫癜、再生障碍性贫血、白血病、血友病)、高血压病、肝脏疾病、维生素C或维生素D缺乏等。妇女如发生周期性鼻出血则应考虑到子宫内膜异位症。

4. 鼻窦(nasal sinus)　鼻窦为鼻腔周围含气的骨质空腔，共四对(图3-5-10)，都有窦口与鼻腔相通，当引流不畅时常发生炎症。鼻窦炎时出现鼻塞、流涕、头痛和鼻窦压痛。

各鼻窦区压痛检查法如下。

(1) 上颌窦：医师双手固定于患者的两侧耳

笔记栏

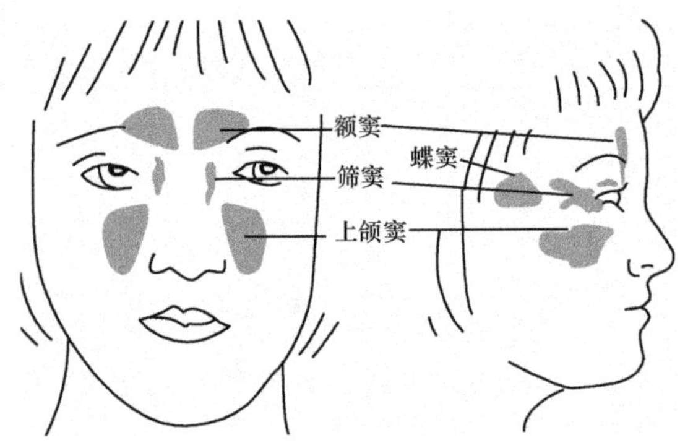

图 3-5-10 鼻窦位置示意图

后，将拇指分别置于左右颧部向后按压，询问并比较两侧压痛情况。

(2) 额窦：一手扶持患者枕部，用另一拇指或示指置于眼眶上缘内侧用力向后向上按压。或以两手固定头部，双手拇指置于眼眶上缘内侧向后向上按压，询问并比较两侧压痛情况。

(3) 筛窦：双手固定病人两侧耳后，双侧拇指分别置于鼻根部与眼内眦之间向后方按压，询问有无压痛。

(4) 蝶窦：因解剖位置较深，不能在体表进行检查。

四、口

口(mouth)的检查内容包括口唇、口腔内器官和组织以及口腔气味等。

1. 口唇 口唇的毛细血管十分丰富，健康人口唇红润光泽。疾病时，口唇可有下列变化：①口唇颜色深红，为血循环加速、毛细血管过度充盈所致，见于急性发热性疾病。②口唇苍白，见于贫血、虚脱、主动脉瓣关闭不全等。③口唇发绀，见于心力衰竭和呼吸衰竭等。④口唇干燥并有皲裂，见于严重脱水患者。⑤口唇疱疹为发生于口唇黏膜与皮肤交界处成簇的小水疱，半透明，初发时发痒或刺激感，随后感疼痛，1 周左右即结痂，愈后不留瘢痕，多为单纯疱疹病毒感染所引起，常伴发于大叶性肺炎、感冒、流行性脑脊髓膜炎、疟疾等高热性疾病。⑥唇裂为先天性发育畸形。⑦口唇有红色斑片，压之褪色，见于遗传性毛细血管扩张症；除口唇外，身体其他部位也可出现。⑧口唇突然发生非充血性、无痛性肿胀，见于血管神经性水肿，常与过敏有关。⑨口唇肥厚增大，见于黏液性水肿(myxedema)、肢端肥大症(acromegaly)以及呆小症(cretinism)等。⑩口角糜烂见于维生素 B_2 缺乏症。

2. 口腔黏膜 检查口腔黏膜应在充分的自然光线下进行，正常口腔黏膜光洁呈粉红色。检查口底黏膜和舌底部，让患者舌尖上翘触及硬腭。由于口底组织比较松软，有时要用触诊才能触及口底新生物，颌下腺导管结石也宜用触诊检查。

病理情况有：①出现蓝黑色色素沉着斑片，多为肾上腺皮质功能减退症(Addison 病)。②见大小不等的黏膜下出血点或瘀斑，可能为各种出血性疾病或维生素 C 缺乏所引起。③在相当于第二磨牙的颊黏膜处出现帽针头大小白色斑点，称为麻疹黏膜斑(Koplik 斑)，为麻疹的早期特征。④黏膜充血、肿胀并伴有小出血点，称为黏膜疹(erathema)，多为对称性，见于猩红热、风疹和某些药物中毒。⑤黏膜溃疡可见于慢性复发性口疮。⑥雪口病(鹅口疮)为假丝酵母菌感染，多见于衰弱的病儿或老年患者，也可出现于长期使用广谱抗生素和抗癌药之后。

3. 牙齿(teeth) 应注意有无龋齿、残根、缺齿和义齿等。如发现牙齿疾患，应按下列格式标明所在部位：

右上颌	8	7	6	5	4	3	2	1	1	2	3	4	5	6	7	8	左上颌
右下颌	8	7	6	5	4	3	2	1	1	2	3	4	5	6	7	8	左下颌

1. 中切牙；2. 侧切牙；3. 尖牙；4. 第一前磨牙；5. 第二前磨牙；
6. 第一磨牙；7. 第二磨牙；8. 第三磨牙

如1|为右上中切牙，|7示左下第二磨牙为某种病变的部位。

牙齿的色泽与形状也具有临床诊断意义，如牙齿呈黄褐色，称斑釉牙，为长期饮用含氟量过高的水所引起；如发现中切牙切缘呈月牙形凹陷且牙间隙分离过宽，称为 Hutchinson 齿，为先天性梅毒的重要体征之一；单纯齿间隙过宽，见于肢端肥大症。

4. 牙龈(gum) 正常牙龈呈粉红色，质坚韧且与牙颈部紧密贴合，压迫后无出血及溢脓。牙龈水肿见于慢性牙周炎。牙龈缘出血常为口腔内局部因素引起，如牙石等；也可由全身性疾病所致，如维生素 C 缺乏症、肝脏疾病或血液系统疾病等；牙龈经挤压后有脓液溢出，见于慢性牙周炎、牙龈瘘管等。牙龈的游离缘若出现蓝灰色点线，称为铅线，是铅中毒的特征。在铋、汞、砷等中毒时也可出现类似的黑褐色点线状色素沉着。

5. 舌(tongue) 舌的运动异常：震颤见于甲状腺功能亢进症；偏斜见于舌下神经麻痹。常见舌的感觉、形态异常如下。

(1) 干燥舌：轻度干燥一般不伴外形的改

变;明显干燥见于鼻部疾患(可伴有张口呼吸、唾液缺乏)、大量吸烟、阿托品作用、放射治疗后等;严重的干燥舌可见舌体缩小,并有纵沟,见于严重脱水、干燥综合征等,可伴有皮肤弹性减退。

(2) 胖大舌:一过性肿大见于舌炎、口腔炎、舌的蜂窝组织炎、脓肿、血肿、血管神经性水肿等。长期增大见于黏液性水肿、呆小症和先天愚型(唐氏综合征)、舌肿瘤等。

(3) 地图舌,又名"游走性舌炎"(geographic tongue):舌面上出现黄色上皮细胞堆积而成的隆起,状如地图,边缘不规则,存在时间短,数日内即可剥脱,恢复正常。若再形成新的黄色隆起,称移行性舌炎(migratory glossitis),这种舌炎很少伴随其他病变,发生原因尚不明确,可能由核黄素缺乏引起。

(4) 镜面舌:亦称光滑舌(smooth tongue),舌萎缩,舌体较小,舌面光滑呈粉红色或红色,见于缺铁性贫血、恶性贫血及慢性萎缩性胃炎。

(5) 草莓舌(strawberry tongue):舌乳头肿胀、发红,外观似草莓,见于猩红热或长期发热患者。

(6) 毛舌:也称黑舌,舌面敷有黑色或黄褐色毛状物,故称毛舌(hairy tongue),此为丝状乳头缠绕了真菌丝以及其上皮细胞角化所形成。见于久病衰弱或长期使用广谱抗生素(引起真菌生长)的患者。

(7) 裂纹舌(wrikled tongue):舌面上出现横向裂纹,见于唐氏综合征或维生素 B_2 缺乏,后者有舌痛。纵向裂纹见于梅毒性舌炎。

(8) 牛肉舌(1peelFy tongue):舌面绛红色如生牛肉状,见于糙皮病(烟酸缺乏)。

6. 咽部及扁桃体 咽分为鼻咽、口咽、喉咽三部分(图 3-5-11)。鼻咽位于软腭平面之上、鼻腔的后方,如一侧有血性分泌物和耳鸣、耳聋,应考虑早期鼻咽癌。喉咽(1aryngeal pharynx):位于口咽之下,也称下咽部,其前方通喉腔,下端通食管;此部分的检查需借助间接或直接喉镜。

口咽(oral pharynx)位于软腭平面之下、会厌上缘的上方;前方直对口腔,软腭向下延续形成前、后两层黏膜皱襞,前面的黏膜皱襞称为舌腭弓,后方的称为咽腭弓。扁桃体位于舌腭弓和咽腭弓之间的扁桃体窝中。咽腭弓的后方称咽后壁。一般咽部检查即指上述范围。

咽部的检查方法:被检查者取坐位,头略后仰,口张大并发"啊"音,此时医师用压舌板在舌的前 2/3 与后 1/3 交界处迅速下压,使软腭上抬,在照明的配合下即可见软腭、腭垂、软腭弓、扁桃体、咽后壁等。

检查时若发现咽部黏膜充血、红肿、黏膜腺分泌增多,多为急性咽炎。若咽部黏膜充血、表面粗糙,并有淋巴滤泡呈簇状增殖,见于慢性咽

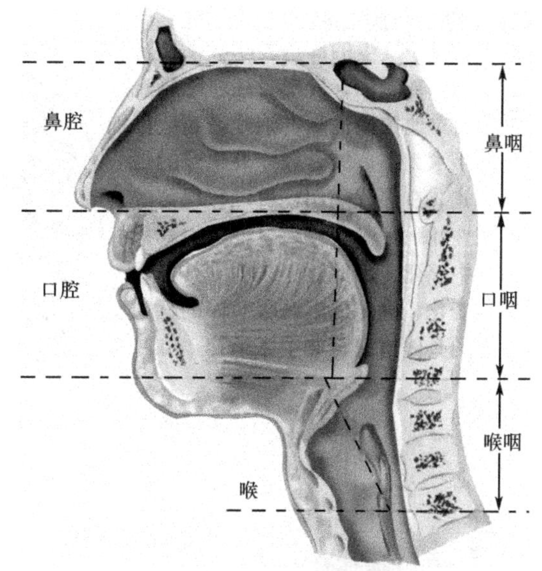

图 3-5-11 咽部结构示意图

炎。扁桃体发炎时,腺体红肿、增大,在扁桃体隐窝内有黄白色分泌物,或渗出物形成的苔片状假膜,很易剥离,这点可与咽白喉时扁桃体上所形成的假膜鉴别。白喉假膜不易剥离,若强行剥离则易引起出血。扁桃体增大一般分为三度(图 3-5-12):不超过咽腭弓者为Ⅰ度;超过咽腭弓者为Ⅱ度;达到或超过咽后壁中线者为Ⅲ度。

7. 喉(1arynx) 位于喉咽之下,向下连接气管。喉为软骨、肌肉、韧带、纤维组织及黏膜所组成的一个管腔结构,是发音的主要器官。但发音的协调尚需肺、气管、咽部、口腔、鼻腔、鼻窦等多方面的配合才能完成。急性声音嘶哑或失音常见于急性炎症;慢性失音要考虑喉癌。喉由喉上神经与喉返神经支配;当纵隔、喉肿瘤及颈前手术时,上述神经受到损害,可引起声带麻痹以致失音。

8. 口腔气味 健康人口腔无特殊气味。饮酒、吸烟的人可有烟、酒味;如有特殊难闻的气味,可由口腔局部、胃肠道或其他全身性疾病引起。局部原因如牙龈炎、龋齿、牙周炎可产生臭味;牙槽脓肿为腥臭味;牙龈出血为血腥味。全身疾病引起特殊气味:糖尿病酮症酸中毒患者可发出烂苹果味;尿毒症患者可发出尿味;肝坏死患者的肝臭味;有机磷农药中毒的大蒜味等。

五、腮　　腺

腮腺(parotid gland)位于耳屏、下颌角、颧弓所构成的三角区内,正常腮腺体薄而软,触诊时摸不清轮廓。腮腺肿大时可见到以耳垂为中心的局部隆起。腮腺导管位于颧骨下 1.5cm 处,横过咀嚼肌表面,开口相当于上颌第二磨牙对面的颊黏膜上(图 3-5-13)。检查时应注意导管口

有无分泌物。腮腺肿大见于：

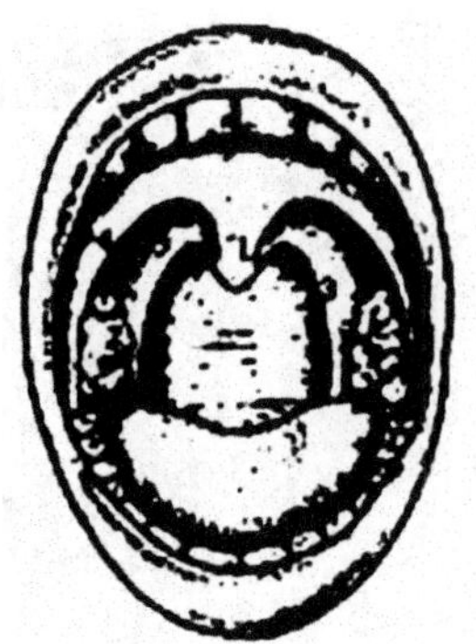
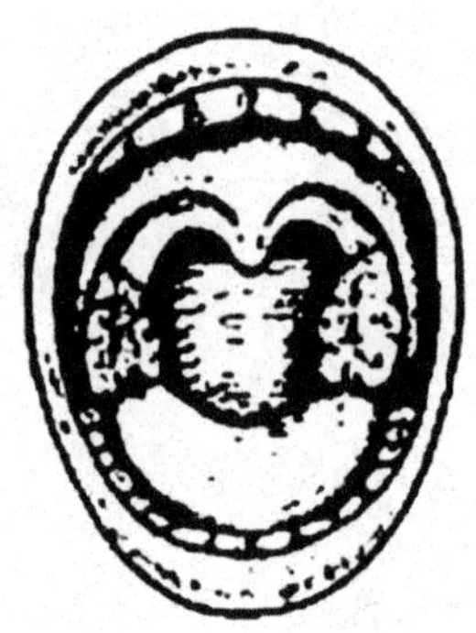
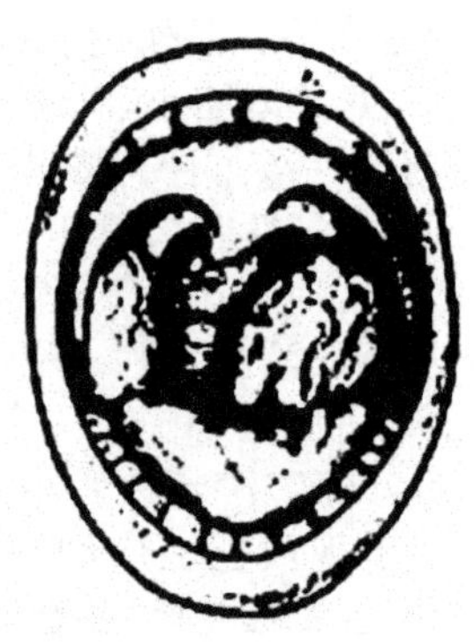

图 3-5-12　扁桃体位置及其分度示意图

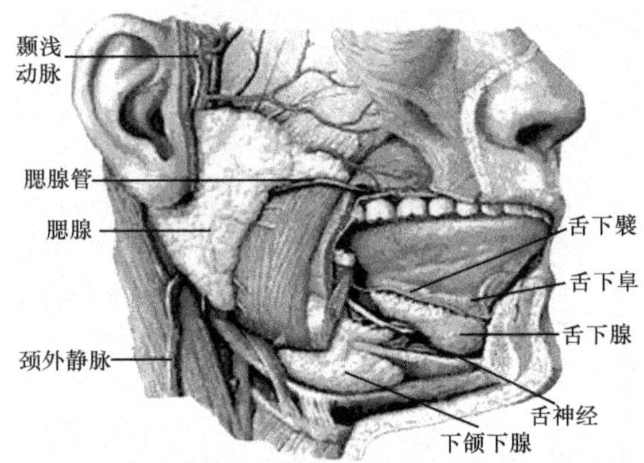

图 3-5-13　腮腺及腮腺导管位置示意图

1. 急性流行性腮腺炎　腮腺迅速肿大，先为单侧，继而可累及对侧，检查时有压痛；急性期可能累及胰腺、睾丸或卵巢。

2. 急性化脓性腮腺炎　发生于免疫低下的重症病人，多为单侧性，检查时在导管口处加压可见脓性分泌物流出，多见于胃肠道手术后及口腔卫生不良者。

3. 腮腺肿瘤　混合瘤质韧，呈结节状，边界清楚，可有移动性；恶性肿瘤质硬、有痛感，发展迅速，与周围组织有粘连，可伴有面瘫。

4. 腮腺导管结石　腮腺肿大，进食时肿胀和疼痛加重。Mikulicz 综合征除腮腺肿大外，还同时有泪腺、颌下腺肿大，但皆为无痛性。

附：头部体检纲要和结果记录举例

（一）头部体检纲要

（1）观察头部外形、毛发分布、异常运动等。
（2）触诊头颅。
（3）视诊双眼及眉毛。
（4）分别检查双眼的近视力（用近视力表）。
（5）检查下睑结膜、球结膜和巩膜。
（6）检查泪囊。
（7）翻转上睑，检查上睑、球结膜和巩膜。
（8）检查面神经运动功能（皱额、闭目）。
（9）检查眼球运动（检查六个方向）。
（10）检查瞳孔直接对光反射。
（11）检查瞳孔间接对光反射。
（12）检查集合反射。
（13）观察双侧外耳及耳后区。
（14）触诊双侧外耳及耳后区。
（15）触诊颞颌关节及其运动。
（16）分别检查双耳听力（摩擦手指）。
（17）观察外鼻。
（18）触诊外鼻。
（19）观察鼻前庭、鼻中隔。
（20）分别检查左右鼻腔通气状态。
（21）检查上颌窦有无肿胀、压痛、叩痛等。
（22）检查额窦有无肿胀、压痛、叩痛等。
（23）检查筛窦有压痛。
（24）观察口唇、牙齿、上腭、舌质和舌苔。
（25）借助压舌板检查颊黏膜、牙齿、牙龈、口底。
（26）借助压舌板检查口咽部和扁桃体。
（27）检查舌下神经（伸舌）。
（28）检查面神经运动功能（露齿、鼓腮或吹口哨）。
（29）检查三叉神经运动支（触诊双侧嚼肌或用手对抗张口动作）。
（30）检查三叉神经感觉支（上、中、下三支）。

（二）头部体检结果记录举例

头部及其器官：

1. 头颅　无畸形，头发浓密，分布均匀。

2. 眼　无倒睫，无眉毛脱落，眼睑无水肿，睑结膜苍白，巩膜无黄染，眼球无突出，运动自如，双侧瞳孔等大等圆，对光反射灵敏。

3. 耳　听力正常，外耳道无分泌物，耳廓、乳突无压痛。

4. 鼻　鼻腔通畅，鼻中隔无偏曲，鼻翼无扇动，鼻窦区无压痛，无流涕、出血。

5. 口腔　唇色苍白、无发绀，无龋齿、义齿、缺牙，牙龈无红肿，舌苔薄白，咽不充血，两侧扁桃体Ⅱ度肿大，充血，无分泌物。

第四节　头部检查中某些异常发现及其鉴别

一、视力障碍

案例 3-5-1

患者，女，40 岁。主因口渴、多饮 3 年，视物不清 2 个月；于 2005 年 3 月 12 日入院。

患者 3 年前开始出现口渴、多饮，且白天加重，未曾在意。近 1 年来又出现体重减轻(约 5kg)，双下肢麻木。一直在当地服用“中药”治疗，上述症状有所减轻。近 2 个月来，出现视物不清，且逐渐加重，在当地治疗效果欠佳，遂来我院就诊。

体格检查：体温 36.6℃，脉搏 80 次/分，呼吸 20 次/分，血压 120/80mmHg。一般情况可，神志清楚。头颅及其各器官无异常。心肺查体未见异常。腹软，肝脾未触及，肾区无叩痛。双下肢无水肿，双侧足背动脉搏动好，双足趾间皮肤糜烂。神经病理反射未引出。眼底检查：右眼底见微小动脉瘤，左眼底见出血，余未见异常。

问题：

1. 该患者突出的症状是什么？
2. 能够引起上述症状的有哪些情况和疾病？
3. 为确诊尚需询问哪些伴随症状？

视力障碍主要表现为视物模糊不清，但程度大相径庭，可从轻度视力下降直至失明。

【病因】

1. 眼科疾患　角膜疾病、屈光不正、白内障、原发视网膜和视神经病变等。

2. 内科疾病　高血压、糖尿病、肾脏病等继发视力改变。

3. 颅内病变　颅内肿瘤、炎症、出血等累及视神经。

案例 3-5-1 分析 1

患者为中年女性，主要症状是相继出现口渴多饮，体重减轻下肢麻木和视力下降。检查发现有双足脚癣。应首先考虑由内科疾患引起。

【伴随症状】

1. 伴怕光、眼痛等　考虑角膜疾病。

2. 伴头晕、头痛、心悸、胸闷等　考虑高血压。

3. 伴多饮、多尿、消瘦、乏力、四肢麻木　考虑糖尿病。

4. 伴腰痛、乏力、水肿　考虑肾脏疾患。

5. 伴头痛、瘫痪等　考虑颅内病变。

【问诊要点】

(1) 每日饮水量，夜尿情况。

(2) 既往史有无颅脑外伤或炎症等。

(3) 是否伴头痛、视野变小等。

(4) 是否有腰痛、乏力等。

(5) 发病后诊治经过及疗效。

(6) 月经情况。

案例 3-5-1 分析 2

综合患者情况，可排除眼科原发疾患及尿崩症等，应首先考虑糖尿病。进一步查血糖以助确诊。

二、眼球突出

案例 3-5-2

患者，女，45 岁。主因发现颈粗伴心慌、乏力、消瘦 1 年，双眼外突 1 个月；于 2006 年 4 月 6 日入院。

患者 1 年前偶然发现颈粗，并逐渐感觉心慌、乏力，未加在意。近 1 个月来，发觉双眼外突且怕光、流泪，遂来我院就诊。

体格检查：体温 37℃，脉搏 120 次/分，呼吸 22 次/分，血压 150/70mmHg。中年女性，甲亢面容，神志清楚。双眼外突，眼裂增宽，甲状腺功能亢进眼征阳性。甲状腺Ⅱ度肿大，质软，无压痛，可闻及收缩期杂音。心率 120 次/分，律齐，心尖区第一心音增强，闻及 2/6 级收缩期杂音。双手平举细颤。闻及股动脉枪击音。余无异常。

问题：

1. 患者突出症状及体征是什么？
2. 尚需询问哪些伴随症状及病史？
3. 本案例最可能的诊断是什么？

眼球突出分为单侧眼球突出和双侧眼球突出，主要见于 Graves 病和眼眶内及周围局部病变。

【病因】

1. 双侧眼球突出　主要见于 Graves 病，该病多见于中年女性，多有精神刺激等诱因，临床出现一系列症状和体征，如高代谢症候群、烦躁、失眠、腹泻、心悸等。眼球突出可伴或不伴有甲状腺功能亢进症，双眼球突出程度可相同或不同，还可伴有 Graefe 征、Stellweg 征、Mobius 征等眼征。

2. 单侧眼球突出 见于 Graves 病、眼眶内肿瘤及炎症、眶周肿瘤（如鼻旁窦肿瘤、鼻咽癌）等。

案例 3-5-2 分析 1

1. 患者为中年女性。

2. 有怕热多汗、乏力、消瘦等高代谢症候群。

3. 体检有双侧眼球突出、甲状腺功能亢进眼征、甲状腺Ⅱ度肿大且可闻及收缩期杂音、细颤、枪击音等体征。

【伴随症状】

1. 伴怕热多汗、乏力、消瘦等 考虑 Graves 病。

2. 伴心慌、腹泻等 考虑 Graves 病。

3. 伴烦躁、失眠、性格改变等 考虑 Graves 病。

4. 伴甲状腺自身抗体阳性 考虑 Graves 病。

5. 伴头痛、视物模糊等 考虑球后肿瘤、眶内炎症。

6. 伴鼻塞、失嗅等 考虑鼻咽和鼻窦肿瘤。

案例 3-5-2 分析 2

本案例缺乏精神及性格改变、月经生育史等问诊情况。

【问诊要点】

(1) 年龄、性别、居住地、饮食习惯。

(2) 有否精神刺激情况。

(3) 有否多食而消瘦、怕热多汗、心慌乏力等。

(4) 有否烦躁、失眠、性格改变等。

(5) 询问家族史、月经生育史。

案例 3-5-2 分析 3

综上所述，本例为典型 Graves 病致甲状腺功能亢进症。

三、鼻 出 血

案例 3-5-3

患者，女，53 岁。主因反复鼻出血 3 天；于 2006 年 4 月 3 日入院。

患者 3 天来，反复出现鼻出血，多发生于右侧，持续时间较长。近期工作繁忙，饮食不规律。有高血压病 10 余年，平素自服降压药物和阿司匹林，很少监测血压情况。

体格检查：体温 36.6℃，脉搏 85 次/分，呼吸 21 次/分，血压 200/120mmHg。面红，一般情况可，右侧鼻孔出血，药棉压迫止血。其余体格检查无明显异常。

问题：

1. 该患者突出症状是什么？

2. 尚需询问哪些伴随症状？

3. 引起鼻出血的情况有哪些？

鼻出血相当常见。大多数鼻出血来源于鼻中隔前端的 Little 区，多为单侧，严重时也可双侧。引起鼻出血的原因很多，常见于外伤、出血性疾病、鼻腔局部病变及血管发育异常等。

【病因】

1. 鼻腔疾病 鼻腔感染、鼻中隔偏曲、局部血管损伤、鼻咽癌、青少年血管纤维瘤等；多为单侧出血。

2. 外伤。

3. 全身性疾病 某些发热性传染病（流行性出血热、伤寒等）、血液系统疾病（血小板减少性紫癜、再生障碍性贫血、白血病、血友病等）、高血压、肝脏疾病、维生素 C 或维生素 D 缺乏等；往往出血量较多。

4. 其他 遗传性出血性毛细血管扩张症、子宫内膜异位症等。

5. 抗凝药物用量过大或特异性体质。

案例 3-5-3 分析 1

该患者的突出症状为鼻出血，其主要原因为高血压。近来劳累，可能致血压更高；服用阿司匹林，影响血小板功能；均促发了鼻出血的发生。

【伴随症状】

1. 伴发热、鼻部疼痛、流涕等 见于鼻腔感染。

2. 伴其他部位皮肤黏膜出血 见于血液系统疾病、遗传性出血性毛细血管扩张症或维生素 C 缺乏等。

3. 伴鼻塞、耳鸣、失嗅等 可见于鼻咽癌等。

4. 伴头晕、头痛等 考虑高血压。

5. 伴乏力、食欲不振、黄疸等 常见于肝脏疾病。

6. 随月经周期性的鼻出血 见于子宫内膜异位症。

笔 记 栏

案例 3-5-3 分析 2

本案例提供的资料缺乏伴随症状；此外，尚需问及全身状况、生活习惯、详细用药情况、家族史、月经史等。

【问诊要点】

(1) 年龄、性别、职业、饮食生活习惯等。

(2) 诱因、时间、频率、病程。

(3) 有无头晕、乏力、面色苍白、其他出血情况。

(4) 有无鼻塞、耳鸣、失嗅等症状。

(5) 有无发热、流涕、鼻塞、鼻部疼痛等。

(6) 详细用药情况。

(7) 既往史、家族史、月经史。

四、声　　嘶

案例 3-5-4

患者，男，45 岁，农民。主因胸闷憋气、声音嘶哑 1 个月余；于 2003 年 5 月 20 日入院。患者近 1 个月来，无明显诱因出现逐渐加重的胸闷、憋气、声音嘶哑和轻微咳嗽，无发热、咳痰及咯血。平素体健，无不良嗜好。

体查检查：体温 36.8℃，脉搏 80 次/分，呼吸 25 次/分，血压 110/70mmHg。面红、浮肿，喘憋貌，声音嘶哑。颈静脉怒张，右锁骨上窝触及两个肿大淋巴结。右肺上野呼吸音低，闻及干啰音，左肺呼吸音清晰。心界扩大，心尖搏动触不到，心音低钝。其余查体未见异常。

问题：

1. 患者主要症状是什么？
2. 患者有哪些主要伴随症状？
3. 能够引起声音嘶哑的疾病有哪些？

声音嘶哑是耳鼻喉科常见的症状之一，表现为音调变低，严重时可失音，主要是神经或发音器官的病变所致。

【病因】

1. 喉部病变　急、慢性炎症，先天畸形、水肿、囊肿和肿瘤等。

2. 声带本身疾患　声带小结、声带息肉、声带肉芽肿（结核、组织胞浆菌病、结节病、韦格内肉芽肿等）和溃疡及先天畸形等。

3. 中枢病变　脑皮质大面积损伤或脑干损伤引起声带麻痹。

4. 甲状腺及颈部其他手术损伤喉上或喉返神经。

5. 纵隔原发或转移瘤（支气管肺癌、胃癌、甲状腺癌等）**等压迫喉上或喉返神经。**

6. 甲状腺功能减退症　该病可引起 Reinke 间隙水肿，Reinke 间隙为声带表面黏膜与甲杓肌及声带之间的潜在间隙，发声时可使声带黏膜自由运动及振动。

案例 3-5-4 分析 1

该患者的主要症状是胸闷、憋气、声音嘶哑。综合患者情况和上述常见的声音嘶哑原因，考虑该患者可能为肺部或纵隔疾患累及喉返神经。

【伴随症状】

1. 伴咽喉疼痛、异物感、咽痒咳嗽等　见于急、慢性喉炎。

2. 伴咽干、咽痒、异物感等　考虑声带疾患。

3. 伴咳嗽、咯血、胸痛、胸闷等　考虑支气管肺癌。

4. 伴食欲缺乏、呃逆、上腹痛、呕血、便血等　考虑胃癌。

5. 伴胸闷憋气、活动后心慌气短等　考虑纵隔肿物。

6. 伴怕冷、乏力、食欲缺乏、体重增加、少言懒动等　考虑甲状腺功能减退。

案例 3-5-4 分析 2

该患者轻微咳嗽，但缺乏胸痛、咯血、活动后心慌气短等资料。查体面红、浮肿、颈静脉怒张、锁骨上淋巴结肿大以及心肺体征等，进一步提示为支气管肺癌纵隔转移。

【问诊要点】

(1) 发病年龄、诱因、持续时间。

(2) 职业、烟酒等嗜好。

(3) 有无咽痛、咽痒、异物感等。

(4) 有无咳嗽、胸闷、胸痛、咯血等。

(5) 有无食欲不振、呃逆、呕血、便血等。

(6) 有无怕冷、少言懒动、乏力等。

(7) 有无气促、活动后心慌气短、面红浮肿等。

(8) 有无甲状腺及颈部其他手术。

案例 3-5-4 分析 3

该患者经经进一步最后确诊为支气管肺癌纵隔内转移、心包转移并积液。

（刘俊英）

笔记栏

第6章 颈 部

第一节 检查内容

检查颈部时，被检查者宜取舒适坐位，解开内衣，暴露颈部和肩部。如患者卧位，也应尽量充分暴露局部。头稍后仰，更易观察颈部有无包块、瘢痕和两侧是否对称。触诊手法应轻柔，当怀疑颈椎疾患时更应注意。

一、外形与分区

正常人颈部两侧对称，静坐时颈部血管不显露。矮胖者较粗短，瘦长者较细长；男性甲状软骨比较突出，女性则平坦不显著。转头时可见胸锁乳突肌突起。为描述和标记颈部病变的部位，根据解剖结构，将每侧颈部分为两个区域，即颈前三角和颈后三角。颈前三角为胸锁乳突肌内缘、下颌骨下缘与前正中线之间的区域。颈后三角为胸锁乳突肌的后缘、锁骨上缘与斜方肌前缘的区域。

二、姿势与运动

正常人坐位时颈部直立，伸屈、转动自如。应检查颈部静态与动态时的改变：①如头不能抬起，见于严重消耗性疾病的晚期、重症肌无力、脊髓前角细胞炎及进行性肌萎缩等。②头部向一侧偏斜称为斜颈（torticollis），见于颈肌外伤、瘢痕收缩、先天性颈肌挛缩和斜颈；先天性斜颈者患侧的胸锁乳突肌粗短，当两侧差别不明显时，可将患者头位复正，此时病侧胸锁乳突肌的胸骨端会立即隆起，为诊断本病的特征性表现。③颈部运动受限并伴有疼痛，可见于软组织炎症、颈肌扭伤、肥大性脊椎炎、颈椎结核或肿瘤等。④颈项强直为脑膜受刺激的特征，见于各种脑膜炎、蛛网膜下腔出血等。

三、皮肤与包块

1. 颈部皮肤 注意有无蜘蛛痣、感染（疖、痈、结核）及其他病变，如瘢痕、瘘管、神经性皮炎、银屑病等。

2. 颈部包块 注意其部位、数目、大小、质地、活动度、与邻近器官的关系和有无压痛等，局部包块可能为①肿大的淋巴结：质地较软，有轻度压痛，可能为非特异性淋巴结炎；如质地较硬，且伴有纵隔、胸腔或腹腔病变的症状或体征，则应考虑恶性肿瘤的淋巴结转移；如为全身性、无痛性淋巴结肿大，多见于血液系统疾病。②肿大的甲状腺和甲状腺来源的包块：做吞咽动作时可随吞咽向上移动，以此可与颈前其他包块鉴别。③囊肿：弹性大，一般无全身症状。④囊状瘤：圆形、表面光滑、有囊样感，压迫能使之缩小。

四、血 管

1. 视诊 ①颈动脉搏动：正常人仅在剧烈活动后，心搏出量增加时，可见颈动脉搏动，且很微弱。若在安静状态下出现明显颈动脉搏动，则多见于主动脉瓣关闭不全、高血压、甲状腺功能亢进及严重贫血患者。②颈静脉搏动：正常情况下不会出现颈静脉搏动，只有在三尖瓣关闭不全颈静脉怒张时才易见到。因颈动脉和颈静脉都可能发生搏动，而且部位相近，故应鉴别。静脉搏动一般柔和，范围弥散，触诊时无搏动感；动脉搏动比较强劲，为膨胀性，搏动感明显。③颈静脉怒张：正常人去枕平卧时颈静脉可充盈，但在坐位或半坐位（即上身与水平面呈45°角）时，颈静脉是塌陷的。若在坐位或半坐位时颈静脉明显充盈、怒张，见于右心衰竭、缩窄性心包炎、心包积液、上腔静脉阻塞综合征以及胸腔、腹腔压力增加等情况。

2. 听诊 患者取坐位，用钟型听诊器听诊。如发现血管杂音，应注意其部位、强度、性质、音调、传播方向和出现时间，以及患者姿势改变和呼吸等对杂音的影响。①如在颈部大血管区域听到血管性杂音，应考虑颈动脉或椎动脉狭窄。颈动脉狭窄的典型杂音发自颈动脉分叉部，并向下颌部放射，出现于收缩中期，呈现吹风样高音调性质，这种杂音往往提示强劲颈动脉血流和颈动脉狭窄。②若在锁骨上窝处听到杂音，可能为锁骨下动脉狭窄。③颈静脉杂音最常出现于右侧颈下部；与动脉杂音不同，它受体位改变、转颈和呼吸的影响。④如在右锁骨上窝听到低调、柔和、连续性杂音，则可能为颈静脉血快速流入上腔静脉口径较宽的球部所产生，属

笔记栏

生理性，用手指压迫颈静脉后即可消失。

五、甲 状 腺

正常甲状腺(thyroid)位于甲状软骨下方和两侧(图 3-6-1)，重 15～25g，表面光滑，柔软不易触及。

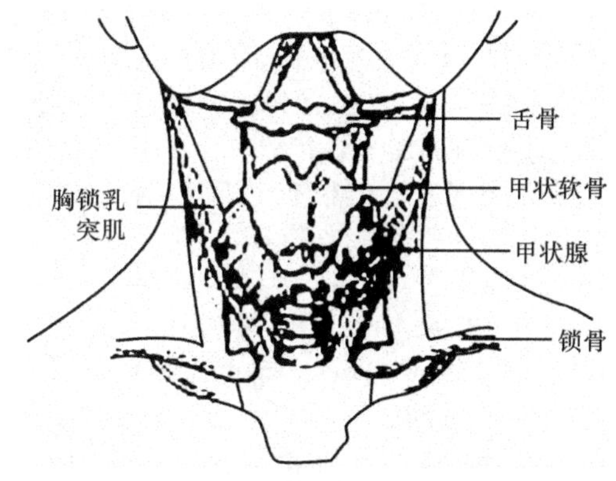

图 3-6-1 甲状腺位置示意图

(一) 甲状腺检查法

1. 视诊 正常人甲状腺外观不明显，女性在青春发育期可略增大。嘱被检查者做吞咽动作，可见甲状腺随吞咽而向上移动；仍不易辨认时，嘱被检查者两手放于枕后，头向后仰，即易观察到。注意甲状腺的大小和对称性。

2. 触诊 触诊能进一步明确甲状腺的轮廓及质地。触诊范围包括甲状腺峡部和左、右侧叶。

(1) 甲状腺峡部：位于环状软骨下方第二至第四气管环前方。医师站于受检者前面，用拇指从胸骨上切迹向上触摸，也可站于受检者后面用示指触诊；可触及气管前的软组织，嘱受检者吞咽，可感到此软组织在手指下滑动，该组织即为甲状腺峡部；应仔细判断有无增厚和肿块。

(2) 甲状腺侧叶：从前面触诊，拇指施压于一侧甲状软骨，将气管推向对侧，另一手示、中指在对侧胸锁乳突肌后缘向前推挤甲状腺侧叶，拇指在胸锁乳突肌前缘触诊，配合吞咽的动作，重复检查，可触及被推挤的甲状腺(图 3-6-2)。用同样方法检查另一侧甲状腺。后面触诊，示、中指施压于一侧甲状软骨，将气管推向对侧，另一手的拇指在对侧胸锁乳突肌后缘向前推挤甲状腺，示、中指在其前缘触诊甲状腺。配合吞咽动作，重复检查(图 3-6-3)。用同样方法检查另一侧甲状腺。

3. 听诊 触到肿大甲状腺后，用钟型听诊器直接放在其上方，若听到低调的连续性静脉"嗡鸣"音，有助诊断甲状腺功能亢进症。在弥漫性甲状腺肿伴功能亢进者还可听到收缩

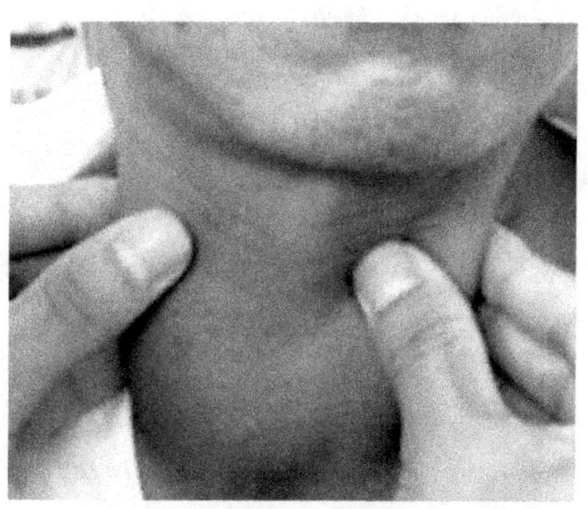

图 3-6-2 前面触诊甲状腺示意图

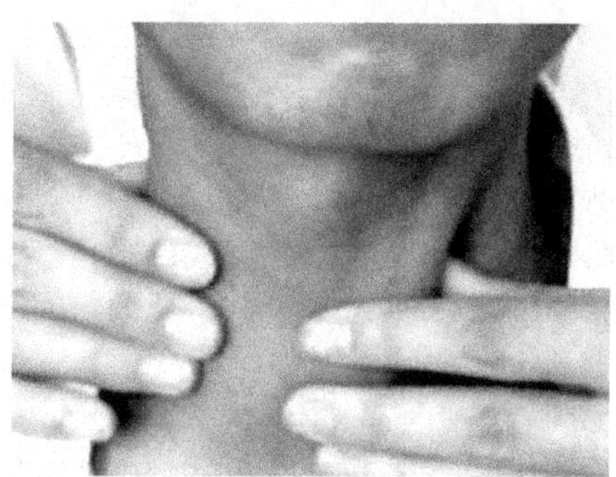

图 3-6-3 后面触诊甲状腺示意图

期动脉杂音。

(二) 甲状腺肿大常见疾病

甲状腺肿大可分三度：看不出肿大，但能触及者为Ⅰ度；能看到肿大，又能触及，但在胸锁乳突肌以内者为Ⅱ度；超过胸锁乳突肌外缘者为Ⅲ度(图 3-6-4)。

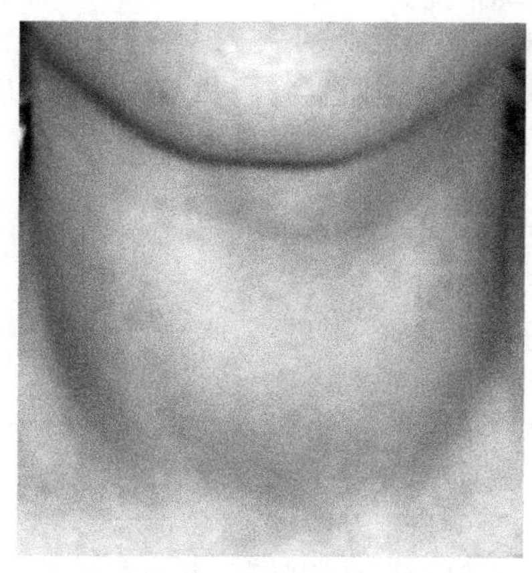

图 3-6-4 Ⅲ度甲状腺

引起甲状腺肿大的常见疾病如下。

1. 单纯性甲状腺肿 腺体肿大可为弥漫性，也可为结节性，不伴有甲状腺功能亢进的体征。

2. 甲状腺功能亢进症 肿大的甲状腺质地柔软，触诊时可有震颤，可能听到"嗡鸣"样血管

笔记栏

杂音，由血管增多、增粗、血流增速引起。

3. 甲状腺癌 触诊有结节感，包块不规则、质硬；因发展较慢，体积可较小，易与甲状腺腺瘤、颈前淋巴结肿大相混淆。

4. 慢性淋巴性甲状腺炎（桥本甲状腺炎）质韧，呈弥漫性或结节性肿大，常伴甲状腺功能亢进减退。

5. 甲状旁腺腺瘤 甲状旁腺位于甲状腺之后，发生腺瘤后时可使甲状腺突出，检查时也随吞咽移动。需结合甲状旁腺功能亢进的临床表现加以鉴别。

六、气　　管

让患者取舒适坐位或仰卧位，使颈部处于正位自然状态，医师将示指与环指分别置于两侧胸锁关节上，然后将中指置于气管之上，观察中指是否居于示指与环指之中间；或以中指置于气管与两侧胸锁乳突肌之间的间隙，凭两侧间隙是否等宽来判断气管有无偏移。正常人气管位于颈前正中部。若有偏移，根据气管的偏移方向可以判断病变部位：如一侧大量胸腔积液、积气，纵隔肿瘤以及单侧甲状腺肿大可将气管推向健侧；而肺不张、肺硬化、胸膜粘连可将气管拉向患侧。主动脉弓动脉瘤患者由于心脏收缩时瘤体膨大，将气管压向后下，因而每随心脏搏动可以触到气管的向下曳动，称为Oliver征。

附：颈部体检纲要

（1）暴露颈部。

（2）观察颈部外形、皮肤，颈静脉充盈和颈动脉搏动情况。

（3）检查颈椎屈曲及左、右活动情况。

（4）检查副神经（耸肩和对抗头部旋转）。

（5）触诊耳前淋巴结。

（6）触诊耳后淋巴结。

（7）触诊枕后淋巴结。

（8）触诊颌下淋巴结。

（9）触诊颏下淋巴结。

（10）触诊颈前淋巴结浅组。

（11）触诊颈后淋巴结。

（12）触诊锁骨上淋巴结。

（13）触诊甲状软骨。

（14）触诊甲状腺峡部（配合吞咽动作）。

（15）触诊甲状腺侧叶（配合吞咽动作）。

（16）分别触诊左右颈动脉。

（17）触诊气管位置。

（18）听诊颈部杂音（甲状腺、血管）。

笔记栏

第二节　颈部包块及其鉴别

案例 3-6-1

患者，男，20 岁。因反复出现发热伴颈前肿块 2 年余，再发病 1 天入院。

患者自 2 年前不明原因出现发热伴颈前肿块，肿块约 2cm，压痛，在当地应用“先锋霉素Ⅴ”7 天后症状消失，肿块明显减小；以后每年均有发作，间隔 2～7 个月不等，每次经“抗生素”治疗痊愈；1 天前，再次发病，为明确诊断来我院就诊。

体格检查：体温 39.5℃，脉搏 105 次/分，呼吸 26 次/分，血压 120/80mmHg。青年男性，急病面容，神志清楚。颏下触及一 2cm×3cm 肿块，伴红、肿、热、痛，有波动感，随吞咽移动。其他体格检查无明显异常。

问题：

1. 该患者突出的症状是什么？

2. 能够引起上述主要症状的有哪些情况？

颈部包块是临床常见症状和体征，涉及的疾病较多，需要仔细检查，予以鉴别。

【病因】

1. 炎症反应性颈部淋巴结肿大

（1）急性淋巴结炎：短时间内出现的淋巴结疼痛必须考虑局部的淋巴结炎；若炎症较重，局部皮肤红肿，可伴高热，并最终导致蜂窝组织炎和脓肿形成。应寻找原发炎性病灶，如咽喉炎、扁桃体炎、腮腺炎及牙周病等。肿大淋巴结可因急性淋巴结炎消散后的瘢痕而长期存留。

（2）颈部淋巴结结核：常表现为单侧的、大小不等的淋巴结肿大。较大的淋巴结可与皮肤粘连呈现特征性蓝色，最终导致瘘管形成。

（3）病毒性感染所致颈部淋巴结肿大：麻疹、单核细胞增多症、猫抓病、艾滋病、风疹、肝炎等。

（4）其他感染性疾病所致颈部淋巴结肿大：衣原体感染、恙虫病、钩端螺旋体病、布氏杆菌病、弓形虫病等。

（5）结节病致颈部淋巴结肿大：颈部双侧淋巴结为无痛性、质较韧且明显肿大，而不伴全身损害。

2. 肿瘤性颈部淋巴结肿大 通常在中、下颈部可发现无痛性，有时与周围组织粘连的单个或多个淋巴结，质韧或硬，生长迅速。若有不规则发热、多汗和体力下降等全身症状，更要考虑恶性疾病。咽喉癌、支气管肺癌、胃癌、乳腺癌等常有颈部淋巴结转移;霍奇金病,非霍奇金淋巴瘤,急、慢性白血病等也是常见的颈部肿瘤性淋巴结肿大原因。

3. 鳃裂囊肿 为先天畸形,主要见于青少年,多局限于颌下、胸锁乳突肌前,大小不定,有弹性;若合并感染,不易与炎性淋巴结区别。

4. 甲状舌管囊肿 起因于未闭的甲状舌管,青春期时发生于甲状舌骨膜,多位于颈中线,常伴感染。当长至足够大时,可成为透光性炎性病灶,且可通过形成的瘘管与外界相通。

5. 甲状腺肿 见于甲状腺功能亢进、单纯性甲状腺肿、甲状腺癌、桥本甲状腺炎、甲状旁腺瘤、迷走甲状腺肿等。

案例 3-6-1 分析 1

该患者主要症状是痛性颈前肿块,伴感染后全身中毒症状如发热、全身酸痛。

【伴随症状】

1. 伴全身中毒症状如发热、全身酸痛等 多为急性淋巴结炎或囊肿伴感染。

2. 伴多汗、乏力、消瘦等 应考虑恶性疾病或慢性传染性疾病。

3. 伴突眼、消瘦、心悸等 应考虑甲状腺功能亢进症。

4. 伴贫血,肝、脾肿大 应考虑白血病。

5. 伴瘘管形成 考虑淋巴结核、囊肿等。

案例 3-6-1 分析 2

该患者为青年男性,近 2 年来反复发作;包块位于颈前中线,较大,伴红肿、抗生素治疗有效,考虑囊肿并感染。但病史中缺乏消瘦、乏力、生活习惯、是否到过疫区等情况。

【问诊要点】

(1) 发病诱因、发作频率、病程。

(2) 年龄、性别。

(3) 包块数量。

(4) 包块有无压痛、红肿、波动、粘连、瘘管形成及质地情况。

(5) 是否伴发热、多汗、消瘦、乏力、贫血等。

(6) 是否到过疫区及不洁性生活史。

(刘俊英)

第7章 胸　　部

胸部(chest)指颈部以下和腹部以上的区域,胸廓由12个胸椎和12对肋骨、锁骨及胸骨组成。胸廓和横膈共同围成胸腔,胸腔分为两侧部和中间部,侧部容纳左右胸膜腔和肺,中间部由纵隔占据,内容包括心脏、出入心脏的大血管、气管、食管、胸导管、胸腺以及神经、淋巴管和淋巴结等。

胸部检查除采用常规的一般物理检查外,目前很多辅助检查如X线、CT、肺功能、血气分析、纤维支气管镜、胸腔镜、睡眠监测仪以及各种病原学、细胞学和组织学检查。这些检查虽能提供细致的早期病变和图像,甚至做出病原学和病理学的决定性诊断。但是基本的物理学检查方法所能发现的改变,如叩诊音及呼吸音和啰音等却不能完全从辅助检查中得来,因此,实验室检查不能替代基本的物理学检查方法。

传统的胸部物理检查包括视诊、触诊、叩诊和听诊四个部分。患者应尽可能暴露全部胸廓,视病情或检查需要采取坐位或卧位,全面系统地按视、触、叩、听顺序进行检查。一般先检查前胸部及两侧胸部,然后再检查背部。

第一节　胸部的体表标志

胸部体表标志包括骨骼标志、自然陷窝和人工划线或分区等,可用来标记胸部脏器的位置和轮廓,也可用于描述体征的位置和范围,还可用于指示穿刺或手术的部位。

一、骨骼标志

1. 胸骨上切迹(suprasternal notch)　位置:胸骨柄的上方。一般情况下气管位于切迹正中。

2. 胸骨柄(manubrium sterni)　为胸骨上端略呈六角形的骨块。其上部两侧与左右锁骨的胸骨端相连接,下方则与胸骨体连接。

3. 胸骨角(sternal angle)　又称Louis角。为胸骨柄与胸骨体的连接处。其两侧分别与左右第2肋软骨相连接,胸骨角标志气管分叉、心房上缘和上下纵隔交界及相当于第5胸椎水平。

4. 剑突(xiphoid process)　位于胸骨体下端,呈三角形,其底部与胸骨体相连,正常人剑突的长短差异很大。

5. 腹上角　为左右肋弓(由两侧的第7～10肋软骨相互连接而成)在胸骨下端会合处所形成的夹角,又称胸骨下角(infrasternal angle)。正常为70°～110°,体型瘦长者较小,矮胖者较大,深呼气时可稍增宽。其后为肝脏左叶、胃及胰腺所在区域。

6. 肋骨(rib)　共12对。肋骨除被锁骨和肩胛骨掩盖部分外,大多能在胸壁触及。在背部与相应的胸椎相连,由后上方向前下方倾斜。其倾斜度上方略小,下方稍大。第1～7肋骨在前胸部通过各自的肋软骨与胸骨相连。而第8、9、10肋软骨通过上一肋软骨与胸骨相连。第11和12肋骨不与胸骨相连,称为浮肋(free ribs)。

7. 肋间隙(intercostale space)　为两个肋骨之间的空隙,第1肋骨下面的间隙为第1肋间隙,第2肋骨下面的间隙为第2肋间隙,其余以此类推(图3-7-1)。

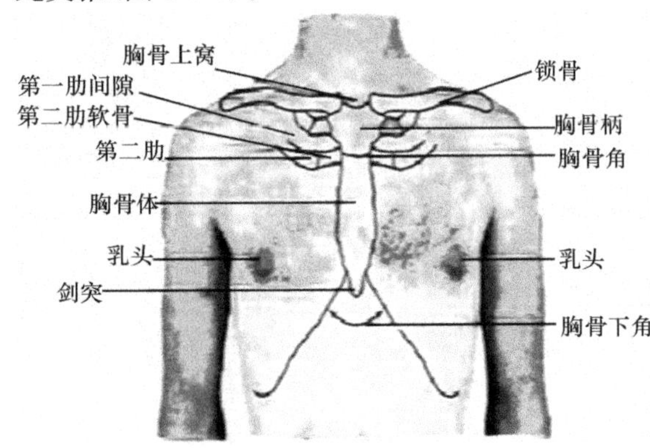

图3-7-1　前胸壁的骨骼标志

8. 肩胛骨(scapule)　位于后胸壁第2～8肋骨之间。肩胛冈及其肩峰端均易触及。肩胛骨呈三角形,其下部尖端称肩胛下角。被检查者取坐位或直立位,两上肢自然下垂时,肩胛下角平第7肋骨水平或第7肋间隙,或相当于第8胸椎的水平。

9. 脊柱棘突(spinous process)　是后正中线的标志。位于颈根部的第7颈椎棘突最为突出,其下为第1胸椎,常以此作为计数胸椎的标志(图3-7-2)。

胸壁的垂直定位大都以肋骨和肋间隙为标志。前肋一般根据胸骨角定位第2肋软骨,然后以此类推。后肋可以根据第7颈椎棘突或第12肋计数。

笔记栏

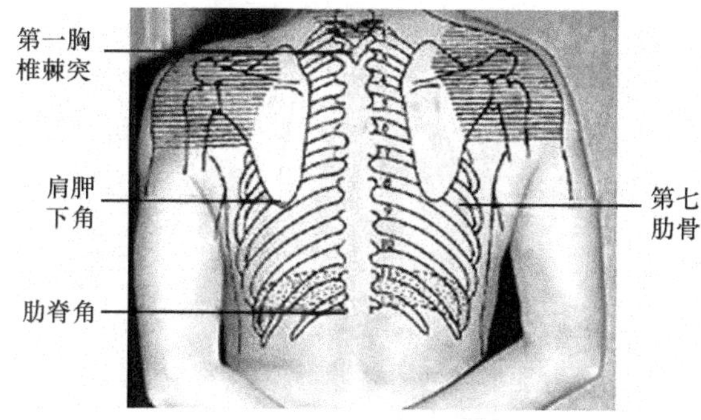

图 3-7-2 后胸壁的骨骼标志

二、垂直线标志

1. 前正中线(anterior midline) 即胸骨中线,为通过胸骨的正中线。即上端位于胸骨柄上缘的中点,向下通过剑突中央的垂直线。

2. 胸骨线(sternal line)(左、右) 为沿胸骨边缘与前正中线平行的垂直线。

3. 胸骨旁线(parasternalline)(左、右) 胸骨线与锁骨中线中点的垂直线。

4. 锁骨中线(midclavicular line)(左、右) 为通过锁骨的肩峰端与胸骨端两者中点所做与前正中线平行的直线。即通过锁骨中点向下的垂直线(图3-7-3)。

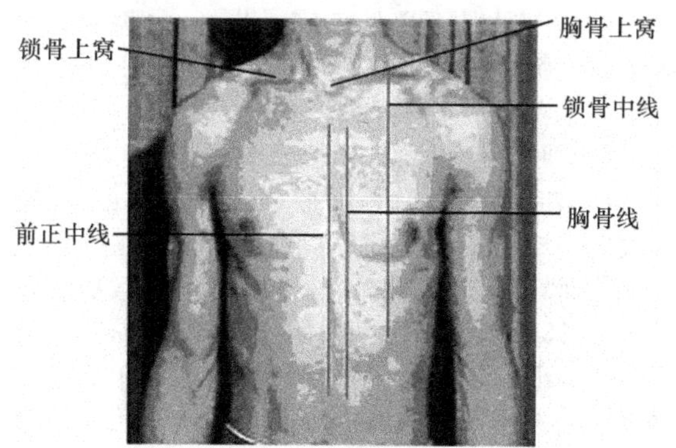

图 3-7-3 前胸壁的自然陷窝和人工划线

5. 腋前线(anterior axillary line)(左、右) 上肢向外侧方平举,与躯体成90°以上角时,通过腋窝前皱襞沿前侧胸壁向下的垂直线。

6. 腋后线(posterior axillary line)(左、右) 为通过腋窝后皱襞沿后侧胸壁向下的垂直线。

7. 腋中线(midaxillary line)(左、右) 为自腋窝顶于腋前线和腋后线之间向下的垂直线。它与腋前线和腋后线距离相等(图 3-7-4)。

8. 后正中线(postenormid line) 即脊柱中线,为通过椎骨棘突或沿脊柱正中下行的垂直线。

9. 肩胛线(scapularline)(左、右) 为双臂下垂时通过肩胛下角所做与后正中线平行的垂直线。故亦称肩胛下角线(图 3-7-5)。

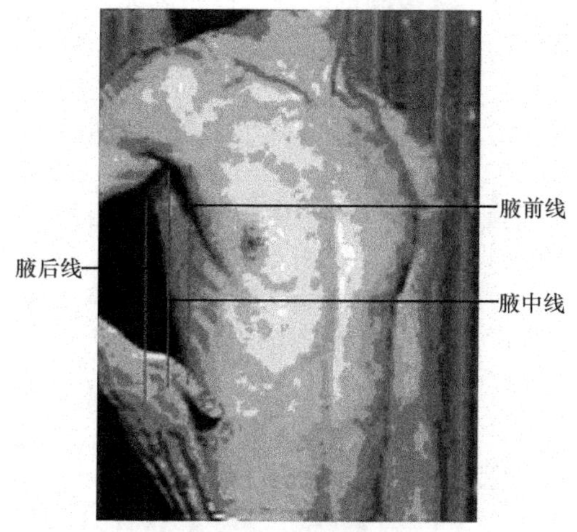

图 3-7-4 侧胸壁的自然陷窝和人工划线

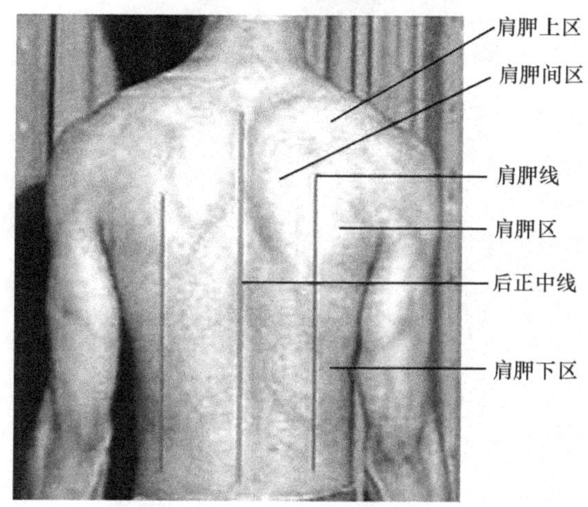

图 3-7-5 后胸壁的分区和人工划线

三、自然陷窝和解剖区域

1. 腋窝(axillary fossa)(左、右) 为上肢内侧与胸壁相连的凹陷部。

2. 胸骨上窝(suprasternal fossa) 为胸骨柄上方的凹陷部,正常气管位于其后。

3. 锁骨上窝(supraclavicular fossa)(左、右) 为锁骨上方的凹陷部,相当于两肺尖的上部。

4. 锁骨下窝(infraclavicular fossa)(左、右) 为锁骨下方的凹陷部,下界为第 3 肋骨下缘,相当于两肺上叶肺尖的下部。

5. 肩胛上区(suprascapular region)(左、右) 为肩胛冈以上的区域,其外上界为斜方肌的上缘。相当于上叶肺尖的下部。

6. 肩胛下区(infrascapular region)(左、右) 为两肩胛下角的连线与第 12 胸椎水平线之间的区域。后正中线将此区分为左右两部分。

7. 肩胛区(scapular region)(左、右) 为肩胛冈以下、肩胛下角水平以上、肩胛骨内缘以外的区域,后正中线将此区分为左右两部分。

8. 肩胛间区(interscapular region)(左、右)

笔记栏

两肩胛骨内缘之间的区域。后正中线将此区分为左右两部分。

四、肺和胸膜的体表投影

气管自颈前部正中沿食管前方下行进入胸部，在胸骨角水平分为左、右主支气管。右主支气管粗短而陡直，左主支气管细长而倾斜。肺的体表投影见图3-7-6～图3-7-9。

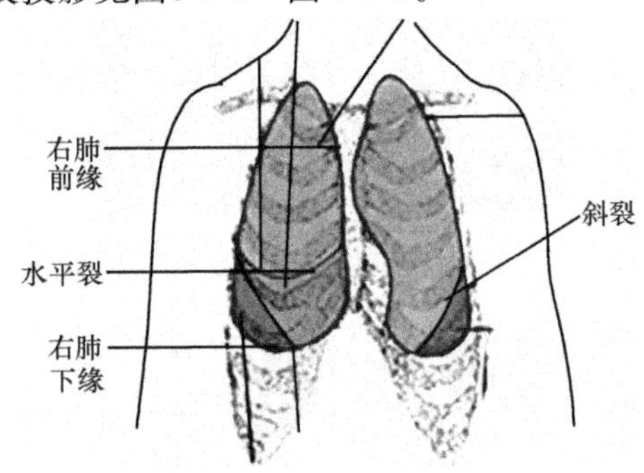

图 3-7-6　肺的体表投影(前面)

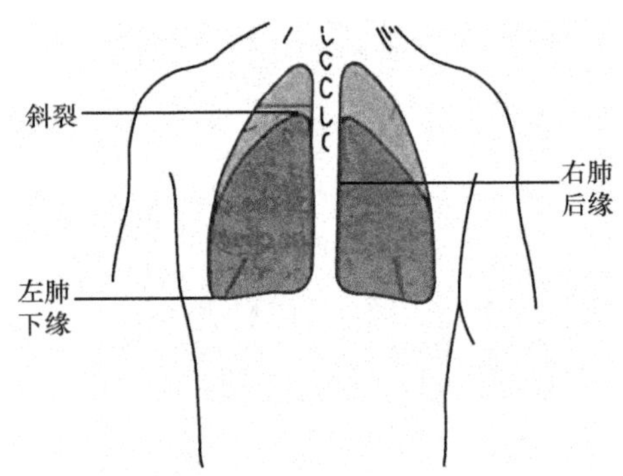

图 3-7-7　肺的体表投影(后面)

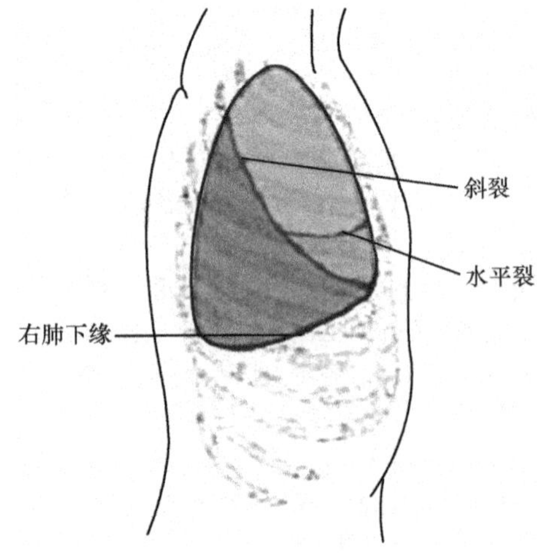

图 3-7-8　肺的体表投影(右侧面)

1. 肺尖　位于锁骨之上，其最高点偏内，近锁骨的胸骨端，达第1胸椎的水平，在锁骨上约3cm。

2. 肺上界　始于胸锁关节，向上至第1胸椎水平，然后转折向下至锁骨中1/3与内1/3交界处，呈一向上凸起之弧线。

3. 肺外侧界　由肺上界向下延伸而成，几乎与侧胸壁的内表面相接触。

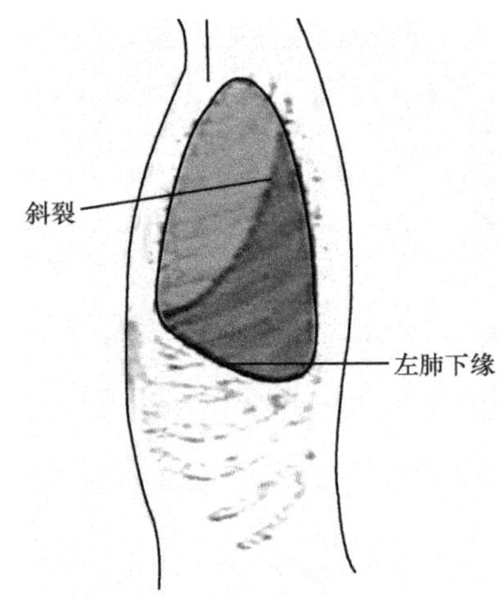

图 3-7-9　肺的体表投影(左侧面)

4. 肺内侧界　自胸锁关节处下行，于胸骨角处左右两肺的前内界几乎相遇。然后分别沿前正中线两旁下行，至第4肋软骨水平处分开。右侧几乎呈直线继续向下，至第6肋软骨水平处垂直向右，下行与右肺下界连接。左侧于第4肋软骨水平处向左侧达第4肋骨前端，沿第4～6肋骨的前面向下，至第6肋软骨水平处再向左，与左肺下界连接。

5. 肺下界　左右两侧肺下界的位置基本相似。前胸部的肺下界始于第6肋骨，向两侧斜行向下，于锁骨中线处达第6肋间隙，至腋中线处达第8肋间隙。后胸壁的肺下界几乎呈一水平线，于肩胛线处位于第10肋间隙水平。

6. 胸膜　可分为脏胸膜(visceral pleura)和壁胸膜(parietal pleura)。其中脏胸膜覆盖在肺的表面，壁胸膜则覆盖在胸廓内表面、膈上面及纵隔面。

7. 其他　肺叶之间由脏层胸膜分开，称为叶间隙(interlobar fissures)。左右肺斜裂始于后正中线第3胸椎，向外下方斜行，在腋后线与第4肋骨相交，然后向前下方延伸，止于第6肋骨与肋软骨的连接处。右肺的水平叶间隙或水平裂，始于腋后线第4肋骨，终于第4肋间隙的胸骨右缘。左肺无水平裂。肋胸膜与膈胸膜在肺下界以下的转折处称为肋膈窦(sinus phrenicocostalis)，由于其位置最低，胸水易积于此处。

第二节　胸壁、胸廓和乳房

一、胸　　壁

胸壁(chest wall)主要由视诊和触诊检查，病情允许时，可采取坐位。检查背部时，受检者上身稍前倾，两手抱肘。检查胸壁时除了注意营养状态、皮肤颜色和肿胀以及淋巴结等情况外，还要注意下列各征象。

1. 静脉(vein)　正常胸壁静脉多无明显显

笔记栏

露。若有显露、扩张或曲张的静脉应检查血流方向。方法:可选取一段显露清楚、无分叉的、较直的静脉,将右手中指并拢放于静脉上,稍用力轻压,并分别向两侧推移。此时两指之间的一段静脉无血液充盈。放开压迫上端血管的手指,若血液迅速充盈血管,说明血流方向为自上而下,反之亦然;上腔静脉阻塞时,静脉血流自上而下;下腔静脉阻塞时,血流方向自下而上。

2. 皮下气肿(subcutaneous emphysema) 胸部皮下组织有气体积存时谓之皮下气肿,视珍可见胸壁外观肿胀,触诊可引起气体在皮下组织内移动,有捻发感或握雪感。引起皮下气肿原因:胸部外伤、肋骨骨折 、肺结核、肺气肿、支气管哮喘、矽肺和肺癌的并发症、胸腔闭式引流术和胸腔穿刺术的并发症,以及机械通气治疗的肺部损伤并发症,偶见于局部产气杆菌感染。

3. 胸壁压痛 正常情况下胸壁无压痛。肋间神经炎、肋软骨炎、胸壁软组织炎及肋骨骨折的患者,受累的局部可有胸壁压痛。白血病患者常有胸骨压痛和叩击痛。

4. 肋间隙(intercostal space) 肋间隙有无狭窄或饱满。吸气时肋间隙回缩常伴胸骨上窝和锁骨上窝同时发生凹陷,称为“三凹征(three depressions sign)”,提示呼吸道阻塞,使吸气时气体不能顺利地进入肺内。肋间隙膨隆见于大量胸腔积液、张力性气胸或严重肺气肿患者。此外,胸壁肿瘤、主动脉瘤或婴儿和儿童心脏明显增大者,其相应局部的肋间隙可见膨出。

二、胸　廓

胸廓检查时患者取坐位或立位,平静呼吸,充分暴露全部胸廓。检查者从前、后、左、右对病人胸廓形态进行全面、详细地视诊检查,两侧对比观察,必要时可配合触诊。

正常胸廓两侧大致对称,呈椭圆形。惯用右手的人右侧胸大肌常较左胸发达。成年人胸廓的前后径较左右径为短,两者的比例约为1∶1.5。小儿和老年人胸廓的前后径略小于左右径或几乎相等,故呈圆柱形。常见胸廓外形的改变见图3-7-10。

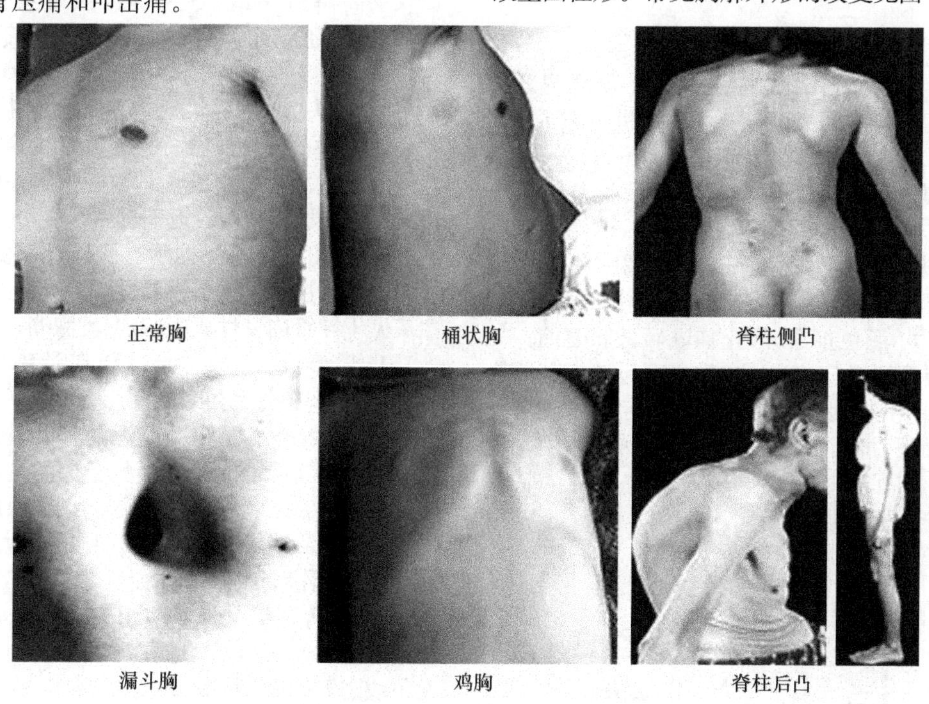

图3-7-10　常见胸廓外形的改变

1. 扁平胸(flat chest) 胸廓呈扁平,前后径不及左右径的一半。肋骨斜度变大,肋间隙较窄,腹上角小于90°;可见于瘦长体型,也可见于慢性消耗性疾病如肺结核等。

2. 桶状胸(barrel chest) 胸廓前后径增加,有时与左右径相等甚至超过左右径,故呈圆桶状。肋骨的斜度变小,其与脊柱的夹角常大于45°。肋间隙增宽且饱满,腹上角增大。常可见于阻塞性肺气肿或哮喘发作期,也可见于正常婴幼儿、老年或矮胖体型者。

3. 佝偻病胸(rachitic chest) 为佝偻病所致的胸廓改变,多见于儿童。前胸部各肋软骨与肋骨连接处常隆起,形成串珠状,谓之佝偻病串珠(rachitic rosary)。下胸部前面的肋骨常外翻,沿膈附着的部位,胸壁向内凹陷形成肋膈沟(Harrison's groove)。胸廓前后径略长于左右径,侧壁向内凹陷,胸骨向前突出,形如鸡的胸廓,称为鸡胸(pigeon chest)。

4. 漏斗胸(funnel chest) 胸前壁正中凹陷,以胸骨下段和剑突处凹陷多见,形如漏斗状,谓之漏斗胸。

5. 胸廓一侧变形 胸廓一侧膨隆可见于大

笔记栏

量胸腔积液、气胸、一侧严重代偿性肺气肿、巨大肺囊肿、肿瘤等。胸廓一侧平坦或下陷常见于肺不张、肺纤维化、广泛性胸膜增厚和粘连等。

6. 胸廓局部隆起 胸廓局部隆起可能为胸壁局部肿块结节，也可能由胸内病变所致，常见原因：

(1) 胸壁皮肤肿块结节：如神经纤维瘤、脂肪瘤、肋骨结核的冷脓肿、带状疱疹、疖等。

(2) 肋软骨隆起：见于肋软骨炎、软骨肿瘤、佝偻病所致的"肋骨串珠"等。

(3) 肋骨肿块：见于肋骨骨折、结核、化脓性骨髓炎肿瘤、先天性畸形等。

(4) 胸骨柄或胸骨上凹隆起：可能为主动脉瘤、胸壁肿瘤等。

(5) 心前区隆起：多见于先天性心脏病、心脏明显肥大、大量心包积液等。

7. 脊柱畸形 脊柱前凸、后凸或侧凸，导致两侧胸廓不对称，可见于先天性畸形、背柱外伤和结核等。

三、乳　　房

一般儿童和男性的乳房(breast)不明显。男性乳头在乳房前中央突起，平第 4 肋间隙或第 5 肋骨水平。女性乳房在青春期后逐渐长大，呈半球形，乳头也长大呈圆柱状。成年女性乳房位于第 2～6 肋骨之间，内侧至胸骨线旁，外侧可达腋中线，乳头平第 4 肋间隙或第 5 肋骨水平。妊娠和哺乳期乳腺增生，乳房明显增大，乳晕(areola of breast)扩大，颜色加深，停止哺乳后乳腺萎缩。

为便于记录病变部位，常以乳头(nipple)为中心分别做一条水平线和一条垂直线，将乳房分成四个象限，即外上、外下、内上、内下象限(图 3-7-11)。男医生检查女患者时要有患者的家属或女医护人员在场。

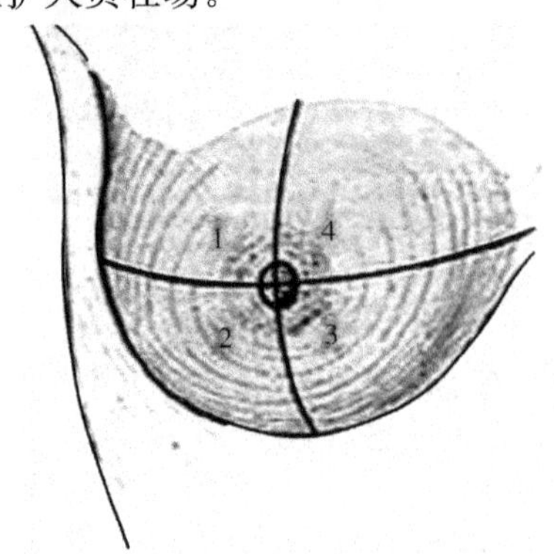

图 3-7-11　乳房的划线和分区

1. 外上象限；2. 外下象限；3. 内下象限；4. 内上象限

(一) 视诊

患者取坐位或者仰卧位，脱去上衣充分暴露颈部、前胸和两上臂，光线良好。

1. 对称性(symmetry) 正常女性两侧乳房基本对称，若有轻度不对称者，是由两侧乳房发育程度不同造成。一侧乳房明显增大可见于炎症、囊肿形成、肿瘤、先天畸形等。一侧乳房明显缩小则多因发育不全引起。

2. 乳房皮肤(skin of breast) 局部皮肤发红应考虑乳房局部炎症或乳腺癌。单纯炎症常伴局部肿胀、疼痛和发热。肿瘤引起的皮肤颜色常为暗红色，不伴发热和疼痛。乳房皮肤水肿多见于炎症、乳腺癌；前者由于炎症刺激使毛细血管通透性增加，血浆渗出至血管外，并进入细胞间隙，多伴有皮肤发红。后者由于癌细胞机械性阻塞皮肤淋巴管引起淋巴水肿，且多伴有毛囊和毛囊孔下陷，使局部皮肤呈猪皮(pig skin)或橘子皮(orange peel)状。乳房皮肤局部回缩，可由于外伤或炎症使局部脂肪坏死，成纤维细胞增生，造成受累区域乳房表层和深层之间悬韧带纤维缩短；也可能是乳腺癌早期征象，应该引起重视。为了能发现早期乳房皮肤回缩的现象，使患者双手高举过头或双手叉腰，该现象会更加明显。此外，还应注意乳房皮肤有无溃疡、瘢痕和色素沉着。

3. 乳头(nipple) 正常乳头呈圆柱形，两侧大小相等，颜色相近，表面有皱折。视诊时应注意乳头位置、大小、双侧是否对称等。乳头回缩若自幼发生，为发育异常，若近期发生，则可能为癌变或炎症；乳头出现分泌物提示乳腺导管病变，分泌物为清亮的黄色常见于慢性囊性乳腺炎；分泌物为血性多见于导管内良性乳突状瘤、乳腺癌。

4. 乳晕(areola) 指围绕在乳头周围褐色区域。乳晕的表面可以看到少许或许多突起的皮脂腺，外表略显粗糙。应观察其大小、形状、对称性、颜色和表面特征。颜色变深可见于服用避孕药或怀孕；若呈深褐色可见于肾上腺皮质功能减退；孕妇及哺乳期妇女乳房明显增大，向前突出或下垂，乳晕扩大，色素加深。

5. 腋窝和锁骨上窝(axillary fossa and supraclavicular fossa) 应注意腋窝和锁骨上窝有无包块、溃疡、红肿、瘘管、瘢痕等。

(二) 触诊

触诊乳房时，被检查者通常坐位或仰卧位。仰卧位时，可垫一小枕头以抬高肩部，并嘱受检者将手臂置于枕后，有助于乳房对称地分布于胸前。检查者可用一手托住乳房，另一手将乳房组织向胸壁挤压进行触诊。

触诊顺序：外上象限→外下象限→内下象限→内上象限。

触诊先由健侧乳房开始，后检查患侧。检查左侧乳房时由外上象限开始，然后顺时方向进行由浅入深触诊直至四个象限检查完毕为止，最后触诊乳

笔记栏

头，然后以同样的方式检查右侧乳房，但沿逆时针方向进行。触诊时应注意有无红肿、热痛和包块，乳头有无分泌物；另外，还应触诊腋下及锁骨上淋巴结有无肿大。

正常乳房触诊时呈模糊的颗粒感和柔韧感，乳房触诊时的感觉可因皮下脂肪组织多少而异；正常青年人的乳房柔软，质地均匀一致，而老年人则多呈纤维和结节感。月经期乳房小叶充血，乳房有紧涨感；月经后充血迅即消退；妊娠期乳房增大并有柔韧感；而哺乳期则呈结节感。

触诊乳房时必须注意下列物理现象。

1. 硬度和弹性(consistency and elasticity) 乳房硬度增加和弹性消失提示皮下组织被炎症或新生物所浸润，如急性乳腺炎、乳腺肿瘤等。此外，还应注意乳头的硬度和弹性。当乳晕下有癌肿存在时，该区皮肤弹性常消失。

2. 压痛(tenderness) 乳房局部压痛常提示其下有炎症性病变，一般性炎症常表现为中至重度压痛，而乳癌则很少出现压痛。另外，月经期乳房较敏感，有时可误认为病理性，月经期后可消失。

3. 包块(masses) 如触及乳房包块应注意以下特征。

(1) 部位(location)：注意包块在哪一象限，可按时钟钟点的方位来描述，并指出与乳头的距离。

(2) 大小(size)：以厘米(cm)记录包块的长度、宽度和厚度，如肿块为 2cm×1cm×1cm；用于以后包块大小发生变化时的比较。

(3) 数目(number)：肿块是单发还是多发，前者多见于乳腺癌，后者则多见于乳腺囊性增大或乳腺纤维瘤。

(4) 外形(contour)：包块的外形是否规则，边缘是否光滑，与周围组织有无粘连固定。大多数良性肿瘤表面大多光滑规整，而恶性肿瘤则凹凸不平，边缘多固定。圆形或椭圆形肿块可见于囊肿、腺瘤、纤维腺瘤、正常乳房腺体。不规则的肿块，可见于癌肿、肉瘤和导管内乳头状瘤。

(5) 硬度(consistency)：包块的质地可描写为柔软的、囊性的、中等硬度或极硬等。良性肿瘤多呈柔软或囊性感觉。坚硬者多提示恶性病变，也可由炎症后硬结引起。

(6) 压痛(tenderness)：炎性病变常表现为中度至重度压痛，而恶性病变压痛大多不明显。

(7) 活动度(mobility)：检查者应确定该包块是否可自由移动，如仅能向某一方向活动或固定不动，则应进一步确定包块是固定于皮肤、乳腺周围组织还是深部结构。一般炎性病变较固定，大多数良性肿瘤活动度较大而恶性包块早期虽可活动，但经过病情的发展，到晚期癌肿侵犯周围组织，则固定度可明显增加。

(三) 乳房的常见病变

1. 急性乳腺炎 乳房红、肿、热、痛，常局限于一侧乳房的某一象限。触诊有硬结包块，伴寒战、发热及出汗等全身中毒症状，常见于哺乳期妇女，但亦见于青年女性和男子。

2. 乳腺肿瘤 应区别良性或恶性，良性肿瘤一般为多发结节，质地较软，边缘光滑，形态规整并有一定的活动度，常见于乳腺囊性增生、乳腺纤维瘤等。乳腺癌则多为单发，质地硬，形态不规则，与皮下组织粘连，局部皮肤呈橘皮样，乳头常回缩。多见于中年以上的妇女，晚期多伴有腋窝淋巴结转移。

3. 男子一侧或两侧乳房女性化 主要由于雌激素过多，以及乳腺组织对雌激素特别敏感所致，多见于内分泌紊乱，如使用雌激素、睾丸功能不全、肾上腺皮质激素分泌过多或肝硬化等。

附：胸壁、胸廓和乳房检查纲要及结果记录举例

主要内容	结果记录举例
视诊	
一、胸壁	
1. 皮肤颜色	无黄染
2. 静脉	无曲张
3. 肿胀	无肿胀
4. 肋间隙	无狭窄
二、胸廓	
1. 外形	两侧对称，饱满，呈桶状
2. 局部隆起	无局部隆起
3. 脊柱	无畸形
三、乳房	
1. 对称性	乳房对称
2. 皮肤	无发红及水肿，皮肤无回缩，无浅表静脉扩张
3. 乳头	位于第四肋间锁骨中线外2cm，大小正常，无内陷，未见分泌物
4. 乳晕	无扩大及色素异常沉着
触诊	
一、胸壁	
1. 压痛	无压痛
2. 皮下气肿	无皮下气肿
二、胸廓	
皮下捻发感	无皮下捻发感
三、乳房	
1. 皮肤弹性	柔韧感
2. 压痛	无压痛
3. 包块	右乳房内上象限2点钟处可触及一个质地中等包块，约3cm×2cm×2cm大小，边缘光滑、外形规则、无压痛、与周围组织无粘连，活动度较大

（何元兵　陈明伟）

笔记栏

第三节　肺和胸膜

肺和胸膜的检查是胸部检查的重点内容之一，内容包括视诊、触诊、叩诊和听诊四个部分。检查时被检查者一般取仰卧位或坐位，充分暴露胸部。仰卧位检查时，光线应从上方直接照射在患者的胸部。

一、视　　诊

（一）呼吸运动

呼吸运动（breathing movement）：正常人在静息状态下呼吸运动稳定而有节律。正常情况下吸气为主动运动，此时肋间肌和膈肌收缩，胸廓扩张、胸腔内负压增高，肺扩张，空气因压力差进入肺内。呼气为被动运动，呼气时吸气肌松弛，靠肺脏弹性回缩使得胸廓缩小、胸腔内负压降低，肺内气体随之呼出。

1. 胸式呼吸（thoracic respiration）**和腹式呼吸**（diaphragmatic respiration）　正常成年男性和儿童的呼吸以膈肌运动为主，呼吸时上腹部运动较大，而形成腹式呼吸。正常女性的呼吸则以肋间肌的运动为主，呼吸时胸廓扩张明显，形成胸式呼吸。生理状态下，以上两种呼吸运动均不同程度同时存在。某些疾病的出现可造成呼吸运动的改变，如广泛肺炎、肺水肿、重症肺结核、大量胸水和气胸、肋间神经痛和肋骨骨折等时，胸式呼吸减弱而腹式呼吸增强。而腹膜炎、大量腹水、肝脾极度肿大、腹腔内巨大肿瘤及妊娠晚期时，腹式呼吸减弱而胸式呼吸增强。

2. 胸腹矛盾呼吸（paradoxic breathing）　指吸气相胸廓扩张而腹壁反而塌陷。见于膈肌麻痹或疲惫时。这是因为吸气时胸腔负压增加，而膈肌收缩无力，故被负压吸引而导致腹壁塌陷。

3. 呼吸困难（dyspnea）　指患者感到呼吸费力，临床上患者可出现鼻翼扇动、张口呼吸、辅助呼吸肌也参与呼吸运动，或伴有呼吸频率、深度与节律的异常。根据呼吸困难主要出现在吸气相还是呼气相，判定是吸气性呼吸困难、呼气性呼吸困难或混合性呼吸困难。详见第1章第八节。

（二）呼吸频率

正常成人静息状态下，呼吸频率为16～18次/分，新生儿呼吸约44次/分，呼吸频率随着年龄增长而逐渐减慢。检测时一般应至少检测30秒。

1. 呼吸过速（tachypnea）　指频率超过20次/分。见于发热、疼痛、贫血、甲状腺功能亢进及心力衰竭等。一般体温升高1℃，呼吸大约增加4次/分。

2. 呼吸过缓（bradypnea）　指频率低于12次/分，见于麻醉剂或镇静剂过量和颅内压增高等（图3-7-12）。

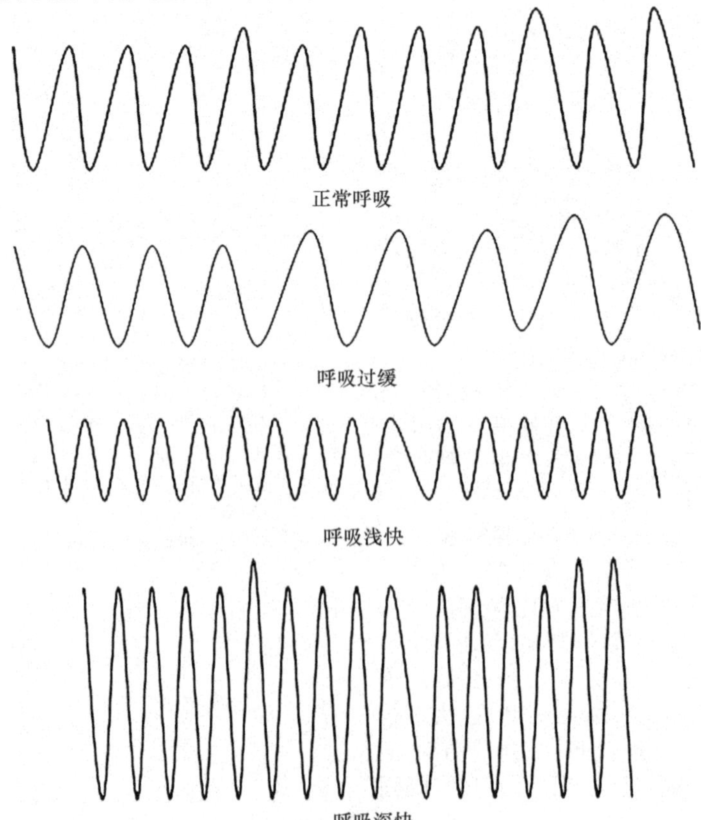

图3-7-12　呼吸频率的变化

（三）呼吸深度

1. 呼吸变浅 指呼吸幅度变浅，作为代偿性改变，常有呼吸频率的增快。呼吸变浅常见于呼吸中枢受到抑制或者呼吸肌无力，如麻醉剂或镇静剂过量、吉兰-巴雷综合征、严重肺炎、肺水肿、大量胸水和气胸等。

2. 呼吸变深 指呼吸幅度的变大，见于剧烈运动、情绪激动或过度紧张时。糖尿病酮症酸中毒和尿毒症酸中毒时的深大呼吸称为Kussmaul呼吸。

（四）呼吸节律和幅度

正常人静息状态下的呼吸节律基本整齐、幅度均匀。病理状态下往往出现呼吸节律和幅度的变化。

1. 潮式呼吸（tidal breathing） 呼吸由浅慢逐渐变为深快，然后再由深快转为浅慢，随之出现一段呼吸暂停，如此周而复始。这是由于呼吸中枢兴奋性降低、对呼吸节律的调节失常所致。轻度潮式呼吸生理情况下可见于老年人睡眠时，病理情况下见于脑炎、脑出血、脑肿瘤、脑外伤、脑栓塞等，也可见于尿毒症、糖尿病酮症酸中毒和巴比妥中毒等（图3-7-13）。

2. 间停呼吸 表现为规律呼吸几次后，突然停止一段时间，然后又开始呼吸，如此周而复始。该呼吸与潮式呼吸不同，它每次呼吸幅度基本一致，呼吸暂停时间比潮式呼吸长，呼吸次数相对少。引起间停呼吸的疾病与潮式呼吸基本相同。

3. 叹气样呼吸（sighing breath） 表现在一段正常呼吸中插入一次深大呼吸，并常伴有叹气声（图3-7-13）。多为功能性改变，见于神经衰弱、精神紧张或抑郁症。

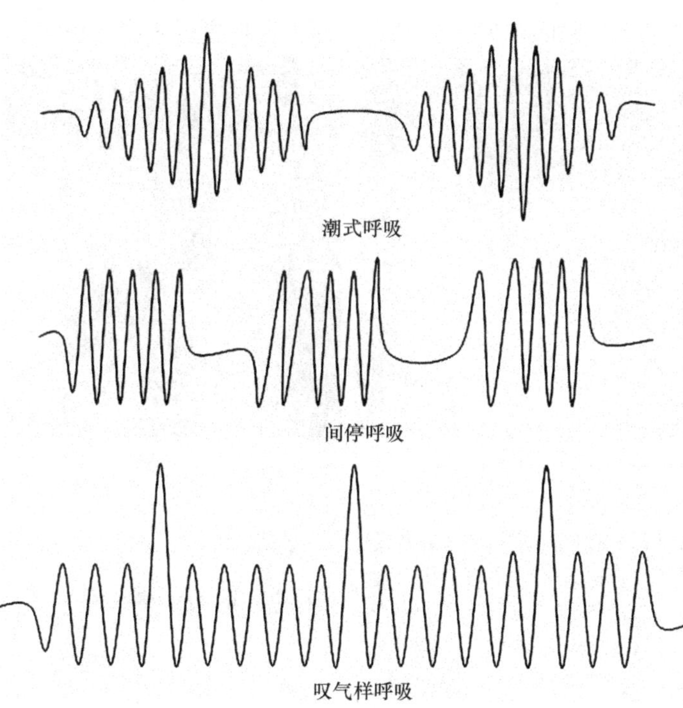

图3-7-13 呼吸节律和幅度的变化

二、触　诊

（一）胸廓扩张度

胸廓扩张度（thoracic expansion）指平静呼吸及深呼吸时两侧胸廓的动度。可在被检者胸廓前下部及背部检查。因此处呼吸时胸廓动度较大。触诊前胸时，检查者两手置于胸廓下面的前侧部，双拇指沿两侧肋缘指向剑突，拇指尖置于正中线两侧对称部位，两拇指间相距约2cm，手掌和伸展的手指置于前侧胸壁。触诊背部时，两手平置于患者背部，双拇指在约第10肋水平，拇指与中线平行，其余手指对称地置于胸廓两侧。嘱被检者做深呼吸运动，观察比较两手的动度是否一致，并感觉呼吸运动的范围和对称性。正常人平静呼吸或深呼吸时，两侧胸廓称对称性张缩。若一侧胸廓扩张受限，见于大量胸腔积液、气胸、胸膜增厚和肺不张等。若一侧胸廓扩张度增强多见于引起对侧肺扩张受限的疾病。若两侧胸廓扩张度均减弱则多见于中枢神经系统病变或周围神经系统病变，如呼吸肌无力或广泛肺部病变等。两侧胸廓扩张度增强则见于引起腹式呼吸减弱的疾病（图3-7-14）。

笔记栏

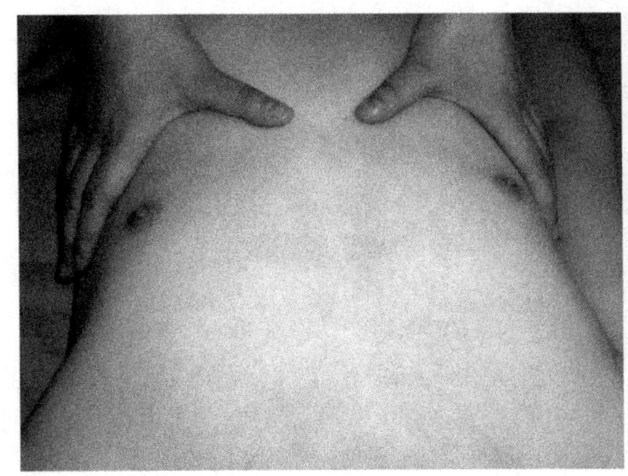
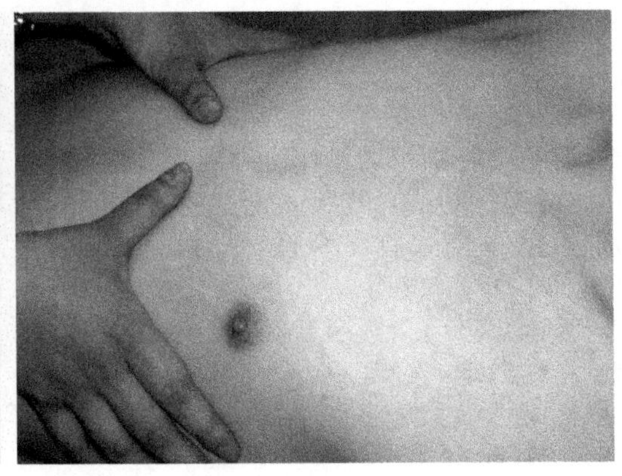

图 3-7-14 胸廓扩张度

(二) 语音震颤

语音震颤(vocal fremitus):被检者发出语音后,声波沿气管、支气管及肺泡传导胸壁所引起的震动,由检查者的手触及,故又称触觉语颤(tactile fremitus)。可根据震动的强弱,判断胸内病变的性质。检查前胸壁时,被检者取仰卧位,检查背部时,嘱被检者取坐位,检查者立于患者背后触诊比较方便。检查时,检查者将左右手掌的尺侧缘或掌面轻放于两侧胸壁的对称部位,嘱患者用强度一致的声音发长音"yi",然后检查者自上至下、从内到外、两侧交叉对比,比较两侧相应部位震动感的强弱(图 3-7-15)。

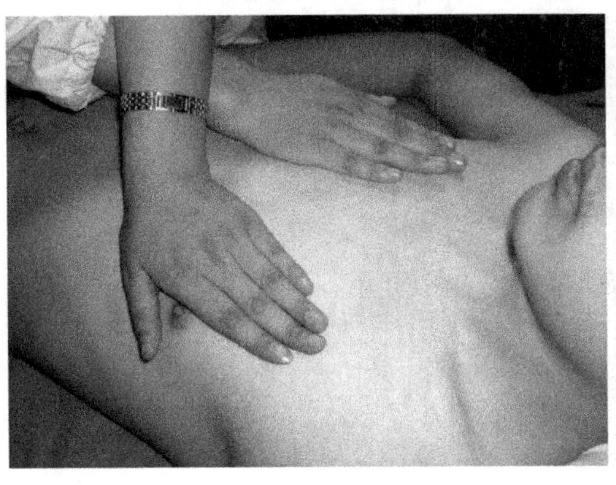
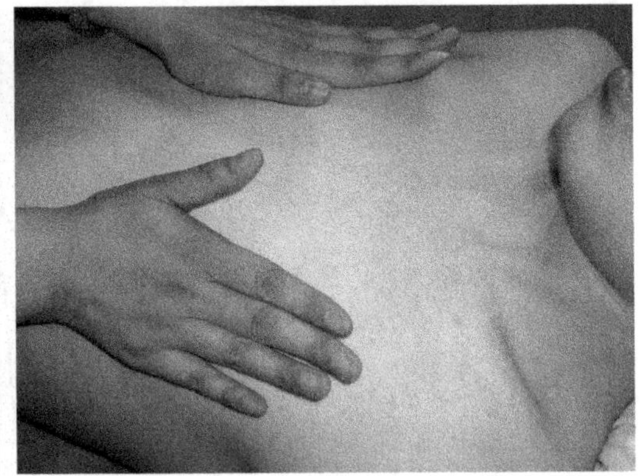

图 3-7-15 语言震颤

语音震颤的强度与发音的强弱、音调的高低、胸壁的薄厚以及支气管至胸壁的距离等因素有密切关系。发音强、音调低、胸壁薄及支气管至胸膜的距离近者,语音震颤增强,反之则弱。一般情况下,胸骨角附近及后胸第 4 胸椎棘突处声音最强,由上至下呈对称性逐渐减弱,两侧震颤强度基本一致。

语音震颤增强主要见于:①肺组织实变,如大叶性肺炎实变期和肺栓塞等。②接近胸膜的肺内大空腔,声波在空洞内产生共鸣,特别是当空洞周围有炎性浸润并与胸膜粘连时,更有利于声波传导,使语音震颤增强,如肺脓肿、空洞型肺结核等。③压迫性肺不张,如胸水压迫引起肺组织变致密,有利于声音传导,故可导致语音震颤增强。

语音震颤减弱或消失,主要见于:①支气管阻塞,如支气管肺癌、支气管分泌物增多引起气道阻塞或肺不张。②肺泡内含气量过多,如肺气肿、支气管哮喘发作期。③胸膜高度增厚粘连。④大量胸腔积液或气胸。⑤胸壁皮下气肿或皮下水肿。

笔 记 栏

(三) 胸膜摩擦感

各种原因引起胸膜炎时,纤维蛋白沉着于两层胸膜,使其表面变得粗糙、呼吸时两侧胸膜互相摩擦,故可触及摩擦感。胸膜摩擦感位于前胸下侧壁或腋中线第 5~6 肋间最易触及,因此处呼吸动度较大。一般情况下以吸气末和呼气初比较明显。检查时,检查者用手掌轻贴病人胸壁,胸膜摩擦似皮革相互摩擦的感觉。胸膜摩擦感常见于以下疾病。

1. 胸膜炎症 如结核性胸膜炎、化脓性胸膜炎以及其他原因引起的胸膜炎。

2. 肺部病变累及胸膜 如肺炎、肺脓肿、肺栓塞。

3. 胸膜原发性或继发性肿瘤。

4. 胸膜高度干燥 如严重脱水。

5. 糖尿病、尿毒症等。

三、叩　　诊

(一) 叩诊的方法

被检者取坐位或卧位，均匀呼吸。叩诊前胸时，以左手中指为板指，与肋骨平行并贴紧肋间隙，按照自上而下、由外向内的顺序，逐一肋间隙进行叩诊。检查侧胸壁时，嘱被检者举起上臂置于头部，自腋窝开始沿腋中线、腋后线叩诊，向下至肋缘。检查背部时，上半身略向前倾，双手交叉抱肘，尽可能使肩胛骨移向外侧方。叩诊一般自肺尖开始，沿肩胛线逐一肋间隙向下检查。叩诊肩胛间区时，板指可与脊柱平行(图 3-7-16)。

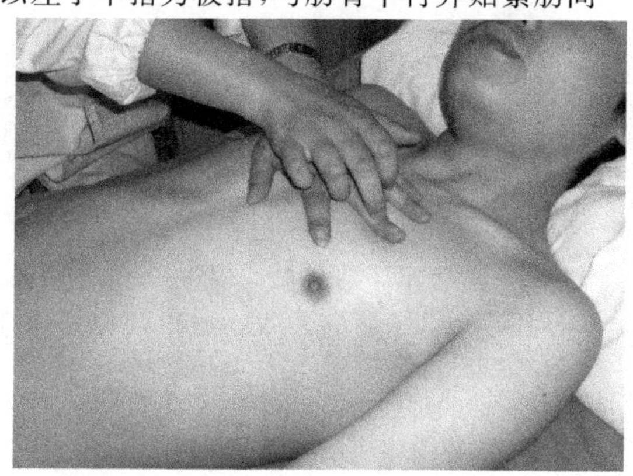

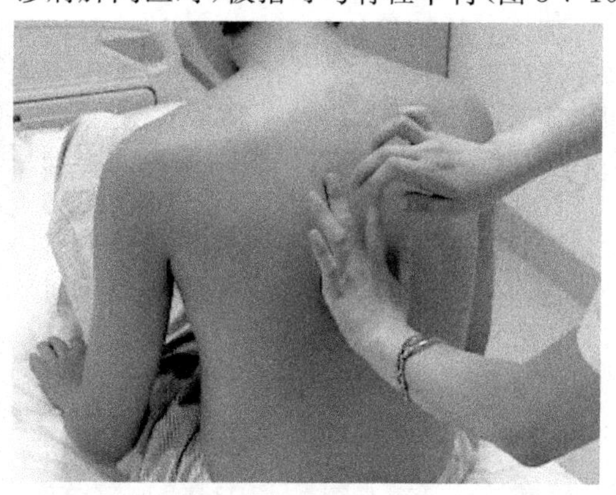

图 3-7-16　叩诊

叩诊时用右手中指指端扣击板指第二指骨前端，每个部位叩 2～3 下。叩击力量要均匀，此为间接叩诊的方法。有时检查者将右手 2～4 指并拢，以其指腹对胸壁进行直接拍击，称为直接叩诊。

(二) 影响叩诊音的因素

叩诊音强弱与胸壁薄厚、肺泡含气量多少有关。胸壁组织增厚，如皮下脂肪较多，肌肉层较厚、水肿等，可使叩诊音变浊。类软骨钙化，胸廓变硬，可使叩诊震动的范围增大。胸腔内积液，可使叩诊音变浊。深吸气时，肺泡张力增加，叩诊音调增高。

(三) 叩诊音的分类

胸部的叩诊音可分为清音、过清音、鼓音、浊音和实音，在强度、音调、时限和性质方面具有各自的特点，归纳于表 3-7-1。

表 3-7-1　胸部叩诊音的类型和特点

类型	强度	音调	时限	性质
清音	响亮	低	长	空响
过清音	极响亮	极低	较长	回响
鼓音	响亮	高	中等	鼓响样
浊音	中等	中～高	中等	重击声样
实音	弱	高	短	极钝

(四) 正常胸部叩诊音

正常肺部叩诊音为清音，各部位略有不同。因叩诊音强弱和高低受到肺含气量的多少、胸壁薄厚以及邻近器官的影响。一般来说，前胸上部较下部稍浊、右上肺叩诊较左上肺稍浊，右侧心缘旁稍浊，左腋前线下方因靠近胃泡叩诊呈鼓音，右下肺受肝脏影响叩诊稍浊，背部较前胸稍浊。

(五) 肺界的叩诊

1. 肺上界　即肺尖的宽度，其内侧为颈肌，外侧为肩胛带。叩诊方法：被检者取坐位，自斜方肌前缘中央部开始叩诊，此音为清音，逐渐叩向外侧，当音响变为浊音时，即为肺上界的外侧终点。然后再由上述中央部叩向内侧，直至清音变为浊音时，即为肺上界的内侧终点。以上叩得的清音带的宽度即为肺尖的宽度，正常人为 4～6cm，肺上界变窄常见于结核所致的肺尖浸润、肺炎、肺肿瘤、胸膜增厚或胸膜顶包裹型积液等。肺上界增宽见于肺气肿、气胸、肺尖部的肺大疱等。

2. 肺前界　正常人的肺前界与心脏的绝对浊音界相当。右肺前界相当于胸骨线的位置。左肺前界相当于胸骨旁线第 4～6 肋间隙的位置。当心脏扩大、心肌肥厚、心包积液、肺门淋巴结明显肿大时，可使肺前界间的浊音区扩大，肺气肿时肺前界缩小。

3. 肺下界　肺下界的叩诊时，嘱被检者平静呼吸，前胸的叩诊从第 2 或第 3 肋间隙开始，沿锁骨中线、腋中线自上而下，直至成浊音。背部从肩胛线第 8 肋间隙开始，沿肩胛线，直至叩诊浊音。正常人两侧肺下界基本相同，平静呼吸时分别位于锁骨中线、腋中线、肩胛线上第 6、8、10 肋间隙上。矮胖者的肺下界可上升一肋间隙，瘦长者可下降一肋间隙。病理情况下，肺下

笔记栏

界上升见于肺不张、胸腔积液以及腹内压升高者，如鼓肠、腹水、肝脾肿大、腹腔内巨大肿瘤等。肺下界降低见于肺气肿、肺大疱、腹腔内脏下垂。

4. 肺下界移动度 即相当于呼吸时膈肌的移动范围。叩诊时，首先在平静呼吸时，于肩胛线上叩出肺下界的位置，然后嘱被检者做深吸气且屏住呼吸，同时向下叩诊，由清音转为浊音时，即为肩胛线上肺下界的最低点。待被检者回复平静呼吸后再嘱其深呼气，并且屏气，再由上而下叩出肺下界。即为肩胛线上肺下界的最高点，最高点至最低点间的距离即为肺下界的移动范围。正常人肺下界的移动范围为6～8cm。肺下界移动度减少见于肺气肿、肺不张、肺纤维化、肺部炎症等。气胸、胸腔积液、胸膜肥厚或膈肌麻痹时肺下界移动度也减少(图3-7-17)。

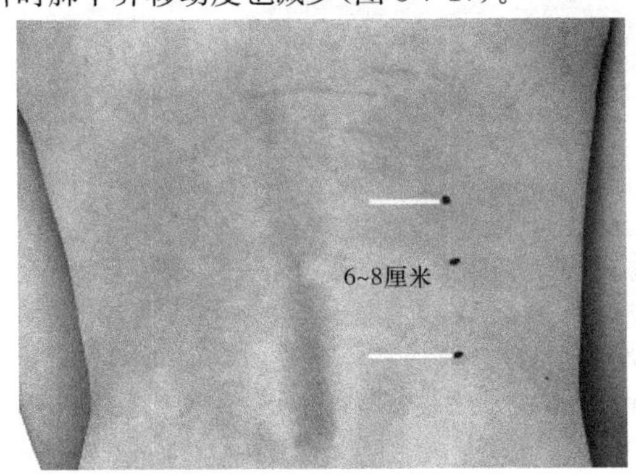

图3-7-17 正常肺下界移动度

(六) 异常胸部叩诊音

肺脏正常清音区范围内如出现过清音、浊音、实音或鼓音时称为异常呼吸音。提示肺、胸膜或胸壁有病理性改变。

1. 异常浊音或实音 见于肺炎、肺脓肿、肺结核、肺栓塞、肺癌、肺水肿、肺部广泛纤维化、胸腔积液、胸膜肥厚、胸膜肿瘤、胸壁水肿等。

2. 过清音 见于肺气肿，这是由于肺弹性减弱而含气量增多所致。

3. 鼓音 由于肺内含气量显著增加所致，见于肺结核巨大空洞，肺脓肿、肺部肿瘤或肺囊肿破溃形成空洞、肺大疱，气胸及膈疝等。

4. 浊鼓音 当肺泡壁松弛，肺泡含气量减少情况下(如肺不张、肺炎充血期或消散期、肺水肿等)，局部叩诊时出现一种兼有浊音和鼓音特点的混合性叩诊音，称为浊鼓音。

四、听 诊

肺部听诊时，被检者取坐位或卧位。充分暴露胸部(图3-7-18)。一般要求患者做均匀而平静的呼吸，必要时做深吸气、深呼气、屏气或咳嗽。

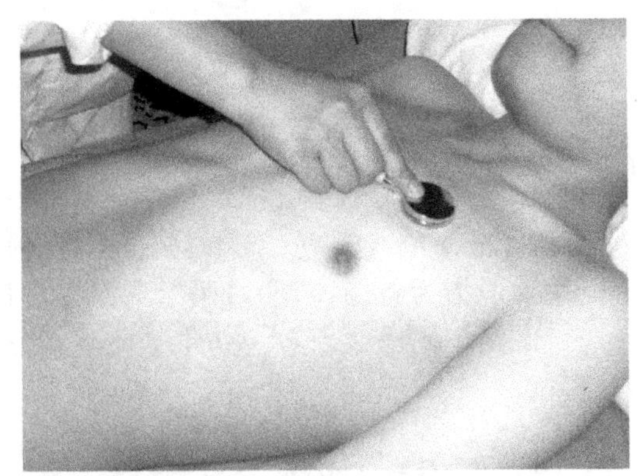

图3-7-18 肺部听诊

听诊顺序一般由肺尖开始，自上而下，由前胸到侧胸(由腋窝向下)，最后检查背部，两侧对称部位进行比较。

听诊的部位：前胸部为锁骨上窝，锁骨中线上、中、下部，腋前线上、中、下部和腋中线上、下部，左右两侧，共十六个听诊部位。背部听诊为腋后线上、中、下部，肩胛间区上、下部，肩胛下区内外部，左右两侧共十二个部位。根据需要在某一部位可多听几个点。

(一) 正常呼吸音(图3-7-19)

1. 气管呼吸音(tracheal breath sound) 是空气进出气管发出的声音，粗糙、响亮且调高，吸气与呼气相几乎相等，在胸外气管段可闻及。

2. 支气管呼吸音(bronchial breath sound) 为气流在声门、气管或主支气管形成湍流所产生的声音，似抬舌后经口腔呼气时发出“ha”的声音。该呼吸音的特点是吸气相较呼气相短，呼气音较吸气音音响强、音调高。正常人可于喉部、胸骨上窝、背部第6～7颈椎和第1～2胸椎附近可闻及该呼吸音。

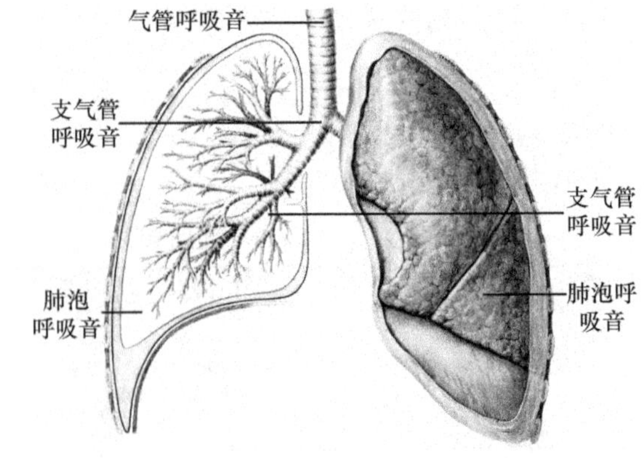

图3-7-19 四种正常呼吸音的分布特点

3. 支气管肺泡呼吸音(bronchovesicular breath sound) 也称混合呼吸音，兼有支气管呼吸音和肺泡呼吸音的特点。其吸气音的性质与正常肺泡呼吸音相相似，但音调较高且较响亮。呼气音性质与支气管呼吸音相似，但强度较弱，音调较低，时间较短。支气管肺泡呼吸音的吸气相与呼气相长短大致相同。正常人可于胸骨两侧第1～2肋间隙、肩胛间区第3～4胸椎水平及右肺尖可听到支气管肺泡呼吸音。

4. 肺泡呼吸音(vesicular breath sound)　为气流在细支气管和肺泡内进出所致。吸气时气流经支气管进入肺泡，呼气时肺泡由紧张变为松弛。肺泡呼吸音很像上齿轻咬下唇吸气时发出的"fu"的声音，音调较低，音响较弱。吸气相较呼气相比音响强、音调高，且时间更长。正常人除支气管呼吸音部位和支气管肺泡呼吸音部位外其余部位均可闻及肺泡呼吸音。

正常人呼吸音的强弱与性别、年龄、呼吸的深浅、肺组织弹性的大小及胸壁的厚薄等有关(表3-7-2)。男性肺泡呼吸音较女性强，儿童的肺泡呼吸音较老年人强，肺泡组织较多、胸壁肌肉较薄的部位，如乳房及肩胛下部肺泡呼吸音最强，其次为腋窝下，而肺尖及肺下缘区域则较弱。

表3-7-2　四种正常呼吸音的特征比较

特征	气管呼吸音	支气管呼吸音	支气管肺泡呼吸音	肺泡呼吸音
强度	极响亮	响亮	中等	柔和
音调	极高	高	中等	低
呼∶吸	1∶1	1∶3	1∶1	3∶1
性质	粗糙	管样	沙沙声，	柔和的沙沙声
正常听诊区域	胸外气管	胸骨柄	主支气管	大部分肺野

(二)异常呼吸音

1. 异常肺泡呼吸音　由于病理或生理变化引起肺泡呼吸音强度、性质或时间的变化，称为异常肺泡呼吸音。

(1) 肺泡呼吸音增强：双侧肺泡呼吸音增强见于呼吸运动增强、肺泡通气增加。流量增加或流速增快。生理性肺泡呼吸音增强见于运动、婴幼儿及胸壁较薄的成年人。病理性肺泡呼吸音增强见于贫血、发热或代谢亢进等。

(2) 肺泡呼吸音减弱或消失：由于肺泡内的空气流量减少、流速减低或传导减弱、胸廓或肺扩张受限所致。常见的原因：

1) 胸廓或肺的扩张受限：如单侧见于肺不张、肋骨骨折、类软骨骨化；双侧见于妊娠晚期、大量腹水和腹腔巨大肿瘤；局限性者可见于肺叶不张。

2) 通气动力不足：单侧肺泡呼吸音减弱见于膈肌麻痹；双侧可见于呼吸中枢抑制、镇静剂过量、低钾血症、呼吸肌无力。

3) 呼吸音传导障碍：见于气胸、胸腔积液、胸膜肥厚等。

4) 通气阻力增加：单侧者可见于中央型肺癌和淋巴瘤；双侧者见于慢性支气管炎、哮喘、阻塞性肺气肿；局限性者可见于支气管异物和肿瘤等。

(3) 呼气音延长：由于下呼吸道阻力增加，导致呼气阻力增加，例如慢性支气管炎、支气管哮喘发作期等。或由于肺组织弹性减退，使呼气的驱动力减弱，导致呼气音延长，见于肺气肿。

(4) 断续性呼吸音：肺内局限性炎症或支气管狭窄，使空气不能均匀的进入肺泡，出现断续性呼吸音。有时可伴有短促的不规则间隙，故又称为齿轮呼吸音，常见于肺炎。

(5) 粗糙性呼吸音：支气管黏膜水肿或炎症造成管腔不光滑或狭窄，使气流进出不畅造成粗糙性呼吸音，见于支气管或肺部炎症的早期。

2. 异常支气管呼吸音　在应当闻及肺泡呼吸音的部位听到了支气管呼吸音，称为异常的支气管呼吸音。见于以下情况。

(1) 肺组织实变：实变的肺组织传导性较好，故支气管呼吸音可传到体表易于听到。实变的范围越大、越浅、其声音越强，反之则较弱。常见于大叶性肺炎的实变期、肺栓塞、干酪性肺炎等。

(2) 肺内大空腔：当空腔与支气管相通，音响在空腔内共鸣，通过传导可闻及支气管呼吸音，见于肺脓肿或空洞性肺结核的患者。

(3) 压迫性肺不张：肺组织受压(如胸腔积液或大量心包积液)时，受压肺组织较致密，有利于声音传导，故于压迫部位可听到支气管呼吸音，但强度较弱。

3. 异常的支气管肺泡呼吸音　在正常的肺泡呼吸音听诊区听到的支气管肺泡呼吸音，称为异常的支气管肺泡呼吸音。产生机制为肺部实变区域较小且与正常含气肺组织混合存在，或肺实变部位较深并被正常肺组织所覆盖之故。见于支气管肺炎、肺结核、大叶性肺炎初期。

(三)啰音

啰音(rales)是呼吸音以外的附加音(adventitious sound)，正常情况下并不存在啰音，故非呼吸音的改变，按性质的不同可分为以下几种。

1. 湿啰音(moist rales)　吸气时气体通过呼吸道内的分泌物形成水泡并破裂产生的声音，故又称水泡音(bubble sound)；或认为由于小支气管壁因分泌物黏着而陷闭，当吸气时突然张开重新充气所产生的爆裂音。

(1) 湿啰音的特点：为呼吸音外的附加音，断续而短暂，可连续多个出现，于吸气相尤其吸气终末较为明显，部位较恒定，性质不易变，咳嗽后可减轻或消失。

(2) 湿啰音的分类

1) 按湿啰音的性质分类：分为粗、中、细湿啰音和捻发音。①粗湿啰音(coarse rales)又称大水泡音，见于支气管扩张、肺空洞形成有时不用听诊

笔记栏

器也可听到，称之痰鸣。②中湿啰音(medium rales)：又称中水泡音，见于支气管炎和支气管肺炎等。③细湿啰音(fine rales)：又称小水泡音，常见于细支气管炎、支气管肺炎、肺淤血和肺栓塞等。④捻发音(crepitus)：是一种细而均匀一致的湿啰音，多在吸气终末期听到，似在耳边捻搓一束头发所发出的声音，此系细支气管和肺泡壁黏着陷闭，吸气时被气流冲开所发出的细小爆裂音，见于肺淤血、肺炎早期和肺泡炎等。

2）根据湿啰音的部位分类：可分为局限性或弥漫性。局限性固定不变的湿性啰音，提示局部有病灶，如肺部炎症、肺结核、支气管扩张症等。两侧肺底湿啰音常见于心功能不全导致的肺淤血。双肺广泛湿啰音常见于急性肺水肿、支气管肺炎、慢性支气管炎等。心功能不全时湿啰音的分布部位往往与体位有关，随体位变动而异。

2. 干啰音(dry rales, rhonchi)　由于气管、支气管或细支气管狭窄或阻塞，空气吸入或呼出时发生湍流所产生的声音。见于炎症、分泌物增加、支气管痉挛、肿瘤阻塞或压迫、异物阻塞等。

(1) 干啰音的特点：干啰音为一种呼吸附加音，音调较高，持续时间较长，吸气相及呼气相均可闻及。干啰音的强度、性质易改变。

(2) 干啰音的分类

1）根据音调分类：①高调干啰音：又称哨笛音。音调高，多起源于较下的支气管或细支气管。②低调干啰音：又称鼾音。音调低，多发生于气管或主支气管。

2）根据部位可分为：①弥漫性干啰音：见于慢性支气管炎、支气管哮喘、阻塞性肺气肿和心源性哮喘等。②局限性干啰音：可见于支气管内膜结核、肺癌和支气管异物等。

(四) 语音共振

语音共振(vocal resonance)的产生方式与语音震颤基本相同，检查时，嘱被检者用一致声音强度重复发"yi"长音，喉部发音产生振动经气管、支气管和肺泡传导至胸壁，与语音震颤不同的是并非用手触及胸壁振动，而是用听诊器听声音强度是否一致。通过两侧比较，发现有无语音共振增强或减弱。其临床意义同语音震颤。根据听诊音的差异可分为以下几种。

1. 支气管语音(bronchophony)　为语音共振的强度和清晰度均有增加，常伴有语音震颤增强、叩诊浊音和听到异常支气管呼吸音，见于肺实变的患者。

2. 胸语音(pectoriloquy)　是一种更强、更响亮的支气管语音，言词清晰可辨，见于大范围的肺实变区域。

3. 羊鸣音(egophony)　不仅语音的强度增加，而且其性质发生改变，带有鼻音性质，颇似羊叫声。常在中等量胸腔积液的上方肺受压的区域听到，亦可在肺实变伴有少量胸腔积液的部位听到。

4. 耳语音(whispered)　为了提高语音共振的检查灵敏度，检出较轻的病变，可做耳语音检查。即嘱被检者用耳语声发"yi、yi、yi"音，在胸壁上听诊时，正常人只能听及极微弱极含糊的音响。但肺实变时，则可听到增强的、清晰的耳语音。故对诊断肺实变具有一定价值。

(五) 胸膜摩擦音

当胸膜面由于炎症、纤维素渗出而变得粗糙时，随着呼吸可出现胸膜摩擦音。检查时。被检者取坐位或者卧位，检查者用听诊器在胸部听诊，可听到一种摩擦的声音。如搔抓声、沙沙声、踏雪或握雪的声音。呼气与吸气时均可闻及。一般于吸气末或呼气初较为明显，屏气时即消失。深呼吸或在听诊器体件上加压时，摩擦音的强度可增强。

胸膜摩擦音可随体位的变动而消失或复现。当胸腔积液较多时，因两层胸膜被分开，摩擦音可消失。在胸腔积液吸收过程中当两层胸膜接近时，可再出现。纵隔胸膜炎时，随呼吸及心脏搏动时均可闻及摩擦音，称为胸膜心包摩擦音。

胸膜摩擦音见于以下疾病：结核性、化脓性胸膜炎；胸膜原发性或继发性肿瘤；胸膜高度干燥如严重脱水；肺部病变累及胸膜，如肺炎、肺栓塞，以及尿毒症等。

附：肺部检查纲要

主要内容	结果记录举例
一、视诊	
1. 呼吸频率	18次/分
2. 呼吸节律	呼吸规则
3. 呼吸运动	两侧对称，腹式呼吸为主
二、触诊	
1. 胸廓扩张度	两侧对称
2. 语音震颤	两侧强度一致
3. 胸膜摩擦感	未触及
三、叩诊	
1. 叩诊音	胸部叩诊呈清音
2. 肺界	双肺尖宽度均为5cm，平静呼吸时两肺下界位于锁骨中线第6肋间隙、腋中线第8肋间隙、肩胛线第10肋间隙
3. 肺下界移动度	肺下界移动范围为7cm
四、听诊	
1. 肺部呼吸音	呼吸音清
2. 异常呼吸音	无异常
3. 啰音	未闻及干湿性啰音
4. 语音共振	无增强或减弱
5. 胸膜摩擦感	未闻及

（陈明伟）

笔记栏

第四节　呼吸系统异常发现及其鉴别

一、肺　实　变

案例 3-7-1

患者，男，34 岁。以“高热、咳嗽、胸痛 3 天”入院。

患者 3 天前受凉感冒后出现发热，体温达 39～40℃，咳嗽、咳痰，开始痰中有鲜血，2 天后逐渐转为铁锈色痰，伴右侧胸痛。既往体健，无结核病史。

体格检查：体温 40℃，脉搏 120 次/分，呼吸 30 次/分，血压 130/70mmHg。急性病容，呼吸急促，口唇发绀。气管居中，右侧胸部呼吸运动减弱，右下肺触觉语颤增强。叩诊为浊音，听诊可闻及支气管呼吸音，语音共振增强。心率 120 次/分，律齐，各瓣膜区未闻及杂音。腹部平软，肝脾未触及。

问题：

1. 患者的典型症状和体征是什么？
2. 患者的伴随症状有哪些？
3. 患者的病因可能是什么？

【定义】

肺实变(consolidation of lung)指各种原因引起的以肺泡腔内积聚浆液、纤维蛋白和细胞成分等，从而使肺泡含气量减少、肺质地致密化的一种病变。肺体积并不缩小，可不变或增大。

【病因】

1. 肺炎　为引起肺实变最常见的病因，据病原体可分为细菌性肺炎、病毒性肺炎、支原体肺炎、肺部真菌感染、衣原体肺炎等。结核杆菌引起的干酪性肺炎也可表现为肺实变。

2. 肺寄生虫病　如卫氏并殖吸虫病、肺棘球蚴病、血吸虫病及卡氏肺孢子虫病等。

3. 理化因素所致者　如氧中毒、吸入性肺炎和放射性肺炎等。

4. 免疫反应异常　如过敏性肺炎、肺出血-肾炎综合征等。

5. 肺循环功能障碍　如心源性肺水肿、肺栓塞。

6. 其他　如急性呼吸窘迫综合征(ARDS)等。

【症状与体征】

1. 视诊　胸廓对称、病侧呼吸运动减弱。

2. 触诊　气管居中，病侧语音震颤增强。

3. 叩诊　病变部位叩诊呈浊音。

4. 听诊　病变部位可闻及支气管呼吸音和响亮的湿啰音，语音共振增强，累及胸膜者可闻及胸膜摩擦音。

案例 3-7-1 分析 1

结合体格检查发现：右侧胸部呼吸运动减弱，右下肺触觉语颤增强，叩诊为浊音，听诊可闻及支气管呼吸音，语音共振增强。可考虑该患者有右下肺肺实变。

5. 伴随症状

(1) 寒战、稽留热、胸痛、咳铁锈色痰提示大叶性肺炎。

(2) 突发高热、咳大量脓臭痰提示肺脓肿。

(3) 长期低热、乏力、纳差、盗汗、咯血提示肺结核。

(4) 突发咯血、胸痛、呼吸困难提示为肺栓塞。

6. 伴随体征

(1) 急性热病容、口唇疱疹，可见于大叶性肺炎。

(2) 口唇发绀、呼吸窘迫，可平卧，提示急性呼吸窘迫综合征(ARDS)。

(3) 面部蝶形红斑、光过敏、口腔溃疡、关节炎、蛋白尿等提示系统性红斑狼疮，关节晨僵、关节肿、指间关节畸形提示类风湿性关节炎。

(4) 端坐呼吸、心动过速、心前区奔马律、两肺广泛湿啰音可见于心源性肺水肿。

(5) 心浊音界扩大、肺动脉瓣听诊区第二心音亢进，可见于肺梗死。

案例 3-7-1 分析 2

1. 结合患者伴随症状寒战、高热、胸痛、咳铁锈色痰提示大叶性肺炎。

2. 结合患者伴随体征急性病容，可考虑大叶性肺炎。

【问诊要点】

(1) 年龄：肺炎球菌肺炎多见于青壮年，肺结核常见于年轻患者。

(2) 既往病史：心源性肺水肿多有原发性高血压、冠状动脉粥样硬化性心脏病、风湿性心瓣膜病史。

(3) 有外伤、休克、严重感染、烧伤、高浓度氧吸入史可能为急性呼吸窘迫综合征(ARDS)。

(4) 术后长期卧床、有下肢静脉血栓形成者，可能为肺梗死。有放射治疗史，要考虑放射性肺炎。

(5) 有系统性红斑狼疮、类风湿性关节炎等结缔组织病者，可能是上述病变致肺浸润。

(6) 器官移植后免疫功能抑制患者可能患肺结核、病毒性肺炎、肺真菌感染或卡氏肺孢子

笔记栏

虫肺炎。

(7) 接触史:来自牧区有羊狗密切接触史者,要考虑肺棘球蚴病,有疫区居住史要警惕肺寄生虫病,有过敏原接触要考虑变态反应性肺浸润。

案例 3-7-1 分析 3

结合患者为34岁中青年,既往体健,考虑病因可能为肺炎球菌肺炎。

二、肺　气　肿

案例 3-7-2

患者,男,63岁。以"咳嗽、咳痰10年,活动后心慌、气短3年,加重3天"入院。

患者10年前开始,每年咳嗽、咳痰,痰多为白色泡沫痰,受凉感冒后加重,冬季多发。近3年来,活动后出现心慌、气短,3天前,感冒后加重。既往无结核病史,无手术史,本人为干部,无粉尘接触史,吸烟30年,20支/日,已戒5年。

体格检查:慢性病容,口唇发绀。桶状胸,肋间隙增宽,双肺触觉语颤减弱,叩诊为过清音,听诊双肺呼吸音减弱,呼气期延长,两肺底可闻及湿性啰音。心率90次/分,律齐,心音遥远,各瓣膜区未闻及杂音。腹部平软,肝脾未触及。

问题:

1. 患者的典型症状和体征是什么?
2. 患者的伴随症状有哪些?
3. 患者的病因可能是什么?

肺气肿(pulmonary emphysema)指终末细支气管远端肺组织(呼吸性细支气管、肺泡囊、肺泡管和肺泡)气道过度膨胀,弹性减弱,肺容积增大,或同时伴有气道壁破坏的病理状态,可分为:老年性肺气肿、代偿性肺气肿、间质性肺气肿;局灶性肺气肿、α_1-抗胰蛋白酶缺乏性肺气肿。临床最常见为阻塞性肺气肿,主要为慢支、哮喘等气流阻塞性疾病所致远端终末肺组织过度充气,气腔壁膨胀、破裂而产生。

【病因】

1. 阻塞性肺气肿　由于长期吸烟等有害物质或颗粒吸入、慢性支气管炎、慢性支气管哮喘、矽肺和 α_1-抗胰蛋白酶缺乏症等气流阻塞性疾病引起。

2. 非阻塞性肺气肿　可见于老年人肺气肿、肺叶切除术后代偿性肺气肿、肺不张及胸廓畸形等代偿性肺气肿。

【发生机制】

笔记栏

至今尚未完全清楚,一般认为是多因素共同作用的结果。

1. 阻塞性肺气肿　感染、吸烟等诱因使白细胞、巨噬细胞蛋白分解酶功能增强,支气管充血、水肿、痉挛,支气管软骨环破坏;呼气延长,导致残气增加,肺弹性减弱,肺大疱形成,肺泡壁毛细血管受压,肺组织营养障碍;最终都导致肺气肿。国外,α_1-抗胰蛋白酶缺乏常见,多为遗传性,这时弹性蛋白酶活性增强,分解弹力纤维,造成肺气肿。

2. 非阻塞性肺气肿　老年性肺气肿主要由于老年人肺泡的退行性改变、肺泡弹性回缩力减弱引起,一般仅有肺泡过度充气而无肺泡壁的损坏。

代偿性肺气肿主要由于部分肺组织被切除、损坏、不张等,使其他健康肺组织出现代偿性肺泡膨大。一般肺泡尽管膨大但其结构完整,功能基本正常。

【体征】

肺气肿的典型体征如下。

1. 视诊　桶状胸、呼吸运动减弱、肋间隙增宽。

2. 触诊　气管居中、双侧语音震颤减弱

3. 叩诊　两肺过清音,肺下界降低,肺下界活动度减少,心浊音界缩小、肝浊音界下移。

4. 听诊　肺泡呼吸音减弱、呼气延长、用力呼气时可听到干啰音、语音共振减弱,心音遥远。

代偿性肺气肿一般无上述典型表现,仅可见代偿性肺气肿区呼吸运动减弱,肋间隙增宽,语音震颤减弱,叩诊呈过清音,听诊肺泡呼吸音减弱,语音共振减弱。

案例 3-7-2 分析 1

患者慢性咳嗽、咳痰10年,活动后心慌、气短3年,结合体格检查发现:桶状胸,肋间隙增宽,双肺触觉语颤减弱,叩诊为过清音,听诊双肺呼吸音减弱,呼气期延长,心音遥远,可考虑该患者有肺气肿。

【鉴别要点】

1. 病史

(1) 年龄:老年人有慢性咳嗽、咳痰史,多为慢性支气管炎;老年人既往无呼吸系统疾病且不吸烟者可能是老年性肺气肿;青壮年发作性喘息者要考虑支气管哮喘,自幼因麻疹、百日咳或肺炎后出现反复咳嗽、咳脓痰者考虑支扩。

(2) 长期吸烟者:要考虑阻塞性肺气肿。

(3) 肺切除术后、一侧肺毁损或不张考虑代偿性肺气肿。

(4) 有职业性粉尘或有害气体接触史者应考虑职业性肺病。

(5) 有家族聚集倾向,年轻发作者要考虑遗传性 α_1-抗胰蛋白酶缺乏症。

案例 3-7-2 分析 2

结合患者为老年，有长期大量吸烟史，考虑为阻塞性肺气肿。

2. 伴随症状

(1) 反复咳嗽、咳白痰者，冬季加重者多见于慢支。大量脓痰可见于支气管扩张症。

(2) 痰中带血、咯血，多见于支扩和肺结核。

(3) 低热、乏力、纳差、盗汗、消瘦，见于肺结核。

3. 伴随体征

(1) 两肺散在或广泛干湿啰音考虑慢支。

(2) 两肺发作性呼气相哮鸣音可见于支气管哮喘。

(3) 肺部手术史、胸廓畸形考虑代偿性肺气肿。

(4) 杵状指、肺底部固定性湿啰音考虑支气管扩张症。

案例 3-7-2 分析 3

结合患者反复冬季多发咳嗽、咳痰，两肺底可闻及湿性啰音，考虑慢支。

三、肺　不　张

案例 3-7-3

患者，男，54 岁。以"咳嗽、咳痰 1 个月，气短伴咯血 3 天"入院。患者近 1 个月前开始，咳嗽、咳痰，痰多为白色泡沫痰，近 3 天来，出现气短，咯血，为痰中带血丝，在院外使用抗生素治疗后无效入院。既往无结核病史，无手术史，本人为农民，吸烟 24 年，20 支/日，已戒 2 年。

体格检查：慢性病容，体型消瘦。右锁骨上可触及一 2cm 大淋巴结，质地硬，不活动。口唇发绀。气管移向右侧，右上侧胸廓塌陷，肋间隙变窄，右上肺触觉语颤减弱，叩诊为浊音，听诊呼吸音减弱，左肺呼吸音正常。

问题：

1. 该患者的主要症状及体征是什么？
2. 还应询问哪些伴随症状？
3. 结合病史及体征，初步诊断是什么？

肺不张(atelectasis)指肺组织含气量减少或完全无充气，伴肺组织体积萎缩、缩小的一种病理改变。包括先天性与后天性两类，先天性是婴儿在出生时肺部有较多未充气的肺泡存在，出生后因呼吸运动障碍而未能迅速充气导致病变。肺不张可发生肺的一侧、一叶、一段或亚段，分为局限性或广泛性、不完全性或完全性当病变范围有一定大小，且充气减少到一定程度，体检才能发现肺不张征。

【病因】

1. 支气管内阻塞性肺不张　常见于气管内良性或恶性肿瘤和支气管结核、炎性肉芽肿、异物或因黏痰、血块阻塞气道等。也见于肺癌或纵隔肿大淋巴结从管外压迫气道引起阻塞。

2. 外压性肺不张　多见于大量气胸或胸水、心包积液；腹腔巨大肿块或大量腹水所致膈肌抬高，压迫肺组织。

3. 肺表面活性物质减少　见于 ARDS、新生儿透明膜肺等。

【发生机制】

1. 气道阻塞　由于气道管腔部分或完全阻塞，肺泡与外环境交通减少，使肺循环血液通过肺泡毛细血管时，肺泡中的氧气顺压力差进入血液。随着肺泡含气量的减少，肺泡的体积缩小。肺泡内氧气被吸收后，肺泡的氮气和 CO_2 的分压便高于毛细血管血液，为了保持平衡，肺泡内氮气和 CO_2 向血液弥散，最终肺泡内气体被完全吸收。

2. 肺组织受压迫　外力压迫肺组织使肺呼吸时无法完全膨胀，产生肺不张。

3. 其他　肺泡表面活性物质减少或失活使肺泡表面张力增高致肺泡陷闭不张。此外，肺局部炎症后(如肺结核)继发纤维化以及呼吸肌无力使痰液潴留阻塞气道等，均可造成肺泡萎陷。

【体征】

典型的肺不张的体征为：

1. 视诊　病变部位胸廓塌陷，肋间隙变窄，呼吸运动减弱。

2. 触诊　气管向患侧移位。病变部位语音震颤减弱。

3. 叩诊　病变部位浊音或实音，心脏向患侧移位。

4. 听诊　病变部位呼吸音减弱或消失，语音共振减弱或消失。

若肺不张时间较长，肺不张的体积缩小，而周围肺泡可代偿性扩张，因此叩诊不一定出现浊音，呼吸音也不一定减弱。

案例 3-7-3 分析 1

患者咳嗽、咳痰 1 个月，气短伴咯血 3 天，结合体格检查发现慢性病容，口唇发绀，气管移向右侧，右上侧胸廓塌陷，肋间隙变窄，右上肺触觉语颤减弱，叩诊为浊音，听诊呼吸音减弱，左肺呼吸音正常，可考虑该患者有右上肺不张。

【鉴别要点】

1. 病史

(1) 年龄：老年男性多见支气管肺癌，青年多见支气管结核，儿童多见支气管异物，新生儿肺不张多为先天性肺不张、或新生儿透明膜肺。

(2) 呼吸肌无力，咳痰不畅，引起痰液阻塞气道可见于神经肌肉疾病。

(3) 异物吸入史：异物阻塞气道常见于儿童肺不张。

(4) 大量咯血者发生肺不张多考虑血块阻塞气道。

(5) 手术后肺不张常因气道分泌物引流不畅阻塞气道所致。

案例 3-7-3 分析 2

结合患者为老年男性，咳嗽、咳痰，气短伴咯血，考虑支气管肺癌。

2. 伴随症状

(1) 发热：可见于支气管异物感染、支气管内膜结核、支气管肺癌和纵隔肿瘤等。

(2) 咳嗽：刺激性干咳多为支气管腔内结核、肿瘤或异物。

(3) 咯血：见于支气管结核、支气管肺癌等。

3. 伴随体征

(1) 颈淋巴结肿大：见于淋巴结核或淋巴瘤。肺癌转移多见于右锁骨上淋巴结肿大。

(2) 营养不良、体形消瘦、恶病质：可能为肺癌晚期或肺结核。

(3) 四肢肌力减退、腱反射减弱：可见于神经肌肉病变。

案例 3-7-3 分析 3

结合患者为老年，有长期大量吸烟史，颈部淋巴结肿大，体型消瘦，考虑为支气管肺癌。

（何元兵　陈明伟）

四、胸腔积液

案例 3-7-4

患者，男，23 岁，学生。

主诉：低热伴胸闷、气短 1 个月。

现病史：1 个月前无明显原因出现发热，体温波动于 37.5～38℃之间，以下午 4 点至晚上 9 点为著，并渐感胸闷、气短，右胸不适。气短以活动时明显，无明显胸痛。偶有咳嗽，咳少量白色黏痰。发病以来自觉乏困无力，精神差，夜间盗汗明显。食纳较前减少，1 个月来体重减轻约 3kg。

体格检查：体温 38℃，脉搏 90 次/分，呼吸 22 次/分，血压 110/70mmHg，体重 52kg。神志清，精神差。气管轻度左偏。右侧胸廓饱满。右侧胸廓扩张度减弱，右侧语音震颤消失，未触及胸膜摩擦感。右肺锁骨中线第 3 前肋间隙以下叩诊呈浊音。右下肺呼吸音消失。左肺呼吸音粗，未闻及干湿性啰音。

问题：

1. 该患者的主要症状及伴随症状有哪些？

2. 该患者主要的肺部体征有哪些？

3. 根据其病史及体征，该患者应诊断什么？

任何病理因素引起的胸膜腔液体产生增多或（和）吸收减少，导致胸膜腔内的液体积聚，均称为胸腔积液（pleural effusion）（图 3-7-20）。

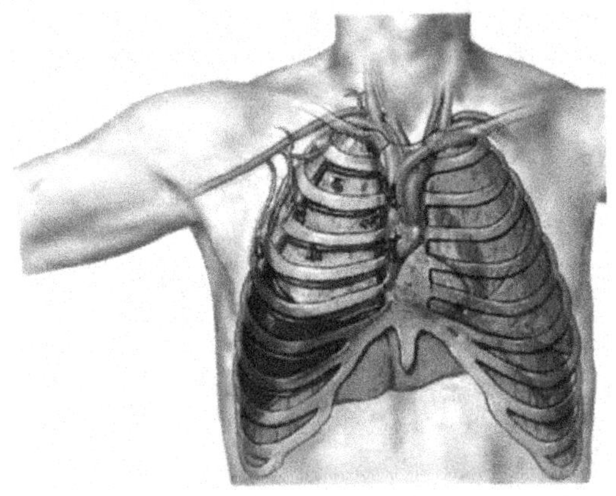

图 3-7-20　右侧胸腔积液模拟图

【病因】

引起胸腔积液的疾病及其机制如下。

1. 胸膜毛细血管静水压增高　见于充血性心力衰竭、缩窄性心包炎、上腔静脉或奇静脉阻塞，可出现胸腔漏出液。

2. 胸膜毛细血管壁通透性增加　见于结核性等炎症导致的胸膜炎性改变、结缔组织病、胸膜间皮瘤或肿瘤胸膜转移、肺梗死、急性胰腺炎、膈下脓肿、阿米巴肝脓肿等，可出现渗出液。

3. 胸膜毛细血管内胶体渗透压降低　如肝硬化、肾病综合征、低蛋白血症、黏液性水肿等，可出现漏出液。

4. 壁层胸膜淋巴引流障碍　如癌性淋巴管受阻、淋巴管发育异常。

5. 损伤　如肋骨骨折、食管破裂、主动脉瘤破裂、胸导管破裂等，患者可出现血胸、脓胸、乳糜胸。

【症状】

胸腔积液少于 300ml 时症状多不明显。以纤维素性渗出为主的患者可出现患侧胸痛，胸痛吸气时加重，患者喜患侧卧位以减少呼吸动度，减轻疼

笔记栏

痛。部分患者可有轻咳。当积液增多时,胸膜脏层与壁层分开,胸痛可减轻或消失。胸腔积液大于500ml的患者。常诉气短、胸闷,大量积液时因纵隔脏器受压而出现心悸、呼吸困难,甚至端坐呼吸。

除胸腔积液的症状外,患者可因不同病因,存在有原发病的临床表现,具体症状详见有关章节。

案例3-7-4分析1

1. 该患者的主要症状为"低热伴胸闷、气短"。

2. 伴随症状有轻微咳嗽、咳少量白色黏痰、乏困无力、精神差、盗汗、纳差、消瘦。

【体征】

少量积液患者体检时可无异常发现。中等量以上积液可有以下典型体征。

1. 视诊 患侧胸廓饱满、肋间隙增宽、呼吸运动受限。

2. 触诊 气管偏向健侧,患侧呼吸动度减弱,语音震颤减弱或消失。

3. 叩诊 积液区以上为清音,积液区以下为浊音或实音。

4. 听诊 积液区以上呼吸音减弱或可闻及管状呼吸音,积液区以下呼吸音减弱或消失,语音共振减弱或消失。

案例3-7-4分析2

1. 该患者的体征:气管轻度左偏。右侧胸廓饱满。右侧胸廓扩张度减弱,右侧语音震颤消失,未触及胸膜摩擦感。右肺锁骨中线第3前肋间隙以下叩诊呈浊音。右下肺呼吸音消失。左肺呼吸音粗,未闻及干湿性啰音。

2. 结合患者病史,考虑该患者诊断符合中等量胸腔积液的表现。

【鉴别要点】

1. 病史

(1) 年龄及性别:年轻人多考虑结核性胸膜炎、老年人胸腔积液特别是血性胸腔积液肿瘤的可能性大。女性患者还应想到结缔组织疾病,如系统性红斑狼疮等。

(2) 有无痰结核菌阳性患者密切接触史,结核性胸膜炎是胸腔积液最常见的病因。

(3) 有无心力衰竭、肝硬化、肾病综合征、肾功能衰竭和严重营养不良等,上述疾病是全身浮肿并胸腔积液的常见病因。

(4) 有无结缔组织病史,如类风湿、系统性红斑狼疮、Wegerner肉芽肿、血管炎等。

(5) 有无肺炎、气胸、膈下脓肿、胰腺炎等,上述病因可引起反应性胸腔积液。

(6) 有无外伤、穿刺或手术史,这些病因可引起血胸、脓胸、乳糜胸。

(7) 有无肿瘤病史:肺癌、乳腺癌等胸膜转移是癌性胸腔积液的常见原因。

(8) 有无生食蟹、虾和喇蛄史,寄生虫感染也可合并胸腔积液。

(9) 若患者是手术后长期卧床,尤其在下肢静脉血栓形成者,应注意有无肺栓塞。

(10) 职业性接触石棉者,其胸腔积液要想到恶性胸膜间皮瘤。

2. 伴随症状

(1) 发热:高热者应考虑化脓性胸膜炎,午后低热伴盗汗,提示可能为结核所致。

(2) 咳嗽:有刺激性干咳,应考虑支气管肺癌、肺结核等。

(3) 咳痰:伴有大量脓臭痰时,应考虑肺脓肿合并胸腔积液或支气管胸膜瘘、痰中带血时,应注意肺结核或肺癌的可能。

(4) 咯血:要考虑肺结核、肺癌或肺栓塞等。

(5) 剧烈胸痛:应考虑胸部外伤,胸膜间皮瘤或胸膜转移瘤。

(6) 关节肿痛、关节红斑:应考虑结缔组织疾病引起的胸膜损害。

(7) 血尿:可能为肾小球肾炎。

(8) 上腹部疼痛:要注意膈下疾病,如胰腺炎、肝脓肿、肝包虫等。

案例3-7-4分析3

结合患者青年、午后低热、乏力、纳差、消瘦、盗汗等症状,应首先考虑患者诊断为结核性胸膜炎的可能性大。

(陈明伟)

五、气　　胸

案例3-7-5

患者,男,17岁,学生。

主诉:突发性左胸痛、气短2小时。

现病史:患者2小时前跑步时突然感到左胸疼痛,继之出现胸闷、气短,伴有轻微咳嗽、无痰。自觉心慌,无发热、腹痛及恶心呕吐,为进一步诊治来我院。

体格检查:体温36℃,脉搏110次/分,呼吸20次/分,血压120/80mmHg。神志清,精神可,瘦长体型,痛苦病容。气管有偏,左侧胸廓饱满,肋间隙增宽。左侧呼吸动度较右侧减弱,左侧语音震颤减弱。左侧叩诊呈鼓音,右肺叩诊呈清音。左肺呼吸音消失,语音共振消失,右肺呼吸音稍增强。

笔记栏

问题：

1. 该患者的症状有哪些？引起这些症状的诱因是什么？

2. 该患者的主要体征有哪些？

3. 结合患者的症状和体征，考虑该患者可能的诊断是什么？

气胸(pneumothorax)指任何原因导致胸膜破损、气体进入胸膜腔，常见于慢性阻塞性肺气肿、肺结核或肺表面胸膜下肺大疱破裂（图3-7-21)。无外伤或人为因素导致的气胸，称为自发性气胸；用人工方法将过滤的空气注入胸膜腔以诊治疾病者称为人工气胸；此外，胸部外伤所引起者，称为外伤性气胸。

【病因】

1. 外伤性或医源性气胸 见于针灸、静脉穿刺、外科手术、胸部刀伤或枪炮伤等。

2. 继发性自发性气胸 慢性阻塞性肺病、肺大疱、哮喘、肺结核、肺癌、金葡菌肺炎、肺脓肿、弥漫性肺间质病变、子宫内膜移位症等。

3. 其他 特发性自发性气胸、机械通气气压伤或人工气腹等。

【症状】

持重物、屏气、剧烈运动或咳嗽常为诱因。患者突感一侧胸痛，伴有或不伴有进行性呼吸困难，严重者不能平卧或被迫健侧卧位，患侧朝上以减轻压迫症状。可有咳嗽，多数无痰。小量闭合性气胸者仅有轻度胸闷气短，数小时后逐渐平稳。大量张力性气胸者，除严重的呼吸困难外，尚有表情紧张、烦躁不安、大汗淋漓、脉速、虚脱、发绀，甚至呼吸衰竭。

案例 3-7-5 分析 1

1. 患者的主要症状：突发性左胸疼痛、胸闷气短。伴随的症状：轻咳、无痰，自感心慌。

2. 引起这些症状的诱因为剧烈运动所致。

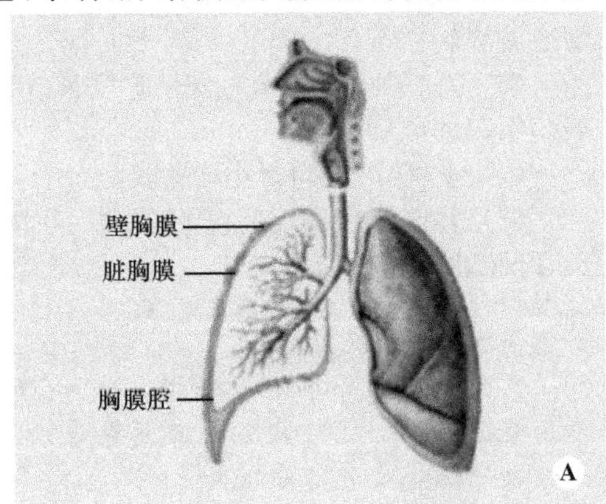

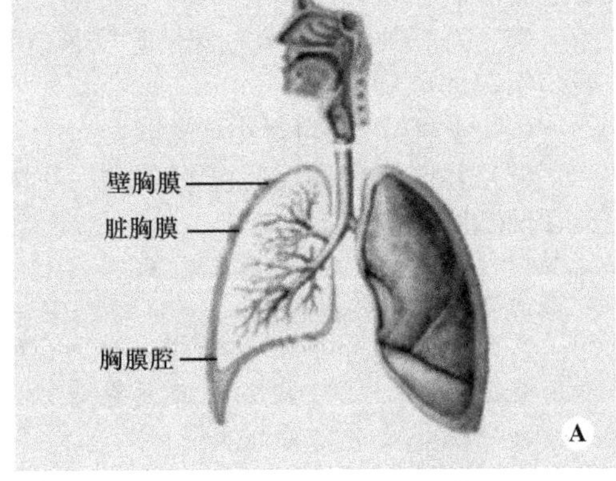

图 3-7-21 右侧气胸模拟图

A. 胸膜腔模拟图 B. 右侧气胸模拟图

【体征】

少量气胸常无明显体征，胸腔气体较多时可有以下的表现。

1. 颈部检查 气体较多时患者可有气管偏向健侧。

2. 视诊 患侧胸廓饱满，肋间隙增宽，呼吸运动减弱。

3. 触诊 语音震颤减弱或消失。

4. 叩诊 患侧呈鼓音。右侧气胸时肝浊音界下移。左侧气胸时，心浊音区变小或叩不出。

5. 听诊 患侧呼吸音减弱或消失，语音共振减弱或消失。检测呼吸音代偿性增强。

案例 3-7-5 分析 2

1. 患者的主要肺部体征：左侧胸廓饱满，肋间隙增宽。左侧呼吸动度较右侧减弱，左侧语音震颤减弱，左肺叩诊呈鼓音，右肺叩诊呈清音。听诊左肺呼吸音消失，语音共振消失，右肺呼吸音稍强。

2. 结合体格检查，患者符合气胸的临床表现。

【鉴别要点】

1. 病史

(1) 年龄、性别：儿童多见于肺部感染，如肺结核或肺炎。老年人多见于慢性阻塞性肺病或肺部肿瘤等。生育期妇女在月经期发生气胸要考虑子宫内膜异位症。婴儿多见于新生儿气胸。

(2) 外伤患者：应考虑外伤性气胸。

(3) 外科手术、静脉穿刺、邻近部位针灸患者：要考虑医源性气胸。

(4) 有职业接触史者：应考虑尘肺等职业病。

(5) 有否慢性阻塞性肺病：如肺大疱、哮喘、弥漫性肺间质性病变等气道或肺部疾病。

2. 伴随症状

（1）发热：低热要考虑肺结核或肺部肿瘤等，高热要注意金黄色葡萄球菌肺炎、肺脓肿等急性感染性病变。

（2）咳嗽：刺激性干咳可能为支气管内膜结核，而老年患者要考虑肺癌等。

（3）咳痰：咳脓性痰者要考虑是否有肺脓肿。

（4）咯血：多见于肺结核、肺癌、肺栓塞等。

（5）气急、发绀、大汗、烦躁不安：应考虑张力性气胸。

案例 3-7-5 分析 3

结合患者的症状体征考虑患者为自发性气胸的诊断。

第五节 心脏检查

心脏检查对于初步判定有无心脏疾病，了解其病因、性质、部位、程度等有很大帮助，特别是反复检查体征的变化更具临床意义，一些心脏病依据体格检查的结果便可诊断。检查环境要求安静舒适，温度适宜，并注意保护患者隐私。体格检查时应注意以下几点：①全神贯注，按视、触、叩、听顺序规范化进行系统全面细致的检查。②做好记录，初学者应反复训练，逐步掌握体格检查的基本技能。③选择合适的光线，光线最好来自患者左侧。④被检查者通常取卧位，医生站在其右侧。⑤有一副适耳的听诊器。

一、视 诊

心脏视诊，被检查者一般取仰卧位或坐位，充分暴露胸部，光线最好来源于左侧。检查者观察心前区隆起和心尖搏动时需蹲下（图 3-7-22），两眼与被检者的胸廓平齐，双眼视线与心前区呈切线方向，仔细观察心前区有无隆起及异常搏动，心尖搏动的位置与范围。

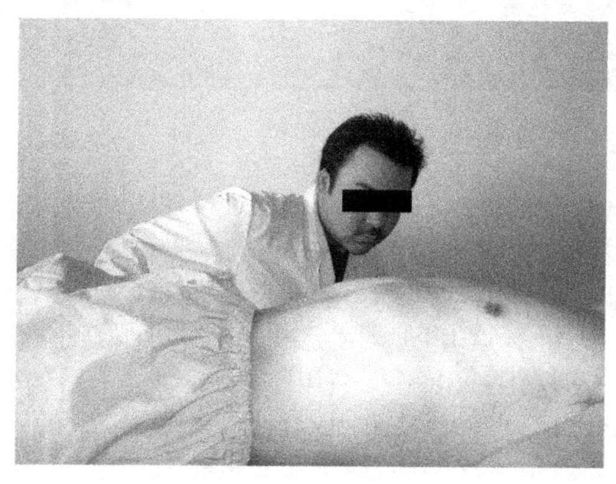

图 3-7-22 心脏视诊

（一）心前区隆起与凹陷

正常人心前区与右侧相应部位对称，无异常隆起或凹陷。

心前区局部隆起往往提示：①心脏增大，患有器质性心脏病，特别是儿童时期心脏显著增大时，由于胸部骨骼尚在发育中，可因前胸壁受压而向外隆起；儿童时期器质性心脏病多为先天性心脏病、风湿性心瓣膜病等。②鸡胸（keeled chest）和漏斗胸畸形伴有心前区隆起者，常合并先天性心脏病。大量心包积液时，心前区外观显得饱满。③凹陷胸指胸骨向后移位。

（二）心尖搏动

心脏收缩时，左心室前壁在收缩早期撞击心前区胸壁，使相应部位肋间组织向外搏动，称为心尖搏动。

1. 正常心尖搏动 心尖搏动一般位于第 5 肋间左锁骨中线内 0.5～1.0cm 处，距正中线约 7.0～9.0cm，搏动范围直径约 2.0～2.5cm。体胖者或女性乳房垂悬时不易看见。

2. 位置的变化 心尖搏动位置的变化受生理或病理因素的影响。

（1）影响心尖搏动位置的生理因素

1）体型：超力型者心脏呈横位，心尖搏动可向上外移至第 4 肋间；无力型者心脏呈垂悬位，心尖搏动可向下内移至第 6 肋间。

2）年龄：婴儿及儿童的心脏呈横位，心脏体积与胸廓容积之比较成年人大，因此心尖搏动的位置可在第 4 肋间左锁骨中线偏外处。

3）体位：卧位时膈的位置较坐位稍高，心尖搏动的位置亦可稍高；右侧卧位时，心尖搏动可向右移1.0～2.5cm；左侧卧位时，心尖搏动则左移 2～3cm。相反，侧卧位时心尖搏动位置若无变动，提示胸腔内可能有病变，如粘连性心包膜炎。

4）呼吸：深吸气时膈下降，心尖搏动可下移至第 6 肋间；深呼气时膈上升，心尖搏动则上移。

5）妊娠：妊娠时膈肌升高，心脏呈横位，心尖搏动向上移位。

（2）影响心尖搏动位置的病理因素

1）心脏疾病：①左心室增大：心尖搏动向左下移位，甚至可达腋中线，提示左心室舒张末容积增加、射血分数减少。②右心室增大时，心脏呈顺时针转位，可使心尖搏动向左移位，甚至可稍向上，但不向下移位。③全心增大时，心尖搏动向左下移位，并可伴有心界向两侧扩大。④先天性右位心者心尖搏动位于右侧与正常心尖搏动相对应的部位。

2）胸部疾病：纵隔及气管移位的胸腔内或肺部疾患，均可使心尖搏动移位。①一侧胸腔积

笔 记 栏

液或气胸，可将纵隔推向健侧，心尖搏动亦稍向健侧移位。②一侧肺不张或胸膜粘连，纵隔向患侧移位，心尖搏动则稍向患侧移位。③胸廓或脊柱畸形时，胸腔内脏器的位置发生变化，心尖搏动亦相应移位。

3）腹部疾病：大量腹水、腹腔内巨大肿瘤等可使腹腔内压增高，膈肌位置升高，从而使心尖搏动位置上移。

3. 心尖搏动强度及范围的变化

（1）生理条件下：心尖搏动的强弱与胸壁厚度有关。体胖或肋间变窄时心尖搏动较弱，范围也较小；体瘦、儿童或肋间增宽时，心尖搏动较强，范围也较大。剧烈活动、情绪激动、兴奋时，心脏活动加强，心尖搏动亦增强。

（2）病理条件下：心尖搏动的受以下疾病的影响。

1）心脏疾病：①左心室肥大时心搏有力，心尖搏动明显增强，可呈抬举性，心尖搏动范围也较大。②心肌病变（急性心肌梗死、扩张型心肌病等）可使心肌收缩乏力，心尖搏动减弱。③心室腔扩大时，心尖搏动减弱，心尖搏动范围明显增大（搏动弥散）。④心包积液时，心脏与前胸壁距离增加，心尖搏动可减弱，甚或消失。⑤心脏收缩时心尖反向内陷，称为负性心尖搏动（inward impulse）。90%以上的缩窄性心包炎患者可见负性心尖搏动。当心包与周围组织有广泛粘连时，此现象又称为Broadbent征。右心室明显肥大时，向于心脏顺时针转位，左心室向后移位，亦可出现负性心尖搏动。

2）肺部或其他疾病：①甲状腺功能亢进症、发热、严重贫血时，心搏增强且范围较大。②左侧胸腔大量积气或积液、肺气肿时，心尖搏动减弱或消失。

（三）心前区异常搏动

1. 胸骨左缘第2肋间搏动　见于肺动脉高压或肺动脉扩张时，有时也可见于正常青年人。

2. 胸骨右缘第2肋间及胸骨上窝搏动　主要见于升主动脉瘤及主动脉弓瘤，也见于升主动脉及主动脉弓扩张、主动脉瓣关闭不全、贫血、甲状腺功能亢进症。

3. 胸骨左缘第3、4肋间搏动　可见于右心室肥大或瘦弱者。

4. 剑突下搏动　可见于右心室肥大、部分心肌垂位者，同时应与腹主动脉搏动及腹主动脉瘤所致搏动相鉴别。

二、触　　诊

心脏触诊的内容有心尖搏动及心前区搏动、震颤和心包摩擦感。

触诊方法：检查者用右手置于心前区，注意心尖搏动的位置和有无震颤。示指和中指并拢，用指腹或小鱼际确定心尖搏动的准确位置、范围，是否弥散，有无抬举性搏动（图3-7-23）。用手掌在心底部和胸骨左缘第3～4肋间触诊，注意有无震颤及心包摩擦感。必要时用手掌尺侧（小鱼际）确定震颤的具体位置，判定收缩期还是舒张期。

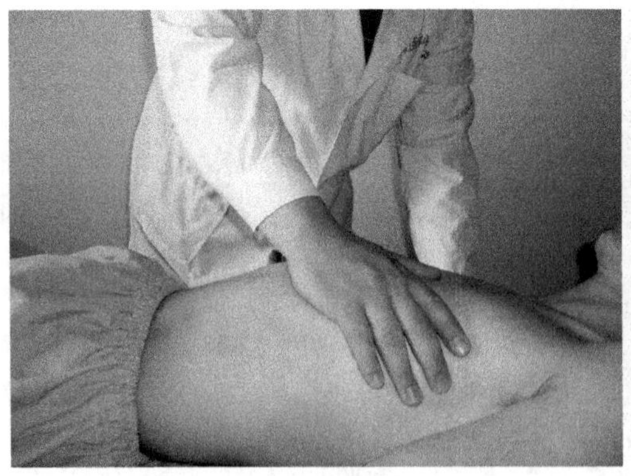

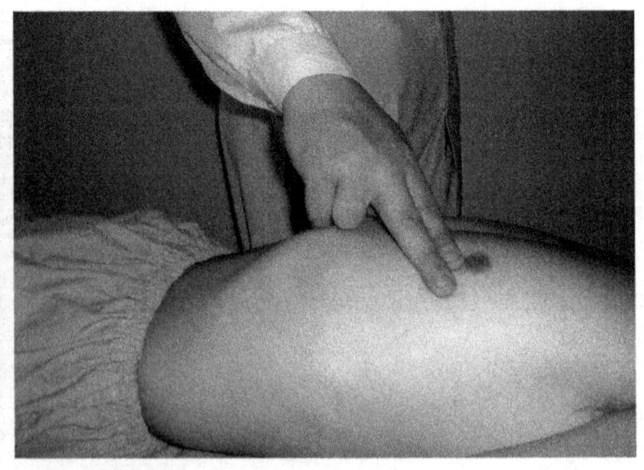

图3-7-23　触诊心尖搏动

（一）心尖搏动及心前区搏动

触诊能更准确地判断心尖搏动或其他搏动的位置、强弱和范围，尤其是视诊不能发现或看不清楚的心尖搏动及心前区搏动，触诊检查则可能确定。

心脏搏动的速率及节律变化也可通过触诊了解。仰卧位时，25%～40%的成年人能触及心尖搏动，左侧卧位时，50%的成年人能触及。触诊时，心尖搏动冲击胸壁的时间标志着心室收缩期的开始，这有助于确定第一心音、收缩期还是舒张期震颤或杂音。当用手指触诊时，手指如被强有力的心尖搏动抬起，这种较大范围的外向运动称为抬举性搏动，提示左心室肥大。

心尖搏动位置、强度及范围的变化，以及心

前区异常搏动的临床意义同视诊所述。视诊时发现剑突下搏动，须鉴别是右心室肥大还是腹主动脉搏动所致。具体方法：检查者将手指平放在剑突下，指端指向剑突，向上后方加压，如搏动冲击指尖，且深吸气时增强，则为右心室搏动，提示有右心室肥大；如果搏动冲击手指指腹，且深吸气时减弱，则为腹主动脉搏动，或提示为腹主动脉瘤。消瘦者、腹壁薄或空腹时，剑突下搏动常为正常的腹主动脉搏动传导所致。

在左侧心底部触及与 S_2（第二心音）同时发生的短促的振动感，为 P_2（第二心音的肺动脉瓣成分）亢进所致；如为二尖瓣狭窄患者，则提示肺动脉高压，如果二尖瓣狭窄患者未触及 P_2，则提示肺动脉压不太高。

（二）震颤

震颤指心脏搏动时，用手触诊而感觉到的一种细小振动，此振动与猫在安静时产生的呼吸震颤相似，故又被称为“猫喘”，是器质性心血管病的特征性体征之一。

震颤的产生是由于血流经口径较狭窄的部位，或经异常的方向流动而产生漩涡，使心壁或血管壁振动，传至胸壁而被触及。一般情况下，震颤的强弱与血流的速度、病变狭窄的程度及两侧的压力阶差密切相关。如果狭窄口过小，通过血流过少时可无震颤。同时，震颤的强弱也与胸壁的厚薄有关，胸壁越薄（如儿童、消瘦者）则震颤越易触及。

震颤与听诊时发现的杂音有类同的机制，但触觉对频率较低的振动比较敏感，音调较高或较弱的杂音常不伴有震颤。震颤常见于某些先天性心脏病和心脏瓣膜狭窄时（表 3-7-3），而瓣膜关闭不全时震颤很少见，仅在房室瓣重度关闭不全时可扪及收缩期震颤。检查震颤时应注意：①部位；②出现时间：时间的判定，可根据心尖搏动或颈动脉搏动，紧随心尖和颈动脉搏动几乎同时出现的为收缩期震颤，也可通过听诊来进一步确定。

表 3-7-3　心前区震颤的临床意义

常见病变	时期	部位
收缩期	胸骨右缘第 2 肋间	主动脉瓣狭窄
收缩期	胸肌左缘第 2 肋间	肺动脉瓣狭窄
收缩期	胸骨左缘第 3～4 肋间	室间隔缺损
舒张期	心尖部	二尖瓣狭窄
连续性	左胸部第 2 肋间，靠近胸骨左缘处	动脉导管未闭

（三）心包摩擦感

心包膜发生炎性变化时，渗出的纤维蛋白使其表面变得粗糙。心脏搏动时，心包脏层和壁层间的摩擦引起的振动。

心包摩擦感通常在胸骨左缘第 4 肋间处较易触及，该部位心脏表面无肺脏覆盖，收缩期心脏更易接近胸壁，较易被检查者触及。同理坐位前倾及呼气末心包摩擦感更明显。心包摩擦感与呼吸、运动无关，在收缩期与舒张期均能触及，以收缩期易触及。一旦心包渗出液增多，使脏层和壁层分离，心包摩擦感消失。

触诊心包摩擦感时，在患者取坐位前倾呼气末时较明显。注意触诊时按压在胸壁上的力量不宜过大，因用力按压可降低手掌触觉感受器的敏感度，以致触不到震颤或心包摩擦感。应适当地调整按压的力量，以求得到最佳的效果。

三、叩　　诊

（一）叩诊方法

采取的是板指轻（弱）叩法，以听到叩诊音由清音变浊音来确定心脏的大小，叩诊用力均匀，以腕部自然下落中指叩诊（图 3-7-24）。注意：力量过强或过轻均不能叩出心脏的正确大小。如被检者取仰卧位，检查者则立于被检者右侧，左手叩诊板指与心缘垂直（与肋间平行）。被检者取坐位时，宜保持上半身直立姿势，平稳呼吸。检查者面对被检者而坐，左手叩诊板指一般与心缘平行（与肋骨垂直）。

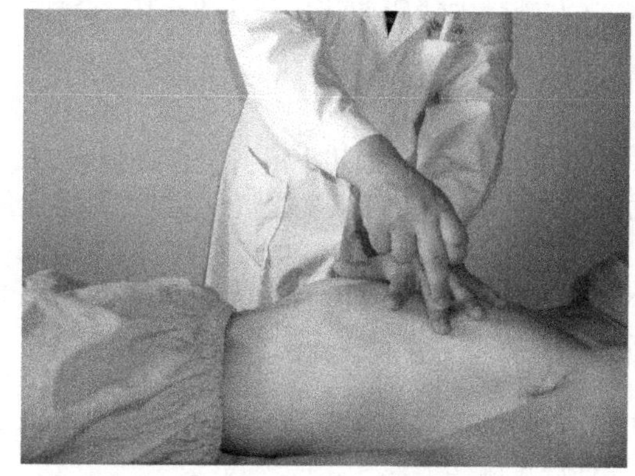

图 3-7-24　心脏的叩诊

（二）叩诊顺序

心脏叩诊先叩左界，从心尖搏动最强点外 2～3cm 处开始，沿肋间由外向内，叩诊音由清变浊时翻转板指，在板指中点相应的胸壁处用标记笔做一标记。如此自下而上，叩至第 2 肋间，分别标记。然后叩右界，先沿右锁骨中线，自上而下，叩诊音由清变浊时为肝上界，于其上一肋间（一般为第 4 肋间）由外向内叩出浊音界，向上移一个肋间，分别于第 3、2 肋间由外向内叩出浊音界，并

笔记栏

做标记(图 3-7-25)。

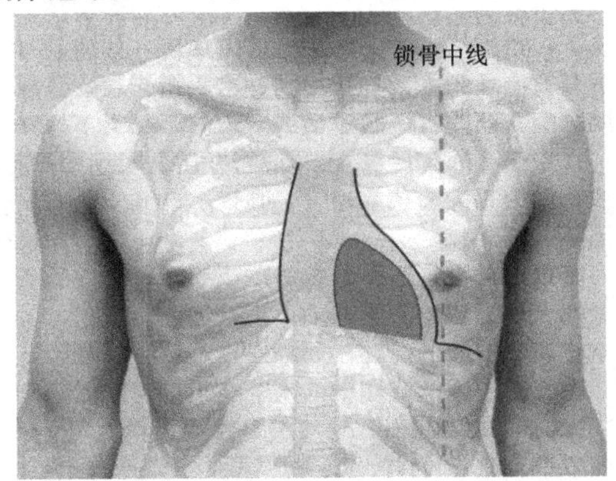

图 3-7-25　心脏绝对浊音界和相对浊音界

测量方法:标出前正中线和左锁骨中线,用两把直尺测量左锁骨中线与前正中线间的垂直距离,以及左右相对浊音界。各标记点距前正中线的垂直距离,按心浊音界表做记录。

(三) 正常心浊音界(表 3-7-4)

表 3-7-4　正常心脏相对浊音界

右(cm)	肋间	左(cm)
2～3	Ⅱ	2～3
2～3	Ⅲ	3.5～4.5
3～4	Ⅳ	5～6
	Ⅴ	7～9

(左锁骨中线距前正中线为 8～10cm)

(四) 心浊音界各部的组成

心脏左界第 2 肋间处相当于肺动脉段,第 3 肋间为左心耳,第 4～5 肋间为左心室。右界第 2 肋间相当于升主动脉和上腔静脉,第 3 肋间以下为右心房。心上界相当于第 3 肋骨前端下缘水平,第 2 肋间以上又称心底部浊音区,相当于主动脉、肺动脉段。主动脉及左心室交接处向内凹陷,称为心腰。心下界由右心室及左心室心尖部组成,见图 3-7-26。

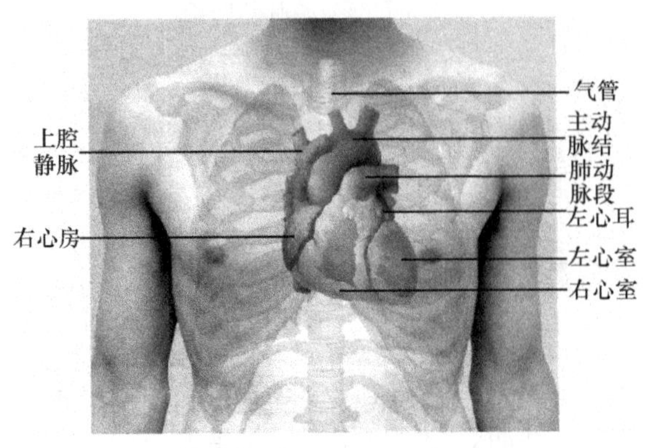

图 3-7-26　心脏和大血管在胸壁上的投影

(五) 心浊音界的变化及其临床意义

心界大小、形态和位置可受心脏本身病变或心外因素的影响而发生变化。

1. 心脏病变

(1) 左心室增大:心左界向左下扩大,心腰加深接近直角,使心脏浊音区呈靴形,或称"主动脉型"。常见于主动脉瓣关闭不全、高血压性心脏病等(图 3-7-27)。

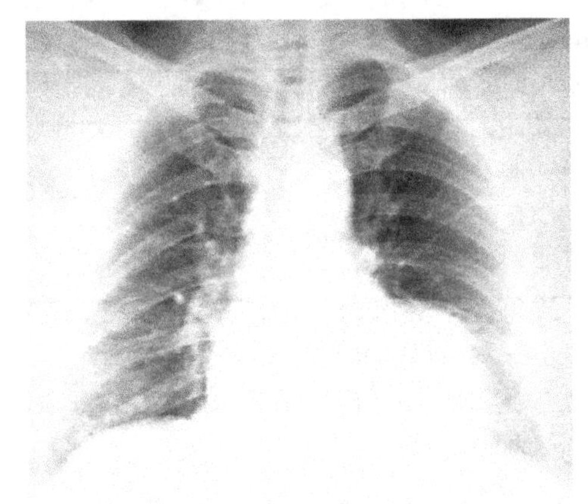

图 3-7-27　"主动脉型"靴形心

(2) 右心室增大:轻度增大时仅心脏绝对浊音界增大,相对浊音界增大不明显。显著性增大时,相对浊音界向两侧扩大,但由于心脏同时沿长轴发生顺钟向转位,因此向左增大较显著。常见于肺源性心脏病等。

(3) 左、右心室增大:心浊音界向两侧扩大,且左界向左下扩大,呈普大型。常见于扩张型心肌病、重症心肌炎、全心衰竭。

(4) 左心房增大:左心房显著增大时,胸骨左缘第 3 肋间心浊音界向外扩大,使心腰部消失甚至膨出。二尖瓣狭窄时,左心房及肺动脉均扩大,心腰部饱满或膨出,心脏浊音界的外形成为梨形,或称"二尖瓣型"(图 3-7-28)。

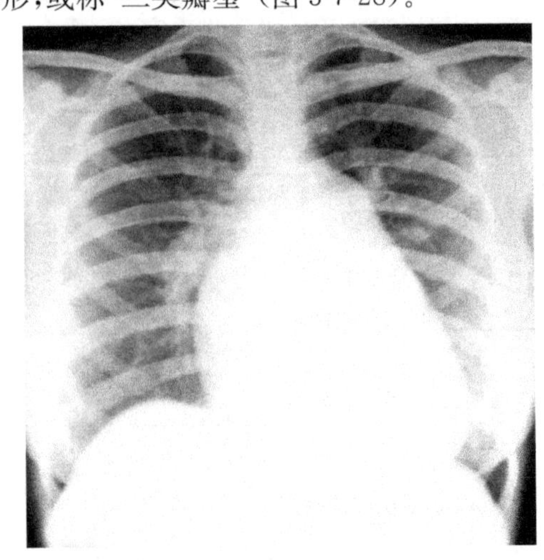

图 3-7-28　"二尖瓣型"梨形心

笔 记 栏

(5) 主动脉扩张或升主动脉瘤：第1～2肋间心浊音区增宽。

(6) 心包积液：心包积液达一定量时，心脏浊音界向两侧扩大，其相对浊音区与绝对浊音区几乎相同，坐位时呈三角烧瓶形。但患者取仰卧位时，心底部浊音区明显增宽，心尖部浊音区可变小。这种心脏浊音界随体位改变而变化的特点，是鉴别心包积液还是全心扩大的要点之一。

2. 心外因素

(1) 胸壁较厚或肺气肿时，心浊音界变小，重度肺气肿时可能叩不出心浊音界。

(2) 如胸腔积液、肺浸润或实变、肺部肿块或纵隔淋巴结肿大，心脏浊音区与胸部病变浊音区可重叠在一起，使心脏本身的浊音区无法辨识。

(3) 大量胸腔积液、积气：患侧的心界叩不出，健侧心浊音界外移。

(4) 大量腹腔积液或腹腔巨大肿瘤：可使膈肌抬高，心脏呈横位，叩诊时心界向左扩大。

(5) 胃内含气量增多时，Traube鼓音区增大，可影响心脏左界下部叩诊的准确性。

（徐新娟）

四、听　　诊

心脏听诊是心脏物理诊断中最重要和较难掌握的方法，听诊时需掌握如下内容，包括心率、心律、心音、心脏杂音和额外心音等(图3-7-29)。听诊时，患者可采取坐位或仰卧位，必要时可使患者改变体位，高质量的听诊器有利于获得更多和更可靠的信息。钟型体件适合听低音调声音，如二尖瓣舒张期隆隆样杂音；膜型体件适合听高音调声音，如主动脉瓣舒张期叹气样杂音。

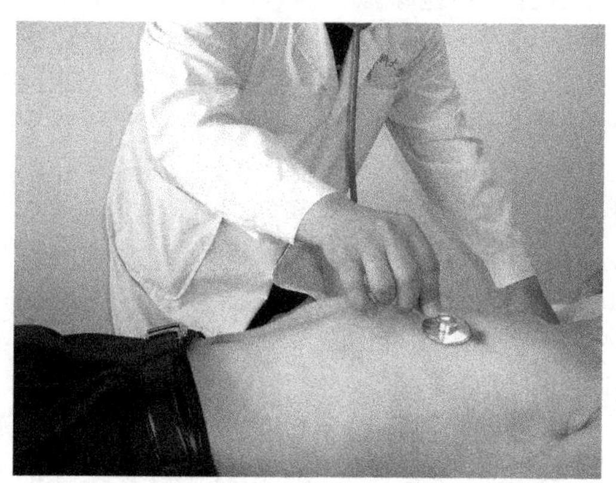

图3-7-29　心脏的听诊

(一) 心脏瓣膜听诊区

心脏瓣膜听诊区(auscultatory valve area)心脏各瓣膜开放与关闭时所产生的声音传导到体表，最易听清的部位称心脏瓣膜听诊区。瓣膜区是由瓣膜产生的声音沿血流方向传导到胸壁特定部位而命名，因此，与瓣膜的解剖位置并不完全一致。传统的心脏瓣膜听诊区为四个瓣膜五个区(图3-7-30)。

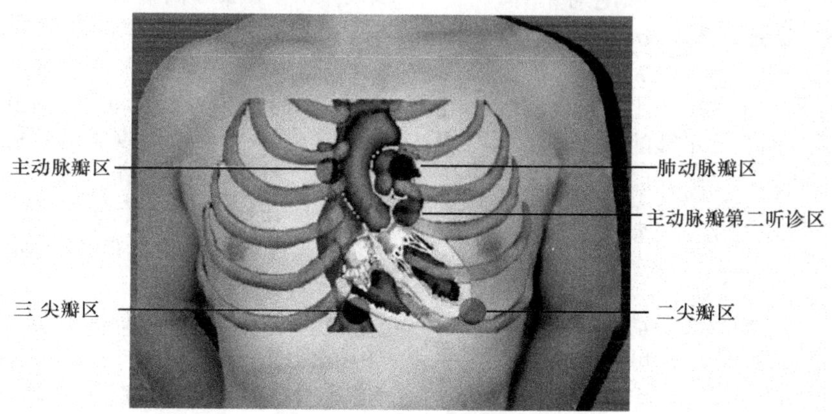

图3-7-30　心脏各瓣膜听诊区示意图

1. 心尖部(二尖瓣区)(mitral valve area)位于心尖搏动最强点。心脏大小正常时，多位于第5肋间左锁骨中线稍内侧；当心脏增大时，听诊部位随心尖位置向左或左下移位。

2. 肺动脉瓣区(pulmonary valve area)　胸骨左缘第2肋间。

3. 主动脉瓣区(aortic valve area)　胸骨右缘第2肋间。

4. 主动脉瓣第二听诊区(the second aortic valve area)　胸骨左缘第3～4肋间。

5. 三尖瓣区(tricuspid valve area)　胸骨体下端左缘或右缘。

(二) 听诊顺序

心脏听诊顺序通常按逆时针方向听诊，通常从心尖部(二尖瓣区)开始逆时针方向依次听诊为心尖区→肺动脉瓣区→主动脉瓣区→主动脉

笔记栏

瓣第二听诊区→三尖瓣区。

(三)听诊内容

听诊内容包括心率、心律、心音、额外心音、心脏杂音和心包摩擦音。

1. 心率 指每分钟心搏的次数。正常成人在安静、清醒的情况下心率范围为60～100次/分,女性稍快,儿童偏快(3岁以下儿童的心率多在100次/分以上),老年人偏慢。成年人心率超过100次/分,婴幼儿心率超过150次/分,称为心动过速(tachycardia)。心率低于60次/分,称为心动过缓(bradycardia)。心动过速或过缓可为短暂性或持续性,可由多种生理性、病理性或药物性因素引起。

2. 心律 指心脏跳动的节律。正常成人心律基本规整,部分青年人可出现随呼吸改变的心率,吸气时心率增快,呼气时心率减慢,称窦性心律不齐,一般无临床意义。听诊时最常发现的心律失常主要有期前收缩(premature contraction)和心房颤动(atrial fibrillation)。期前收缩指在规整心跳的基础上提前出现一次心跳,其后有一个较长的间期。期前收缩可规律地出现,形成联律。连续每次窦性搏动后出现一次期前收缩称为二联律(bigeminal beats);每两次窦性搏动后出现一次期前收缩称为三联律(trigeminal beats),以此类推。期前收缩按其来源可分为房性、交界性和室性三种。

心房颤动的听诊特点:心律绝对不齐,第一心音强弱不等和短绌脉(pulse deficit)(脉率低于心率)。

产生机制:是过早的心室收缩,心室内仅有少量的血液充盈,不能将足够的血液推送到周围血管所致。房颤的常见原因有二尖瓣狭窄、冠状动脉粥样硬化性心脏病、高血压、心肌病及甲状腺功能亢进症等。

3. 心音 健康人心脏可以听到两个性质不同的声音交替出现,按其在心动周期中出现的先后顺序依次命名为第一心音和第二心音。某些健康儿童和青少年在第二心音后有时可听到一个较弱的第三心音。第四心音一般听不到,如能听到则为病理性。

(1) 第一心音(first heart sound,S_1)产生机制:二尖瓣和三尖瓣关闭,瓣叶突然紧张引起振动所致。其他如半月瓣的开放等因素也参与第一心音的形成。第一心音标志着心室收缩的开始,约在心电图QRS波群后0.02～0.04秒。

听诊特点:①音调较低钝;②强度较响;③性质较钝;④历时较长(持续约0.1秒);⑤与心尖搏动同时出现;⑥心尖部听诊最清楚。

(2) 第二心音(second heart sound,S_2)产生机制:主要由于主动脉瓣和肺动脉瓣的关闭引起瓣膜的振动所致,此外,房室瓣开放等因素,也参与第二心音的形成。第二心音标志着心室舒张的开始,约在心电图T波的终末或稍后。

听诊特点:①音调较高;②强度较低;③性质较清脆;④占时较短(持续约0.08秒);⑤在心尖搏动后出现;⑥心底部听诊最清楚。

心脏听诊最基本的技能是判定第一心音和第二心音,从而进一步确定额外心音或杂音所出的心动周期时相。辨别要点包括:①S_1较长而音调较低,S_2则较短而音调较高。②S_1与S_2的间距较短,而S_2与S_1的间距较长,即舒张期较收缩期长。③S_1与心尖搏动同时出现。④心尖部S_1较强,而S_2在心底部较强。

一般情况下S_1和S_2的辨别并不困难,但在某些复杂的心律失常时,则需利用心尖搏动或颈动脉搏动帮助辨别。如仍有困难,心底部尤其是肺动脉瓣区清晰的第二心音则有助于区分第二心音和第一心音,有助确定收缩期和舒张期。

(3) 第三心音(third heart sound, S_3)产生机制:由于心室快速充盈的血流自心房冲击室壁,使心室壁、乳头肌和腱索紧张、振动所致,出现在心室舒张早期,距第二心音后0.12～0.18秒。

听诊特点:①音调低;②强度弱;③性质重浊而低钝;④持续时间短(约0.04秒);⑤在心尖部或其内上方,仰卧位、呼气时较清楚;⑥左侧卧位及呼气末心脏接近胸壁;运动后加快的心跳逐渐减慢,以及下肢抬高使静脉回流量增加时,可使第三心音听到。第三心音通常只在部分儿童和青少年中听到。

(4) 第四心音(fourth heart sound, S_4)产生机制:一般认为与心房收缩使房室瓣及其相关组织(瓣膜、瓣环、腱索和乳头肌)突然紧张、振动有关。出现在心室舒张末期,约在第一心音前约0.1秒处。这种低频低振幅振动通常在病理情况下听到。

听诊特点:低调、沉浊、很弱,在心尖部及其内侧较明显。

4. 额外心音 指在正常第一、第二心音外听到病理性附加心音。额外心音大部分出现在第二心音后即舒张期,主要有奔马律、开瓣音和心包叩击音;出现在收缩期的额外心音主要有收缩期喷射音和喀喇音。多数情况下出现一个额外心音,构成三音律;少数为两个额外心音,构成四音律。

(1) 舒张期额外心音

1) 奔马律(gallop rhythm):为出现在第二心音后的附加心音,由于同时存在心率增快,额外心音与原有的第一、第二心音组成的类似马奔跑时蹄声,故称奔马律。按其出现时间的不同,奔马律又可分为三种。

笔记栏

A. 舒张早期奔马律(protodiastolic gallop) 也称病理性第三心音、室性奔马律(ventricular gallop)。产生机制:由于舒张期心室负荷过重,心肌张力降低,心室壁顺应性减退,当血液自心房快速注入心室时,可使过度充盈的心室壁产生振动。其与生理性第三心音的区别在于:①舒张早期奔马律见于器质性心脏病,而生理性第三心音出现于健康人,尤其是儿童和青少年。②奔马律多伴有心率快(常在100次/分以上),而生理性第三心音则在心跳缓慢时(运动后由快而慢时)较易发现。③奔马律的三个心音间时距大致相同,性质亦相近,而第三心音则距第二心音较近。④奔马律不受体位影响,生理性第三心音常在坐位或立位时消失。

听诊特点:①音调较低;②强度较弱;③在心尖部听诊最清晰。

舒张早期奔马律的临床意义:是心肌严重受损的重要体征之一,提示有严重器质性心脏病,如心力衰竭、急性心肌梗死、重症心肌炎与心肌病等严重心功能不全时。

B. 舒张晚期奔马律(late diastolic gallop):发生较晚,出现在收缩期开始之前,也称为病理性的第四心音、房性奔马律(atrial gallop)。产生机制:是舒张末期左室压力增高和顺应性降低,左房为克服增大的心室充盈阻力而加强收缩所致。来自右房的舒张晚期奔马律极少见。

听诊特点:①音调较低;②强度弱;③额外心音距第二心音较远,距第一心音近;④心尖部稍内侧听诊最清楚。

舒张晚期奔马律的临床意义:见于阻力负荷过重引起心室肥厚性心脏病,如高血压性心脏病、肥厚型心肌病、主动脉瓣狭窄、肺动脉瓣狭窄等。

C. 重叠性奔马律(summation gallop):当心率加快(>120次/分)时,舒张早期和舒张晚期奔马律的额外心音重叠在一起,称为重叠性奔马律(三音律)。常见于心肌病、左心或右心衰竭伴心动过速患者。

2)开瓣音(opening snap):又称二尖瓣开放拍击音。当二尖瓣狭窄而瓣膜尚柔软时,在第二心音后(0.07秒)可出现一个音调较高而清脆的额外心音。产生机制:是舒张早期血流自左房快速流入左室,弹性尚好的二尖瓣迅速开放又突然停止,引起瓣叶帐帆性振动,产生拍击样声音。

听诊特点:①音调较高;②响亮、清脆、短促;③在心尖部及其内上方听诊最清楚;④呼气时增强。

开瓣音的临床意义:可作为二尖瓣瓣膜弹性和活动性尚好的间接指标,是二尖瓣分离术适应证的参考条件。

3) 心包叩击音(pericardial knock):缩窄性心包炎时,可在第二心音后约0.1秒处出现一个较响的短促声音。产生机制:由于心包增厚,在心室快速充盈时,心室舒张受限,被迫骤然停止,使室壁振动产生此声音。

听诊特点:在心尖部和胸骨下段左缘最清楚。

4) 肿瘤扑落音(tumor plop):见于心房黏液瘤患者。在心尖或胸骨左缘第3～4肋间,S_2后0.08～0.12秒,较晚于开瓣音。产生机制:黏液瘤在舒张期随血流进入左室,撞碰房、室壁和瓣膜,瘤蒂柄突然紧张,产生振动所致。

听诊特点:与开瓣音相似,但音调较低,且随体位改变。

(2) 收缩期额外心音:收缩期的额外心音有收缩期喷射音(systolic ejection sounds)和喀喇音(ejection click),可发生在收缩早期、中期或晚期,其临床意义较小。

1) 收缩早期喷射音(early systolic ejection sound):亦称收缩早期喀喇音,按发生部位分为主动脉喷射音(aortic ejection click)和肺动脉喷射音(pulmonary ejection click)。收缩早期喷射音出现在第一心音后约0.05～0.07秒。产生机制:为主动脉或肺动脉扩张或压力增高的情况下,收缩早期心室射血时主动脉或肺动脉突然紧张发生振动而发出声音。

听诊特点:①紧跟在第一心音后出现;②音调高而清脆,时间短促,呈爆裂样;③主动脉喷射音在胸骨右缘第2～3肋间最清楚;④肺动脉喷射音在胸骨左缘第2～3肋间最响;⑤主动脉喷射音的响度不受呼吸影响;⑥肺动脉喷射音于呼气时增强,吸气时减弱。

临床意义:主动脉喷射音常见于主动脉瓣狭窄、主动脉瓣关闭不全、主动脉缩窄、高血压等疾病。肺动脉喷射音见于肺动脉高压、轻中度肺动脉瓣狭窄、房间隔缺损、动脉导管未闭等疾病。

2) 收缩中晚期喀喇音(middle and late systolic click):喀喇音出现于第一心音后0.08秒以上称收缩中晚期喀喇音。产生机制:为二尖瓣后叶(多见)或前叶在收缩中、晚期凸入左房,引起帐帆声响;也可由于腱索、瓣膜过长或乳头肌收缩无力,在收缩期突然被拉紧产生振动所致。这种情况临床上称为“二尖瓣脱垂”。由于二尖瓣后叶(或前叶)凸入左房,可使二尖瓣关闭不全。血液反流至左房,部分患者可出现收缩晚期杂音。收缩中晚期喀喇音合并收缩晚期杂音称为二尖瓣脱垂综合征(mitral valve prolapse syndrome)。

听诊特点:出现较晚,在第一心音后0.08秒以上;高调、较浊、短促,如关门落锁的“Ka-Ta”声;心尖部及其内侧听诊最清楚;可因体位改变而消失;收缩晚期杂音呈吹风样,较粗糙,常向左

笔记栏

腋下传导。

5. 心脏杂音 指心音和额外心音之外，由心室壁、瓣膜或血管壁振动所致的持续时间较长的在心脏收缩或舒张过程中的异常声音，性质特异。杂音对于某些心脏病的诊断具有重要的价值。

(1) 产生机制：正常情况下，血液在血管内流动呈层流状态(luminar flow)；在血流加快、管壁异常的情况下，血流则由层流变为湍流(turbulent flow)或漩涡(voitices)，撞击心壁、瓣膜、腱索或大血管壁产生振动，而在相应部位产生杂音。具体的机制有以下六种。

1) 血流加速：血流速度越快，越容易产生漩涡，杂音也越响。如正常人剧烈运动后、发热、严重贫血、甲状腺功能亢进症等。

2) 狭窄：瓣膜口或大血管有狭窄时，血流通过时可产生漩涡而出现杂音。这是形成杂音的常见原因之一。或由于心脏扩大或大血管扩张所产生的瓣膜口相对狭窄，血流通过时也可产生漩涡出现杂音。

3) 瓣膜关闭不全：瓣膜关闭不全或由于大血管或心脏扩大使瓣膜口扩大形成相对性关闭不全，血液反流形成漩涡，产生杂音。

4) 异常血流通道：在心脏内或大血管间有不正常的通路，如室间隔缺损、动脉导管未闭、动静脉瘘等。血流可经异常通道而分流，形成漩涡，产生杂音。

5) 心腔内漂浮物或异常结构：心室内假腱索或乳头肌、腱索断裂的残端在心腔内漂浮，扰乱血液层流而出现杂音。

6) 大血管瘤样扩张：血流自正常的动脉管腔流经扩张的部位时，可产生漩涡而引起杂音。

(2) 杂音的特性与听诊要点：杂音的听诊应根据以下要点进行仔细分辨并分析。

1) 最响部位：杂音最响部位常与病变部位有关，一般杂音在某瓣膜听诊区最响，提示病变部位位于该区相应瓣膜。如杂音在心尖部最响提示二尖瓣病变，杂音在主动脉瓣区或肺动脉瓣区最响，则分别提示主动脉瓣或肺动脉瓣病变，如在胸骨左缘第3～4肋间处闻及响亮而粗糙的收缩期杂音，应考虑室间隔缺损等。

2) 时期：按心动周期不同时期的杂音反映不同的病变，可分为收缩期杂音(systolic murmur)、舒张期杂音(cliastolic munmurs)和连续性杂音(continuous murmur)三种。收缩期和舒张期均出现杂音时，称为双期杂音。按杂音在收缩期或舒张期出现的早晚和持续时间的长短，可分为早期、中期、晚期和全期杂音。一般认为，舒张期和连续性杂音均为病理性器质性杂音，而收缩期杂音则有器质性和功能性两种可能性，应注意区别。

3) 性质：杂音的性质是由于振动的频率不同而表现为音色和音调的不同。临床上常用吹风样、隆隆样(雷鸣样)、叹气样(泼水样、哈气样、灌水样)、机器声样(拉锯样)、乐音样(鸟鸣样、鸥鸣样、鸽鸣样、雁鸣样)等来描述。根据音调高低，杂音又可分为柔和和粗糙两种，一般功能性杂音较柔和，器质性杂音较粗糙。杂音的频率常与形成杂音的血流速度成正比。临床上可依据听诊的杂音性质，推断不同的病变。如心尖部舒张期低调隆隆样杂音是二尖瓣狭窄的特征；心尖部粗糙的收缩期吹风样杂音常提示二尖瓣关闭不全；而心尖部高音调柔和的吹风样杂音则常为功能性杂音。乐音样杂音为高调具有音乐性质的杂音，多由于瓣膜穿孔、乳头肌或腱索断裂所致，见于感染性心内膜炎、梅毒性心脏病等。

4) 传导：杂音的传导方向有一定规律，可循产生杂音的血流方向传导，亦可经周围组织向外扩散。杂音的传导方向有助于判断杂音的来源及其病理性质。二尖瓣器质性关闭不全的收缩期杂音向左腋下或左肩胛下区传导；二尖瓣狭窄的舒张期杂音则较局限。主动脉瓣狭窄的收缩期杂音向颈部、胸骨上窝传导；主动脉瓣关闭不全的舒张期杂音主要沿胸骨左缘下传并可到达心尖；三尖瓣关闭不全时的收缩期杂音可传至心尖部；三尖瓣狭窄很少见，其杂音亦可转导至心尖部。

在心脏任何听诊区听到杂音应考虑是否由他处传导而来。一般杂音传导得越远，则其声音变得越弱，但性质仍保持不变。可将听诊器自某一瓣膜区逐渐移向另一个瓣膜区，若杂音逐渐减弱，只在某一瓣膜区杂音最响，则可能仅是这一瓣膜有病变，另一瓣膜区的杂音是传导而来的。若移动时，杂音先逐渐减弱，而移近另一瓣膜区时杂音又增强且性质不相同，宜考虑两个瓣膜均有病变。

5) 强度(响度)：杂音的强度取决于狭窄程度、血流速度、压力阶差及心肌收缩力。杂音强度的变化，在心音图上可显示出一定的形态。常见的形态有五种，①递增型杂音：开始较弱，逐渐增强，如二尖瓣狭窄时的舒张期隆隆样杂音。②递减型杂音：开始时较强，逐渐减弱，如主动脉瓣关闭不全时的舒张期叹气样杂音。③递增递减型杂音：又称菱形杂音，开始时较弱，逐渐增强后又渐渐减弱，如主动脉瓣狭窄的收缩期喷射性杂音。④连续性杂音：杂音自第一心音后开始逐渐增强，至第二心音时达最高峰，此后逐渐减弱，直至下一个心动周期的第一心音前消失。其形态实际上是一个占据收缩期和舒张期的大菱形杂音，菱峰在第二心音处，如动脉导管未闭的连续性杂音。⑤一贯型杂音：杂音的强度大体保持一致，如二尖瓣关闭不全的收缩期吹风样杂音。

笔记栏

杂音的强度通常采用 Levine 6 级分级法(表 3-7-5)。记录方法:杂音的级别为分子,6 级为分母。例如杂音的强度为 3 级,则记录为 3/6 级杂音。舒张期杂音也可参照此标准,亦可分为轻、中、重三级。2/6 级以下收缩期杂音多为功能性,3/6 和 3/6 级以上杂音则多为器质性。

表 3-7-5 杂音强度分级

级别	响亮	听诊特点
1	最轻	很弱,且所占时间很短,须在安静环境下仔细听诊才能听到
2	轻度	弱,但较易听到
3	中度	较响亮,容易听到
4	响亮	杂音响亮
5	很响	更响亮,且向四周甚至背部传导,但听诊器离开胸壁则听不到
6	最响	极响震耳,甚至听诊器距胸壁一定距离也可听到

6)与体位、呼吸和运动的关系:采取特殊体位或改变体位,深吸气、深呼气、活动后听诊,可使某些杂音增强或减弱,有助于病变部位和性质的判定和鉴别。二尖瓣狭窄的杂音左侧卧位时更易听到;主动脉瓣关闭不全的舒张期杂音在坐位身体前倾时更明显。

深吸气时,胸腔内压下降,使体静脉回心血量增多和肺循环血容量增加,从而使右心发生的杂音(三尖瓣关闭不全或狭窄、肺动脉瓣关闭不全或狭窄)增强。深呼气时,胸腔内压上升,肺循环阻力增加,肺循环容量减少,流入左心的血量增加,可使左心的杂音(二尖瓣狭窄或关闭不全、主动脉瓣狭窄或关闭不全)听得更清楚。吸气后紧闭声门,用力做呼气动作(Valsalva 动作)时,胸腔内压增高,回心血量明显减少,左、右心发生的杂音一般均减弱、而梗阻性肥厚型心肌病的杂音增强。运动时,心率加快,循环血量增加及加速,可使原有的器质性杂音增强,以此发现较弱的杂音。

(3)杂音的临床意义:杂音对判断心血管疾病有重要的意义,但有杂音不一定有心脏病,有心脏病不一定有杂音。健康人在某些条件下(如运动、发热、妊娠等)可出现杂音;而有些心脏病(如冠状动脉粥样硬化性心脏病、高血压性心脏病等)可没有杂音。

在分析杂音的临床意义时,根据产生杂音的部位有没有器质性病变而分为功能性和器质性杂音。舒张期杂音绝大多数为器质性杂音,而收缩期杂音则分为功能性和器质性杂音。

功能性杂音包含生理性杂音(在心脏和大血管均无器质性病变的健康人中发现的杂音)、无害性杂音(如锁骨处出现的连续性、柔和的颈静脉营营声)及有心脏病理意义的相对性关闭不全或狭窄引起的相对性杂音等。后者局部虽无器质性病变,但它与器质性杂音又可合称为病理性杂音。生理性与器质性收缩期杂音的鉴别要点见表 3-7-6。

表 3-7-6 生理性与器质性收缩期杂音的鉴别

鉴别点	生理性	器质性
年龄	儿童、青少年多见	不定
部位	肺动脉瓣和(或)心尖部	不定
性质	柔和,吹风样	粗糙,多种性质
持续时间	短促	较长,甚至全收缩期
强度	1/6 或 2/6 级	3/6 及 3/6 级以上
震颤	无	3/6 级以上常伴有
传导	局限,传导不远	沿血流方向传导较远而广

临床上根据杂音出现的时期与部位,将常见的杂音特点及意义简述如下。

(1)收缩期杂音

1)二尖瓣区:①功能性,常见于发热、贫血、甲状腺功能亢进、妊娠、剧烈运动时。听诊特点:为柔和吹风样,强度 2/6 级以下,不向他处传导,运动后或去除原因后可消失。由于左室扩大,引起二尖瓣相对性关闭不全所致的功能性杂音,见于扩张型心肌病、高血压性心脏病。听诊特点:柔和吹风样,强度 2/6~3/6 级,可有一定的传导。②器质性,见于风湿性心脏病二尖瓣关闭不全、二尖瓣脱垂、乳头肌功能失调等。听诊特点:呈全收缩期递减型吹风样杂音,可遮盖第一心音,高调较粗糙,强度常在 3/6 级或以上,向左腋下或左肩胛下区传导,吸气时减弱,呼气时加强。

2)主动脉瓣区:①功能性,主要见于主动脉粥样硬化、主动脉扩张、高血压等。听诊特点:较柔和的吹风样杂音,常伴有 A_2 亢进。②器质性,主要见于主动脉瓣狭窄。听诊特点:喷射性或吹风样杂音,呈菱形,不遮盖第一心音,性质粗糙,常伴有震颤,杂音向颈部传导,伴 A_2 减弱。

3)肺动脉瓣区:①功能性,大多见于健康儿童和青少年。听诊特点:柔和而较弱、音调低的吹风样杂音,不传导,常为 2/6 级以下,卧位时明显,坐位时减弱或消失。②器质性,少见,可见于先天性肺动脉瓣狭窄。听诊特点:杂音呈喷射性,粗糙而响亮,强度在 3/6 级或 3/6 级以上,呈菱形,向四周及背部传导,伴震颤,P_2 减弱并分裂。

4)三尖瓣区:①功能性,多见。产生机制:右室腔扩大,三尖瓣相对性关闭不全所致。听诊特点:吹风样,较柔和,吸气时增强,呼气末减弱,可向心尖区传导,须注意与二尖瓣关闭不全相鉴别。②器质性,很少见,杂音特点与二尖瓣关闭不全类似,但不传至腋下可伴颈静脉和肝脏收缩

笔记栏

期搏动。

5）其他部位：室间隔缺损时，在胸骨左缘第3～4肋间可闻及粗糙而响亮的收缩期杂音，强度常在3/6级以上，并可传导至心前区其他部位，伴震颤。

（2）舒张期杂音

1）二尖瓣区：①功能性，见于主动脉瓣关闭不全时，导致左室舒张期容量负荷过高，使二尖瓣处于半关闭状态，呈现相对狭窄而产生的杂音，称为 Austin Flint 杂音。应与器质性二尖瓣狭窄相鉴别（表3-7-7）。②器质性，主要见于风湿性心脏病二尖瓣狭窄。听诊特点：舒张中晚期隆隆样杂音，呈递增型，音调较低，局限于心尖部，左侧卧位较清楚，常伴有舒张期震颤及第一心音亢进或开瓣音。叩诊心界呈梨形。

表3-7-7 二尖瓣器质性与相对性狭窄杂音的鉴别

	器质性	相对性
杂音特点	舒张中、晚期，粗糙，递增型，常伴震颤	舒张早期，柔和，递减型，无震颤
拍击音 S_1	常有	无
开瓣音	常有	无
心房颤动	常有	无
心脏外形	左房、右室大，呈梨形	左室大，呈靴形

2）主动脉瓣区：主要见于各种原因所导致的主动脉瓣关闭不全等器质性心脏病变。听诊特点：是舒张早期开始，呈递减型、叹气样杂音，在胸骨左缘第3肋间（主动脉瓣第二听诊区）最清楚，前倾坐位及呼气末屏住呼吸可使其更明显。该杂音沿胸骨左缘下传，可达心尖部。

3）肺动脉瓣区：器质性病变少见，多由肺动脉扩张引起肺动脉瓣相对性关闭不全，产生舒张期杂音，称为 Graham Steel 杂音。常见于二尖瓣狭窄、肺源性心脏病、房间隔缺损、原发性肺动脉高压等。听诊特点：为递减型、吹风样或叹气样舒张期杂音，在胸骨左缘第2肋间最清楚，向第3肋间传导，平卧或吸气时增强。

（3）连续性杂音：临床上连续性杂音最常见于动脉导管未闭，在胸骨左缘第2肋间稍外侧处最响，主-肺动脉间隔缺损可有类似杂音，但位置偏内而低，在胸骨左缘第3肋间最响。听诊特点：在第一心音后不久开始，持续整个收缩期和舒张期，其间无间断，高峰在第二心音处，第二心音被遮盖，呈大菱形杂音。杂音性质粗糙、响亮而嘈杂，类似旧式机器转动时的噪音，故又称机器样杂音（Gibson murmur），向上胸部和肩胛间区传导，常伴有连续性震颤。

6. 心包摩擦音 产生机制：心包因炎症或其他原因发生纤维蛋白沉着而变得粗糙，在心脏搏动时两层粗糙的表面互相摩擦可产生振动所听到的声音称心包摩擦音。

笔记栏

听诊特点：粗糙呈搔抓样，摩擦音与心跳一致，与呼吸无关，屏气时心包摩擦音仍存在，以此可与胸膜摩擦音相鉴别。心包摩擦音以胸骨左缘第3～4肋间最响，坐位前倾时更明显。听诊器体件向胸壁加压时，心包摩擦音可加强，而皮肤摩擦音则消失，这有助于鉴别。

（陆东风）

第六节 血管检查

案例 3-7-6

患者，女性，21岁。因反复头晕头痛2年，左手乏力、发凉1周入院。

患者近2年来反复头晕头痛，以左头部为主，严重时伴短暂视物模糊，无呕吐。头痛发作时服“去痛片”可暂时缓解。近1周觉左手乏力，皮肤发凉，不影响活动，活动后左手易疲劳。

体格检查：体温36.5℃，脉搏80次/分，左侧脉搏细而弱，右侧强有力，血压180/100mmHg（右上肢），60/30 mmHg（左上肢）。神志清，心肺检查正常。神经系统检查无异常。

问题：

1. 患者症状是什么原因引起？
2. 体格检查还需做哪些补充？
3. 需做哪些特殊检查以确定诊断？

血管检查是心血管检查的重要组成部分。本节重点阐述周围血管检查，包括脉搏、血压、血管杂音和周围血管征。

一、脉 搏

检查脉搏主要用触诊。检查时可选择桡动脉、肱动脉、股动脉及足背动脉等（图3-7-31）。

桡动脉检查的方法：患者手掌平置向上，医生用示、中、无名指指尖，按于桡动脉近手腕处。注意两侧桡动脉脉搏的大小和出现时间，生理情况下，各动脉两侧差异很小。

临床意义：某些病理情况，可有明显的差异。当两侧脉搏大小不等时，应考虑脉搏小的一侧动脉有无先天性异常，动脉病变或其他因素的影响。某些疾病时，如多发性大动脉炎累及一侧锁骨下动脉可引起同侧桡动脉减弱至消失；主动脉缩窄时下肢动脉搏动可较上肢明显减弱甚至触不到；一侧胫后动脉或足背动脉搏动减弱或消失，则提示该侧动脉阻塞，可见于血栓性闭塞性脉管炎。在检查脉搏时除注意脉搏减弱或消失

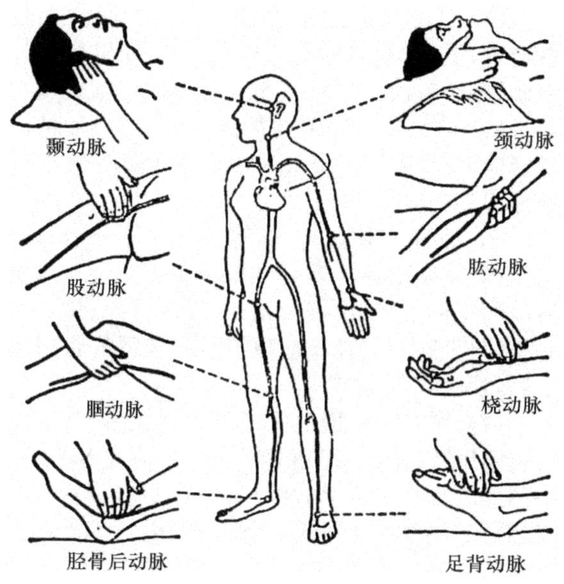

图 3-7-31 体表脉搏检查

的情况外，还应注意脉搏脉率、节律、紧张度和动脉壁弹性、强弱和波形变化。

1. 脉率 影响脉率因素类似于心率。正常成人脉率在安静、清醒的情况下为 60～100 次/分，老年人偏慢，女性稍快，儿童较快，<3 岁的儿童多在100 次/分以上。影响脉率的生理因素：脉搏日间较快，睡眠时较慢。体力活动、饭后、精神兴奋时可增快。病理情况下，脉率增快可见于：发热、贫血、甲状腺功能亢进、心肌炎、心功能不全、休克、阵发性心动过速、心房纤维颤动；脉率减慢可见于：颅压增高（迷走神经紧张度增高）、阻塞性黄疸、完全性房室传导阻滞、甲状腺功能减退等。此外，除脉率快慢外，还应观察脉率与心率是否一致。某些心律失常如心房颤动或频发期前收缩时，由于部分心脏收缩的搏出量低，不足以引起周围动脉搏动，故脉率可少于心率。

2. 脉律 脉律可反映心律。正常人脉律规则，有窦性心律不齐者脉律可随呼吸改变，吸气时增快，呼气时减慢。各种心律失常患者均可影响脉律，如心房颤动者脉律绝对不规则、脉搏强弱不等，脉搏短绌；有期前收缩呈二联律或三联律者可形成二联脉、三联脉；二度房室传导阻滞者可有脱落脉（dropped pulse）等。

3. 紧张度与动脉壁状态 脉搏的紧张度与血压（主要为收缩压）有关。检查方法：可将两个手指指腹置于脉搏上，近心端手指用力按压血管，阻断血流使远心端手指触不到脉搏，通过施加压力的大小及感觉的血管壁弹性状态判断脉搏紧张度。例如，将桡动脉压紧后，虽远端手指触不到动脉搏动，但可触及条状动脉的存在，并且硬而缺乏弹性，似条索状、迂曲或结节状，提示动脉硬化。

4. 强弱 脉搏的强弱与心搏出量、脉压和外周血管阻力相关。脉搏增强且振幅大，是由于心搏量大、脉压宽和外周阻力低所致，见于高热、甲状腺功能亢进、主动脉瓣关闭不全等。脉搏减弱而振幅低，是由于心搏量少、脉压小和外周阻力增高所致，见于心力衰竭、主动脉瓣狭窄与休克等。

5. 脉波 脉搏触诊可以了解血流通过动脉内压力上升和下降的情况。上升的速度与左心室收缩时血液至主动脉内的速度及主动脉的完整性有关。脉搏也可用脉波计描记成曲线进行分析。

通过仔细地触诊大动脉（如肱动脉或股动脉）可发现各种脉波异常的脉搏（图 3-7-32）。

（1）水冲脉（water hammer pulse）：脉搏骤起骤落，犹如潮水涨落，故名水冲脉。产生机制：由于周围血管扩张或存在分流、反流所致。前者常见于甲状腺功能亢进、严重贫血、“脚气病”等，后者常见于主动脉瓣关闭不全、先天性心脏病动脉导管未闭、动静脉瘘等。检查方法：握紧患者手腕掌面，将其前臂高举过头部，可明显感知犹如水冲的急促而有力的脉搏冲击。

（2）迟脉（pulse tardus）：脉波升支上升缓慢，波幅低，波顶平宽，降支也慢。产生机制：脉压减小所致，主要见于主动脉瓣狭窄、心肌梗死、缩窄性心包炎、严重的心力衰竭等。

（3）重搏脉（dicrotic pulse）：重搏波在正常情况下一般不能被触知，但在某些病理情况下使正常的重搏波增大，一次心搏引起的脉波似两次，即收缩期与舒张期各触及一次。见于肥厚型梗阻性心肌病、长期发热使外周血管紧张度降低患者，亦可见于心脏压塞、严重心力衰竭和低血容量休克等。

（4）交替脉（pulsus altemans）：节律规则而强弱交替的脉搏，必要时嘱患者在呼气中期屏住呼吸，以排除呼吸变化的影响。如测量血压可发现强弱脉搏间有 10～30mmHg 的压力差，当气袖慢慢放气至脉搏声刚出现时，即代表强搏的声音，此时的频率是心率的一半。产生机制：系左室收缩力强弱交替所致，为左室心力衰竭的重要体征之一。常见于高血压性心脏病、急性心肌梗死和主动脉瓣关闭不全等。

（5）奇脉（paradoxical pulse）：指吸气时脉搏明显减弱或消失，系左室搏血量减少所致。正常人脉搏强弱不受呼吸周期影响。产生机制：有心脏压塞或心包缩窄时，吸气时一方面由于右心舒张受限，回心血量减少而影响右心输出量，右心室排入肺循环的血量减少，另一方面肺循环受吸气时胸腔负压的影响，肺血管扩张。这些因素致使肺静脉回流入左心房血量减少，因而左室排血也减少，形成吸气时脉搏减弱，甚

笔记栏

至不能触及，故又称“吸停脉”。明显的奇脉触诊时即可检知，不明显的可用血压计检测，吸气时收缩压较呼气时低 10mmHg 以上。

(6) 无脉(pulseless)：即脉搏消失，可见于严重休克及多发性大动脉炎，后者系由于某一部位动脉闭塞而致相应部位脉搏消失。

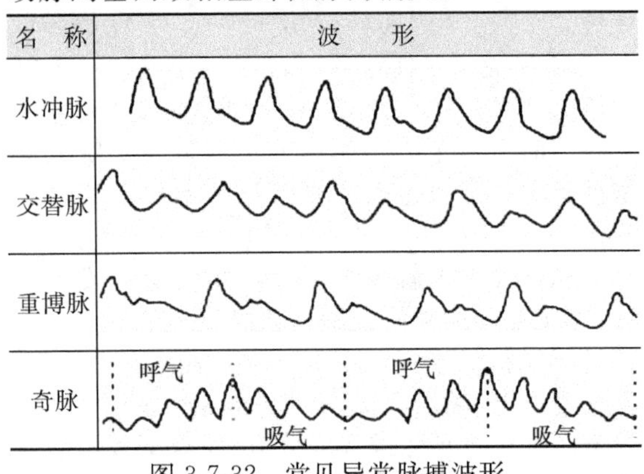

图 3-7-32 常见异常脉搏波形

案例 3-7-6 分析 1

患者头痛、头晕、短暂视物模糊主要因血压升高引起，左手乏力，皮肤发凉是由于左手血压低，供血减少造成。

二、血 压

血压通常指动脉血压或体循环血压（blood pressure, BP)，是重要的生命体征。

(一) 测量方法

血压测定方法有：①直接测压法，即经皮穿刺将导管由周围动脉送至主动脉，导管末端接监护测压系统，自动显示血压值。本法虽然精确、实时且不受外周动脉收缩的影响，但为有创方式，仅适用于手术中及危重病例。②间接测量法，即袖带加压法，以血压计测量。血压计有汞柱式、弹簧式和电子血压计，诊所或医院常用汞柱式。间接测量法的优点为简便易行，但易受多种因素影响，尤其是周围动脉舒缩变化的影响。

对血压测量的具体要求如下。

(1) 选择符合计量标准的水银柱血压计或者经国际标准(BHS 和 AAMI)检验合格的电子血压计进行测量。

(2) 使用大小合适的袖带，袖带气囊至少应包裹 80%上臂。大多数人的臂围 25～35cm，应使用长 35cm、宽 12～13cm 规格气囊的袖带；肥胖者或臂围大者应使用大规格袖带；儿童使用小规格袖带。

(3) 被测量者至少安静休息 5 分钟，在测量前 30 分钟内禁止吸烟或饮咖啡，排空膀胱。

(4) 被测量者取坐位，最好坐靠背椅，裸露右上臂，上臂与心脏处在同一水平。如果怀疑外周血管病，首次就诊时应测量左、右上臂血压。

(5) 将袖带紧贴缚在被测者的上臂，袖带的下缘应在肘弯上 2.5cm。将听诊器探头置于肱动脉搏动处。

(6) 测量时快速充气，使气囊内压力达到桡动脉搏动消失后再升高 30mmHg(4.0kPa)，然后以恒定的速率(2～6mmHg/秒)缓慢放气。在心率缓慢者，放气速率应更慢些。获得舒张压读数后，快速放气至零。

(7) 在放气过程中仔细听取柯氏音，观察柯氏音第Ⅰ时相(第一音)和第Ⅴ时相(消失音)水银柱凸面的垂直高度。收缩压读数取柯氏音第Ⅰ时相，舒张压读数取柯氏音第Ⅴ时相。<12 岁儿童、妊娠妇女、严重贫血、甲状腺功能亢进、主动脉瓣关闭不全及柯氏音不消失者，以柯氏音第Ⅳ时相(变音)定为舒张压。收缩压与舒张压之差值为脉压，舒张压加 1/3 脉压为平均动脉压。

(8) 血压单位在临床使用时采用毫米汞柱(mmHg)，在我国正式出版物中应注明毫米汞柱与千帕斯卡(kPa)的换算关系，1mmHg = 0.133kPa。

(9) 应相隔 1～2 分钟重复测量，取 2 次读数的平均值记录。如果收缩压或舒张压的 2 次读数相差 5mmHg 以上，应再次测量，取 3 次读数的平均值记录。

(二) 血压标准

正常成人血压标准的制定经历了多次改变，主要根据大规模流行病学资料分析获得。根据《中国高血压防治指南》修订编委会公布的中国高血压防治指南(2005 年修订版)的标准，规定如表 3-7-8。

表 3-7-8 血压水平的定义和分类(mmHg)

类别	收缩压	舒张压
正常血压	<120	<80
正常高值	120～139	80～89
高血压	≥140	≥90
1 级高血压（轻度）	140～159	90～99
2 级高血压（中度）	160～179	100～109
3 级高血压（重度）	≥180	≥110
单纯收缩期高血压	≥140	<90

注：若患者的收缩压与舒张压分属不同级别时，则以较高的分级为准。单纯收缩期高血压也可按照收缩压水平分为 1、2、3 级。

(三) 动态血压监测

近年来应用较多的动态血压监测（ambula-

笔 记 栏

tory blood pressure monitoring ABPM)，是高血压诊治中的一项进展。按设定间期 24 小时记录血压。一般设白昼时间为 6 点～晚 10 点，晚间为 10 点～次晨 6 点，每 30 分钟记录一次。可根据需要而设定所需的时间间隔。动态血压的正常值推荐以下国内参考标准：24 小时平均值＜130/80mmHg；白昼平均值＜ 135/85mmHg；夜间平均值＜125/75mmHg。白昼血压有两个高峰；上午 8～10 点，下午 4～6 点，夜间血压均值较白昼下降 10%～15%。为正常昼夜节律。动态血压监测在临床上可用于诊断白大衣性高血压、隐蔽性高血压、顽固难治性高血压、发作性高血压或低血压，评估血压升高严重程度，但是目前主要仍用于临床研究。

三、血管杂音及周围血管征

（一）静脉杂音

由于静脉压力低，不易出现涡流，故杂音一般多不明显。临床较有意义的是在颈根部锁骨附近听到的颈静脉营营声，属无害性杂音。应注意与甲状腺功能亢进之血管杂音和某些先天性心脏病的杂音鉴别。此外，少数肝硬化门静脉高压引起腹壁静脉曲张时，可在脐周或上腹部闻及连续性静脉营营声。

（二）动脉杂音

多见于周围动脉、肺动脉和冠状动脉。由于局部血流速度加快、血管异常通道或狭窄引起，常见的血管杂音：①甲状腺功能亢进在甲状腺侧叶的连续性杂音。②多发性大动脉炎的狭窄病变部位可听到收缩期杂音。③肾动脉狭窄时，在上腹部或腰背部闻及收缩期杂音。④动静脉瘘：肺内动静脉瘘时，在胸部相应部位有连续性杂音；外周动静脉瘘时则在病变部位出现连续性杂音；冠状动静脉瘘时可在胸骨中下端出现较表浅而柔和的连续性杂音或双期杂音，部分以舒张期更为显著。

案例 3-7-6 分析 2

根据患者以上特点，年轻女性，一侧脉搏明显减弱，另侧代偿性增高，为无脉症表现，最可能是多发性大动脉炎侵犯左锁骨下动脉，可考虑行动脉造影证实。

（三）周围血管征

脉压增大除可触及水冲脉外，还有以下体征。

1. 枪击音（pistol shot sound） 检查方法：在外周较大动脉表面，常选股动脉，轻放听诊器膜型体件时可闻及与心跳一致短促如射枪的声音。

2. 杜氏（Duroziez）**双重杂音** 检查方法：以听诊器膜型体件稍加压力于股动脉可闻及收缩期与舒张期双期吹风样杂音。

3. 毛细血管搏动征（capillary pulsation） 检查方法：用手指轻压患者指甲末端或以玻片轻压患者口唇黏膜，使局部发白，当心脏收缩和舒张时则发白的局部边缘发生有规律的红、白交替改变即为毛细血管搏动征。如压力过重反不易检出。

凡体检时发现上述体征及水冲脉可统称周围血管征阳性，主要见于主动脉瓣重度关闭不全、甲状腺功能亢进和严重贫血。

附：心脏、血管检查纲要和结果记录举例

（一）心脏、血管检查纲要

1. 心脏

（1）视诊：心前区是否有异常搏动、隆起及凹陷，心尖搏动位置、范围、强度。

（2）触诊：心尖搏动的性质及位置、强弱和范围，有无震颤或心包摩擦感。

（3）叩诊：心脏左右浊音界，可用左、右第 2、3、4、5 肋间隙距正中线的距离（cm）表示，如表 3-7-9示：

表 3-7-9　正常成人心脏相对浊音界

右(cm)	肋间	左(cm)
2～3	Ⅱ	2～3
2～3	Ⅲ	3.5～4.5
3～4	Ⅳ	5～6
	Ⅴ	7～9

注：左锁骨中线距前正中线 8～10cm。

（4）听诊：心率、心律、心音（强度、性质、分裂、P_2与 A_2的比较、额外心音、奔马律等）。杂音（部位、性质、时期、传导方向、强度与运动呼吸的关系），心包摩擦音。

2. 血管 桡动脉脉率、节律、强度、动脉壁、硬度、紧张度、有无奇脉、水冲脉、交替脉、脉搏短绌。

周围血管征：毛细血管搏动征、射枪音、动脉异常搏动。

血压：右上肢（左上肢）收缩压、舒张压，必要时测四肢血压并分别记录。

（二）心脏、血管检查记录举例

1. 心脏

（1）视诊：心前区无异常搏动、隆起及凹陷。

心尖搏动位于左侧第5肋间锁骨中线外1cm、范围2.5cm。

(2) 触诊:心尖搏动向左侧移位、无抬举性搏动、搏动范围与视诊同,有舒张期震颤、无心包摩擦感。

(3) 叩诊:心脏相对浊音界向左移位,具体数值见表3-7-10。

表3-7-10 心脏相对浊音界

右(cm)	肋间	左(cm)
3	Ⅱ	3
3	Ⅲ	5
4	Ⅳ	6
	Ⅴ	10

注:左锁骨中线距前正中线9cm。

(4) 听诊:心率110次/分、心律不整、心音强弱不等。P_2亢进无分裂。无奔马律。心尖区有明显舒张期隆隆样杂音,中晚期增强,局限无传导、无开瓣音。其余瓣膜听诊区无病理性杂音。无心包摩擦音。

2. 血管 桡动脉脉率95次/分、节律不整、强弱不等、有脉搏短绌。无奇脉、水冲脉、交替脉。毛细血管搏动征阴性、无射枪音。

(李国强)

第七节 心血管系统常见异常发现及其鉴别

一、心脏瓣膜损害(各部位主要杂音)

案例3-7-7

患者,女性,32岁,因发现"心脏杂音"10年,心悸、气促2个月入院。

患者于10年前体格检查发现"心脏杂音",在当地诊断"心脏病"(具体不详),一直无不适表现。2个月前出现活动后心悸气促,上1楼时出现,休息可缓解。偶有夜间睡眠中气促憋醒,需坐起休息1小时后缓解。伴下肢浮肿,胃纳差。无咳粉红色泡沫痰。在当地用"地高辛"等治疗,症状反复入院。16岁时有四肢关节红肿热痛,并呈游走性的病史

体格检查:体温36.8℃,脉搏100次/分,呼吸26次/分,血压106/80mmHg。双颧绀红色,口唇发绀,颈静脉怒张,肝颈回流征阳性。双肺下部有湿性啰音。心前区无隆起,心尖搏动较弥散,心浊音界向左侧扩大,心尖区触及舒张期震颤,心率116次/分,节律不等,心音强弱不一。心尖区有明显舒张期隆隆样杂音。P_2亢进,胸左缘第3肋间A_2减弱,有舒张早期叹气样杂音向心尖区传导。肝肋下2cm,质软。双下肢轻度凹陷性浮肿。

问题:

1. 本案例突出的症状体征是什么?
2. 最可能的诊断是什么?

(一) 二尖瓣狭窄

【概述】

二尖瓣狭窄(mistral stenosis) 是我国很常见的心脏瓣膜病,主要病因为风湿性,即由于风湿热反复发作后遗留的慢性心脏瓣膜损害。但近年来发病呈下降趋势,而老年人的瓣膜钙化所致的心脏瓣膜病变在我国日渐增多。先天性二尖瓣狭窄极罕见。

正常成人二尖瓣口径面积约为4.0～6.0cm^2。病变时二尖瓣口明显缩小,当二尖瓣口面积<2.0cm^2时,临床才出现症状。一般将瓣口缩小程度分为三度:①轻度狭窄:瓣口面积缩小至2.0～1.5cm^2。②中度狭窄:瓣口面积缩小至1.5～1.0cm^2。③重度狭窄:瓣口面积≤1.0 cm^2。

主要病理解剖改变为瓣叶交界处发生炎症、水肿、相互粘连及融合,严重病变时瓣膜增厚、硬化和腱索缩短及相互粘连,造成瓣膜狭窄进一步加重。

二尖瓣狭窄时,血流流经二尖瓣口受阻,导致右房压升高,物理学上管腔内压力阶差是向后传递的,进而造成肺静脉和肺毛细血管压增高,造成肺淤血,肺顺应性降低,呼吸道通气阻力增加,造成呼吸困难。如压力进一步增高将导致肺泡内液体渗出,致肺水肿。肺静脉及肺毛细血管压增高必然导致肺动脉压和右室压增加,终致右心衰。

【症状】

初为劳力性呼吸困难,随着病情发展,出现休息时呼吸困难、端坐呼吸、阵发性夜间呼吸困难,甚至发生急性肺水肿。另外,多于活动或夜间睡眠时发生咳嗽,可伴有血丝痰、咳大量鲜血、粉红色泡沫痰等。左房明显扩张压迫食管引起吞咽困难,扩大的左房和肺动脉可压迫左喉返神经引起声音嘶哑。

【体征】

1. 视诊 两颧绀红色呈二尖瓣面容,由于右室肥大心尖搏动可向左移位,心前区可有隆起。

2. 触诊 心尖区常有舒张期震颤,左侧卧位时较明显。

笔记栏

3. 叩诊 胸骨左缘第2～3肋间心浊音界向左扩大，正常心腰消失，心浊音界可呈梨形。

4. 听诊 ①心尖区的低调、隆隆样、舒张中晚期递增型杂音，左侧卧位时明显。②心尖区 S_1 亢进。③部分患者于心尖区内侧可闻及开瓣音。④P_2 亢进和分裂。⑤动脉扩张，肺动脉瓣区可有递减型高调叹气样舒张期早期 Graham Steell 杂音，于吸气末增强。⑥右室扩大产生相对三尖瓣关闭不全时，胸骨左缘第4～5肋间有收缩期吹风性杂音。⑦晚期患者可出现心房颤动。

5. 其他 右心衰后出现颈动脉怒张、肝大、腹水、下肢水肿的体循环淤血症。

（二）二尖瓣关闭不全

【概述】

二尖瓣关闭不全（mitral insufficiency）可分急性与慢性两种类型。急性常由感染或缺血坏死引起腱索断裂或乳头肌坏死，也可为人工瓣膜置换术后并发急性瓣周漏，病情危急，预后严重。慢性二尖瓣关闭不全的病因可有风湿性、二尖瓣脱垂、冠心病乳头肌功能失调、老年性二尖瓣退行性变等。

单纯慢性二尖瓣关闭不全的病程往往较长，由于二尖瓣关闭不全，收缩期左室射出的部分血流通过关闭不全的瓣口反流到左房，左房既接受肺静脉血流，又接受左室反流血流，使左心房容量和压力均增加，导致左心房扩张。而舒张期血液可迅速充盈左室，左房压迅速降至正常，使左房及肺静脉压力有缓冲间隙，加上左室代偿机制，单纯二尖瓣关闭不全可在较长时间无明显左房扩大和肺淤血而无临床症状。另一方面，左心室的血量较正常增多，亦致使左心室肥厚和扩大。持续的严重过度负荷，导致左室心肌功能衰竭，左室舒张末压和左房压明显上升，出现肺淤血，最终发生肺动脉高压和右心衰竭。慢性二尖瓣关闭不全的无症状期可达十数年，然而，一旦出现症状则左心功能急转直下，发生明显的症状。

【症状】

慢性二尖瓣关闭不全早期，无明显自觉症状，一旦出现明显症状，多已有不可逆心功能损害。表现为劳力性呼吸困难直至端坐呼吸、疲乏无力，活动后明显等，由于低心输出量和肺淤血引起。由于心尖搏动增强和心律失常亦可导致心悸。但急性肺水肿、咯血或动脉栓塞较二尖瓣狭窄为少。

【体征】

1. 视诊 左室增大时，心尖搏动向左下移位，心尖搏动强，发生心力衰竭后心尖搏动减弱。

2. 触诊 心尖搏动有力，可呈抬举样，在重度关闭不全患者可触及收缩期震颤。

3. 叩诊 心浊音界向左下扩大。晚期可向两侧扩大，提示左右心室均增大。

4. 听诊 心尖区可闻及响亮粗糙、音调较高的3/6级以上全收缩期吹风样杂音，向左腋下和左肩胛区传导。后叶损害为主时，杂音可传向胸骨左缘和心底部。S_1 常减弱，P_2 可亢进和分裂。严重反流时心尖区可闻及 S_3。

（三）主动脉瓣狭窄

【概述】

主动脉瓣狭窄（aortic stenosis）主要病因有风湿性、先天性畸形及老年退行性主动脉瓣钙化等。正常成人主动脉瓣面积≥3cm²，当瓣口面积缩小至正常瓣口的1/4时则出现严重血流梗阻，导致左室射血阻力增加，加重左室后负荷。为了克服后负荷过重，左室心肌向心性肥厚以加强心肌收缩力。左室肥厚，使其顺应性降低，引起左室舒张末压进行性升高，增加左房后负荷。最终，由于室壁应力增高、心肌缺血和纤维化等导致左室功能衰竭。同时，由于左室射血负荷增加，前向性排血阻力增高，使冠状动脉血流减少，由于左室壁增厚，使心肌氧耗增加，引起心肌缺血而产生心绞痛和左心衰竭。又因心输出量减少和（或）心律失常导致大脑供血不足可出现眩晕、晕厥。

【症状】

轻度狭窄患者可无症状。中、重度狭窄者，常见呼吸困难、心绞痛和晕厥，为典型主动脉瓣狭窄的三联症。

【体征】

1. 视诊 心尖搏动增强，位置可稍移向左下。

2. 触诊 心尖搏动有力，呈抬举样。胸骨右缘第二肋间可触及收缩期震颤，脉搏呈迟脉。

3. 叩诊 心浊音界正常或可稍向左下增大。

4. 听诊 在胸骨右缘第2肋间可闻及3/6级以上收缩期粗糙喷射性杂音呈递增递减型，向颈部传导。主动脉瓣区 S_2 减弱，由于左室射血时间延长，可在呼气时闻及 S_2 逆分裂。因左心室显著肥厚致舒张功能减退，顺应性下降而使心房为增强排血而收缩加强，因此心尖区有时可闻及 S_4。

（四）主动脉瓣关闭不全

【概述】

主动脉瓣关闭不全（aortic insufficiency）可由风湿性与非风湿性病因（先天性、感染性心内膜炎等）引起，主动脉瓣关闭不全可分急性与慢性。慢性者也可有很长的无症状期。主动脉瓣关闭不全时左心室的舒张期不仅接受左心房流入的血液，而且接受从主动脉反流的血液，左室舒张末期容量增加，机体可通过 Starling 定律提高心肌收缩力和心排出量，左心室心搏血量增加，使左心室出现代偿性肥厚和扩张，但代偿总是有限度的，左室舒张末期容量增高到一定程度，最终引起左心衰竭。左室心肌肥厚致心肌氧耗增多，并且主动脉舒张压显著降低，引起冠状动脉供血不足，两者引起心肌缺血，可产生心绞痛。主动脉瓣关闭不全由于出现舒张压下降、脉压增大，出现周围血管体征。另外，由于左心室舒张期容量增加，使二尖瓣一直处于较高位置而可形成相对性二尖瓣狭窄。

急性主动脉瓣关闭不完全者，正常大小的左室对急性容量负荷增加耐受性差，左室不能扩张，当左室舒张末期容量迅速增加，迅速导致心力衰竭、肺水肿。

【症状】

症状出现较晚。可因心搏量增多有心悸、心前区不适、头部搏动感、体位性头晕等症状。存在心肌缺血时可出现心绞痛，病变后期有劳力性呼吸困难、端坐呼吸、咳粉红色泡沫样痰。少部分患者由于致死性心律失常致猝死。

【体征】

1. 视诊 心尖搏动向左下移位，部分重度关闭不全者颈动脉搏动明显，并可有随心搏出现的点头运动（点头征、Demusser 征，因脉压增大引起）。

2. 触诊 心尖搏动移向左下，呈抬举样搏动。有水冲脉及毛细血管搏动等。

3. 叩诊 心界向左下增大而心腰不大，因而心浊音界轮廓似靴形。

4. 听诊 主动脉瓣区或主动脉瓣第二听诊区可闻及叹气样或泼水样、递减型、舒张早期杂音，向胸骨左下方和心尖区传导，以前倾坐位最易听清。重度反流者，有相对性二尖瓣狭窄，心尖区出现柔和、低调、递减型舒张中、晚期隆隆样杂音（Austin Flint 杂音），系主动脉瓣关闭不全时回流血液限制二尖瓣开放所致。周围血管可听到枪击声和杜氏（Duroziez）双重杂音。常见心瓣膜病鉴别如表 3-7-11。

表 3-7-11 常见心瓣膜病的鉴别要点

	二尖瓣狭窄	二尖瓣关闭不全	主动脉狭窄	主动脉关闭不全
病因	绝大多数风湿性，先天性罕见	风湿性、二尖瓣脱垂、左室扩大、冠心病乳头肌功能不全等	风湿性、先天性畸形、老年退行性变等	风湿性、先天性、梅毒性、马方综合征等
病理	舒张期左房血进入左室受阻，左房压↑	收缩期左室血反流至左房，舒张期左室血量↑	收缩期左室排血受阻，左室收缩压↑	舒张期主动脉血反流至左室，左室血量↑
心脏变化	左房右室大、肺动脉高压	左室大	左室肥厚	左室大、脉压大
体征要点	心尖区第一心音亢进，舒张期隆隆样杂音，可伴震颤	心尖区第一心音减弱至消失，收缩期吹风样杂音	心尖区第一心音亢进，胸骨右缘第二肋间收缩区喷射性杂音，常伴震颤	心尖区第一心音减弱，胸骨左缘第三肋间舒张早期叹气样杂音，周围血管征阳性

案例 3-7-7 分析

患者有心悸、气促、夜间阵发性呼吸困难。以及发绀、双肺下部有湿性啰音、心脏扩大；颈静脉怒张，肝颈回流征阳性、肝大、双下肢轻度凹陷性浮肿，说明存在左右心衰，心衰可由各种心脏病及大血管疾病引起。结合心尖区触及舒张期震颤，心尖区有明显舒张期隆隆样杂音。P_2 亢进，胸左缘第三肋间 A_2 减弱，有舒张早期叹气样杂音，说明有二尖瓣狭窄及主动脉瓣关闭不全。二尖瓣狭窄病因最常见为风湿性，其他原因很少见。

本案例应诊断：风湿性心瓣膜病 二尖瓣狭窄及主动脉关闭不全 心脏扩大 心房颤动 心功能Ⅳ级。

（李国强）

二、心包积液

案例 3-7-8

患者，女性，47 岁。因心悸、双下肢浮肿 2 年，加重 2 周入院。

患者近 2 年反复出现心悸、胸闷及双下肢浮肿并逐渐加重。2 周前上述症状加重，并出现呼吸困难、心前区闷痛、干咳、声音嘶哑。

体格检查：体温 37.8℃，脉搏 120 次/分，呼吸 30 次/分，血压 110/90mmHg。慢性病容，呼吸促，口唇发绀，坐位。心前区饱满，心尖搏动消失，心浊音界向两侧扩大，心音弱而遥远。腹胀，肝大，颈静脉怒张，双下肢凹陷性浮肿。

问题：

1. 患者的典型症状和体征是什么？
2. 患者的病因和诱因有哪些？
3. 诊断及鉴别诊断要点有哪些？

【定义】

由于感染（结核性、化脓性等）和非感染性（尿毒症、肿瘤、风湿病等）病因引起心包腔内液体积聚过多称为心包积液（pericardial effusion），包括液性、浆液纤维蛋白性、脓性和血性等。

【病因】

1. 感染性 如感染、结核、病毒、细菌、真菌、寄生虫、立克次体等。

2. 非感染性 如肿瘤、自身免疫、代谢性疾病等。

3. 物理因素 外伤、放射性。

4. 邻近器官疾病 急性心肌梗死、胸膜炎、主动脉夹层、肺栓塞。

【发生机制】

心包腔内液体大量和（或）迅速积聚，心包腔内压力急剧上升，心脏舒张受限，体静脉回流减少，心室充盈及排出量减少，同时周围静脉压升高，从而产生一系列症状和体征。症状的轻重与心包积液的多少和积液产生的速度有关。

【症状与体征】

1. 症状 常见症状有心前区闷痛、呼吸困难。如大量心包积液压迫邻近器官或组织，可产生干咳、声音嘶哑、吞咽困难。

2. 体征

（1）视诊：心尖搏动明显减弱或消失。

（2）触诊：心尖搏动弱而触不到，如能触及则在心相对浊音界内侧。

（3）叩诊：心浊音界向两侧扩大，并随体位改变而变化。卧位（图 3-7-33A）时心底部浊音界增宽，立位（图 3-7-33B）时心尖部增宽。

（4）听诊：炎症渗出初期可听到心包摩擦音，当渗出液增多，心包摩擦音消失，心率较快，心音弱而遥远，偶尔可闻及心包叩击音。

大量心包积液时，由于静脉回流障碍，可出现颈静脉怒张（Kussmaul 征）、肝肿大和腹水。脉压减小，可出现奇脉；左肺下叶可因心包积液的挤压出现肺不张的表现，如左肩胛下区语音震颤增强，叩诊为浊音，听诊闻及支气管呼吸音，称为 Ewart 征。

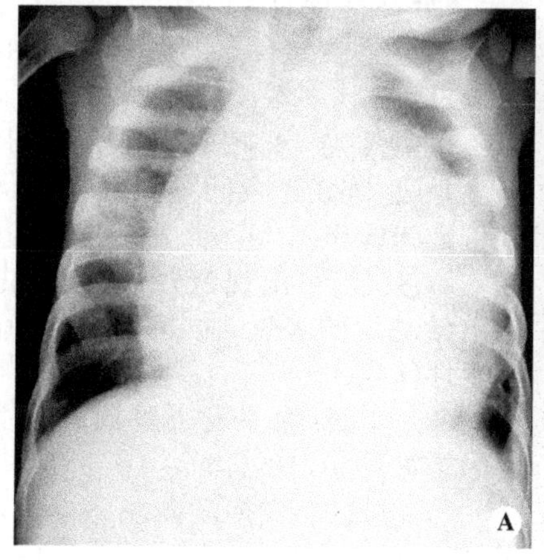

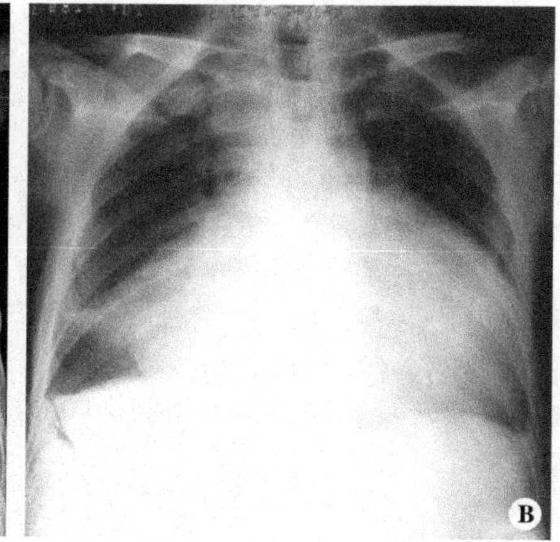

图 3-7-33 心包积液 X 线片

A. 卧位；B. 立位

案例 3-7-8 分析 1

结合患者症状与查体发现：患者有逐渐加重的胸闷胸痛、呼吸困难及干咳等，心尖搏动消失，心浊音界向两侧扩大并随体征改变而变化，听诊心音遥远，肝大，颈静脉怒张，双下肢浮肿等右心衰表现，考虑为心包积液。因病史较长，右心衰的表现较明显，考虑为结核性心包积液。

【诊断与鉴别诊断】

1. 诊断 根据临床表现、X 线检查、心电图、特别是超声心动图检查可做出诊断。结合不同病因性心包炎的特征及心包穿刺、心包活检等结果，对其病因学做出诊断。

2. 鉴别诊断

（1）扩张型心肌病：扩张型心肌病心浊音界向两侧扩大，心音低钝，需与大量心包积液相鉴别。心包炎早期可触及心包摩擦感，闻及心包摩擦音；心包积液量增多或迅速积聚时，心尖搏动减弱或消失，心音遥远；大量心包积液时心界向两侧增大，似烧瓶样，但随体位改变而变化是其特点。此外，结合病史、症状与体征则有助于心包积液与扩张型心肌病的鉴别。超声心动图的检查可明确诊断。

(2) 右心衰竭:心包积液与右心衰竭均有体循环淤血的表现,但心包积液临床上有从少量到大量积液的演变过程,病史对鉴别很有帮助。此外,心包积液时心浊音界向两侧扩大并随体位而变化,此时可摸到奇脉,亦具有鉴别意义。右心室增大所致剑突下搏动、相对性三尖瓣关闭不全所致颈静脉搏动、收缩期吹风样杂音等是右心衰竭的特征性体征,而导致右心衰竭的心脏病的病史和临床表现也是鉴别的依据,超声心动图检查对鉴别心包积液有特殊意义。

案例 3-7-8 分析 2

1. 患者为中量以上的心包积液。

2. 为中年女性,有低热,病史较长及临床表现可诊断为结核性心包积液。

(陆东风)

三、心力衰竭

案例 3-7-9

1. 患者男性,45 岁。因"胸闷、气短半年,加重半月"入院。既往无高血压、糖尿病,无胸痛。半年前活动后出现胸闷、气短,初休息可缓解,渐安静时也气憋,半月前感冒后出现夜间阵发性气憋,坐起缓解,并出现双下肢浮肿就诊。体格检查:血压 100/60mmHg,脉搏 109 次/分。双肺底可闻及细湿啰音。心界向左下扩大,心率 109 次/分,律齐,心音弱,心尖部闻及舒张期早期奔马律及 2/6 级收缩期吹风样杂音。双下肢中度凹陷性浮肿。

2. 患者女性,72 岁。因"反复咳嗽、咳痰 30 年,纳差、下肢浮肿 1 周"入院。30 年来每于冬季出现咳嗽咳痰,用抗生素后缓解,后出现活动后气喘,休息可缓解,1 周前感冒后出现腹胀、食欲差及双下肢浮肿就诊。体格检查:脉搏 110 次/分,颈静脉怒张。桶胸,双肺叩诊过清音,呼吸音低,两肺满布哮鸣音及湿啰音。心界向左扩大,心率 110 次/分,律齐,心音较弱,$P_2>A_2$,三尖瓣区可闻及 2/6 级收缩期吹风样杂音。肝肋下 3 指,剑下 1 指,质韧,触痛,移动性浊音阳性。双下肢中度凹陷性浮肿。

问题:

1. 这两位患者主要症状体征有什么不同?

2. 考虑的诊断是什么?依据是什么?

笔记栏

心力衰竭(heart failure)指在静脉回流正常的情况下,由于原发的心脏损害或心室负荷过重,引起心排出量减少,不能满足组织代谢需要的综合征。临床上以肺循环和(或)体循环淤血以及组织灌注不足为主要特征,又称充血性心力衰竭(congestive heart failure),以循环容量过多、运动耐量降低为主要表现,是各种病因所致心脏病的终末阶段。根据心衰发生的部位,可分为左心、右心和全心衰竭。

【病因】

1. 心肌损害

(1) 节段性或弥漫性心肌损害:如心肌梗死、心肌炎、扩张型心肌病等。

(2) 心肌原发性或继发性代谢障碍:如糖尿病心肌病等。

2. 心室负荷过重

(1) 阻力负荷过重:见于高血压、肺动脉高压、左右心室收缩期射血阻抗增高的情况。

(2) 容量负荷过重:①瓣膜反流性疾病,如二尖瓣关闭不全、主动脉瓣关闭不全等。②心内外分流性疾病,如房间隔缺损、室间隔缺损等。③血容量增多,如甲状腺功能亢进症、慢性贫血等。

【症状和体征】

1. 左心衰竭(left-side heart failure)

(1) 症状

1) 主要症状:呼吸困难、劳力性呼吸困难、端坐呼吸、阵发性夜间呼吸困难;肺水肿时,咳粉红色泡沫样痰。

2) 其他:可出现乏力、疲劳、头昏、尿少等心输出量减少的表现,血压可明显降低,甚至出现心源性休克。

(2) 体征:除原发心脏病的相关体征外,主要为肺循环淤血的体征。

1) 视诊:心尖搏动向左下移位,严重者有发绀(中心性)。

2) 触诊:心尖搏动弥散或呈抬举性,向左下移位,严重时可出现交替脉。

3) 叩诊:心浊音界向左下扩大。

4) 听诊:心率增快,心尖区可闻及舒张期早期奔马律。P_2 增强或亢进,两肺底常可闻及湿啰音,如为单侧则多见于右侧。伴支气管痉挛时可闻及干啰音。

动脉血压一般正常,有时脉压减小。

2. 右心衰竭(right-side heart failure) 由于体循环静脉系统过度充盈,静脉压增高,各脏器淤血、水肿,由此出现以体循环淤血为主的综合征。

(1) 症状:可有食欲不振、恶心、呕吐、腹胀、腹泻、尿少、体重增加等症状,由于脏器慢性持续性淤血所致。

(2) 体征：除原发心脏病的相关体征外，尚有：

1) 视诊：颈静脉充盈或怒张，肝颈静脉回流征阳性，发绀。

2) 触诊：心尖搏动向左移位，肝脏肿大、质地较软，压痛明显。水肿易出现在身体下垂部位，如踝部和下肢，为对称性。经常卧床者在腰骶部可出现凹陷性水肿。

3) 叩诊：心界向左扩大。腹部移动性浊音阳性(腹水达1000ml以上)。可见有双侧胸水或单侧胸水，单侧以右侧多见，胸部叩诊呈实音。

4) 听诊：胸骨左缘第3～4肋间可闻及舒张期早期奔马律(右心奔马律)。右心室显著扩大可在三尖瓣区闻及收缩期吹风样杂音，吸气时增强。

3. 全心衰竭 左、右心力衰竭的临床表现和体征同时存在。但阵发性夜间呼吸困难等肺淤血的表现反而减轻，主要由于右心衰竭时右心排出量减少，缓解了左心的负荷。

案例3-7-9分析1

病例1：为左心衰竭，突出临床表现为呼吸困难；体征：肺淤血体征(肺底啰音)＋心脏体征(心界左下扩大，心音低钝，房颤)，要注意鉴别肺淤血啰音与肺部感染啰音。

病例2：为右心衰竭，突出临床表现为体循环淤血：颈静脉怒张，肝大，腹水，双下肢浮肿＋原发病体征(肺气肿＋P_2亢进＋双肺哮鸣音、湿啰音)。右心衰竭也可以有呼吸困难，要注意从体征方面与左心衰竭鉴别。

【诊断与鉴别诊断】

1. 诊断 心衰的症状和体征是诊断心力衰竭的重要依据，根据心源性呼吸困难和水肿的特点及肺淤血和体循环淤血的临床表现，一般不难诊断左、右心衰及全心衰。诊断还应包括：基础心脏病的病因、病理解剖、病理生理状况和心功能分级。

2. 鉴别诊断

(1) 心源性呼吸困难与肺源性呼吸困难的鉴别：左心衰引起的心源性呼吸困难往往与活动有关，坐起后可好转，劳力性、阵发性、夜间呼吸困难为其特点。

肺部疾病引起的肺源性呼吸困难常有咳痰后缓解，与体位的关系并不明显。此外，体格检查和器械检查可发现器质性心脏病和心脏增大的证据或呼吸系统疾病的诊断依据。

(2) 心源性哮喘与支气管哮喘的鉴别：两者的症状颇相似，鉴别要点见表3-7-12。

表3-7-12 心源性哮喘与支气管哮喘的鉴别

	心源性哮喘	支气管哮喘
病史	有心血管疾病史如冠心病、二尖瓣狭窄等	有个人过敏史或哮喘发作史
发作期	常在夜间出现阵发性呼吸困难	多见于秋末、冬春季
肺部体征	双肺底湿啰音伴哮鸣音	双肺弥漫性干啰音
心脏体征	左心增大，心动过速，奔马律及心脏病相关的体征，如杂音	多数正常，可有心动过速

(3) 右心衰竭引起的水肿、腹水：应与肾性水肿、心包疾患和肝硬化引起的水肿和腹水相鉴别。

1) 心源性与肾源性水肿的鉴别要点见第一篇第1章第三节。

2) 心包大量积液可引起水肿、肝大、腹水等征象，鉴别要点见心包积液章节。

3) 肝硬化：见第一篇第1章第三节。与右心衰竭一般不难鉴别。

案例3-7-9分析2

诊断：左心衰与肺源性呼吸困难要鉴别，主要鉴别点是症状和原发病表现。

心源性和支气管哮喘鉴别很重要：根据不同的体征可知病例1的呼吸困难为心源性而病例2的呼吸困难为肺源性。

两患者均有双下肢浮肿，但机制不同：病例1系由于心力衰竭激活了血管紧张素系统钠水潴留所致，而病例2是体循环淤血所致，还要通过肾脏和肝脏的检查鉴别水肿的病因。

(徐新娟)

笔记栏

第8章 腹　　部

腹部由腹壁、腹腔和腹腔内脏器组成。腹部范围上起横膈，下至骨盆；腹部体表以两侧肋弓下缘和胸骨剑突与胸部为界，下至两侧腹股沟韧带和耻骨联合；前面和侧面由腹壁组成，后面为脊柱和腰肌。

腹腔内有很多重要脏器，包括了消化、泌尿、生殖、内分泌、血液及血管等系统，故腹部检查十分重要。腹部检查应用视诊、触诊、叩诊、听诊四种方法，尤以触诊最为重要。触诊中又以脏器及肿块触诊较难掌握，需要勤学苦练，在实践中体会，不断提高触诊水平。为了避免触诊激惹胃肠蠕动，使肠鸣音发生变化，腹部检查的顺序可改为视、听、触、叩。但记录时仍按统一格式即视、触、叩、听的顺序。

第一节　腹部的体表标志及分区

检查腹部首先要熟悉腹部脏器的体表标志及内在部位的关系。为了准确描写腹部体征的部位和范围，常借助于腹部的天然体表标志和人为地画线，将腹部划分为若干区，以便熟悉脏器的位置和其在体表的投影。

一、体表标志

常用腹部体表标志见图3-8-1。

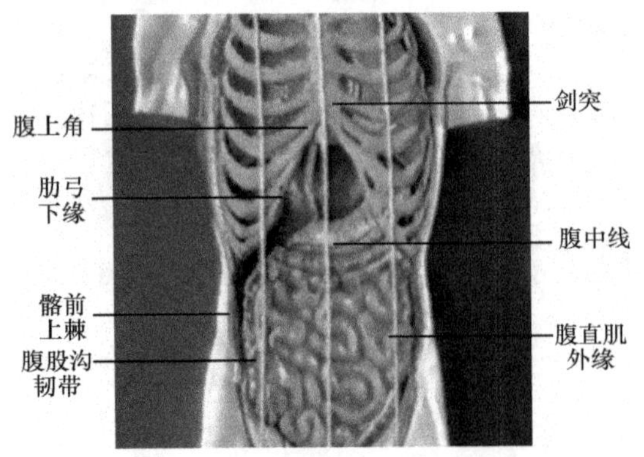

图3-8-1　腹部前面体表标志示意图

1. 肋弓下缘(costal margin)　由第8～10肋软骨和第11、12浮肋构成肋弓，其下缘是腹部的上界，常用于腹部分区，肝、脾测量和胆囊的定位。

2. 剑突(xiphoid process)　是胸骨下端的软骨，亦为腹部上界，常作为肝脏测量的标志。

3. 腹上角(upper abdominal angle)　即胸骨下角，是两侧肋弓至剑突根部的交角，常用于判断体型及肝脏测量。

4. 脐(umbilicus)　位于腹部中心，投影相当于第3～4腰椎之间，是腹部四区分法的标志。此处可形成脐疝。

5. 髂前上棘(anterior superior iliac spine)　为髂嵴前上方突出点，是腹部九区分法的标志和骨髓穿刺的常用部位。

6. 腹直肌外缘(lateral border of rectus muscles)　相当于锁骨中线的延续，常用于手术切口定位。右侧腹直肌外缘与肋弓下缘交界处即为胆囊点。

7. 腹中线(midabdominal line)　为前正中线的延续，是腹部四区分法的垂直线，此处可发生白线疝。

8. 腹股沟韧带(inguinal ligament)　是寻找股动、静脉的标志，常是腹股沟疝的通过部位和所在。

9. 耻骨联合(pubic symphysis)　为两耻骨间的纤维软骨连接，与两侧腹股沟韧带共同组成腹部体表下界。

10. 肋脊角(costovertebral angle)　两侧背部第12肋骨与脊柱的交角，为检查肾叩痛的部位。

二、腹部分区

临床用体表标志将腹部划分成不同区域，有助诊断腹部疾病，因为腹部的症状、体征与腹内脏器位置有一定关系。临床常用九区法和四区法。

(一) 四区分法

即十字型法，以脐为中心划一水平线和一垂直线，两线相交，把腹部分成四区，即左、右上腹部和左、右下腹部(图3-8-2)。各区所包含的主要脏器如下。

1. 右上腹部(right upper quadrant)　肝、胆囊、幽门、十二指肠、小肠、胰头、右肾上腺，右肾、

笔记栏

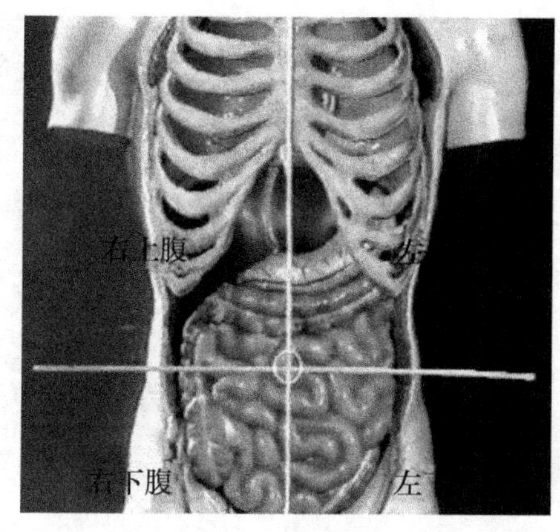

图 3-8-2 腹部四区分法

结肠肝曲、部分横结肠、腹主动脉、大网膜。

2. 右下腹部(right lower quadrant) 盲肠、阑尾、部分升结肠、小肠、右输尿管、胀大的膀胱、淋巴结、女性右侧卵巢和输卵管、增大的子宫、男性右侧精索。

3. 左上腹部(1eft upper quadrant) 肝左叶、脾、胃、小肠、胰体、胰尾、左肾上腺、左肾、结肠脾曲、部分横结肠、腹主动脉、大网膜。

4. 左下腹部(1eft lower quadrant) 乙状结肠、部分降结肠、小肠、左输尿管、胀大的膀胱、淋巴结、女性左侧卵巢和输卵管、增大的子宫、男性左侧精索。

(二)九区分法

以两侧肋弓下缘连线和两侧髂前上棘连线为两条水平线,由左、右髂前上棘至腹中线连线的中点做两条垂直线,四线相交将腹部划分为井字形九区。即左、右上腹部(季肋部)、左、右侧腹部(腰部)、左、右下腹部(髂窝部)及上腹部(腹上区)、中腹部(脐区、脐部)和下腹部(耻区、耻骨上部)(图3-8-3)。各区脏器分布情况如下。

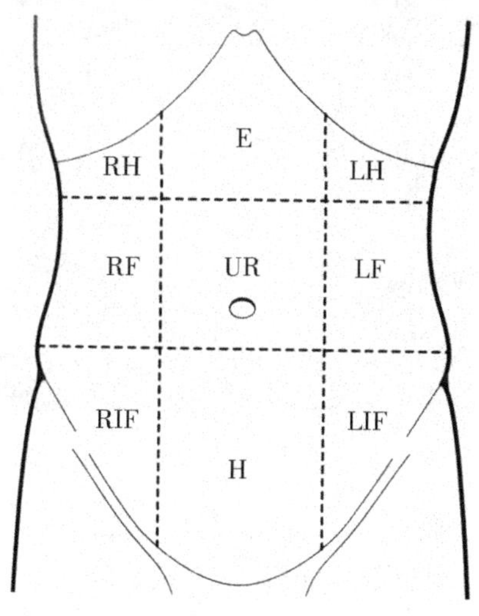

图 3-8-3 腹部体表分区示意图

1. 右上腹部(右季肋部,right hypochnodriac region) 肝右叶、胆囊、结肠肝曲、右肾、右肾上腺。

2. 右侧腹部(右腰部,right lumber region) 升结肠、空肠、右肾。

3. 右下腹部(右髂部,right iliac region) 盲肠、阑尾、回肠下端、淋巴结、女性右侧卵巢和输卵管、男性右侧精索。

4. 上腹部(epigastric region) 胃、肝左叶、十二指肠、胰头、胰体、横结肠、腹主动脉、大网膜。

5. 中腹部(umbilical region) 十二指肠、空肠、回肠、下垂的胃或横结肠、肠系膜及淋巴结、输尿管、腹主动脉、大网膜。

6. 下腹部(hypogastric region) 回肠、乙状结肠、输尿管、胀大的膀胱、女性增大的子宫。

7. 左上腹部(左季肋部,left hypochondriac region) 脾、胃、结肠脾曲、胰尾、左肾、左肾上腺。

8. 左侧腹部(左腰部,left lumbar region) 降结肠、空肠、回肠、左肾。

9. 左下腹部(左髂部,left iliac region) 乙状结肠、淋巴结、女性左侧卵巢和输卵管、男性左侧精索。

第二节 视 诊

视诊腹部时,室内需温暖,最好采取自然光线。嘱患者排空膀胱,取低枕仰卧位,两手自然置于身体两侧;充分暴露全腹,上自剑突,下至耻骨联合;遮盖躯体其他部分,暴露时间不宜过长,以免腹部受凉引起不适(图 3-8-4)。医生应站立于患者右侧,按顺序自上而下地观察腹部;为了查出细小隆起或蠕动波,诊视者应将视线降低至腹平面,从侧面呈切线方向进行观察。

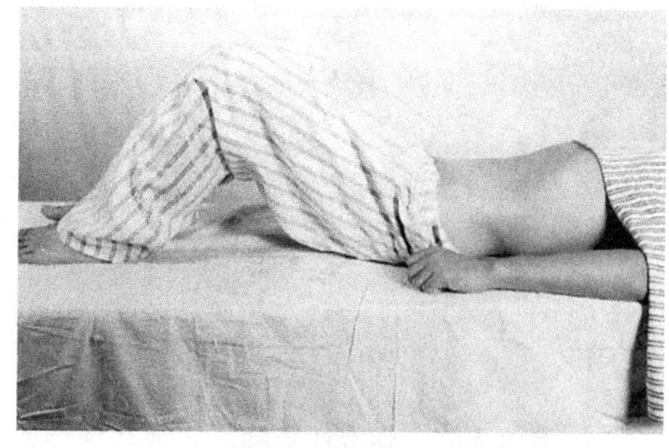

图 3-8-4 腹部视诊患者体位

腹部视诊的主要内容有腹部外形、呼吸运动、腹壁皮肤、腹壁静脉、胃肠型和蠕动波以及疝等。

一、腹部外形

应注意腹部外形是否对称，有无全腹或局部的膨隆或凹陷(图 3-8-5)。疑有腹水或腹部肿块时，还应测量腹围的大小。

健康正常成年人平卧时，前腹壁大致处于肋缘至耻骨联合同一平面或略为低凹；坐起时脐以下部分稍前凸；称为腹部平坦(图 3-8-6)。小儿因腹腔内脏发育较快且腹肌较薄弱，故腹部呈圆形微隆起，腹部外形较饱满，前腹壁稍高于肋缘与耻骨联合的平面，称为腹部饱满；亦可见于肥胖者。消瘦者及老年人，因腹壁皮下脂肪较少，腹部下陷，前腹壁稍低于肋缘与耻骨联合的平面，称为腹部低平，这些都属于正常腹部外形。

(一) 腹部膨隆

平卧时前腹壁明显高于肋缘与耻骨联合的平面，外观呈凸起状，称腹部膨隆(abdominal bulge)。可为生理性，如妊娠、肥胖；或为病理性，如腹水、腹内积气、巨大肿瘤等。腹部膨隆可分为全腹膨隆和局部膨隆。

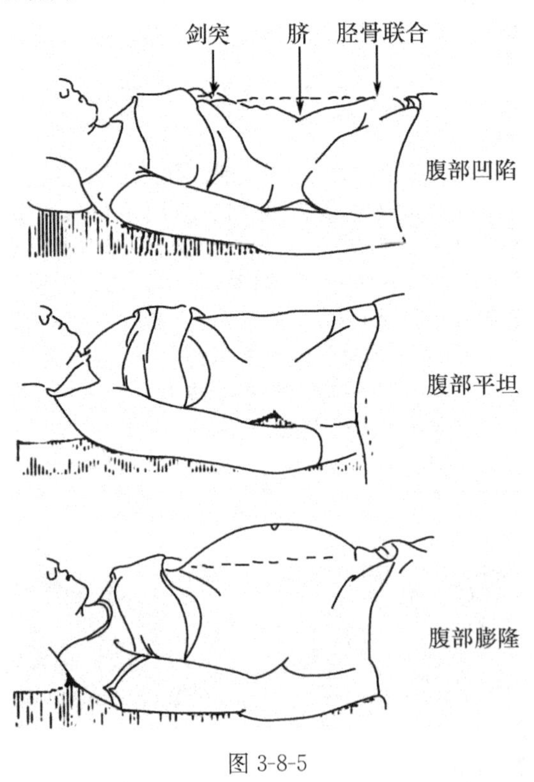

图 3-8-5

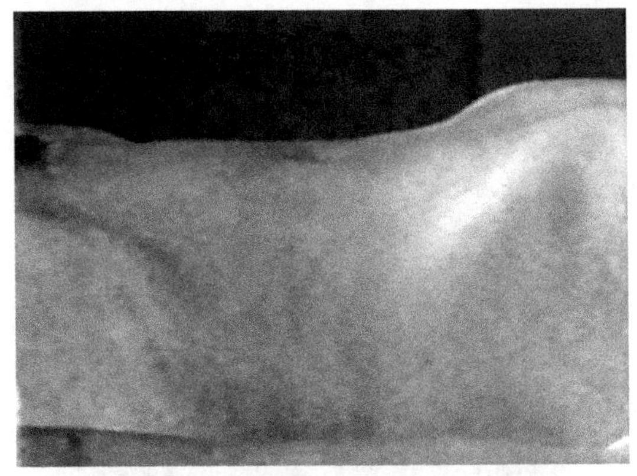

图 3-8-6 腹部平坦

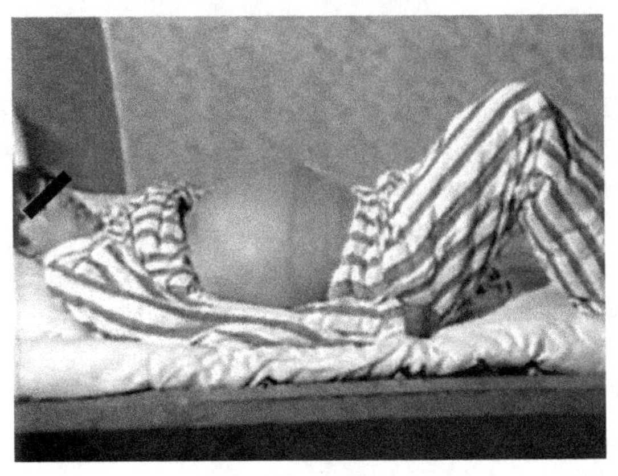

图 3-8-7 全腹膨隆

1. 全腹膨隆 弥漫性膨隆之腹部呈球形或椭圆形(图 3-8-7)。肥胖、腹壁皮下脂肪明显增多者脐凹陷；因腹腔内容物增多腹内压增高所致者脐可突出。常见于下列情况。

(1) 腹腔积液：当腹腔内有大量积液(又称腹水，ascites)时，平卧位积液沉积于腹腔两侧，致腹部呈扁而宽，称为蛙腹(frog belly)(图 3-8-8)。侧卧或坐位时，因液体移动而使下腹部膨出。腹水量多时因腹压增高，可使脐部突出。常见于肝硬化门静脉高压症，亦可见于心力衰竭、缩窄性心包炎、腹膜转移癌(肝癌、胃癌、结肠癌、卵巢癌转移多见)、肾病综合征、胰源性腹水或结核性腹膜炎等。腹膜有炎症或肿瘤浸润时，腹部可呈尖凸型，称为尖腹(apical belly)。

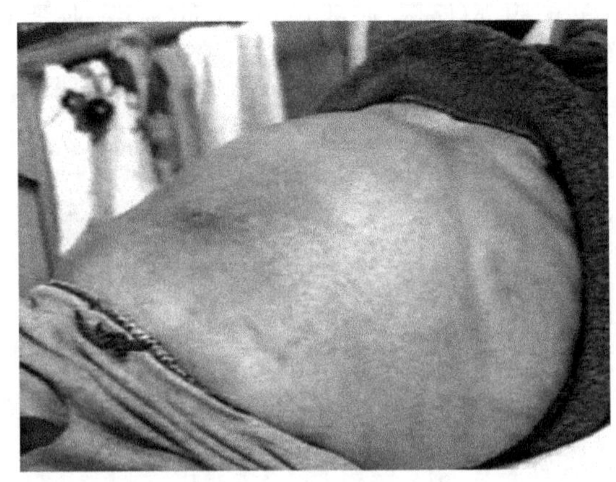

图 3-8-8 蛙腹

(2) 腹内积气：胃肠道内大量积气可引起全腹膨隆，使腹部呈球形，两侧腰部膨出不明显，移动体位时，其形状无明显改变，见于各种原因引起的肠梗阻，尤其是麻痹性肠梗阻。若积气在腹腔内，称为气腹(pneumoperitoneum)，见于胃肠

笔记栏

穿孔或治疗性人工气腹，前者常伴有腹膜炎。

(3) 腹内巨大包块：如足月妊娠、巨大卵巢囊肿或畸胎瘤等，亦可引起全腹膨隆。

为观察全腹膨隆的程度和变化，常需测量腹围。方法是嘱患者排尿后平卧，用软尺经脐绕腹一周，测得的周长即为腹围(脐周腹围)，通常以厘米(cm)为单位。还可以同时测其腹部最大周长(最大腹围)。定期在相同条件下测量、比较，可以观察腹腔内容物(如腹水)的变化。

2. 局部膨隆 腹部的局限性膨隆常为脏器增大、腹内肿瘤或炎性肿块、胃肠胀气以及腹壁上的肿物和疝等。视诊时应注意膨隆的部位、外形，是否随呼吸而移位或随体位而改变，有无搏动。

右上腹膨隆常见于肝大(肿瘤、脓肿、淤血等)、胆囊肿大及结肠肝曲肿瘤等。上腹中部膨隆常见于肝左叶肿大、胃癌、胃扩张(如幽门梗阻、胃扭转等)、胰腺肿瘤或囊肿等。左上腹膨隆常见于脾大、结肠脾曲肿瘤或巨结肠。腰部膨隆见于患侧多囊肾、巨大肾上腺肿瘤、肾盂大量积水或积脓。脐部膨隆常因脐疝、腹部炎性肿块(如结核性腹膜炎致肠粘连)引起。下腹膨隆常见于子宫增大(妊娠、子宫肌瘤等)，膀胱胀大，后者在排尿后可以消失。右下腹膨隆常见于回盲部结核或肿瘤、克罗恩病及阑尾周围脓肿等。左下腹膨隆见于降结肠及乙状结肠肿瘤，亦可因干结粪块所致。此外，游走、下垂的肾脏或女性患者的卵巢癌或囊肿也可致下腹部膨隆。

局部膨隆也可是腹壁上的肿块(如皮下脂肪瘤、结核性脓肿等)，而非腹腔内病变。其鉴别方法是嘱患者仰卧位做屈颈抬肩，使腹壁肌肉紧张，若肿块更加明显，说明肿块位于腹壁。反之，若变得不明显或消失，提示肿块在腹腔内，被收缩变硬的腹肌所掩盖，此即为抬头试验。

局部膨隆近圆形者，多为囊肿、肿瘤或炎性肿块，后者有压痛亦可边缘不规则；呈长形者，多为肠管的病变，如肠梗阻、肠扭转、肠套叠或巨结肠症等。膨隆有搏动者可能是动脉瘤，亦可能是腹主动脉前方的脏器或肿块传导其搏动。膨隆随体位变更而明显移位者，可能为游走的脏器(如游走肾、游走脾等)、带蒂肿物(如卵巢囊肿)或大网膜、肠系膜的肿块。腹壁或腹膜后肿物(如神经纤维瘤、纤维肉瘤等)一般不随体位变更而移位。随呼吸移动的局部膨隆多为膈下脏器或其肿块。腹压增加时在腹白线、脐、腹股沟或手术瘢痕部位出现膨隆，而卧位或降低腹压后消失者，常为该部位的可复性疝。

(二) 腹部凹陷

仰卧时前腹壁明显低于肋缘与耻骨联合的平面，称腹部凹陷(abdominal retraction)。凹陷亦分全腹和局部，以前者意义更为重要。

1. 全腹凹陷 患者仰卧时前腹壁水平明显低下，见于消瘦和脱水者。严重凹陷时前腹壁几乎贴近脊柱，肋弓、髂嵴和耻骨联合显露，使腹外形如舟状，称舟状腹(scaphoid abdomen)(图 3-8-9)，见于恶病质，如结核病、恶性肿瘤等慢性消耗性疾病。吸气时全腹凹陷见于膈肌麻痹和上呼吸道梗阻。急性弥漫性腹膜炎早期因腹肌痉挛性收缩，膈疝时腹内脏器进入胸腔，都可导致全腹凹陷。

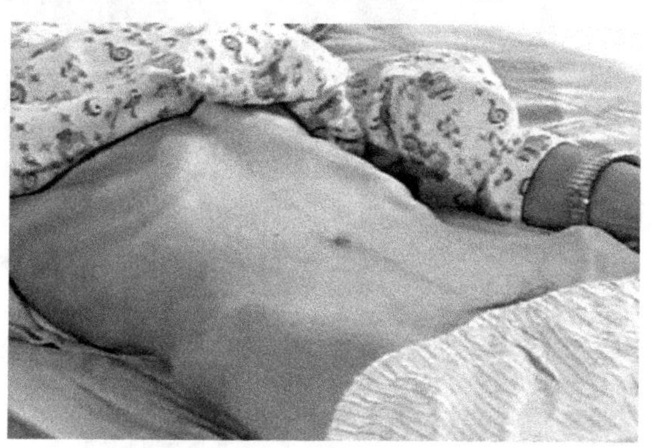

图 3-8-9 全腹凹陷(舟状腹)

2. 局部凹陷 多由于手术后腹壁瘢痕收缩所致，患者立位或加大腹压时，凹陷便更明显。白线疝(腹直肌分裂)、切口疝于卧位时可见凹陷，但立位或加大腹压时，局部反而膨出。

二、腹　壁

1. 皮疹 不同种类的皮疹提示不同的疾病。充血性或出血性皮疹常出现于发疹性高热疾病、某些传染病(如麻疹、猩红热、斑疹伤寒等)及药物过敏等。紫癜或荨麻疹可能系过敏性疾病全身表现的一部分。一侧腹部或腰部沿脊神经走行分布的疱疹最可能为带状疱疹。

2. 色素 正常情况下，腹部皮肤颜色较暴露部位稍淡。散在点状深褐色色素沉着常为血色病。皮肤皱褶处如腹股沟及系腰带部位有褐色色素沉着，可见于肾上腺皮质功能减退(Addison's disease)。左腰部皮肤呈蓝色，为血液自腹膜后间隙渗到侧腹壁的皮下所致，称 Grey-Turner 征(Grey-Turner sign)，可见于急性出血坏死型胰腺炎。脐周围或下腹壁皮肤发蓝为腹腔内大出血的征象，称 Cullen 征(Cullen sign)，见于宫外孕破裂或急性出血坏死型胰腺炎。腹部和腰部不规则的斑片状色素沉着，见于多发性神经纤维瘤。妇女妊娠时，在脐与耻骨之间的中线上有褐色色素沉着，常持续至分娩后才逐渐消退。此外，长久热敷可于腹壁留下红褐色环状或地图样痕迹，类似皮疹，需注意鉴别。

3. 腹纹 多分布于下腹部，白纹为腹壁真皮结缔组织因张力增高裂开所致，呈银白色条纹，可见于肥胖者。妊娠纹出现于下腹部和髂部，下腹部

笔记栏

以耻骨为中心略呈放射状，条纹处皮肤较薄，在妊娠期呈淡蓝色或粉红色，产后则转为银白色而长期存在；其成因系真皮层的结缔组织因张力增高而断裂所致(图 3-8-10A)。

紫纹是皮质醇增多症的常见征象，除下腹部和臀部外，还可见于股外侧和肩背部。由于糖皮质激素引起蛋白质分解增强和被迅速沉积的皮下脂肪膨胀，真皮层中结缔组织胀裂，以致紫纹处的真皮萎缩变薄，上面覆盖一层菲薄表皮；因皮下毛细血管网丰富，故条纹呈紫色(图 3-8-10B)。

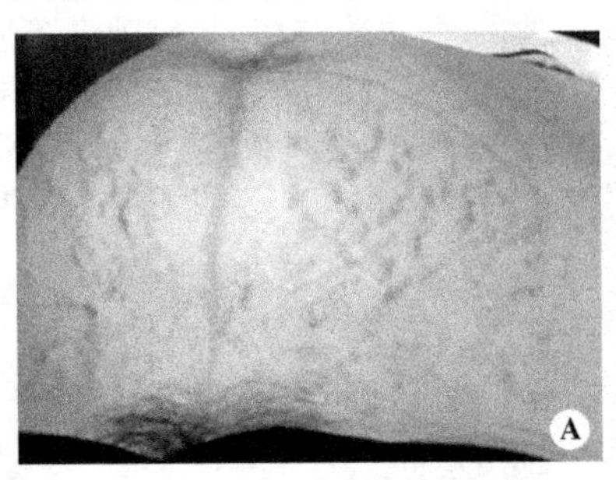

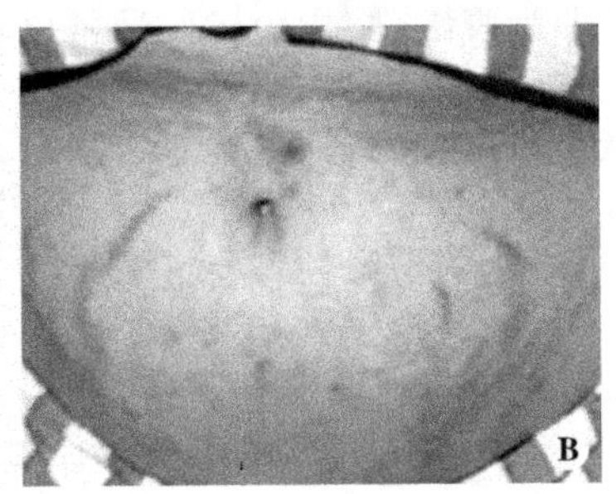

图 3-8-10 腹纹

A. 妊娠纹； B. 肾上腺皮质功能亢进病人腹部紫纹

4. 瘢痕 腹部瘢痕多为外伤、手术或皮肤感染的遗迹，有时对诊断和鉴别诊断很有帮助；特别是某些特定部位的手术瘢痕，常提示患者的手术史。如右下腹 McBurney 切口瘢痕标志阑尾手术，右上腹直肌旁切口瘢痕标志胆囊手术，左上腹弧形切口瘢痕标志脾切除术等。

5. 疝 腹部疝可分为腹内疝和腹外疝两大类，前者少见，后者较多见，为腹腔内容物经腹壁或骨盆壁的间隙或薄弱部分向体表突出而形成。脐疝多见于婴幼儿，成人则可见于经产妇或有大量腹水的患者(图 3-8-11)。先天性腹直肌两侧闭合不良者可有白线疝。手术瘢痕愈合不良处可有切口疝。股疝位于腹股沟韧带中部，多见于女性。腹股沟疝则偏于内侧。男性腹股沟斜疝可下降至阴囊，该疝在直立位或咳嗽用力时明显，卧位时可缩小或消失，亦可以手法还纳；若有嵌顿则不可回纳，且伴有急性腹痛。

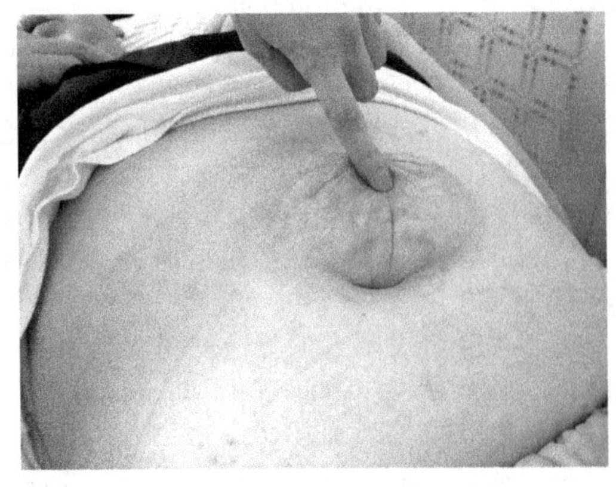

图 3-8-11 脐疝

6. 脐部 正常人脐位于第 4 腰椎平面，与腹壁相平或稍凹陷。脐深陷见于腹壁肥胖者，脐稍突出见于少年或腹壁菲薄者。脐凹分泌物呈浆液性或脓性，有臭味，多为炎症所致。分泌物呈水样，有尿味，为脐尿管未闭的征象。脐部溃烂，可能为化脓性或结核性炎症；坚硬、固定而突出的脐部溃疡，多为癌肿所致。

7. 腹部体毛 男性胸骨前的体毛可向下延伸达脐部。男性阴毛的分布多呈三角形，尖端向上，可沿前正中线直达脐部；女性阴毛分布为倒三角形，上缘呈水平线，止于耻骨联合上缘处，界限清楚。腹部体毛增多或女性阴毛呈男性型分布，见于皮质醇增多症和肾上腺性变态综合征。腹部体毛稀少见于腺垂体功能减退症、黏液性水肿和性腺功能减退症。

8. 腹股沟 腹部检查未包括腹股沟不能视为完整的检查，视诊时注意双侧腹股沟是否有异常肿块、结节及其对称性，是否有瘢痕或肿胀，是否有异常搏动等。

三、腹壁静脉

正常人腹壁皮下静脉一般不显露。较瘦或皮肤白皙的人隐约可见，皮肤较薄而松弛的老年人腹壁静脉显露，但较直、不迂曲，均属正常。其他使腹压增加的情况，如腹水、腹腔巨大肿物、妊娠等也可见静脉显露。腹壁静脉曲张或扩张常见于门静脉高压或上、下腔静脉回流受阻，而有侧支循环形成时，此时腹壁静脉显而易见或迂曲变粗。

门静脉高压时，可于脐部见到一簇向四周放射的曲张静脉，如水母头(caput medusae)；并可在此处听到静脉血管杂音。

为辨别腹壁静脉曲张的来源，需要检查其血流方向。正常情况下脐水平线以上的腹壁静脉血流自下向上，经胸壁静脉和腋静脉进入上腔静脉；脐水平以下的腹壁静脉自上向下，经大隐静脉而流入下腔静脉。门静脉高压时，腹壁曲张静脉常以脐为中心向四周伸展，血液经脐静脉(胎儿出生后脐静脉闭塞而成圆韧带，此时再通)至脐孔，而入腹壁浅静脉流向四方（图 3-8-12）。下腔静脉阻塞时，曲张的静脉多位于腹壁两侧，也可见于臀部及股部外侧；脐以下的腹壁静脉血流方向转向上（图 3-8-13）。上腔静脉阻塞时，上腹壁或胸壁的浅静脉血流均转向下方。两者通过简单的指压法即可鉴别。

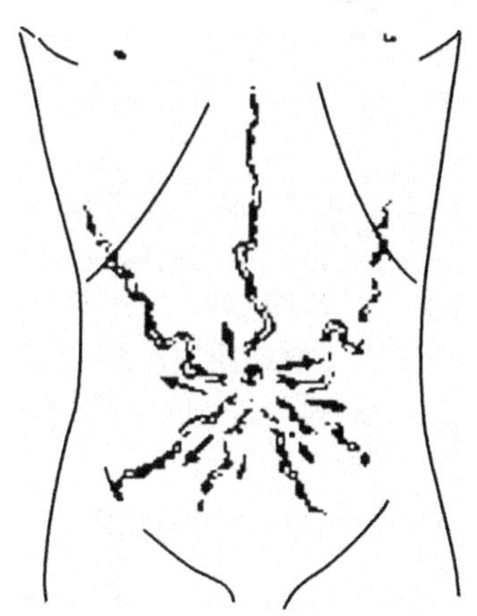

图 3-8-12　门静脉高压时腹壁浅静脉血流分布和方向

选择一段没有分支的腹壁静脉，检查者将一只手的示指和中指并拢压在静脉上；然后一手指紧压不动，另一只手指紧压静脉向外滑动，挤出该段静脉内的血液，至一定距离放松该手指，看静脉是否充盈；若迅速充盈，则血流方向是从放松的一端流向紧压手指的一端。再用同法放松另一手指，即可判断出血流方向（图 3-8-14）。

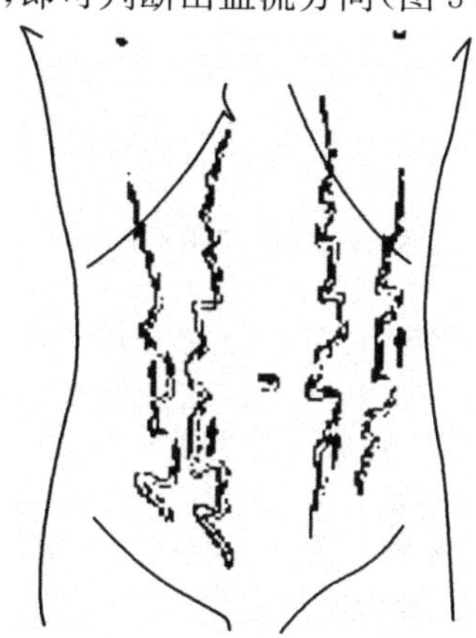

图 3-8-13　下腔静脉阻塞时腹壁浅静脉血流分布和方向

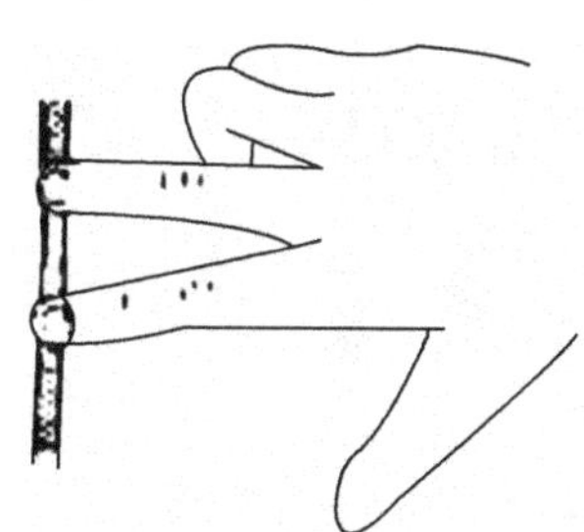

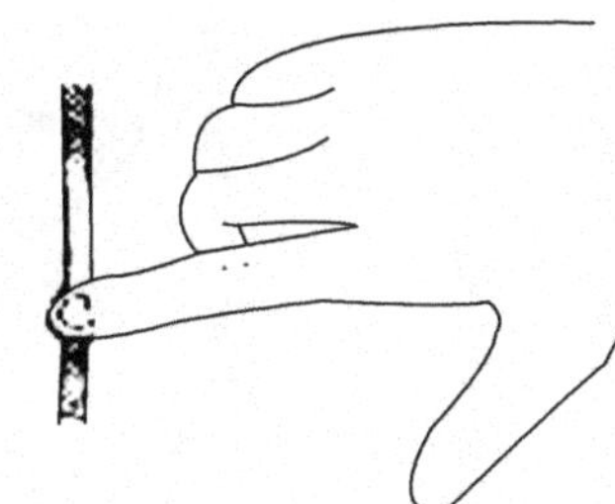

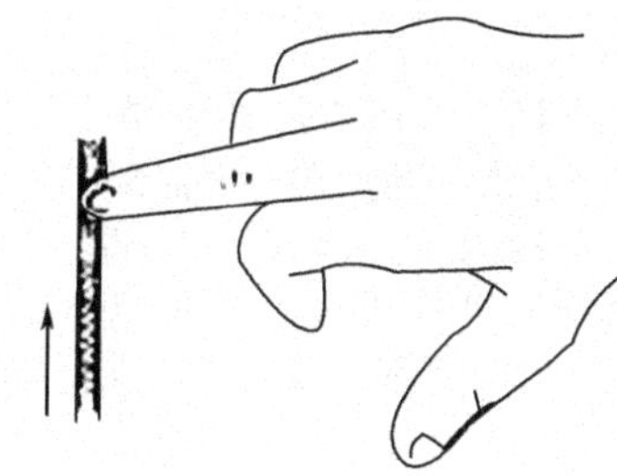

图 3-8-14　检查静脉血流方向示意图

四、呼 吸 运 动

正常人呼吸时腹壁上下起伏，即为腹式呼吸运动。男性及小儿以腹式呼吸为主，而成年女性则以胸式呼吸为主。

腹式呼吸减弱常因腹膜炎症、大量腹水、急性腹痛、腹腔内巨大肿物或妊娠等。腹式呼吸消失常见于胃肠穿孔所致急性腹膜炎或膈肌麻痹等。

腹式呼吸增强少见，常为癔症性呼吸或胸腔疾病如大量积液等。

五、胃肠型和蠕动波

除腹壁菲薄、松弛的老年人，经产妇或极度消瘦者外，正常人的腹部一般看不到胃、肠的轮廓及蠕动波形。胃肠道梗阻时，梗阻近端的胃或肠段饱满而隆起，可显出其轮廓，称为胃型或肠型（gastral or intestinal pattern），伴有局部蠕动加强，可以看到蠕动波（peristalsis）。胃蠕动波自左肋缘下开始，缓慢地向右推进，消失于右腹直肌旁（幽门区），此为正蠕动波。有时尚可见到自右向左的逆蠕动波。肠梗阻时亦可看到肠蠕动波。小肠梗阻所致的蠕动波多见于脐部；严重梗阻时，胀大的肠袢呈管状隆起，横行排列于腹中部，组成多层梯形肠型，并可看到明显的肠蠕动波，运行方向不一致，此起彼伏，全腹膨隆，伴高调肠鸣音或呈金属音调。结肠远端梗阻时，其宽大的肠型多位于腹部周边，同时盲肠可胀大成球形，随每次蠕动波的到来而更加隆起（图 3-8-15）。若发生了肠麻痹，则蠕动波消失。从侧面观察蠕动波更易发现，亦可用手轻拍腹壁而诱发之。值得注意的是，有些消瘦而腹壁较薄的正常人，可能看到微弱的胃肠蠕动波，但在轻按时消失；相反，胃肠道器质性梗阻时，用手轻弹或按摩腹壁后，蠕动波更为明显。

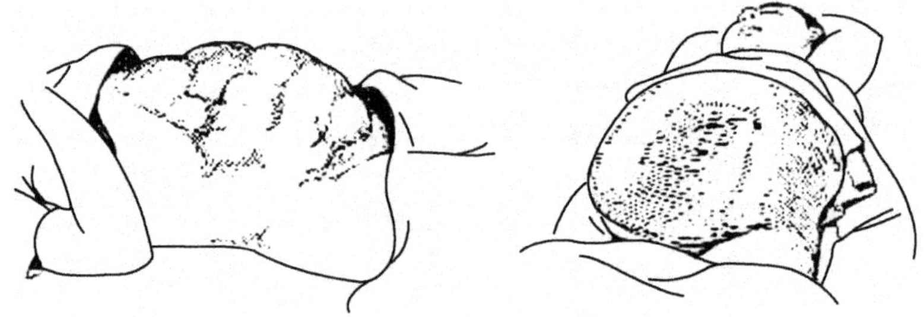

图 3-8-15 肠梗阻肠型示意图

六、上腹部搏动

上腹部搏动大多由腹主动脉搏动传导而来，可见于较瘦的正常人。腹主动脉瘤或肝血管瘤时，上腹部搏动明显。二尖瓣狭窄或三尖瓣关闭不全引起右心室增大，亦可见明显的上腹部搏动。鉴别两者的方法为：用拇指指腹贴于剑突下部，于吸气时指尖部感到搏动为右心室增大；若于呼气时指腹感到搏动明显，则为腹主动脉搏动。

第三节 听 诊

听诊一般用听诊器鼓型腹部体件，全面听诊各区，尤其注意上腹部、脐部、右下腹部及肝、脾区。听诊内容主要有：肠鸣音、血管杂音、摩擦音和搔弹音等。妊娠 5 个月以上的妇女还可在脐下方听到胎心音(130～160 次/分)。

一、肠 鸣 音

当肠蠕动时，肠管内气体和液体随之流动，产生一种断断续续的咕噜声，称为肠鸣音。正常情况下，肠鸣音一般每分钟 4～5 次。当肠蠕动增加时，肠鸣音每分钟在 10 次以上，但音调并非特别高亢，称肠鸣音活跃，见于急性肠炎、服泻药后或胃肠道大出血等；如肠鸣音次数多且响亮、高亢，甚至呈叮当或金属音调，称肠鸣音亢进，见于机械性肠梗阻。这是因为患者肠腔扩大，肠壁变薄，且极度紧张，活跃的肠鸣音产生共鸣所致。持续 3～5 分钟以上才听到 1 次或听不到肠鸣音者，为肠鸣音减弱或消失，见于急性腹膜炎、电解质紊乱或肠麻痹等。

二、血管杂音

腹部血管杂音对诊断某些疾病有一定帮助，应仔细听诊。血管杂音分动脉性和静脉性杂音。动脉性杂音常在腹中部或腹部一侧。腹中部的收缩期血管杂音(喷射性杂音)常提示腹主动脉瘤或腹主动脉狭窄。前者可触到局部搏动的肿块；后者则搏动减弱，下肢血压低于上肢，严重者触不到足背动脉搏动。如年轻的高血压患者在左、右上腹听到收缩期血管杂音，常提示肾动脉狭窄。如杂音出现在下腹两侧，应考虑髂动脉狭窄(图 3-8-16)。当肝左叶癌肿压迫肝动脉或腹主动脉时，也可在局部听到吹风样杂音或在肿瘤部位(较表浅时)听到轻微的连续性血管杂音。

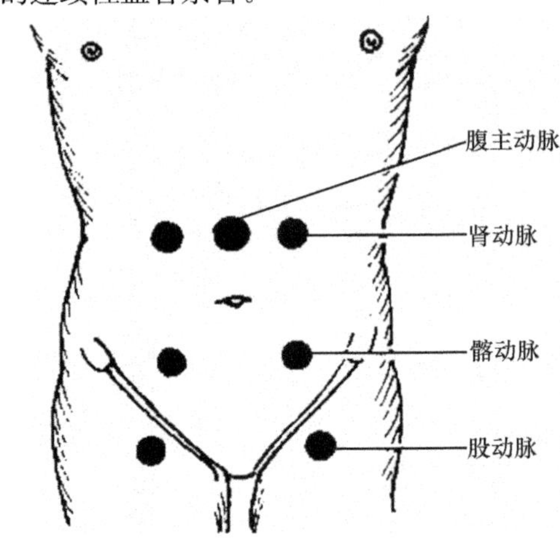

图 3-8-16 腹部动脉性杂音听诊

静脉性杂音为连续的嗡鸣声，无收缩期与舒张期之分，常出现于脐周或上腹部，尤其是腹壁静脉重度曲张者，此音提示门静脉高压侧支循环形成。

三、摩 擦 音

当脾梗死、脾周围炎、肝周围炎或胆囊炎累及局部腹膜时，嘱患者深呼吸，可于相应部位听到摩擦音(friction sound)，甚至触及摩擦感。腹膜纤维渗出性炎症时，亦可在腹壁听到摩擦音。

四、搔 弹 音

腹部搔弹音(scratch sound)的改变可协助测定肝下缘和微量腹水，还可确定扩张的胃界。

1. 肝下缘的测定 腹壁较厚或不能满意地配合触诊的患者，可用搔弹法协助确定肝下缘。患者取仰卧位，医生以左手持听诊器鼓型体件置于剑突下的肝左叶上，右手指沿右锁骨中线自脐水平向上轻弹或搔刮腹壁；搔弹处未达肝缘时，只听到遥远而轻微的声音；当搔弹至肝脏表面时，声音明显

笔记栏

增强而近耳，这是因为实质性脏器对声音的传导优于空腔脏器之故。此法有时也用以鉴定右上腹肿物是否为肿大的肝脏。

2. 微量腹水的测定 患者取肘膝位数分钟，使腹水积聚于腹内最低处的脐区。将听诊器鼓型体件贴于此处腹壁，医师以手指在一侧腹壁轻弹，听其声响，然后将体件向对侧腹部移动，继续轻弹，如声音突然减弱，此体件所在处即为腹水边缘，称水坑征阳性。用此法可鉴定出少至120ml的游离腹水。

关于腹部检查的顺序，因考虑到触诊或叩诊可能对听诊产生一定影响，故有人主张按照视、听、触、叩(或视、听、叩、触)的顺序，在听诊胸部后将听诊器下移至腹部听诊片刻，以减少干扰，亦较方便。但在病历书写时仍应按照视、触、叩、听的顺序。

第四节 叩 诊

腹部叩诊的主要目的是叩知某些脏器的大小、有无叩痛，了解胃肠道胀气情况，腹腔内有无积气、积液和肿块等。

腹部叩诊一般采用间接叩诊法，因其较为准确、可靠；检查振水音及叩击痛时，也用直接叩诊法，腹部叩诊内容如下。

一、腹部叩诊音

正常腹部叩诊除肝、脾区呈浊音或实音外，其余部位均为鼓音。鼓音的程度与胃肠道含气多少有直接关系，液体和固体含量多少也有一定影响。胃肠高度胀气、人工气腹或胃肠穿孔时，腹部呈高度鼓音。实质脏器极度肿大、腹腔内肿物或大量腹水时，病变部位为浊音或实音，鼓音区缩小。叩诊有助于鉴别腹部病变的性质。

二、肝脏及胆囊叩诊

肝脏叩诊呈实音。叩诊肝脏上、下界时，一般沿右侧锁骨中线自上而下，叩指用力要适当，勿过轻或过重；当由清音转为浊音时，即为肝上界，相当于肺遮盖的肝顶部，故又称为肝脏相对浊音界；继续向下叩诊，由浊音转为实音处，即为肝脏绝对浊音界，相当于肺下缘的位置；再向下叩，由实音转变鼓音处，即为肝下界(图3-8-17)。也可由腹部鼓音区沿锁骨中线向上叩诊，由鼓音转为浊音处即肝下界。肝下界因与含气的胃、结肠等重叠，很难叩准，故多用触诊来确定。一般叩得的肝下界比触得的肝下缘高2～3cm。如肝缘明显增厚，则叩诊与触诊结果较为接近。正常肝上界在右锁骨中线上第5肋间(肝绝对浊音界比相对浊音界位置低一肋间)，下界位于右肋缘下，肝上界至肝下界之间称肝浊音区，正常成人为9～11cm。瘦长体型者肝上、下界均可下降一个肋间，矮胖体型者则可高一个肋间。

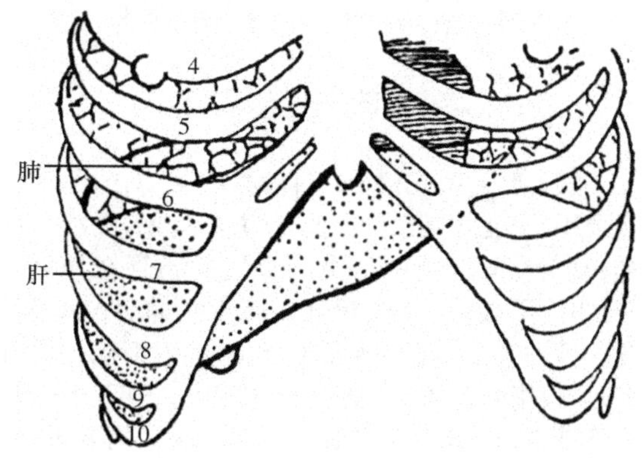

图3-8-17 肝浊音界示意图

肝浊音界扩大见于肝癌、肝脓肿、肝炎、肝淤血和多囊肝等；肝浊音界缩小见于急性肝坏死、肝硬化和胃肠胀气等；肝浊音界消失代之以鼓音者，多由于肝表面覆有气体所致，是急性胃肠穿孔的重要征象之一；但也见于腹部大手术后数日内、间位结肠(结肠位于肝与横膈之间)或全内脏转位；肝浊音界向上移位见于右肺纤维化、右下肺不张、气腹及鼓肠等；肝浊音界向下移位见于肺气肿、右侧张力性气胸等。膈下脓肿时，由于肝下移和膈升高，肝浊音区也扩大，但肝脏本身并未增大。

肝区叩击痛对诊断肝炎、肝脓肿或肝癌有一定的价值。

胆囊位于腹腔深部，且被肝脏遮盖，临床不能叩出其大小；但能检查胆囊区有无叩击痛，该征为胆囊炎的重要体征。

三、胃泡鼓音区

胃泡鼓音区(Traube区)位于左前胸下部、肋缘以上，略呈半圆形，为胃底穹隆含气而形成。其上界为横膈及肺下缘，下界为肋弓，左界为脾脏，右界为肝左缘。正常情况下除非在饱餐后，应该存在胃泡鼓音区；其大小既与胃内含气量的多少有关，也受邻近器官和组织的影响。

四、脾脏叩诊

正常成人Traube区长径中位数为9.5cm(5.0～13.0cm)，高径为6.0cm(2.7～10.0cm)。此区明显缩小或消失可见于中、重度脾大，左侧胸腔积液，心包积液，肝左叶肿大(不会使鼓音区完全消失)，也见于急性胃扩张或溺水患者。

当脾脏触诊不满意，或在左肋下触到似是而非的脾缘时，宜用叩诊法进一步检查脾脏大小。脾脏叩诊宜采用轻叩法，患者取仰卧或右侧卧位，在左

笔记栏

腋中线上进行。正常时在左腋中线第9～11肋之间叩到脾浊音区,其长度为4～7cm,前方不超过腋前线。脾浊音区扩大见于各种原因所致之脾肿大。脾浊音区缩小见于左侧气胸、胃扩张、肠胀气等。

五、移动性浊音

腹腔内存留较多的液体时,因重力作用,液体多聚积于腹腔的低处,在此处叩诊呈浊音。检查时先让患者仰卧,腹中部由于含气的肠管在液面浮起,叩诊呈鼓音;两侧腹部因腹水积聚,叩诊呈浊音。检查者自患者的脐周开始向左腹叩诊,发现浊音时,板指固定不动,嘱患者右侧卧,再叩诊该处,若呈鼓音,表明浊音移动。同样方法向右腹叩诊,叩得浊音后嘱患者左侧卧,以核实浊音是否移动(图3-8-18)。这种因体位改变而出现浊音区变动的现象,称移动性浊音(shifting dullness),这是检查有无腹腔积液的重要方法。当腹腔内游离腹水在1000ml以上时,即可查出移动性浊音。

当腹水量少,用上述方法不能查出移动性浊音时,可让患者取肘膝位,使脐部处于最低部位。由侧腹部向脐部叩诊,若由鼓音转为浊音,则提示有腹水的可能;也可让患者站立,若下腹部积有液体,叩诊呈浊音,液体的上方为浮动的肠曲,叩诊为鼓音。

下列情况易与腹水混淆,应注意鉴别。

(1)肠梗阻的患者肠管内潴留大量液体时,可因患者体位的移动,出现移动性浊音。

(2)巨大卵巢囊肿:亦可使腹部膨隆,并出现大面积浊音区,其与腹水的鉴别点如下:①卵巢囊肿所致浊音区,于仰卧时常在腹中部,鼓音区则在腹部两侧,这是由于肠管被卵巢囊肿压挤至两侧腹部所致(图3-8-19)。②卵巢囊肿的浊音不呈移动性。③尺压试验(ruler pressing test):嘱患者仰卧,用一硬尺横置于脐旁腹壁上,检查者用手将尺下压,如为卵巢囊肿,则腹主动脉的搏动可经囊肿传到硬尺,使尺发生节奏性跳动;如为腹水,则压尺不跳动。

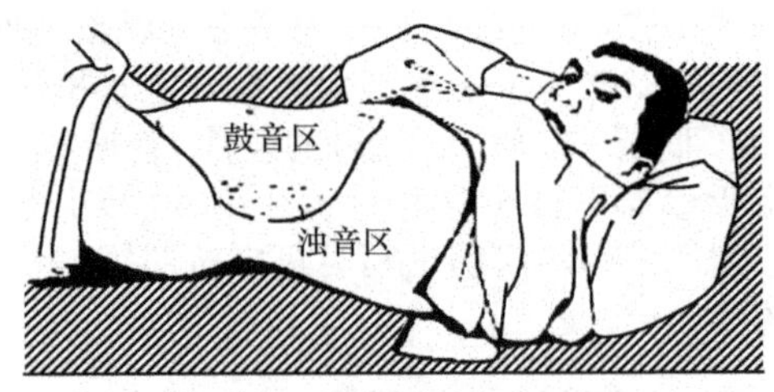

平卧位

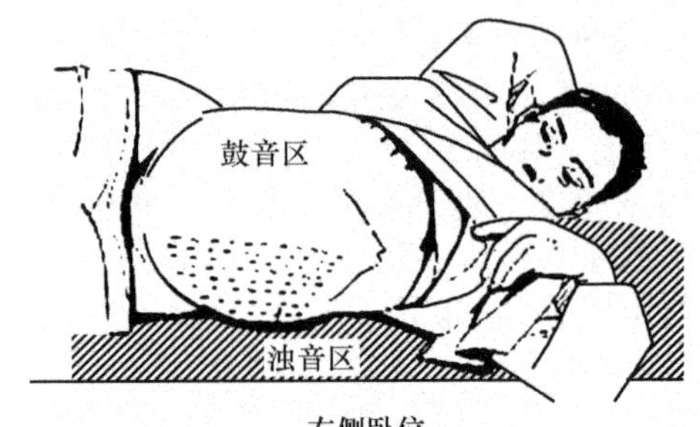

右侧卧位

图3-8-18 移动性浊音示意图

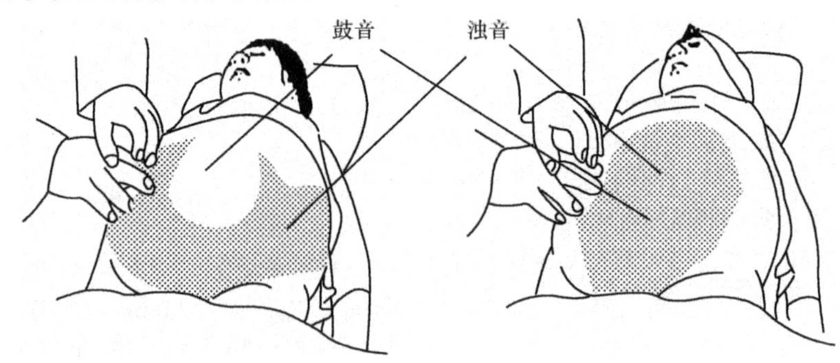

图3-8-19 腹水与卵巢肿浊音区及鼓音区的区别

六、膀胱叩诊

当膀胱触诊结果不满意时,可用叩诊来判断膀胱是否膨胀。叩诊在下腹部从上往下进行。膀胱空虚时,因耻骨上方有肠管存在,叩诊呈鼓音,叩不出膀胱的轮廓。当膀胱充盈时,耻骨上方叩诊呈圆形浊音区。女性妊娠子宫、子宫肌瘤或卵巢囊肿,在该区叩诊也呈浊音,应予鉴别。排尿或导尿后复查,若浊音区转为鼓音,即为尿潴留所致膀胱增大。腹水时,耻骨上方叩诊也可有浊音区,但此区的弧形上缘凹向脐部,而膀胱胀大时浊音区的弧形上缘凸向脐部。

七、肋脊角叩痛

检查时,患者采取坐位或侧卧位,医师用左手掌平放在其肋脊角处(肾区),右手握拳用由轻到中等的力量叩击左手背(图3-8-20)。正常人肋脊角处无叩击痛,肾炎、肾盂肾炎、肾结石、肾结核及肾周围炎患者的肾区有不同程度的叩击痛。

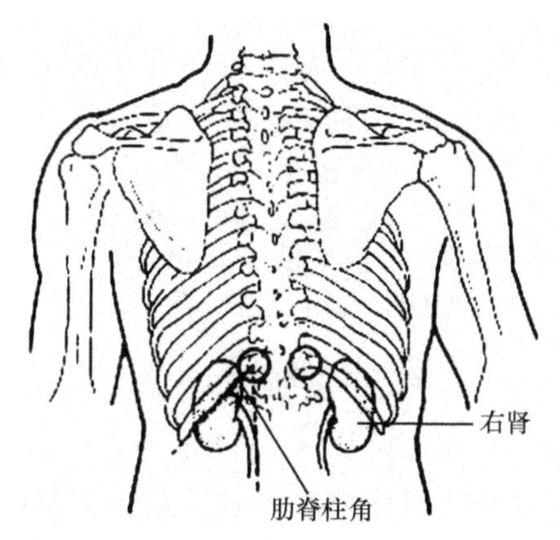

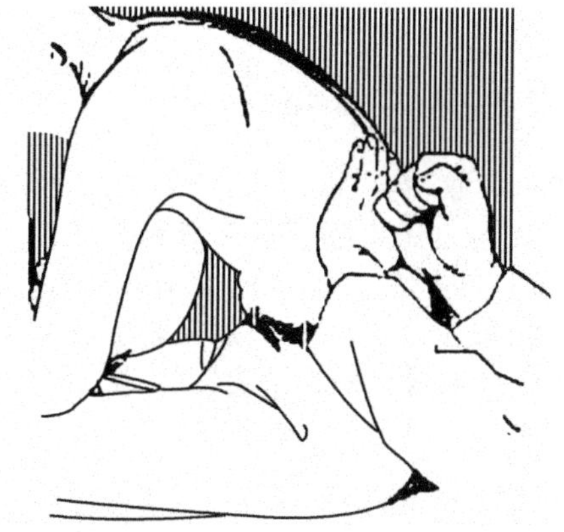

图 3-8-20　肋脊角叩痛示意图

第五节　触　　诊

触诊是腹部检查的主要方法，对腹部体征的认知和疾病的诊断具有重要意义，可以进一步确定视诊所见，又可为叩诊、听诊提示重点。有些体征如腹膜刺激征、腹部肿块、脏器肿大等主要靠触诊发现。在腹部触诊时，需运用各种触诊法。

为能满意地腹部触诊，被检查者应排尿后取低枕仰卧位，两手自然置于身体两侧，两腿屈起并稍分开，以使腹肌松弛，张口做缓慢腹式呼吸，吸气时横膈向下而腹部隆起，呼气时腹部自然下陷，可使膈下脏器随呼吸上下移动（图 3-8-21）。检查肝脏、脾脏时，还可分别取左、右侧卧位。检查肾脏时可用坐位或立位。检查腹部肿瘤时也可用肘膝位。

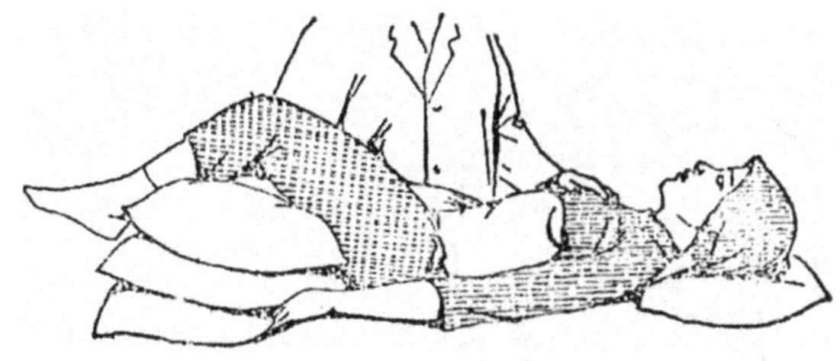

图 3-8-21　腹部触诊体位

医生应面对被检查者，站立于其右侧；前臂应与其前腹壁在同一水平，指甲剪短，检查时手要温暖，先以全手掌放于前腹壁上部，使患者适应片刻，并感受腹肌紧张度。

腹部触诊应结合问诊情况，从健康部位开始，逐渐移向病变区域。一般从左下腹开始，沿逆时针方向，由下而上，先左后右，由浅入深，仔细触诊腹部各区，并注意比较病变区与健康部位。边触诊，边观察被检查者的反应与表情，对精神紧张或有痛苦表情者给予安慰和解释。亦可边触诊，边与患者交谈，转移其注意力而减少腹肌紧张，以保证顺利完成检查。触诊内容主要包括检查腹壁紧张度、有无压痛和反跳痛、腹部包块、液波震颤及肝脾等腹内脏器情况。

浅部触诊使腹壁压陷约 1cm，用于判断腹壁的紧张度，发现表浅的压痛、肿块、搏动和腹壁上的肿物如皮下脂肪瘤、结节等（图 3-8-22）。

深部触诊可使腹壁压陷 2cm 以上，以了解腹腔内脏器情况，检查压痛、反跳痛和腹内肿物等。深压触诊可探测腹腔深部病变的压痛点和反跳痛（图 3-8-23）。滑动触诊，在被触及脏器或肿块上做上下、左右的滑动触摸，以探知脏器或肿块的形态和大小。双手触诊，常用于肝、脾、肾和腹腔内肿块的检查，检查盆腔的双合诊亦属此列。浮沉（冲击，ballottement）触诊，用于检查大量腹水时深部的脏器或肿物。钩指（hook technique）触诊，多用于肝、脾触诊。

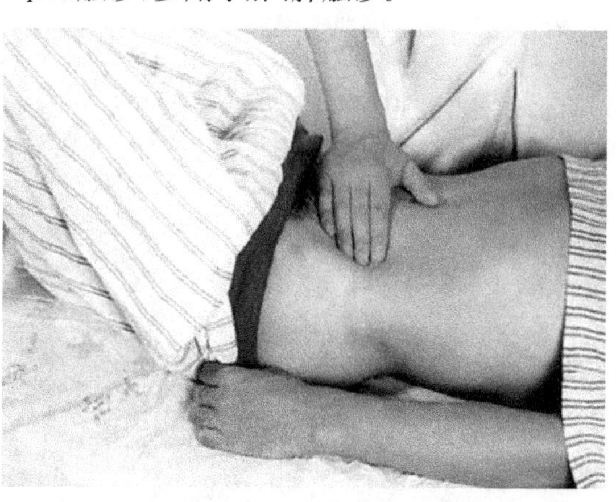

图 3-8-22　腹部浅触诊

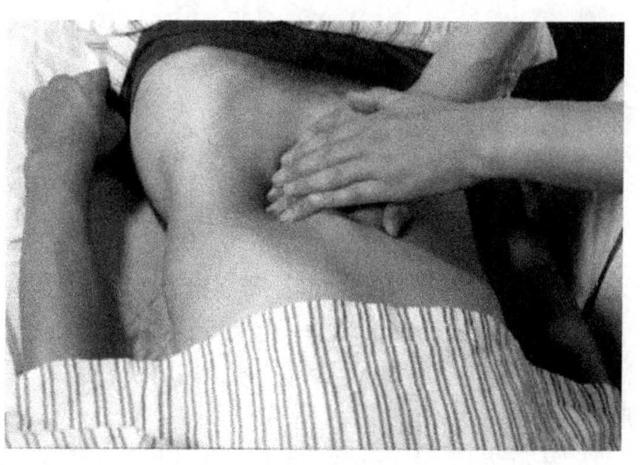

图 3-8-23　腹部深触诊

笔 记 栏

一、腹壁紧张度

正常人腹壁柔软，有一定张力，较易压陷，称腹壁柔软。有些人尤其儿童因不习惯触摸或怕痒而发笑，致腹肌自主性痉挛，称肌卫增强；在适当诱导或转移注意力后可消失，不属异常。在某些病理情况可使全腹或局部紧张度增加、减弱或消失。

(一) 腹壁紧张度增加

全腹壁紧张可由于腹腔内容物增加，如肠胀气、气腹或腹腔内大量腹水(多为漏出液或血性漏出液)；触诊腹部张力增加，但无肌痉挛，也无压痛。

按压腹壁阻力较大，有明显抵抗感，多为腹腔内急性炎症刺激腹膜，引起反射性腹肌痉挛，使腹壁变硬，称腹肌紧张。腹肌紧张可分弥漫性或局限性。前者多见于胃肠道穿孔或实质脏器破裂所致的急性弥漫性腹膜炎，此时腹肌痉挛，腹壁明显紧张，甚至强直硬如木板，称板状腹(board-liked rigidity)。腹膜结核性炎症或其他慢性炎症，由于炎症进展较慢，对腹膜刺激缓和，且有腹膜增厚和肠管、肠系膜的粘连，故形成腹壁柔韧而具抵抗，不易压陷，称作揉面感(dough kneading sensation)或柔韧感。此征亦可见于癌性腹膜炎。

局部腹壁紧张常因脏器炎症波及邻近腹膜而引起，如上腹或左上腹肌紧张常见于急性胰腺炎，右上腹肌紧张常见于急性胆囊炎，右下腹肌紧张常见于急性阑尾炎，但也可见于胃穿孔，此时胃内容物顺肠系膜右侧流至右下腹，引起该部的肌紧张和压痛。年老体弱、腹肌发育不良、大量腹水或过度肥胖的患者腹膜虽有炎症，但腹壁紧张可不明显。盆腔脏器炎症也无明显腹壁紧张。

(二) 腹壁紧张度减低

按压腹壁时，感到腹壁松软无力，多因腹肌张力降低或消失所致。全腹紧张度减低，见于慢性消耗性疾病或刚排放大量腹水者，也可见于经产妇或老年体弱、脱水之患者。全腹紧张度消失，见于脊髓损伤所致腹肌瘫痪和重症肌无力等。局部紧张度降低较少见，多由于局部的腹肌瘫痪或缺陷(如腹壁疝等)。

二、压痛及反跳痛

正常腹部被触摸时不引起疼痛，重按时仅有一种压迫感。真正意义的压痛(tenderness)多来自腹壁或腹腔内各种性质的病变。腹壁病变比较表浅，可借抓捏腹壁或嘱患者于仰卧位做屈颈、抬肩动作时触痛更明显，而有别于腹腔内病变引起者。腹腔内的病变，如脏器的炎症、淤血、肿瘤、破裂、扭转以及腹膜受刺激(如炎症、出血等)等均可引起压痛，压痛的部位常提示存在相关脏器的病变(图 3-8-24)。

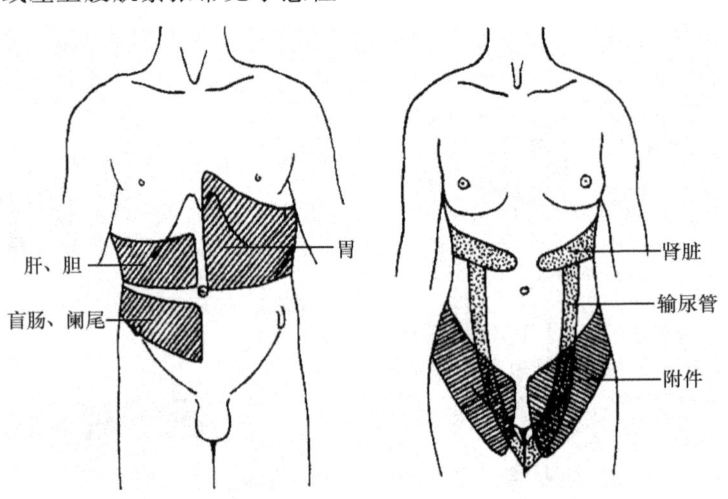

图 3-8-24 腹部脏器病变常见压痛

但也有一些情况特殊，如阑尾炎早期局部可无压痛，稍后才有右下腹压痛。胰体、尾的炎症或肿瘤，可有左腰部压痛。胆囊的病变常有右腰部压痛。此外，胸部病变如下叶肺炎、胸膜炎、心肌梗死等也可在上腹部或季肋部出现压痛。盆腔疾病如膀胱、子宫及附件的疾病可在下腹部出现压痛。一些位置较固定的压痛点常反映特定的疾病，如位于右锁骨中线与肋缘交界处的胆囊点压痛标志胆囊的病变，位于脐与右髂前上棘连线中、外 1/3 交界处麦氏点(McBurney 点)压痛标志阑尾的病变等(图 3-8-25)。

当触诊腹部出现压痛后，用并拢的 2～3

笔记栏

个手指压于原处稍停片刻，使压痛感觉趋于稳定，然后迅速将手抬起，若此时患者感觉腹痛骤然加重，并常伴有痛苦表情或呻吟，称为反跳(rebound tenderness)(图 3-8-26)。反跳痛是壁腹膜已受炎症累及的征象，当突然抬手时腹膜被激惹而引起，是腹内脏器炎症波及邻近腹膜的标志。反跳痛也可发生在远离受试的部位，提示局部或弥漫性腹膜炎。腹膜炎患者常同时有腹肌紧张、压痛与反跳痛，称腹膜刺激征(peritoneal irritation sign)。当腹内脏器炎症尚未累及壁腹膜时，可仅有压痛而无反跳痛。

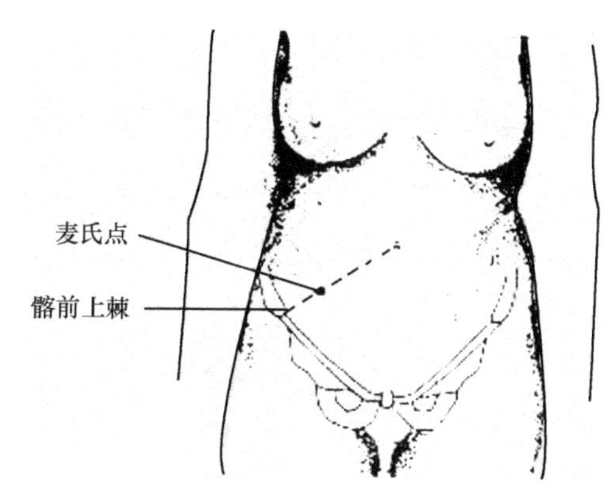

图 3-8-25　麦氏点位置

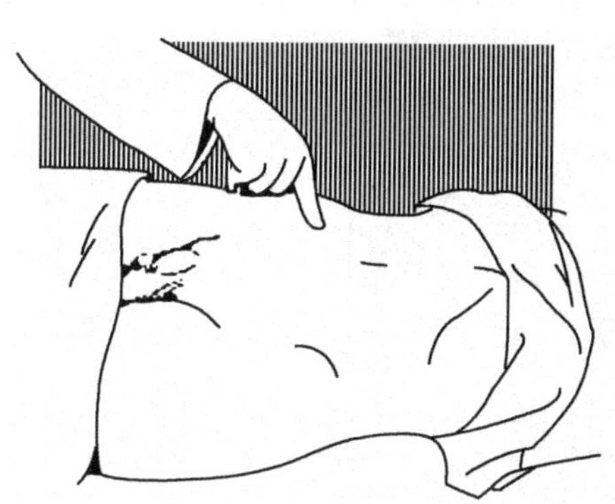
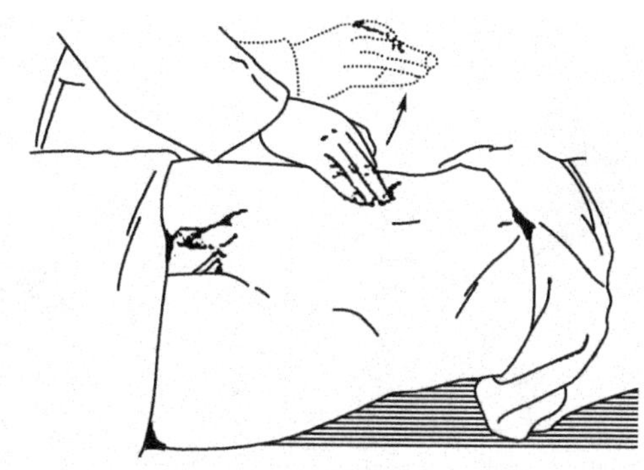
图 3-8-26　压痛与反跳痛

三、脏器触诊

腹腔内重要脏器较多，有肝、脾、肾、胆囊、胰腺、膀胱及胃肠等，当其发生病变时，常可触到增大的脏器或局限性肿块，对诊断有重要意义。

(一) 肝脏触诊

主要用于了解肝脏下缘的位置和肝脏的质地、表面、边缘及搏动等。触诊时，被检查者仰卧，两膝关节屈曲，使腹壁放松，并做腹式呼吸动作，使肝脏在膈下上下移动。检查者立于患者右侧，用单手或双手触诊。

1. 单手触诊法　较常用。检查者将右手四指并拢，掌指关节伸直，与肋缘大致平行地放在右上腹部(或脐右侧)叩诊肝浊音界下方 2～3cm，估计为肝下缘以下处。随患者呼气时，手指压向腹深部，吸气时，手指向上迎触下移的肝缘。若此反复进行，手指逐渐向肋缘移动，直到触到肝缘或肋缘为止。应在右腹直肌外缘和腹中线分别触诊肝下缘，并在平静呼吸时测量其至肋缘及剑突根部的距离，以厘米表示。在右肋缘下触到的一般是肝右叶，剑突下一般是肝左叶。触诊肝脏时需注意：①示指前端的桡侧触觉最敏感，故应以示指前外侧指腹而非指尖端触诊肝脏。②检查腹肌发达者时，右手宜置于腹直肌外缘向上触诊，否则肝缘易被掩盖或将腹直肌腱误认为肝缘。③触诊时需密切配合呼吸动作，吸气时上抬手指速度一定要落后于腹壁的抬起，而呼气时应在腹壁下陷前提前下压手指，这样才可能触到肝缘。④若右腹部较饱满，应考虑肝脏明显肿大，应从髂前上棘水平开始向上触诊。否则，手指可能始终位于肝脏表面，而触不到肝缘。⑤腹水患者可应用浮沉法触诊肝脏，即用并拢三手指垂直在肝缘附近冲击式连续按压数次，待排开腹水后肝脏浮起时可触及之。此法亦可应用于脾脏和腹部肿块触诊。⑥易误认为肝下缘的其他腹腔内容有：横结肠为横行索条状物，可用滑行触诊法于上腹部或脐水平触到，与肝缘感觉不同；腹直肌腱划有时酷似肝缘，但左右两侧对称，不超过腹直肌外缘，且不随呼吸上下移动；右肾下极位置较深，边缘圆钝，不向两侧延展，触诊手指不能探入其后掀起下缘。

2. 双手触诊法　检查者右手位置同单手法，而用左手托住被检查者右腰部，拇指张开置于肋部，触诊时左手向上托，使肝下缘紧贴前腹壁下移，并限制右下胸廓扩张，以增加膈下移的幅度。如此，右手指更易碰到吸气时下移的肝脏，可增强触诊的效果(图 3-8-27)。

3. 钩指触诊法　适用于儿童和腹壁薄软者。触诊时，检查者位于被检查者右肩旁，面向其足部，将右手掌搭在其右前胸下部，第 2～5 指

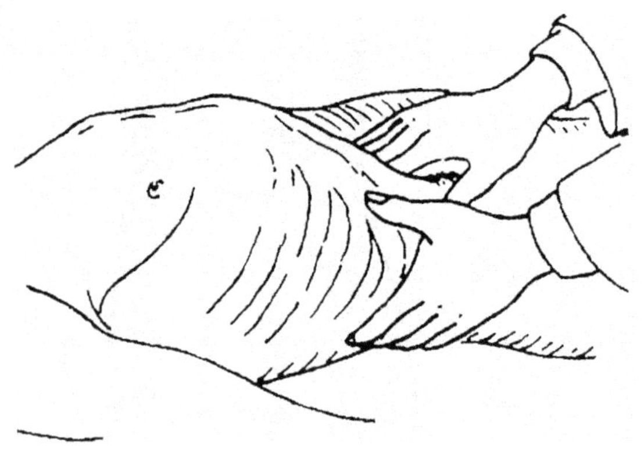

图 3-8-27　双手触诊肝脏示意图

弯曲成钩状。嘱被检查者做深呼吸动作，检查者随其吸气而更进一步屈曲指关节，这样指腹容易触到下移的肝下缘。

触及肝脏时，应仔细体会并描述下列内容。

（1）大小：一般在肋缘下触不到正常成人的肝脏。但腹壁松软或体瘦的人，当深吸气时在右肋缘下可触及，肝下缘约 1cm 以内，剑突下多在 3cm 以内；质软，表面光滑，无压痛。肝下缘超过上述标准，可能是肝大，也可能是肝下移，要结合叩诊肝上界的位置；如肝上界正常或升高，则提示肝大；如肝上界相应降低，则为肝下移，可因肺气肿、右侧胸腔积液、腹壁松弛及内脏下垂等所致。肝大可分为弥漫性或局限性。弥漫性肝大常见于肝炎、脂肪肝、肝淤血、血吸虫病等；局限性肝大见于肝脓肿、肝肿瘤、肝囊肿等(图 3-8-28)。

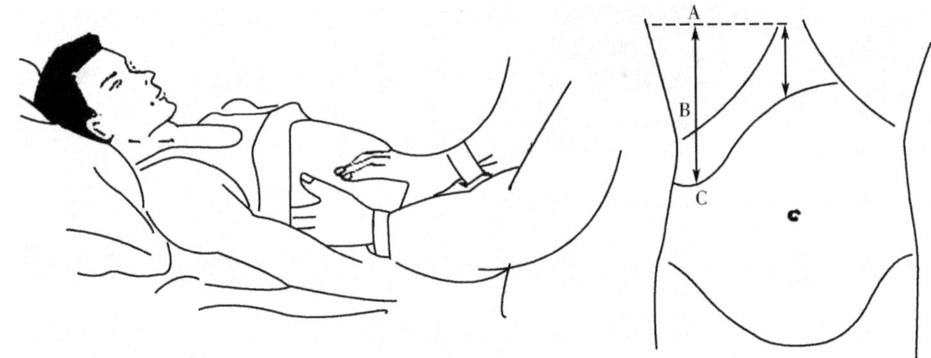

图 3-8-28　肝脏的触诊和肝脏肿大的测量

（2）质地：一般将肝脏质地分为三级：①质软，如触及嘴唇样感觉；②质地中等硬度，如触鼻尖；③质硬，如触额部。正常肝脏质地柔软；脂肪肝、急性肝炎质地稍韧、较软；慢性肝炎、肝淤血质韧，中等硬；肝硬化质硬，肝癌质地最坚硬；液化的肝脓肿或肝囊肿呈囊性感，大而表浅者可能触到波动感(fluctuation)。

（3）边缘和表面状态：正常肝脏边缘稍锐利或稍圆钝，肝硬化时边缘锐利，充血性肝大边缘圆钝，肝癌时边缘不规则。正常肝脏表面光滑；肝硬化时表面略不平，有时可触及小结节；肝表面高低不平，有结节样隆起，见于肝癌、多囊肝；若肝表面呈大块状隆起，见于巨块型肝癌、肝脓肿、肝棘球蚴病。肝呈明显分叶状者，常为肝梅毒。

（4）压痛：正常肝脏无压痛。如果肝包膜有炎症或因肝大受到牵拉，则有压痛。轻度弥漫性压痛见于肝炎、肝淤血等。局限性剧烈压痛见于较表浅的肝脓肿(常在右侧肋间隙处)，叩击时可有叩击痛。

（5）肝—颈静脉回流征：当右心衰竭引起肝淤血肿大时，用手压迫肝脏下方可使颈静脉怒张更明显，称为肝—颈静脉回流征阳性(hepatoiugular reflux)。

（6）搏动：正常肝脏以及因炎症引起的肝大均无搏动。凡肝大尚未压迫到腹主动脉，或右心室未增大到向下推压肝脏时，也不出现肝脏的搏动。如果触到肝脏搏动，应注意其为单向性抑或扩张性。单向性常为传导性搏动，即肝脏传导了其下方腹主动脉的搏动所致，检查者手掌置于体表肝脏上方，有被向上推的感觉。扩张性搏动为肝脏本身的搏动，见于三尖瓣关闭不全，由于右心室的收缩搏动通过右心房、下腔静脉而传导至肝脏，使其呈扩张性。若置两手掌于体表肝脏左、右叶上面，即可感到两手分别被推向两侧的感觉，称为扩张性搏动。

（7）肝区摩擦感：检查时将右手的掌面轻贴于肝区，让患者做腹式呼吸动作。正常时掌下无摩擦感。肝周围炎时，肝包膜和邻近的壁腹膜因有纤维素性渗出物而变得粗糙，可用手触知两者的相互摩擦，为肝区摩擦感。听诊时则可听到肝区摩擦音。

（8）肝震颤：采取浮沉触诊法，当手指压下时，若感到一种微细的震动感，称为肝震颤(1iver thrill)，见于肝棘球蚴病。由于手指冲击时包囊中的多数子囊浮动，撞击囊壁而形成震颤。此征少见，但有其特殊意义。

触诊肝脏时必须逐项仔细检查，认真体验，综合判断其临床意义。由于肝病变的性质不同，物理

笔记栏

性状也各异。如急性肝炎时，肝脏可轻度肿大，表面光滑，边缘钝，质稍韧，但有充实感及压痛，肝淤血时，肝脏可明显肿大，且大小随淤血程度变化较大，表面光滑，边缘圆钝，质韧，也有压痛，肝-颈静脉回流征阳性为其特征。脂肪肝所致肝大，表面光滑，质软或稍韧，一般无压痛。肝硬化早期肝常肿大，晚期则缩小，质较硬，边缘锐利，表面可能触到小结节，无压痛。肝癌时肝脏进行性肿大，质地坚硬若石，边缘不整齐，表面高低不平，可有大小不等的结节或巨块，压痛和叩痛明显。

（二）脾脏触诊

正常情况下脾不能触及。内脏下垂或左侧胸腔积液、积气时膈下降，可使脾向下移位。除此以外，若能在肋弓下触到脾则提示脾脏肿大。脾脏明显肿大而位置又较表浅时，用右手单手触诊稍用力即可查到。如果肿大的脾位置较深，需应用双手触诊法检查。嘱患者仰卧，两腿稍屈曲，医生左手绕过患者腹前方，手掌置于其左胸下部第 9～11 肋处，试将脾脏向前托起，并可限制其胸廓运动。右手掌平放于脐部，与左肋弓大致成垂直方向，配合呼吸，若同触诊肝脏一样，迎触脾尖，直至触到脾缘或左肋缘为止(图 3-8-29)。当脾轻度肿大而仰卧位不易触到时，可嘱患者取右侧卧位，右下肢伸直，左下肢屈曲，此时，用双手触诊则容易触到脾脏(图 3-8-29)。

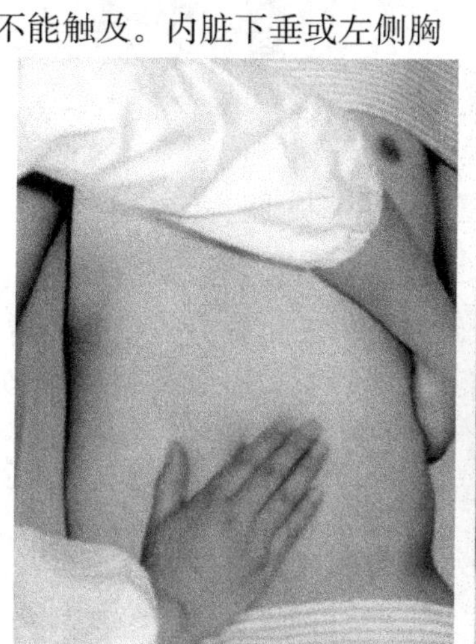
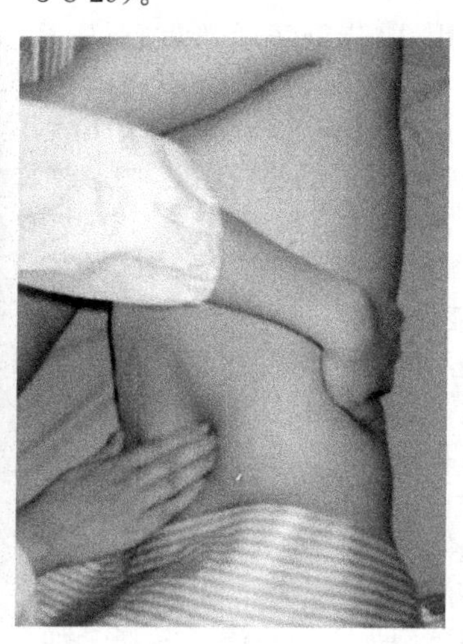

图 3-8-29　脾脏触诊示意图

脾脏触诊有一定难度，初学者因不能掌握要领以致容易漏诊。需注意按压不要太重，否则可能将脾脏挤开。肿大脾脏的形态不一，有的很薄、很软，触到后也常不易察觉。有的呈狭长形，紧贴腰肌前面，故需沿左肋缘仔细探查，认真体会。亦可站于受检者左肩旁，用钩手触诊法双手在肋缘触诊脾脏边缘。

脾大的测量法如图 3-8-30 所示：脾脏下缘不超过脐水平时，可沿左锁骨中线测量肋下缘至脾下缘的距离，以厘米表示；脾大超过脐水平时，可用三线记录法。

(1) 线又称甲乙线，为左锁骨中线与左肋弓交叉点至脾下缘的距离。

(2) 线又称甲丙线，为上述交叉点至脾尖的最远距离。

(3) 线又称丁戊线，为脾右缘到正中线的垂直距离，超过正中线以“＋”号表示，未超过则以“－”号表示。

临床记录时，常将脾肿大分为轻、中、高三度。脾缘不超过肋下 2cm 为轻度肿大；超过 2cm，在脐水平线以上为中度肿大；超过脐水平线或前正中线则为高度肿大，即巨脾。

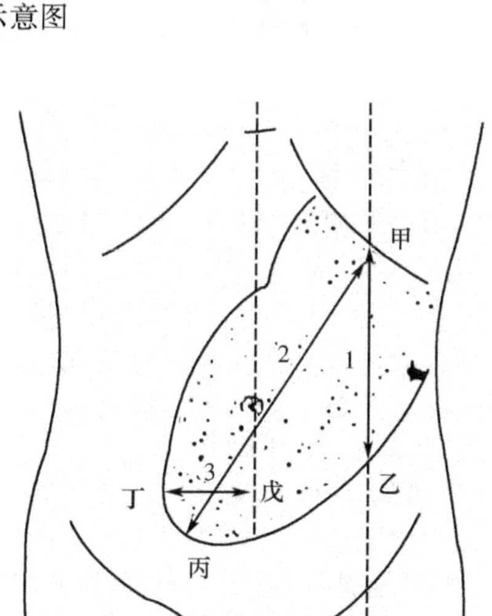

图 3-8-30　脾大测量法

在左肋缘下还可能触到其他脏器或肿块，需与脾脏鉴别：①增大的左肾，其位置较深，边缘圆钝，表面光滑并无切迹；即使高度肿大，也不会越过正中线；但游走肾位置多变。②肿大的肝左叶，可沿其边缘向右触诊，若发现其隐没于右肋缘后或与肝右叶相连，则为肝左叶。肝左叶肿大不会引起脾浊音区扩大。③结肠脾曲肿物，质硬，圆形或不规则状，与脾脏边缘不同。④胰尾部囊肿，无锐利的边缘和切迹，并且不随呼吸

笔记栏

移动。

触到脾脏后除注意其大小外，还要判断它的质地、边缘和表面情况，有无压痛及摩擦感等。这些常可提示引起脾大的某些病因。急性传染病(如伤寒)、败血症，肿大的脾质地柔软；慢性传染病(如疟疾)、肝硬化及慢性白血病，质较硬。肝硬化、白血病，脾表面光滑；脾肿瘤、囊肿、结核、淋巴肉瘤表面不平滑，有结节或凹凸不平，脾脏可变形。脾脏中等程度以上肿大者，常可在内侧缘摸到1～2个切迹，借此特点可与左上腹部其他肿块相鉴别。一般脾大无压痛，与脾包膜松弛有关。当脾周围炎、脾脓肿或脾梗死时，炎症累及脾包膜及壁腹膜，则可出现脾区压痛。

脾脏肿大的原因：①传染病或严重感染：病毒性肝炎、伤寒、粟粒型结核、感染性心内膜炎、败血症、急性疟疾等，可致脾脏轻度肿大、质软；治愈后，多可短期内回缩至正常；在慢性感染或短期内重复感染者，如慢性疟疾、黑热病、血吸虫病等，脾脏中度或高度肿大，质地较硬；感染控制后，肿大的脾脏仍能恢复正常。②肝内或肝外门静脉阻塞，引起门静脉高压，均可致充血性脾大，呈中度或高度肿大，质地坚韧，见于肝硬化、门静脉高压症。③造血系统疾病如白血病、血小板减少性紫癜、慢性溶血性贫血、淋巴瘤、恶性组织细胞病等，脾中等度肿大，质地较硬；慢性粒细胞性白血病、淋巴肉瘤和骨髓纤维化症等可致脾高度肿大。④血液循环障碍如心力衰竭。⑤脾囊肿、原发性或转移性脾脏肿瘤。⑥结缔组织病如系统性红斑狼疮。

(三) 胆囊触诊

可采用单手滑行触诊法或钩指触诊法。正常胆囊不能触到。胆囊肿大时，在右肋弓与腹直外缘交界处可触到一梨形或卵圆形、张力较高、常有触痛、随呼吸上下移动的肿块，质地视病变性质而定。胆囊肿大，有囊性感且压痛明显者，见于急性胆囊炎；胆囊肿大有囊性感而无压痛者，见于壶腹周围癌；胆囊肿大，有实体感者，见于胆囊结石或胆囊癌。有时胆囊虽有炎症，但无明显肿大，不能触及，此时可探测胆囊触痛。方法是：医师以左手掌平放于患者右胸下部，以拇指指腹勾压于右肋下胆囊点处(图3-8-31)，然后嘱患者缓慢深吸气。在吸气过程中病变胆囊下移，碰到用力按压的拇指，即可引起疼痛，此为胆囊触痛；如患者因剧烈疼痛而终止吸气，称Murphy征(Murphy sign)阳性。在胆总管结石阻塞胆道时，可有明显黄疸，但胆囊可不肿大，乃因胆囊慢性炎症，囊壁因纤维化而皱缩，且与周围组织粘连而失去扩张性所致。胰头癌压迫胆总管，导致胆道阻塞，黄疸进行性加深，胆囊显著肿大，但无压痛，称为Courvoisier征(Courvoisier sign)阳性。

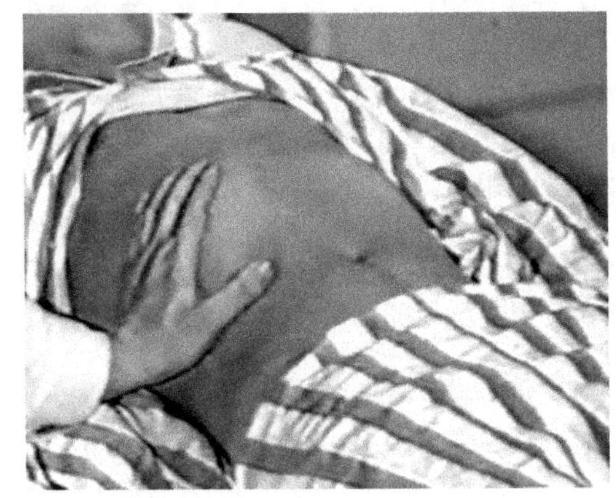

图3-8-31　Murphy征检查法

(四) 肾脏触诊

检查肾脏一般使用双手触诊法，患者可采取平卧位或立位。卧位触诊右肾时。医生将左手托住患者的右腰部，右手掌放在同侧肋缘下，将微弯的手指末端置于肋弓下方，嘱患者做腹式呼吸。于呼气末，右手逐渐压向腹腔深部，同时用左手将后腹壁推向前方，两手互相配合，即可触及肾脏或肾下极。触诊左肾时，医生的左手自患者前方绕过，左手掌托住患者左侧后腰部，右手同上法触诊。如呼气末未触及肾脏，嘱患者深吸气，使肾脏下降，有时可感觉到肾脏从触诊的双手中滑过。若卧位未触到肾脏，可让患者改坐位或立位，此时由于重力和膈肌下降，使肾脏位置较低，易于被触及。若患者腹壁较厚或配合动作不协调，右手难以下压时，可采用下法触诊：于患者吸气时，用左手向前冲击后腰部，此时肾下移至两手之间，则右手有被顶、推的感觉；也可用右手推向左手方向做冲击动作，右手也有相同感觉，而知触及肾脏(图3-8-32)。

触诊肾脏时要注意其大小、硬度、形状、表面状态、有无压痛及活动度等。正常人的肾脏一般不能触及，在腹壁松弛、内脏下垂或瘦长的人，深吸气后可能触到右肾下极。正常肾脏表面光滑，边缘圆钝、质实而有弹性，随呼吸上下移动，无压痛，但有不适感。若在深吸气时能触到1/2以上、移动度较大的肾脏即为肾下垂。有时右侧肾下垂易误认为肝大，左侧肾下垂易误认为脾大，应注意鉴别。如肾下垂明显，并能在腹腔各个方向移动时，称为游走肾。肾脏肿大见于肾盂积水或积脓、肾肿瘤、多囊肾等。肾盂积水或积脓时，肾的质地柔软而富有弹性，可有波动感。多囊肾时，一侧或两侧肾脏为不规则形增大，有囊性感。肾肿瘤则表面不平，质地坚硬。

笔记栏

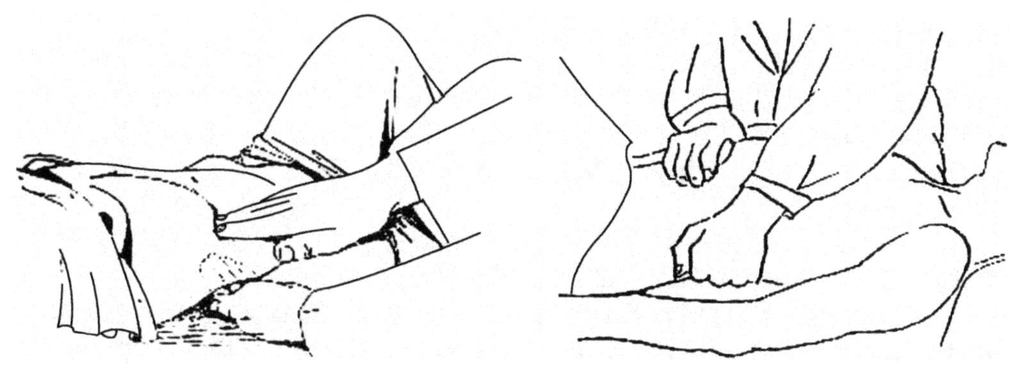

图 3-8-32　肾脏触诊示意图

当肾脏和尿路有炎症或其他病变时，可在相应部位出现压痛点，如图 3-8-33 所示：①季肋点（前肾点）：位于第 10 肋骨前端，右侧位置稍低，相当于肾盂位置。②上输尿管点：在脐水平线腹直肌外缘。③中输尿管点：在髂前上棘水平腹直肌外缘，相当于输尿管第二狭窄处。④肋脊点：即背部第 12 肋骨与脊柱交角（肋脊角）的顶点。⑤肋腰点：位于第 12 肋骨与腰肌外缘的交角（肋腰角）顶点。

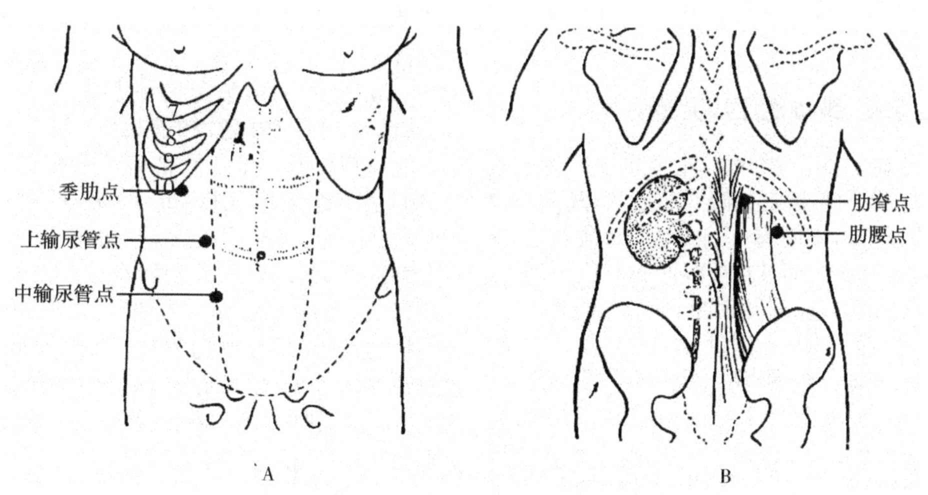

图 3-8-33　肾脏和尿路疾病压痛示意图
A. 腹面；　B. 背面

肋脊点和肋腰点是肾脏的炎症性疾患如肾盂肾炎、肾脓肿和肾结核等常出现的压痛部位。如炎症深隐于肾实质内，可无压痛而仅有叩击痛。季肋点压痛亦提示肾脏病变。上输尿管点或中输尿管点压痛，提示输尿管结石、结核或化脓性炎症。

（五）膀胱触诊

正常膀胱空虚时隐存于盆腔内，不易触到。当膀胱积尿、充盈胀大时，即越出耻骨上缘而在下腹中部触到。膀胱触诊一般采用单手滑行法。患者仰卧屈膝，医师以右手自脐向耻骨方向触摸，触及“肿块”后应鉴别其为膀胱、子宫或其他肿物。膀胱增大多为积尿所致，呈扁圆形或圆形，触之囊性感，不能用手推移；按压时憋胀感，有尿意；排尿或导尿后缩小或消失。借此可与妊娠子宫、卵巢囊肿及直肠肿物等鉴别。

膀胱胀大最常见于尿道梗阻如前列腺肥大或癌、脊髓病，如截瘫所致的尿潴留，也见于昏迷、腰椎或骶椎麻醉后、手术后局部疼痛的患者。长期尿潴留致膀胱慢性炎症，导尿后膀胱亦难以完全回缩。对腹壁菲薄柔软的膀胱结石或肿瘤患者，用双手触诊法，即右手示指戴手套插入直肠内向前方推压，左手四指在耻骨联合向下施压，可在耻骨联合的后方深处触到肿块。

（六）胰脏触诊

胰腺位于腹膜后，相当于第 1～2 腰椎处，胰头及胰颈位于中线偏右，而胰体、胰尾在中线左侧。正常人不能触及。

笔记栏

胰脏病变可在上腹部发现体征。在上腹中部或左上腹有横行呈带状压痛区及肌紧张，并涉及左腰部者，提示胰腺炎症。若起病急，同时有左腰部皮下淤血而发蓝，则提示急性出血坏死型胰腺炎。如在上腹部触及质硬而无移动性横行条索状物，应考虑为慢性胰腺炎。若呈坚硬块状，表面不光滑似有结节，则可能为胰腺癌。胰头癌可出现梗阻性黄疸伴胆囊肿大而无压痛，即 Courvoisier 征阳性。在上腹部肝缘下或左上腹部触到囊性肿物，可能为胰腺囊肿。由于胃位于胰腺前方，故此区肿物需与胃肿瘤鉴别。

四、腹 部 肿 块

除以上脏器外，腹部还可能触及一些包块。包括肿大或异位的脏器、炎症性肿块、囊肿、肿大淋巴结、良恶性肿瘤、胃内结石以及肠内粪块等。因此应注意鉴别，首先应将正常脏器与病理性肿块区别开来。

（一）正常腹部可触到的结构

1. 腹直肌肌腹及腱划 在腹肌发达者或运动员的腹壁中、上部，可触到腹直肌肌腹，隆起略呈圆形或方块，较硬，其间有横行凹沟，为腱划，易误为腹壁肿物或肝缘。但其在中线两侧对称出现，较浅表，于抬头腹肌紧张时更明显，借此可与肝脏及腹腔内肿物区别。

2. 腰椎椎体及骶骨岬 形体消瘦及腹壁薄软者，在脐附近中线位常可触到骨样硬度的肿块，自腹后壁向前突出，有时可触到其上方有搏动，此即腰椎（L4～L5）椎体或骶骨岬（S1）向前突出处。初学者易将其误为后腹壁肿瘤。在其左前方常可触及腹主动脉搏动。

3. 乙状结肠粪块 正常的乙状结肠可用滑行触诊法触及，内存粪便时尤然，为光滑索条状物，无压痛，可被推动。当内有干结粪块时，可触到类圆形或较粗索条状物，可有轻压痛，易误为肿瘤。为鉴别起见，可于“肿块”部位皮肤上做标志，隔日复查；若于排便或清洁灌肠后“肿块”移位或消失，即可明确。

4. 横结肠 较瘦的正常人于上腹部可触到一中间下垂的横行索条状物，如腊肠粗细，光滑柔软，滑行触诊时可被推动，此即横结肠。有时冗长的横结肠可下垂至脐部以下，呈“U”字形，因其上、下缘均可触知，一般不难与肝缘区别。

5. 盲肠 除腹壁过厚者外，大多数正常人在右下腹 McBurney 点稍上内方可触到盲肠，如圆柱状，其下部呈梨状扩大的盲端，稍能移动，表面光滑，无压痛。

笔 记 栏

（二）异常肿块

腹腔内肿大、异位的脏器，良、恶性肿瘤，囊肿或脓肿，炎性组织粘连或肿大的淋巴结等，均可形成包块。若触到包块，要鉴别其来源于何种脏器，是炎症性还是非炎症性，是实质性还是囊性，是良性还是恶性，在腹腔内还是在腹壁上。因此，触诊腹部包块时必须注意下列各点。

1. 部位 某些部位的肿块常来源于该部的脏器，如上腹中部触到肿块可能为胃或胰腺的肿瘤、囊肿或胃结石（可以移动）；右肋下肿块常与肝和胆有关；两侧腹部的肿块常来自结肠；脐周或右下腹不规则的、有压痛的肿块常为结核性腹膜炎所致肠粘连；下腹两侧类圆形、可活动、有压痛的肿块可能系腹腔淋巴结肿大；位置较深、坚硬、不规则的肿块则可能为腹膜后肿瘤；卵巢囊肿多有蒂，可在腹腔内游走；腹股沟韧带上方的肿块可能来自卵巢及其他盆腔器官。

2. 大小 凡触及的肿块均应测量其上下（纵长）、左右（横宽）和前后径（深厚）。前后径一般难以测出，可大概估计。也可以用众所周知的实物作比拟，如鸡蛋、拳头、核桃等，使描述形象化。明确肿块大小，以便于动态观察。巨大肿块多发生于卵巢、肾、肝、胰和子宫等实质性脏器，且以囊肿居多。腹膜后淋巴结结核和肿瘤也可达到可观的程度。胃、肠道肿物很少超过其内腔横径，因为未达横径长度就已出现梗阻。若肿块大小形态多变，甚至自发消失，则可能是痉挛、充气的肠袢。

3. 形态 应注意肿块的形状、轮廓、边缘和表面是否规则。圆形且表面光滑的肿块多为良性，以囊肿或淋巴结居多。形态不规则，表面凹凸不平且坚硬者，应多考虑恶性肿瘤、炎性肿物或结核性肿块。短时间内形态多变的，索条状或管状肿物，可能为蛔虫团或肠套叠。若在右上腹触到边缘光滑的卵圆形肿物，应疑为胆囊积液。左上腹有明显切迹的肿块多为脾脏。

4. 质地 实质性的肿块质地可能柔韧、中等硬或坚硬，见于肿瘤、炎性或结核浸润块，如胃癌、肝癌、回盲部结核等。囊性肿块质地柔软，见于囊肿、脓肿，如卵巢囊肿、多囊肾等。

5. 压痛 炎症性包块及部分肿瘤有明显压痛，无压痛的包块多系囊肿。若右下腹肿块压痛明显，常为阑尾脓肿、肠结核或克罗恩病等。与脏器有关的肿瘤压痛轻重不等。

6. 搏动 消瘦者可以在腹部见到或触到动脉的搏动。若在腹中线附近触到明显的膨胀性搏动，则应考虑腹主动脉或其分支的动脉瘤，有时伴有震颤。

7. 移动度 随呼吸而上下移动的肿块，多为肝、脾、胃、肾或其肿物。胆囊附在肝下，而横结肠借胃结肠韧带与胃相连，故其肿物亦随呼吸而上下移动。肝脏和胆囊的移动度大，不易用手固定；能用手推动的肿块可能来自胃、肠或肠系膜；移动度大的多为带蒂的肿物或游走的脏器。局部炎性肿块、脓肿及腹膜后壁的肿瘤一般不能移动。

此外，还应注意所触及的肿块与腹壁及皮肤的关系，以区别腹腔内、外的病变。

五、液波震颤

腹腔内有大量游离液体时，触诊可感到液波震颤(fluid thrill)，或称波动感(fluctuation)。检查时患者平卧，医师以一手掌面贴于患者一侧腹壁，另一手四指并拢屈曲，用指端叩击对侧腹壁(或以指端冲击式触诊)，若腹腔内有大量液体，则贴于腹壁的手掌有被液体波动冲击的感觉，即波动感。为防止腹壁本身的震动传至对侧，可让助手将手掌尺侧缘压于脐部腹中线上，即可阻止之(图 3-8-34)。

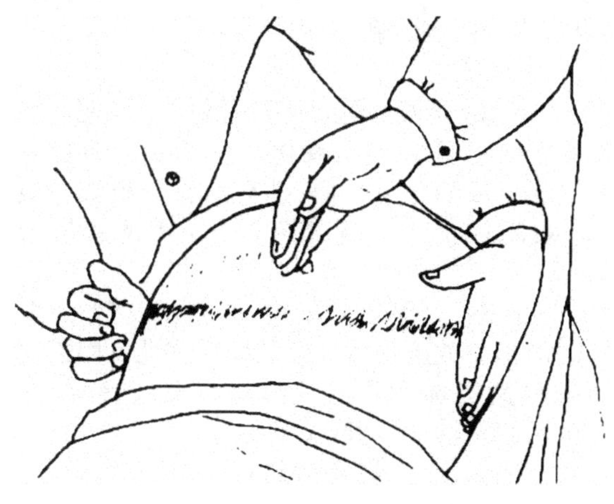

图 3-8-34 液波震颤检查法

用此法检查腹水，其量在 3000～4000ml 以上方能查出，不如移动性浊音敏感。

六、振水音

在胃内存留大量液体及气体时，可出现振水音(succussion splash)。检查时嘱患者仰卧，医生以一耳凑近上腹部，同时以冲击触诊法振动胃部，即可听到气、液体撞击的声音；亦可将听诊器鼓型体件置于上腹部听诊。正常人在餐后或饮进大量流汁后可有上腹部振水音，但若在清晨空腹或餐后 6～8 小时以上仍听到此音，则提示胃出口梗阻或胃扩张。

附：腹部体检纲要和结果记录举例

主要内容	结果记录举例
视诊	
1. 外形	平坦或膨隆或凹陷
2. 腹壁	见或未见皮疹、色素沉着、腹纹、瘢痕、疝；脐、腹股沟未见异常，体毛分布正常
3. 腹壁静脉	见或未见
4. 腹式呼吸	存在
5. 胃肠型和蠕动波	见或未见
6. 上腹部搏动	见或未见
听诊	
1. 肠鸣音	一次/分
2. 血管杂音	未闻及或可闻及，部位
叩诊	
1. 腹部叩诊音	鼓音
2. 肝脏界限	肝上下界 1cm
3. 肝区叩痛	有或无肝区叩痛
4. Traube 区及脾脏叩诊	Traube 区大小，是否可及脾脏
5. 脾区叩痛	有或无叩痛
6. 移动性浊音	可叩及或未叩及
7. 膀胱叩诊	浊音
8. 肋脊角叩痛	有或无叩痛
触诊	
1. 腹壁紧张度	软，有或无张力增高
2. 压痛与反跳痛	有或无压痛与反跳痛
3. 脏器触诊	
(1)肝脏	肋下 1cm，质地，边缘，有或无压痛，表面是否光滑
(2)脾脏	未及或可及，质地，边缘，表面是否光滑
(3)胆囊	未及或可及，胆囊区压痛，Murphy 征阳性或阴性
(4)肾脏	未及或可及，有或无压痛或肿块
(5)膀胱	未及或可触及
4. 腹部肿块	未及或可触及
5. 波动感	有或无波动感
6. 振水音	有或无振水音

(吴　静)

第六节 腹部异常发现及其鉴别

一、腹水

案例 3-8-1

患者，女，46 岁。因“纳差、乏力 2 个月，腹胀 1 周”入院。患者 2 个月来食欲下降，尤厌油腻食物；明显乏力；近 1 周腹胀，尿量减少，自觉腹围增大。既往有“肝炎”

笔记栏

病史5年余。绝经已3年。查体：体温36.7℃，脉搏84次/分，呼吸24次/分，血压95/65mmHg，慢性肝病面容，巩膜轻度黄染，颈部见两枚蜘蛛痣，心肺无异常，全腹膨隆，呈蛙腹，腹壁浅静脉显露，脐稍凸，腹软，无压痛及反跳痛，未触及包块，肝未触及，脾（冲击触诊法）肋下4cm，质中，液波震颤（+），移动性浊音（+），两下肢轻度凹陷性水肿。

问题：

1. 该患者突出的腹部症状和体征有哪些？引起这些临床表现的原因是什么？
2. 本患者的病因最可能是什么？
3. 为证实诊断需进一步做哪些检查？

正常情况下腹腔内所含液体不超过200ml，起局部润滑作用。当腹腔内积聚过量液体即称为腹腔积液或腹水（ascites）。腹水可由多种疾病引起，既可单独存在，也可与其他浆膜腔（左、右胸腔，心包腔等）积液同时存在，还可为全身水肿的突出表现之一。

【病因】

1. 肝脏疾病 是引起腹水的最常见原因，包括各种病因引起的肝硬化、肝癌、重症肝炎。

2. 心血管系统疾病

（1）心脏病变：右心衰竭、心包积液、慢性缩窄性心包炎。

（2）血管病变：门静脉血栓形成、肝静脉—下腔静脉阻塞综合征（Budd-Chiari综合征）等。

3. 腹膜病变 各种病因引起的腹膜炎，如急性化脓性腹膜炎、自发性细菌性腹膜炎、结核性腹膜炎；原发性或转移性腹膜肿瘤；结缔组织病如系统性红斑狼疮合并浆膜炎等。

4. 肾脏病变 肾炎、肾病综合征等。

5. 腹腔内及腹膜后脏器病变

（1）女性生殖系统疾病：宫外孕破裂、黄体破裂、卵巢囊肿破裂，Meigs综合征（卵巢纤维瘤伴腹水、胸水）。

（2）实质性脏器病变：肝、脾破裂，原发性肝癌结节破裂，肝脓肿破裂；慢性胰腺炎、胰腺损伤等致胰管破裂。

6. 营养缺乏 低白蛋白血症、维生素B_1缺乏。

7. 淋巴系统病变 腹腔或腹膜后肿瘤、胸腔或纵隔肿瘤、丝虫病及外伤等引起淋巴管或胸导管阻塞与损伤。

【发生机制】

正常人体液不断从腹膜、肠系膜毛细血管漏出，进入腹腔；并经毛细血管和毛细淋巴管回流，两者处于动态平衡。正常腹膜每天最多只能从腹腔吸收900ml左右液体。若体液进入腹腔超过其从腹膜吸收的速度，即有过多液体积聚在腹腔内，形成腹水。

腹水发生机制与产生水肿的机制相似，包括毛细血管内静水压增高，血浆胶体渗透压降低，淋巴液外漏及回流受阻，肾脏血流动力学变化、内分泌异常致水、钠潴留和腹膜、肠系膜毛细血管壁通透性增加等。不同病因引起腹水的机制不尽相同，而且常常是数种因素共同参与的结果。以临床最常见的肝硬化腹水为例，其发生机制主要涉及：①门静脉高压，使肝窦和肠系膜毛细血管内的静水压增高。②肝脏合成白蛋白减少，血浆胶体渗透压降低。③肝淋巴液生成过多，超过胸导管引流负荷，淋巴液溢出肝包膜形成腹水。④交感神经系统、肾素-血管紧张素-醛固酮系统和血管升压素非渗透性释放系统被激活，使肾血管阻力增高、肾小球滤过率下降、肾小管重吸收Na^+增加。

【诊断与鉴别诊断】

1. 腹水的识别

（1）症状：患者常感腹胀、腹痛、食欲缺乏，有时因短期内体重增加、腹围增大，而误认为肥胖所致。大量腹水使横膈上抬，呼吸运动受限，患者可有呼吸困难和心悸。

（2）体征：

1）视诊：全腹膨隆，外形可随体位改变而变化，平卧时可呈蛙腹（肝硬化）、尖腹（结核性腹膜炎）。腹壁浅静脉可显露，甚至曲张。腹式呼吸运动减弱或消失。脐部可突出，严重者形成脐疝。

2）触诊：大量腹水或腹膜炎时，腹壁紧张度常增加；但排放腹水后全腹紧张度减低。腹部可有压痛，腹膜炎时且有反跳痛。大量腹水（>3000ml）可有液波震颤（波动感）。

3）叩诊：当游离腹水超过1000ml时，可叩及移动性浊音。

4）听诊：少量腹水时，嘱患者取肘膝位，在腹部可听到搔弹音的改变（水坑征）。

（3）辅助检查：B超是证实腹水的最可靠、简便的方法，并能估计腹水量。必要时也可做CT检查。

2. 鉴别诊断

（1）肥胖：平卧时腹部常呈球形；肥胖的老年人也可呈蛙腹，但脐凹陷，无波动感，也叩不出移动性浊音。

（2）胃肠胀气：腹部膨隆，叩诊为鼓音，一般无移动性浊音。但胃肠腔内有大量液体潴留时，也可能叩出移动性浊音，此时多有肠梗阻的表现。

（3）巨大卵巢囊肿：腹部膨隆，卧位或立位时都以脐区膨出为著，脐向上移；腹部外形多不对称，脐至两侧髂前上棘的距离不等。最大腹围在脐水平以下。患者仰卧时，叩诊脐区浊音，腹两侧为鼓音区，无移动性浊音。还可做尺压试验：用一木尺横置脐上，加压时木尺可随腹主动脉搏动；而腹水无此征。

（4）腹内其他囊肿与肾盂积水：腹膜后、胰腺、大网膜、肠系膜的巨大囊肿或肾盂积水均可引起腹部膨隆，但腹部外形不对称，无移动性浊音。影像学检查可确诊。

案例 3-8-1 分析 1

1. 患者的突出腹部症状是腹胀和腹围增大。突出的腹部体征是全腹膨隆，呈蛙腹，脐稍凸，腹壁浅静脉显露，脾大，液波震颤（＋），移动性浊音（＋）。

2. 引起这些临床表现的原因是有大量腹水形成。

3. 腹水类型与病因诊断 凡腹水患者均应做诊断性腹腔穿刺，抽取腹水，送常规检查，并根据需要做特殊实验室检查。腹水有漏出液和渗出液之分。

（1）漏出液的病因：最常见的病因为失代偿期肝硬化，还见于重症肝炎、肾病综合征、右心衰竭、心包压塞、缩窄性心包炎及低白蛋白血症等。问诊应注意有无乏力、食欲缺乏、心悸、呼吸困难、水肿及其特点；既往有无肝炎史、血吸虫疫水接触史，有无酗酒史等。体检应注意有无贫血、黄疸、蜘蛛痣、肝掌、发绀、颈静脉怒张，心脏有无异常体征，有无奇脉，有无腹壁静脉怒张、肝大、脾大，有无肝—颈静脉回流征，有无下肢凹陷性水肿等。进一步检查血、尿常规，肝、肾功能，超声心动或B超等。

（2）渗出液的病因：在众多病因中常见的有化脓性、结核性腹膜炎，原发性或继发性腹膜肿瘤。腹膜的原发性肿瘤主要为间皮瘤，很少见，继发性肿瘤临床多见，可由胃、结肠、肝、胰、肾、前列腺或女性生殖系统等部位的恶性肿瘤转移而来。问诊要点包括：腹痛的特点、部位、程度，有无畏寒、发热、盗汗，有无食欲缺乏、排便习惯改变、便血及尿血等；既往有无肝炎、结核病史，有无消化性溃疡病史；女性患者应详细了解月经史。体检应注意有无贫血、消瘦、左锁骨上淋巴结肿大，腹部压痛及部位，腹壁紧张度，有无板状腹或揉面感，有无腹块、肝大等，肝浊音界是否存在。急性化脓性腹膜炎常继发于消化道穿孔（如溃疡穿孔）或腹腔内脏器炎症（如阑尾炎）播散，一般凭病史、体检及腹水常规等检查不难诊断。自发性细菌性腹膜炎常发生于失代偿期肝硬化腹水病人，腹水性质介于漏出液和渗出液之间，腹水多形核粒细胞大于 $2.5\times10^8/L$。其他病因的渗出液常需进一步检测腹水特殊项目。根据需要选择内镜和各种影像学检查；特别是腹腔镜检查，可在直视下夹取活组织行病理检查，对鉴别渗出液的性质很有价值。

案例 3-8-1 分析 2

1. 患者的病因最可能是失代偿期肝硬化。依据有：现病史纳差、乏力 2 个月；既往有“肝炎”史 5 年余，较早绝经；体检呈慢性肝病面容，巩膜轻度黄染，蜘蛛痣，脾大。

2. 为证实诊断，该患者还必须检查：血、尿常规，肝、肾功能，乙型肝炎病毒标志物，B超探查腹部，诊断性腹腔穿刺，检测腹水常规等。

综上所述，对腹水患者宜按下列程序处理：确定有无腹水→判断腹水的性质（漏出液或渗出液）→诊断腹水的病因→相应的治疗措施。

（杨大明）

二、腹 部 肿 块

案例 3-8-2

患者，女性，28 岁。因“腹泻伴右下腹包块半年余”入院。

半年来反复出现腹泻，粪便糊状，时有腹泻与便秘交替，并有关节酸痛，低热。查体：体温 38.2℃，消瘦，腹软，右下腹触及可疑肿块，境界欠清，约 8cm×5cm，质地中等，压痛，移动范围小。既往有“肺结核”病史。

问题：

1. 患者的典型症状和体征是什么？
2. 患者的病因和诱因有哪些？
3. 患者伴随的症状和体征有哪些？

腹部肿块（abdominal mass）是常见的腹部体征，可由很多病因引起，如炎症、肿瘤、寄生虫、梗阻、先天发育异常引起的脏器肿大和脏器移位等。肿块可位于腹壁、腹腔内或腹膜后。诊断有时困难，必须认真询问有关病史，仔细检查腹部，应结合各方面临床资料进行分析，加以鉴别。

【病因】

1. 炎症性 肝炎、胆囊积液、消化性溃疡慢性穿孔、阑尾脓肿、回盲部结核、盆腔结核、肾结核等引起的脏器肿大及形成异常肿块。

2. 肿瘤性 肝癌、胆囊癌、胃癌、结肠癌、卵巢癌、子宫肌瘤、肾癌、卵巢囊肿、卵巢癌、白血病浸润脾脏及腹膜后肿瘤等。

3. 梗阻性 幽门梗阻、肝淤血、肠套叠、肠扭转、肠梗阻、尿潴留、肾盂积水等。

4. 先天性 胆总管囊肿、多囊肾、肝囊肿等。

5. 寄生虫性 肝棘球蚴病、肠蛔虫症、晚期

笔记栏

血吸虫病致脾大等。

6. 其他 脂肪肝、肝糖原累积症、腹壁疝、腹壁纤维瘤、脂肪瘤、游走脾、游走肾等。

【体征】

1. 全身检查 应注意一般情况，营养状况，有无贫血、黄疸等。

2. 腹部肿块的位置 首先应辨别肿块来自腹壁或腹腔内，其次应区别肿块位于腹腔内或腹膜后。若为腹腔内肿块，则根据脏器在体表投影，从其所在位置推测其来源。

3. 肿块的大小、形态、质地、压痛、活动度、数目、有无搏动和震颤。

案例 3-8-2 分析 1

患者的典型症状为腹泻，糊状便；典型体征是右下腹触及可疑肿块。

【伴随症状】

(1) 炎性肿块常伴发热，肿块部位疼痛。

(2) 良性肿块生长速度缓慢，病程较长，一般不伴全身症状。恶性肿块常伴有食欲缺乏、消瘦、贫血等。

(3) 伴有黄疸多为肝、胆、胰病变。黄疸进行性加深，且扪及无压痛性肿大的胆囊，常为胰头癌的体征。

(4) 肿块伴消化道出血多考虑胃肠道器质性病变。

(5) 肿块伴呕吐和腹部绞痛多为胃肠道梗阻性病变。

(6) 肿块伴有尿频、尿急、尿痛等症状，常提示肾、膀胱病变。

(7) 肿块伴月经周期紊乱，多提示卵巢、子宫病变。

(8) 伴腹泻者可能为胃肠恶性肿瘤、肠结核、克罗恩病及血吸虫性肉芽肿。

【伴随体征】

(1) 炎性肿块常有腹肌紧张、压痛、发热、外周血白细胞计数增高。

(2) 来自肝、脾、胆、肾、胃、横结肠及大网膜的肿块可随呼吸运动而上下移动。

(3) 小肠肿块和肠系膜肿块可随体位左右移动，活动度较大。

(4) 血管瘤、三尖瓣关闭不全致肝淤血肿大时，可扪及肝脏扩张性搏动。

(5) 肝棘球蚴病时，肝震颤试验阳性，即用右手手指末端的掌面按在肿大的肝脏表面，稍用力按压片刻可有一种特殊的震颤感。

案例 3-8-2 分析 2

患者的伴随症状为排便习惯改变和关节酸痛。伴随体征为低热。

笔 记 栏

【问诊及查体要点】

1. 部位 某些部位的肿块常来源于局部的脏器，如上腹中部触到肿块常为胃或胰腺的肿瘤、囊肿或胃内结石；右肋下肿块常与肝和胆有关；两侧腹部的肿块可能为结肠的肿瘤；脐周或右下腹不规则、有压痛的肿块常为结核性腹膜炎所致肠粘连；下腹两侧类圆形、可活动、有压痛的肿块可能系腹腔淋巴结肿大；位置较深、坚硬不规则的肿块则可能系腹膜后肿瘤；卵巢囊肿多有蒂，故可在腹腔内游走；腹股沟韧带上方的肿块可能来自卵巢及其他盆腔器官。但应注意，解剖部位只能作为定位诊断的参考，有时腹部肿块的发展可能超出原病变脏器的部位；还应考虑到解剖变异的可能，如游走脾或游走肾可远离正常解剖位置。

2. 大小 凡触及肿块均应测量其上下(纵长)、左右(横宽)和前后径(深厚)。明确肿的大小便于动态观察。也可以用公认的实物，如鸡蛋、拳头、核桃等比拟肿块大小，使描述形象化。巨大肿块多发生于卵巢、肾、肝、胰和子宫等实质性脏器，以囊肿居多。腹膜后淋巴结结核和肿瘤也可达到很大的程度。胃、肠道肿物很少超过其内腔横径，因为未达横径长度就已出现胃肠梗阻而被发现，如肿块大小变异不定，甚至自行消失，则可能是痉挛、充气的肠袢。

3. 形态 触到肿块应注意其形状、轮廓、边缘和表面是否平整。圆形且表面光滑的肿块多为良性。形态不规则、表面凸凹不平且坚硬者，应多考虑恶性肿瘤、炎性肿物或结核性肿块。炎性肿块的轮廓多不清楚。索条状或管状肿物，短时间内形态多变者，可能为蛔虫团或肠套叠。如在右上腹触到边缘光滑的卵圆形肿物，应疑为胆囊积液。左上腹有明显切迹的肿块多为肿大的脾脏。

4. 质地 实质性肿块质地可能柔韧、中等硬或坚硬，见于肿瘤、炎性或结核浸润块。肿块若为囊性，质地柔软，见于囊肿、脓肿。

5. 压痛 急性炎性肿块常有明显压痛，甚至伴局部腹肌紧张；如右下腹压痛明显的肿块，多为阑尾脓肿。慢性炎性肿块如肠结核或克罗恩病等可仅有压痛或压痛不明显。肿瘤压痛可轻重不等。

6. 搏动 如在腹中线附近触到明显的膨胀性搏动，则应考虑腹主动脉或其分支的动脉瘤，有时尚可触及震颤。

7. 移动度 肝、脾、胃、肾或其肿物随呼吸而上下移动。胆囊附在肝下，而横结肠借胃结肠韧带与胃相连，故两者的肿物亦随呼吸而上下移动。肝脏和胆囊的移动度大，不易用手固定。如果肿块能用手推动，可能来自胃、肠或肠系膜。

移动度大的多为带蒂的肿物或游走的脏器。局部炎性肿块或脓肿及腹腔后壁的肿瘤,一般不能移动。

8. 其他 还应注意肿块与腹壁和皮肤的关系,以确定肿块在腹壁抑或腹腔内。

案例 3-8-2 分析 3

结合患者为年轻女性,既往有肺结核病史,考虑右下腹肿块的病因可能为肠结核。

(吴 静)

三、肝 大

案例 3-8-3

患者,男,40 岁。因"右上腹不适、乏力 12 年,右上腹包块 1 个月"入院。

患者近 12 年常感右上腹不适、乏力。1 个月来发现右上腹包块,消瘦较著;无发热、畏寒。既往有"乙肝大三阳"病史。

查体:体温 36.8℃,脉搏 72 次/分,呼吸 16 次/分,血压 120/80mmHg。浅表淋巴结(—),肝掌(+),颈部数枚蜘蛛痣。两肺呼吸音清。心率 72 次/分,各瓣膜区未闻及杂音。右上腹局部稍隆起,肋弓下可触及一包块,随呼吸上下移动,表面高低不平,边缘不光整,质地Ⅲ度,下缘于肋下 5cm;脾肋下 6cm,质地Ⅱ度。

问题:

1. 患者的典型症状和体征是什么?
2. 患者伴随的症状和体征有哪些?
3. 患者的病因是什么?

【定义】

正常成人的肝脏一般触不到,腹壁松软的瘦人深吸气时右肋缘下触及肝脏下缘,但在 1cm 以内,剑突下多在 3cm 以内,表面光滑,质地柔软,无压痛。当肝下缘超出上述标准时,可能是肝脏肿大,亦可能是肝脏下移,此时可用叩诊法叩出肝上界,如相应下降,则为肝下移;反之,肝上界升高或正常,则为肝大。肝下移常见于肺气肿、右侧胸腔大量积液和严重胸廓畸形。在体格检查中对肝脏进行触诊,应结合病史,肝的位置、形态、质地、呼吸移动度、有否压痛及其他检查结果,确定是否有肝大存在。肝大可由许多疾病引起,病理性肿大质地多不正常,表面不光滑,有压痛。

【病因】

1. 感染

(1) 病毒性感染:病毒性肝炎、传染性单核细胞增多症及巨细胞病毒感染等。

(2) 细菌性感染:细菌性肝脓肿、急性梗阻性化脓性胆管炎、肝结核、布鲁杆菌性肝病及肝梅毒等。

(3) 寄生虫性感染:阿米巴肝病、疟疾、黑热病、血吸虫病、华支睾吸虫病、肝棘球蚴病及卫氏并殖吸虫病等。

2. 肝淤血 右心充血性心力衰竭、缩窄性心包炎、心包积液及急性心包压塞等。

3. 胆汁淤积 原发性胆汁性肝硬化、胰头癌及肝内、外胆道梗阻等。

4. 中毒 某些药物和化学毒物。

5. 代谢异常 脂肪肝、肝淀粉样变性、血色病、肝豆状核变性(Wilson 病)及肝糖原累积病等。

6. 免疫损伤 系统性红斑狼疮、类风湿关节炎、系统性硬化及干燥综合征等。

7. 良、恶性肿瘤 原发性肝癌、继发性肝癌、肝海绵状血管瘤、先天性多囊肝、孤立性先天性肝囊肿、原发性肝肉瘤、肝脏炎性假瘤及肝脏结节性再生性增生等。

8. 其他因素 白血病、红白血病、淋巴瘤、恶性组织细胞病、真性红细胞增多症及艾滋病等。

【发生机制】

肝大的形成机制涉及:①因炎症导致肝脏血管充血、组织水肿、炎性细胞浸润和其他炎性物质渗出,或因肝细胞变性肿胀,肝脏单核-吞噬细胞系统受刺激而大量增生。②因内、外胆道梗阻而致胆汁淤积,造成肝大。③各种原因导致肝静脉回流受阻时,肝脏因充血而肿大。④脂肪、糖原、类脂质、淀粉样物质、铜或铁沉积在肝脏,使之肿大。⑤良、恶性肿瘤和囊肿均可使肝脏增大。⑥此外,各种血液病和浸润性疾病可致肝大。

【体征】

1. 视诊 右上腹局限性隆起,重度肝大可致腹式呼吸运动减低。

2. 触诊 右上腹肿块随呼吸上下移动,轻度肝大——肋下小于 3cm,中度肝大——肋下 3～5cm,重度肝大——平脐;质地可由软～硬(因病变性质不同);局限性剧烈压痛常提示肝脓肿,弥漫性轻度压痛见于肝周围炎、肝炎等;震颤感常提示肝棘球蚴病;肝-颈静脉回流征阳性提示右心衰竭、缩窄性心包炎、心包积液等。

3. 叩诊 肝浊音区扩大(大于 11cm);叩击痛阳性常表示肝脓肿(如疑肝癌尽量不做该试验)。

4. 听诊 肝区闻及摩擦音提示肝周围炎,闻及血管杂音常表示肝癌。

笔记栏

案例 3-8-3 分析 1

1. 患者的典型症状是右上腹不适和乏力，近期发现右上腹包块伴消瘦。

2. 结合查体发现：右上腹局部稍隆起，肋弓下触及一包块，随呼吸上下移动，表面高低不平，质地Ⅲ度，下缘于肋下 5cm。可考虑该患者有肝大。

【伴随症状及体征】

(1) 起病时短暂发热提示急性病毒性肝炎；寒战、高热，伴有明显的毒血症提示细菌性肝脓肿、胆囊炎、胆管炎及全身感染累及肝脏者；少数原发性肝癌患者持续高热或周期性发热；肝结核、肝结节病、肉芽肿性肝炎可引起长期发热。

(2) 肝区隐痛多为病毒性肝炎；肝区剧烈而持续的疼痛，随体位改变或咳嗽而加剧多提示肝脓肿、肝癌；疼痛位于右上腹或中上腹，并放射至背部，伴有发热、黄疸等症状提示胆囊炎、胆管炎；肝区疼痛伴有嗜酸粒细胞升高者应考虑急性血吸虫病、华支睾吸虫病等。

(3) 发热、乏力和消化道症状数天之后出现黄疸多为黄疸型病毒性肝炎，若有用药史者提示药物性肝炎；腹绞痛后出现黄疸提示胆管结石；黄疸发生于年龄较大患者，起病缓慢，黄疸逐渐加深，伴有皮肤瘙痒、陶土色粪便、消瘦、乏力等提示胰头癌、壶腹癌及胆管癌等。

(4) 病人是否来自血吸虫病、棘球蚴病、疟疾、黑热病流行地区，有无食生鱼、生蟹史，均有助于寄生虫病性肝大的诊断。病毒性肝炎常有肝炎接触史、输血或注射史。

(5) 肝脏质软为急性肝炎；肝脏质韧见于慢性肝炎及肝淤血；肝脏质地坚硬见于肝硬化、晚期血吸虫病及肝癌等。

(6) 伴蜘蛛痣和肝掌见于慢性肝实质性病变。

(7) 伴紫癜、牙龈出血等见于严重的肝脏疾病、长期胆汁淤积性黄疸、血液病、钩端螺旋体病等。

案例 3-8-3 分析 2

1. 结合患者的伴随症状右上腹不适、乏力、纳差 6 年史提示慢性肝病。

2. 结合患者的伴随体征肝掌、蜘蛛痣和脾大，可进一步考虑肝硬化的诊断。

【问诊要点】

1. 流行性病史 包括患者是否来自血吸虫病、疟疾及黑热病流行地区；有无食生鱼、生蟹史，肝炎接触史，输血或注射史，用药史。

2. 年龄 肝硬化、胰头癌、壶腹癌及胆管癌多见于中年以上患者；血吸虫病以青壮年为多；血色病、肝豆状核变性及肝糖原累积病见于儿童和青少年。

3. 病程 急性感染，肝大的病程短；慢性感染、寄生虫病、肝硬化、右心衰竭及缩窄性心包炎等，肝大的病程较长。

4. 伴随症状 如上所述。

5. 诊治情况 肝功能试验、病毒标志物、肿瘤标志物(包括 AFP)、血常规、腹部超声、CT 及肝穿刺活检等检查。

案例 3-8-3 分析 3

结合患者为 40 岁的中年人，既往有“乙肝大三阳”病史，考虑病因为乙型肝炎后肝硬化伴原发性肝癌。

(杨大明)

四、脾　　大

案例 3-8-4

患者，男，42 岁。因“右上腹不适、乏力 6 年，左上腹包块 1 个月”入院。

患者近 6 年常感右上腹不适、乏力，有时食欲不振。1 个月来发现左上腹包块，无腹痛、腹泻，无发热、畏寒。既往有“乙肝大三阳”病史。

查体：体温 36.8℃，脉搏 72 次/分，呼吸 16 次/分，血压 120/80mmHg。浅表淋巴结(—)，肝掌(＋)，颈部数枚蜘蛛痣。两肺呼吸音清。心率 72 次/分，各瓣膜区未闻及杂音。左上腹浅隆起，肋弓下可触及一包块，表面光滑，边缘有切迹，质地Ⅱ度，下缘于肋下 5cm。肝肋下未触及。

问题：

1. 患者的典型症状和体征是什么？

2. 患者伴随的主要症状和体征有哪些？

3. 患者的病因是什么？

【定义】

脾是实质性器官，位于左季肋深部，上极邻近横膈，下极在左肋弓上方，表面恰与第 9～11 肋相对，长轴与第 10 肋一致。无论何种体位，正常脾在肋弓下不能触及。在立位、内脏下垂、左侧胸腔积液或气胸以及肺气肿等情况，因左膈位置较低，使脾下移而可触及。除此以外，凡脾可触及者均表示有脾大(splenomegaly)。

检查脾脏除常规应用触诊法外，必要时可用叩诊法检查脾区的浊音界有无扩大(正常脾浊音界在左腋中线第9～11肋之间，宽度4～7cm，前方不超过腋前线)，或经B超、CT检查加以确定。脾大一般反映脾脏有器质性病理改变，应注意其形态、质地、表面情况，有无压痛、摩擦音和摩擦感等体征。触诊脾脏时患者一般采取仰卧位，两腿屈起并稍分开，缓缓做腹式呼吸，使腹肌松弛。如肿大脾位置较深可采用双手触诊法进行检查。如脾轻度肿大仰卧不易触知，可嘱患者右侧卧位，右下肢伸直，左下肢屈曲，肋弓下深部触诊，如能触到脾下缘亦属脾大。

【病因】

1. 感染

(1) 急性感染：细菌、病毒、真菌及寄生虫等。

(2) 慢性感染：慢性病毒性肝炎、慢性血吸虫病、慢性疟疾、结核病及黑热病等。

2. 免疫紊乱 系统性红斑狼疮、类风湿关节炎及结节病等。

3. 其他 脾淤血、肝硬化、班替(Banti)综合征、巴德-基亚里综合征、门静脉血栓或癌栓、慢性右心衰竭及缩窄性心包炎等。

4. 肿瘤

(1) 血液系统肿瘤：急、慢性白血病，恶性淋巴瘤及真性红细胞增多症等。

(2) 脾原发性肿瘤：血管瘤、淋巴管瘤、血管肉瘤及脾囊肿等。

(3) 脾转移性肿瘤：如食管癌、胃癌、结肠癌、甲状腺癌或恶性黑色素瘤等转移至脾。

5. 红细胞淤积 溶血性贫血，如遗传性球形红细胞增多症、血红蛋白病、免疫性溶血性贫血及葡萄糖-6-磷酸脱氢酶(G-6-PD)缺陷等。

6. 髓样化生 见于慢性溶血性贫血、骨髓纤维化等。

7. 代谢异常因素

(1) 载脂细胞蓄积：尼曼-匹克(Nieman-Pick)病、戈谢(Gaucher)病。

(2) 组织细胞增生：嗜酸性肉芽肿。

(3) 淀粉样变性。

【发生机制】

脾大的形成机制涉及脾脏的淋巴系统反应性增生、肿瘤细胞或充满脂质的巨噬细胞浸润脾脏、髓外造血、巨噬细胞增生以及脾脏血管内淤血等方面。

脾脏白髓是由动脉周围淋巴鞘和淋巴滤泡构成，为机体淋巴系统的一部分。因此，当体内任何一处淋巴组织遭到自身免疫性疾病或某些全身感染性疾病侵袭时，白髓也必然在疾病过程中受累，表现为脾淋巴滤泡激活、生发中心增大伴有变形的淋巴细胞和成熟的浆细胞。

脾脏红髓的扩大主要是髓索的扩大和血窦的扩张，前者主要是异常的血细胞淤积、脾索的细胞构成过盛以及恶性细胞的浸润；后者则主要为充血以及髓外红细胞生成、骨髓纤维变性伴骨髓化生等。另外，脾索的网织细胞系统和脾窦内皮细胞的增生，以及脾内出血和红髓充血等均能导致脾脏肿大。

【体征】

1. 视诊 左上腹局限性隆起，重度脾大可致腹式呼吸运动减低。

2. 触诊 轻度脾大：肋下3cm以内，中度脾大：肋线下3cm至脐水平线，重度脾大：超过脐水平线(图3-8-35)；因病变性质不同质地可由软至硬；压痛常提示脾脓肿、脾周围炎或脾梗死。

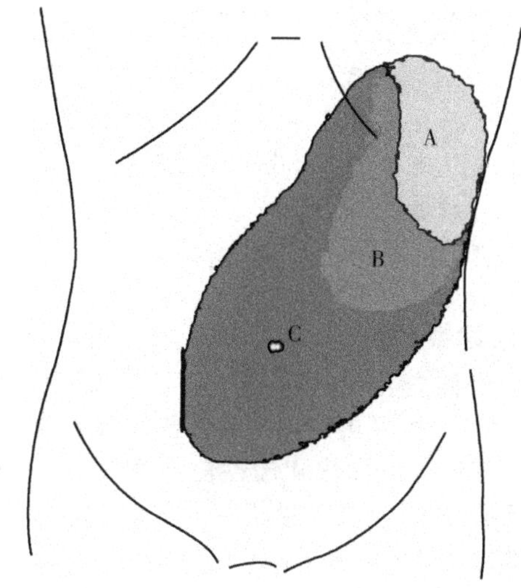

图3-8-35 脾肿大分类法

A. 轻度脾肿大； B. 中度脾肿大； C. 重度脾肿大

3. 叩诊 脾浊音区扩大，叩击痛阳性常表示脾脓肿。

4. 听诊 脾区闻及摩擦音提示脾周围炎，左上腹闻及血管杂音常表示脾动脉瘤。

> **案例3-8-4分析1**
>
> 1. 患者的典型症状是右上腹不适和乏力，近期发现左上腹包块。
>
> 2. 结合查体发现：左上腹浅隆起，肋弓下触及一包块，表面光滑，边缘有切迹，质地Ⅱ度，包块下缘于肋下5cm。可考虑该患者有脾大。

【伴随症状及体征】

1. 乏力、纳差、右上腹不适 提示急性或慢性肝炎。

2. 发热 伴左上腹触及明显压痛的脾脏，提示感染性脾大；发热伴散在瘀点应考虑败血症，同时伴瓣膜杂音者应考虑亚急性细菌性心内膜炎。

3. 贫血 多见于血液系统疾病，如溶血性贫血，急、慢性白血病，原发性血小板减少性紫

笔记栏

癜，恶性组织细胞增生症等。

4. 皮肤色素沉着 常提示肝硬化或血色病。有蜘蛛痣、肝掌或大量呕血和(或)黑粪后脾脏缩小者应考虑肝硬化。

5. 全身淋巴结肿大者 可能为传染性单核细胞增多症、淋巴细胞性白血病、恶性淋巴瘤。

6. 关节炎或关节痛 考虑风湿热、类风湿关节炎。

7. 黄疸多见于肝脏疾病 如病毒性肝炎、坏死后性肝硬化、胆汁性肝硬化。黄疸较轻而有贫血者应考虑溶血性贫血。

8. 肝大者 多见于急性或慢性传染病、血液病、肝硬化和慢性心力衰竭。

案例 3-8-4 分析 2

1. 结合患者的伴随症状：右上腹不适、乏力、纳差已有6年，提示慢性肝病。

2. 结合患者的伴随体征：肝掌和蜘蛛痣，可考虑肝硬化。

【问诊要点】

1. 旅居史和流行季节 疟疾多见于农村，夏秋季发病；血吸虫病见于长江沿岸流行区。

2. 年龄 肝硬化和慢性白血病多见于中年以上患者；血吸虫病以青壮年为多；尼曼-匹克病及戈谢病见于婴幼儿。

3. 病程 急性感染或亚急性感染，脾大的病程短，多为轻度脾大；慢性感染、寄生虫病、肝硬化、慢性白血病等，脾肿大的病程较长，多为中度或重度脾大。

4. 发热与热型 伤寒呈稽留热；疟疾、回归热呈间歇热；布氏杆菌病为波状热；急性血吸虫病有间歇热或弛张热；亚急性细菌性心内膜炎可呈不规则热或持续低热；慢性感染一般无发热，在伴脾周围炎、脾梗死或其他并发症时，则有不同程度发热；霍奇金病多有不规则周期性发热；急性白血病大多呈不规则发热。

5. 伴随症状 脾大伴有出血倾向者，常见于急性白血病、原发性血小板减少性紫癜、恶性组织细胞增生症；大量呕血和黑粪后肿大脾脏缩小者应考虑肝硬化；肝区隐痛、食欲缺乏、乏力等症状应疑为病毒性肝炎；伴有关节炎或关节痛常见于风湿热、类风湿关节炎。

案例 3-8-4 分析 3

结合患者为42岁的中年人，既往有“乙肝大三阳”病史，考虑病因为乙型肝炎后肝硬化。

(杨大明)

五、腹膜刺激征

案例 3-8-5

患者，男，38岁。因“持续性腹部剧痛1天，伴恶心、呕吐4次”入院。1天前患者饮酒后出现腹部持续剧烈疼痛，最初位于上腹部，后逐渐波及全腹，恶心、呕吐4次，为胃内容物，吐后腹痛并未缓解。

查体：体温39℃，脉搏112次/分，呼吸16次/分，血压90/60mmHg。急性病容，两肺呼吸音清，心率112次/分，各瓣膜区未闻及杂音。全腹腹肌紧张、压痛和反跳痛，肝浊音界存在。

问题：

1. 患者的典型症状和体征是什么？
2. 患者的伴随症状和体征是什么？
3. 患者的病因是什么？

【定义】

腹膜刺激征(peritoneal irritation sign)是脏腹膜或壁腹膜对细菌、化学、物理或异物损害所产生的防御反应，表现为腹壁紧张度增加、腹部压痛(tenderness)和反跳痛(rebound tenderness)。其程度与病因、病变程度、患者的年龄和体质等有关。有时也见于腹部以外脏器病变引起的牵涉反应。

【病因】

1. 腹腔脏器疾病

(1) 腹内脏器穿孔：以急性阑尾炎穿孔最为常见，其次是胃、十二指肠溃疡穿孔，胃癌、结肠癌穿孔，胆囊穿孔，炎症性肠病和肠伤寒穿孔等。

(2) 腹内脏器炎症：如阑尾炎、胰腺炎、出血坏死性肠炎、胆囊炎、克罗恩病、憩室炎及女性生殖器官的化脓性炎症等。

(3) 空腔脏器痉挛：铅中毒、胆囊或胆道结石、输尿管或膀胱结石等。

(4) 腹部钝性或穿透性损伤：肝破裂、脾破裂、胰腺破裂、后尿道和膀胱破裂及腹膜后血肿等。

(5) 机械性、绞窄性肠梗阻和血运性肠梗阻：如肠扭转、肠套叠、闭袢性肠梗阻肠坏死、肠系膜血管栓塞或血栓形成等。

(6) 手术后腹腔污染或吻合瘘。

(7) 医源性损伤：结肠镜检查时结肠穿孔、肝活检或经皮肝穿刺胆管造影引起的胆汁瘘及腹腔穿刺后小肠损伤等。

2. 腹腔容积增加 见于腹腔积液、肠胀气、气腹或巨大肿瘤等。

3. 腹壁与腹膜疾病

(1) 腹部疝、带状疱疹、腹壁损伤等。

笔记栏

(2) 腹膜炎症：如各种腹膜炎。

(3) 腹膜肿瘤：如腹膜间皮瘤、腹膜转移癌等。

(4) 其他：先天性腹膜皱襞异常重叠、先天性肠系膜裂孔及大网膜扭转等。

4. 腹膜后间隙病变 急性胰腺炎、肾周围炎、腹膜后淋巴管破裂、十二指肠降段破裂等。

5. 膈肌及膈上疾病 如膈胸膜炎、心肌梗死或肺炎等。

6. 泌尿生殖系统疾病 如睾丸炎、精索扭转等。

7. 腰椎、骨盆病变 如腰椎骨折、骨盆骨折、腰椎结核或骶髂关节化脓性炎症等。

8. 全身性疾病

(1) 血液疾病：如白血病、过敏性紫癜等。

(2) 代谢性疾病：如糖尿病酮症、尿毒症及铅中毒等。

【体征】

根据病变累及范围，腹膜刺激征可表现为弥漫性和局限性两种形式。腹膜炎患者多有痛苦表情，咳嗽、呼吸、转动身体均可使腹痛加剧。急性弥漫性腹膜炎晚期，患者极度虚弱，眼球凹陷，鼻翼煽动，常因周围循环衰竭、肾衰竭或呼吸衰竭而死亡。

1. 视诊 早期腹部凹陷；随着疾病进展，出现腹部膨隆、腹式呼吸运动受限甚至消失。

2. 触诊 全腹压痛、反跳痛和腹肌紧张；消化性溃疡急性穿孔常呈板状腹；而在极度衰弱如肠伤寒穿孔或腹膜炎晚期病例，腹肌紧张可很轻微或消失。

3. 叩诊 空腔脏器穿孔时，55%～60%病例的肝浊音界缩小或消失；腹腔内有多量渗出液时，移动性浊音阳性。

4. 听诊 肠鸣音减弱或消失。

案例 3-8-5 分析 1

1. 患者的典型症状是上腹部剧烈疼痛逐渐波及全腹。

2. 患者的典型体征是全腹腹肌紧张、压痛和反跳痛，即腹膜刺激征。

【伴随症状与体征】

1. 突然出现持续性刀割样疼痛，迅速向全腹扩散 考虑阑尾炎、胃十二指肠溃疡、胆囊炎、小肠溃疡所致穿孔或重症胰腺炎。

2. 有外伤史伴休克表现 需考虑肝或脾破裂。

3. 女性患者有停经史或伴休克表现 需考虑宫外孕破裂。

4. 手术后患者出现发热、腹痛 需考虑术后腹腔感染或吻合口瘘。

5. 肝浊音界缩小或消失常 提示胃肠道穿孔。

6. 腹痛以中下腹部为主，直肠指检指套染血性物 则提示肠套叠、肠扭转、炎症性肠病或肿瘤性病变。

7. 女性患者直肠-子宫或直肠-膀胱陷凹有触痛、饱满感 提示盆腔感染。

8. 诊断性腹腔穿刺 如抽出不凝固血液需考虑肝、脾、子宫等破裂；米汤样液体为胃穿孔；黄褐色半透明液体为胆囊或胆道破裂；高淀粉酶腹水常提示胰源性腹水。

案例 3-8-5 分析 2

1. 患者的伴随症状是恶心呕吐、呕出胃内容物，且吐后腹痛不缓解，伴高热。

2. 患者的伴随体征是肝浊音界存在。

【问诊要点】

(1) 年龄与性别。

(2) 过去史。

(3) 手术史与外伤史。

(4) 性生活史与月经史。

(5) 伴随的症状：如上所述。

(6) 诊治情况：腹部立位 X 线平片、诊断性腹腔穿刺、阴道后穹隆穿刺、腹部超声及 CT 等检查。

案例 3-8-5 分析 3

结合患者为 38 岁的青年人，发病前有饮酒史，典型的症状和体征，考虑病因为重症胰腺炎。

(吴　静)

第9章 肛门、直肠和生殖器

生殖器、肛门和直肠的检查是全身体格检查不可缺少的一部分，但在临床工作中，由于对其意义认识不足，有的患者不愿接受检查，容易发生误诊和漏诊，造成严重后果，因此，对患者说明检查的目的、方法和必要性，使之接受并配合检查尤其重要，但应注意男医师检查女患者时，须有女医务人员陪同。

第一节 肛门与直肠

直肠(rectum)全长约12～15cm，下连肛管。肛管下端在体表的开口为肛门(anus)，位于会阴中心体与尾骨尖之间。肛门与直肠的检查方法简便，但常能发现许多有重要临床价值的体征。

一、检查体位

检查肛门与直肠时可根据病情需要，让患者采取不同体位，以便达到检查目的，常用的体位有：

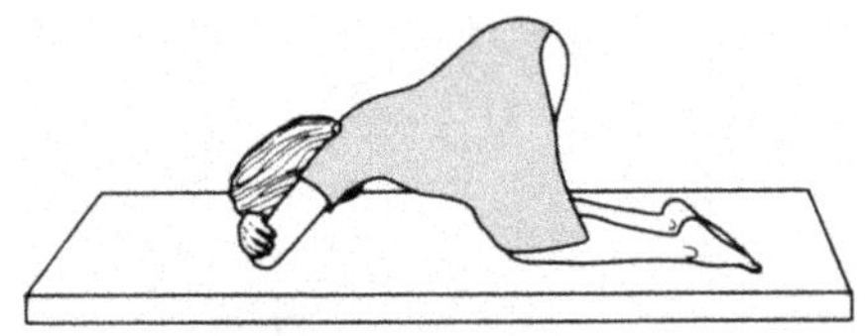

图3-9-1 肘膝位

1. 肘膝位 患者两肘关节屈曲，置于检查台上，胸部尽量贴近检查台，两膝关节屈曲成直角跪于检查台上，臀部抬高(图3-9-1)。此体位常用于前列腺、精囊及内镜检查。

2. 左侧卧位 患者取左侧卧位，右腿向腹部屈曲，左腿伸直，臀部靠近检查台右边。医师位于患者背后进行检查(图3-9-2)。该体位适用于病重、年老体弱或女性患者。

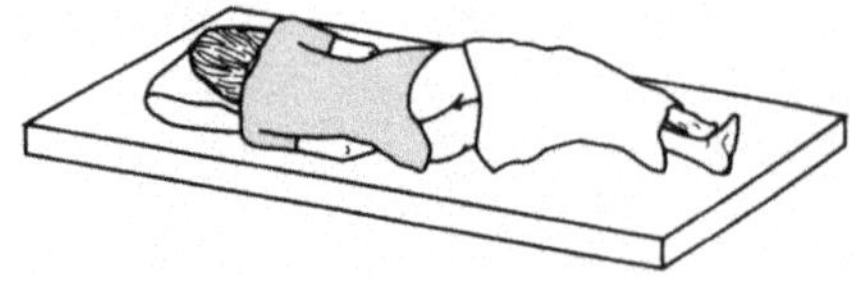

图3-9-2 肛诊左侧卧位

3. 仰卧位或截石位 患者仰卧于检查台上，臀部垫高，两腿屈曲、抬高并外展(图3-9-3)。适用于重症体弱患者或膀胱直肠凹的检查，也可进行直肠双合诊，即右手示指在直肠内，左手在下腹部，双手配合，以检查盆腔脏器或病变情况。

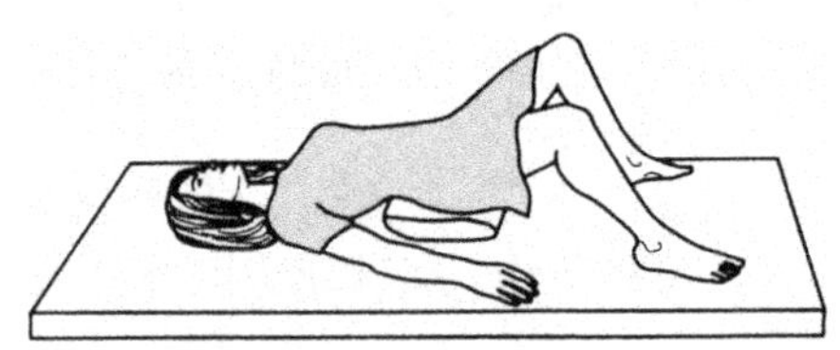

图3-9-3 仰卧位

4. 蹲位 患者下蹲呈排大便的姿势，屏气向下用力。适用于检查直肠脱出、内痔及直肠息肉等。

肛门与直肠检查所发现的病变如肿块、溃疡等，应按时钟方向进行记录，并注明检查时患者所取体位。肘膝位时肛门后正中点为12点钟位，前正中点为6点钟位，而仰卧位的时钟位则与此相反。

肛门与直肠的检查方法以视诊、触诊为主，辅以内镜检查。

二、视诊

医师用手分开患者臀部，观察肛门及其周围皮肤颜色及皱折。正常颜色较深，皱折自肛门向外周呈放射状。让患者提肛收缩肛门时括约肌皱折更明显，做排便动作时皱折变浅。还应观察肛门周围有无脓血、黏液、肛裂、外痔、瘘管口或脓肿等。

1. 肛门闭锁与狭窄 肛门闭锁(proctatresia)与狭窄多见于新生儿先天畸形；因感染、外伤或手术引起的肛门狭窄，常可在肛周发现瘢痕。

2. 肛门瘢痕和红肿 肛门周围瘢痕，多见于外伤或手术后；肛门周围有红肿及压痛，常为肛门周围炎症或脓肿。

3. 肛裂(anal fissure) 是肛管下段(齿状线以下)深达皮肤全层的纵行及梭形裂口或感染性溃疡(图3-9-4)。患者自觉排便时疼痛，排出的粪便表面常附有少许鲜血。检查肛门时常可见裂口，触诊时有明显触压痛。

4. 痔(hemorrhoid) 是直肠下端黏膜下或肛管边缘皮下的内痔静脉丛或外痔静脉丛扩大和曲张所致的静脉团。多见于成年人。患者常

笔记栏

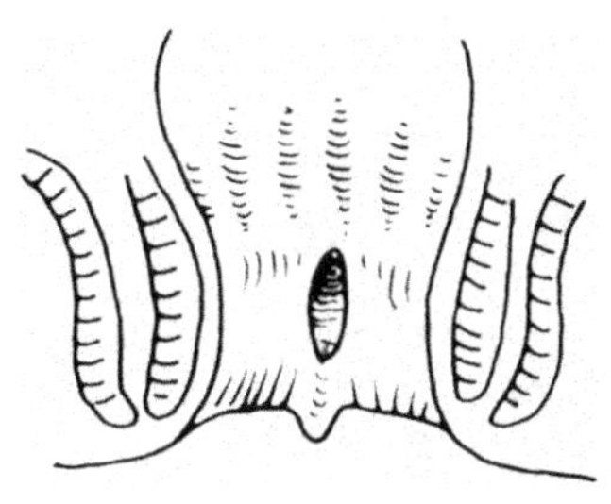

图 3-9-4　肛裂

有粪便带血、痔块脱出、疼痛或瘙痒感。内痔(internal hemorrhoid)位于齿状线以上，表面被直肠黏膜所覆盖，在肛门内口可见到柔软的紫红色包块，排便时可突出到肛门口外。外痔(external hemorrhoid)位于齿状线以下，表面被肛管皮肤所覆盖；在肛门外口可见到柔软的紫红色包块。混合痔(mixed hemorrhoid)在齿状线上、下均可发现紫红色包块，下部被肛管皮肤所覆盖，具有外痔和内痔的特点(图 3-9-5)。

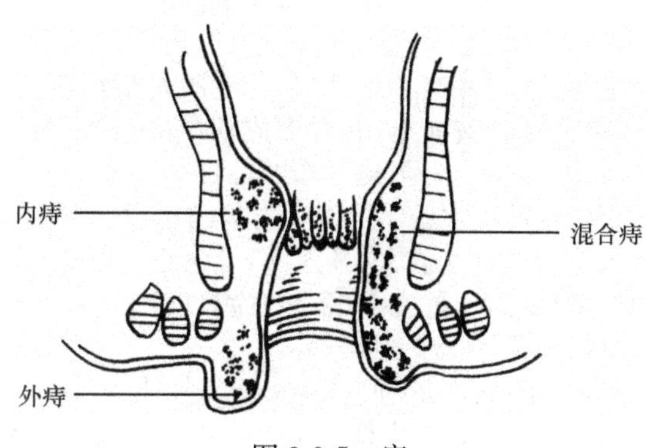

图 3-9-5　痔

5. 肛门直肠瘘　简称肛瘘(archosyrinx)，有内口和外口，内口在直肠和肛管内，瘘管经过肛门软组织开口于肛门周围皮肤。肛瘘多为肛管或直肠周围脓肿与结核所致，不易愈合。检查时可见肛门周围皮肤有瘘管开口，有时有脓性分泌物流出，在直肠或肛管内可见瘘管的内口或伴有硬结。

6. 直肠脱垂(proctoptosis)　又称脱肛(hedrocele)，指肛管、直肠或乙状结肠下段的肠壁，部分或全层向外翻而脱出于肛门外。检查时嘱患者取蹲位，观察肛门外有无突出物(图 3-9-6)。如无突出物或突出物不明显，让患者屏气做排便动作时肛门外可见紫红色球状突出物，且随排便用力加大而突出更加明显。此即直肠部分脱垂(黏膜脱垂)，停止排便时突出物常可恢复至肛门内。若突出物呈椭圆形块状物，表面有环形皱襞，即直肠完全脱垂(直肠壁全层脱垂)，停止排便时不易恢复。

三、触　　诊

肛门和直肠触诊称为肛诊或直肠指诊。患者可采取肘膝位、左侧卧位或仰卧位等。医师右手示指戴指套或手套，并涂以润滑剂，如肥皂液、凡士林、液状石蜡后将示指置于肛门外口轻轻按摩，待患者肛门括约肌放松后，再缓慢压入肛门、直肠内。先检查肛门及括约肌的紧张度，再查肛管及直肠的内壁。注意有无压痛及黏膜是否光滑，有无肿块及搏动感。男性还可触诊前列腺和精囊；女性则可检查子宫颈、子宫、输卵管等，必要时配用双合诊。触诊对诊断上述器官的疾病有重要价值，对盆腔的其他疾病如阑尾炎、髂窝脓肿也有诊断意义。

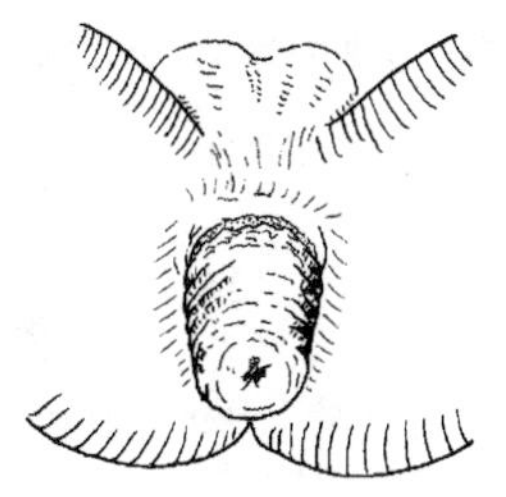

图 3-9-6　蹲位检查(直肠脱垂)

直肠指诊时常见的异常改变有：①直肠剧烈触痛，多为肛裂及感染引起。②触痛伴有波动感，见于肛门、直肠周围脓肿。③直肠内触及柔软、光滑而有弹性的包块，多为直肠息肉(proctopolypus)。④触及坚硬凹凸不平的包块，应考虑直肠癌。⑤指诊后指套表面带有黏液、脓液或血液，说明有炎症或伴有组织破坏，必要时应取其涂片镜检或做细菌学检查。

(郭　民)

第二节　男性生殖器

男性生殖器包括阴茎、阴囊、前列腺和精囊等。阴囊内有睾丸、附睾及精索等。检查时应让患者充分暴露下身，双下肢取外展位，先检查外生殖器阴茎及阴囊，后检查内生殖器前列腺及精囊。

一、阴　　茎

阴茎(penis)为前端膨大的圆柱体，分头、体、根三部分。正常成人阴茎长 7～10cm，由三个海绵体(两个阴茎海绵体、一个尿道海绵体)构成(图 3-9-7)。其检查顺序如下。

1. 包皮　阴茎的皮肤在阴茎颈前向内反转，覆盖于阴茎表面称为包皮(prepuce)。成年人包皮不应掩盖尿道口。翻起包皮后应露出阴茎头，若翻起后仍不能露出尿道外口或阴茎头者称为包茎(phimosis)，见于先天性包皮口狭窄或炎症、外伤后粘连。若包皮长度超过阴茎头，但翻起后能露出尿道口或阴茎头，称包皮过长(prepuce redundant)。包皮过长或包茎易引起尿道外口或阴茎头感染、嵌顿，易引起污垢在阴

笔记栏

茎颈部残留，常被视为阴茎癌的致病因素之一，故提倡早期手术处理。

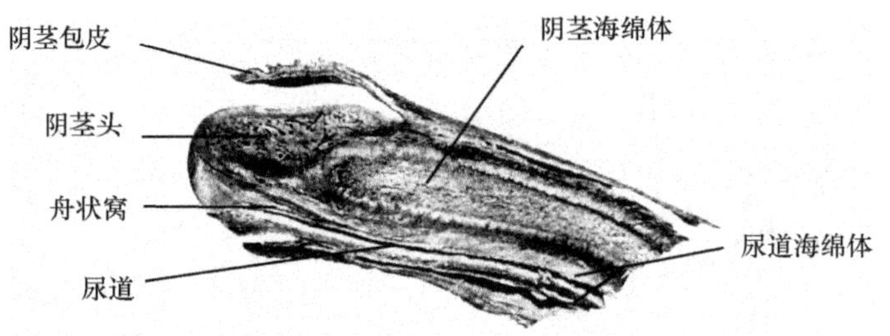

图 3-9-7　阴茎的形态

2. 阴茎头与阴茎颈　阴茎前端膨大部分称为阴茎头(glans penis)，俗称龟头。在阴茎头、茎交界部位有一环形浅沟，称为阴茎颈(neck of penis)或阴茎头冠(corona of glans penis)。检查时应将包皮上翻，暴露全部阴茎头及阴茎颈，观察其表面的色泽、有无充血、水肿、分泌物及结节等。正常阴茎头红润、光滑，如有硬结并伴有暗红色溃疡、易出血或融合成菜花状，应考虑阴茎癌的可能性。阴茎颈处发现单个椭圆形质硬溃疡称为下疳(chancre)，愈后留有瘢痕，此征对诊断梅毒有重要价值。阴茎部如出现淡红色小丘疹融合成蕈样乳突状突起，应考虑为尖锐湿疣。

3. 尿道口　检查尿道口时，医师将示指置于龟头上，拇指于龟头下，轻轻挤压龟头使尿道口张开，观察尿道口有无红肿、分泌物及溃疡。淋球菌或其他病原体感染所致的尿道炎常可见上述改变。观察尿道口是否狭窄、先天畸形或炎症粘连常可出现尿道口狭窄。并注意尿道口有无异位，尿道下裂时尿道口位于阴茎腹面；如嘱患者排尿，裂口处常有尿液溢出。

4. 阴茎大小与形态　成年人阴茎过小呈婴儿形阴茎，见于垂体功能或性腺功能不全患者。在儿童期阴茎过大呈成人形阴茎，见于性早熟，如促性腺激素过早分泌。假性性早熟见于睾丸间质瘤患者。

二、阴　　囊

阴囊(scrotum)为腹壁的延续部分，囊壁由多层组织构成(图 3-9-8)。阴囊内中间有一层膜将其分为左右两个囊腔，每个囊内含有精索、睾丸及附睾。检查时患者取立位或仰卧位，两腿稍分开。先观察阴囊皮肤及外形，后进行阴囊触诊；方法是医师将双手的拇指置于患者阴囊前面，其余手指放在阴囊后面，双手同时触诊。阴囊检查按以下顺序进行。

1. 阴囊皮肤及外形　正常阴囊皮肤深暗色，多皱褶。视诊时观察阴囊皮肤有无皮疹、脱屑等损害，观察阴囊外形有无肿胀、肿块。阴囊常见病变有：

(1) 阴囊湿疹(scroti eczema)：阴囊皮肤增

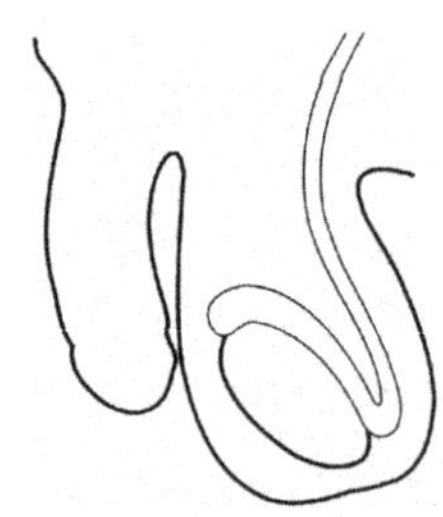

图 3-9-8　阴囊的形态和结构

厚呈苔藓样，并有小片鳞屑；或皮肤呈暗红色、糜烂，有大量浆液渗出，有时形成软痂，伴有顽固性奇痒，这种改变为阴囊湿疹的特征。

(2) 阴囊水肿：阴囊皮肤常因水肿而紧绷，可为全身性水肿的一部分，如肾病综合征；也可为局部因素所致，如局部炎症或过敏反应、静脉血或淋巴液回流受阻等。

(3) 阴囊象皮肿(chyloderma)：阴囊皮肤水肿粗糙、增厚如象皮样，称阴囊象皮肿或阴囊象皮病(scrotium elephantiasis)；多为血丝虫病引起的淋巴管炎或淋巴管阻塞所致。

(4) 阴囊疝(scrotal hernia)：阴囊疝是指肠管或肠系膜经腹股沟管下降至阴囊内所形成，表现为一侧或双侧阴囊肿大，触之有囊样感，有时可推回腹腔。但患者用力咳嗽使腹腔内压增高时可再降入阴囊。

(5) 鞘膜积液：阴囊肿大触之有水囊样感，透光试验显示阴囊呈橙红色均质的半透明状；而阴囊疝和睾丸肿瘤则不透光。透光试验方法简便易行，可用不透明的纸片卷成圆筒，一端置于肿大的阴囊部位，用手电筒照射对侧阴囊，从纸筒另一端观察阴囊透光情况，也可在暗房内用手电筒照射阴囊后观察。

2. 精索(spermatic cord)　为柔软的条索状圆形结构，由腹股沟管外口延续至附睾上端，它由输精管、提睾肌、动脉、静脉、精索神经及淋巴管等组成。精索在左、右阴囊腔内各有一条，位于附睾上方，检查时医师用拇指和示指触诊精索，从附睾摸到腹股沟环。正常精索呈柔软的条索状，无压痛。若呈串珠样肿胀，见于精索管结核；若有挤压痛且局部皮肤红肿多为精索急性炎症；靠近附睾的精索触及硬结，常由血丝虫病所

笔记栏

致；精索有蚯蚓团样感多为精索静脉曲张。

3. 睾丸(testis) 左、右各一，椭圆形，表面光滑柔韧。检查时医师用拇指和示、中指触及睾丸。注意其大小、形状、硬度及有无触压痛等，并作两侧对比。睾丸急性肿痛、压痛明显者，见于急性睾丸炎，常继发于流行性腮腺炎、淋病等。睾丸慢性肿痛多由结核引起；一侧睾丸肿大、质硬并有结节，应考虑睾丸肿瘤或白血病细胞浸润。睾丸萎缩可因流行性腮腺炎、外伤后遗症及精索静脉曲张所引起；睾丸过小常为先天性或内分泌异常引起，如肥胖性生殖无能症等。

阴囊触诊未触及睾丸，应触诊腹股沟管内或阴茎根部、会阴部等处，或做超声检查腹腔。如睾丸隐藏在以上部位，称为隐睾症(cryotorchism)。隐睾以一侧多见，也可为双侧。如双侧隐睾未在幼儿时发现并手术复位，常常影响生殖器官及第二性征的发育，甚至丧失生育能力。有时正常小儿因受冷或提睾肌强烈收缩，可使睾丸暂时隐藏于阴囊上部或腹股沟管内，检查时可由上方将睾丸推入阴囊，嘱小儿咳嗽也可使睾丸降入阴囊。无睾丸常见于性染色体数目异常所致的先天性无睾症，可为单侧或双侧。双侧无睾症患者生殖器官及第二性征均发育不良。

4. 附睾(epididymis) 是储存精子和促进精子成熟的器官，位于睾丸后外侧，上端膨大为附睾头，下端细小如囊锥状为附睾尾。检查时医师用拇指和示、中指触诊，注意其大小、有无结节和压痛。急性炎症时肿痛明显，且常伴有睾丸肿大，附睾与睾丸分界不清；慢性睾丸炎则睾丸肿大而压痛轻。若附睾肿胀而无压痛，质硬并有结节感，伴有输精管增粗且呈串珠状，可能为附睾结核。结核病灶可与阴囊皮肤粘连，破溃后易形成瘘管。

三、前 列 腺

前列腺(prostate)位于膀胱下方，耻骨联合后约 2cm 处，是包绕尿道根部的实质性附属性腺。形状像前后稍扁的栗子，正中有纵行浅沟，将其分为左、右两叶，尿道从前列腺中纵行穿过，前列腺排泄管开口于尿道前列腺部。

患者取肘膝卧位，也可采取右侧卧位。医师示指戴指套(或手套)，指端涂以润滑剂，缓慢插入肛门，向腹侧触诊。正常前列腺距离肛门约 4cm，质韧而有弹性，左、右两叶之间可触及正中沟(图 3-9-9)。若前列腺肥大，正中沟消失，表面光滑、质韧，无压痛及粘连，见于老年人良性前列腺肥大，临床症状可有排尿困难或不畅。前列腺肿大且有明显压痛，多见于急性前列腺炎。前列腺肿大、质硬、无压痛，表面可触及坚硬结节者，多为前列腺癌。

前列腺触诊时可同时做前列腺按摩，以留取前列腺液做病因学检查。

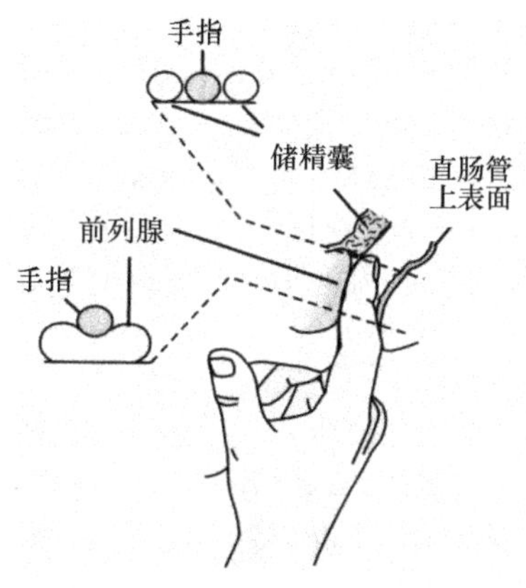

图 3-9-9 前列腺检查方法

四、精 索

精囊(seminal vesicle)位于前列腺外上方，为附属性腺，排泄管与输精管末端汇合成射精管。正常精囊柔软、光滑，肛诊一般不易触及。精囊病变常继发于前列腺病变。前列腺炎累及精囊时，呈索条状肿胀并有触痛。精囊表面呈结节状见于精囊结核。精囊质硬肿大应考虑癌变。

(郭 民)

第三节 女性生殖器

一般女性患者不常规进行生殖器检查，如有适应证或疑有妇产科疾病时，由妇产科医师做检查。未婚患者禁做双合诊及窥器检查。男医生对女患者检查时，应有其他医护人员在场。检查时被检查者应排空膀胱，暴露外阴部，仰卧于检查床上，两腿外展，屈膝(图 3-9-10)。检查者应戴手套。女性生殖器包括内、外两部分，检查顺序与方法如下。

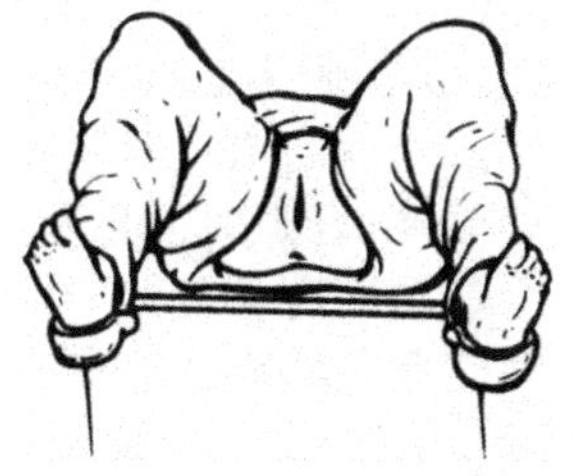

图 3-9-10 女性生殖器检查

一、外 生 殖 器

1. 阴阜(mons veneris) 位于耻骨联合前面的外阴部，皮下脂肪丰富，为柔软的脂肪垫，性成熟后皮肤表面可有阴毛，呈倒三角形分布，为妇女第二性征之一。若阴毛明显稀少或缺如，见于性功能减退症，如希恩病等；阴毛明显增多，呈

笔记栏

男性分布，多与肾上腺皮质功能亢进有关。

2. 大阴唇(labium majus pudendi) 为两股内侧，起自阴阜，止于会阴的一对纵形隆起的皮肤皱襞，皮下组织松软，富含脂肪及弹力纤维等。性成熟后皮肤表面可有阴毛。未生育妇女两侧大阴唇自然合拢遮盖外阴，经产妇两侧大阴唇常分开，绝经后则常萎缩。

3. 小阴唇(labium minus pudendi) 为位于大阴唇内侧的一对较薄的皮肤皱襞，两侧小阴唇常合拢遮盖阴道外口。小阴唇表面光滑、无毛，呈褐色，稍湿润，前端融合后再分两叶包绕阴蒂，后端会合形成阴唇系带。小阴唇若有红肿、疼痛，常见于炎症；局部色素脱失见于外阴白色病变；若有溃烂可能为癌变或性传播疾病所致。

4. 阴蒂(clitoris) 位于两侧小阴唇前端汇合处，由阴蒂包皮包绕，阴蒂具有与男性阴茎海绵体相似的组织，阴蒂头富含神经末梢，极为敏感，有勃起性。阴蒂过小见于性功能发育不全，过大应考虑两性畸形，红肿见于外阴炎症。

5. 前庭(vestibulum vaginae) 为两侧小阴唇之间的菱形区，前方有尿道口，后方有阴道口。前庭大腺位于大阴唇后部，开口于小阴唇与处女膜的沟内，如黄豆大。若局部红肿、硬结、疼痛或有脓液溢出，多见于细菌感染。

二、内 生 殖 器

1. 阴道(vegina) 为内、外生殖器之间的通道。平时前后壁相互贴近，但富于伸展性。检查时，分开两侧小阴唇，在前庭后部可见阴道外口，其周围有处女膜(hymen)。未婚女性一般不做阴道检查，但已婚妇女有指征者不能省略该项检查。窥器检查方法详见《妇产科学》。正常阴道黏膜呈淡红色，有许多横纹皱襞，柔软、光滑。检查时应注意其紧张度，有无瘢痕、肿块、分泌物及出血。阴道顶端为宫颈阴道部，环绕宫颈周围的阴道按部位分为前、后、左、右穹隆，正常宫颈表面光滑，质硬如鼻端；妊娠时质软如唇。如有糜烂、息肉、肥大，常提示有炎症；如有接触性出血和质硬不平，则应考虑宫颈癌症的可能性。

2. 子宫(uterus) 为一空腔器官，居于骨盆腔中央，呈倒梨形，触诊子宫应以双合诊法进行检查。正常未孕子宫长约7～8cm，宽约4～5cm，厚约2～3cm；触之较韧，光滑无压痛。子宫体积增大见于妊娠。病理性增大见于各种肿瘤。

3. 输卵管(oviduct) 为一对细长而弯曲的管状器官，长约8～14cm。正常输卵管表面光滑，质韧无压痛。输卵管肿胀、增粗、有结节、弯曲或僵直，且与周围组织粘连、固定，压痛明显者，多见于急、慢性炎症或结核。明显肿大可为输卵管积脓或积水。双侧输卵管病变致管腔狭窄或梗阻者，则难以受孕。

4. 卵巢(ovary) 为一对扁椭圆形腺体，产生卵子，分泌性激素。成年女子的卵巢约4cm×3cm×1cm大小，表面常不平；绝经后萎缩变小、变硬。卵巢增大常见于肿瘤或炎症等。

（郭　民）

附：肛门、直肠与生殖器检查纲要和结果记录举例

（一）男性生殖器检查纲要和结果记录举例

1. 男性生殖系统检查的常用方法

(1) 阴囊触诊方法(注意阴囊疝的检查方法)。

(2) 前列腺触诊方法与前列腺按摩(前列腺液采集)的方法。

(3) 透光试验(鞘膜积液检查)。

(4) 精索的触诊手法。

(5) 睾丸的触诊手法。

(6) 附睾的触诊手法。

2. 男性生殖系统常见病的临床表现及阳性体征

(1) 包皮检查中掌握包茎、包皮过长、包皮感染的诊断要点。

(2) 阴茎的检查中掌握阴茎癌、阴茎梅毒(下疳)、尖锐湿疣的局部表现。

(3) 尿道下裂、尿道炎(特别是淋病)、尿道口狭窄的概念。

(4) 阴茎大小与形态对阴茎短小、性早熟的诊断意义。

(5) 阴囊湿疹、阴囊水肿、阴囊象皮肿、阴囊疝、鞘膜积液的临床表现。

(6) 精索管结核、精索急性炎症、精索静脉曲张的临床表现。

(7) 急性睾丸炎、睾丸肿瘤、睾丸萎缩、睾丸过小、隐睾症、无睾症的临床表现。

(8) 附睾炎、附睾结核的临床表现。

(9) 良性前列腺肥大、急性前列腺炎、前列腺癌的直肠指诊特点。

(10) 精囊炎症、精囊结核、精囊肿瘤的直肠指诊特点。

案例 3-9-1

患者，男，75岁。因尿频、进行性排尿困难10年余入院。

患者10年前无明显原因和诱因出现尿频，无尿急、尿痛，后渐出现排尿不畅，开始时较轻，后逐渐加重，严重时呈滴沥状，排尿时尿线消失，伴下腹部胀痛及腰痛。要求进一步治疗收住院。

笔记栏

直肠指诊记录：患者取肘膝卧位，戴手套并涂抹少许液体石蜡，用示指轻轻按摩肛周，待肛门括约肌松弛后，将示指徐徐插入肛门，进指约4cm可触及前列腺明显肥大，正中沟消失，表面光滑，质韧，无压痛。

辅助检查：B超示前列腺增生、尿潴留、双肾轻度积水。

入院诊断：①良性前列腺肥大；②尿潴留；③肾积水（双侧）。

（二）女性生殖器检查纲要和结果记录举例

1. 女性生殖系统检查的常用方法 双合诊及窥器检查的方法和注意事项。

2. 女性生殖系统常见病的临床表现及阳性体征

（1）注意性功能减退症，如希恩病的阴毛明显稀少或缺如；肾上腺皮质功能亢进时阴毛明显增多，呈男性分布。

（2）女阴白色病变、癌变或性传播疾病的临床表现。

（3）前庭大腺感染的临床表现。

（4）阴道炎、宫颈糜烂、宫颈息肉、宫颈癌的临床特征。

（5）双合诊法子宫增大的临床表现，妊娠子宫与子宫肿瘤的诊断。

（6）输卵管急、慢性炎症，结核、输卵管积脓或积水的双合诊检查表现。

（7）卵巢肿瘤或炎症的双合诊检查表现。

案例 3-9-2

患者，女，35岁，已婚。因月经量过多，乏力，面色苍白2年余入院。

患者2年前无明显原因出现月经量过多，表现为经期延长和经血量增多，约为正常的2～3倍，经血量约500～600毫升/次，偶有腹痛，伴面色苍白、乏力明显，要求进一步治疗收住院。

阴道双合诊检查：患者仰卧于妇科检查床上（截石位），双腿分开，双髋关节、膝关节屈曲。检查者戴手套，右手示指和中指并拢，徐徐插入阴道，左手置于患者下腹部，双手相互配合，分别触诊两侧附件和子宫，发现子宫体积增大，形态不规则，无压痛，双附件无增大及压痛，阴道无异常。

B超示子宫体积增大，形态不规则，子宫壁内可见多个圆形低回声肌瘤结节，大者直径约4cm。

入院诊断：①子宫肌瘤；②失血性贫血。

（三）肛门与直肠检查纲要和结果记录举例

1. 肛诊的方法和注意事项

（1）触诊时医师右手示指戴指套或手套，并涂以润滑剂，将示指置于肛门外口轻轻按摩，等患者肛门括约肌适应放松后，再徐徐插入肛门、直肠内。先检查肛门及括约肌的紧张度，再查肛管及直肠的内壁。注意有无压痛及黏膜是否光滑，有无肿块及搏动感。男性还可触诊前列腺和精囊，女性则可检查子宫颈、子宫、输卵管等，必要时配用双合诊。

（2）记录方法：肛门与直肠检查所发现的病变如肿块、溃疡等应按时钟方向进行记录，并注明检查时患者所取体位。肘膝位时肛门后正中点为12点钟位，前正中点为6点钟位，而仰卧位的时钟位则与此相反。

2. 肛门与直肠常见病的临床表现及阳性体征

（1）肛门闭锁与狭窄。

（2）肛门瘢痕、肛门周围炎症或脓肿。

（3）肛裂。

（4）痔（内痔、外痔、混合痔）。

（5）肛门直肠瘘（肛瘘）。

（6）直肠脱垂（脱肛）。

案例 3-9-3

患者，男，65岁。因反复便血3个月余来诊。

患者3个月前出现便血，表现为大便后滴血，为新鲜血液，与粪便不混合，量少许。之后经常反复发作，多于进食辣椒、饮酒后诱发。无排便疼痛，无腹痛、腹泻。要求进一步治疗收住院。

直肠指诊记录：患者取肘膝卧位，医师右手戴手套并涂抹少许液体石蜡，用手暴露肛门，观察肛周无红肿及皮肤裂口，肛门内无肿块突出。用示指轻轻按摩肛周，待肛门括约肌松弛后，将示指徐徐插入肛门，进指约2cm于3点处可触及柔软的包块，嘱患者用力憋气，可见一紫红色包块突出至肛门外，平静呼吸时突出包块可回纳。检查结果：内痔（痔核位于肘膝卧位，3点处）。

（郭　民）

第10章 肌肉骨骼系统

第一节 脊柱

脊柱是支撑体重和维持躯体姿势,并作为躯体活动的重要枢纽。由7个颈椎、12个胸椎、5个腰椎、5个骶椎、4个尾椎组成。脊柱病变的主要表现为局部或放射性疼痛、姿势或形态异常,以及活动度受限等。脊柱检查时患者可取站立位和坐位,按视、触、叩的顺序进行。

一、脊柱的体表定位

为了确定病变的位置,首先应了解各椎骨体表标志。从枕骨结节向下,第一个触及的是第2颈椎棘突;它与第2颈椎椎体约在同一水平。第7颈椎棘突特别长,颈前屈时更为明显,故又称隆椎。将双上肢垂于体侧,两肩胛冈内端连线通过第3胸椎的棘突,棘突下缘约平第3、4胸椎间隙。两肩胛下角的连线,通过第7胸椎棘突,约平第8胸椎椎体。腰肌两侧可触及的最长的横突为第3腰椎横突,同第3腰椎椎体水平。双侧髂嵴最高点的连线,一般通过第4腰椎椎体下部或第4、5椎体间隙。双侧髂后上棘的连线,通过第5腰椎与第1骶椎棘突之间(图3-10-1)。

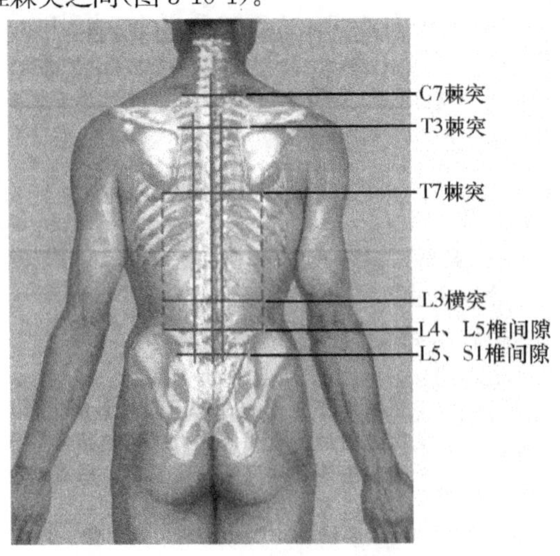

图3-10-1 脊柱各椎骨体表标志

二、脊柱检查

(一)背面观察

1. 姿势性侧凸 多见于儿童发育期坐位姿势不良,一般无脊柱结构的异常。姿势性侧凸的特点是早期脊柱的弯曲度多不固定,改变体位可使侧凸得以纠正,如平卧位或向前弯腰时脊柱侧突可消失。

2. 器质性侧凸 脊柱器质性侧凸的特点是改变体位不能使侧凸得到纠正。其病因有先天性脊柱发育不全、肌肉麻痹、营养不良、慢性胸膜肥厚、胸膜粘连及肩部或胸廓的畸形等。

(二)侧面观察

1. 脊柱后凸 脊柱过度后弯称为脊柱后凸,多发生于胸段脊柱。脊柱后凸时前胸凹陷,头颈部前倾。脊柱胸段后凸的原因甚多,表现也不完全相同,常见病因有:佝偻病、结核病、强直性脊柱炎、脊椎退行性变等。

2. 脊柱前凸 脊柱过度向前凸出性弯曲,称为脊柱前凸。多发生在腰椎部位,患者腹部明显向前突出,臀部明显向后突出。常因晚期妊娠、大量腹水、腹腔巨大肿瘤、第5腰椎向前滑脱、患者髋关节结核及先天性髋关节后脱位等所致。

(三)脊柱压痛与叩击痛

1. 压痛 压痛是脊柱病变的重要体征,往往可以直接反映病变的部位。脊柱压痛的检查方法是嘱患者取端坐位,身体稍向前倾。检查者以右手拇指从枕骨粗隆开始自上而下逐个按压脊椎棘突及椎旁肌肉,正常情况下,每个棘突及椎旁肌肉均无压痛。如有压痛,提示压痛部位可能有病变,并以第7颈椎棘突骨性标志计数病变椎体的位置。

2. 叩击痛 常用的脊柱叩击方法有两种。

(1)直接叩击法:即用中指或叩诊锤垂直叩击各椎体的棘突,多用于检查胸椎与腰椎。颈椎疾病,特别是颈椎骨关节损伤时,一般需慎用或不用此法检查。

(2)间接叩击法:嘱患者取坐位,医师将左手掌置于其头部,右手半握拳以小鱼际肌部位叩击左手背,了解患者脊柱各部位有无疼痛。叩击痛阳性见于脊柱结核、脊椎骨折及椎间盘突出等。叩击痛的部位多为病变部位,如有颈椎病或颈椎间盘脱出症,间接叩诊时可出现上肢的放射性疼痛。

笔记栏

(四) 常用检查方法

1. 拾物试验 将一物品放在地上,嘱患者拾起。腰椎正常者可两膝伸直,腰部自然弯曲,俯身将物品拾起。如患者先以一手扶膝、蹲下,腰部挺直地用手接近物品,此即为拾物试验阳性。多见于腰椎病变如腰椎间盘脱出,腰肌外伤及炎症。

2. 直腿抬高试验(lasegue 征) 患者仰卧,双下肢平伸,检查者一手握患者踝部,一手置于大腿伸侧,分别做双侧直腿抬高动作,腰与大腿正常可达 80°~90°。若抬高不足 70°且伴有下肢后侧的放射性疼痛,则为阳性。见于腰椎间盘突出症,也可见于单纯性坐骨神经痛。

3. 屈颈试验 患者仰卧,也可取端坐或直立位,检查者一手置于患者胸前,另一手置于枕后,缓慢、用力地上抬其头部,使颈前屈,若出现下肢放射痛,则为阳性。见于腰椎间盘突出症的"根肩型"患者。

4. 股神经牵拉试验 患者俯卧,髋、膝关节完全伸直。检查者将一侧下肢抬起,使髋关节过伸,如大腿前方出现放射痛为阳性。可见于高位腰椎间盘突出症(腰 2~3 或腰 3~4)患者。

第二节 四肢与关节

四肢(four limbs)及其关节(articulus)的检查通常运用视诊与触诊,两者相互配合,特殊情况下采用叩诊或听诊。四肢检查除大体形态和长度外,应以关节检查为主。

一、一般检查

1. 肢端肥大 手较正常明显粗大,手指粗、手背厚而宽、皮肤粗糙变厚(图 3-10-2)。

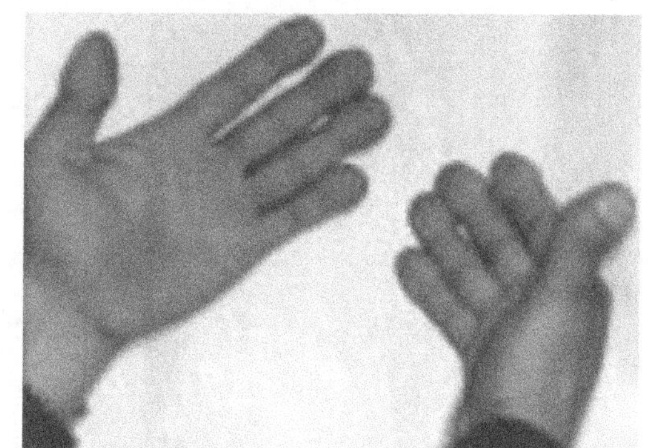

图 3-10-2 肢端肥大

2. 肌肉萎缩 可见下肢胫骨前肌肌肉组织明显缩小,为胫骨前肌肌肉萎缩(图 3-10-3)。肌肉萎缩多为营养因素或周围神经病变以及长期肢体废用所致。

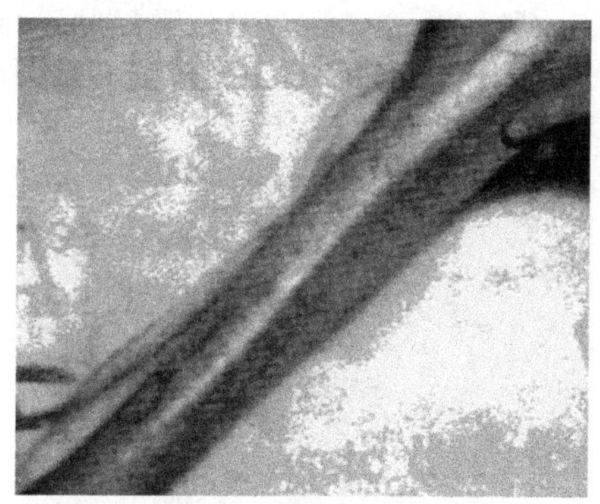

图 3-10-3 肌肉萎缩

3. 骨折与关节脱位 图 3-10-4A 图可见肢体骨质不连续,有斜行骨折线,短缩畸形,触诊时有压痛,反常活动以及骨擦感;B 图可见关节盂空虚,关节运动受限。

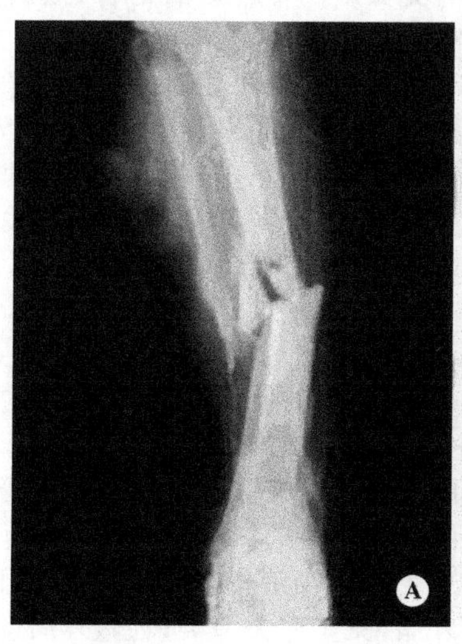

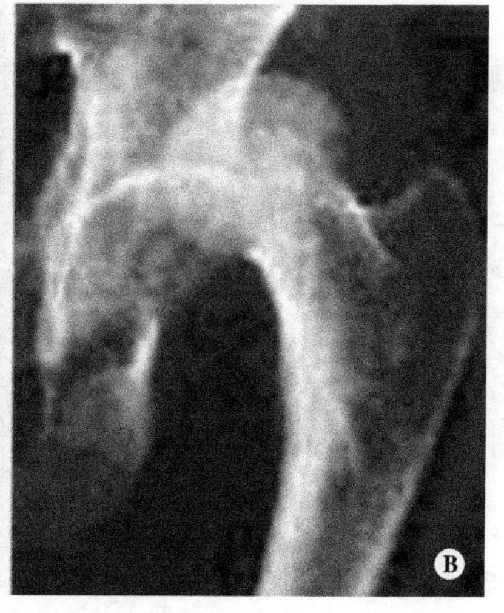

图 3-10-4 骨折与关节脱位

A. 骨折; B. 关节脱位

4. 下肢静脉曲张 视诊可见静脉如蚯蚓状弯曲、怒张(图 3-10-5),严重者皮肤颜色暗紫并有色素沉着。

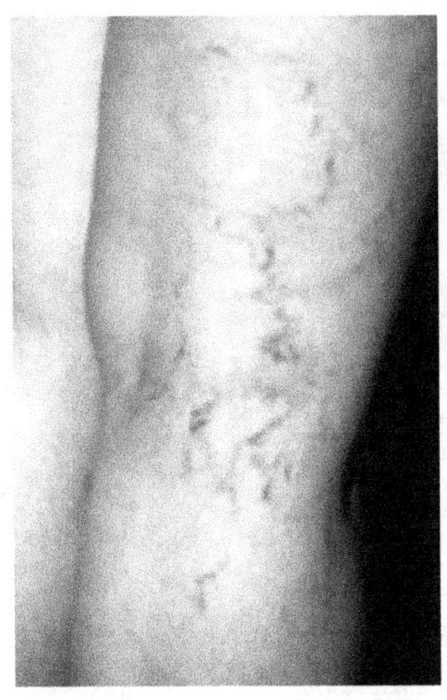

图 3-10-5　下肢静脉曲张

5. 水肿　视诊可见右下肢明显肿胀(图 3-10-6)。单侧肢体水肿,多因局部静脉或淋巴液回流受阻所致。

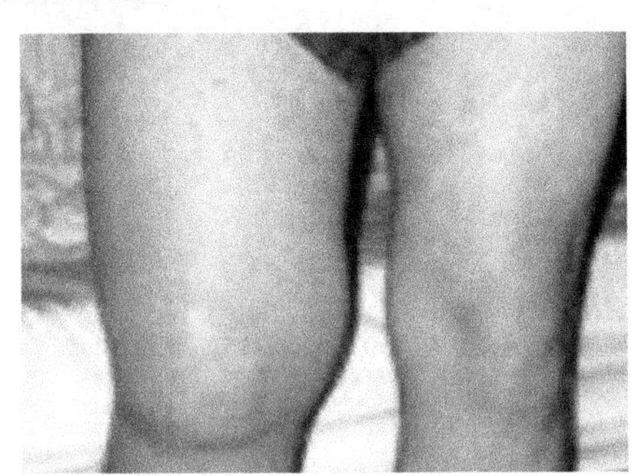

图 3-10-6　下肢水肿

6. 肝掌　在手掌大、小鱼际肌和指端腹侧部位有红斑,为肝掌(图 3-10-7),是肝功能减退的临床表现之一。

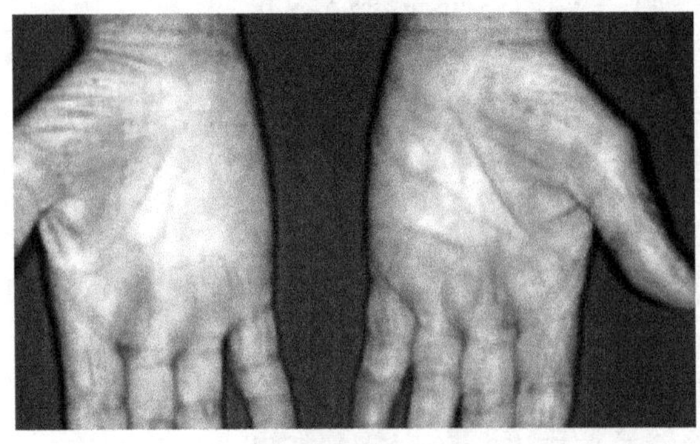

图 3-10-7　肝掌

7. 杵状指、趾　末段指节明显增厚,呈杵状膨大(图 3-10-8),多见于呼吸系统疾病、某些心血管疾病及营养障碍疾病。

8. 匙状指　可见指甲中部凹陷,边缘翘起,比正常边变薄,表面粗糙有条纹(图 3-10-9)。

笔 记 栏

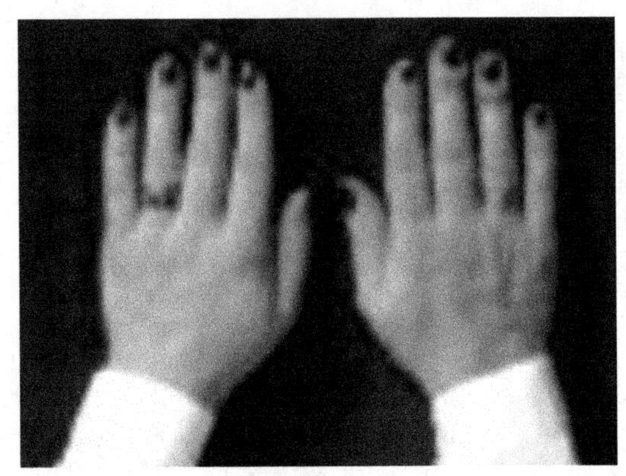

图 3-10-8　杵状指

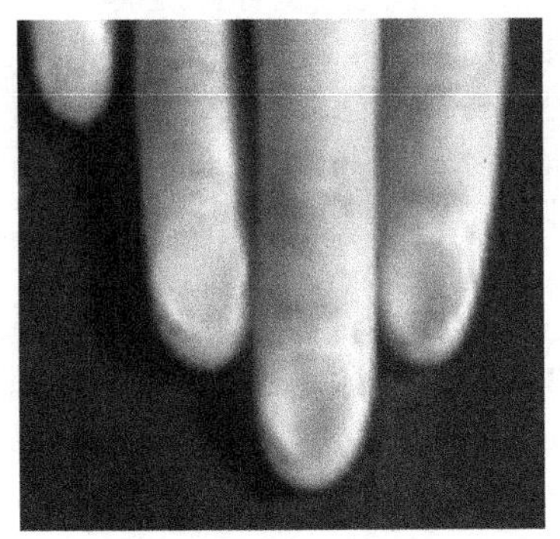

图 3-10-9　匙状指

二、关 节 检 查

(一) 上肢关节

1. 肩关节

(1) 外形:嘱被检者脱去上衣,取坐位,在良好的照明情况下,观察以下内容,双肩姿势外形有无倾斜。正常双肩对称,双肩呈弧形,如肩关节弧形轮廓消失、肩峰突出,呈"方肩",见于肩关节脱位或三角肌萎缩。两侧肩关节一高一低,颈短耸肩,见于先天性肩胛高耸症及脊柱侧弯。锁骨骨折、远端下垂,使该侧肩下垂,肩部突出畸形如戴肩章状,见于外伤性肩锁关节脱位,锁骨外端过度上翘所致。

(2) 运动:嘱患者做自主运动,观察有无活动受限,或检查者固定肩胛骨,另一手持前臂进行多个方向的活动。肩关节外展可达 90°,内收 45°、前屈 90°、后伸 35°、旋转 45°。患有肩关节周围炎时,关节各方向的活动均受限,称冻结肩。冈上肌腱炎,外展达60°～120°范围时感疼痛,超过 120°时则消失。肩关节外展开始即痛,但仍可外展,见于肩关节炎;轻微外展即感疼痛,见于肱骨或锁骨骨折;肩肱关节或肩锁关节脱位搭肩试验常为阳性,做法是嘱患者用患侧手掌平放于对侧肩关节前方,如不能搭上而前臂不能自然贴紧胸壁,提示肩关节脱位。

(3) 压痛点：肩关节周围不同部位的压痛点，对鉴别诊断很有帮助，肱骨结节间的压痛见于肱二头肌长头腱鞘炎，肱骨大、结节压痛可见于冈上肌腱损伤。肩峰下内方有触痛，可见于肩峰下滑囊炎。

2. 肘关节

(1) 形态：正常肘关节双侧对称、伸直时肘关节轻度外翻，称携物角，约5°～15°。检查此角时嘱患者伸直两上肢，手掌向前，左右对比。此角＞15°为肘外翻，＜15°为肘内翻。肘部骨折、脱位可引起肘关节外形改变。如髁上骨折时，可见肘窝上方突出，为肱骨下端向前移位所致；桡骨头脱位时，肘窝外下方向桡侧突出；肘关节后脱位时，鹰嘴向肘后方突出，Hater线及Hater三角（肘关节伸时肱骨内外上髁及尺骨鹰嘴形成的联线，和屈肘时形成的三角）解剖关系改变。检查肘关节时应注意双侧及肘窝部是否饱满、肿胀。肘关节积液和滑膜增生常出现肿胀。

(2) 运动：肘关节活动正常时屈135°～150°、伸10°、旋前80°～90°、旋后80°～90°。

(3) 触诊：注意肘关节周围皮肤温度、有无肿块、肱动脉搏动、桡骨小头是否压痛、滑车淋巴结是否肿大。

3. 腕关节及手部

(1) 外形：于自然休息姿势呈半握拳状，腕关节稍背伸约20°向尺侧倾斜约10°，拇指尖靠达示指关节的桡侧，其余四指呈半屈曲状，屈曲程度由示指向小指逐渐增大，且各指尖均指向舟骨结节处。手的功能位置为腕背伸30°并稍偏尺侧，拇指于外展时屈曲位，其余各指屈曲，呈握茶杯姿势。

(2) 局部肿胀与隆起：腕关节肿胀可因外伤、关节炎、关节结核而肿胀，腕关节背侧或旁侧局部隆起见于腱鞘囊肿，腕背侧肿胀见于腕肌腱腱鞘炎或软组织损伤。下尺桡关节半脱位可使尺骨小头向腕背侧隆起，手指关节可因类风湿性关节炎出现梭形肿胀，如单个指关节出现梭形肿胀，可能为指骨结核或内生软骨瘤，手指侧副韧带损伤可使指间关节侧方肿胀。

（二）下肢关节

1. 髋关节

(1) 步态：由髋关节疾患引起的异常步态主要有：①疼痛性跛行：由于髋关节疼痛不敢负重行走，患肢膝部微屈、轻轻落下、足尖着地，然后迅速改换健肢负重，步态短促不稳。多见于髋关节结核、暂时性滑膜炎、股骨头无菌性坏死等疾病；②短肢跛行：以足尖落地或健侧下肢屈膝跳跃状行走，一侧下肢缩短3cm以上则可出现跛行，见于小儿麻痹症后遗症；③鸭步：走路时两腿分开的距离宽，左右摇摆，如鸭子行走，见于先天性双侧髋关节脱位、髋内翻和小儿麻痹症所致的双侧臀中、小肌麻痹等。

(2) 畸形：患者取仰卧位，双下肢伸直，使病侧髂前上棘连线与躯干正中线保持垂直，腰部放松，腰椎放平贴于床面观察关节有无下列畸形，如果有，多为髋关节脱位、股骨干及股骨头骨折错位。

(3) 肿胀及皮肤皱褶：腹股沟异常饱满，示髋关节肿胀；臀肌是否丰满，如髋关节病变时臀肌萎缩；臀部皱褶不对称，示一侧髋关节脱位。

(4) 肿块、窦道瘢痕：注意髋关节周围皮肤有无肿块、窦道及瘢痕，髋关节结核时常有以上改变。

(5) 髋关节检查方法及活动范围：见表3-10-1。

表3-10-1 髋关节检查方法及活动范围

检查内容	检查方法	活动度
屈曲	患者仰卧，医师一手按压其髂嵴，另一手将患者屈曲膝关节推向前胸	130°～140°
后伸	患者俯卧，医师一手按压其臀部，另一手握患者小腿下端，屈膝90°后上提	15°～30°
内收	患者仰卧，双下肢伸直，固定骨盆，一侧下肢自中立位向对称下肢前面交叉	20°～30°
外展	患者仰卧，双下肢伸直，固定骨盆，使一侧下肢自中立位外展	30°～45°
旋转	患者仰卧，下肢伸直，髌骨及足尖向上，医师双手放于患者大腿下部和膝部旋转大腿，也可让患者屈髋屈膝90°，医师一手扶患者膝部，另一手握踝部，向相反方向运动，小腿做外展、内收动作时，髋关节则为外旋、内旋	45°

2. 膝关节

(1) 膝关节畸形：①膝外翻（genua varum）：令患者暴露双膝关节，取站立位及平卧位进行检查，直立时双腿并拢，两股骨内髁及两胫骨内踝可同时接触，如两踝距离增宽，小腿向外偏斜，双下肢呈"X"状，称"X"形腿，见于佝偻病。②膝内翻（genua valgum）：直立时，患者双股骨内髁间距增大，小腿向内偏斜，膝关节向内形成角度，双下肢呈"O"状，称"O"形腿，见于小儿佝偻病。③膝反张：膝关节过度后伸形成向前的反屈状，称膝反屈畸形，见于小儿麻痹后遗症、膝关节结核。

(2) 压痛及髌骨加压试验：膝关节发炎时，双膝处压痛；髌骨软骨炎时髌骨两侧有压痛；膝关节间隙压痛提示半月板损伤。侧副韧带损伤，压痛点多在韧带上下两端的附着处；胫骨结节骨骺炎时，压痛点位于髌韧带在胫骨的止点。

(3) 浮髌试验：患者取平卧位，被检者下肢伸直放松，医师一手虎口卡于患膝髌骨上极，并加压压迫髌上囊，使关节液集中于髌骨低面，另一手示指垂直按压髌骨并迅速抬起，按压时髌骨与关节面有碰触感，松手时髌骨浮起，即为浮髌试验阳性，提示有中等量以上关节积液(50ml)。

(三) 踝关节与足部

踝关节与足部检查一般让患者取站立或坐位进行，有时需患者步行，从其步态观察正常与否。

1. 肿胀

(1) 匀称性肿胀：正常踝关节两侧可见内外踝轮廓，跟腱两侧各有一凹陷区，踝关节背伸时，可见伸肌腱在皮下走行，踝关节肿胀时以上结构消失，见于踝关节扭伤、结核、化脓性关节炎及类风湿性关节炎。

(2) 局限性肿胀：足背或内、外踝下方局限肿胀见于腱鞘炎或腱鞘囊肿；跟骨结节处肿胀见于跟腱周围炎；第2、3跖趾关节背侧或跖骨干局限性肿胀，可能为跖骨头无菌性坏死或骨折引起。

2. 局限性隆起 足背部骨性隆起可见于外伤、骨质增生或先天性异常；内外踝明显突出，见于胫腓关节分离、内外踝骨折；踝关节前方隆起，见于距骨头骨质增生。

3. 畸形 足部常见畸形有如下几种。

(1) 扁平足(flatfoot)：足纵弓塌陷，足跟外翻，前半足外展，形成足旋前畸形；横弓塌陷，前足增宽，足底前部形成胼胝。

(2) 高弓足：足纵弓高起，横弓下陷，足背隆起，足趾分开。

(3) 马蹄足：踝关节跖屈，前半足着地，常由跟腱挛缩或腓总神经麻痹引起。

(4) 跟足畸形：小腿三头肌麻痹，足不能跖屈，伸肌牵拉使踝关节背伸，形成跟足畸形，行走和站立时足跟着地。

(5) 足内翻：跟骨内旋，前足内收，足纵弓高度增加，站立时足不能踏平，外侧着地，常见于小儿麻痹后遗症。

(6) 足外翻：跟骨外旋，前足外展，足纵弓塌陷，舟骨突出，扁平状，跟腱延长线落在跟骨内侧，见于胫前、胫后肌麻痹。

附：肌肉骨骼系统检查纲要和结果举例

主要内容	记录举例
步态	无或有异常
脊柱	有或无侧凹、弯曲
上肢主要关节	有或无畸形、功能障碍、触痛
下肢主要关节	有或无膝关节肿胀、功能障碍、触痛、浮髌试验阳性或阴性
四肢肌肉	双侧是否对称、有或无肌肉萎缩、肌力几级

(张小宁)

第11章 神经系统检查

掌握神经系统的基本检查方法，能获取对疾病的定位与定性诊断信息，是医学生临床教学中不可缺少的部分。学习中既要掌握正常神经系统的表现，同时也要掌握异常神经系统的表现。检查过程中一定要学会运用比较法来检查，如上下比较、左右比较等。完成神经系统检查常需具备的检查工具有：叩诊锤、棉签、大头针、音叉、双规仪、试管、电筒、眼底镜以及嗅觉、味觉、失语测试用具等。

第一节 精神状态

精神状态主要说明高级神经活动的状态，它是大脑功能是否正常的重要表现。

一、意　　识

详见第1章第二十五节。

二、记忆、思维、情感、智能

1. 记忆　指人类生活和学习经历在大脑内储存和提取的能力。记忆包括立即记忆、近事记忆和远事记忆。

2. 思维　是人类特有的一种精神活动，是通过表现、概念来进行分析、综合、判断和推理的认识活动过程。思维障碍常见有联想障碍和妄想。

3. 情感　是人们对周围事物所持有的不同感受的内心体验。常见的情感障碍有欣快、恐惧、焦虑等。

4. 智能　是人们运用以往积累的知识和经验来再获取新知识和解决新问题的能力。智能障碍可为全面智能减退如痴呆，也可为部分智能减退如单纯记忆力下降等。

三、言　　语

语言是人类大脑发展的特有功能，是思想交流的重要工具。做语言检查时，应使患者注意力集中，能够合作。同时应在视力、听力无损伤的情况下进行检查方能得到可靠的结果。应根据患者的文化水平选择适合的检查量表，确定被检查者的优势半球。

言语障碍可分为失语症、失写症、失读症、失用症、构音障碍。

1. 失语　指由于与言语功能有关的皮质损害所致。右利手者，言语皮质在左侧优势半球；左利手者仍有部分在左侧半球。失语的临床类型如下。

(1) 运动性失语：不能说话或不能流利地讲话，但能理解别人所讲话的意思，病变位于优势半球的Broca区（额下回后部）。

(2) 感觉性失语：指言语理解能力障碍，只能听见言语，也可流利的叙述，但答非所问。病变位于优势半球Wernicke区（颞上回后部）。

(3) 命名性失语：指对物品功能和名称之间联系的脱节，常可以描述物体功能，但不能称呼物体的名称。病变位于优势半球颞中回后部或颞枕交界区。

2. 失写症　指不能以文字书写的形式表达语言。但无手部肌肉萎缩和关节功能障碍。

3. 失认症　指视力正常情况下，能看到各种文字符号，但读不出字音，也不理解其意义。病变位于优势半球的角回。

4. 失用症　病人的肢体无瘫痪、感觉障碍以及共济失调，但不能准确地完成动作。

5. 构音障碍　指由于发音肌肉的瘫痪或肌张力增高导致的发音不清楚。

第二节 脑神经检查

颅神经(craniall nerves)共12对，检查颅神经对颅脑病变的定位诊断极为重要；检查时应按序进行，以免遗漏，同时注意双侧对比。

（一）嗅神经

1. 解剖　嗅神经(olfactory nerve)为特殊内脏感觉神经。该神经末梢分布于上鼻甲和鼻中隔上部，神经纤维穿过筛板形成嗅球及嗅束，最终神经纤维终止于嗅中枢（颞叶钩回、海马回前部及杏仁核）。嗅神经感觉空气中的气味刺激。

2. 检查方法　检查前先确定患者是否鼻孔通畅、有无鼻黏膜病变。然后嘱患者闭目，依次检查双侧鼻孔嗅觉。先压住一侧鼻孔，用患者熟

笔记栏

悉的、无刺激性气味的物品(如杏仁、松节油、肉桂油、牙膏、香烟或香皂等)置于另一鼻孔下,让患者辨别嗅到的各种气味。然后,换另一侧鼻孔进行测试;注意双侧比较。根据检查结果可判断患者的一侧或双侧嗅觉状态。

3. 损害表现 嗅觉功能减退或消失:常见于鼻腔局部病变和颅内嗅神经损害,如鼻炎和鼻腔内肿瘤、颅脑创伤、前颅凹占位性病变和脑膜结核等。嗅觉过敏和幻嗅:常见于癔症和癫痫等。

(二)视神经

视神经(optic nerve)为特殊躯体感觉神经。检查包括视力、视野检查和眼底检查,详见本篇第5章第三节。

(三)动眼、滑车、外展神经

1. 解剖 动眼神经(oculomotor nerve)、滑车神经(trochlear nerve)、外展神经(abducens nerve)共同管理眼球运动,合称眼球运动神经;动眼神经核和滑车神经核位于中脑,外展神经核位于脑桥。动眼神经包含躯体运动和内脏运动两种纤维。滑车神经和外展神经为运动性神经。

2. 检查方法 检查时需注意眼裂外观、眼球运动、瞳孔及对光反射、调节反射等。

3. 损害表现 动眼神经麻痹可出现眼球运动向内、向上及向下活动受限,以及上睑下垂、瞳孔调节反射消失。滑车神经损害时可发现眼球向下及向外运动减弱。眼球向外转动障碍则为外展神经受损。瞳孔反射异常还可由视神经受损所致。另外,眼球运动神经的麻痹可出现相应眼外肌的功能障碍导致麻痹性斜视,单侧眼球运动神经的麻痹可导致复视。

(四)三叉神经

1. 解剖 三叉神经(trigeminal nerve)为混合性神经,含有躯体感觉和特殊内脏运动两种神经。三叉神经的中枢神经核主要位于脑桥和延髓。感觉神经纤维分布于面部皮肤、眼、鼻、口腔黏膜;运动神经纤维支配咀嚼肌、颞肌和翼状内外肌。

2. 检查方法及损害表现

(1)面部感觉:嘱患者闭眼,以针刺检查痛觉、棉絮检查触觉和盛有冷或热水的试管检查温度觉。两侧及同侧上、中、下对比,观察患者的感觉反应是否减退、消失或过敏,同时确定感觉障碍区域。

(2)角膜反射(corlleal reflex):嘱患者睁眼向内侧注视,以捻成细束的棉絮从患者视野外接近并轻触外侧角膜,避免触及睫毛,正常反应为被刺激侧迅速闭眼,称为直接角膜反射。如刺激一侧角膜,对侧也出现眼睑闭合反应,称为间接角膜反射。直接与间接角膜反射均消失见于三叉神经病变(传入障碍);直接反射消失,间接反射存在,见于患侧面神经瘫痪(传出障碍)。

(3)运动功能:检查者双手触按患者颞肌、咀嚼肌,嘱患者做咀嚼动作,对比双侧肌力强弱;再嘱患者做张口运动,观察张口时下颌有无偏斜。当一侧三叉神经运动纤维受损时,病侧咀嚼肌肌力减弱或出现萎缩,张口时翼状肌瘫痪下颌偏向病侧。

(五)面神经

1. 解剖 面神经(facial nerve)为混合性神经,包括三种神经纤维:①一般内脏运动纤维;②特殊内脏运动纤维;③特殊内脏感觉纤维。主要支配面部表情肌和舌前2/3味觉功能。中枢神经核位于脑桥下部。

2. 检查方法及损害表现

(1)运动功能:检查面部表情肌时,首先观察双侧额纹、鼻唇沟、眼裂及口角是否对称。然后,嘱患者做皱额、闭眼、露齿、微笑、鼓腮或吹哨动作。检查过程中一定要注意区分面神经损害是周围性和中枢性。当一侧面神经周围性(核或核下性)损害时,病侧额纹减少、眼裂增大、鼻唇沟变浅,不能皱额、闭眼,微笑或露齿时口角歪向健侧,鼓腮及吹口哨时病变侧漏气。中枢性(核上的皮质脑干束或皮质运动区)损害时,由于上半部面肌受双侧皮质运动区的支配,皱额、闭眼无明显影响,只出现病灶对侧下半部面部表情肌的瘫痪。

(2)味觉检查:嘱患者伸舌,将少量不同味感的物质(食糖、食盐、醋或奎宁溶液)以棉签涂于舌面测试味觉,每种味觉试验完成后,用水漱口,再测试下一种味觉。面神经损害者则舌前2/3味觉丧失。

(六)位听神经

1. 解剖 位听神经(auditroy nerve)为特殊躯体感觉性神经,包括前庭及耳蜗两种感觉神经,位听神经核位于脑桥和延髓。

2. 检查方法及损害表现

(1)听力检查:为测定耳蜗神经的功能。

(2)前庭功能检查:询问患者有无眩晕、平衡失调,检查有无自发性眼球震颤。通过外耳道灌注冷、热水试验或旋转试验,观察有无前庭功能障碍所致的眼球震颤反应减弱或消失。

(七)舌咽神经、迷走神经

1. 解剖 舌咽神经(glossopharyngeal nerve)、迷走神经(vagus nerve)均为混合性神经。舌咽神经、迷走神经在解剖与功能上关系密切,两者有共同的中枢神经核(疑核、孤束核),一起支配软腭、

笔记栏

咽、喉及食管上部的横纹肌和上述部位的感觉，常同时受损。

2. 检查方法及损害表现

(1) 运动：检查时注意患者有无发音嘶哑或带鼻音，是否呛咳、有无吞咽困难。观察患者张口发“啊”音时悬雍垂是否居中，两侧软腭上抬是否一致；当一侧神经受损时，该侧软腭上抬减弱，悬雍垂偏向健侧。

(2) 咽反射：用压舌板轻触左侧或右侧咽后壁，正常者出现咽部肌肉收缩和舌后缩，并有恶心反应；有神经损害者则反射迟钝或消失。

(3) 感觉：可用棉签轻触两侧软腭和咽后壁，观察感觉。另外，舌后1/3的味觉减退为舌咽神经损害，检查方法同面神经。

（八）副神经

1. 解剖 副神经(accessory nerve)为运动性神经，含有躯体运动和特殊内脏运动两种纤维。中枢神经核位于延髓疑核，支配胸锁乳突肌及斜方肌。

2. 检查方法及损害表现 检查时注意肌肉有无萎缩，嘱患者做耸肩及转头运动，比较两侧肌力。副神经受损时，可出现一侧肌力下降，或肌肉萎缩。

（九）舌下神经

1. 解剖 舌下神经(hypogossal nerve)为躯体运动性神经，中枢神经核位于延髓第四脑室底部，支配舌肌运动。

2. 检查方法及损害表现 检查时嘱患者伸舌，注意观察有无伸舌偏斜、舌肌萎缩及肌束颤动。单侧舌下神经麻痹时伸舌舌尖偏向病侧，双侧麻痹者则不能伸舌。

第三节　感觉功能检查

感觉(sensory)指外界各种刺激作用于人体感受器在大脑中的直接反应。感觉包括两大类：特殊感觉(视觉、听觉、味觉、嗅觉)和一般感觉(浅感觉、深感觉、复合感觉)。特殊感觉已在颅神经一节中叙述。本节仅讨论一般感觉。

检查方法：检查时，患者必须意识清晰，检查前让患者了解检查的目的与方法，以取得其充分合作。检查时要注意左右侧和远近端部位的差别和比较。感觉功能检查时患者需闭目，以避免主观或暗示作用。

一、浅感觉检查

1. 痛觉 用大头针的针尖均匀地轻刺患者皮肤以检查患者对痛觉的反应。检查时应注意两侧对称、上下比较，记录感觉障碍类型(正常、过敏、减退或消失)与范围。痛觉障碍见于脊髓丘脑侧束损害。

2. 触觉 用棉签轻触患者的皮肤或黏膜，触觉障碍见于后索病损。

3. 温度觉 用盛有热水(40～50℃)或冷水(5～10℃)的试管交替测试患者皮肤温度觉。温度觉障碍见于脊髓丘脑侧束损害。

二、深感觉检查

1. 运动觉 检查者轻轻夹住患者的手指或足趾两侧，上或下移动，令患者根据感觉说出“向上”或“向下”。运动觉障碍见于后索病损。

2. 位置觉 检查者将患者的肢体摆成某一姿势，请患者描述该姿势或用对侧肢体模仿，位置觉障碍见于后索病损。

3. 震动觉 用震动着的音叉(128Hz)柄置于骨突起处(如内、外踝，手指，桡尺骨茎突，胫骨，膝盖等)，询问有无震动感觉，判断两侧有无差别，障碍见于后索病损。

三、复合感觉检查

复合感觉是大脑对躯体感觉综合、分析、判断的结果，也称皮质感觉。

1. 皮肤定位觉 检查者以手指或棉签轻触患者皮肤某处，让患者指出被触部位。该功能障碍见于皮质病变。

2. 两点辨别觉 以钝脚分规轻轻刺激皮肤上的两点(小心不要造成疼痛)，检测患者辨别两点的能力，再逐渐缩小双脚间距，直到患者感觉为一点时，测其实际间距，两侧比较。当触觉正常而两点辨别觉障碍时则为额叶病变。

3. 实体觉 嘱患者用单手触摸熟悉的物体，如钢笔、钥匙、硬币等，并说出物体的名称。先测功能差的一侧，再测另一侧。功能障碍见于皮质病变。

4. 体表图形觉 患者闭目，在其皮肤上画图形(方、圆、三角形等)或写简单的字(一、二、十等)，观察其能否识别，如有障碍，常为丘脑水平以上病变。

第四节　运动功能检查

运动主要指骨骼肌的活动，包括随意和不随意运动。锥体束支配随意运动，锥体外系和小脑共同调节着不随意运动(不自主运动)。运动功能检查包括：肌力、肌张力和不自主运动。

检查方法：肌张力(muscle tone)指静息状态下的肌肉紧张度，检查时根据触摸肌肉的硬度以及伸

笔记栏

屈其肢体时感知肌肉对被动伸屈的阻力做判断。

一、肌张力损害表现

1. 肌张力增高 触摸肌肉,坚实感,伸屈肢体时阻力增加。临床上常见有,①痉挛状态(spasticity):在被动伸屈其肢体时,起始阻力大,终末突然阻力减弱,也称折刀现象,为锥体束损害现象。②铅管样强直(lead-pipe rigidity):即伸肌和屈肌的肌张力均增高,做被动运动时各个方向的阻力增加是均匀一致的,为锥体外系损害现象。

2. 肌张力降低 肌肉松软,伸屈其肢体时阻力小;关节运动范围扩大,见于周围神经炎、前角灰质炎和小脑病变等。

二、去脑强直

见于大脑与中脑、脑桥间的联系发生结构性或功能性中断时。表现为颈后伸,甚至角弓反张,四肢强直性伸展、内收及内旋。去脑强直在病情好转时可转化为去皮质强直,两侧肘关节在胸前屈曲;当中枢神经系统损害加重时,去皮质强直也可转化为去脑强直。

三、共济失调

共济失调指人体运动协调功能障碍。机体任一动作的完成除要依赖于运动系统的正常肌力外,还要依靠肌群之间的协调一致。这种协调活动主要靠小脑、前庭神经以及深部感觉系统来共同完成。任何病因造成这些部位的损伤均可出现共济失调(ataxia)。

【检查内容和损害表现】

1. 指鼻试验(finger-to-nose test) 嘱患者手臂外展伸直,再以示指触自己的鼻尖,由慢到快,先睁眼、后闭眼重复进行。小脑半球病变时同侧指鼻不准;如睁眼时指鼻准确,闭眼时出现障碍则为感觉性共济失调。

2. 跟-膝-胫试验(heel-to-knee-to-shin test) 嘱患者仰卧,上抬一侧下肢,将足跟置于另一下肢膝盖下端,再沿胫骨前缘向下移动,先睁眼、后闭眼重复进行。小脑损害时,动作不稳;感觉性共济失调者则闭眼时出现该动作障碍。

3. 其他 ①轮替动作(alternating movement):嘱患者伸直手掌并以前臂做快速旋前、旋后动作,共济失调者动作缓慢、不协调;②闭目难立征(Romberg test):嘱患者足跟并拢站立、闭目,双手向前平伸,若出现身体摇晃或倾斜,则为阳性,提示小脑病变。如睁眼时能站稳,而闭眼时站立不稳,则为感觉性共济失调。

四、不自主运动

【检查方法】

不自主运动(abnormal movement)指患者意识清楚的情况下,随意肌不自主收缩所产生的一些无目的的异常动作,多为锥体外系损害的表现。检查时要注意患者的表情、肢体在静止和活动情况下的表现、躯体患者姿态等。

【检查内容和损害表现】

1. 震颤(tremor) 为两组拮抗肌交替收缩引起的不自主动作,临床上常见有:①静止性震颤(static tremor):静止时表现明显,而在运动时减轻,睡眠时消失,常伴肌张力增高,见于帕金森病。②意向性震颤(intentional tremor):又称动作性震颤。震颤在休息时消失,动作时发生,愈近目的物,愈明显,见于小脑疾患。

2. 舞蹈样运动(choreic movement) 为面部肌肉及肢体的快速、不规则、无目的、不对称的不自主运动,表现为做鬼脸、转颈、耸肩、手指间断性伸曲、摆手和伸臂等舞蹈式动作,睡眠时可减轻或消失,多见于儿童期脑风湿性病变。

3. 手足徐动(athetosis) 为手指或足趾的一种缓慢持续的伸展扭曲动作,见于脑性瘫痪、豇豆状核变性和脑基底节变性。

第五节 神经反射检查

神经反射是由反射弧实现的,反射弧包括感受器、传入神经元、中枢、传出神经元和效应器等。反射弧中任一环节有病变都可影响反射,使其减弱或消失;反射又受高级神经中枢控制,如锥体束损害,可使受损部位以下的反射活动区失去抑制而出现反射亢进(图 3-11-1)。根据刺激的部位,可将反射分为浅反射和深反射两部分。

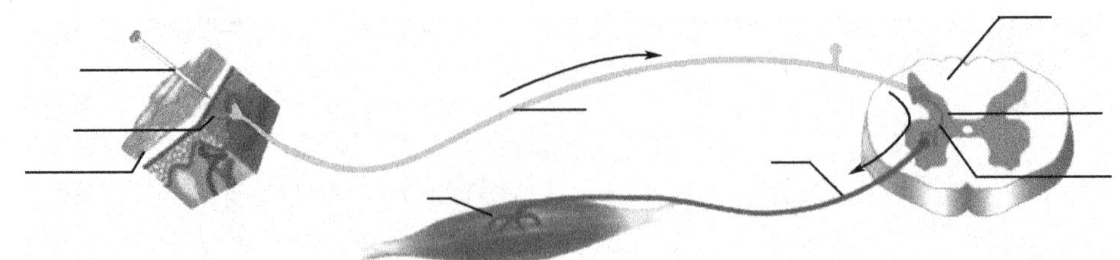

图 3-11-1 神经反射

笔记栏

检查方法：检查神经反射时要注意患者的体位，要使检查的反射弧神经处于松弛状态，要左右反射对称比较，要明确反射的分级和所代表的脊髓阶段。

一、浅 反 射

浅反射系刺激皮肤或黏膜引起的反应。

1. 角膜反射(corneal reflex) 见颅神经检查。

2. 腹壁反射(abdominal reflex) 腹壁反射包括上、中、下三组。检查时令患者放松，用钝头竹签分别沿肋缘下(胸髓7～8节)、脐平(胸髓9～10节)及腹股沟上(胸髓11～12节)的方向，由外向内轻划腹壁皮肤(图3-11-2)。正常反应是局部腹肌收缩。上、中或下部反射消失分别见于上述不同平面的胸髓病损。双侧上、中、下部反射均消失见于：昏迷和急性腹膜炎患者。一侧上、中、下部腹壁反射消失见于同侧锥体束病损。肥胖、老年及经产妇由于腹壁过于松弛也会出现腹壁反射减弱或消失，应予以注意。

3. 提睾反射(cremasteric reflex) 与检查腹壁反射相同，竹签由下而上轻划股内侧上方皮肤(图3-11-2)，可引起同侧提睾肌收缩，睾丸上提。双侧反射消失为腰髓1～2节病损。一侧反射减弱或消失见于锥体束损害。局部病变如腹股沟疝、阴囊水肿等也可影响提睾反射。

4. 跖反射(plantar reflex) 患者仰卧，下肢伸直，检查者手握患者踝部，用钝头竹签划其足底外侧，由足跟向前至小趾跖关节处转向拇趾侧，正常反应为足跖屈曲(即Babinski征阴性)。反射消失为骶髓1～2节病损。

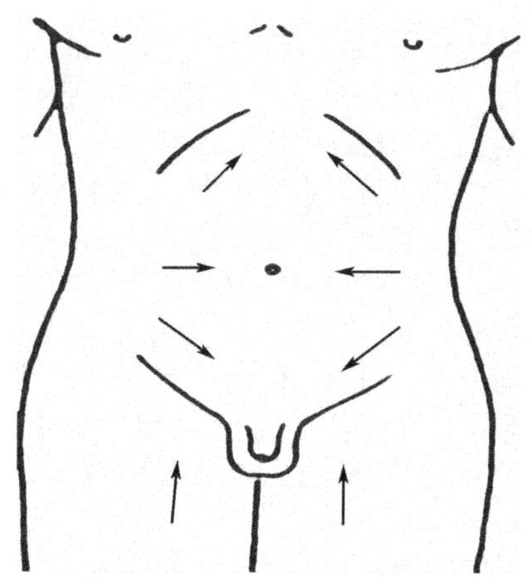

图3-11-2 腹壁反射与提睾反射

5. 肛门反射(anal reflex) 用钝头竹签轻划肛门周围皮肤，可引起肛门外括约肌收缩。反射障碍为骶髓4～5节、肛尾神经病损。

二、深 反 射

刺激肌腱和骨膜经深部感受器完成的反射称为深反射，又称腱反射。检查时患者要合作，肢体应放松。检查者叩击力量要均衡，两侧要对比。

反射程度通常分为以下几级：

(—)：反射消失。

(+)：反射存在，但无相应关节活动，为反射减弱，可为正常或病理状况。

(++)：肌肉收缩并导致关节活动，为正常反射。

(+++)：反射增强，可为正常或病理状况。

(++++)：反射亢进，并伴有非持续性的阵挛。

(+++++)：反射明显亢进并伴有持续性的阵挛。

1. 肱二头肌反射(biceps reflex) 患者前臂屈曲，检查者以左拇指置于患者肘部肱二头肌腱上，然后右手持叩诊锤叩击左拇指，可使肱二头肌收缩，前臂快速屈曲(图3-11-3)。反射中枢为颈髓5～6节。

2. 肱三头肌反射(triceps reflex) 患者外展上臂，半屈肘关节，检查者用左手托住其上臂右手，用叩诊锤直接叩击鹰嘴上方的肱三头肌腱，可使肱三头肌收缩，引起前臂伸展(图3-11-4)。反射中枢为颈髓6～7节。

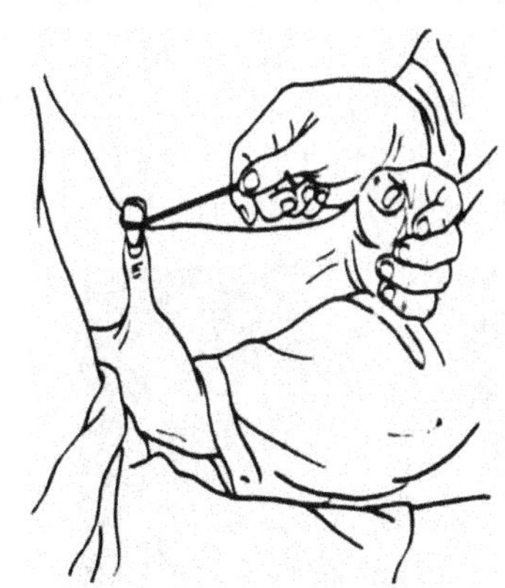

图3-11-3 肱二头肌反射

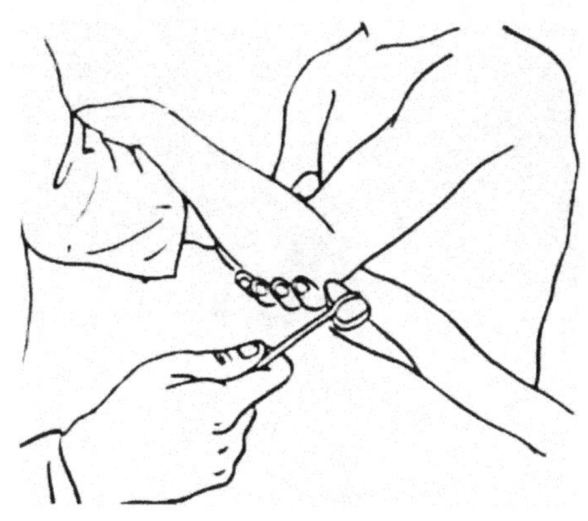

图3-11-4 肱三头肌反射

笔记栏

3. 桡骨膜反射(radioperiosteal reflex) 被检查者前臂置于半屈半旋前位,检查者以左手托住其腕部,并使腕关节自然下垂,随即以叩诊锤叩桡骨茎突,可引起肱桡肌收缩,发生屈肘和前臂旋前动作。(图 3-11-5)反射中枢在颈髓 5~6 节。

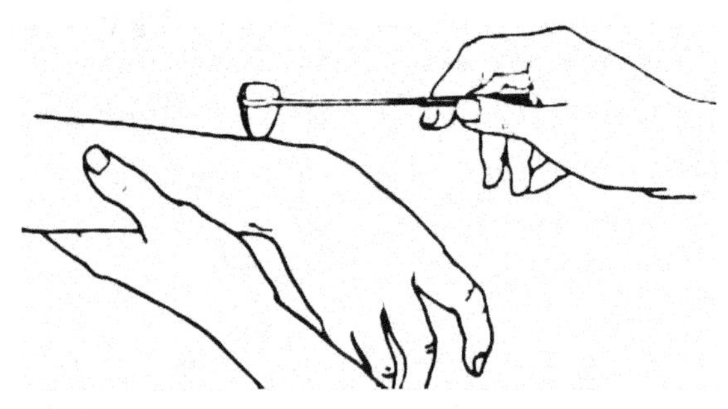

图 3-11-5 桡骨膜反射

4. 膝反射(knee reflex) 坐位检查时,患者小腿完全松弛下垂,卧位检查则患者仰卧,检查者以左手托住其膝关节使之屈曲约 120°,用右手持叩诊锤叩击膝盖髌骨下方股四头肌腱,可引起小腿伸展(图 3-11-6)。反射中枢在腰髓 2~4 节。

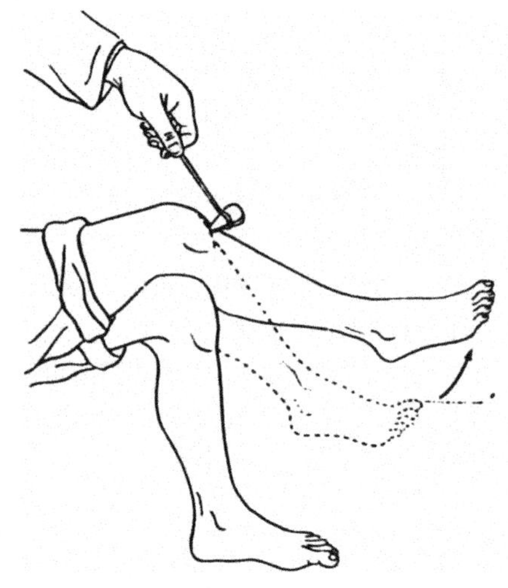

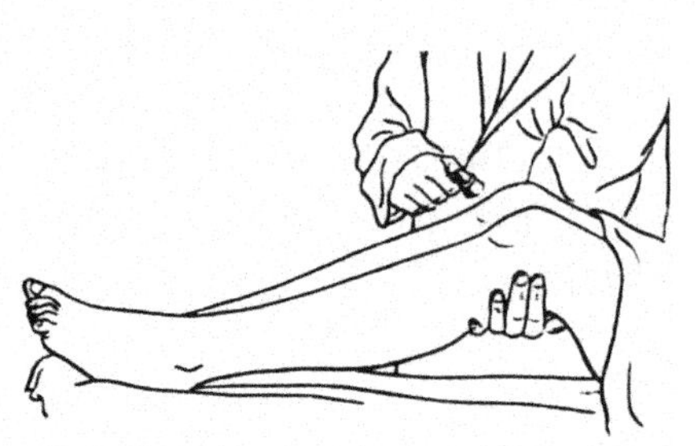

图 3-11-6 膝反射

5. 踝反射(achilles tendon reflex) 称跟腱反射。患者仰卧,髋及膝关节稍屈曲,下肢取外旋外展位。检查者左手将患者足部背屈成直角,以叩诊锤叩击跟腱,反应为腓肠肌收缩,足向跖面屈曲(图 3-11-7)。反射中枢为骶髓 1~2 节。

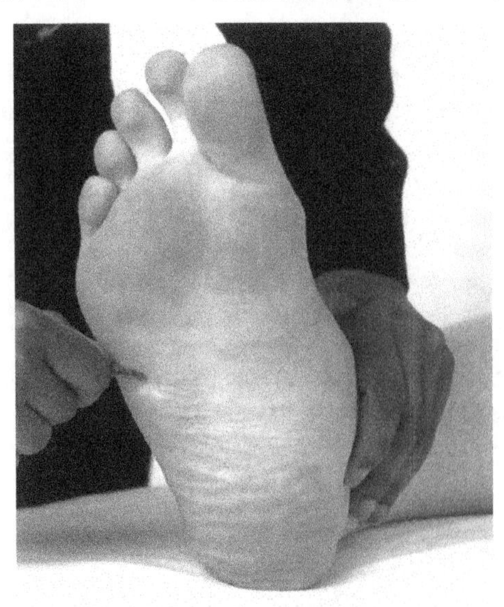

图 3-11-7 踝反射

三、病理反射

病理反射指锥体束病损时,大脑失去了对脑干和脊髓的抑制作用而出现的异常反射。在临床上也把阵挛和牵张反射如 Hoffmann 征等列为病理反射。1 岁半以内的婴幼儿由于神经系统发育不完善,也可出现这种反射,不属于病理性。

1. Hoffmann 征 反射中枢为颈髓 7 节~胸髓 1 节段。该反射实际上为牵张反射,是深反射亢进的表现,也见于腱反射活跃的正常人。检查者左手持患者腕部,然后以右手中指与示指夹住患者中指并稍向上提,使腕部处于轻度过伸状态。以拇指迅速弹刮患者的中指指甲,引起其余四指轻度掌屈反应则为阳性。

2. 阵挛(clonus) 在锥体束病变水平以下,由于深反射亢进,当用力使相关肌肉处于持续性紧张状态时,该组肌肉发生节律性收缩,称为阵挛,常见的有以下两种。

(1) 踝阵挛(ankle clonus):患者仰卧,髋与膝关节稍屈,医生一手持患者小腿,一手持患者足掌前端,突然用力使踝关节背屈并维持之。阳性表现为腓肠肌与比目鱼肌发生连续性节律性收缩而使足部呈现交替性屈伸动作,系腱反射极度亢进。

(2) 髌阵挛(patellar clonus):患者下肢伸直,

医生以拇指与示指控住其髌骨上缘,用力向远端快速连续推动数次后维持推力。阳性反应为股四头肌发生节律性收缩使髌骨上下移动,意义同上。

3. 病理征(图 3-11-8)

(1) Babinski 征:取位与检查跖反射一样,用竹签沿患者足底外侧缘,由后向前至小趾跟部并转向内侧,阳性反应为踇趾背伸,余趾呈扇形展开。

(2) Chaddock 征:用竹签在外踝下方由后向前划至趾跖关节处为止。阳性表现同巴彬斯基征。

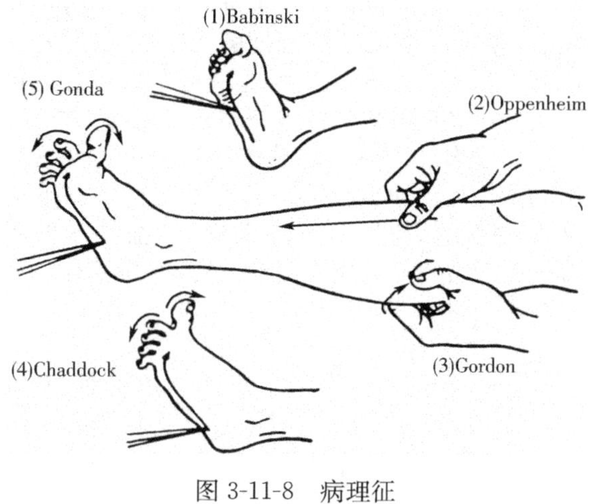

图 3-11-8 病理征

(3) Oppenheim 征:医生用拇指及示指沿患者胫骨前缘用力由上向下滑压,阳性表现同 Babinski 征。

(4) Gordon 征:检查时用手以一定力量捏压腓肠肌,阳性表现同 Babinski 征。

以上四种病理征临床意义相同,其中 Babinski 征是最典型的病理反射。

四、脑膜刺激征

脑膜刺激征为脑膜受激惹的体征,见于脑膜炎、蛛网膜下腔出血和颅压增高等。

【检查方法和检查内容】

1. 颈强直 患者仰卧,检查者以一手托住患者枕部,另一只手置于胸前做屈颈动作。如这一被动屈颈检查时感觉到抵抗力增强,即为颈部阻力增大或颈强直。在排除颈椎或颈部肌肉局部病变后即可认为有脑膜刺激征。

2. Kernig 征 患者仰卧,一侧下肢髋、膝关节屈曲成直角,检查者嘱患者小腿抬高伸膝(图 3-11-9)。正常人膝关节可伸达 135°以上。如伸膝受阻且伴疼痛与屈肌痉挛,则为阳性。

3. Brudzinski 征 患者仰卧、下肢伸直,检查者一手托住患者枕部,另一手按于其胸前。当头部前屈时,双髋与膝关节同时屈曲则为阳性(图 3-11-10)。

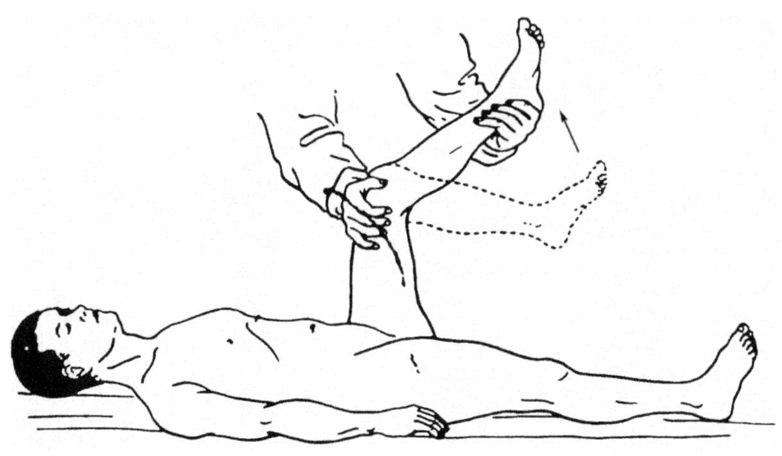

图 3-11-9 Kernig 征

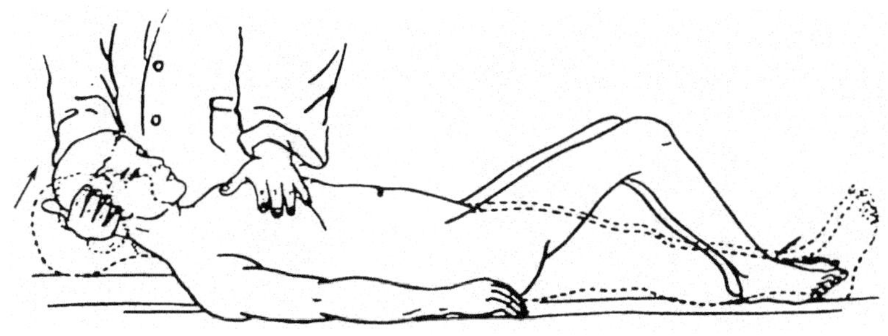

图 3-11-10 Brudzinski 征

笔 记 栏

第六节　自主神经功能检查

自主神经可分为交感与副交感两个系统，主要功能是调节内脏、血管与腺体等活动。大部分内脏受交感和副交感神经纤维的双重支配，在大脑皮质的调节下，协调整个机体内、外环境的平衡。临床常用检查方法有以下几种。

1. 眼心反射　患者仰卧，双眼自然闭合，计数脉率。医师用左手中指、示指分别置于患者眼球两侧，逐渐加压，以患者不痛为限。加压20～30秒后计数脉率，正常可减少10～12次/分，超过12次/分提示副交感(迷走)神经功能增强，迷走神经麻痹则无反应。如压迫后脉率非但不减慢反而加速，则提示交感神经功能亢进。

2. 卧立位试验　平卧位计数脉率，然后起立站直，再计数脉率。如由卧位到立位脉率增加超过10～12次/分为交感神经兴奋性增强。由立位到卧位，脉率减慢超过10～12次/分则为迷走神经兴奋性增强。

3. 皮肤划痕试验　用钝头竹签在皮肤上适度加压划一条线，数秒钟后，皮肤先出现白色划痕(血管收缩)高出皮面，以后变红，属正常反应。如白色划痕持续较久，超过5分钟，提示交感神经兴奋性增高。如红色划痕迅速出现、持续时间较长、明显增宽甚至隆起，提示副交感神经兴奋性增强或交感神经麻痹。

4. 竖毛反射　竖毛肌由交感神经支配。将冰块置于患者颈后或腋窝，数秒钟后可见竖毛肌收缩，毛囊处隆起如鸡皮。根据竖毛反射障碍的部位来判断交感神经功能障碍的范围。

5. Valsalva动作　患者深吸气后，在屏气状态下用力做呼气动作10～15秒。计算此期间最长心搏间期与最短心搏间期的比值，正常人大于或等于1.4；如小于1.4则提示压力感受器功能不灵敏或其反射弧的传入纤维或传出纤维损害。

6. 其他　对括约肌功能的检查也是自主神经功能检查的重要内容。各种不同性质的排尿障碍，如尿急、排尿费力、尿潴留、充盈性尿失禁等的检查分析与鉴别等复杂内容，将在各有关专科介绍中进一步阐述。

(张小宁)

笔记栏

第12章 全身体格检查

第一节 全身体格检查的基本要求

全身体格检查(complete physical examination)是临床医生和医学生必备的基本功,也是评价和考核医生基本临床技能的重要组成部分。面对具体病例应能从头到脚全面系统地、井然有序地进行全身体格检查。本章旨在使医学生在系统地学习了各器官的检查之后,即遵循一定的全身体格检查原则和规范,确保内容全面系统、顺序合理流畅,以提高体格检查的技能和质量。基本要求如下。

(1) 全身体格检查的内容务求全面系统,便于完成住院病历规定的各项要求。重点检查的器官应更为深入细致,包括器官系统教学中要求的各项内容。

(2) 全身体格检查的顺序应是从头到脚分段进行。强调一种合理、规范的逻辑顺序。例如某些器官系统,如皮肤、淋巴结、神经系统,采取分段检查,统一记录。这样,不仅可最大限度地保证体检的效率和速度,而且也可大大减少患者的不适和不必要的体位更动。

(3) 遵循全身检查内容和顺序的基本原则,针对患者具体情况,可对个别检查顺序做适当调整。例如一个严重腹痛的患者,腹部检查时采取视、听、叩、触顺序更好,并避免让患者反复地起身和卧位。检查的关键是以不增加患者痛苦为第一原则,同时切忌粗枝大叶、草率从事。

(4) 体格检查应特别注意原则的灵活性。面对具体病例,如急诊、重症病例,可能需要简单体检后即着手抢救或治疗,遗留的内容待病情稳定后再做补充。

(5) 全身体格检查的顺序:一般情况和生命征→头颈部→前、侧胸部(心、肺)$\xrightarrow{\text{患者取坐位}}$后背部(包括肺、脊柱、肾区、骶部)$\xrightarrow{\text{卧位}}$腹部→上、下肢→肛门$\xrightarrow{\text{直肠}}$外生殖器→神经系统(最后站立位)。

(6) 为能正确分析和判断客观检查结果,强调边问边想边查,必要时需要重复的检查和核实,才能获得完整而正确的资料。尽量减少重复的次数和对患者的干扰。

(7) 掌握检查的进度和时间。熟悉检查项目可以使体检从容不迫、井然有序地进行。为了避免检查给患者带来的不适或负担,一般应尽量在30～40分钟内完成。

第二节 全身体格检查纲要

全身体格检查的基本项目根据上述要求拟定,遵循这一基本内容和逻辑顺序,有利于医学生养成良好的职业习惯和行为规范,亦极有利于保质保量完成住院病历规定的各项要求。

1. 一般检查/生命体征

(1) 准备和清点器械。

(2) 自我介绍(说明职务、姓名,并进行简短交谈以融洽医患关系)。

(3) 观察发育、营养、面容、表情和意识等一般状态。

(4) 当受检者在场时洗手。

(5) 测量体温(腋温,10分钟)。

(6) 触诊桡动脉至少30秒。

(7) 用双手同时触诊双侧桡动脉,检查其对称性。

(8) 计数呼吸频率至少30秒。

(9) 测右上肢血压两次。

2. 头颈部

(10) 观察头部外形、毛发分布、异常运动等。

(11) 触诊头颅。

(12) 视诊双眼及眉毛。

(13) 分别检查左右眼的近视力(用近视力表)。

(14) 检查下睑结膜、球结膜和巩膜。

(15) 检查泪囊。

(16) 翻转上睑,检查上睑、球结膜和巩膜。

(17) 检查面神经运动功能(皱额、闭目)。

(18) 检查眼球运动(检查六个方向)。

(19) 检查瞳孔直接对光反射。

(20) 检查瞳孔间接对光反射。

(21) 检查集合反射。

(22) 观察双侧外耳及耳后区。

(23) 触诊双侧外耳及耳后区。

(24) 触诊颞颌关节及其运动。

(25) 分别检查双耳听力(摩擦手指或用手

笔记栏

表)。

(26) 观察外鼻。

(27) 触诊外鼻。

(28) 观察鼻前庭、鼻中隔。

(29) 分别检查左右鼻道通气状态。

(30) 检查上颌窦,注意肿胀、压痛、叩痛等。

(31) 检查额窦,注意肿胀、压痛、叩痛等。

(32) 检查筛窦,注意压痛。

(33) 观察口唇、牙齿、上腭、舌质和舌苔。

(34) 借助压舌板检查颊黏膜、牙齿、牙龈、口腔底。

(35) 借助压舌板检查口咽部及扁桃体。

(36) 检查舌下神经(伸舌)。

(37) 检查面神经运动功能(露齿、鼓腮或吹口哨)。

(38) 检查三叉神经运动支(触双侧嚼肌,或以手对抗张口动作)。

(39) 检查三叉神经感觉支(上、中、下三支)。

(40) 暴露颈部。

(41) 观察颈部外形和皮肤、颈静脉充盈和颈动脉搏动情况。

(42) 检查颈椎屈曲及左右活动情况。

(43) 检查副神经(耸肩及对抗头部旋转)。

(44) 触诊耳前淋巴结。

(45) 触诊耳后淋巴结。

(46) 触诊枕后淋巴结。

(47) 触诊颌下淋巴结。

(48) 触诊颏下淋巴结。

(49) 触诊颈前淋巴结浅组。

(50) 触诊颈后淋巴结。

(51) 触诊锁骨上淋巴结。

(52) 触诊甲状腺软骨。

(53) 触诊甲状腺峡部(配合吞咽)。

(54) 触诊甲状腺侧叶(配合吞咽)。

(55) 分别触诊左右颈动脉。

(56) 触诊气管位置。

(57) 听诊颈部(甲状腺、血管)杂音。

3. 前、侧胸部

(58) 暴露胸部。

(59) 观察胸部外形、对称性、皮肤和呼吸运动等。

(60) 触诊左侧乳房(四个象限及乳头)。

(61) 触诊右侧乳房(四个象限及乳头)。

(62) 用右手触诊左侧腋窝淋巴结。

(63) 用左手触诊右侧腋窝淋巴结。

(64) 触诊胸壁弹性、有无压痛。

(65) 检查双侧呼吸运动度(上、中、下,双侧对比)。

(66) 检查双侧触觉语颤(上、中、下,双侧对比)。

笔 记 栏

(67) 检查有无胸膜摩擦感。

(68) 叩诊双侧肺尖。

(69) 叩诊双侧前胸和侧胸(自上而下、由外向内,双侧对比)。

(70) 听诊双侧肺尖。

(71) 听诊双侧前胸和侧胸(自上而下、由外向内,双侧对比)。

(72) 检查双侧语音共振(上、中、下,双侧对比)。

(73) 观察心尖、心前区搏动,切线方向观察。

(74) 触诊心尖搏动(两步法)。

(75) 触诊心前区。

(76) 叩诊左侧心脏相对浊音界。

(77) 叩诊右侧心脏相对浊音界。

(78) 听诊二尖瓣区(频率、节律、心音、杂音、摩擦音)。

(79) 听诊肺动脉瓣区(心音、杂音、摩擦音)。

(80) 听诊主动脉瓣区(心音、杂音、摩擦音)。

(81) 听诊主动脉瓣第二听诊区(心音、杂音、摩擦音)。

(82) 听诊三尖瓣区(心音、杂音、摩擦音)。

(83) 用膜式胸件,酌情用钟式胸件补充。

4. 背部

(84) 请受检者坐起。

(85) 充分暴露背部。

(86) 观察脊柱、胸廓外形及呼吸运动。

(87) 检查胸廓活动度及其对称性。

(88) 检查双侧触觉语颤。

(89) 检查有无胸膜摩擦感。

(90) 请受检者双上肢交叉。

(91) 叩诊双侧后胸部。

(92) 叩诊双侧肺下界。

(93) 叩诊双侧肺下界移动度(肩胛线)。

(94) 听诊双侧后胸部。

(95) 听诊有无胸膜摩擦音。

(96) 检查双侧语音共振。

(97) 触诊脊柱有无畸形、压痛。

(98) 直接叩诊法检查脊柱有无叩击痛。

(99) 检查双侧肋脊点和肋腰点有无压痛。

(100) 检查双侧肋脊角有无叩击痛。

5. 腹部

(101) 正确暴露腹部。

(102) 请受检者屈膝、放松腹肌,双上肢置于躯干两侧,平静呼吸。

(103) 观察腹部外形、对称性、皮肤、脐及腹式呼吸等。

(104) 听诊肠鸣至少1分钟。

(105) 听诊腹部有无血管杂音。

(106) 叩诊全腹。

(107) 叩诊肝上界。

(108) 叩诊肝下界。

(109) 检查肝脏有无叩击痛。

(110) 检查移动性浊音(经脐平面先左后右)。

(111) 浅触诊全腹部(自左下腹开始、逆时针触诊至脐部结束)。

(112) 深触诊全腹部(自左下腹开始、逆时针触诊至脐部结束)。

(113) 训练患者作加深的腹式呼吸 2～3 次。

(114) 在右锁骨中线上,单手法触诊肝脏。

(115) 在右锁骨中线上,双手法触诊肝脏。

(116) 在前正中线上,双手法触诊肝脏。

(117) 检查肝颈静脉反流征。

(118) 检查胆囊点有否触痛。

(119) 双手法触诊脾脏。

(120) 如未能触及脾脏,嘱受检者右侧卧位,再触诊脾脏。

(121) 双手法触诊双侧肾脏。

(122) 检查腹部触觉(或痛觉)。

(123) 检查腹壁反射。

6. 上肢

(124) 正确暴露上肢。

(125) 观察上肢皮肤、关节等。

(126) 观察双手及指甲。

(127) 触诊指间关节和掌指关节。

(128) 检查指关节运动。

(129) 检查上肢远端肌力。

(130) 触诊腕关节。

(131) 检查腕关节运动。

(132) 触诊双肘鹰嘴和肱骨髁状突。

(133) 触诊滑车上淋巴结。

(134) 检查肘关节运动。

(135) 检查屈肘、伸肘的肌力。

(136) 暴露肩部。

(137) 视诊肩部外形。

(138) 触诊肩关节及其周围。

(139) 检查肩关节运动。

(140) 检查上肢触觉(或痛觉)。

(141) 检查肱二头肌反射。

(142) 检查肱三头肌反射。

(143) 检查桡骨骨膜反射。

(144) 检查 Hoffman 征。

7. 下肢

(145) 正确暴露下肢。

(146) 观察双下肢外形、皮肤、趾甲等。

(147) 触诊腹股沟区有无肿块、疝等。

(148) 触诊腹股沟淋巴结横组。

(149) 触诊腹股沟淋巴结纵组。

(150) 触诊股动脉搏动,必要时听诊。

(151) 检查髋关节屈曲、内旋、外旋运动。

(152) 检查双下肢近端肌力(屈髋)。

(153) 触诊膝关节和浮膑试验。

(154) 检查膝关节屈曲运动。

(155) 检查膑阵挛。

(156) 触诊踝关节及跟腱。

(157) 检查有无凹陷性水肿。

(158) 触诊双足背动脉。

(159) 检查踝关节背屈、跖屈活动。

(160) 检查双足背屈、跖屈肌力。

(161) 检查踝关节内翻、外翻运动。

(162) 检查屈趾、伸趾运动。

(163) 检查下肢触觉(或痛觉)。

(164) 检查膝腱反射。

(165) 检查跟腱反射。

(166) 检查 Babinski 征。

(167) 检查 Oppenheim 征。

(168) 检查 Kernig 征。

(169) 检查 Brudzinski 征。

(170) 检查 Lasegue 征。

8. 肛门直肠(仅必要时检查)

(171) 嘱受检者左侧卧位,右腿屈曲。

(172) 观察肛门、肛周、会阴区。

(173) 戴上手套,示指涂以润滑剂行直肠指检。

(174) 观察指套有否分泌物。

9. 外生殖器(仅必要时检查)

(175) 解释检查必要性,消除顾虑,保护隐私。

(176) 确认膀胱已排空,受检者取仰卧位。

男性:

(177) 视诊阴毛、阴茎、冠状沟、龟头、包皮。

(178) 视诊尿道外口。

(179) 视诊阴囊,必要时做提睾反射。

(180) 触诊双侧睾丸、附睾、精索。

女性:

(177) 视诊阴毛、阴阜、大小阴唇、阴蒂。

(178) 视诊尿道口及阴道口。

(179) 视诊阴阜、大小阴唇。

(180) 触诊尿道旁腺、巴氏腺。

10. 共济运动、步态与腰椎运动

(181) 请受检者站立。

(182) 指鼻试验(睁眼、闭眼)。

(183) 检查双手快速轮替运动。

(184) 观察步态。

(185) 检查屈腰运动。

(186) 检查伸腰运动。

(187) 检查腰椎侧弯运动。

(188) 检查腰椎旋转运动。

笔记栏

第三节 特殊情况的体格检查

有时因为患者存在心理、生理的缺陷及病情危重，不能配合医生按常规方法和顺序进行全身检查；有时因为患的在院外如：家中或户外发生意外需诊治，但又缺乏必要的设备条件，医生应该视情况调整检查方法和顺序，应用灵活的策略进行体格检查。

(一) 智力障碍患者

智力障碍的患者可能由于智力障碍不能理解检查意图、不能回忆起过去的经历、不适应检查方法、恐惧或害怕，而不能配合检查。在此情况下医生应该尽量为患者创造安静、舒适的检查环境；应该找患者的家人或朋友在场协助检查；应该保护患者隐私，从而减少患者的顾虑，博得其信任。在检查的过程中，医生的动作应轻柔、细致，仔细观察患者的动作和反应，明确检查的关键和重点，必要时可分次进行。

1. 对智力障碍的小儿检查必须包括以下部分

(1) 发育的评价、身高、体重、生长时期年长儿的性征及活动能力等。

(2) 确定伴随的各系统异常，如神经系统、心血管系统。

(3) 除智力障碍之外无其他症状的患儿，重点检查部位包括：①身体的比例；②头围和头型；③毛发质地、皮损和皮疹；④视听功能；⑤上腭完整性、舌的大小和牙齿健康；⑥心脏杂音；⑦骨关节畸形；⑧神经功能失常等。

2. 对智力障碍的成人缺乏其他特殊症状者，检查应注意包括以下部分

(1) 确定各部分的功能状态：①运动和认知能力，了解患者进食、排便、个人卫生自理的能力；②语言和理解能力；③视听能力；④牙齿健康状况；⑤营养状态。

(2) 年貌、性别是否相符，包括乳腺、盆腔检查。

(3) 重点检查部位包括：①一般状态。②皮肤损害：有否皱缩、压迫性损伤、自伤或真菌感染。③听力测定：必要时由电测听试验确定。④视力检查：观察对视觉刺激的反应，设法进行眼底检查，包括必要时镇静、扩瞳等。⑤口腔检查：注意龋牙、牙周病与念珠菌感染。⑥心脏检查：注意异常心音和杂音。⑦骨骼肌肉系统检查：注意张力、肌力、关节畸形、主动与被动活动的范围等。⑧神经系统检查：注意吞咽、咀嚼、吸吮、肌肉伸缩及对称性、步态与动作的协调性等。

(二) 心理障碍的患者

对于情绪障碍或精神疾病患者，可能由于敌意、不合作而影响检查。此时，医生可以在有经验的工作人员或家人的抚慰和帮助下，尽快完成体格检查；必要时可在用镇静药物或做适当约束后进行全身及重点检查。

(三) 生理缺陷的患者

对于生理缺陷患者，可能由于变动体位困难，医生检查时可以在助手配合下，医生应该视情况调整检查方法和顺序，用缓慢、轻柔的手法来完成。需要特别注意与主诉、现病史有关的器官系统。

1. 卧床的患者 对于卧床的患者进行全身检查时，检查者需要变更自己的位置和调整检查方法来完成检查项目。如，心脏检查有时需要变动体位进行听诊，而患者又不能下蹲或做法氏动作，可以让患者握拳、被动抬腿或用血压计袖带压迫双臂等方法增加回心血量，从而对心音和杂音的进行鉴别；肺部检查有时需助手帮助翻身以完成侧面及背部的叩诊与听诊；直肠检查时可以采用左侧卧位的方式进行触诊，注意屈髋、屈膝，右腿应尽量完全屈曲，同时还可检查背部，如检查褥疮和叩诊脊柱；检查骨骼肌肉系统关节活动范围时可通过被动运动来判断，合作的患者可通过抬腿、抬头了解肌力；眼底检查有时不得不在头端用右眼观察患者的左眼，患者不能坐起或站立；神经系统检查通常无太多困难。

2. 轮椅上的患者 对于轮椅上的患者进行全面检查时，头颈、心肺、四肢的检查与坐位患者相同。但腹部、直肠、外生殖器、臀部等部位的检查则可能不理想，必要时应转移至检查床上进行检查。

(四) 检查环境条件不充分

若在患者家里，没有检查器械，室内光线不足，温度过低，患者所处的位置较检查台低，医生进行体格检查时必须携带检查器械及必要的工具。如果患者可以活动而又能合作，一般完成检查无困难；如其不配合，最好有助手或家人在场协助完成。检查结束后应清洁和消毒器械，并将用过的一次性消耗物品装袋处理。

(五) 应急情况下的体格检查

有时在商场、运动场、公交车或飞机上等场所遇到一些意外的救援要求和危及生命的急诊患者，在缺乏必要器械的情况下，医生应迅速、灵活应对这些应急事件。最重要的是严

笔记栏

密观察生命体征的情况。在抢救期的过程中视情况能及时发现、准确记录重要器官的一些检查,如神志状态、瞳孔大小、对光反射、眼球活动、语言以及心、肺听诊和四肢活动度等与生命相关或创伤部位有关的体征,为进一步抢救或治疗的方案提供依据。如路遇严重胸痛急性发作的患者,首先是察言观色,了解患者神志、呼吸和循环情况,以确定危急程度,触诊颈动脉或桡动脉搏动,或用耳贴近胸壁直接听诊心脏搏动,可对心搏频率、节律及强度做出初步判断,然后确定处理的方案。

第四节　重点体格检查

全身体格检查对初学者十分重要,对无主诉患者或做体格检查者具有筛查(screening)的作用,对于建立完整的医疗保健档案也是必不可少的。但在日常医疗工作中,面对具体患者,医生通过问诊已经获得病史,通过分析综合已勾画出疾病的假设,对患病的器官系统和病变的类型可能已有初步印象。在此基础上进行体格检查带有很强的目的性,是为了寻找引起症状的原因,进一步明确患者的诊断。也就是基于问诊中的诊断假设和计划,排除可能性较小的疾病,寻找支持诊断的依据。进行有的放矢的重点体格检查(problem-focused physical examination),其顺序与全身体格检查基本一致,但应根据患者的体位和病情做适当调整。尽量减少患者的不适,检查也应符合逻辑。检查者应考虑全身其他部位需要筛查的项目和可能需要的特殊手法,以澄清可疑问题,明确诊断。如患者主诉为腹部包块,查体时就必须特别注意澄清该包块存在与否,以及包块的各种特征。这是较全身体格检查更高级、更精炼的体格检查,适用于门诊或急诊患者以及值班医生收治住院患者的检查。其注意事项如下。

(1) 首先应做生命体征的检查,包括体温、脉搏、呼吸、血压。

(2) 坐、卧位患者检查顺序与全身检查一致,只是有选择性地进行。

(3) 对于重点、深入的器官系统视、触、叩、听必须全面系统。

(4) 可增加一定特殊检查方法,使阳性发现更加明确,更具诊断价值。

(5) 检查中亦应对有疑虑的问题一一澄清,即注意相关的阴性结果,以便排除可能性小的诊断。

(6) 当体格检查有新的发现用原有假设不能解释时,应重新仔细问诊,提出新的诊断假设,再做检查。

附:重点体格检查要点举例

案例 3-12-1

患者,女性,25 岁,工人。因剧烈腹痛 4 小时被送来急诊。4 小时前,患者在乘坐公交车时突觉腹痛,右脐旁牵扯样疼痛,阵发性,向右腰背部放射。初可忍受,后渐加重,且累及右下腹、腹股沟和右侧会阴部。约 20 分钟后,疼痛加重,呈绞痛样,辗转不安,由同学送来急诊。病程中无发热、畏寒,大便一次成形;小便频,已 5 次,量少色深。过去体健,无类似发作。爱好体育运动,病前清晨参加过跳绳比赛。

搜集到这些病史资料后,临床医生开始构思一些诊断的假设(可能性),希望进一步获得一些更为详细的资料,诸如家族史、生活史等,以利鉴别诊断和确定诊断。但一方面,因腹痛剧烈,需要及时处理;另一方面,对一位过去健康的年轻女性,症状明确定位于腹部,考虑的问题似乎较为明确而局限。主要应从肠道、泌尿生殖系统进一步搜索。因此,可计划下一步体格检查内容。本例检查条目和结果如下(表 3-12-1)。

表 3-12-1　案例 3-12-1 体格检查内容和结果

体格检查主要内容	结果
1. 生命体征	
(1) 体温	37.5℃
(2) 脉搏	90 次/分
(3) 呼吸	20 次/分
(4) 血压	110/70mmHg
2. 头部	
(5) 巩膜、结膜	巩膜无黄染,结膜
(6) 咽部	无充血、扁桃体无肿大
3. 心、肺	
(7) 心尖区听诊	心率 90 次/分,律齐
(8) 双下肺听诊	呼吸音正常,无啰音及胸膜摩擦音
4. 腹部	
(9) 请患者明确指出腹痛部位	右腰及右下腹部
(10) 观察腹部外形	平坦,皮肤颜色正常,腹式呼吸存在,腹股沟区无包块
(11) 听诊肠鸣	3 次/分
(12) 听诊血管杂音	无
(13) 听诊肝区摩擦音	无
(14) 叩诊肠道充气情况	鼓音
(15) 叩诊肝浊音界	存在
(16) 叩诊移动性浊音	无
(17) 触诊前向患者解释检查目的,消除顾虑,确保腹壁松弛,取得合作	
(18) 浅触诊全腹	右下无明显不适

笔记栏

续表

体格检查主要内容	结果
(19) 深触诊全腹	右腰及右下腹部压痛上输尿管压痛明显
(20) 触诊麦氏点	无压痛
(21) 触诊麦氏点有无反跳痛	无反跳痛
(22)触诊右腰部压痛部位有无反跳痛	无反跳痛
(23) 训练腹式呼吸 2～3 次	
(24) 触诊肝脏	肋缘下恰触及
(25) 触诊胆囊	未触及
(26) 触诊脾脏	未触及
(27) 触诊双侧肾脏	未触及
(28) 触诊下腹部耻骨上区	无压痛
(29) 触诊双侧腹股沟	无包块
(30) 触诊双侧股动脉	搏动强，一致
(31) 腰大肌试验	阴性
(32) 闭孔内肌试验	阴性
5. 生殖系统检查	
(33) 检查阴囊	外形正常，无压痛
(34) 检查睾丸、附睾、精索	无肿胀及压痛
(35) 检查阴茎、尿道口	无红肿及分泌物
6. 直肠检查	
(36) 指压直肠各壁	光滑，无压痛
(37) 前列腺	大小、硬度正常，无压痛
7. 脊柱检查	
(38) 肋脊角	无压痛，轻度叩痛
(39) 脊柱胸、腰段	无压痛及叩痛，活动自如

通过检查，排除了腹外邻近器官引起的腹痛；排除了空腔脏器破裂的可能；肠道梗阻的体征不存在；血管阻塞亦无证据。急性阑尾炎虽然应重点考虑，但检查发现不支持。而以泌尿系统疾病可能性大，但不符合泌尿道感染，而以输尿管结石可能性最大。由此，可安排相应的实验室检查，以进一步证实上述假设。

第五节　全身与重点体格检查中常见的问题

上述列举的全身体格检查和重点检查项目，对初学者来说是相当困难的。因此从学习开始，应不断强化，不断完善，重视难点，避免错误，使检查全面系统、重点突出、从容流畅、取舍得当。下面列举全身检查中容易出现的一些问题，供学者借鉴。

1. 缺乏职业训练　对各部分检查内容和顺序心中无数。

2. 缺乏思想准备和组织安排　使检查项目遗漏，顺序颠倒。

3. 问诊不详　病史不确，导致检查重点不突出。

4. 检查器械准备不充分或不会使用　如检眼镜、压舌板、听诊器、叩诊锤等。

5. 容易忽略的部位　耳、鼻、颈部血管、腋窝、腹股沟、肛门直肠和生殖系统。

6. 易忽略的技术难点　眼外肌的检查及其意义、甲状腺触诊、气管移位、语颤改变、各种呼吸音和心脏舒张期杂音的识别、神经系统检查等。

7. 判断的难点　气管移位、颈静脉怒张、语颤改变、呼吸音的性质、收缩期杂音的意义、腹部压痛与张力、腹部包块、肝脾肿大以及神经检查结果的判断等。

8. 记录的难点　心脏大小的描述、心脏杂音的描述、呼吸音的性质、脾脏大小的记录等。

（陆东风）

笔记栏

第四篇 辅助检查

第13章 心电图

第一节 临床心电学的基本知识

1887年，A·D·沃勒证明了跳动的心脏能够产生电流，但他并没有将它记录下来的仪器。1903年，Einthoven制造了一个仪器，其敏感性足以测出电脉冲。这种仪器叫做“弦线电流计”，它有一根很细的镀银石英线，悬挂在电磁铁的两极之间。当心脏的电流通过这根电线时，它就会发生摆动，摆动的轨迹被记录在运动的制图板上。ECG是英文中心电图（electrocardiogram）一词的缩写。它记录了心脏的电流变化，由于它能够在临床被用于多种心脏疾病的诊断，如心律失常和心肌损害等，这门技术学科被长期应用并得到了长足的发展。

一、心电图产生原理

（一）心肌细胞电流的产生

心肌细胞在除极和复极过程中，由于在心肌细胞两端出现了电位差而形成电流。如图4-13-1所示，在静息状态下，细胞膜外带正电荷，细胞膜内为负电荷，细胞膜内外的电位差是静息电位，此时细胞膜外均匀分布着正电荷，由于细胞两端没有电位差，因而没有电流产生。当心肌细胞发生除极时，首先是心肌细胞一端受到刺激，而后细胞膜钠通道开放，大量Na^+进入细胞内，细胞内电位升高，细胞外电位降低，除极从细胞的一端向未除极的一端发展，细胞已除极的部分电位低，而未除极的部分电位高，这样细胞两端就出现了电位差而形成电流。除极进行完毕后，细胞膜外变成均匀的负电位，称为除极状态。心肌细胞完成除极过程之后，立即进入复极过程，最先除极的细胞部分最先复极。此时，已复极一端的细胞膜外为正电荷，未复极一端的细胞膜外为负电荷，细胞膜外的两端又形成了电位差而形成电流。从图4-13-1中可以看出，细胞的除极方向和除极时产生的电流方向一致，而复极方向与复极时产生的电流方向相反。

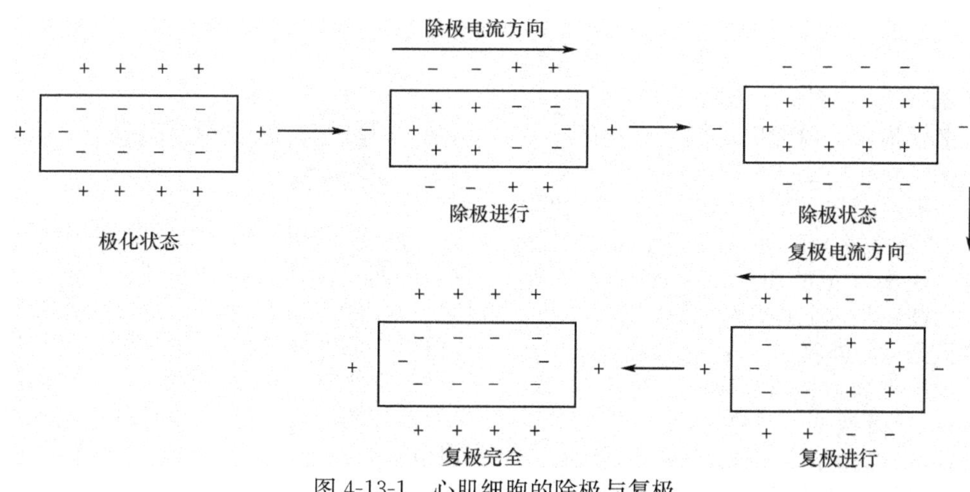

图4-13-1 心肌细胞的除极与复极

笔记栏

（二）心肌细胞产生的电流与图形描记

由上述可知，在静息状态和除极状态，由于细胞膜外两端无电位差而无电流产生；细胞在除极和复极过程中，由于细胞膜外两端出现电位差而产生电流。在描记心肌细胞产生的电流图形时，遵循以下原则：①静息状态和除极状态无电流产生，描记图形是一段直线（基线或等电位线）；②除极和复极过程中产生的电流，只要电流方向指向探测电极，描记图形向上（以等电位线为基准）；③除极和复极过程中产生的电流，只要电流方向背离探测电极，描记图形向下（以等电位线为基准）；④由于复极过程进行缓慢（钠-钾泵作用），复极过程中产生的电流描记图形是宽而圆钝的波；⑤电位差越大电位强度也越大，描记图形幅度也越大。如图 4-13-2 所示。

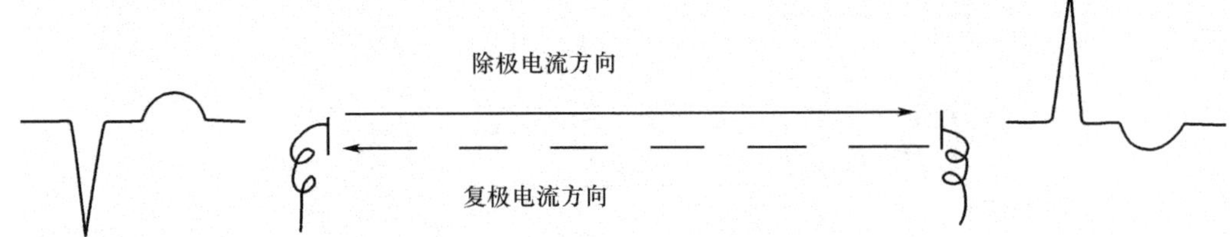

图 4-13-2　心肌细胞产生的电流与图形描记

（三）心脏的除极、复极特点和心电图图形描记

心脏是由许多心肌细胞组成的，心脏的除极和复极与单个心肌细胞的除极和复极，存在许多不同的特点（图 4-13-3）。

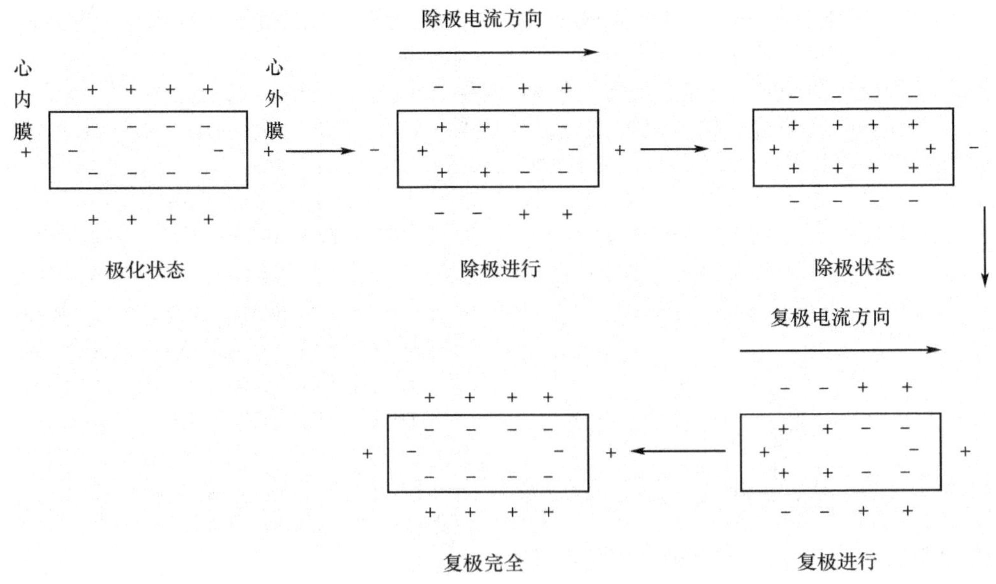

图 4-13-3　心室壁的除极与复极

静息状态下，心室壁的心肌无电位差，室壁外的探测电极描记一段等电位线。心室的除极是由心内膜向心外膜进行的，在心室除极过程中室壁外的探测电极描记的图形是向上的。除极完毕，心室处于除极状态，由于室壁无电位差，室壁外的探测电极描记的图形是一段等电位线。心室的复极顺序与单个心肌的复极顺序不一样，心室的复极是从心外膜向心内膜进行的，这可能与心内膜面压力高和心内膜面血液流动易散热温度低有关，因此改变了复极顺序，在室壁外的探测电极描记一向上的图形，这与单个心肌细胞复极过程正好相反，复极图形方向也相反。

（四）探测电极位置、电流方向与描记图形关系

心脏除极和复极产生的电流，由于探测电极位置不同，所描记的图形也不一样。如图 4-13-4 所示，A、B、C、D、E 各个位置的电极所描记的图形有很大的差异，但这些图形的描记同样遵循图 4-13-2 段落中的原则。由此可知，在体表上不同位置的探测电极，它们所描记的心电图图形是不相同的。

笔记栏

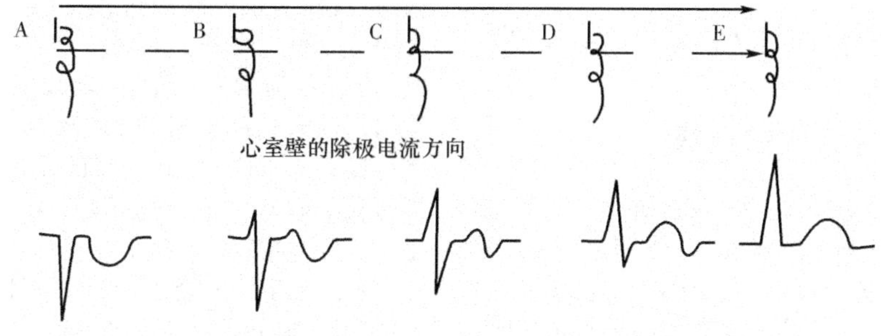

图 4-13-4 探测电极位置、电流方向与图形描记关系

(五) 心电向量

体表不同位置的探测电极所探测到的电位强度是不同的,它与以下因素有关:①与心肌细胞的数量(或心肌厚度)成正比关系;②与探测电极和心脏之间的距离成反比关系;③与探测电极的方位和心脏除极、复极方向所构成的角度有关,角度越小电位越强,反之越小(图 4-13-5)。这种既具有强度、又具有方向性的电位幅度,称为心电向量(vector),一般常用箭头表示其方向,线段长度表示电位强度。心脏在除极和复极过程中,由于心脏解剖结构和各个部位电活动相当复杂,心脏不能像单个心肌细胞或一整块规则的心肌那样,形成单一的心电向量,而是错综复杂的向量纠结在一起,但一般均按下列原理合成为心电综合向量(resultant vector):同轴的两个或多个心电向量,方向相同者其幅度相加,综合向量方向不变;方向相反者则相减,综合向量方向与向量大的一致。两个或两个以上的心电向量方向构成一定角度,则可应用物理力学合力原理将它们两者分别按角度和幅度构成平行四边形,取其对角线为综合向量(图 4-13-6)。

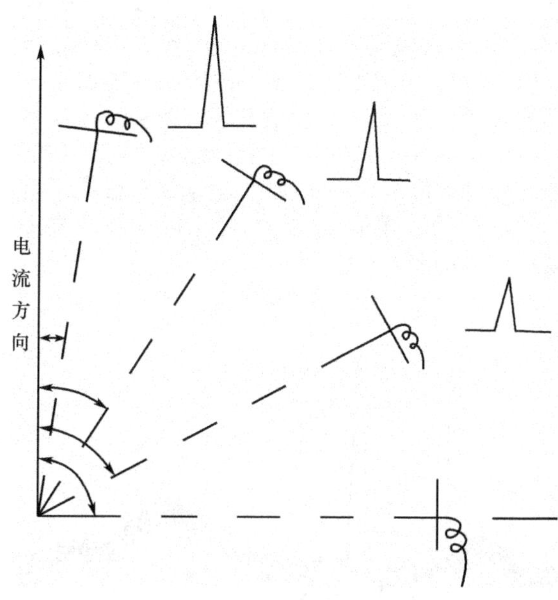

图 4-13-5 测电极和电流方向形成的夹角与图形变化

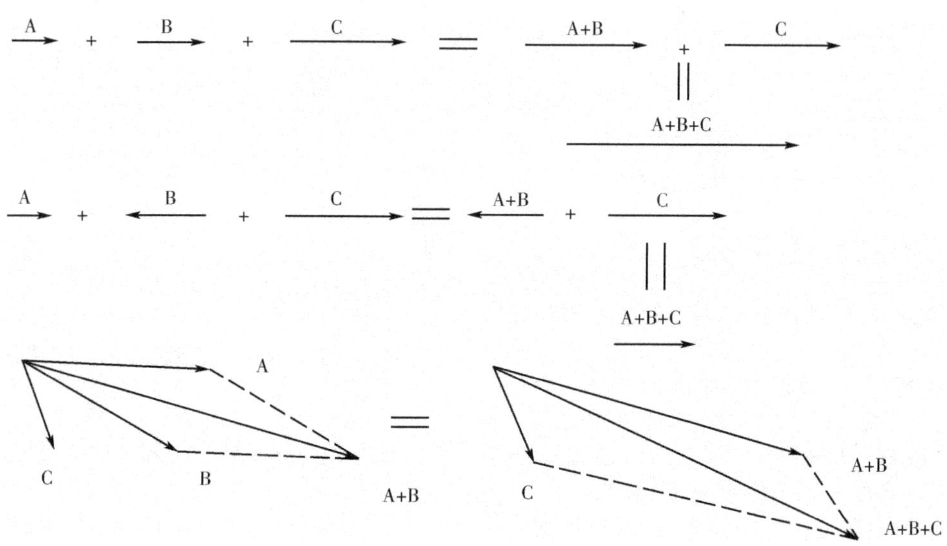

图 4-13-6 综合向量形成示意图

二、心电图各波段的组成和命名

（一）心电图各波段的组成

心脏传导系统的结构和功能，决定了心脏是按心房、心室的顺序进行收缩与舒张的。由于房室交界区传导较慢的特点，心房的舒缩之后心室并不是立即舒缩，而是适度的延迟（延迟时间取决于房室交界区传导时间）。因此，心房先除极和复极，适度延时后才是心室的除极和复极。这样，在描记心电图的时候，每个心动周期首先描记的是心房的除极波和复极波，然后是心室的除极波和复极波，心室在除极波之前还有一段房室交界区传导时期所描记到的波（图 4-13-7）。由图 4-13-2 可知，相对于心房和心室各自的除极波而言，复极波是宽而圆钝的波，而心房的复极波由于电位幅度很小，普通心电图机的灵敏度又不能够感应到，因此心房的复极波常被描记成一段等电位线（图 4-13-7）。由心脏的结构又可知，心室肌的厚度远比心房肌厚，心室的除极向量自然比心房的要强很多，因此，心室的除极波幅度要比心房的要大许多。

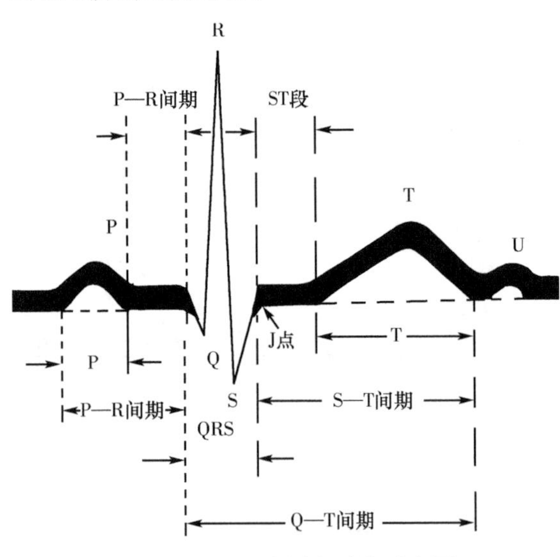

图 4-13-7　心电图各波段示意图

（二）心电图各波段的命名

由于上述特点，心电图各波段的命名遵循以下原则（图 4-13-7）：①先找出幅度最大的波，此波是心室的除极波，反映心室的除极过程，命名为 QRS 波。②QRS 波之后，较宽而圆钝的波是 T 波，它是心室的快速复极期。QRS 波结束至 T 波的开始，是心室的缓慢复极期，称为 ST 段，由于此时期心室的复极电位极小，常被描记成一段等电位线，QRS 波结束与 T 波的开始有一转折点，称为 J 点。ST 段和 T 波反映心室的复极过程。③QRS 波之前小而圆钝的波是心房的除极波，反映心房的除极过程，命名为 P 波。④P 波结束至 QRS 波开始，称为 P—R 段（实为 P—Q 段，传统称为 P—R 段，包含心房复极过程的 Pta 段），反映心房的复极过程（Pta 段）和房室交界区传导的电活动。由于心房的复极过程和房室交界区传导过程产生的电位很小，普通心电图机灵敏度又不够高，P—R 段常被描记成一段等电位线。P 波和 P—R 段合计为 P—R 间期，始于心房开始除极终于心室开始除极。⑤QRS 波开始至 T 波结束，称为 Q—T 间期，反映心室的除极和复极全过程。⑥U 波，正常成人的 U 波可出现在 T 波后0.02～0.04秒，波的方向与 T 波方向基本一致，波幅一般较小，可能与部分心肌复极延迟有关。

（三）QRS 波各种变化类型的命名

QRS 波是一组综合波，它由三种波组成：Q 波、R 波和 S 波。QRS 波有许多变化类型，对这些变化类型的 QRS 波命名遵循以下原则（图 4-13-8）：①波幅在 5mm 以上的波（等电位线以上或以下均可）大写，波幅在 5mm 以下的波（等电位线以上或以下均可）小写。②等电位线以上的波是 R（r）波；如果有两个 R（r）波，则第二个 R（r）波写成 R′（r′），以表明此波在 R（r）波之后。③第一个 R（r）波前向下的波（以等电位线为基准）是 Q（q）波，其余向下的波（以等电位线为基准）是 S（s）波；如果有两个 S（s）波，第二个 S（s）波写成 S′（s′），依次类推。

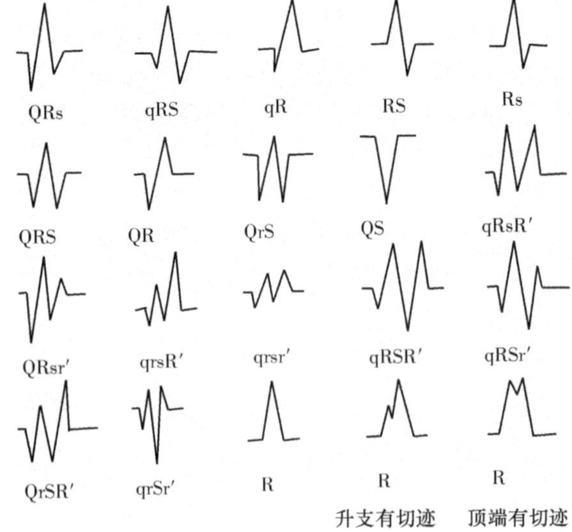

图 4-13-8　QRS 波各种变化类型和命名

三、心电图导联体系

临床心电图，是心电图机通过体表探测电极采集电信号，又经电信号转换绘制成图形而成的。将探测电极放置在体表的任意两点，就可以测出心脏的电位变化，这两点就可以构成一个导联，两点的连线形成了一个导联轴，导联轴具有方向性。

心电图的标准导联体系

1905 年，由 Einthoven 创立了国际通用的导联体系，称为“标准导联”，它共有 12 个导联。

1. 肢体导联 包括双极肢体导联Ⅰ、Ⅱ、Ⅲ及加压肢体导联 aVR、aVL、aVF。其电极主要安放在三个部位：右上肢腕关节上方前侧(R)、左上肢腕关节上方前侧(L)、左下肢踝关节上方内侧(F)。连接这三点就形成了所谓的 Einthoven 三角(图4-13-9)。各导联的正、负极连接方法如表 4-13-1 所示。

表 4-13-1 肢体导联电极位置与肢体导联六轴系统方向

导联	正极	负极	导联在六轴系统的方向
Ⅰ	L	R	0°
Ⅱ	F	R	+60°
Ⅲ	F	L	+120°
aVR	R	L+F	−120°
aVL	L	R+F	−30°
aVF	F	R+L	+90°

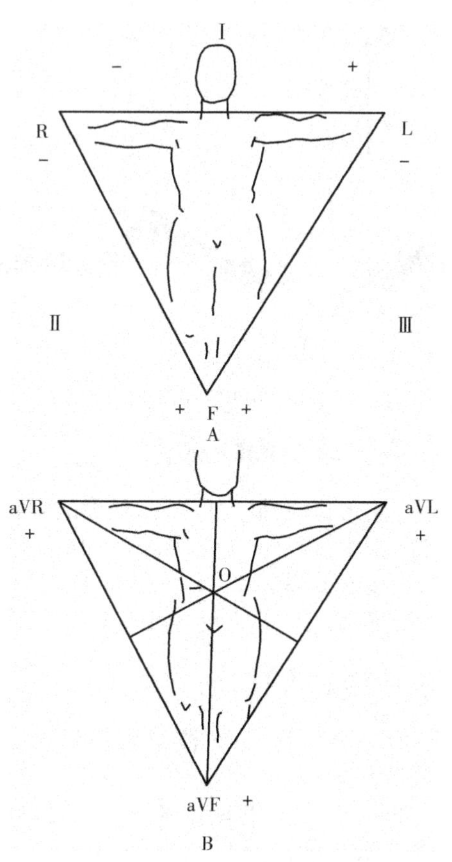

图 4-13-9 导联轴示意图

为了便于表明肢体导联的方向关系，将Ⅰ、Ⅱ、Ⅲ的导联轴与 aVR、aVL、aVF 导联轴，通过一个坐标图的轴心“0”点，构成一个“六轴系统”。此坐标系统采用±180°的角度标志。左侧设为 0°，顺钟向为正角度，逆钟向为负角度。这六轴依次相隔 30°(图 4-13-10)，这对测定心脏的额平面心电轴很有帮助，对分析各肢体导联 QRS 波波形关系也有参考意义。

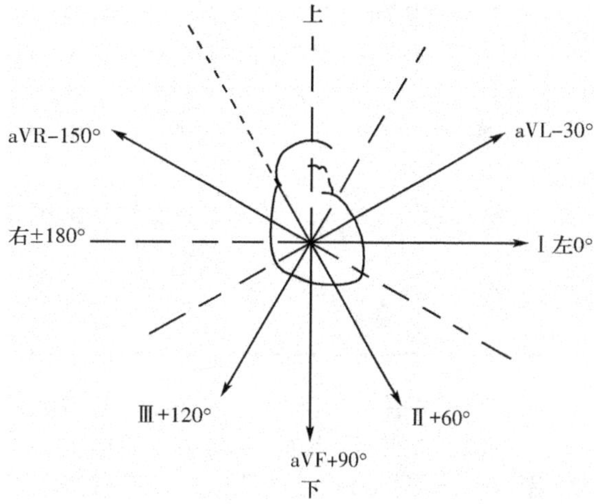

图 4-13-10 肢体导联组成的六轴系统示意图

2. 胸前导联 属单极导联。导联的正极安放在胸前的固定位置(图 4-13-11)，将另三个肢体导联连接在一起，并分别各串 5000 欧姆以上的电阻，使其电位接近“0”，并设为胸前导联共同的负极。胸前导联的正极分别称为 V_1、V_2、V_3、V_4、V_5、V_6导联，其电极安放的具体位置和作用见表 4-13-2。

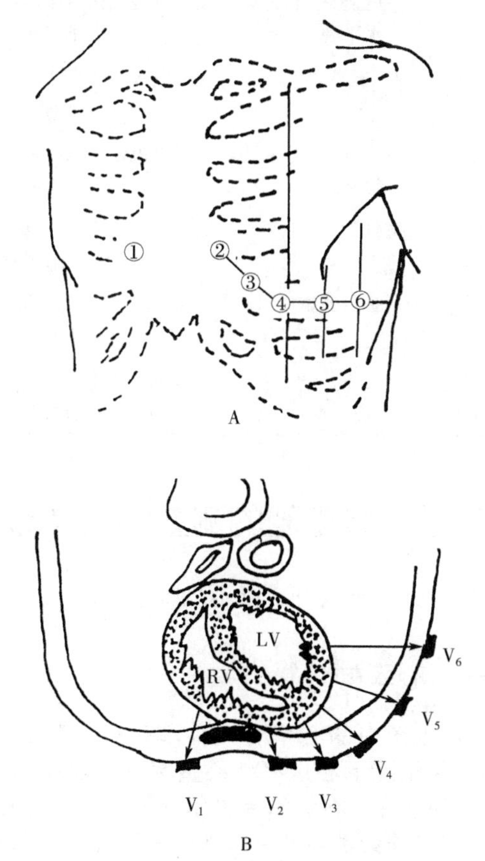

图 4-13-11 胸导联检测电极位置和与心室壁部位关系
A. 胸导联检测电极位置；B. 胸导联检测电极位置和心室壁部位关系

笔记栏

表 4-13-2 常规胸导联电极位置与作用

导联	正极位置	负极位置	导联作用
V_1	胸骨右缘第四肋间	无干电极	反映右心室壁改变
V_2	胸骨左缘第四肋间	无干电极	反映右心室壁改变
V_3	V_2与V_4连线的中点	无干电极	反映左、右心室移行变化
V_4	左锁骨中线与第五肋间相交处	无干电极	反映左、右心室移行变化
V_5	左腋前线V_4水平处	无干电极	反映左心室壁改变
V_6	左腋中线V_4水平处	无干电极	反映左心室壁改变

3. 特殊导联 标准的12个导联，基本能从心脏的前面、左侧面、下面、左右高侧面描记心电图(图4-13-9、图4-13-11)，但是心脏的右侧面和心脏的后面等尚无电极描记。为了能更全面的描记心电图，在需要的时候，通常还选用一些特殊的导联(表4-13-3)。

表 4-13-3 特殊导联的位置与作用

导联	正极位置	负极位	导联作用
V_7	左腋后线V_4水平处	无干电极	反映左心室壁改变
V_8	左肩胛下角线V_4水平处	无干电极	诊断后壁心肌梗死
V_9	左脊旁线V_4水平处	无干电极	诊断后壁心肌梗死
$V_3R \sim V_8R$	右胸部与$V_3 \sim V_8$对称处	无干电极	诊断右心病变
V_E	胸骨剑突处	无干电极	诊断下壁心肌梗死
S_5	胸骨右缘第五肋间	无干电极	诊断下壁心肌梗死
A	剑突下	胸骨柄	重点显示P波

第二节 心电图的测量和正常数据

一、心电图测量

(一) 心率的计算方法

心电图中的心率有两种，即心房率和心室率，正常情况下心房率=心室率。心房率=60/P—P间期(s)，心室率=60/R—R间期(s)，心律不齐时应连续测量6~10个P—P间期或R—R间期，求其平均值后代入公式中分别计算心房率和心室率。如果心电图机的走纸速度是25mm/s，也可以这样计算心率：心房率=1500/P—P间期格数，心室率=1500/R—R间期格数。经验目测法更能快捷计算心率：P—P(或R—R)格数是10，对应心率150次/分；P—P(或R—R)格数是15，对应心率100次/分；P—P(或R—R)格数是20，对应心率75次/分；P—P(或R—R)格数是25，对应心率60次/分；P—P(或R—R)格数是30，对应心率50次/分。经验目测法只适用于心律整齐的心电图。正常成人在安静状态下的心率范围60~100次/分，运动员心率也可<60次/分，但基本>50次/分。

(二) 各波段振幅的测量

测量正向波(等电位线以上的波)的高度，应从等电位线上缘垂直地测量到波的顶点。测量负向波(等电位线以下的波)的深度，应从等电位线下缘垂直地测量到波的最底端。振幅单位以mV(毫伏)表示，要注意根据所选择的每毫伏波幅标准换算振幅数值，一般常选择每毫伏电压波幅10mm，这样波幅每高1mm等于0.1mV的电压。如图4-13-12所示。

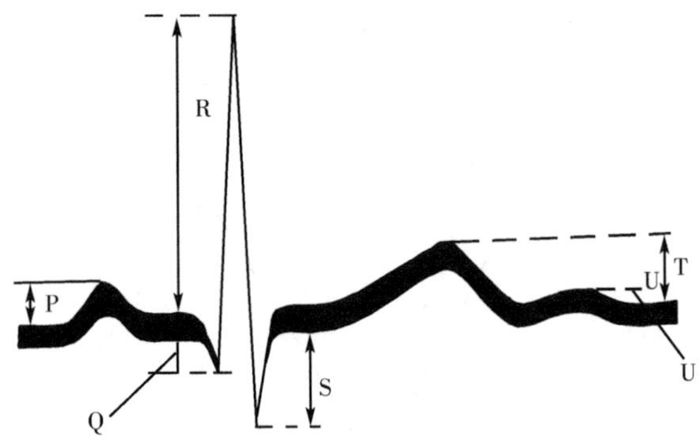

图 4-13-12 心电图波形振幅测量方法示意图

(三) 各波段时间的测量

选择波形比较清晰的导联，从波的内缘测量到终点的内缘。测量单位以s(秒)表示，注意根据走纸速度换算具体数值，一般常选择25mm/s的走纸速度，1mm=0.04s。如图4-13-13所示。

(四) 平均心电轴

平均心电轴是QRS波综合向量在额平面上投影的方向(角度)。应用平面几何原理，在标准导联中寻找能够确定额平面的导联。加压肢体导联和胸前导联由于不具备确定平面的条件，不能选用。Ⅰ、Ⅱ、Ⅲ都是双极并相交的导联，它们都在同一个平面上，这个平面即是额平面。Ⅰ和Ⅱ、Ⅱ和Ⅲ、Ⅰ和Ⅲ中，常选用Ⅰ和Ⅲ来测算平均心电轴(图4-13-14)。根据正常QRS平均心电轴指向右下象限。

笔记栏

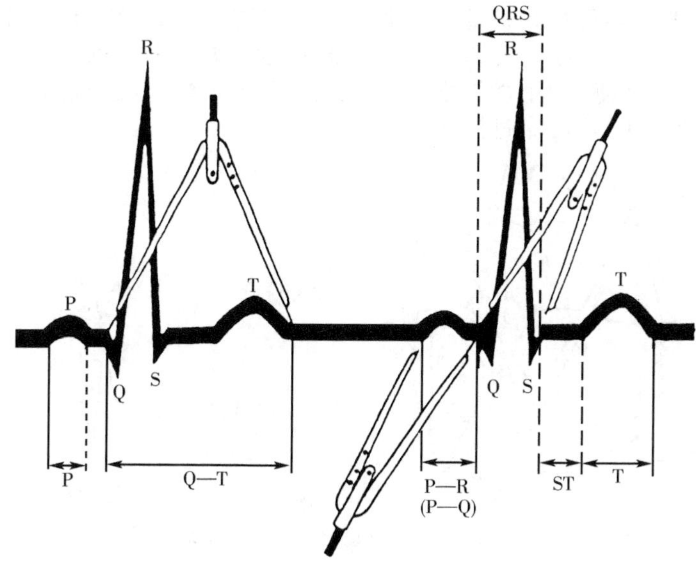

图 4-13-13　心电图各波段时间测量示意图

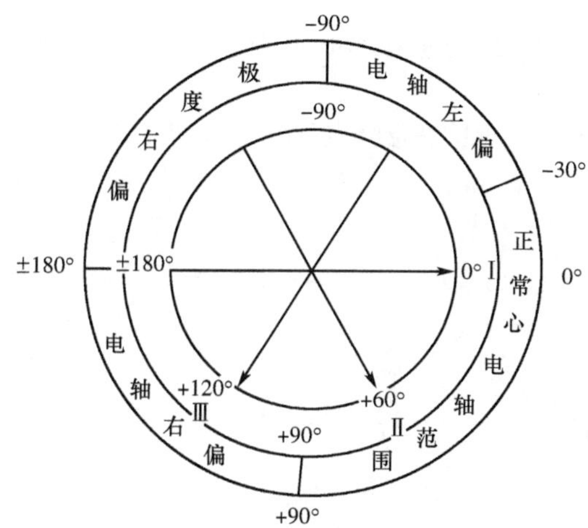

图 4-13-14　正常心电轴及其偏移

测算平均心电轴的方法是：①目测法：分别目测估算Ⅰ和Ⅲ QRS 波各振幅的代数和（正向波是正值、负向波是负值），然后在图 4-13-14 中找出心电轴所在的象限，目测法只适合对平均心电轴进行粗略的定性判断（图 4-13-15）；②查表法：分别精确计算Ⅰ和Ⅲ QRS 波各振幅的代数和，然后在附表中查出心电轴的具体度数，查表法不仅可以定性，更能定量的测算出平均心电轴。在图 4-13-14 中定性判断是心电轴左偏，在附表中可查出平均心电轴是－59°。

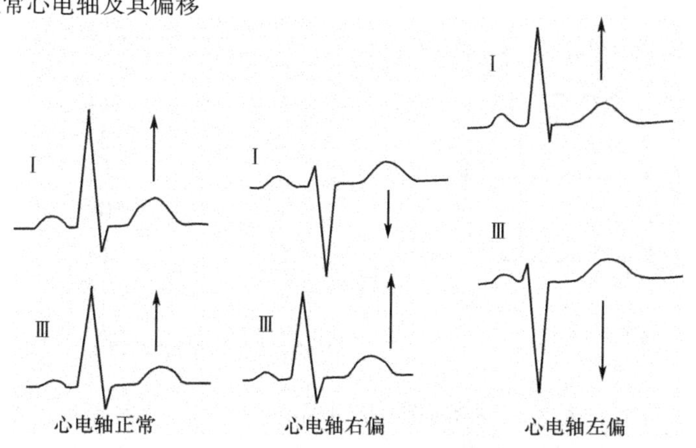

图 4-13-15　平均心电轴目测法示意图（箭头指示 QRS 波群主波方向）

正常人的平均心电轴可变动于－30°～＋90°之间。电轴在－30°～－90°为心电轴左偏，常见于横位心（如肥胖、高度腹水、妊娠晚期）、左心室肥大、左前分支传导阻滞等。＋90°～＋180°为心电轴右偏，见于右心室肥厚和正常的垂位心。电轴＞＋110°，常见于重度右心室肥厚和左后分支传导阻滞。－90°～－180°为心电轴极度右偏或称为不确定电轴（indeteminate axis）。

（五）心脏循长轴转位

心脏的长轴，指心脏底部的中央到心尖相连的轴。由心尖方向进行观察，心脏可能发生循其长轴

笔记栏

钟向转位。通常，通过胸前导联 QRS 波的变化来推断心脏的钟向转位。

1. 顺钟向转位 右心室波形向左移，常使正常应在 V_3、V_4 导联见到的左、右心室过渡区波形 RS，出现在 V_5、V_6 导联上，甚至在 V_5、V_6 导联上出现右心室波形 rS。轻度顺钟向转位可见于正常人，明显顺钟向转位多见于右心室肥厚(图 4-13-16)。

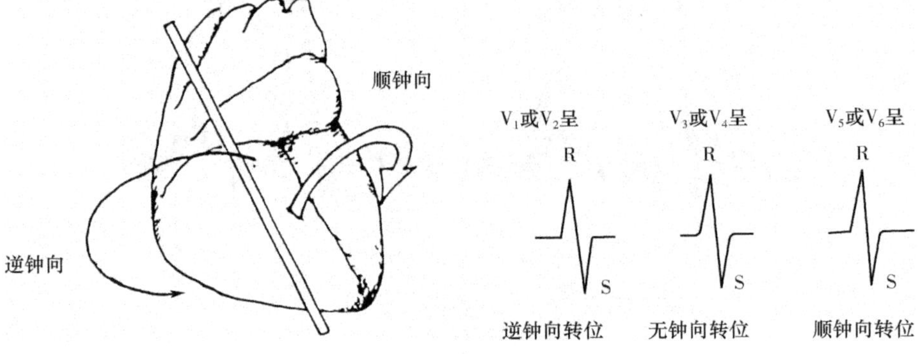

图 4-13-16 心脏循长轴转位判断方法示意图

2. 逆钟向转位 左心室波形向右移，常使正常应在 V_3、V_4 导联见到的左、右心室过渡区波形 RS，出现在 V_1、V_2 导联上，而正常应在 V_5、V_6 导联的 qR、qRs、Rs 或 R 波形，出现在 V_3、V_4 导联上。轻度逆钟向转位可见于正常人，明显逆钟向转位多见于左心室肥厚(图 4-13-16)。

二、正常心电图波形特点和正常值

正常心电图波形特点见图 4-13-17。

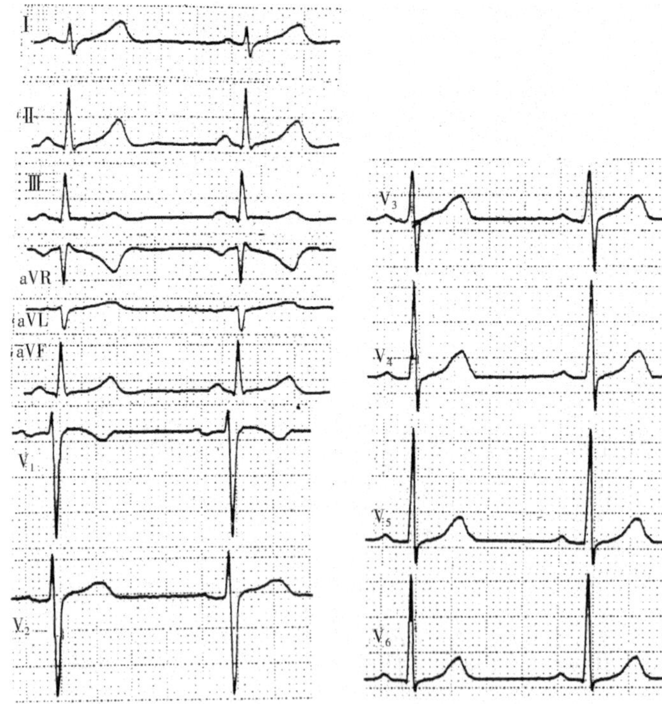

图 4-13-17 正常心电图

(一) P 波

由于正常心房除极的综合向量指向左、前、下方，所以 P 波方向在Ⅰ、Ⅱ、aVF、V_4～V_6 导联中均向上(向量或电流方向指向上述导联的正极，所以描记出向上的波，余类同)，而 aVR 则向下，其余导联呈双向、倒置或低平。

(二) P—R 段

由于心房复极向量及房室交界区传导向量很小，P—R 段常描记成直线(等电位线)。

(三) QRS 波

由于心室除极的综合向量是指向左、下、前(或后)的，所以 QRS 波主波方向在Ⅰ、Ⅱ、Ⅲ、aVF、

笔 记 栏

V_4～V_6导联中均向上，而aVR则向下(图4-13-18，图4-13-19)。胸前导联中，QRS波呈规律性的变化，即从V_1到V_6，R波逐渐增高，S波逐渐减小，V_3的QRS波则呈中间过渡型的RS波形(图4-13-19)。

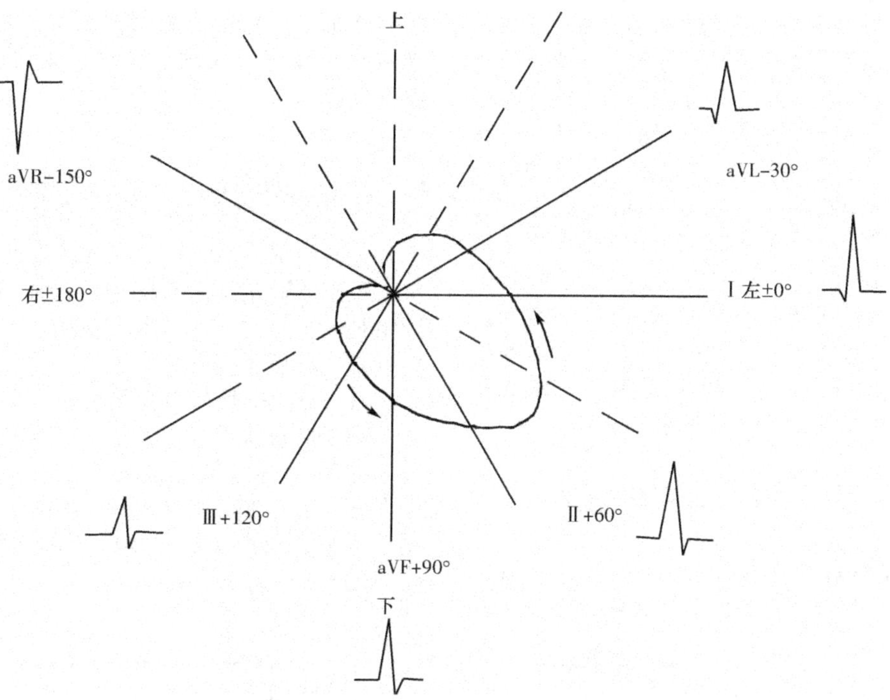

图4-13-18　QRS波在肢体导联中图形特征示意图

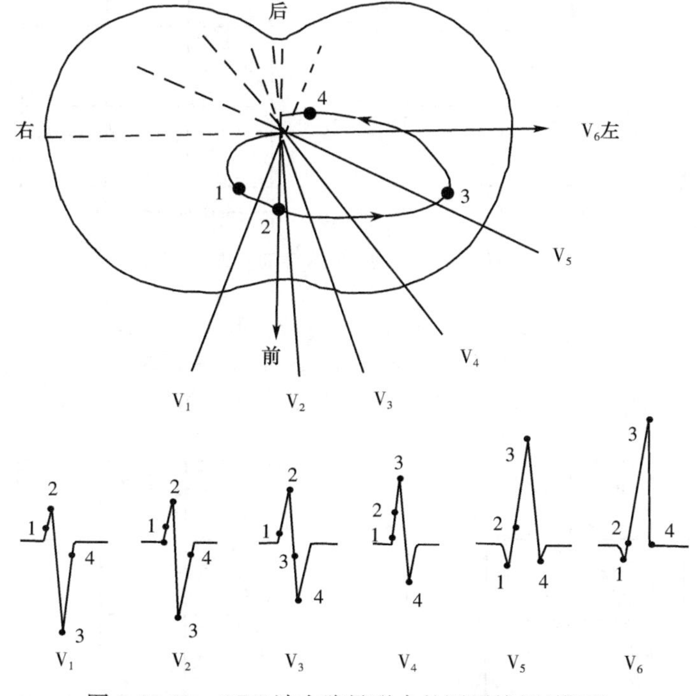

图4-13-19　QRS波在胸导联中的图形特征(横面)

(四) ST段

由于这是心室的缓慢复极期，向量较小，常被描记成一段直线(等电位线)。

(五) T波

T波方向大多与QRS波主波方向一致(图4-13-17)。

笔 记 栏

三、小儿心电图特点

儿童在生长发育过程中，其心脏的发育呈现由起初右室优势逐渐转变为左室优势的过程，因而儿童心电图有许多特点：①儿童的P波时限比成人短，一般在0.09s以内，新生儿的P波电压较高，随后又较成人为低；②婴幼儿常呈右心室优势的QRS图形特征，V_1导联多呈高R波，而V_5、V_6导联常出现深的S波；③儿童的T波与成人比较变化较大，新生儿时期，其肢体导联和胸前导联常出现T波低平和倒置；④儿童的心率较成人为快，尤其是婴幼儿，常超过100次/分，至10岁以后基本与成人心率相当。婴幼儿的P—R间期比成人短，至10岁以后基本与成人相同，婴幼儿的Q—Tc较成人稍长。

第三节　心房、心室肥大

心房和心室肥大是由于其负荷过重所引起的，当心脏肥大到一定程度后，心电必然发生变化：①心肌纤维增粗、横截面积增大，心肌除极的向量增大，向量方向发生改变，心电轴发生相应偏向；②增厚的心房壁或心室壁以及扩大的心腔是心肌重构的结果，使心肌的传导功能降低，心肌激动的时间延长；③肥厚的室壁使心肌处于相对缺血的状态，引起心肌复极顺序发生改变。

（一）心房肥大

正常情况下，由于右心房最靠近窦房结，而左心房则要通过房间支的传导，因此右心房的除极相对较左心房为早(图4-13-20)；生理状态下，由于右心房所承受的负荷较左心房为重，逐渐形成右心房优势，即右心房壁较左心房壁厚，所产生的除极向量也明显较大(图4-13-20)。当发生心房肥大时，上述情况将发生相应的改变。心房肥大分为右心房肥大(right atril enlargement)、左心房肥大(left atril enlargement)和双心房肥大(biatril enlargement)。

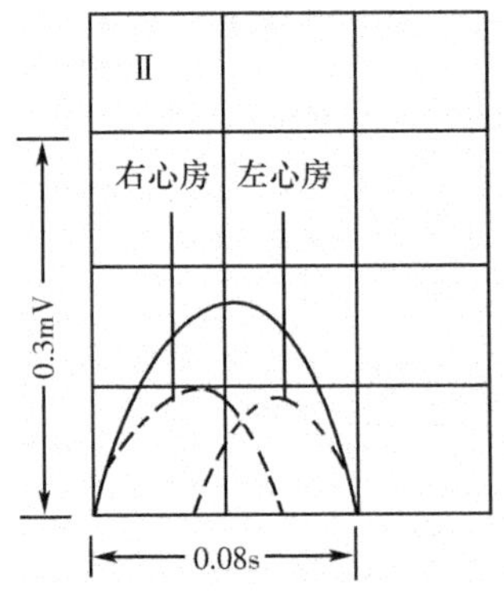

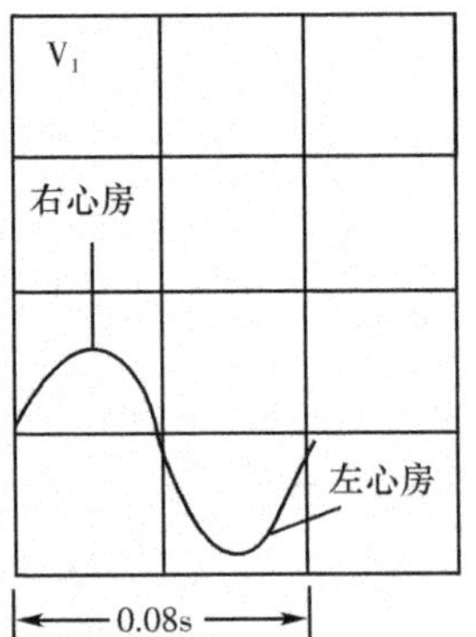

图4-13-20　正常心房示意图

1. 右心房肥大　①P波尖而高耸，其振幅≥0.25mV，在Ⅱ、Ⅲ、aVF导联上表现最为突出，由于常因慢性肺源性疾病引起，又称为“肺型P波”(图4-13-21，图4-13-22)；②V_1导联的P波直立时，其振幅≥0.15mV，如P波呈双向时，其振幅的算术和≥0.20mV。

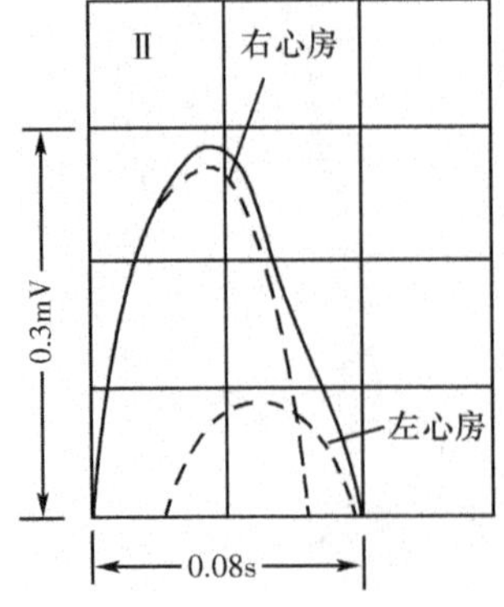

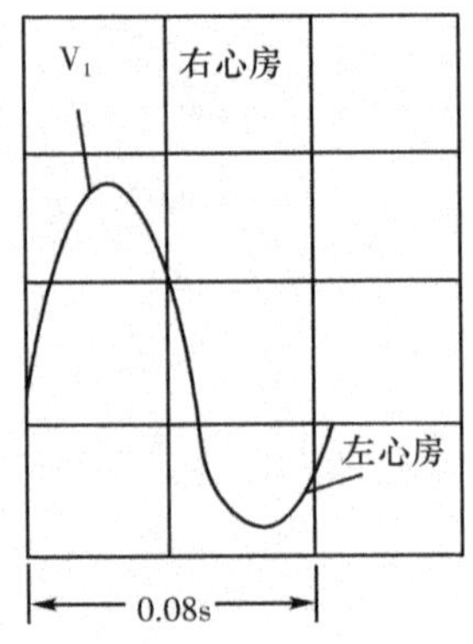

图4-13-21　右心房肥大示意图

笔记栏

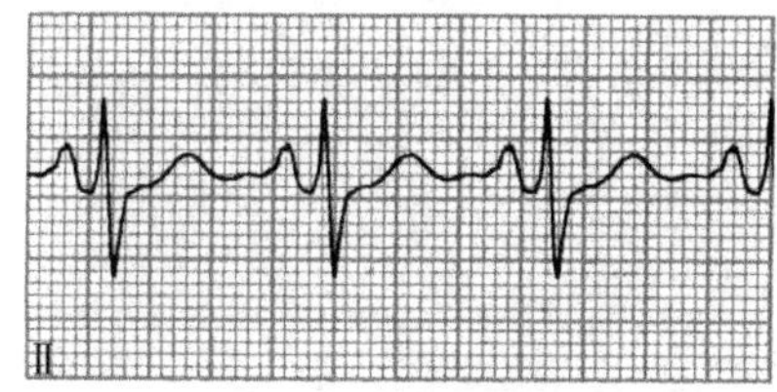

图 4-13-22　右心房肥大“肺型 P 波”

P 波增宽，其时限≥0. 12s，常呈双峰型，两峰间距≥0. 04s，于Ⅰ、Ⅱ、aVL 导联为明显，由于常因二尖瓣病变引起，又称为“二尖瓣型 P 波”（图 4-13-23、图 4-13-24）；②V_1 导联上的 P 波常呈先正后负的双向波，将 V_1 导联上负向 P 波的时间和振幅相乘，即为 P 波的终末电势（Ptf），左心房肥大时 V_1 导联上负向 P 波加深，Ptf≤−0. 04mm・s。

2. 左心房肥大　①Ⅰ、Ⅱ、aVR、aVL 导联

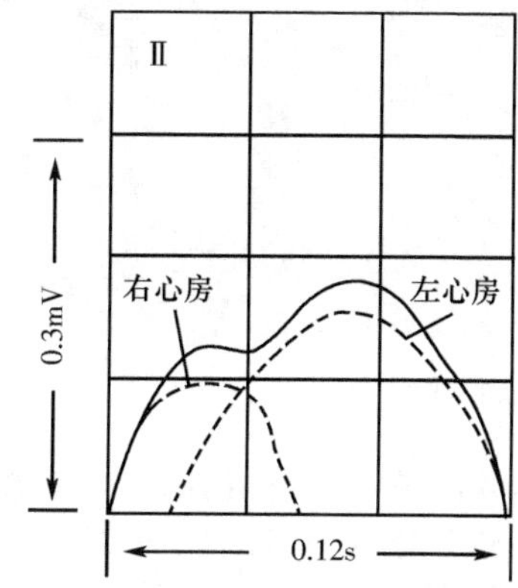

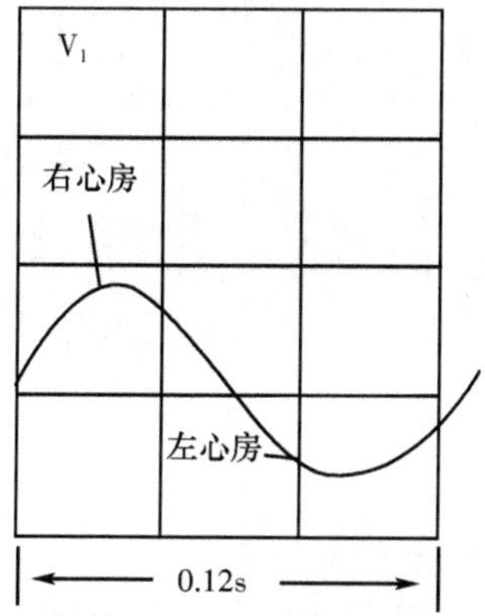

图 4-13-23　左心房肥大示意图

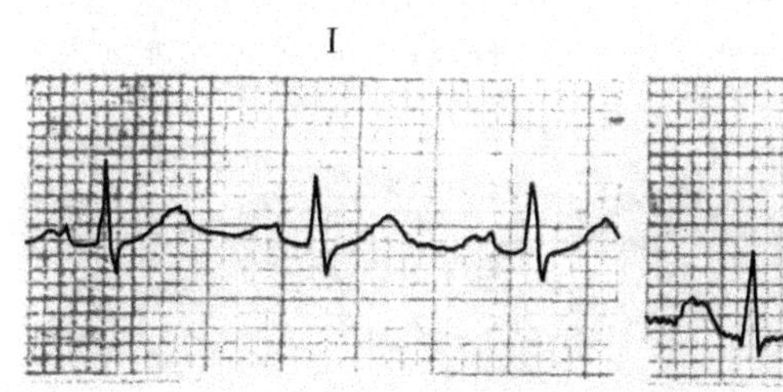

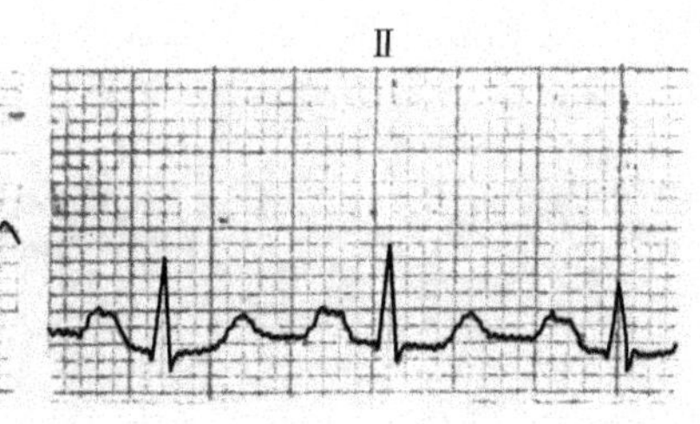

图 4-13-24　左心房肥大

3. 双心房肥大　①P 波增宽≥0. 12s，其振幅≥0. 25mV；②V_1 导联上 P 波呈高大的先正后负的双向波，上下的振幅均超过正常范围。如图 4-13-25、图 4-13-26 所示。

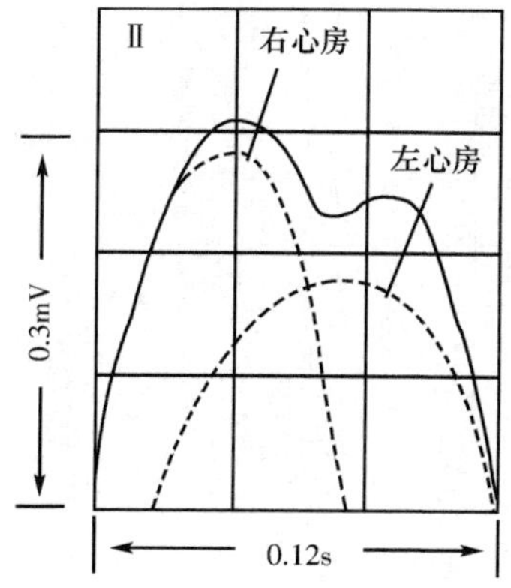

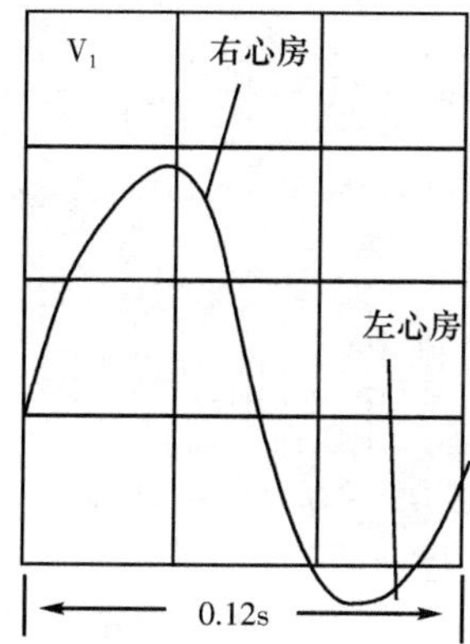

图 4-13-25　双心房肥大示意图

笔记栏

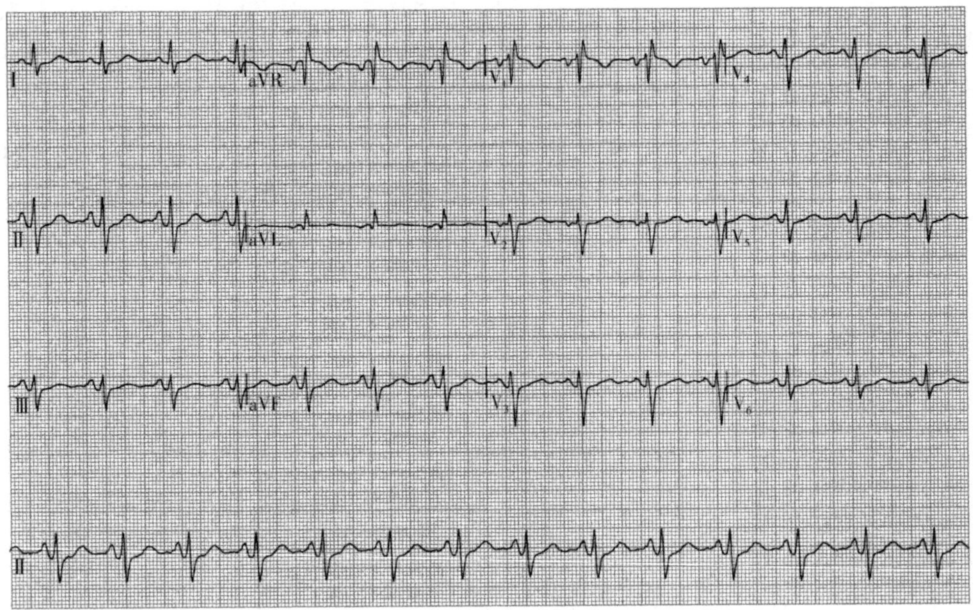

图 4-13-26　双心房肥大

（二）心室肥大

心室肥大分为左心室肥大(left ventricular hypertrophy)、右心室肥大(right ventricular hypertrophy)和双侧心室肥大(biventricular hypertrophy)。

1. 左心室肥大　①QRS 波群电压增高，V_5 或 V_6 导联的 R 波＞2.5mV，或 $R_{V5}+S_{V1}$＞4.0mV(男性)；$R_{V5}+S_{V1}$＞3.5mV(女性)。Ⅰ导联的 R 波＞1.5mV，aVL 导联的 R 波＞1.2mV，aVF 导联的 R 波＞1.2mV，或 $R_{Ⅰ}+S_{Ⅲ}$＞2.5mV。②可出现额面心电轴左偏。③QRS 波时限延长到 0.11s，但＜0.12s。④在以 R 波为主的导联，其 ST 段可呈下斜型压低达 0.05mV 以上，T 波低平、双向或倒置，在左心室肥大的情况下伴有 ST—T 改变者称为左心室肥大伴劳损。见图 4-13-27。

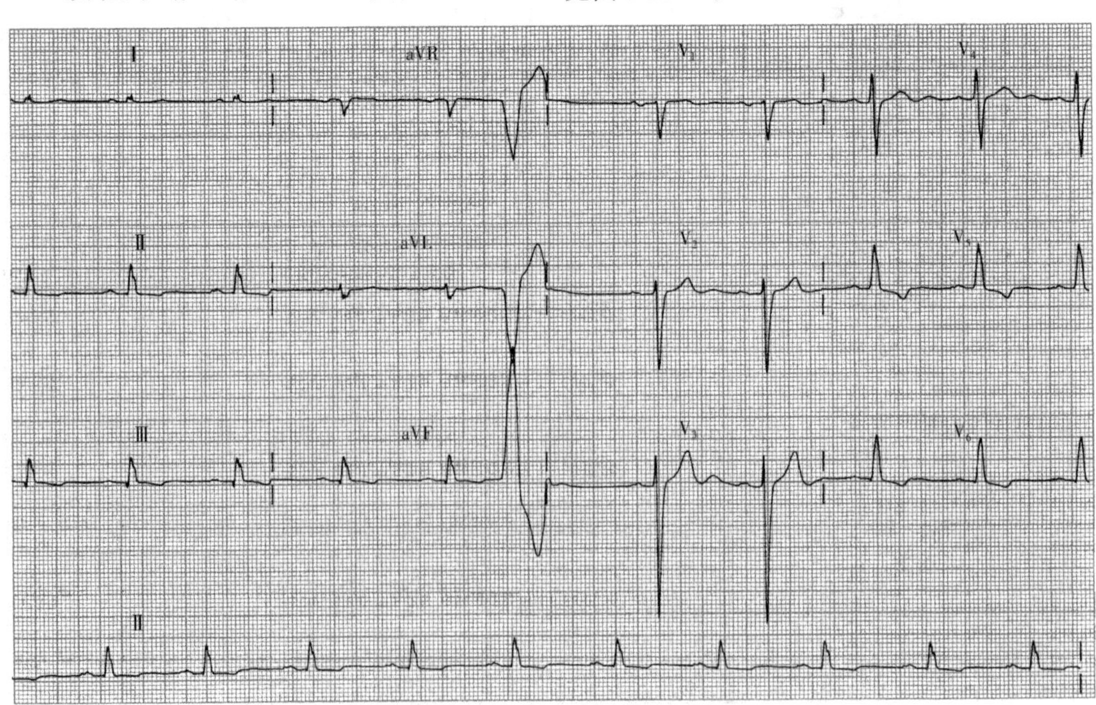

图 4-13-27　左心室肥大

2. 右心室肥大　①QRS 波群电压增高，V_1 导联的 R 波≥1.0mV，$R_{V1}+S_{V5}$＞1.2mV，aVR 导联的 R 波＞0.5mV，V_1 导联 R/S＞1，V_5 导联 R/S＜1；②心电轴右偏≥+90°；③V_1、

笔 记 栏

V_2导联出现 ST 段压低、T 波双向或倒置，在有心室肥大的情况下伴有 ST—T 改变者称为右心室肥大伴劳损，见图 4-13-28。

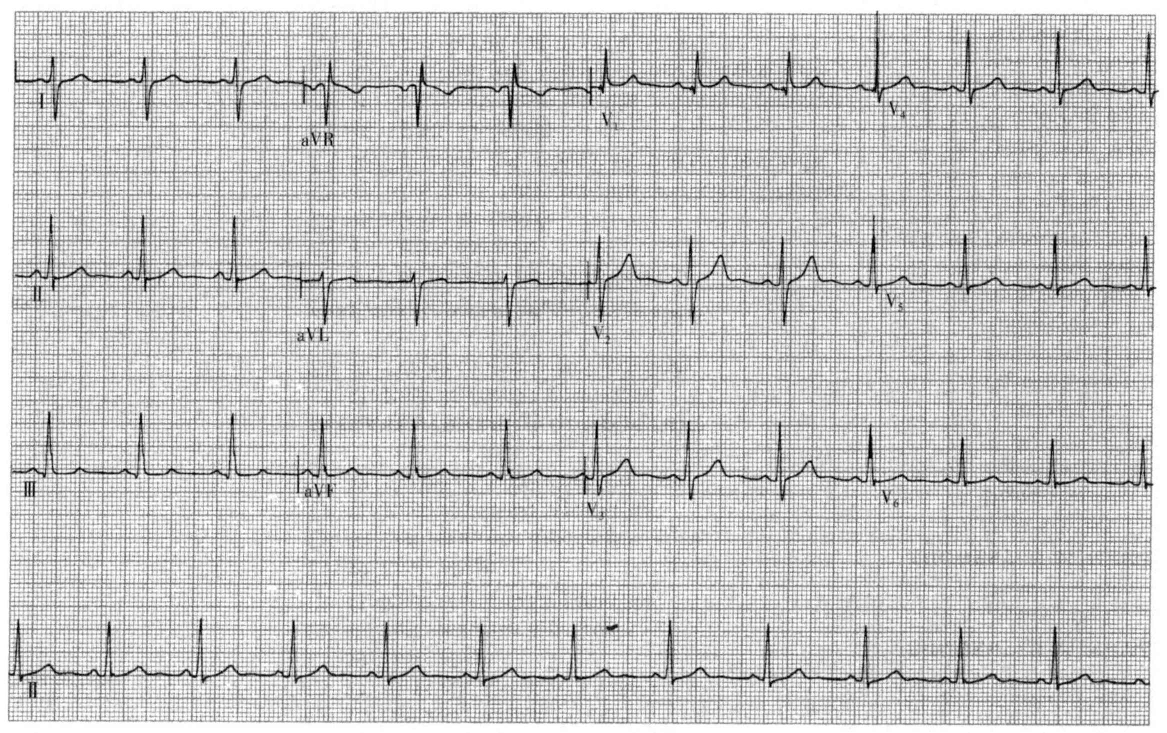

图 4-13-28　右心室肥大

3. 双侧心室肥大　①QRS 波群电压增高，既呈现左心室肥大的特征又呈现右心室肥大的特征，V_1导联的 R 波≥1.0mV，R/S>1，V_5或 V_6导联的 R 波>2.5mV，R/S>1；②如果双侧心室呈均衡性肥大，心电轴正常，如果以左心室肥大为主，心电轴可出现左偏，如果以右心室肥大肥大为主，心电轴可出现右偏；③可有左心室肥大伴劳损和或右心室肥大伴劳损。见图 4-13-29。

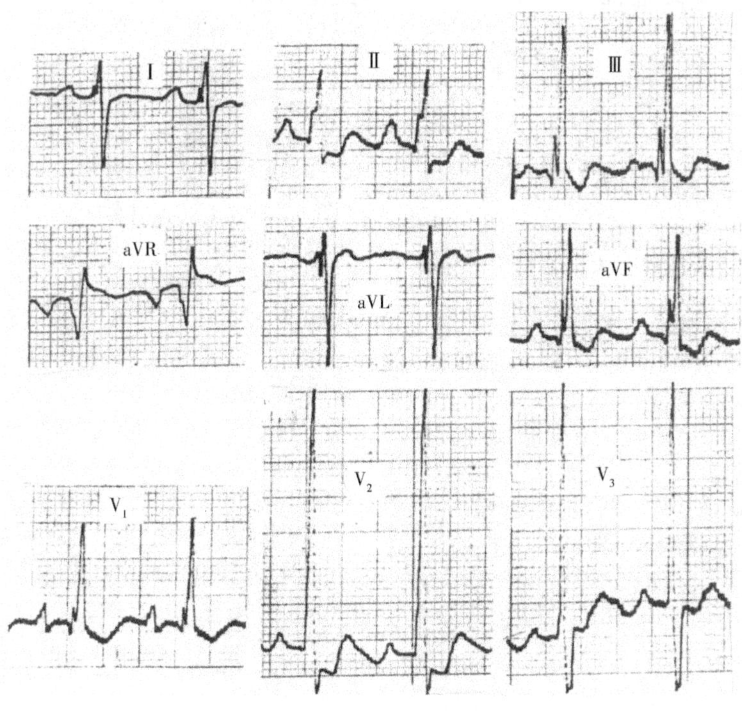

图 4-13-29　双侧心室肥大

第四节　心肌缺血与 ST—T 改变

心脏本身的供氧是通过冠状动脉供血实现的，当冠状动脉供血不足时，相应缺血部位的心室复极常发生异常变化，并可在与缺血区相关导联上发生 ST—T 异常改变。冠状动脉供血不足主要发生于冠状动脉粥样硬化基础之上，也可发生于冠状动脉痉挛及冠状动脉内血栓形成。

(一) 心肌缺血的心电图类型

正常情况下，心室的复极从心外膜向心内膜进行，因此心室复极的电流方向是由心内膜指向心外膜。由于心室复极初期（缓慢复极期）心电向量极其微弱，常被描记在等电位上，即正常的 ST 段，而心室复极后期（快速复极期），由于此时形成的电流方向与心室除极电流方向一致，因此 T 波方向与 R 波方向一致。发生心肌缺血（myocardial ischemia）时，复极过程发生变化，心电图特征主要是 T 波的变化。

1. 心内膜下心肌缺血　若发生心内膜下心肌缺血，这部分心肌复极时间比正常时要明显延迟，已完成复极的心外膜下心肌带正电荷，尚未进行复极的心内膜下心肌带负电荷，这样在复极后期，心外膜下心肌电位明显高于内膜下心肌，从而使 T 波向量增大，出现高大的 T 波（图 4-13-30）。例如，前壁心内膜下心肌缺血，胸导联可出现高大的 T 波，下壁心内膜下心肌缺血，Ⅱ、Ⅲ、aVF 导联可出现高大的 T 波。

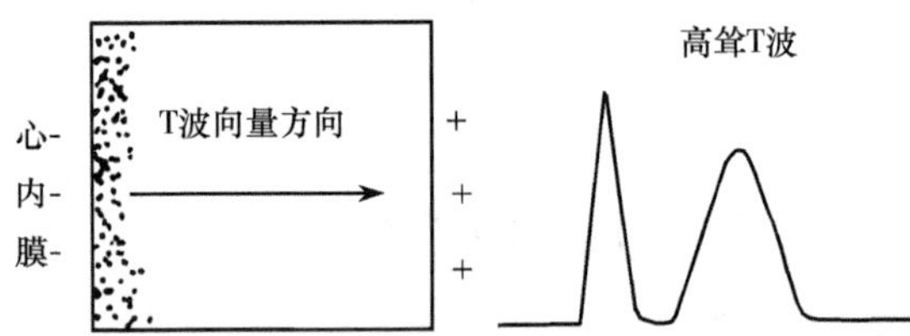

图 4-13-30　心内膜下心肌缺血的 T 波变化示意图

2. 心外膜下心肌缺血　若发生心外膜下心肌缺血，心肌复极顺序则引起逆转，即心肌复极由心内膜下心肌向心外膜下心肌进行，此时，心室壁复极电流方向与除极电流方向相反，出现与 R 波方向相反的倒置 T 波（4-13-31）。例如，前壁心外膜下心肌缺血，胸导联可出现倒置的 T 波，下壁心外膜下心肌缺血，Ⅱ、Ⅲ、aVF 导联可出现倒置的 T 波。

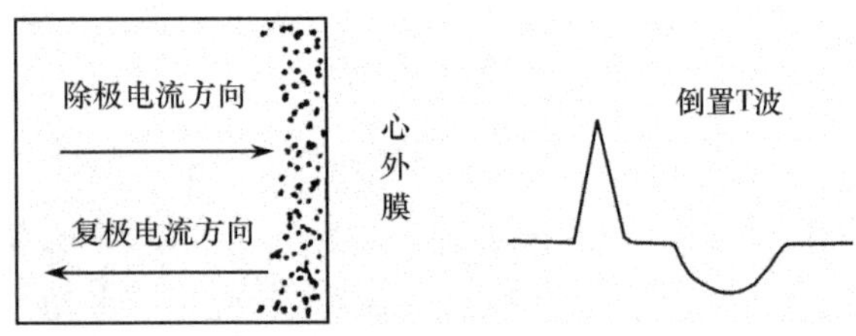

图 4-13-31　心外膜下心肌缺血的 T 波变化示意图

3. 损伤型 ST 段压低　心内膜下心肌发生损伤时，即可出现损伤型 ST 段压低，此时，大量的钾离子进入损伤的心肌细胞内，细胞内外钾离子浓度差异常增高，细胞膜出现“过度极化”，与周围极化程度较低的未损伤心肌形成“损伤电流”，此电流由正常心肌指向损伤心肌，出现 ST 段压低（图 4-13-32）。

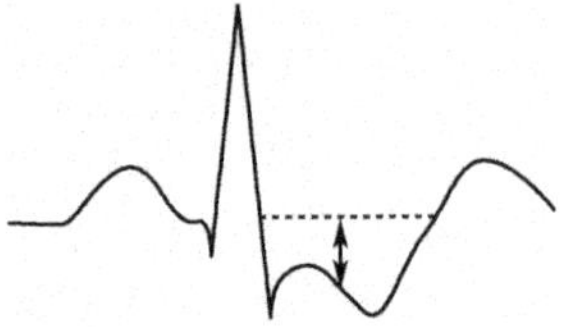

图 4-13-32　心内膜下心肌损伤与 ST 段变化示意图

4. 损伤型 ST 段抬高　心外膜下心肌发生损伤时，即可出现损伤型 ST 段抬高，此时，大量的钾离子进入损伤的心肌细胞内，细胞内外钾离子浓度差异常增高，细胞膜出现“过度极化”，与周围极化程度较低的未损伤心肌形成“损伤电流”，此电流由正常心肌指向损伤心肌，出现 ST 段抬高（图 4-13-33）。

损伤型 ST 段抬高，其 ST 段的测量，应取 ST 段上缘至等电位线上缘的垂直距离。

损伤型 ST 段压低有水平型下移、下斜型下移、弓背型下移、下陷型下移和近似缺血型下移（图 4-13-34）。下斜型下移、弓背型下移、下陷型下移 R 波顶点引垂线与 ST 段的交角≥90°。水平型下移、下陷型下移 ST 段的测量，应取 ST 段上缘至等电位线上缘的垂直距离，下斜型下移、弓背型下移 ST 段的测量，应取 ST 段中分点上缘至等电位线上缘的垂直距离。任何导联 ST 段下移≥0.05mV 即为阳性。近似缺血型 ST 段下移应与正常 J 点下移相鉴别（图 4-13-35）。近似缺血型 ST 段下移的测量方法：沿 P—R 段作一延长线与 J 点的垂直线相交于 O 点，O 点与 J 点的距离就是 ST 段实际下移数值，如图 4-13-36 所示。

笔记栏

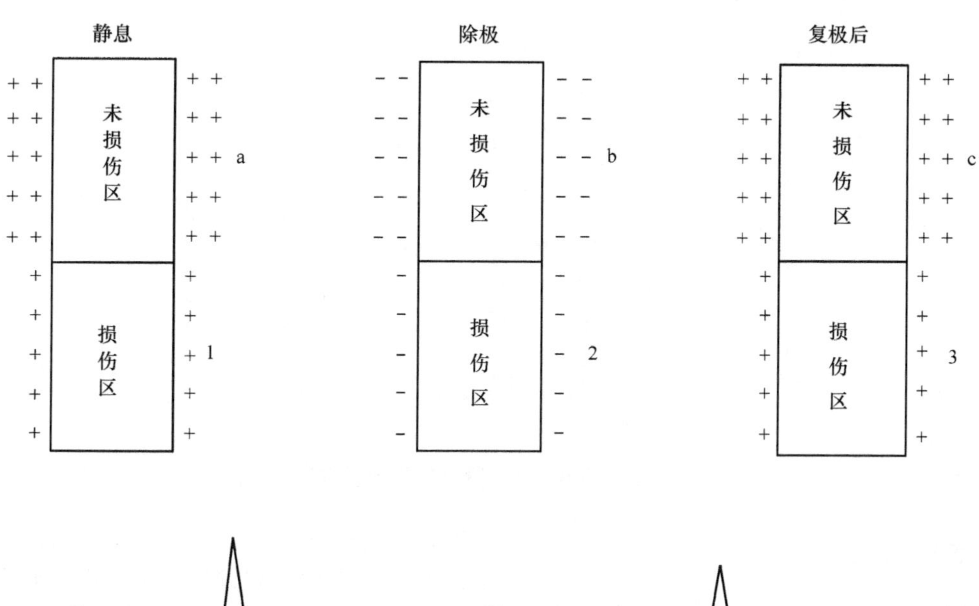

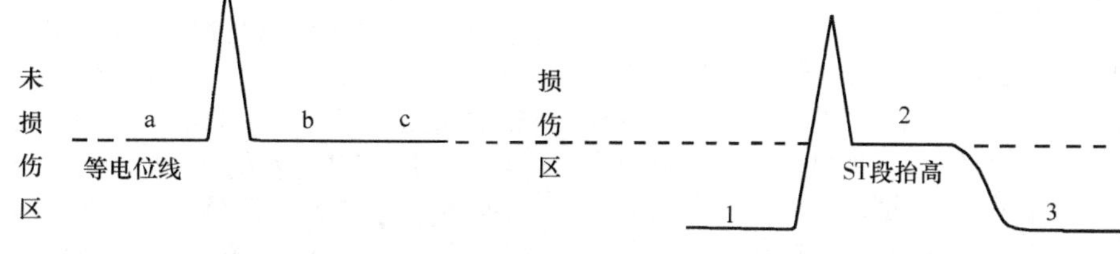

图 4-13-33　损伤电流引起 ST 段抬高

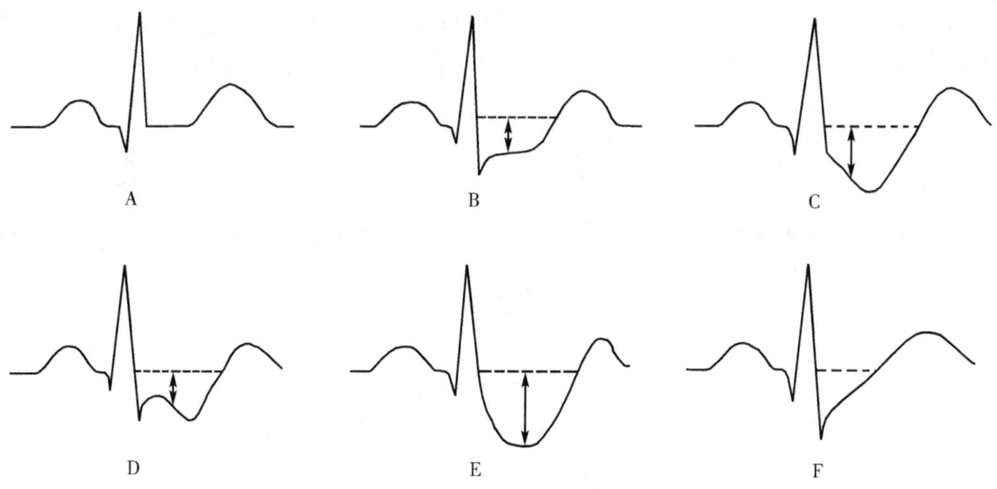

图 4-13-34　缺血型 ST 段下移类型示意图

A. 正常 ST 段；B. ST 段水平下移；C. ST 段下斜型下移；
D. ST 段弓背型下移；E. ST 段下陷型下移；F. ST 段近似缺血型下移

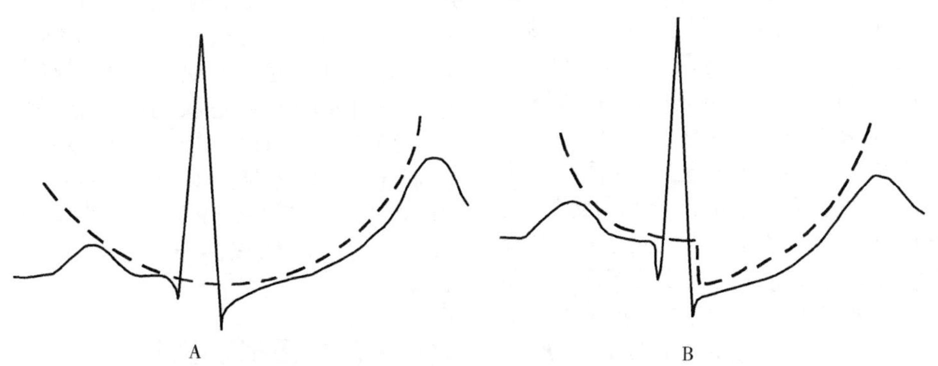

图 4-13-35　近似缺血型 ST 段下移的鉴别示意图

A. 生理性 J 点型 ST 段下移(属正常情况)；B. 病理性 J 点型 ST 段下移(属异常情况)

笔 记 栏

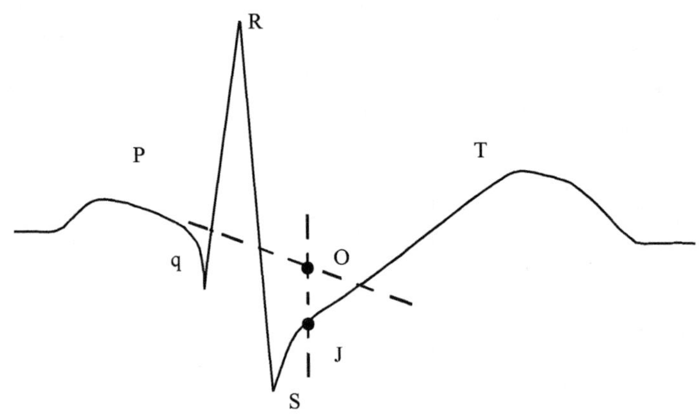

图 4-13-36　J 点压低时 ST 段下移的测量方法示意图

(二) 临床意义

心肌缺血的心电图特征主要是 ST 段改变和(或)T 波改变。心肌发生缺血时,绝大多数患者会出现症状,即心绞痛。约 10%左右的患者于心绞痛发作时,仅有轻度 ST—T 变化或心电图正常,90%左右的患者在心绞痛发作时有明显的 ST—T 变化,当心绞痛缓解后,大多数患者心电图可恢复正常。

典型的心绞痛发作时,缺血部位的导联通常显示 ST 段压低(水平型或下斜型下移≥0.1mV)和(或)T 波倒置(图 4-13-34)。慢性冠状动脉供血不足,常出现持续和较恒定的 ST 段压低(水平型或下斜型下移≥0.05mV)和(或)T 波倒置、负正双向或低平(图 4-13-37C、D、E)。心电图上出现倒置深尖、双肢对称的 T 波,常反映心外膜下心肌缺血或有透壁性心肌缺血,此种 T 波称为冠状 T 波(图 4-13-37C)。变异性心绞痛多引起暂时性的 ST 段抬高,常伴有高耸的 T 波,此变化出现在与缺血相关的导联上,而对侧相应导联则出现 ST 段压低,这是急性心肌缺血的表现。

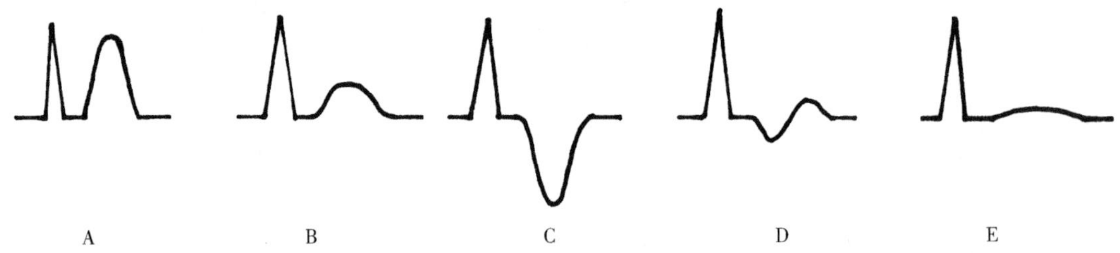

图 4-13-37　T 波的各种类型

A. T 波高耸;B. 正常 T 波;C. 冠状 T 波(倒置);D. T 波负正双向;E. T 波低平

(三) 鉴别诊断

心电图出现 ST—T 的改变,均为非特异性心肌复极异常,由于不具备特异性,在诊断心肌缺血或冠状动脉供血不足时,应结合临床资料进行鉴别诊断。此外,其他心血管疾病如心肌炎、心脏瓣膜病、心肌病、心包炎等均可出现 ST—T 的改变,血电介质紊乱和一些心律失常也可以引起非特异性或继发性 ST—T 改变。

目前,对于典型的心绞痛,通过休息和服用硝酸盐制剂即可以达到满意的治疗和预防效果。由于变异性心绞痛发生机制主要是冠状动脉痉挛,硝酸盐制剂对其预防和控制效果不理想甚至无效,而硝苯地平等药物可以阻断钙离子参与的兴奋-收缩耦联作用,从而缓解冠状动脉痉挛,临床常用于预防和治疗变异性心绞痛,效果良好。

第五节　心 肌 梗 死

冠状动脉发生闭塞,根据其血流中断的程度和持续时间长短不同,心肌会出现缺血、损伤和坏死,对应的导联上也会出现缺血、损伤和坏死的心电图改变。出现缺血和损伤的心肌,如果能及时使闭塞的冠状动脉再通,濒临死亡的心肌即可以得到恢复或部分恢复;已坏死的心肌永远不能够恢复。由于心肌细胞没有再生能力,心肌坏死后将由耐缺氧的纤维细胞增生修复,因此,心肌坏死的范围越大心功能降低得越多。

(一) 基本图形及机制

1. 心肌缺血的心电图改变　心肌缺血时,对

笔 记 栏

应导联上的T波出现明显变化(参照第四篇第13章第四节)。

2. 心肌损伤的心电图改变 心肌缺血持续下去即发生心肌损伤,对应导联上的ST段出现明显变化(参照第四篇第13章第四节)。

3. 心肌坏死的心电图改变 心肌损伤持续下去即发生心肌坏死,对应导联上出现病理性Q波(心肌坏死的病理性Q波也称坏死型Q波,图4-13-38)。坏死的心肌不能除极和复极,不能产生电流,但可以传导电流,结果心电综合向量背离梗死区。透壁坏死的心肌就像在心室壁上开了个“窗口”,“窗口”面对的导联所描记的电流是从心内膜面传导过来的。由于心内膜除极是在0.04s内完成的,所以坏死型Q波主要表现在0.04s以内。由于心电综合向量背离梗死区,正向量减少或消失,而负向量却得到增加,故在正向量本来就偏小的V_1～V_3导联呈“QS”波,原来以正向波为主的导联Q波加深(Q/R>1/4)和R波减小。病理性Q波的特点:Q波加深,Q波幅度与同导联R波幅度之比大于1∶4,Q波持续时间≥0.04s。

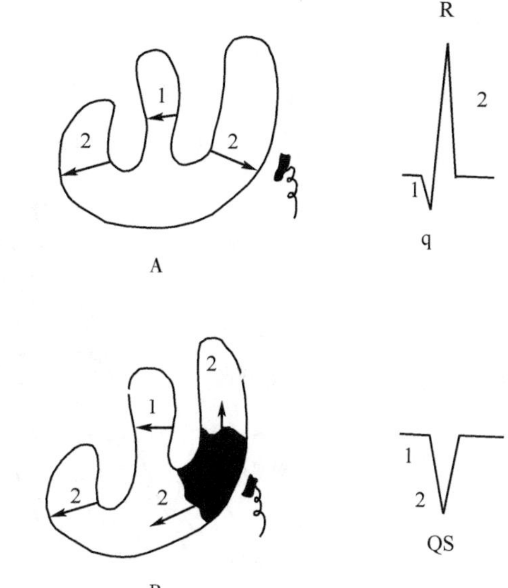

图4-13-38 坏死型Q波或QS波发生机制示意图
A. 正常心肌除极顺序由室间隔向量(1)产生q波,心室综合除极向量(2)产生R波;B. 心肌坏死后,电极透过坏死“窗口”只能记录到相反的除极向量,产生Q波或QS波

(二)心肌梗死的图形演变及分期

心肌梗死除了心电图有特征性的改变外,随着病情发展,其图形也呈现规律性的演变,这些图形演变过程,对心肌梗死的诊断和分期,有着重要的意义。心肌梗死分为早期(超急性期)、急性期、近期(亚急性期)和陈旧期(愈合期)。

1. 早期(超急性期) 发生急性心肌梗死数分钟之后,首先出现短暂的心内膜下心肌缺血,心肌梗死对应导联上描记高大的T波,随后迅速出现损伤性的ST段抬高,并与高耸的T波升支相连(图4-13-39)。此期,尚无心肌坏死,因而无坏死型Q波出现,如果能得到及时有效的治疗,濒临死亡的心肌就能得到挽救,从而避免心肌梗死继续发展。在临床中,这些变化,由于仅持续数小时而不容易记录得到,常记录到的是已经进入到急性期的心电图变化。

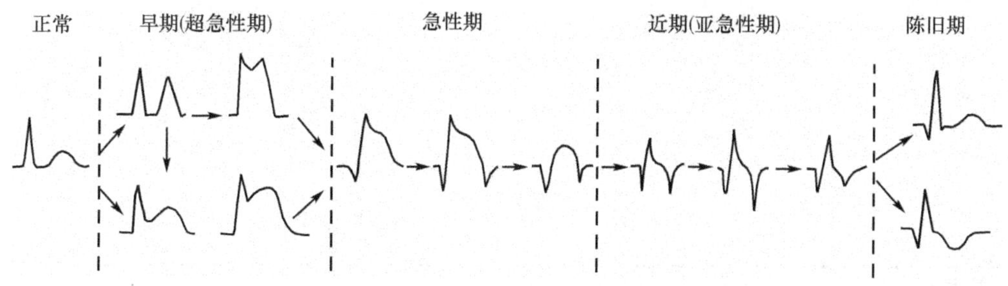

图4-13-39 急性心肌梗死的图形演变与分期

2. 急性期 发生心肌梗死后数小时或数日,可持续到数周。这个时期呈现出明显的心电图演变过程:高耸的T波开始降低,病理性Q波逐渐形成(包括QS波);ST段呈背弓向上抬高,抬高显著者可形成单向曲线,继而逐渐下降;直立的T波开始倒置,并加深。病理性Q波、损伤性的ST段抬高以及缺血性的T波倒置,都可同时在此期同时并存(图4-13-40)。

3. 近期(亚急性期) 发生心肌梗死后数周或数月,此期以坏死和缺血图形为主要特征。抬高的ST段基本回落到等电位线,坏死型Q波持续存在,缺血性倒置T波由深逐渐变浅(图4-13-39)。

4. 陈旧期(愈合期) 发生心肌梗死后3个月以上,坏死性Q波持续存在,ST段和T波恢复正常,有时T波持续倒置、低平,但趋于恒定不变。理论上坏死型Q波应终身存在,但由于坏死区域周围的心肌代偿性肥大,坏死型Q波出现的导联范围缩小甚至完全消失(图4-13-39)。

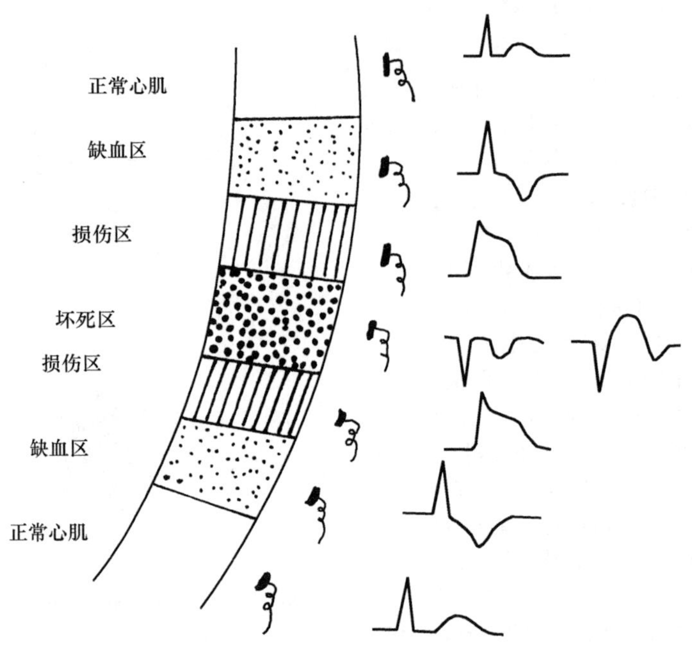

图 4-13-40　心肌梗死急性期几种特征图形变化共存示意图

上述各个区域对应的导联分别可以同时记录到缺血、损伤和坏死的心电图特征图形

（三）心肌梗死的定位诊断（图 4-13-4）

表 4-13-4　心肌梗死心电图定位诊断

导联＼部位	前间壁	前壁	前侧壁	广泛前壁	下壁	下间壁	下侧壁	高侧壁	后壁
V_1	+			+		+			−
V_2	+			+		+			
V_3	+	+		+		+			
V_4		+		+					
V_5		+	+	+			+		
V_6			+				+		
V_7			+				+		+
V_8									+
Ⅰ		±	+	±	−	−	−	+	
Ⅱ					+	+	+	−	
Ⅲ					+	+	+	−	
aVR									
aVL		±	+	±	−	−	−	+	
aVF					+	+	+	−	

注："+"指有异常 Q 波、ST 段抬高及 T 波倒置的梗塞图形。

"−"指与上述相反的变化，如 R 波增高，ST 段压低，T 波直立。

"±"可能有上述特征性变化。

（四）心肌梗死的定位诊断和梗死范围判断

通过观察心电图 ST 段、T 波和坏死型 Q 波的演变过程，可以确定心肌梗死的时期，通过检查各个导联出现心肌梗死的图形特征，可以进行心肌梗死的定位诊断和梗死范围的判定（见表 4-13-4）。前间壁心肌梗死时，坏死型 Q 波主要出现在 V_1～V_3 导联（图 4-13-41）；前壁梗死时，坏死型 Q 波主要出现在 V_3～V_5 导联（图 4-13-42）；广泛前壁心肌梗死时，坏死型 Q 波主要出现在 V_1～V_6 导联（图 4-13-43）；下壁心肌梗死时，坏死型 Q 波主要出现在Ⅱ、Ⅲ、aVF 导联（图 4-13-44）；侧壁心肌梗死时，坏死型 Q 波主要出现在Ⅰ、aVL、V_5、V_6 导联（图 4-13-45）；后壁心肌梗死时，坏死型 Q 波主要出现在 V_7、V_8、V_9 导联，与正后壁相对的 V_1、V_2 导联则出现 R 波增高和 T 波高耸（图4-13-46）；右心室心肌梗死时（RVMI），坏死

笔记栏

型 Q 波主要出现在 V_3R、V_4R、V_5R 导联上(图 4-13-47)。如图 4-13-48 所示,急性心房梗死时:①V_5、V_6导联 Pta 段抬高>0.5mm,伴对应 V_1、V_2导联 Pta 段压低;②Ⅰ导联 Pta 段抬高>0.5mm,伴对应Ⅱ、Ⅲ导联 Pta 段压低;③心前区导联 Pta 段压低>1.5mm 或Ⅰ、Ⅱ、Ⅲ导联 Pta 段压低>1.2mm。

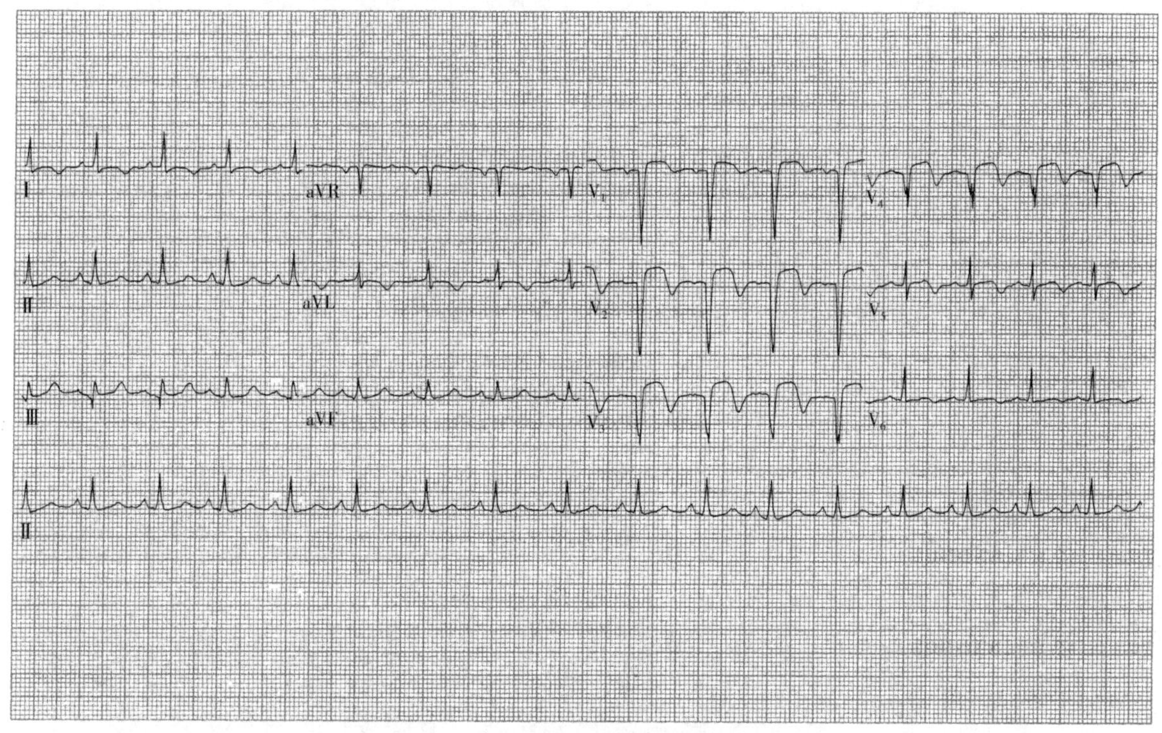

图 4-13-41　前间壁心肌梗死(急性)

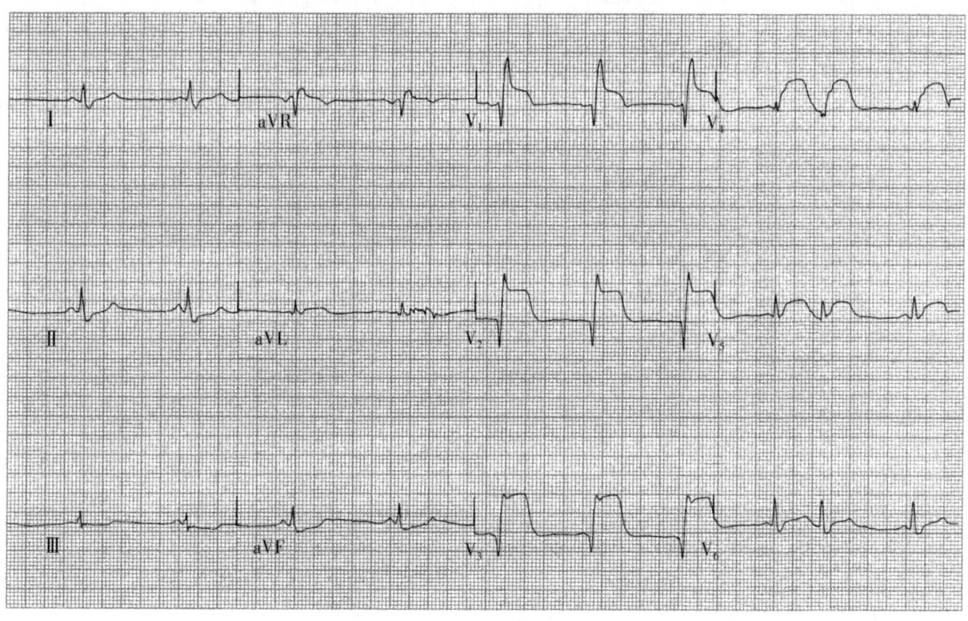

图 4-13-42　前壁心肌梗死

笔 记 栏

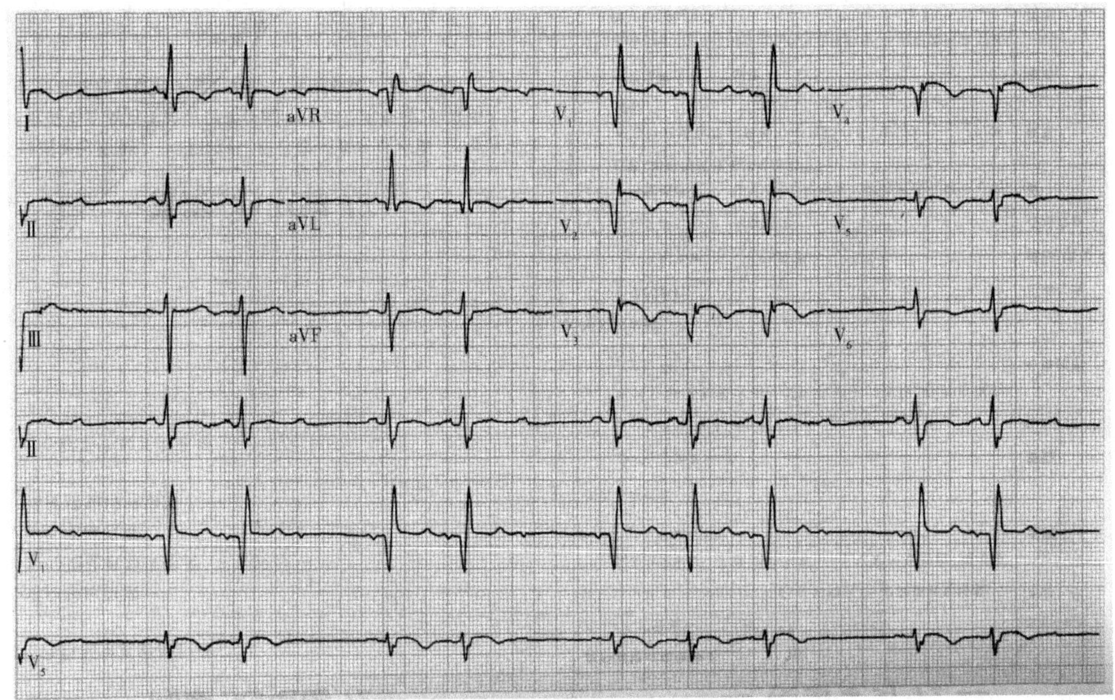

图 4-13-43　急性广泛前壁心肌梗死

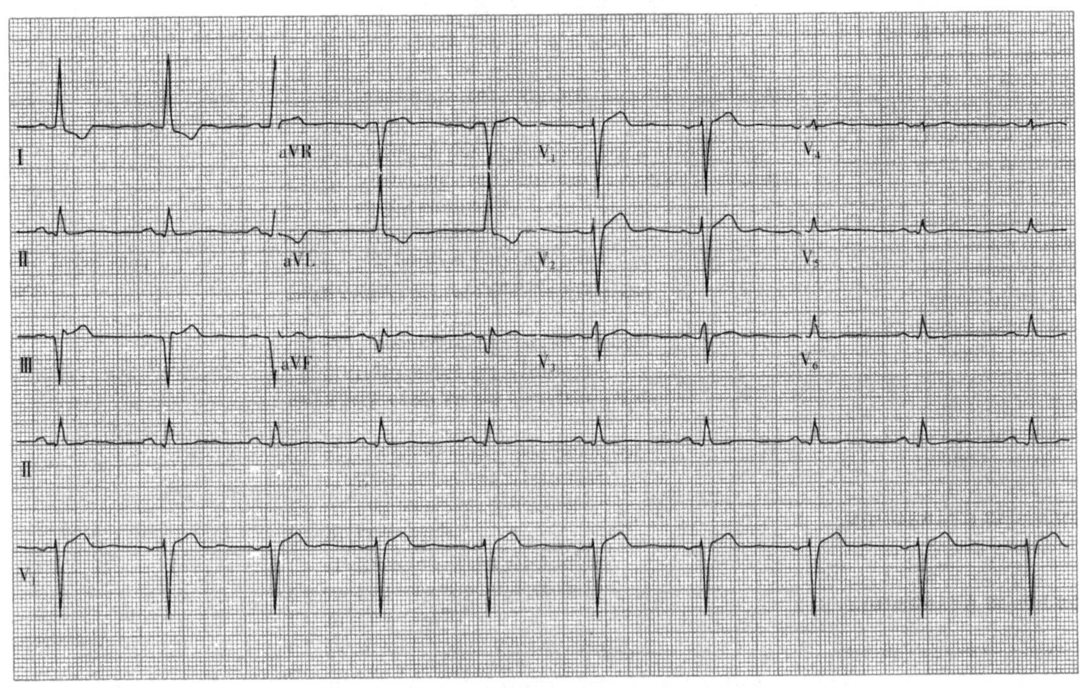

图 4-13-44　下壁心肌梗死(陈旧性)

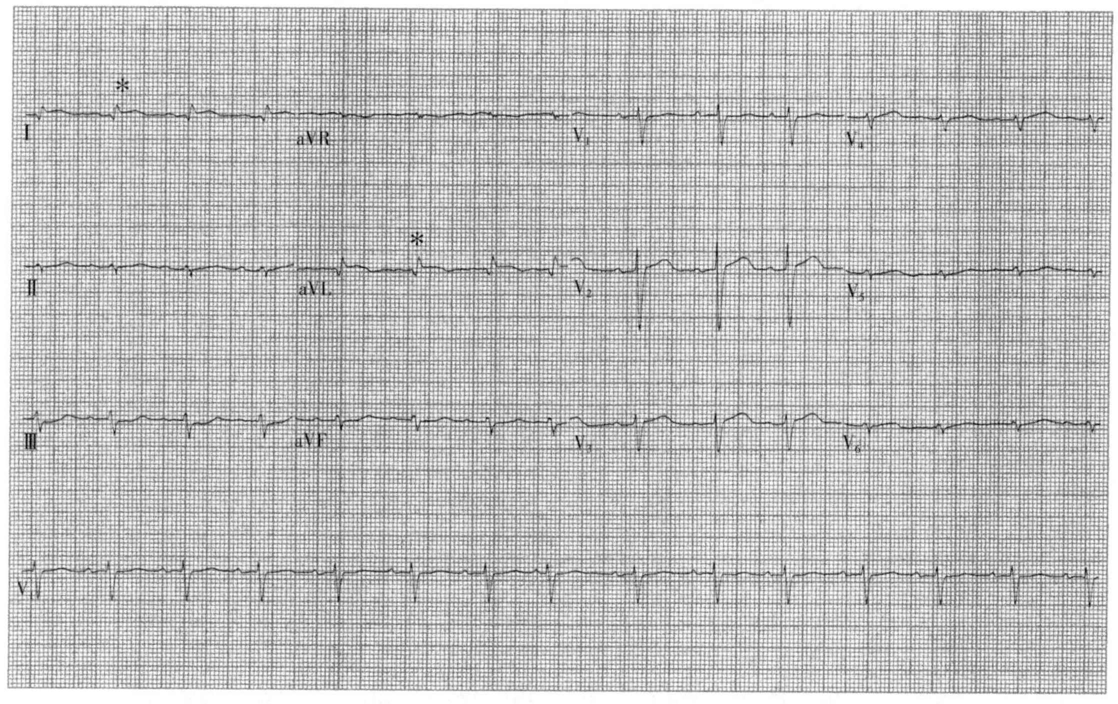

图 4-13-45　侧壁心肌梗死

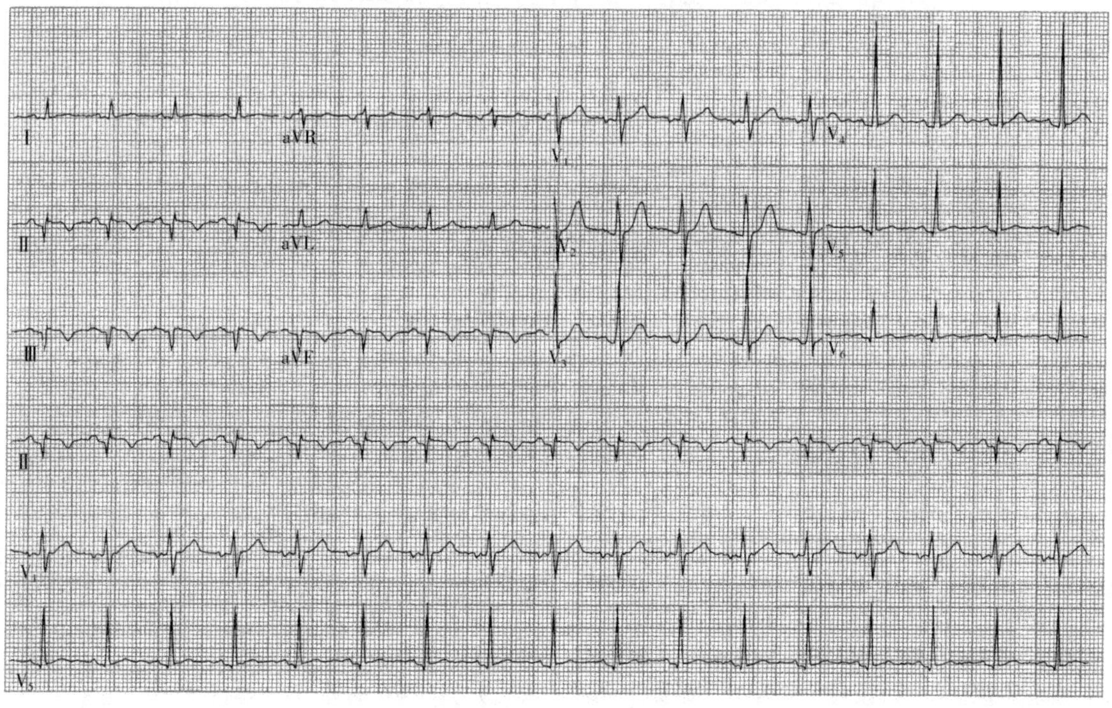

图 4-13-46　后壁心肌梗死

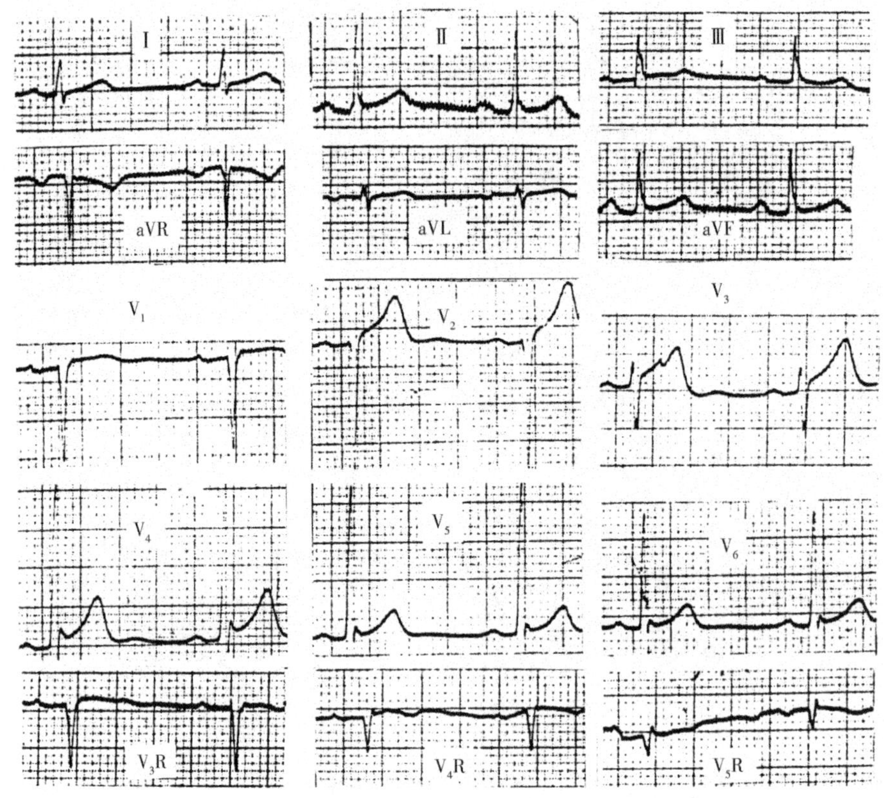

图 4-13-47　右心室心肌梗死

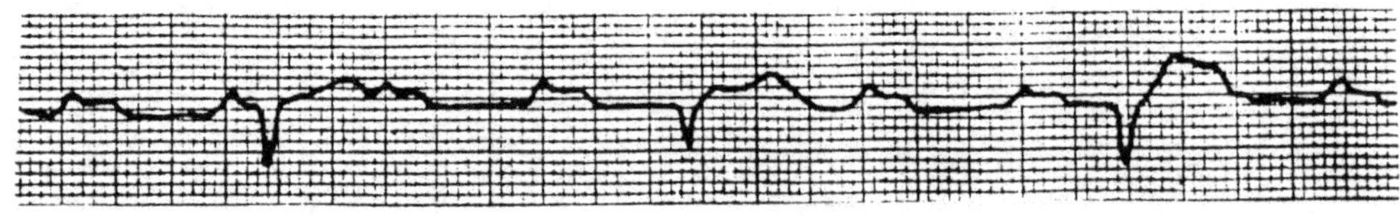

图 4-13-48　心房梗死

P 波之后的 Pta 段明显抬高，尚有三度房室传导阻滞和室性逸搏心律

(五) 急性无 Q 波心肌梗死

无 Q 波心肌梗死(NQMI)指心电图上无坏死型 Q 波，仅有 ST 段和 T 波演变的急性心肌梗死。MI 发生后心电图上不出现坏死型 Q 波的可能机制是：①梗死区域早期再灌注，濒临死亡心肌得到恢复；②侧支循环迅速建立；③冠状动脉不完全闭塞；④心肌梗死范围小；⑤复发性、多发性梗死导致坏死向量互相抵消。

无 Q 波心肌梗死心电图特征有以下几种类型，①ST 段压低型：发生时 ST 段呈水平型或下斜型压低≥1mm；②T 波倒置型：发生时 T 波对称、呈深倒置，以后有典型的梗死 T 波演变；③ST 段抬高型：发生时 ST 段抬高，肢体导联 ST 段抬高≥2mm，V_2、V_4 抬高≥3mm，以后 ST 段恢复，伴有 T 波演变。如图 4-13-49 所示。

笔记栏

(六) 心肌梗死的临床意义

心电图是发现和诊断心肌梗死最简便、快捷的方法，根据心肌梗死的图形特征、图形演变特点，结合导联图形出现情况，即可以对心肌梗死发生的时期、部位和范围做出诊断，由于心肌梗死的图形呈现演变过程，动态观察心电图变化，是诊断心肌梗死的重要原则。然而，在通常情况下，仅仅依靠标准的十二导联常规心电图极容易疏漏一些部位的心肌梗死，如后壁心肌梗死、右心室心肌梗死，因此，在持续性心绞痛不能够被明确解释的情况下，应当结合具体情况选用一些特殊导联，以避免漏诊。无 Q 波心肌梗死，由于无坏死型 Q 波，极容易误诊为普通心绞痛，除了对心电图进行必要的动态观察之外，还需要结合临床进行心肌酶谱和心导管冠状动脉造影检查，以提高诊断正确率。

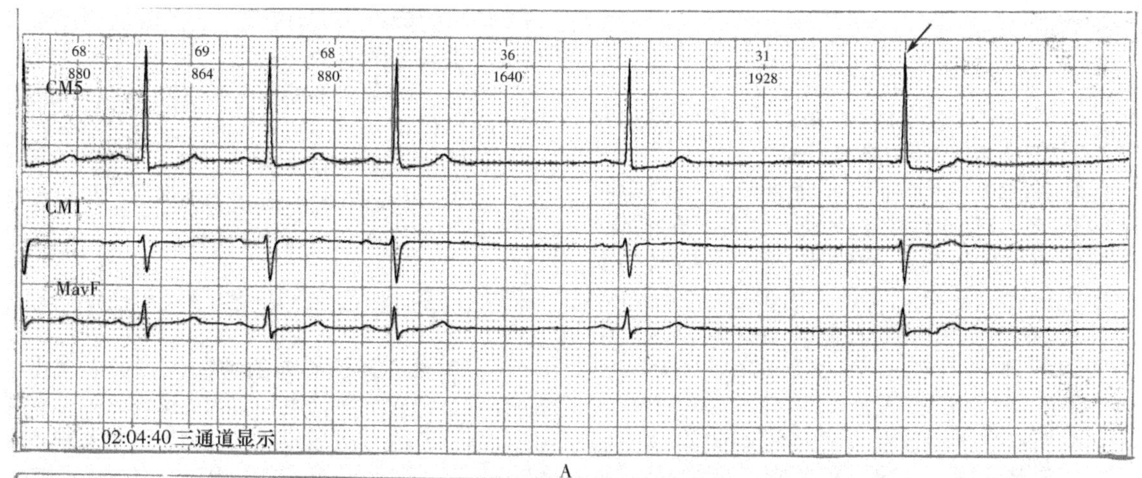

A

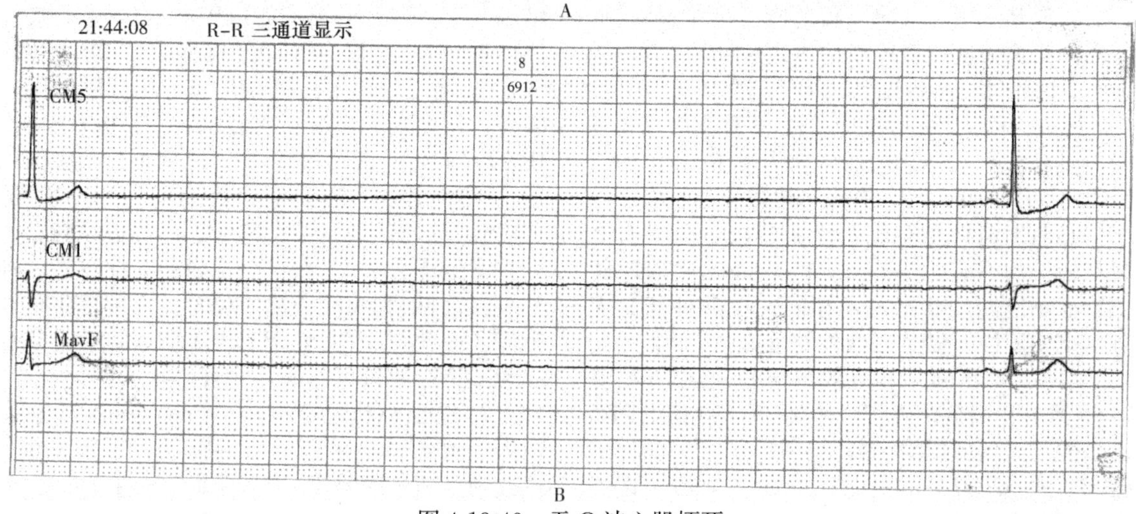

B

图 4-13-49 无 Q 波心肌梗死

目前，溶栓疗法、经皮冠状动脉内球囊扩张术(PTCA)、冠状动脉内安装支架等疗法，对治疗和预防心肌梗死均有良好效果，心电图也是印证这些疗法效果的方法和重要指标之一。

（韦建国）

第六节 心律失常

一、概　　述

正常人的心脏起搏点位于窦房结，并按正常传导系统顺序激动心房和心室。如果心脏激动的起源异常或/和传导异常，称为心律失常(arrhythmias)。窦性激动经过左右心房间的房间束(Bachmann 束)从右心房传向左心房，并通过心房肌内的前、中、后三条结间束传至房室结、希氏束、左右束支和分支、浦肯野纤维，最后到达心室肌使之除极。窦性激动不仅按照上述顺序进行传导，而且不同部位的传导时间有各自的范围。当激动的起源部位、频率、传导顺序及速度任何一环节发生了异常时，便发生心律失常。

心律失常的分类尚未统一。目前临床心律失常多按形成原因进行分类：①激动起源异常；②激动传导异常；③激动起源异常和激动传导异常同时存在。

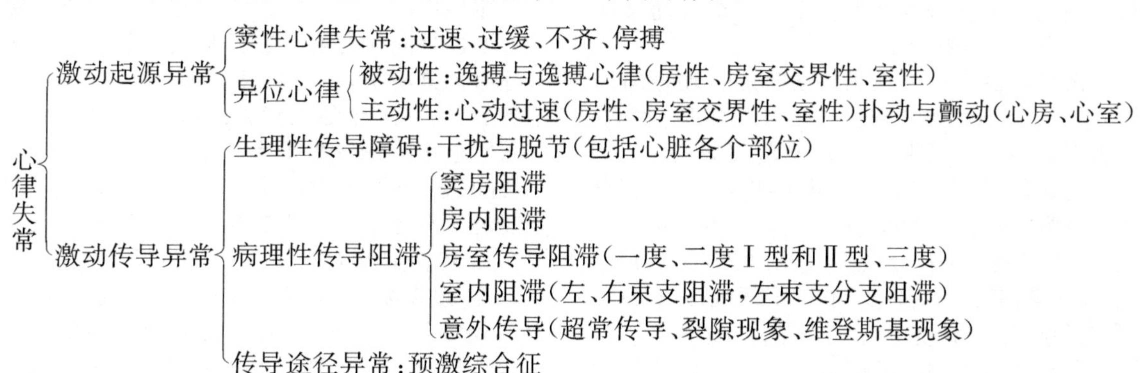

二、心肌电生理

心肌细胞具有自律性、兴奋性、传导性和收缩性，前三者与心律失常密切相关。

1. 自律性 指心肌在不受外界刺激的影响下能自动地、节律地产生兴奋发放冲动的特性。起搏细胞构成起搏点，起搏点有窦房结，其他部位还包括冠状窦区、心房传导组织、房室交界区、希氏束、束支和浦肯野纤维等，自律性以窦房结为最高，约60～100次/分，交界区次之，为40～60次/分，希氏束以下更低，仅25～40次/分。

窦房结节律为正常心脏的主导节律，称窦性心律。如某一异位起搏点频率超过窦性频率，则可取而代之为主导节律而构成快速异位心律。

2. 兴奋性 心肌细胞对所受刺激做出应答性反应的能力称为兴奋性或应激性，这种反应通常表现为细胞膜通透性改变，产生动作电位，并以一定形式向周围扩布，对于工作细胞可以引起收缩。

心肌细胞兴奋性最大特点是在一次兴奋之后有较长的不应期(refractory period)，随着时间长短而不应期的状态也不相同。在某种意义上可以把不应性看做是兴奋性的反义词。

(1) 绝对不应期和有效不应期：心肌开始除极后，在一段时间内强于舒张阈值1000倍的刺激也不能引起反应，称绝对不应期，历时约200ms。在其后的一小段时间里(约10ms)强刺激可以产生局部兴奋，但因除极速度影响极慢、振幅低小而不能扩布到邻近细胞，两者合起来称为有效不应期，相当于心电图QRS起始至T波上升支。

(2) 相对不应期：在此期间，兴奋性由低逐渐恢复至正常(持续50～100ms，相当于动作电位恢复至－60～80mV期间)，较强刺激才能引起激动，且除极化速度和幅度均较正常为低，动作电位的幅度与传导速度均低于正常，传导慢或易发生递减传导，由此而新产生的不应期也较短，故易发生心律失常。相对不应期相当于心电图的T波降支处。

(3) 超常期：在相对不应期后(相当于从－80～－90mV时)，比完全恢复极化状态后更接近阈电位，跨膜电位小于正常，用稍低于阈值的刺激也能激发动作电位的产生，称之为超常期，以后就进入正常兴奋状态。心室兴奋的超常期相当于T—U连接处。

3. 传导性 一处心肌激动时能自动地向周围扩布称为心肌的传导性。传导的实质是“穴-电源”这一对电偶不断地顺序向前移动。

心肌各部分的传导速度并不相同。有一部分心肌细胞的主要功能就是传导，加上起搏细胞群，构成了特殊的起搏传导系统：窦房结、结间束、房室结、希氏束、束支及其分支、浦肯野纤维，以浦肯野纤维及束支传导速度最快，房室结传导最慢。

笔记栏

影响传导性的主要因素是动作电位的幅度和0位相的除极速度，以及下面的心肌组织接受刺激产生兴奋的能力。一般地说，处于不应期的组织使下一次激动不能传导或传导减慢(以房室连接处为例)。

心肌传导功能异常有以下几种表现形式：完全性传导阻滞、单向阻滞、隐匿性传导、传导延迟及折返激动等，均与心律失常有关。

三、窦性心律及窦性心律失常

1. 窦性心律的心电图特征 一般心电图机描记不出窦房结激动电位，所以都是以窦性激动发出后引起的心房激动波P波特点来推测窦房结的活动。窦性心律的心电图特点为：①P波规律出现，且P波形态表明激动来自窦房结(即P波在Ⅰ、Ⅱ、aVF、V_4～V_6直立，在aVR倒置)；②窦性P波连续出现三次以上，正常情况下每个P波后均继以QRS波群，P—R间期＞0.12秒；③正常窦性心律的频率一般为60～100次/分(应当注意，窦性心律并不一定表示窦性激动已经正常地下传心室，而仅表示窦性起搏点正常地发出激动，因为窦性心律可以合并三度房室传导阻滞。因此，只要窦性P波连续出现，不论其后有无QRS波群，可诊断为窦性心律)。

2. 窦性心动过速(sinus tachycardia) 正常成人窦性心律的频率＞100次/分，称为窦性心动过速。成人窦性P波的频率一般在100～150次/分，很少超过160次/分，P—R间期＞0.12秒。窦性心动过速时，P—R间期、QRS及QT间期都相应缩短，有时可伴有继发性ST段轻度压低和T波振幅偏低。常见于运动、精神紧张、发热、甲状腺功能亢进、贫血、失血、心肌炎和拟肾上腺素类药物作用等情况。

3. 窦性心动过缓(sinus bradycardia) 窦性心律的频率＜60次/分，P—R间期＞0.12秒，称为窦性心动过缓。老年人和运动员心律相对较缓，颅内压增高、甲状腺功能低下或使用β-受体阻滞剂等也可引起窦性心动过缓。窦性心动过缓低于40次/分较少见。

4. 窦性心律不齐(sinus arrhythmia) 窦性心律的起源未变，但节律不整，在同一导联上P—P间期差异＞0.12s。窦性心律不齐常与窦性心动过缓同时存在。较常见的一类心律不齐与呼吸周期有关，称呼吸性窦性心律不齐，多见于青少年，一般无临床意义；另有一些比较少见的窦性心律不齐与呼吸无关，如与心室收缩排血有关的(室相性)窦性心律不齐、在三度房室传导阻滞时以及窦房结内游走性心律不齐等。

5. 窦性停搏(sinus arrest) 亦称窦性静止。在规律的窦性心律中，有时因迷走神经张力增大或窦房结障碍，在一段时间内窦房结停止发放激动，心电图上见规则的P—P间距中突然出现 P 波脱落，形成长 P—P 间距，且长 P—P 间距无 P-QRS-T 波与正常 P—P 间距不成倍数关系。窦性停搏后常出现逸搏或逸搏心律（图4-13-50）。

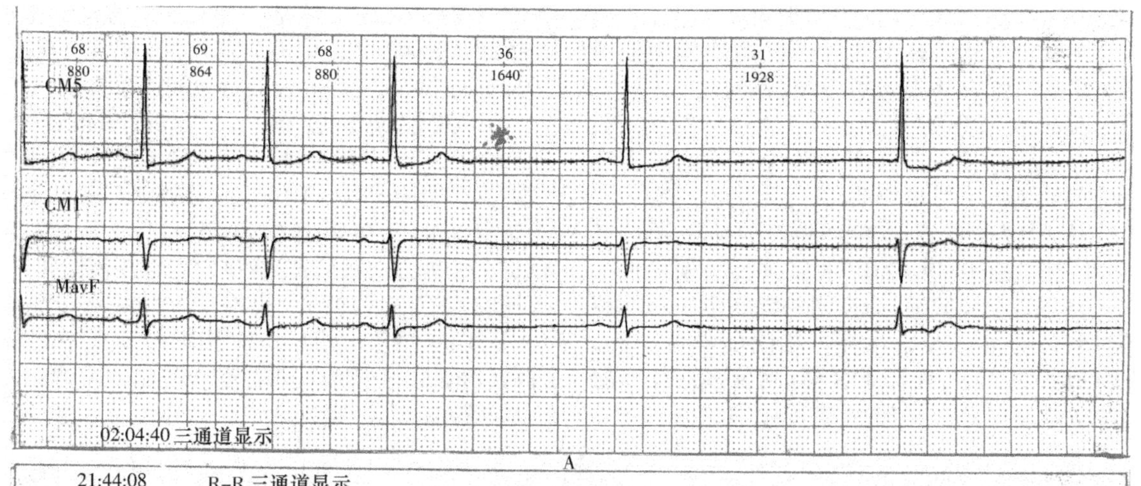

A

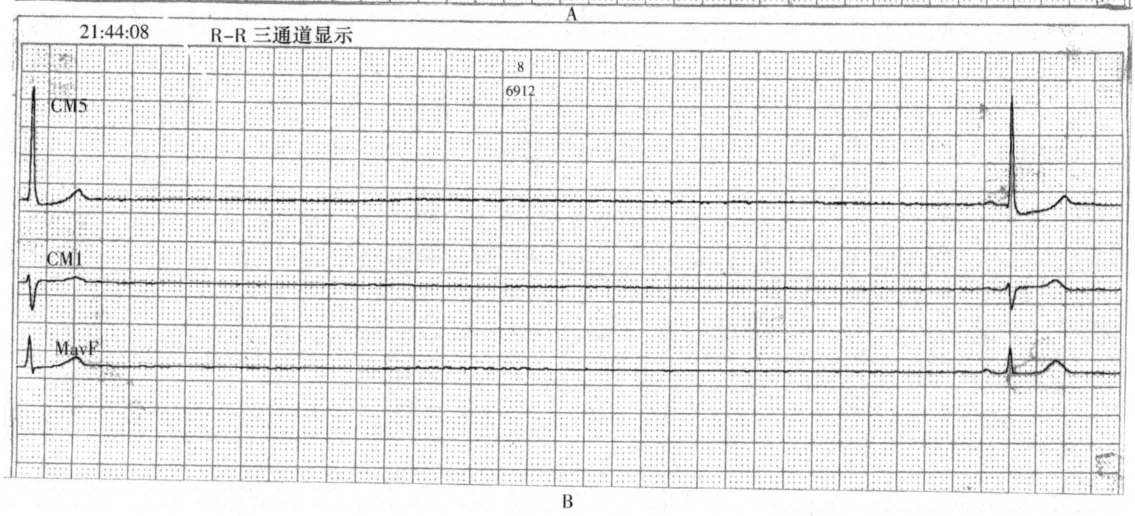

B

图 4-13-50

案例 4-13-1

女性，72 岁。有发作性头晕。

动态心电图记录（图 4-13-50）：

A 图示：窦性停搏 1.64 秒（星号所示），因最长的 P—P 间期不是正常的 P—P 间期的整数倍，窦性停搏后继之出现交界性逸搏（箭头所示）。

B 图示：长达 6.91 秒的窦性停搏长间距中 P-QRS-T 波消失，窦性停搏和发作性头晕症状有关联，支持病窦综合征的诊断。

诊断：①窦性心律；②窦性停搏或静止；③病窦综合征。

四、期前收缩

期前收缩指起源于窦房结以外的异位起搏点提前发出的激动，又称过早搏动简称早搏，是临床上最常见的心律失常。在窦性或异位心律的基础上，心脏某一起搏点比基本心律提前发出激动，过早地引起心脏一部分或全部除极。

期前收缩的基本特征是：比基本心律提前出现的 QRS 波群或 P 波，其后有一个较正常延长的代偿间期。

期前收缩的产生机制包括：①折返激动；②触发活动；③异位起搏点的兴奋性增高。根据异位搏动发生的部位，可分为房性、交界性和室性期前收缩，其中以室性期前收缩最为常见，房性次之，交界性比较少见。期前收缩的心电图诊断常用到如下术语和重要概念：

联律间期（coupling interval）也叫配对间期：指早搏与其前主导心搏的时距。当联律间期的变化范围在 0.08 秒以内时，可称为联律间期固定。折返途径与激动的传导速度等可影响联律间期长短。房性期前收缩的联律间期应从异位 P 波起点测量至其前窦性 P 波时距（即 PP′），而室性期前收缩的联律间期应从异位搏动的 QRS 起点测量至其前窦性 QRS 起点。

代偿间歇（compensatory pause）也叫早搏后间期、回转周期：是从提前出现的激动到基本心律的心搏之间的一段较长的间歇，即期前出现的异位

笔记栏

搏动代替了一个正常窦性搏动。由于房性异位激动,常逆传侵入窦房结,使其提前释放激动,引起窦房结节律重整,因此房性期前收缩大多为不完全性代偿间歇。而室性异位激动,距窦房结较远不易侵入窦房结,故往往表现为完全性代偿间歇。

插入性期前收缩也称间位性过早搏动(interpolated extrasystole):指在两个正常的窦性激动之间夹着一个过早搏动,其后无代偿间期。

单源性期前收缩:指期前收缩来自同一异位起搏点或有固定的折返径路,其形态、联律间期相同。

多源性期前收缩:指在同一导联中出现两种或两种以上形态及联律互不相同的异位搏动。如联律间期固定,而形态各异,则为多形性期前收缩,其临床意义与多源性期前收缩相似。

频发性期前收缩:期前收缩可依其出现频度人为地分为偶发和频发。常见的二联律(bigeminy)与三联律(trineming)就是一种有规律的频发性期前收缩。前者指期前收缩与窦性心律交替出现;后者指每两个窦性心搏后出现一次期前收缩。

1. 室性期前收缩(premature ventricular contraction)**心电图表现** ①期前出现的 QRS-T 波前无 P 波或无相关的 P 波;②期前出现的 QRS 形态宽大畸形,时限通常>0.12s,T 波方向多与 QRS 的主波方向相反;③往往为完全性代偿间歇,即期前收缩前后的两个窦性 P 波间距等于正常 P—P 间距的两倍(图 4-13-51、图 4-13-52)。室性期前收缩的机制可能为异位起搏点自律性增高或者希-浦系统内折所致。

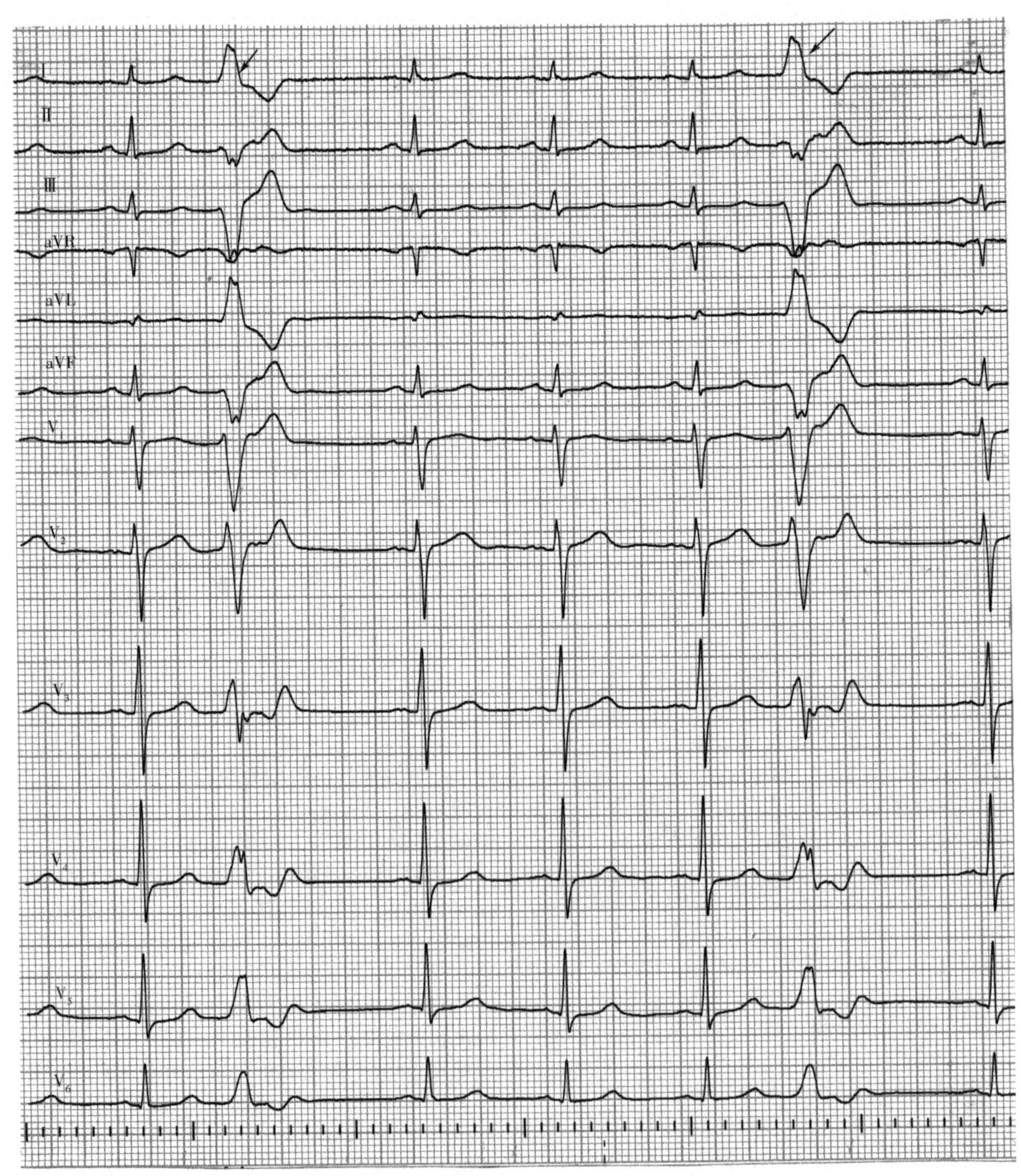

图 4-13-51

笔记栏

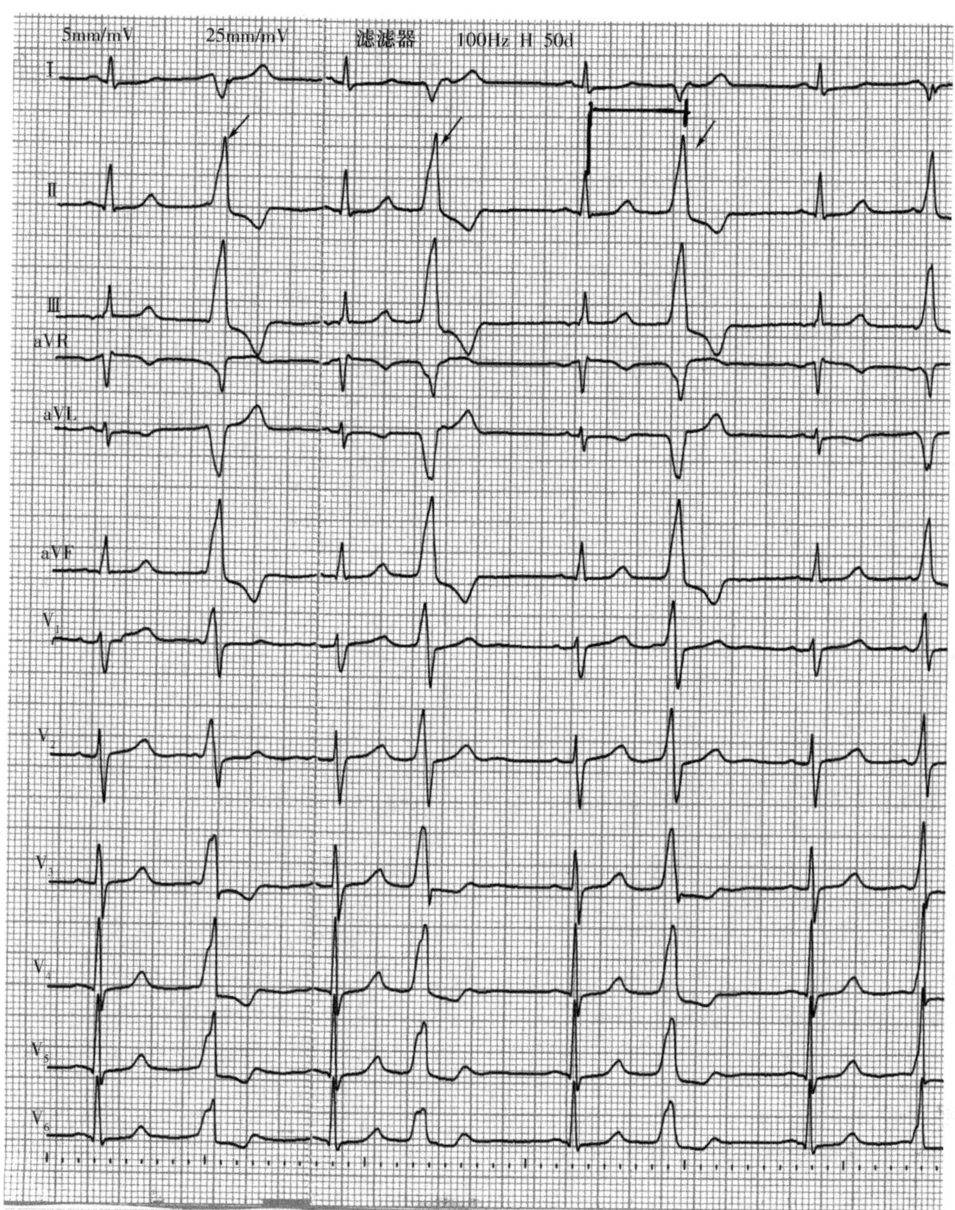

图 4-13-52

案例 4-13-2

女性，38 岁。心悸。

12 导联同步描记心电图（图 4-13-51）示：

正常窦性心律伴室性期前收缩（箭头所示），提前出现宽大畸形的 QRS 波，其前无 P 波，T 波多和主波方向相反，联律间距固定（即早搏和前一个基本搏动之间的距离相等），代偿间歇完全（即期前收缩前后的两个窦性 P 波间距等于正常 P—P 间距的两倍）。

诊断：①窦性心律；②室性期前收缩。

案例 4-13-3

男性，68 岁。心悸，心前区疼痛。

心电图（图 4-13-52）示：正常窦性心律伴频发性期前收缩二联律（箭头所示），一个窦性搏动和一个室性期前收缩配对出现，形成室性期前收缩二联律。

诊断：①窦性心律；②频发室性期前收缩二联律。

2. 房性期前收缩（premature atrial centraction）**心电图表现** ①期前出现的异位 P 波，形态与窦性 P 波有所不同；② P—R 间期通常>0.12s可以继以一个正常的 QRS 波；③多为不完全性代偿间歇，即期前收缩前后两个窦性 P 波的间距小于正常 P—P 间距的两倍。

部分房性期收缩的 P′—R 间期可以延长，如异位 P′后无 QRS-T 波，则为未下传的房性期前收缩；有时 P′下传心室引起 QRS 波群增宽变形，多呈右束支阻滞图形，称房性期前收缩伴室

笔记栏

内差异性传导(图 4-13-53)。房性期前收缩在舒张早期发生的 P′波,当传导到房室交界区时,正处于此区的绝对不应期,这个过早搏动就不能传导到心室,形成了"未下传性过早搏动"。房性期前收缩传导心室时,心室的传导组织尚有部分处于相对不应期,则激动在心室内的传导受到干扰,从而产生了心室内差异性传导。

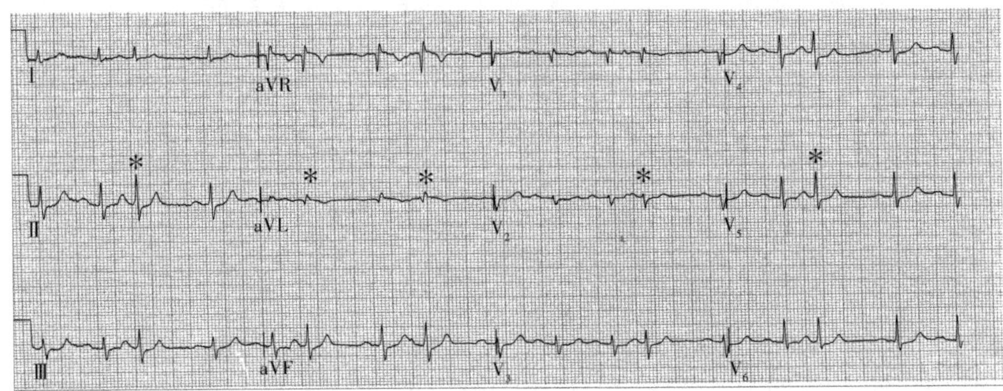

图 4-13-53

案例 4-13-4

女性,65 岁。高血压病,自觉心悸。

十二导联同步描记图(图 4-13-53)示:窦性心律,窦性周期 0.60 秒伴正常传导的房性期前收缩(星号所示)。期前出现的异位 P 波形态与窦性 P 波不同,P′—R >0.12 秒,P′波有时融于前一 T 波中,联律间期固定,QRS 波形态和基本搏动相似,代偿间歇不完全(即期前收缩前后的两个窦性 P 波的间距小于正常 P—P 间距的两倍)。

诊断:①窦性心律;②频发房性期前收缩。

3. 交界性期前收缩(premature junctional cintraction) **心电图表现**①期前再现的 QRS-T 波,其前无 P 波,QRS-T 波形态与窦性下传者基本相同;②出现逆行 P 波(Ⅱ、Ⅲ、aVF 导联倒置,aVR 导联直立),可发生于 QRS 波群之前(P—R 间期<0.12s)或 QRS 波群之后(R-P 间期<0.20s),或者与 QRS 相重叠;③多为完全性代偿间期(图 4-13-54)。

案例 4-13-5

女性,18 岁。心悸 3 天。

3 通道同步描记心电图(图 4-13-54)示:窦性心律,图中可见第 2、10、12 个提前出现的 P′-QRS 波,P′为逆行 P 波,P′—R 间期为 0.09 秒,QRS 波形态正常,联律间距固定,代偿间歇不完全。

诊断:①窦性心律;②交界性过早搏动。

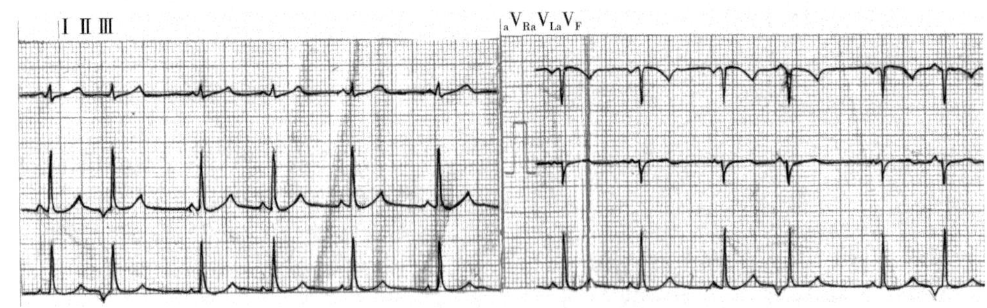

图 4-13-54

多数情况下,交界性期前收缩受到交界区内单向传导阻滞的影响,只能下传而不能逆传到心房,因此,心电图表现为一个没有 P 波的 QRS 波群。若逆向传导到心房的速度慢于下传心室的速度,则心室先激动而心房后激动,心电图形上表现为逆行 P 波位于 QRS 波群之后,RP 间期常小于 0.20s。

五、异位性心动过速

异位性心动过速指异位节律点兴奋性增高或折返激动引起的快速异位心律(期前收缩连续出现 3 次或 3 次以上)。根据异位节律点发生的部位,可分为房性、交界性及室性心动过速。

1. 阵发性室上性心动过速(paroxysmal supraventricular tachycardia) 随着临床电生理检查的开展和普及,心电图诊断阵发性室上性心动过速的水平有了极大的提高。其主要发生机制为折返激动,少数为自律性增强所致。阵发性室上性心动过速(PS-VT)是临床上常见的一种快速性心律

笔 记 栏

失常。该类心动过速发作时有突发、突止的特点，频率一般在 160～250 次/分，节律快而规则，QRS 形态一般正常(伴有束支阻滞或室内差异传导时，可呈宽 QRS 波)。临床上最常见的室上性心动过速类型为预激旁路引发的房室折返性心动过速(AVRT)以及房室结双径路引发的房室结折返性心动过速(AVNRT)。这两类心动过速多不具有器质性心脏病，且解剖学定位比较明确，可通过导管射频消融术根治。房性心动过速包括自律性和房内折返性心动过速两种类型，多于器质性心脏病基础上发生(图4-13-55、图4-13-56)。

案例 4-13-6

女性，80 岁。心悸 1 小时。

心电图(图 4-13-55)示：窄 QRS 波心动过速、节律规则，R—R 间期 0.36 秒，频率 166 次/分，逆行 P 波在Ⅱ导联 aVF 导联最明显(箭头所示)紧随 QRS 波之后。V_4～V_6 导联 S-T 段压低，提示心内膜下心肌缺血，电生理证实该患者为房室结折返性心动过速。

心电图(图 4-13-55)示静脉注射维拉帕米 150mg 后心动过速终止为正常窦性心律。

诊断：①阵发性室上性心动过速(房室结折返性心动过速)；②S-T 段异常提示心肌缺血。

案例 4-13-7

女性，心悸 2 小时。

心电图(图 4-13-56)示：窄 QRS 波心动过速，R—R 间期绝对整齐，心室率为 190 次/分，Ⅱ、Ⅲ、aVF 导联 QRS 波后可见逆行 P 波，R—P<P—R，考虑为房室折返性心动过速，后经电生理检查及射频消融证实。

诊断：阵发性室上性心动过速(房室折返性)。

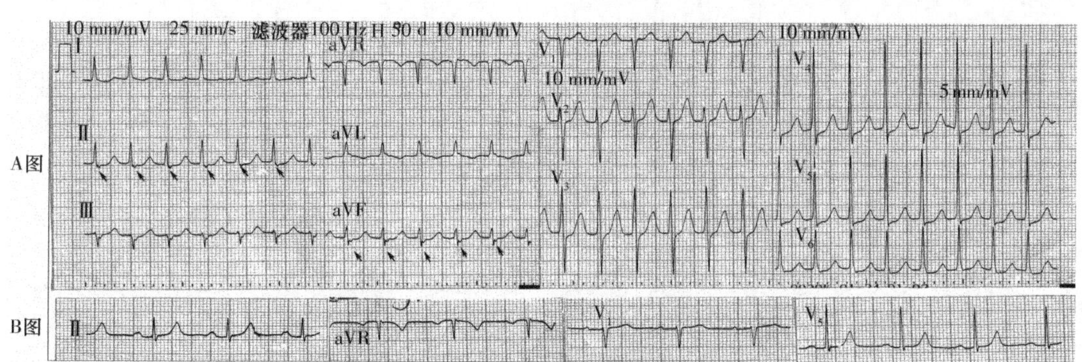

图 4-13-55

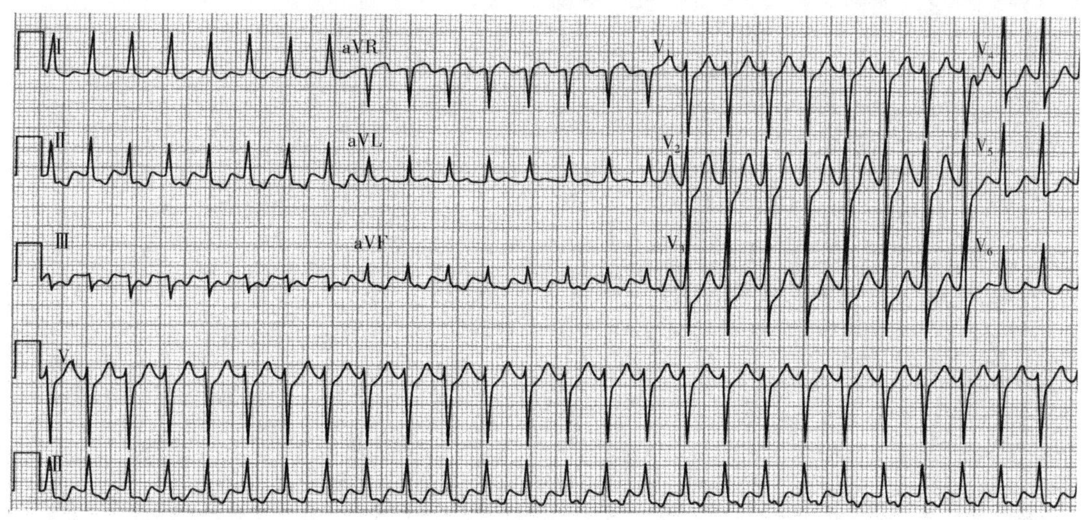

图 4-13-56

(1) 房室折返性心动过速(AVRT)心电图诊断要点：

1) 平时心电图是预激波群或是正常的。

2) 心动过速可被期前收缩诱发或终止，心电图表现为：①频率绝对规整，在 150～250bpm，多数超过 180bpm；②QRS 波群时间正常，或伴有 BBB 型；③逆行 P′波位于 QRS 波群之后；④RP′<P′R，RP′>70ms。

笔 记 栏

(2) 房室结折返性心动过速(AVNRT)心电图诊断要点：

1) 平时心电图正常。

2) 心动过速可被期前收缩诱发或终止，心电图表现为：①频率绝对规整在150～210bpm，平均170bpm；②QRS波群时间正常，部分伴有室内差异性传导，多呈RBBB型；③逆行P′波与QRS波群部分重叠；④RP′<P′R，RP′<70ms。

(3) 阵发性房性心动过速诊断要点：

1) 成人患者多发生于有器质性心脏病或洋地黄中毒。

2) 心动过速的心电图表现：①P′波形态与窦性不同；②频率常在100～160bpm之间；③P′—R间期正常或延长，P′—P过快时可出现2∶1、3∶1传导；④外加刺激多不能诱发或终止，少数折返性者可被期前收缩刺激诱发和终止。

2. 室性心动过速的(ventricular tachycardia)**心电图表现** ①出现3个或3个以上连续宽大畸形QRS波，时限通常>0.12s，频率多在140～200次/分；②R—R间期可稍不齐；③如能发现P波，并且P波频率慢于QRS频率，P—R无固定关系(房室分离)，则诊断明确；④偶尔室上性下传心室产生心室夺获(QRS波群提前出现，形态多与窦性心律时相同)或发生室性融合波，也支持室性心动过速的诊断(图4-13-57)。

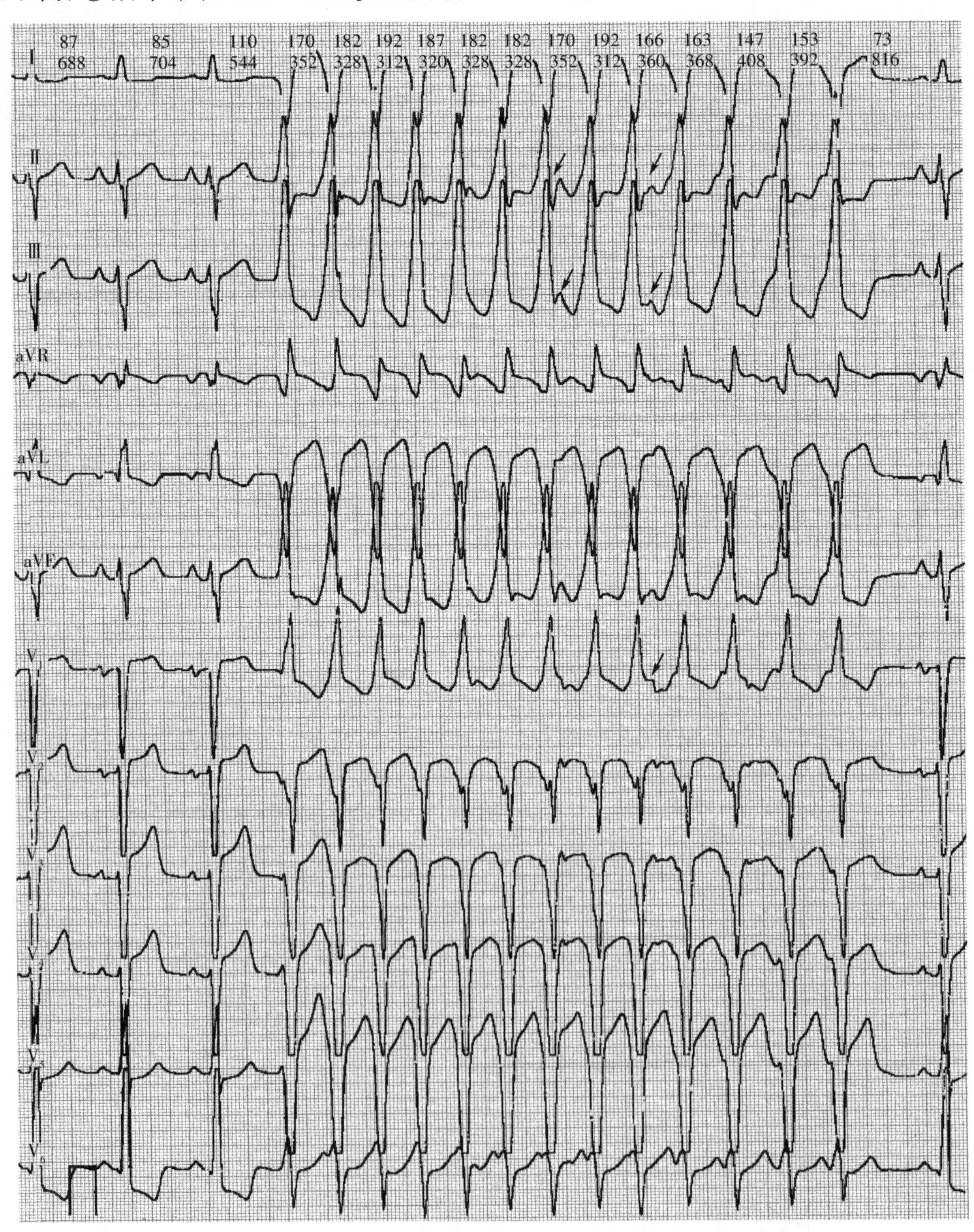

图 4-13-57

笔 记 栏

案例 4-13-8

男性，24 岁。缺血性心疾病。

心电图(图 4-13-57)第 4～16 个连续 3 个以上的 QRS 波宽大畸形，QRS 时限 0.12 秒，频率约为 142～192 次/分，节律稍不整齐，可见 P 波且 P 波频率慢于 QRS 波频率(箭头处)，P—R 无固定关系(房室分离)。

诊断：①窦性心律；②阵发性室性心动过速。

3. 非阵发性心动过速(nonparoxysmal tachycardia) 可发生在心房、房室交界区或心室，又称加速的房性、交界性或室性自主心律。此类心动过速发作多有渐起渐止的特点。心电图主要表现为：频率比逸搏心律快，比阵发性心动过速慢，交界性心律频率多为 70～130 次/分(图 4-13-58)，室性心律频率多为 60～100 次/分；易发生干扰性房室脱节，出现各种融合波或夺获心搏。此类型心动过速的机制是异位起搏点自律性增高，多发生于器质性心脏病。

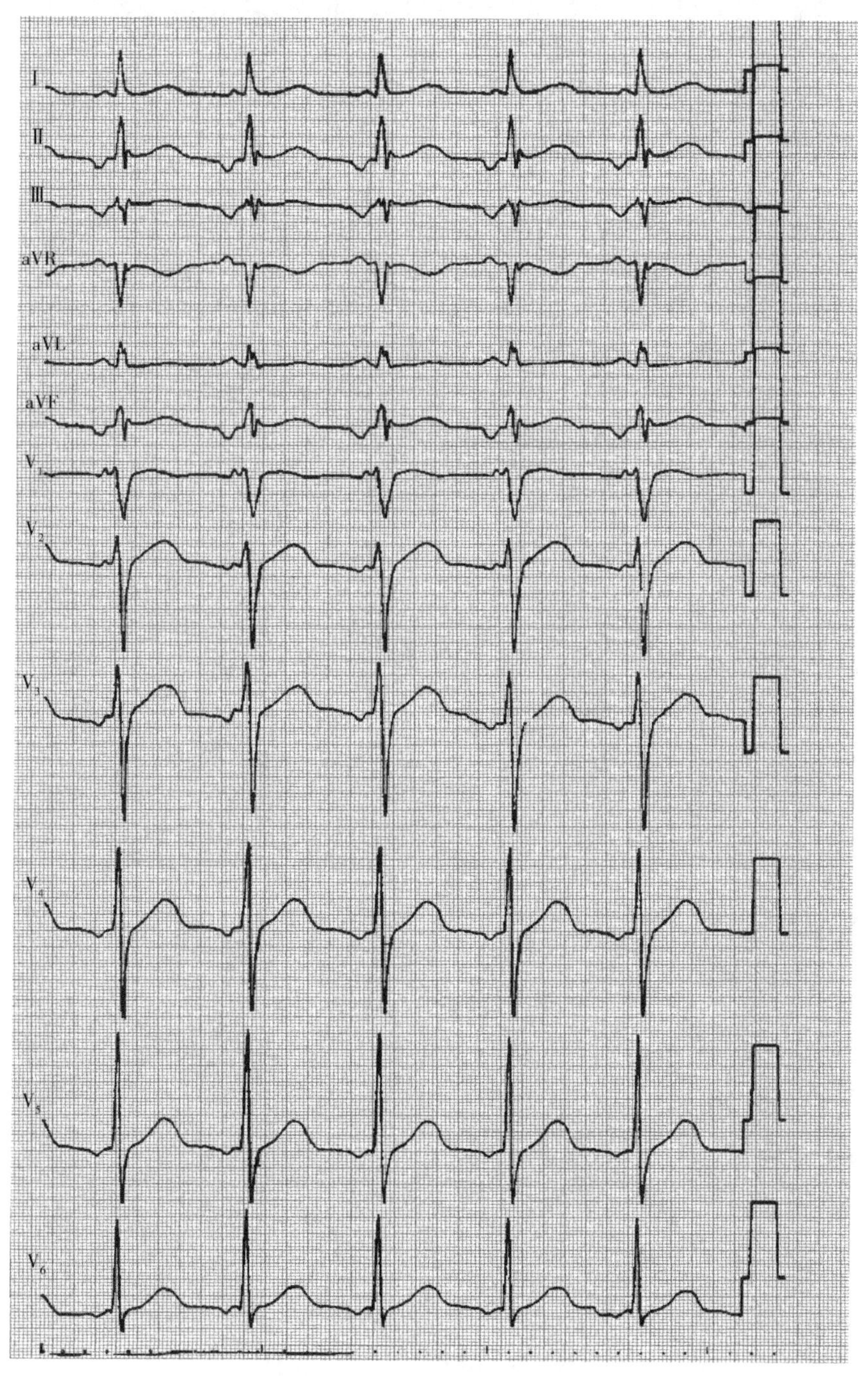

图 4-13-58

笔 记 栏

案例 4-13-9

女性，46 岁。心悸 3 天。

心电图(图 4-13-58)示：非阵发性交界性心动过速，P 波规律出现在 QRS 波前，为逆行 P 波(P 波在Ⅱ、Ⅲ、aVF 导联倒置，aVR 导联直立)。

P′—R 间期 0.10 秒，R—R 间期 0.56 秒，频率 107 次/分。QRS 属室上型。

诊断：非阵发性交界性心动过速。

4. 扭转型室性心动过速(torsade de pointes. TDP) 此类心动过速是一种严重的室性心律失常。发作时可见一系列增宽变形的 QRS 波群以每 3～10 个心搏围绕基线不断扭转其主波的正负方向，每次发作持续数秒到数十秒而自行终止，但极易复发或转为心室颤动，临床上表现为反复发作心源性晕厥或称为阿-斯综合征(图 4-13-59)。

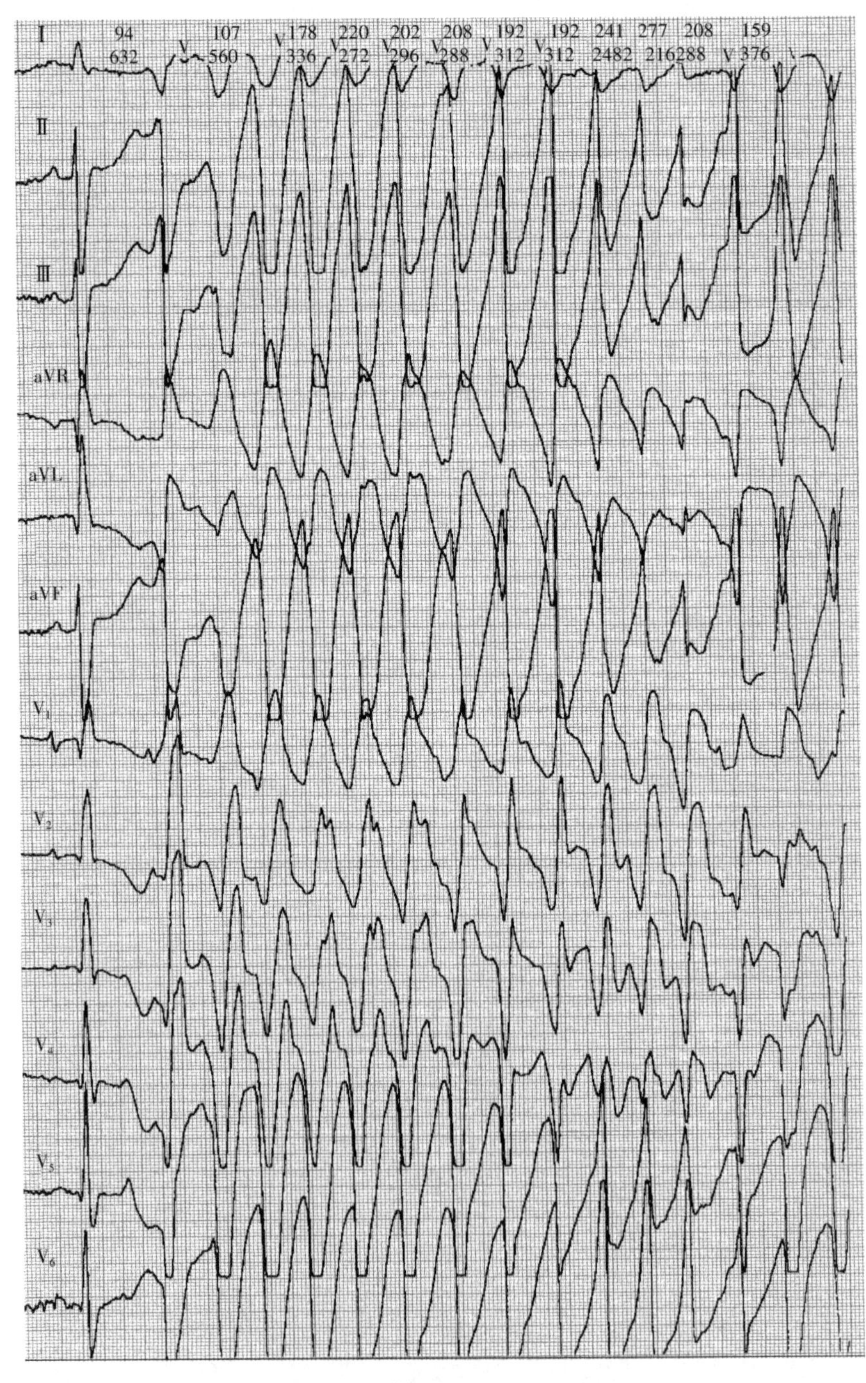

图 4-13-59

笔 记 栏

案例 4-13-10

女性，76 岁。高血压冠心病，以晕厥发作收入院。

动态心电图(图 4-13-59)示：第一个为窦性搏动，第2～17个为一系列增宽变形的QRS波群，13 个心搏围绕基线扭转，其主波的正负方向，心室率 107～220 次/分(在Ⅱ、Ⅲ、aVR、V_1、V_2、V_5、V_6 导联较明显)。

诊断：尖端扭转性室性心动过速。

六、扑动与颤动

扑动、颤动可出现于心房或心室。主要的电生理基础为心肌的兴奋性增高，不应期缩短，同时有一定的传导障碍，形成环激动及多发微折返。

1. 心房扑动(atrial flutter) 目前，人们关于典型房扑的发生机制已比较清楚，属于房内大折返环路激动。与心房颤动不同，房扑大多为短阵发性。心电图特点是：正常 P 波消失，代之连续的大锯齿状扑动波(F 波)，F 波大多数在Ⅱ、Ⅲ、aVF 导联中清晰可见；F 波间无等电位线，波幅大小一致，间隔规则，频率多为 250～350 次/分，大多不能全部下传，而以固定房室比例(2∶1 或 4∶1)下传，故心室律规则(图 4-13-60)。如果房室传导比例不恒定或者有文氏传导现象，心室律则可以不规则。房扑时 QRS 波时限一般不增宽。如果 F 波的大小和间距有差异，且频率>350 次/分，称不纯性心房扑动。从心电图表现可分两个类型：典型房扑(Ⅰ型)常见，F 波连续呈尖端向下的锯齿状，心房快速调搏多能终止发作；少见的典型房扑(Ⅱ型)，F 波呈向上而非锯齿状，不能为心房调搏所终止。两个类型间有相关联系，且能互相转化。

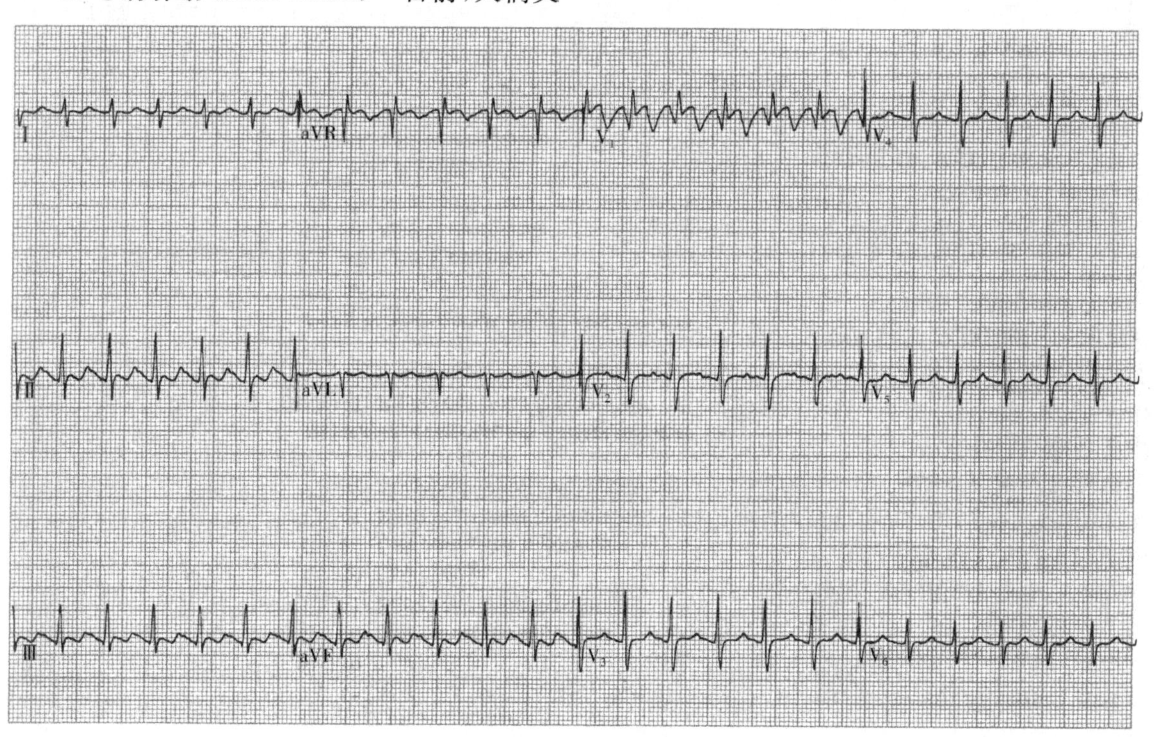

图 4-13-60 心房扑动

2. 心房颤动(atrial fibrillation) 心房颤动是临床上很常见的心律失常，许多心脏疾病发展到一定程度都有出现心房颤动的可能，多与心房扩大和心房肌受损有关，但也有少数阵发性房颤患者无明显器质性心脏病。大多数人认为房颤是多个小折返激动所致。房颤时整个心房失去协调一致的收缩，心输出量降低，久之易形成附壁血栓。心电图特点是：正常 P 波消失，代以大小不等、形状各异的颤动波(f 波)，通常以 V_1 导为最明显；心房 f 波的频率为 350～600 次/分；心室律绝对不规则，QRS 波一般不增宽(图4-13-61)；若是前一个 R—R 间距偏长而与下一个 QRS 波相距较近时，易出现一个增宽变形的 QRS 波，酷似室性早搏，此可能是房颤伴有室内差异传导，应注意进行鉴别。

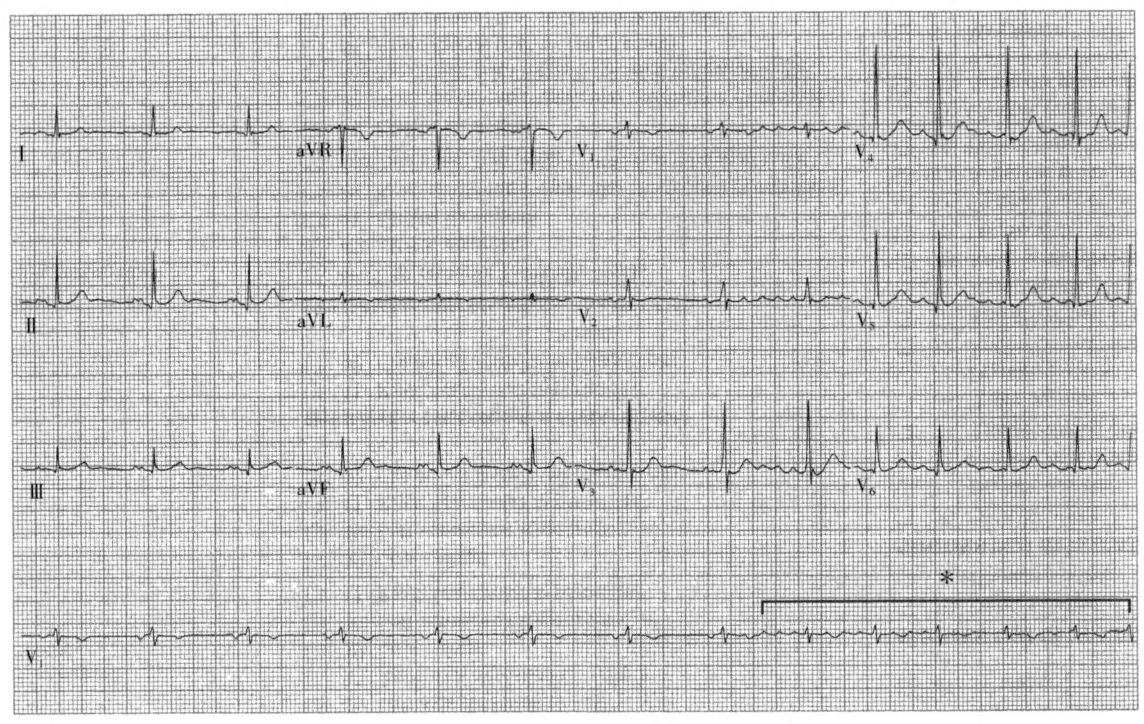

图 4-13-61　心房颤动

3. 心室扑动与心室颤动　目前，多数人认为心室扑动(ventricular flutter)是心室肌产生环形激动的结果。出现心室扑动一般具有两个条件：①心肌明显受损，缺氧或代谢失常；②异位激动落在易颤期。心电图特点是无正常 QRS-T 波(即不能将 QRS 波群与 ST 段和 T 波区分)，代之以连续快速而相对规则的大振幅波动，频率达 200～250 次/分，心脏失去排血功能。室扑常不能持久，若不是很快恢复，便会转为室颤而导致死亡。心室颤动(ventricular fibrillation)往往是心脏停跳前的短暂征象。由于心脏出现多灶性局部兴奋，致完全失去排血功能。心电图上 QRS-T 波完全消失，出现大小不等、极不匀齐的低小波，频率 200～500 次/分，与心室扑动相比，颤动波振幅和形态变化较大。心室扑动和心室颤动均是严重的致死性心律失常(图 4-13-62)。

案例 4-13-11

男性，64 岁。扩张型心肌病。

患者解手时突然晕倒，心跳骤停，动态心电图(图 4-13-62)示，前部分为心室扑动波呈连续快速而相对规则的大振幅波动，频率 200 次/分，心室扑动随之转为心室颤动，心电图上 r-QRS-T 波完全消失，出现大小不符极不匀齐的低小波。

诊断：①心室扑动；②心室颤动。

七、传导异常

心脏传导异常主要包括传导障碍和传导途径异常。传导障碍又可分为病理性传导阻滞与生理性干扰脱节。

(一) 心脏传导阻滞

心脏传导阻滞(heart block)的病因可以是传导系统的器质性损害，也可能是迷走神经张力增高引起的功能性抑制或是药物作用及位相性影响。心脏传导阻滞按发生的部位分为窦房阻滞、房内阻滞、房室传导阻滞和室内阻滞。按阻滞程度可分为一度(传导延缓)、二度(部分激动传导发生中断)和三度(传导完全中断)。按传导阻滞发生情况，可分为永久性、暂时性、交替性及渐进性传导阻滞。

1. 窦房阻滞(sinoatrial block)　常规心电图不能直接描记出窦房结电位，故一度窦房阻滞不能观察到；三度窦房阻滞难与窦性停搏相鉴别；只有二度窦房阻滞出现心房和心室漏搏(P-QRS-T均脱漏)时才能诊断。在规律的窦性 P—P 间距中突然出现一个长间歇，这一长间歇恰等于正常窦性 P—P 间距的倍数，此称二度Ⅱ型窦房阻滞(见图 4-13-63)。窦房传导逐渐延长，直至一次窦性激动不能传入心房，心电图表现为 P—P 间距逐渐缩短，于出现漏搏后 P—P 间距又突然延长呈文氏现象，称为二度Ⅰ型窦房阻滞，此应与窦性心律不齐相鉴别。

笔 记 栏

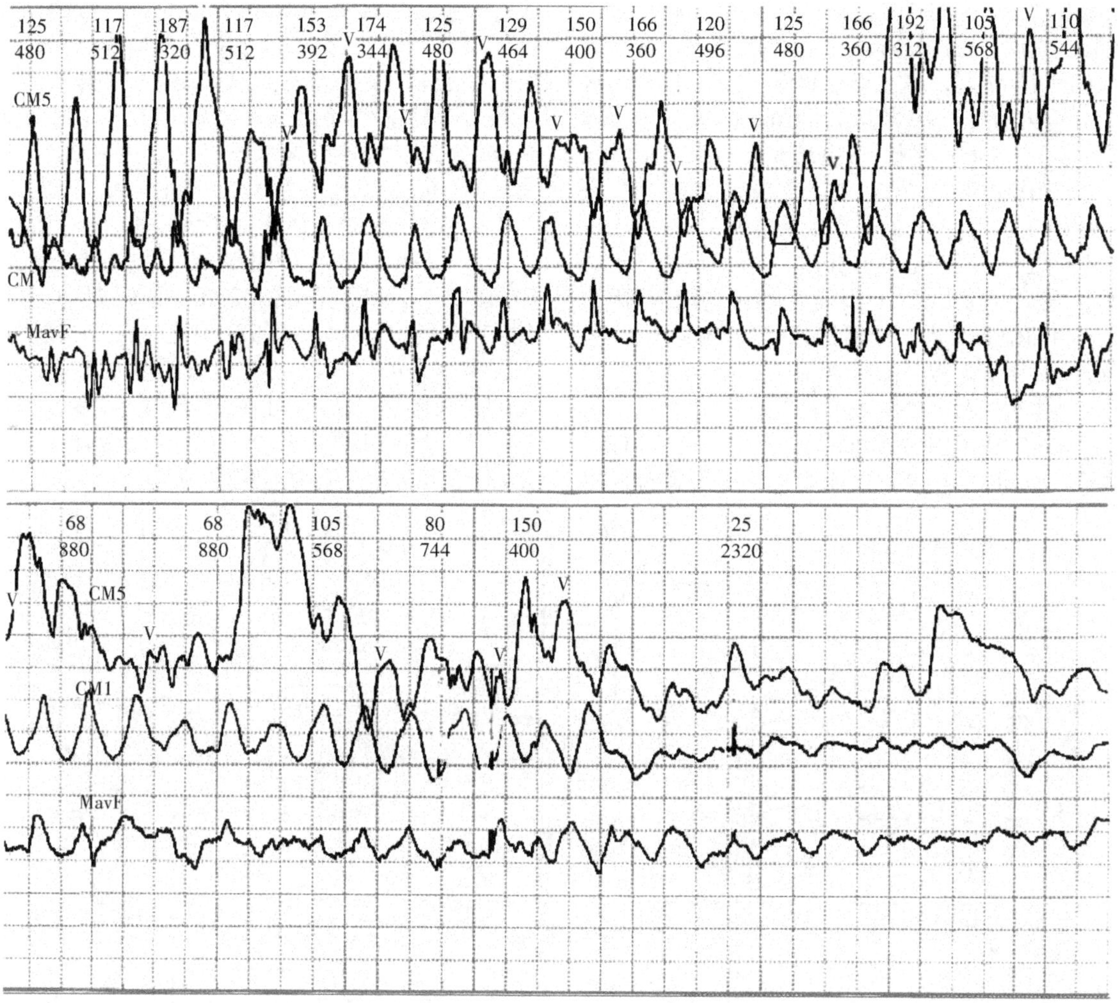

图 4-13-62

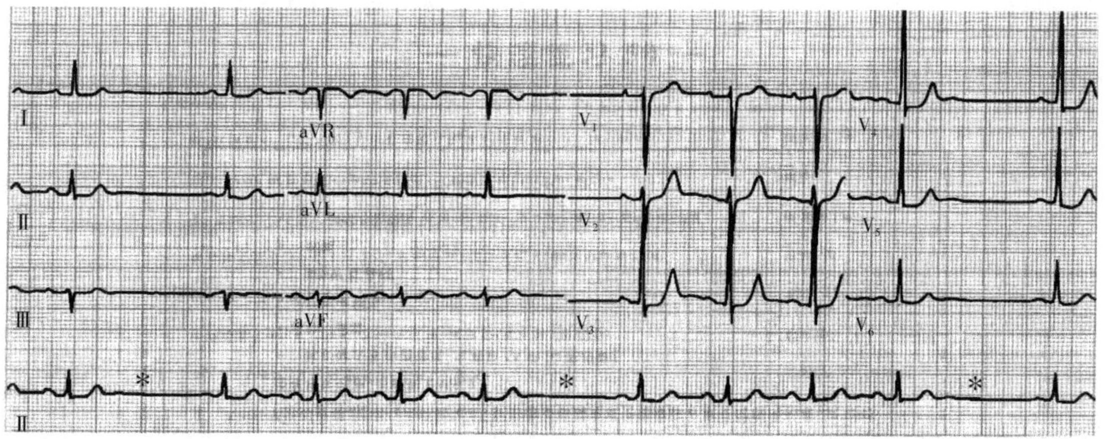

图 4-13-63

案例 4-13-12

女性，77 岁。有时头晕。

心电图(图 4-13-63)示：窦性心律，心率约 70 次/分，Ⅱ导联长距离描记可见三个长 P—P 间期停搏的 P—P 间期(星号所示)为正常 P—P 间期的 2 倍，左心室电压增高(RV5＋SV1＞3.5mV)伴继发性 ST—T 异常。

诊断：①窦性心律；②二度Ⅱ型窦房传导阻滞；③左心室肥大；④继发性肥大的 ST—T 异常。

2. 房室传导阻滞(atriventricular block，AVB)是临床上常见的一种心脏传导阻滞。窦房结的

笔 记 栏

激动在激动心房的同时经房室交界区传入心室，引起心室激动。通常分析P与QRS波的关系可以了解房室传导情况。房室传导阻滞可发生在不同水平：在房内的结间束(尤其是前结间束)传导延缓即可引起P—R间期延长；房室结和希氏束是最常发生传导阻滞的部位；若左、右束支或三支(右束支及左束支的前、后分支)同时出现传导阻滞，也归于房室传导阻滞。阻滞部位愈低，潜在节律点的稳定性愈差，危险性也就愈大。准确地判断房室传导阻滞发生的部位需要借助于希氏束(His bundle)电图。房室传导阻滞多数是由器质性心脏病所致，少数可见于迷走神经张力增高的正常人。

房室传导阻滞的诊断主要依据体表心电图，由于心电图学的进展，目前绝大部分房室传导阻滞都可通过心电图获得明确诊断。在分析房室传导阻滞时应注意：①R—R是否整齐(一度、三度时整齐，二度Ⅰ型不整齐，二度Ⅱ型整齐或不整齐)；②房室传导比例(P∶QRS比例)；③P波和QRS波有无固定关系(一度、二度有关、三度无关)；④心房率与心室率(一度时一致，二度、三度不一致，三度时心房率为心室率的2～3倍)。

(1) 一度房室传导阻滞：心电图主要表现为P—R间期延长。在成人若P—R间期＞0.20s(老年人P—R间期＞0.22s)(图4-13-64)或对两次检测结果进行比较，心率没有明显改变而P—R间期延长超过0.04s，可诊断为一度房室传导阻滞。P—R间期可随年龄、心率变化而有明显变化，故诊断标准需相适应有所变化。

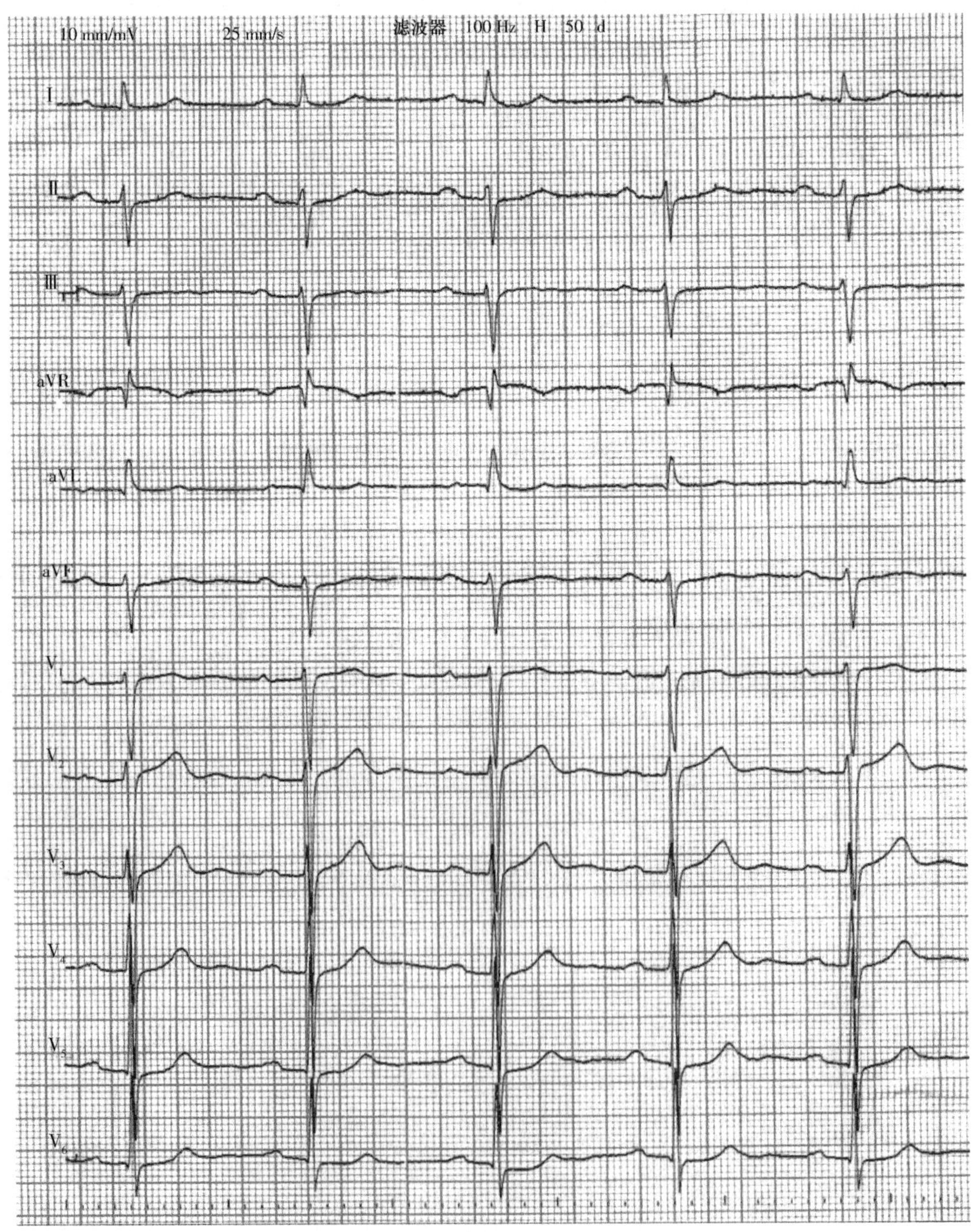

图 4-13-64

笔 记 栏

案例 4-13-13

男性，61 岁。无症状，术前常规检查。

心电图(图 4-13-64)显示：窦性心律，R—R 间期 1.28 秒，P—R 间距 0.26 秒，Ⅱ、Ⅲ、aVF 导联 QRS 波呈 rS 型，Ⅲ导联 S 波>Ⅱ导联，平均电轴左偏−60°，QRS 时限 0.09 秒。

诊断：①窦性心律；②一度房室前传导阻滞；③左前分支传导阻滞。

(2) 二度房室传导阻滞：心电图主要表现为部分 P 波后 QRS 波脱漏，分两种类型。①二度Ⅰ型房室传导阻滞(称 Morbiz Ⅰ型、文氏型)：表现为 P 波规律地出现，P—R 间期逐渐延长(通常每次延长的绝对增加值多呈递减)，直到一个 P 波后脱漏一个 QRS 波群，每出现一次 QRS 波的脱漏为一个文氏周期。漏搏后传导阻滞得到一定恢复，P—R 间期又趋缩短，之后又复逐渐处长，如此周而复始地出现，称为文氏现象(wenckebach phenomenon)(图 4-13-65)。通常以 P 波数与下传数的比例来表示房室阻滞的程度，例如 4∶3 传导表示 4 个 P 波中有 3 个 P 波下传心室，而只有一个 P 波不能下传。②二度Ⅱ型房室传导阻滞(称 Morbiz Ⅱ型)：表现为 P—R 间期恒定(正常或延长)，部分 P 波后无 QRS 波群(图 4-13-66，图 4-13-67)。③2∶1 房室传导阻滞：心房激动每间隔一次才能下传，即呈 2∶1 比例传导时，则为 2∶1 房室传导阻滞。这种比例的传导，既可是Ⅰ型传导阻滞，也可是Ⅱ型传导阻滞。在窦性心律时呈稳定性2∶1房室阻滞时，约 33%～42%阻滞发生在房室结内，但约有 50%左右阻滞发生希氏束部位。

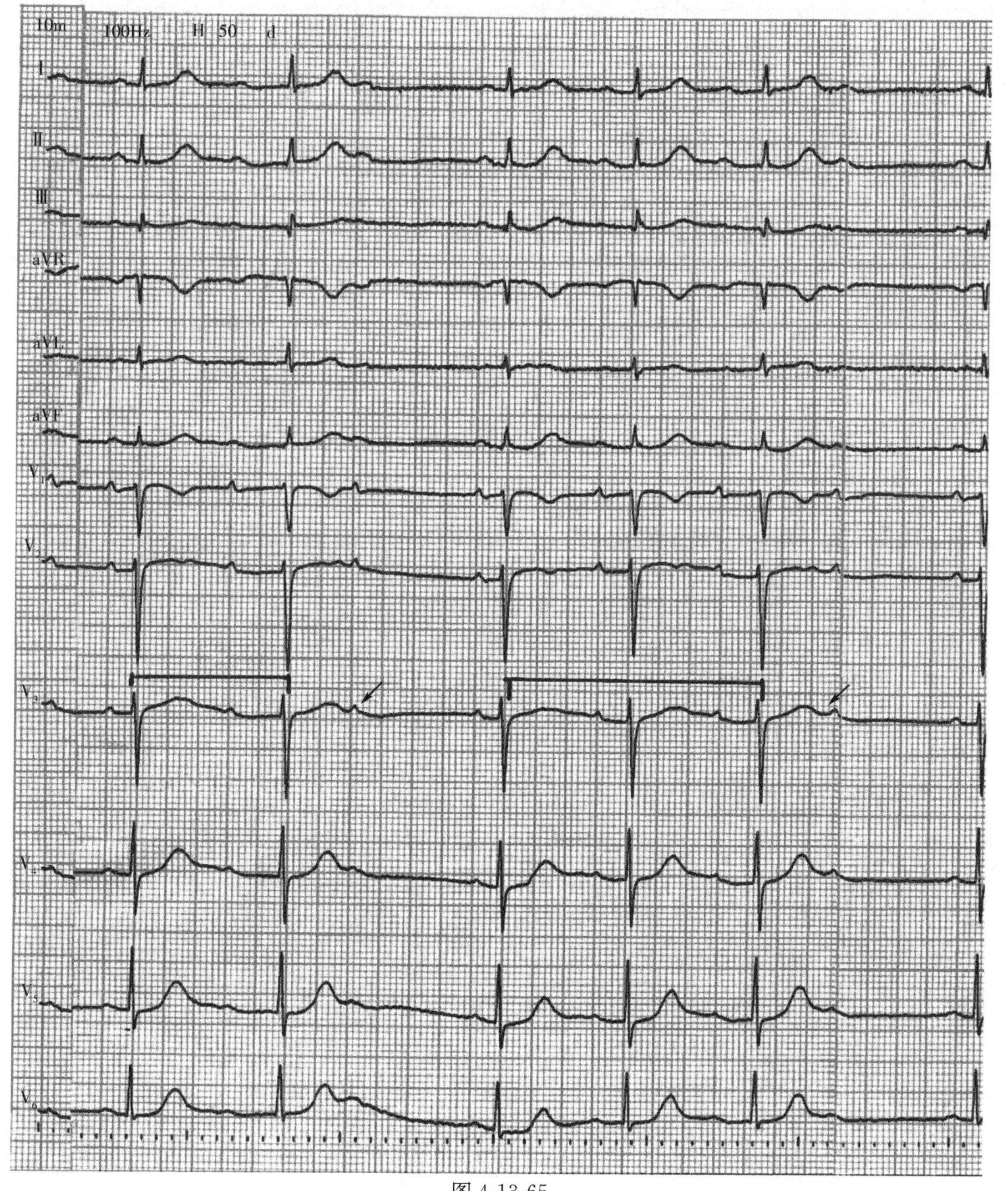

图 4-13-65

笔 记 栏

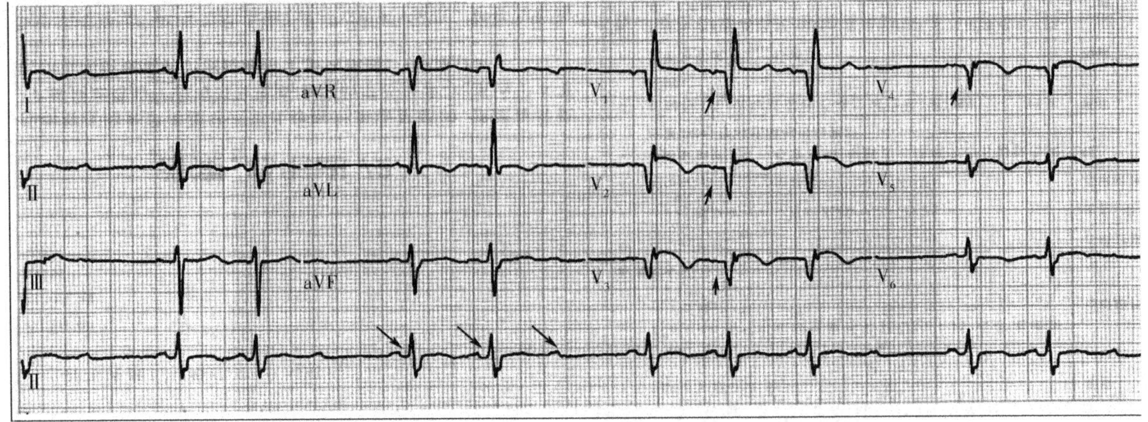

图 4-13-66

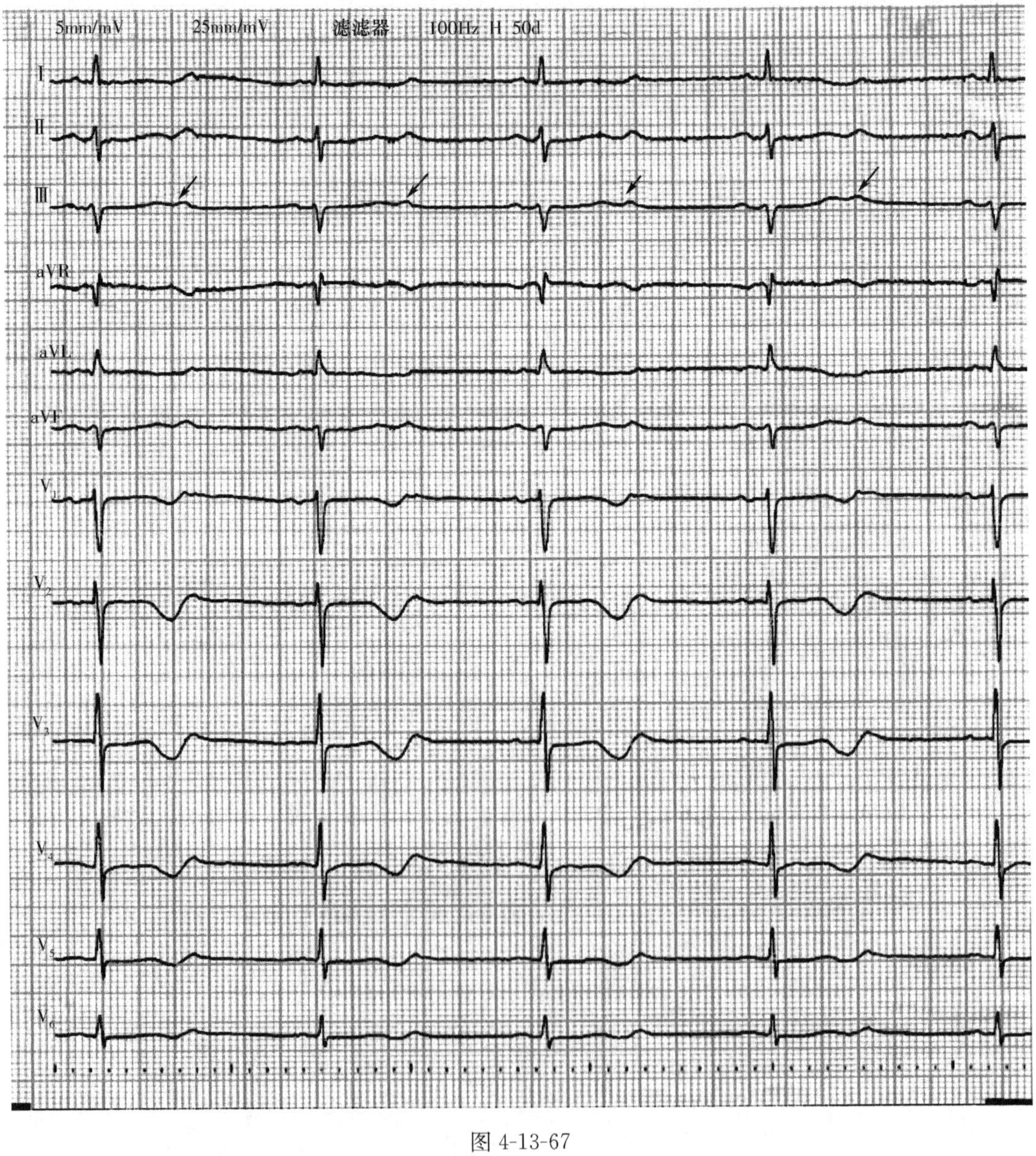

图 4-13-67

案例 4-13-14

男性，30 岁。自觉心悸。

心电图（图 4-13-65）示：窦性心律，心率为 80 次/分，有时可见未下传 P 波（箭头所示），导致成组的搏动，P—R 间期逐渐延长直至一个 P 波后脱漏一个 QRS 波群，周而复始出现，形成二度Ⅰ型房室传导阻滞（莫氏Ⅰ型），传导比例为 3∶2 和 4∶3（即 3 个 P 波脱漏 1 个 QRS 波和 4 个 P 波脱漏 1 个 QRS 波）。

诊断：①窦性心律；②二度Ⅰ型房室传导阻滞。

通常我们认为，绝对不应期延长为二度Ⅱ型房室阻滞的主要电生理改变，且发生阻滞部位偏低。凡连续出现两次或两次以上的 QRS 波群漏者，称高度房室传导阻滞。

二度Ⅰ型房室传导阻滞较Ⅱ型常见，前者多为功能或病变位于房室结或希氏束的近端，预后较好；后者多属器质性损害，病变大多位于希氏束远端或束支部位，易发展为完全性房室传导阻滞，预后较差。

（3）三度房室传导阻滞：又称完全性房室传导阻滞。当来自房交界区以上的激动完全不能通过阻滞部位时，在阻滞部位以下的潜在起搏点就会发放激动，出现交界性逸搏心律（QRS 形态正常，频率一般为 40～60 次/分）或室性逸搏心律（QRS 形态宽大畸形，频率一般为 20～40 次/分），以交界性逸搏心律为多见。由于心房与心室分别由两个不同的起搏点激动，各保持自身的节律，心电图上表现为：P—P 间期整齐；R—R 间期缓慢整齐，心室率在 40 次/分以上；QRS 形态为室上性，提示由交界区控制心室率，心室率在 40 次以下时，QRS 形态常畸形，提示由心室异位起点控制心室率；P—R 间期无规律，P 波与 QRS 波群无固定关系（即 P—R 间期不相等）；心房率快于心室率，心房率为心室率的 2～3 倍。

案例 4-13-15

女性，85 岁。胸痛发作 4 小时。

心电图（图 4-13-66）示：窦性心律，二度Ⅱ型房室传导阻滞（莫氏Ⅱ型），P 波规律出现，频率 88 次/分，P—R 间期固定在 0.16 秒，每三个 P 波脱漏一个 QRS 波，QRS 时间 0.12 秒（长箭所示），呈 3∶2 房室传导；同时伴有右束支传导阻滞，急性前壁或前间壁心肌梗死（短箭头所示）V_1～V_4 导联异常 Q 波，S-T 段 V_2～V_4 导联呈弓背向上抬高 0.1～0.15mV，T 波 V_2-V_4 倒置。

诊断：①窦性心律；②二度Ⅱ型房室传导阻滞；③完全性右束支传导阻滞；④急性前壁或前间壁 Q 波型心肌梗死。

案例 4-13-16

女性，53 岁。乳腺癌伴气促和头晕。

心电图（图 4-13-67）示：窦性心律，P—P 间期 0.62 秒，心房率 98 次/分，P—R 间期恒定为 0.16 秒，R—R 间期整齐 1.24 秒，心室率 49 次/分，可见每 2 个 P 波后脱漏 1 个 QRS 波，箭头出为脱漏的 P 波，为 2∶1 房室传导阻滞，T 波 V_4 导联倒置，V_5、V_6 导联正负双向。Q—T 间期 0.52 秒，血生化指标提示该患者低血钾。

诊断：①窦性心律；②房室传导阻滞呈 2∶1传导；③T 波异常；④Q—T 间期延长。

3. 束支与分支阻滞 希氏束在室间隔肌部的顶端分成左、右束支。左束支分出左前分支、左后分支和左中隔分支。束支和分支的末梢纤维组成浦氏纤维。浦氏纤维通过浦肌联结与心室肌相连。束支、分支以及浦氏纤维均有一薄层纤维鞘与邻近心肌相隔。此种解剖分布特点和室内传导系统的电生理特性使得心室肌同步收缩。

左、右束支可以分别发生不同程度的传导障碍。一侧束支阻滞时，激动从健侧心室跨越室间隔后再缓慢地激动阻滞一侧的心室，在时间上可延长 40～60ms 以上。根据 QRS 波群的时限是否≥0.12ms，而分为完全性与不完全性束支阻滞。左、右束支及左束支分支不同程度的传导障碍，还可分别构成不同组合的双支阻滞和三支阻滞。

（1）右束支阻滞（right bundle branch block，RBBB）：右束支细长，由单侧冠状动脉分支供血，其不应期比左束支长，故传导阻滞比较多见。右束支阻滞可以发生于各种器质性心脏病，也可见于健康人。右束支阻滞时，心室除极仍始于室间隔中部，自左向右方向除极，接着通过浦肯野纤维正常快速激动左室，最后通过缓慢的心室肌传导激动右室。因此，QRS 波群前半部接近正常，主要表现在后半部 QRS 时间延迟、形态发生改变。

完全性右束支阻滞的心电图表现：①QRS 波群时间≥0.12s；②V_1 或 V_2 导联 QRS 呈 rsR′ 型或一形，此为最具特征性的改变；Ⅰ、V_5、V_6 导联 S 波增宽而有切迹，其时限≥0.04s；aVR 导联呈 QR 型，其 R 波宽而有切迹；③V_1 导联 R 峰时间＞0.05s；④V_1、V_2 导联 ST 段轻度压低，T 波倒置；Ⅰ、V_5、V_6 导联 T 波方向一般与终末 S 波方向相反，仍为直立。右束支阻滞时，在不合并左前分支阻滞或左后分支阻滞的情况下，QRS 电轴一般仍在正常范围（图 4-13-68）。

不完全性右束支阻滞时，QRS 形态和完全性右束支阻滞相似，仅 QRS 波群时间＜0.12s。

笔记栏

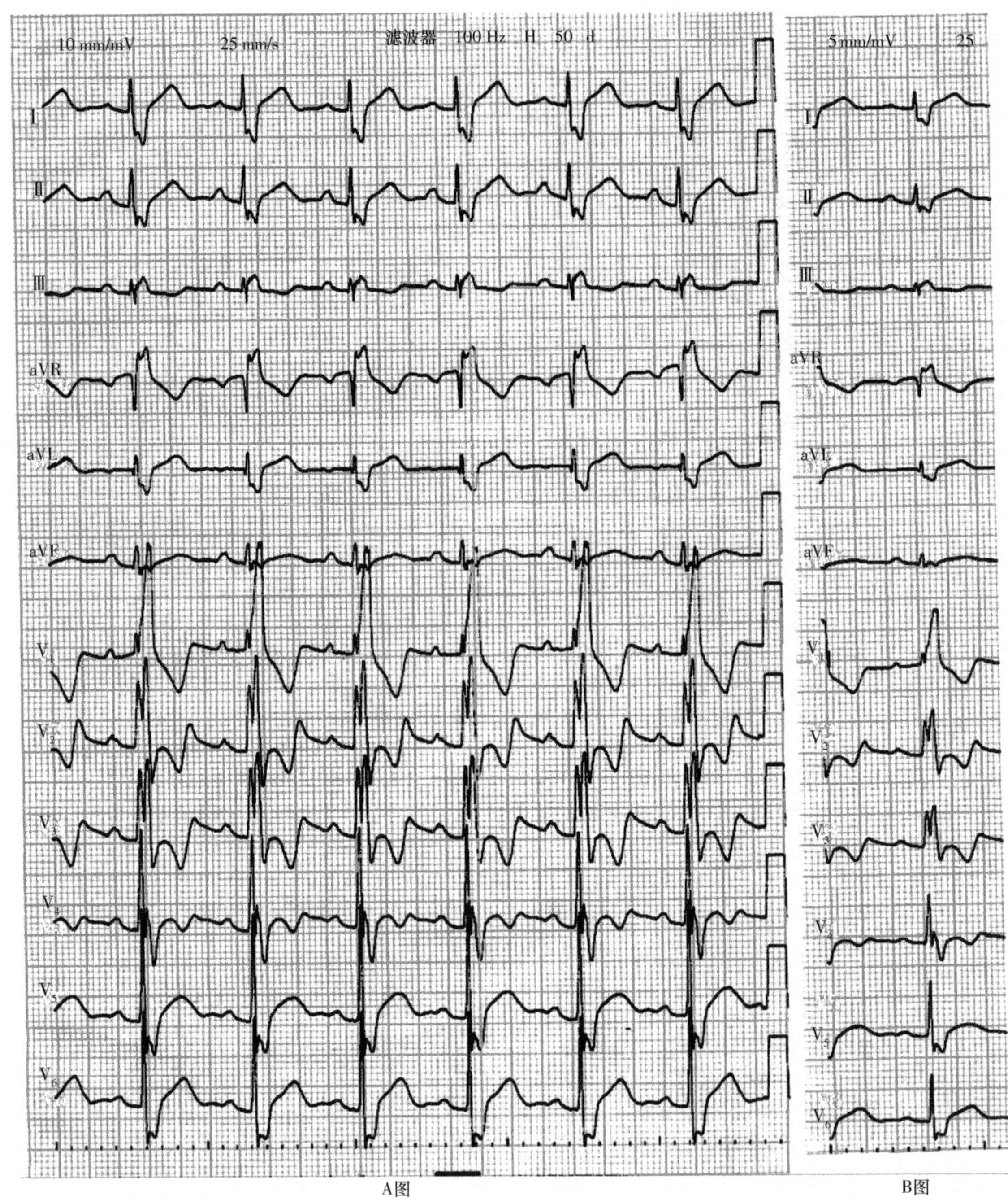

图 4-13-68

案例 4-13-17

男性，48 岁。术前常规检查。

12 导联同步描记心电图(图 4-13-68)示：

A 图示窦性心律，QRS 波宽大畸形，时限 0.13 秒，V_1 导联呈 rsR′型，Ⅰ、Ⅱ、aVL、V_5、V_6 导联 S 波增宽有切迹，时限＞0.04 秒，R 波 aVR 增宽有切迹，ST 段 V_1、V_2 导联轻度压低，T 波倒置。

B 图为减半电压。

诊断：①窦性心律；②完全性右束支传导阻滞。

笔 记 栏

(2) 左束支阻滞(left bundle branch block, LBBB)：左束支粗而短，由双侧冠状动脉分支供血，不易发生传导阻滞。如有发生，大多为器质性病变所致。左束支阻滞时，激动沿右束支下传至右室前乳头肌根部才开始向不同方面扩布，引起心室除极顺序从开始就发生一系列改变。由于初始室间隔除极变为右向左方除极，导致 I、V_5、V_6 导联正常室间隔除极波(q 波)消失；左室除极不是通过浦肯野纤维激动，而是通过心室肌缓慢传导激动，故心室除极时间明显延长；心室除极向量主要向左后，其 QRS 向量中部及终末部除极过程缓慢，使 QRS 主波(R 或 S 波)增宽、粗钝或有切迹。

完全性左束支阻滞的心电图表现：①QRS波群时间≥0.12s；②V_1、V_2导联呈rS波(其r波极小，S波明显加深增宽)或呈宽而深的QS波；Ⅰ、aVL、V_5、V_6导联R波增宽、顶峰粗钝或有切迹；③Ⅰ、V_5、V_6导联q波一般消失；④V_5、V_6导联R峰时间＞0.06s；⑤ST—T方向与QRS主波方向相反。左束支阻滞时，QRS心电轴可有不同程度的左偏(图4-13-69，图4-13-70)。

案例 4-13-18

女性，65岁。高血压、冠心病。

心电图(图4-13-69)示：窦性心律，各导联QRS时限增宽至0.13秒，V_1、V_2导联呈rS波(r波极小)，S波明显加深增宽，Ⅰ、aVL、V_5、V_6导联R波增宽，顶峰切迹呈"M"状，ST段Ⅰ、aVL、V_5、V_6导联下斜型压低0.075mv，T波负正双向，V_1、V_2导联ST斜型抬高0.15～0.2mv，T波直立。

诊断：①窦性心律；②完全性左束支传导阻滞。

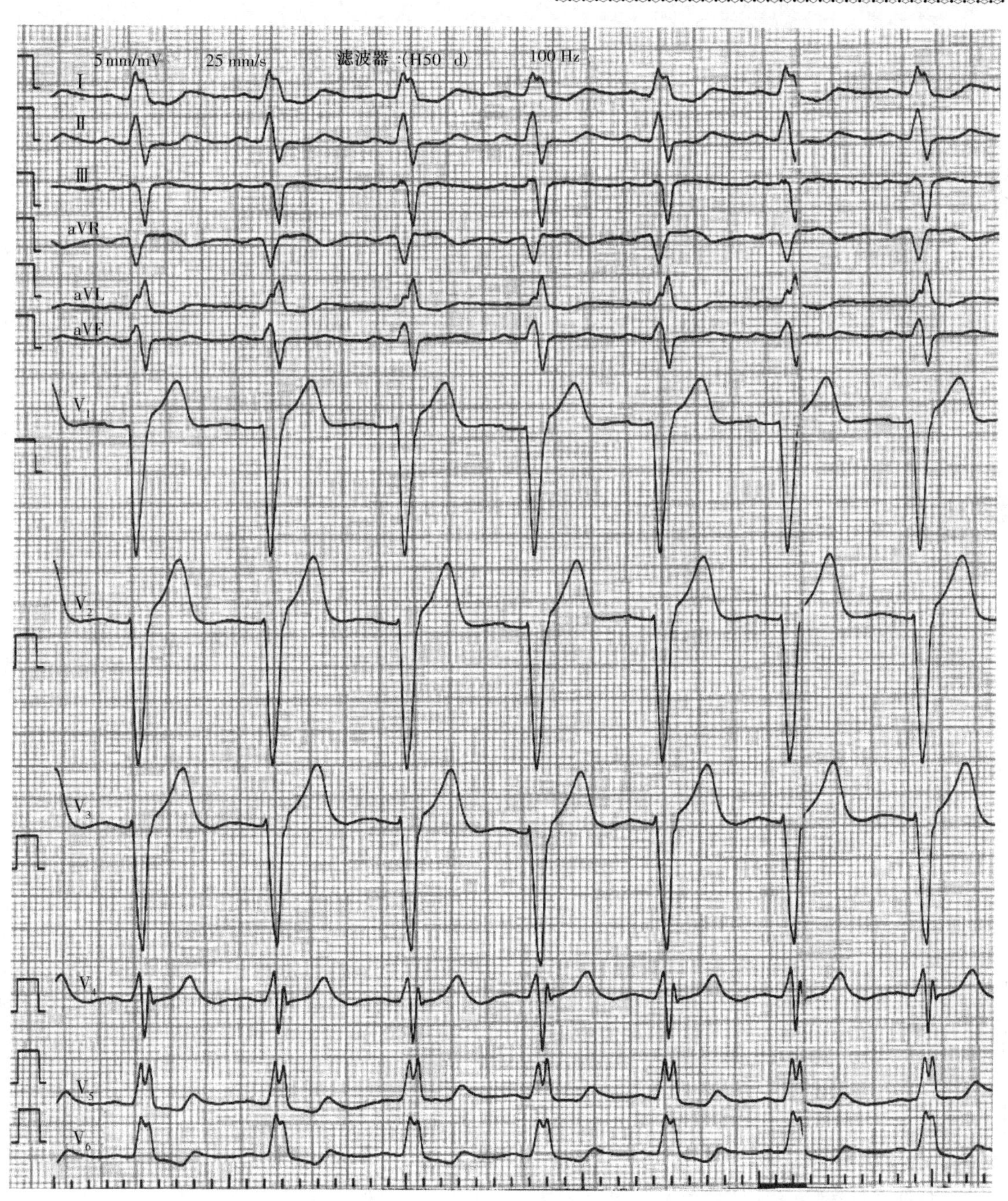

图 4-13-69

笔记栏

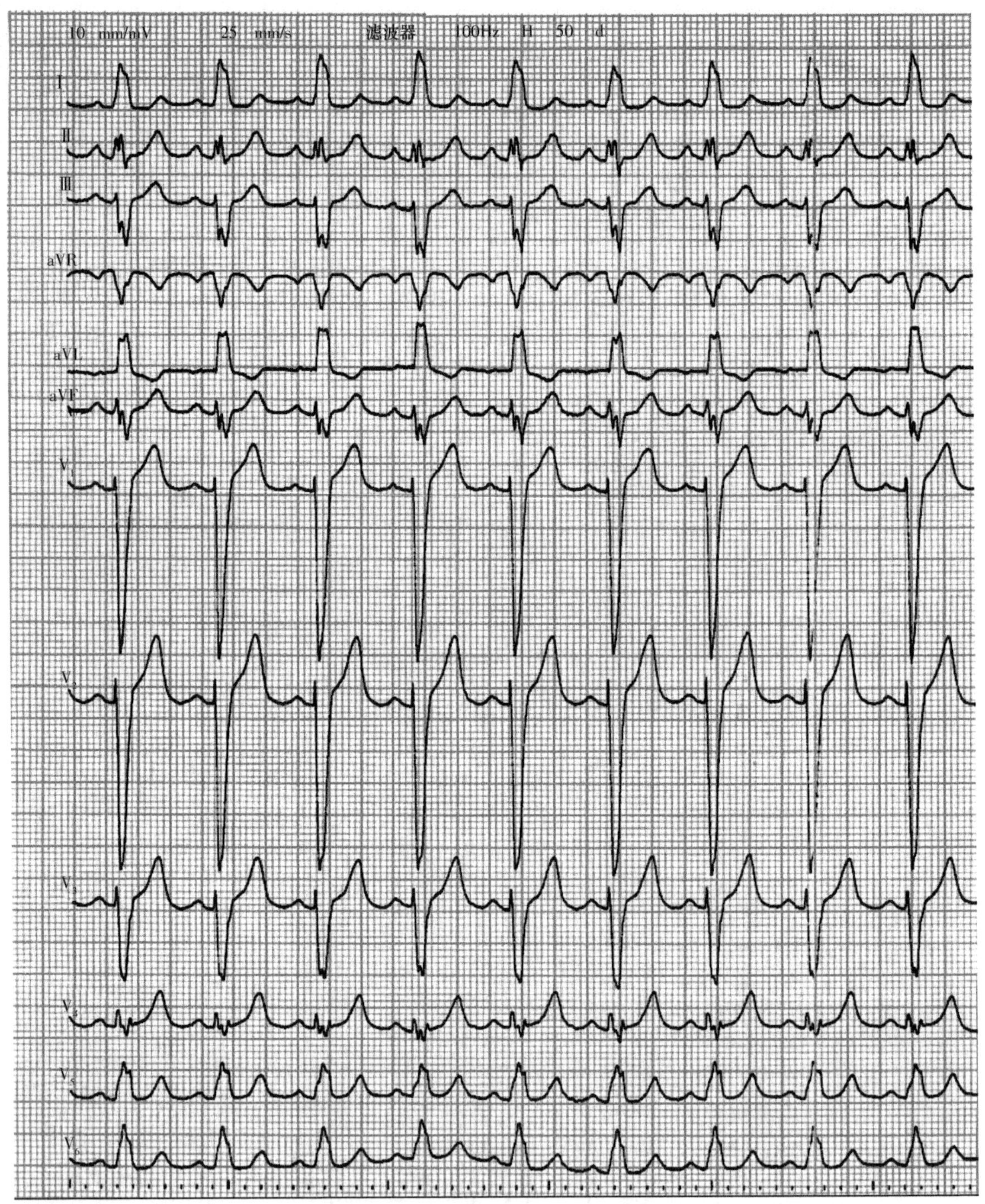

图 4-13-70

案例 4-13-19

女性，65 岁。扩张型心肌病。

心电图(图 4-13-70)示：窦性心律，QRS 波宽大畸形时限 0.12 秒，V_1、V_2 导联呈 rS 型(其 r 波细小)S 波明显加深增宽Ⅰ、aVL、V_5、V_6 导联 R 波增宽，顶峰粗钝或切迹心电轴左偏 −22°，V_1～V_3 导联 ST—T 方向与 QRS 主波方向相反。

诊断：①窦性心律；②平均电轴左偏；③完全性左束支传导阻滞。

(3) 左前分支阻滞(left anterior fascicular block，LAFB)：左前分支阻滞时，主要变化在前额面，其初始向量朝向右下方，在 0.03s 之内经左下转向左上，使此后的主向量位于左上方。其心电图表现：①心电轴左偏在 −30°～−90°(平均 −45°以上)，有较肯定的诊断价值；Ⅱ、Ⅲ、aVF 导联 QRS 波呈 rS 型，Ⅲ导联 S 波大于Ⅱ导联 S 波；②Ⅰ、aVL 导联呈 qR 型，aVL 导联的 R 波大于Ⅰ导联的 R 波；③QRS 时间轻度延长，但 <0.12s(图 4-13-71)。

笔记栏

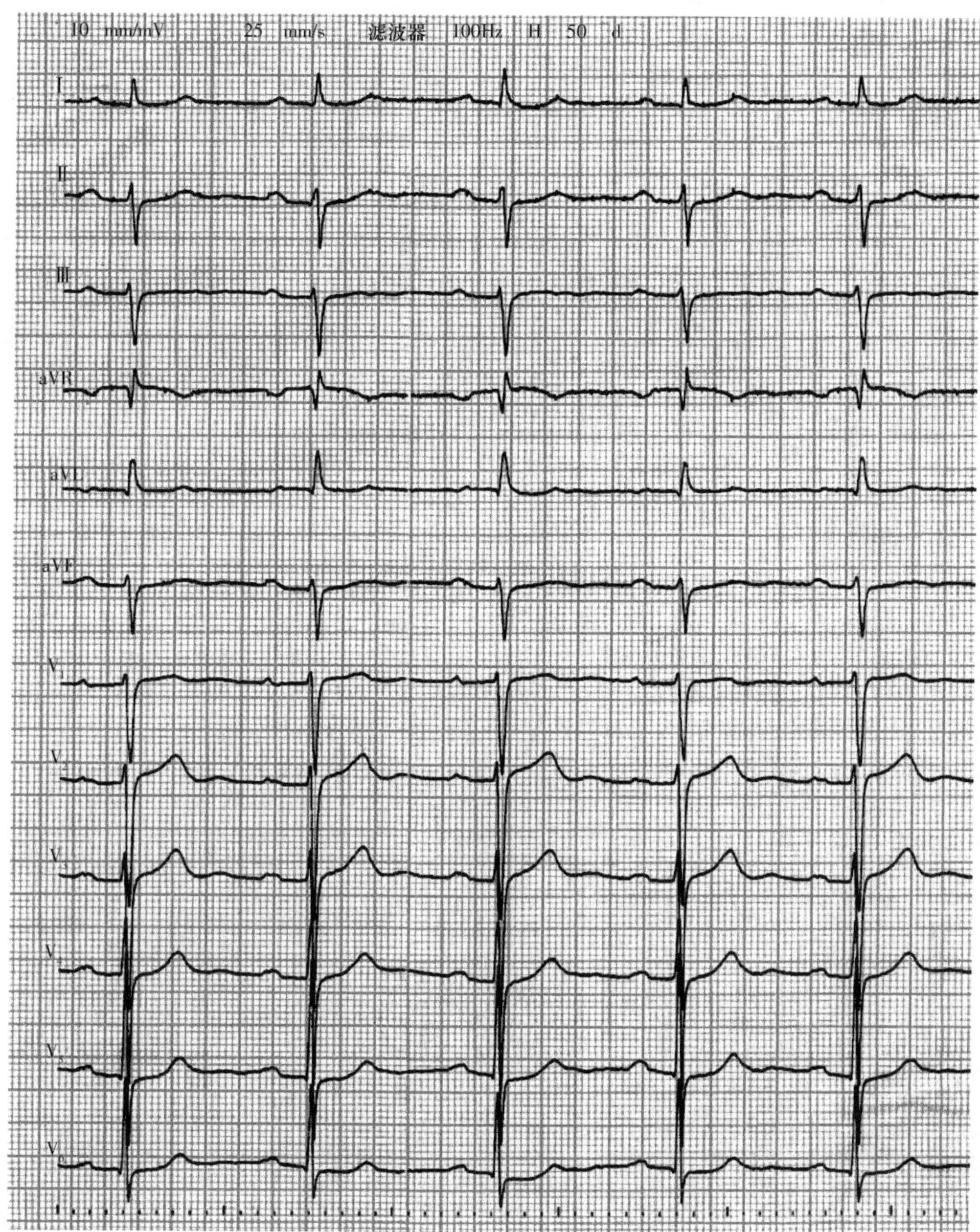

图 4-13-71

(4) 左后分支阻滞(left posterior fascicular block, LPFB)心电图表现：①心电轴右偏在+90°～+180°，以超过+120°有较肯定的诊断价值；②Ⅰ、aVL导联QRS波呈rS型，Ⅲ、aVF导联呈qR型，且q波时限<0.025s，Ⅲ导联R波大于Ⅱ导联R波；③QRS时间<0.12s(图 4-13-72)。临床上诊断左后分支阻滞时，应首先排除引起心电轴右偏的其他原因。

案例 4-13-20　术前常规检查

男性，49 岁。

心电图(图 4-13-72)示：窦性心律，Ⅰ、aVL 导联 QRS 波呈 rS 型，Ⅲ、rVF 呈 qR 型，Ⅲ导联的 R 波>Ⅱ导联的 R 波，aVL 导联 S 波>Ⅰ导联的 S 波，平均电轴右偏 120°。

诊断：①窦性心律；②左后分支传导阻滞。

笔 记 栏

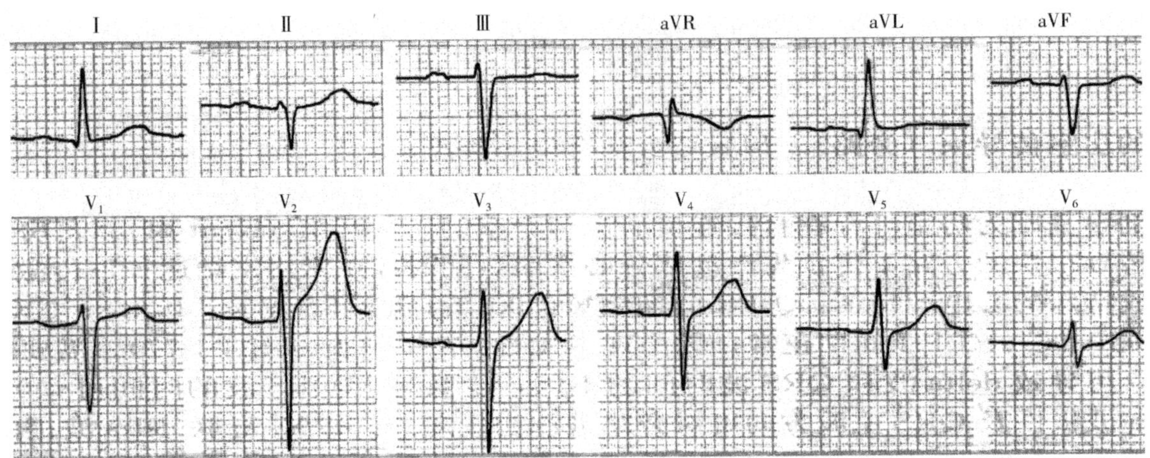

图 4-13-72

(二) 干扰与脱节

正常的心肌细胞在一次兴奋后具有较长的不应期，因而对于两个相近的激动，前一激动产生的不应期必然影响后面激动的形成和传导，这种现象称为干扰。当心脏两个不同起搏点并行地产生激动，引起一系列干扰，称为干扰性房室脱节(interference atrioventricular dissociation)(图 4-13-73)。干扰所致的许多变化特征(如传导延缓、中断、房室脱节等)都与传导阻滞图形相似，必须与病理性传导阻滞相区别。干扰是一种生理现象，常可使心律失常分析变得更加复杂。干扰现象可以发生在心脏的各个部位，最常见的部位是房室交界区。

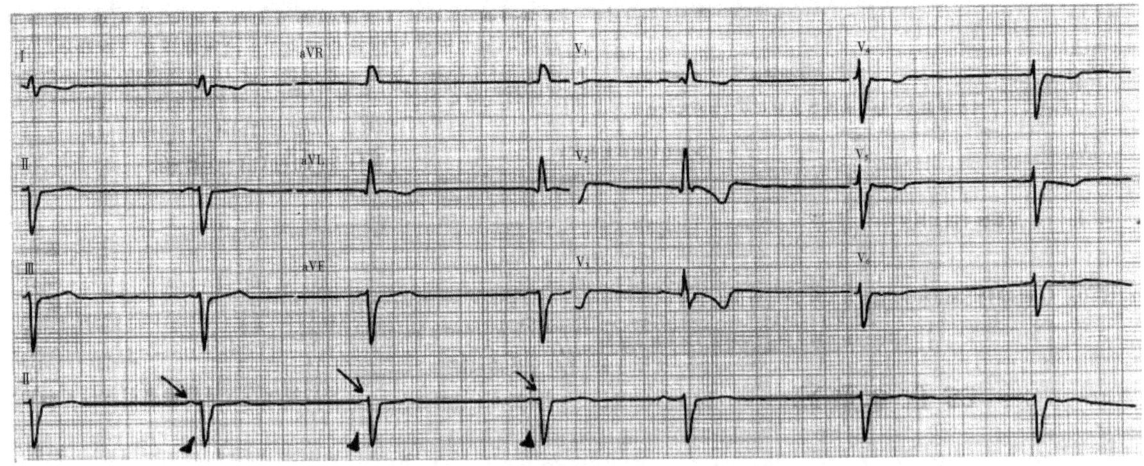

图 4-13-73

案例 4-13-21

女性，78 岁。主诉头晕。

心电图(图 4-13-73)表现为显著窦性心动过缓(长箭头所示窦性 P 波)与交界性逸搏心律(短箭头所示，心率 40 次/分)，形成竞争心率产生干扰性房室分离现象，同时可见 V_1 导联 rsR′型，QRS 时限为 0.12 秒，第 5 个正常的 P 波下传，形成心室夺获，(P—R 间期为 0.19 秒，QRS 波较逸搏提前出现)。

诊断：①窦性心动过缓；②窦性心律不齐；③房室交界性逸搏心律；④干扰性房室分离(脱节)；⑤完全性右束支传导阻滞。

笔记栏

(三) 预激综合征

预激综合征(pre-excitation syndrome)指在正常的房室结传导途径之外，沿房室环周围还存在附加的房室传导束（旁路）。预激综合征在心电图上表现为 P—R 间期缩短、δ 波出现、QRS 波群增宽和继发性 ST—T 改变，如伴随心动过速发作，又称为 WPW 综合征。预激综合征有以下类型：

1. WPW 综合征（Wolff-Parkinson-While syndrome） 又称为典型预激综合征，属显性房室旁路。其解剖学基础为房室环存在直接连接心室的一束纤维(Kent 束)。窦房结激动或心房激动可通过传导很快的旁路下传预先激动部分心室肌，同时经正常房室结途径下传，激动其他部分心室肌，形成特殊的心电图特征：①P—R间期缩短<0.12s；②QRS增宽≥0.12s；③QRS起始部有预激波（δ波）；④P—J间期正常；⑤出现继发性ST—T改变。需要注意：预激程度的不同，可导致δ波和QRS波时间的不同，少数患者QRS波的时间可<0.12s。根据V_1导联预激波极性及QRS主波方向可对旁路进行初步定位。如V_1～V_6导联预激波正向且以R波为主，I、aVL导联可出现负向预激波，则一般为左侧旁路（图4-13-74）；如V_1～V_3导联预激波负向或QRS主波以负向波为主，I、aVL导联可出现负向预激波，则大多为右侧旁路（图4-13-75）。

案例 4-13-22

男性，32岁。自觉有阵发性心悸。

心电图（图4-13-74）示：窦性心律P—R间期缩短为0.11秒，QRS波增宽至0.12秒，各导联QRS波起始处有预激波（delta波）符合W-P-W型预激，V_1导联delta波和主波向上，Ⅰ、aVL、delta波向下，考虑为左侧旁路。

诊断：①窦性心律；②W-P-W预激。

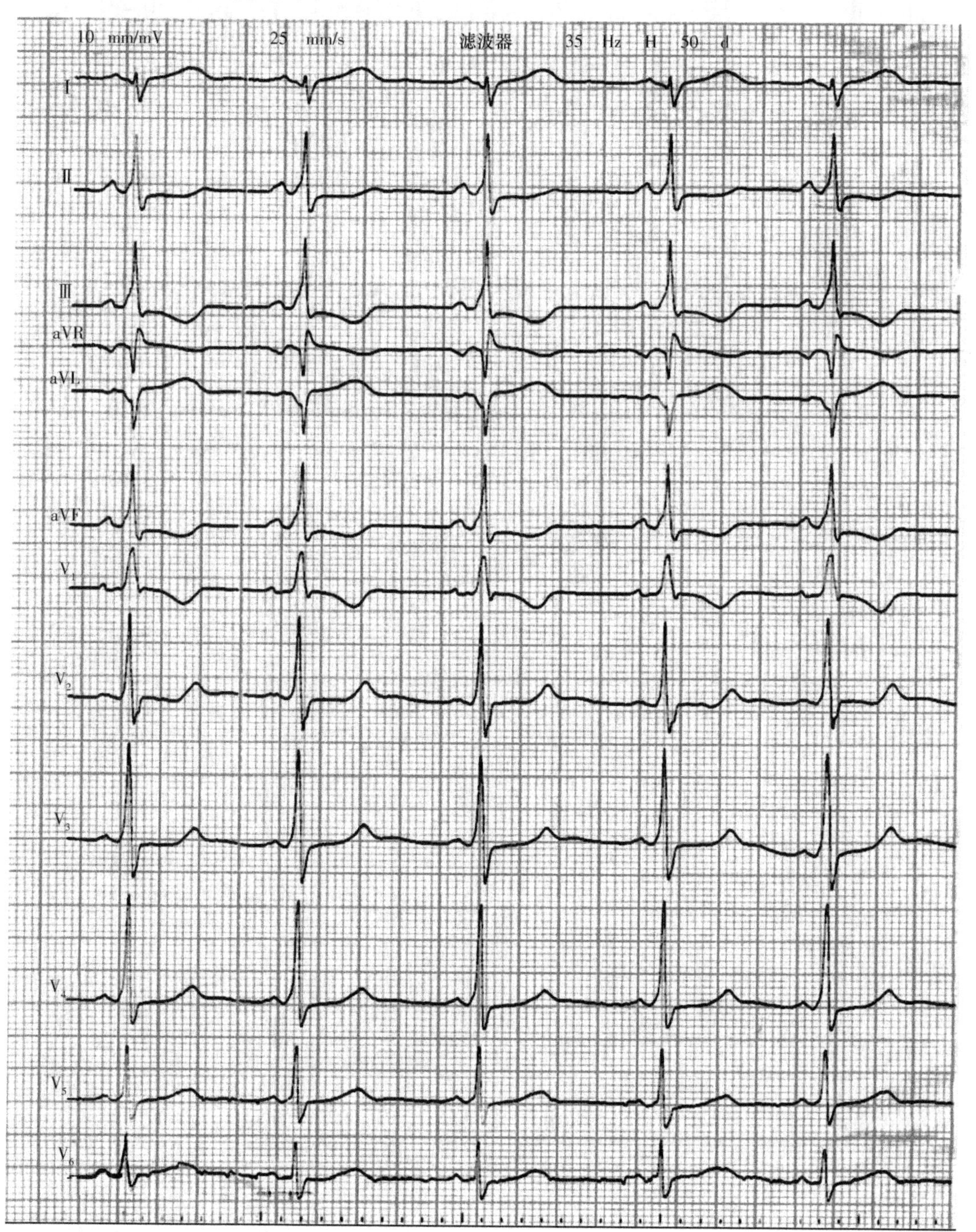

图 4-13-74

笔 记 栏

案例 4-13-23

男性，30 岁。健康体检。

心电图（图 4-13-75）示：窦性心律，短 P—R期间 0. 10 秒，delta 波（箭头所示）和宽 QRS 波（>1. 10 秒）符合 W-P-W 预激，V_1 导联 QRS 波主波负向，I、aVL 导联 delta 波向上，考虑为右侧旁路。

诊断：①窦性心律；②W-P-W 预激。

2. 短 P—R 综合征 心电图诊断为：①P—R 间期<0. 12；②QRS 波时限正常（右束支阻滞或室内传导阻滞例外）；③QRS 波起始部无预激波。

3. Mahaim 预激综合征 心电图表现为：①P—R间期正常或延长；②QRS 时限延长，呈类完全性左束支阻滞图形；③QRS 起始部有预激波（δ 波）；④可伴继发性 ST—T 改变；⑤心动过速时，QRS 波表现为类左束支阻滞的宽大畸形，V_1 导联呈 rS。

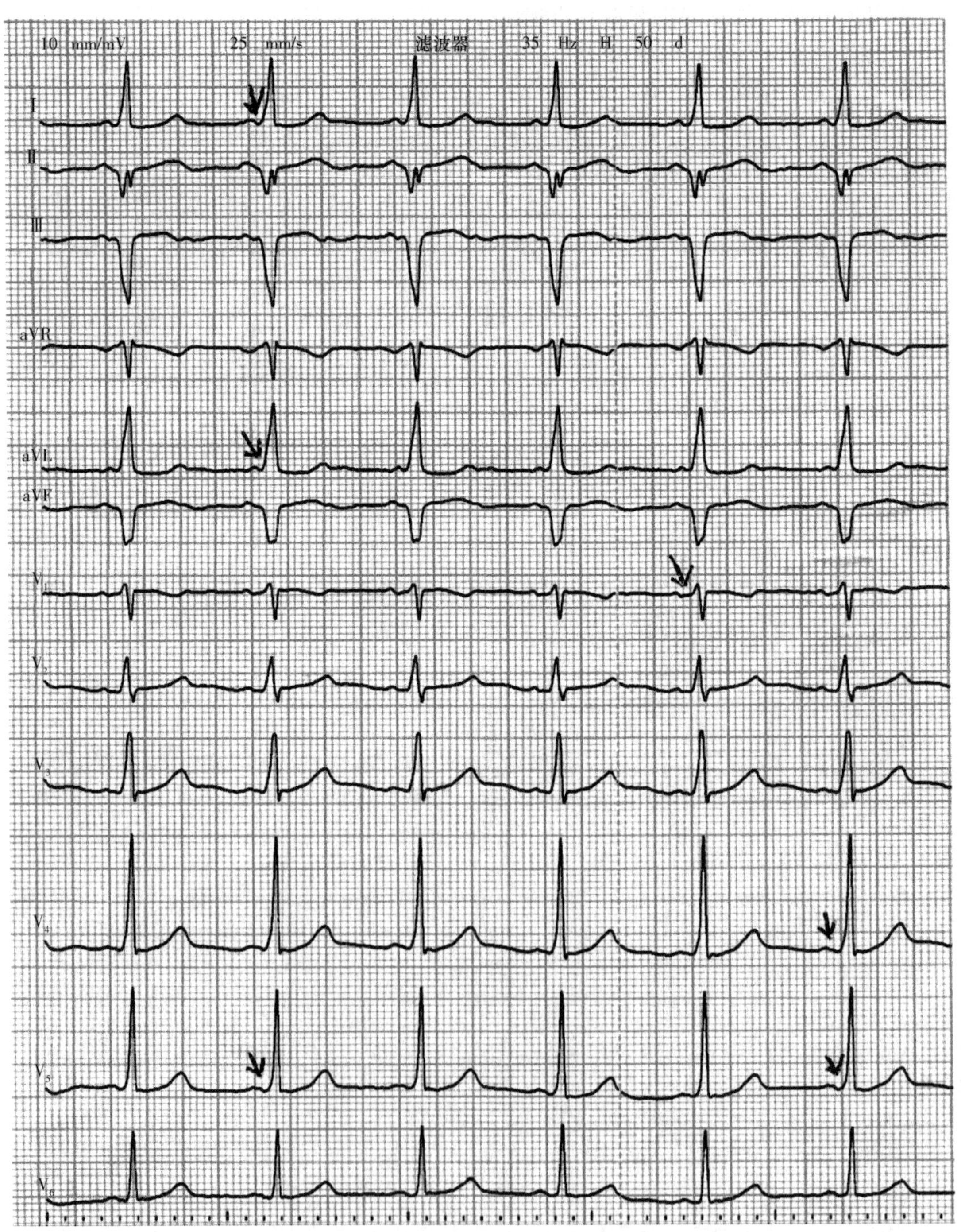

图 4-13-75

笔 记 栏

八、逸搏与逸搏心律

当高位节律点发生病变或受到抑制而出现停搏或节律明显减慢时(如病态窦房结综合征),或者因传导障碍而不能下传时(如窦房或房室传导阻滞),或其他原因造成长的间歇时(如期前收缩后的代偿间歇等),作为一种保护性措施,低位起搏点就会发出一个或一连串的冲动,激动心房或心室。仅发生1~2个称为逸搏,连续三个以上称为逸搏心律(escape rhythm)。按发生的部位分为房性、房室交界性和室性逸搏。其QRS波群的形态特点与各相应的期前收缩相似,三者的差别是期前收缩属提前发生,为主动节律,而逸搏则在长间歇后出现,属被动节律。临床上以房室交界性逸搏最为多见,室性逸搏次之,房性逸搏较少见。

1. 房性逸搏心律 心房内分布着许多潜在节律点,频率多为50~60次/分,略低于窦房结。心电图表现可见延迟出现的P′-QRS波,P′与窦性P波有异,QRS波形态属室上型。

2. 交界性逸搏心律 是最常见的逸搏心律,见于窦性停搏以及三度房室传导阻滞等情况,其QRS波群呈交界性搏动特征,频率一般为40~60次/分,慢而规则(图4-13-73)。

3. 室性逸搏心律 多见于双结病变或发生于束支水平的三度房室传导阻滞。其QRS波群呈室性波形,频率一般为20~40次/分,可以不十分规则。

九、宽QRS波心动过速的鉴别诊断

QRS波时间>0.12s的心动过速称为宽QRS波心动速(wide QRS tachycardia)。由于该心动过速包括不同的类型,且不同类型心动过速的危害性和处理方法很大不同,因此宽QRS波心动过速的鉴别诊断具有重要的临床意义。

(一) 宽QRS波心动过速的主要类型

(1) 室性心动过速(室速)。

(2) 室上性心动过速(室上速)伴心室内差异性传导。

(3) 室上性心动过速伴原来存在束支阻滞或室内传导延迟。

(4) 室上性心律失常(房速、房扑或房颤)经房室旁路前传(图4-13-76)。

案例4-13-24

男性,46岁。心悸4小时入院。

心电图(图4-13-76)示:宽QRS波心动过速,R—R间期快速而不规则为W-P-W综合征,患者发生房颤时快速不规整的心房激动可从旁路下传,心室率约为136~200次/分 V_5、V_6 部分QRS波之前有delta波可见延迟出现的QRS波,QRS波形态正常,是间歇性心房激动,从房室结下传心室,上述情况导致QRS波形态和宽度多变。

诊断:W-P-W综合征合并心房颤动。

其次是室上速伴心室内差异性传导。

(二) 宽QRS波心动过速的一般鉴别方法

在对宽QRS波心动过速进行鉴别时,最重要的是了解提示室速的某些心电图特征。

1. 房室分离、心室夺获和室性融合波 三种心电图表现都强烈支持室速的诊断。如果发现宽QRS波心动过速存在房室分离,且心室频率快于心房频率,可时确诊断为室速。需要时注意的是,房室分离现象在室速时的出现率仅20%~50%,因此,未发现房室分离不能排除室速(图4-13-56)。

2. QRS波的宽度 一般QRS波越宽,室速的可能性越大,呈右束支阻滞型的宽QRS波心动过速,其QRS波时间>140ms;或呈左束支阻滞型的心动过速,其QRS波时间>160ms,高度提示为室速。但少数情况下,室速的QRS波也可以不很宽(120~140ms),例如左室特发性室速。

3. 额面QRS电轴 如果心动过速时QRS波额面电轴位于-90°~+180°(极度右偏),绝大多数情况下是室速。

4. 胸导联QRS波的同向性 心动过速时,胸导联QRS波群的主波方向呈同一方向,表现为正向同向性或负向同向性,称为胸导联QRS波的同向性(precordial concordance)(图4-13-77)。如果胸导联QRS波呈负向同向性,可以肯定为室速;如果胸导联QRS波呈正向同向性,绝大多数是室速,但需排除以左侧房室旁路前传的心动过速。

案例4-13-25

男性,66岁。因心悸晕厥送入急诊室。

心电图(图4-13-77)示:宽QRS波心动过速,频率146次/分,节律稍不整齐,QRS波增宽至0.15秒,第6及第13个波搏动为室性融合波(星号所示),胸导联QRS波群的主波方向呈同一方向即正向同向性。

诊断:①阵发性室性心动过速;②房室分离;③室性融合波。

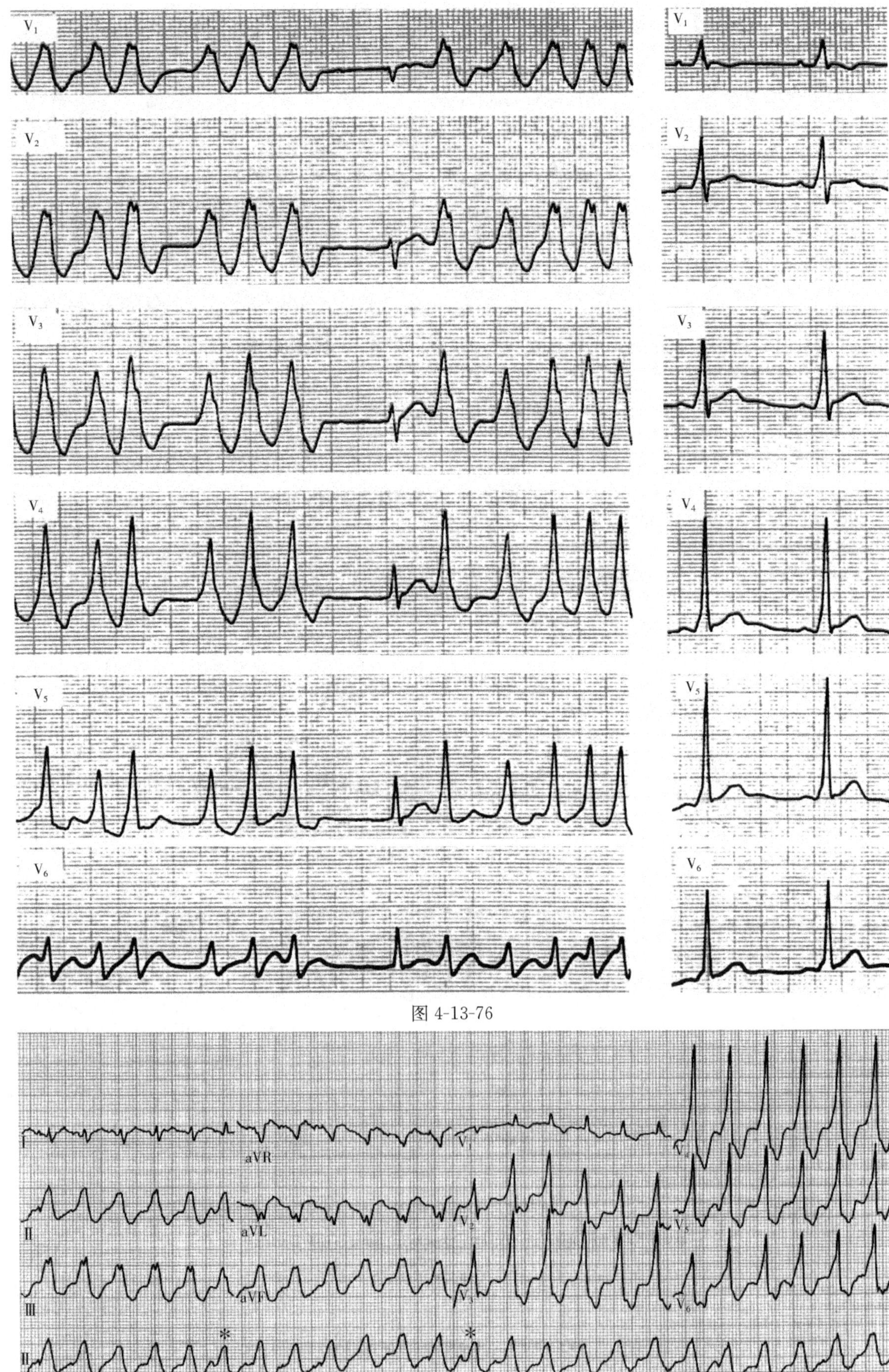

图 4-13-76

图 4-13-77

笔 记 栏

5. 节律的规整性　对节律完全不规整的宽QRS波心动过速或心动过速的频率>200次/分，首先要考虑预激综合征合并心房颤动的可能。预激综合征患者发生心房颤动时，快速不规整的心房激动可从房室旁路下传，引起心室率很快的宽大畸形QRS波心动过速，也可以从房室结下传或同时从旁路和房室结下传激动心室，导致QRS波形态和宽度多变。

6. Brugada分步诊断法　Brugada方法主要用于鉴别室速与室上速伴心室内差异性传导，是近年来应用较广的鉴别方法之一（其流程图见4-13-78）。

应用Brugada分步诊断法应注意以下几点：

（1）胸导联呈RS图形应是真正RS波，应注意仔细判断。

（2）如有RS波存在，则应注意RS时限（指R波起点至S波最低点的间距）。

（3）胸导联V_1（或V_2）及V_6提示为室速的形态征有：①右束支阻滞型：（图4-13-79）V_1（或V_2）呈单向R波，或呈RS或QR波；V_6呈QR或QS波，或R/S<1；②左束支阻滞型：（图4-13-80）V_1（或V_2）的R波时限>30ms，或RS时限>70ms；有Q波，V_6呈QR或QS型。

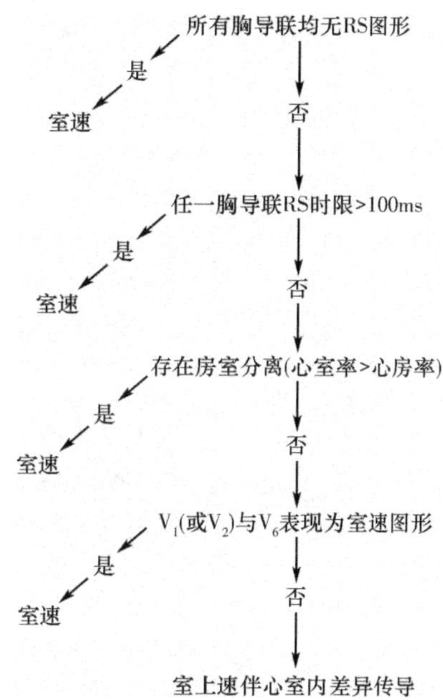

图4-13-78　Brugada分步诊断流程图

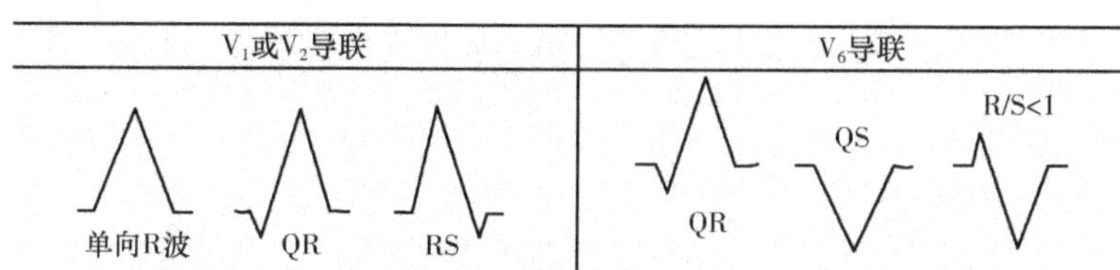

图4-13-79　呈右束支阻滞形态的室性心动过速特征

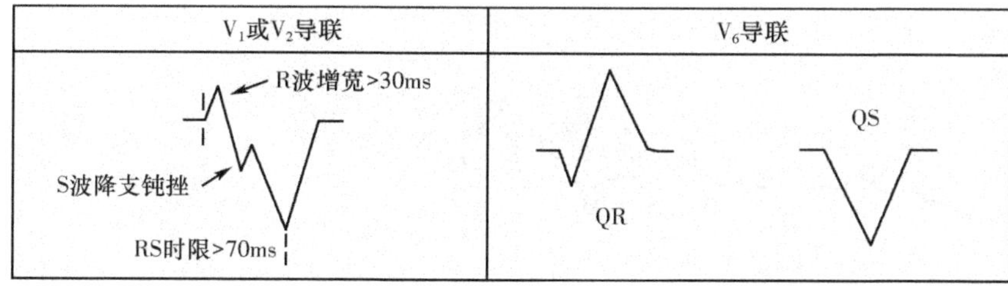

图4-13-80　呈左束支阻滞形态的室性心动过速特征

需要注意的是，宽QRS波心动过速鉴别诊断所描述的束支阻滞形态主要是根据V_1导联QRS波图形分为右束支阻滞型（正向波为主）和左束支阻滞型（负向波为主），并不完全等同于窦性心律时的束支阻滞形态。

室上速伴心室内差异性传导（图4-13-81）或室上速伴原来存在束支阻滞（图4-13-82），常呈现典型的右束支或左束支阻滞图形。

案例4-13-26

女性，53岁。心悸1小时。

心电图（图4-13-81）示：宽QRS波心动过速，R—R间期整齐，心室率为171次/分QRS增宽至0.12秒。图中ESO示食管心电图，箭头所示逆传P波，心电生理证实为房室折返性心动过速。

诊断：阵发性室上性心动过速伴室内差异性传导。

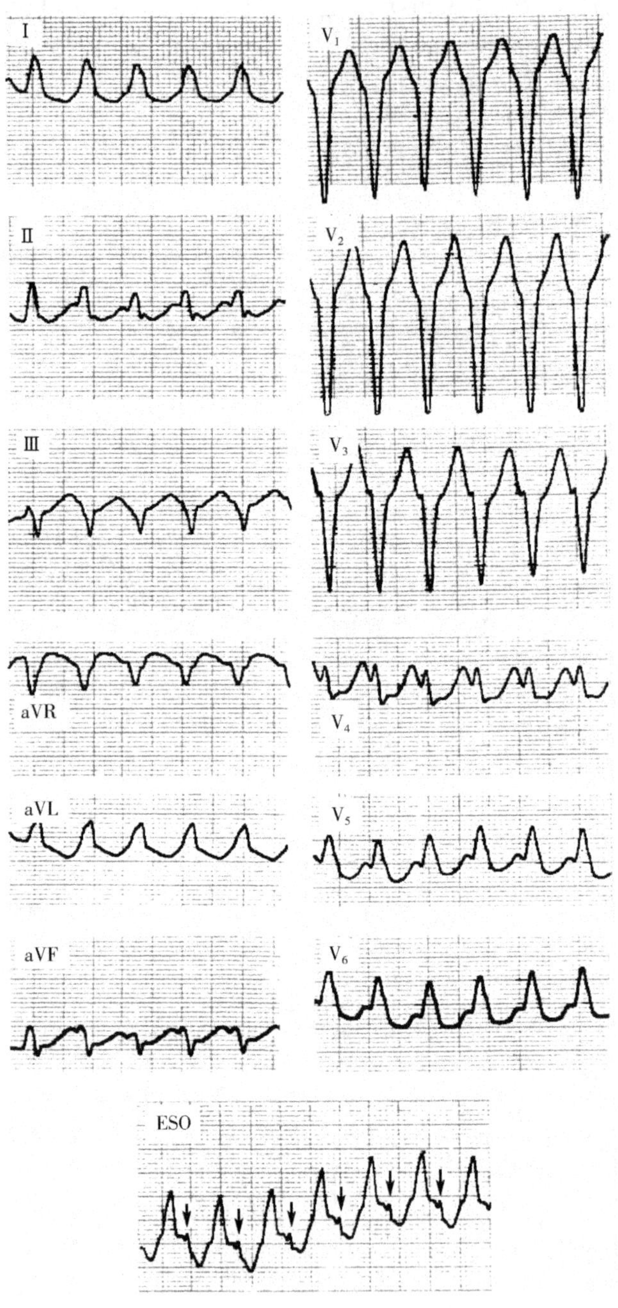

图 4-13-81

案例 4-13-27

男性，62 岁。心悸 2 小时。

心电图(图 4-13-82)示：宽 QRS 波心动过速心室率 150 次/秒，R—R 间期整齐，QRS 波增宽到0.13秒，V_1 导联呈 rsR′型，S 波在Ⅱ、aVF、V_4～V_6 导联增宽，最下一条图为静脉推注普罗帕酮心动过速停止后描记心电图显示窦性心律，完全性右束支传导阻滞。

诊断：阵发性室上性心动过速伴右束支传导阻滞。

笔 记 栏

(三) 特发性室性心动过速

在对宽 QRS 波心动过速进行鉴别诊断时，准确识别出特发性室性心动过速(idiopathic ventricular tachycardia)非常重要。这类室速具有特征性的心电图表现，还可以通过射频消融术进行根治。

1. 右室流出道室性心动过速 这是最常见的一类特发性室速。其心电图表现为(图 4-13-83)：①胸导联 QRS 波呈现左束支阻滞形态；②下壁导联Ⅱ、Ⅲ、aVF 呈高振幅 R 波。

2. 左室特发性心动过速 通常指源于左心室间隔面的左后分支分布区域的心动过速。其

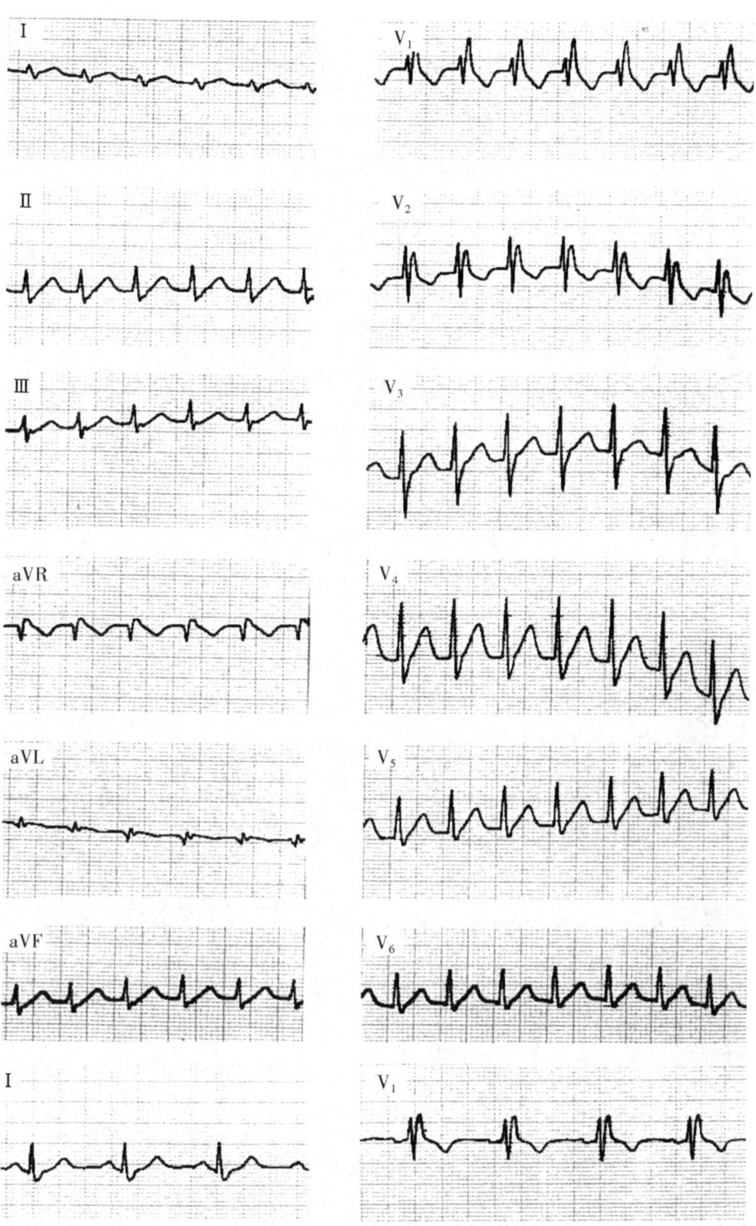

图 4-13-82

心电图表现为(图 4-13-84):①胸导联 QRS 波呈右束支阻滞形态;②肢体导联 QRS 波呈左前分支阻滞形态;③V_5 和 V_6 导联绝大多数呈 rS 型(R/S<1);④由于室速起源于心室的间隔部位,故 QRS 波一般不宽,时限在 120ms 左右,易误诊为室上速。

需要说明的是,右心室流出道和左心室间隔面的左后分支分布区域仅是特发性室速最常见的两个起源部位,特发性室速亦可发生在左、右心室的其他部位。

总之,宽 QRS 波心动过速的鉴别是临床心电图诊断的难点之一。宽 QRS 波心动过速可能是室速,也可能是室上速伴功能性束支阻滞,鉴别两者的方法很多,但应当了解,各种鉴别的方法和特征不是在每一例患者的心电图上都能对号入座,这些鉴别诊断标准的特异程度也不相同,与患者个体化情况十分相关。在大多情况下,通过仔细分析体表心电图特征可以做出判断。当靠体表心电图难以做出明确诊断时,可能需要借助于食管导联心电图以及结合患者的病史和临床表现做出判断。必要时进行心脏电生理检查。

案例 4-13-28

女性,28 岁。产后心肌病,自觉心悸。

心电图(图 4-13-83)示:宽 QRS 波心动过速,节律稍不整齐,频率达 178 次/分,可见无关 P 波为房室分离,心房率 94 次/分,室性心动过速的形态呈右束支阻滞形态,伴有电轴右偏,室性心动过速的起始部位为右心室流出道。

诊断:阵发性室性心动过速。

笔 记 栏

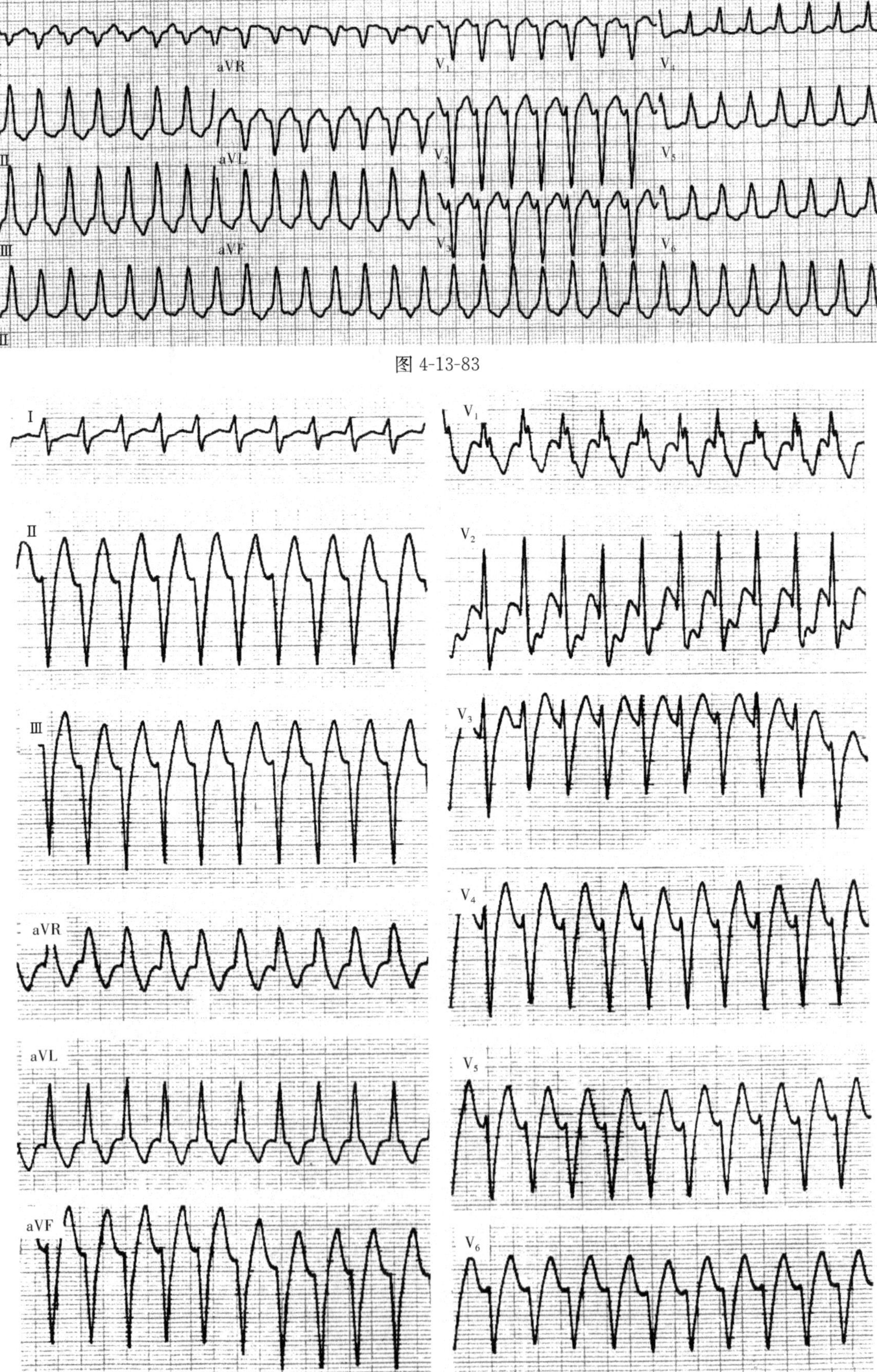

图 4-13-83

图 4-13-84

笔 记 栏

案例 4-13-29

男性，68 岁。心悸 2 小时入院。

心电图（图 4-13-84）示：宽 QRS 波心动过速，胸导联 QRS 波呈右束支阻滞形态，QRS 时限 0.11～0.12秒，V_5 和 V_6 导联呈 rS 型（R/S<1）。

诊断：阵发性室性心动过速（左室特发性室性心动过速）。

（纳志英）

第七节　电解质紊乱和药物影响

一、电解质紊乱

电解质紊乱（electrolytes disturbance）指血清电解质（包括钠、钾、钙、镁、磷等离子）浓度的增高与降低。无论哪一种离子浓度增高或降低，都会影响心肌的除极、复极及激动传导，这种电生理改变可以反映在心电图上。然而血清中电解质水平与心电图改变并不完全一致，例如轻度低钾血症时，心电图不一定表现出异常。如果同时存在多种电解质紊乱，它们可互相影响，加重或抵消心电图改变，故应该密切结合病史和临床表现进行判断。

电解质紊乱引起心电图改变的机制主要是异常离子浓度影响了心肌细胞跨膜电位，从而导致心肌除极、复极的异常改变。但这种改变通常是可逆的，而且其发展和转归过程可以预见。这些心电图改变有多种形式，比较重要的有：①电解质紊乱加重了原有的心电图异常；②电解质浓度异常可引起非特异性心率或节律改变；③电解质浓度异常引起继发性心室内传导异常和心肌复极改变；④某种电解质对其他电解质浓度和活性的作用，影响其心电图表现。

（一）血钾改变

1. 高钾血症（hyperkalemia）　高钾血症可以引起如下心肌电生理改变：①心肌兴奋性升高（血钾轻度升高）或降低（严重升高），可以引起各种心律失常及心脏停搏；②自律性降低，可以出现窦性心动过缓、窦性停搏及各种传导障碍。不同水平的高钾血症引起心电图的变化也不同，图 4-13-85 为其示意图。

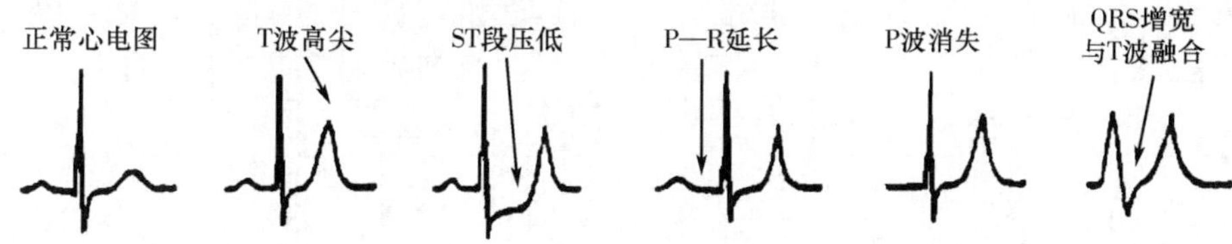

图 4-13-85　血钾水平逐渐升高引起的心电图改变示意图

高钾血症的心电图表现有：①当血清钾浓度>5.5mmol/L 时，心电图表现为 T 波高尖，其升支和降支对称，基底变窄，形成所谓“帐篷状”T 波。②当血清钾浓度>6.5mmol/L，QRS 波群增宽，酷似左束支或右束支传导阻滞图形；QRS 波群电轴可能左偏或右偏；R 波幅减低，S 波加深；PR 及 QT 延长；QRS 波群时限随血清钾浓度增高而延长，并与血钾浓度呈正比关系。③当血钾浓度超过 7.0mmol/L，P 波增宽、振幅降低；P—R 间期延长（主因 P 波增宽所致）；QRS 波群进一步增宽。当血清钾浓度超过 8.0mmol/L，P 波消失（图 4-13-86），QRS 波群宽大，甚至与 T 波融合成为宽大的正弦波。此时出现的心室律为“窦室传导”，即窦房结发出的激动沿着结间束，经过房室交界区传入心室而引起。④高钾血症常常表现为 ST 段下降。但严重高钾血症时，其心电图表现可以出现类似急性心肌损伤的 ST 段抬高（图 4-13-87），经治疗血钾水平恢复正常后这种 ST 段改变即可消失。⑤可以出现各种心律失常，包括窦性心动过缓、窦性停搏、交界区性心律、交界区性心动过速、各种传导阻滞、室性心动过速和室颤等。

案例 4-13-30

患者，男性，36 岁。高血压，糖尿病，终末期肾病。

心电图（图 4-13-86）示：A 图示 K^+ 为 8.4mmol/L，心律不规则，心率为 36 次/分，P 波缺如，缓慢的 QRS 波群起始部类似 P 波，QRS 波群时限为 182ms，T 波高尖。B 图示治疗 5 天后，转为窦性心律，心率为 86 次/分，P—R 间期为 298ms，QRS 波群时限为 104ms，可看出左心室肥大的心电图表现。

案例 4-13-31

患者，男性，34 岁。有肾功能不全。心电图（图 4-13-87）示：QRS 波群宽大，类似正弦波，有间歇窄的 QRS 波群，测定的血清钾离子浓度是 7.4mmol/L。经静脉氯化钙、碳酸氢钠、葡萄糖和胰岛素治疗 30 分钟后，心电图表现为一度房室传导阻滞，QRS 波群时限较前明显缩短。

笔 记 栏

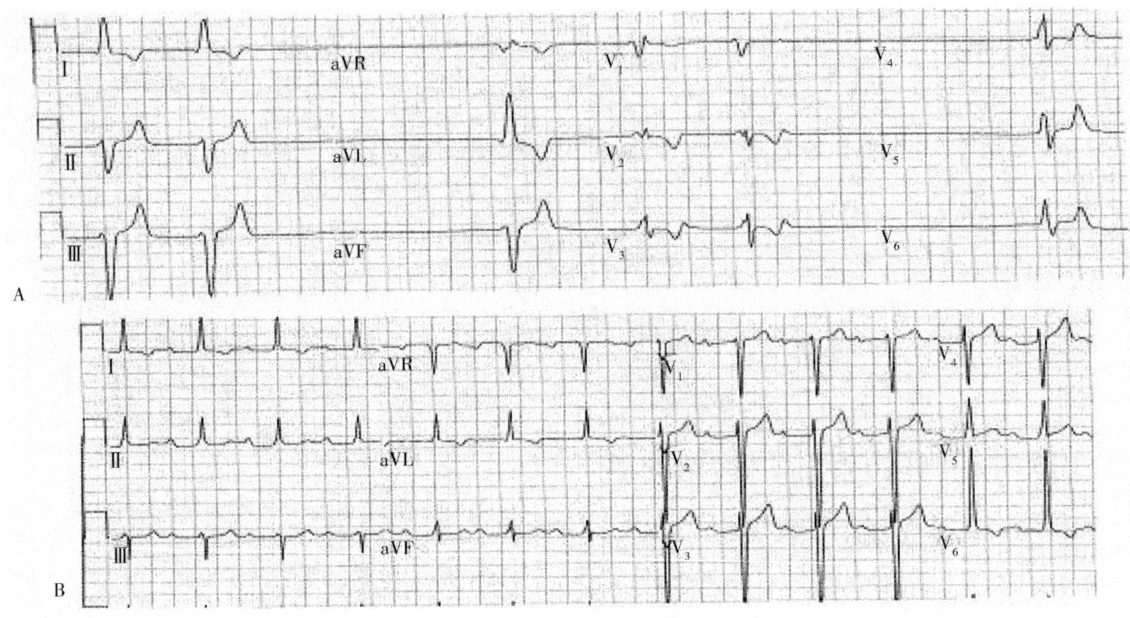

图 4-13-86 高钾血症心电图

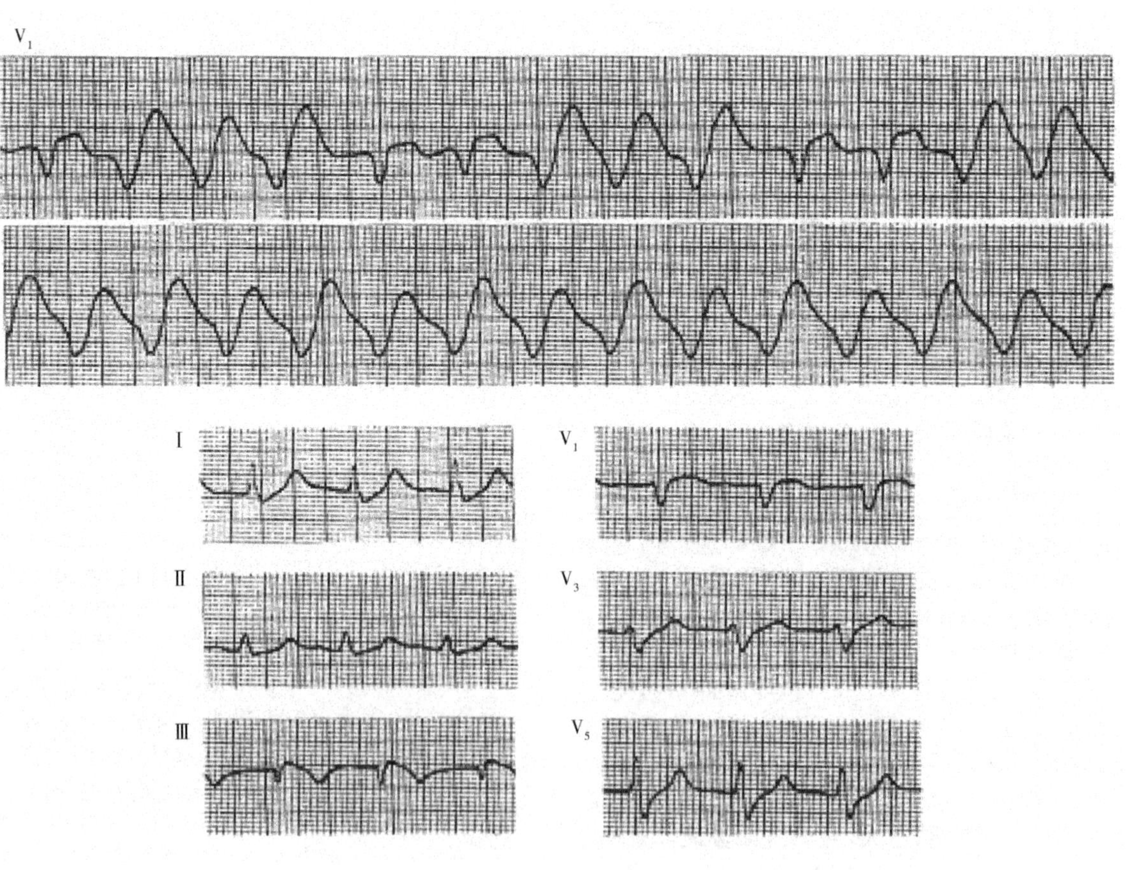

图 4-13-87 高钾血症心电图

2. 低钾血症(hypokalemia) 低钾血症使心肌的兴奋性及自律性增高,传导性降低,因此容易发生心律失常及传导阻滞。随着血钾浓度降低,心电图表现出相应的变化(图 4-13-88)。通常根据 ST 段、T 波和 U 波的异常可以做出低钾血症的诊断。

低钾血症的心电图表现(图 4-13-89):①U 波增高,常超过同一导联 T 波的振幅,可达 0.1mV以上,或 T—U 融合;②ST 段下降,可达 0.05mV以上;T 波降低、平坦或倒置;③P—R 及 Q—T 间期延长;④可以出现各种心动过速、期前收缩(尤其是室性期前收缩)以及各种传导阻滞等。

笔记栏

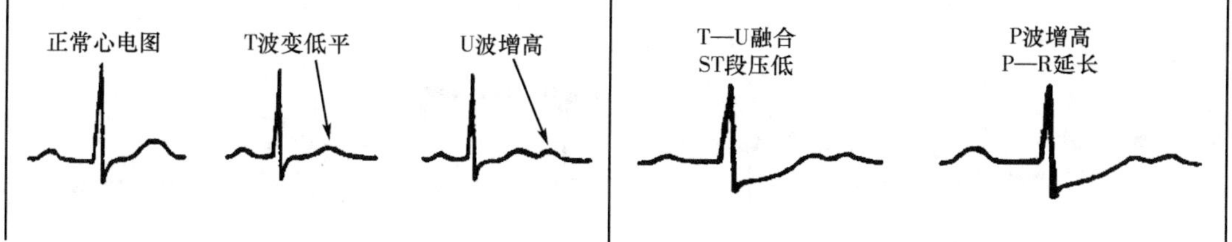

图 4-13-88　血钾水平逐渐降低所引起的心电图改变示意图

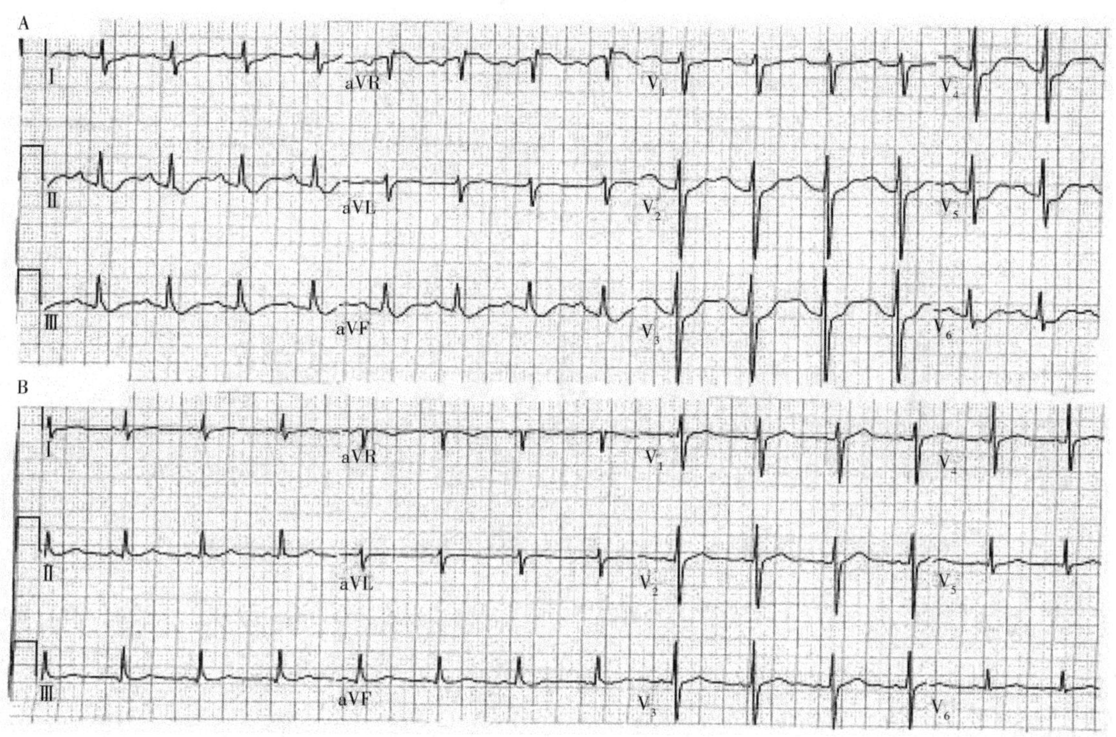

图 4-13-89　低钾血症心电图

案例 4-13-32

患者，男性，43 岁。远曲小管酸中毒合并肌无力。

心电图（图 4-13-89）示：A 图示 K^+ 浓度为 1.5 mmol/L，窦性心律，心率为 97 次/分，P—R 间期 220 ms，QRS 波群 110ms。心电图显示多个导联的 ST 段压低，U 波高度超过 T 波，并 T—U 融合。某些导联 P 波重叠于 U 波中。B 图示低钾血症纠正后，窦性心律，心率为 90 次/分，P—R 间期为 116 ms，QRS 波群时限是 82ms，ST 段恢复，T 波高度高于 U 波。

（二）血钙改变

1. 高钙血症　高钙血症的心电图表现（图 4-13-90）：①ST 段缩短甚至缺如，R 波后立即出现上升的 T 波；②Q—T 以及 Q—Tc 间期缩短，常伴有明显 U 波；③T 波可出现低平或倒置；④偶可出现包括期前收缩、阵发性心动过速、不同程度的传导阻滞或窦性静止等心律失常。

案例 4-13-33

患者，女性，29 岁。恶性淋巴瘤累及多器官（包括骨骼），血清钙离子浓度是 17.4 mmol/dl，未用地高辛，尸检心脏正常。心电图（图 4-13-90）示：Q—T 间期缩短，ST 段几乎缺如。

2. 低钙血症　低钙血症的心电图表现（图 4-13-91）：① ST 段平坦延长，但无上下偏移。②Q—T间期延长（由 ST 段延长所致）；T 波一般直立，偶可出现低平、变尖、倒置。ST 段时限与血清钙离子浓度成反比。

笔 记 栏

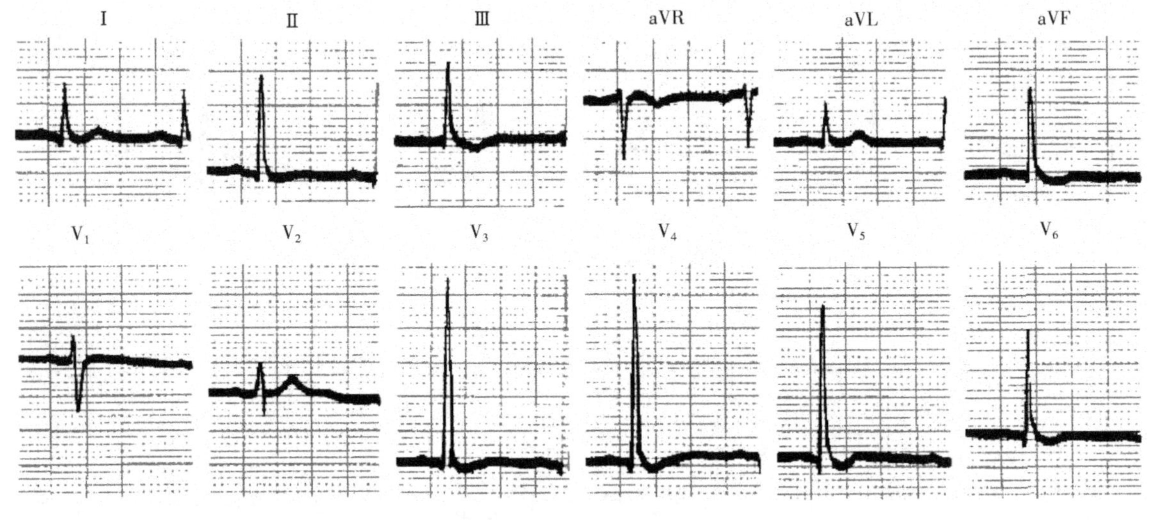

图 4-13-90 高钙血症心电图

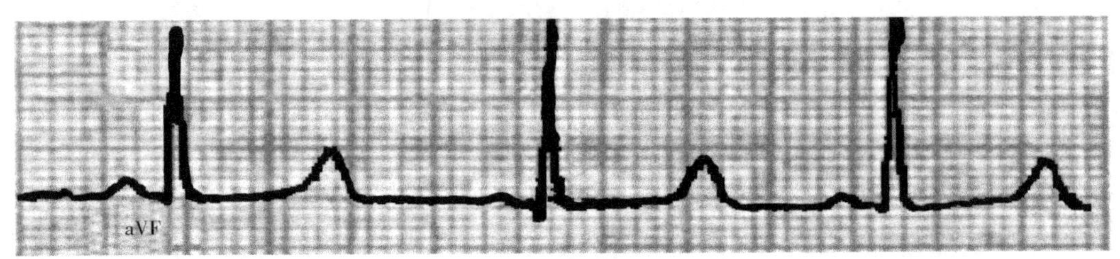

图 4-13-91 低钙血症心电图

心电图特点：Q—T 间期(Q—Tc)延长(因 ST 段延长所致)，T 波直立、变尖，但时限正常

(三) 血镁改变

1. 高镁血症 高血镁抑制房室传导和室内传导。血清镁浓度增高达到 1.5～2.5mmol/L，可发生短暂的窦性心动过速，随即表现为明显的窦性心动过缓。血清镁浓度达到 2.5～5mmol/L，可发生Ⅰ度房室传导阻滞及室内传导阻滞，严重镁中毒时发生心脏停搏。

2. 低镁血症 镁是细胞内仅次于钙离子的主要阳离子，又是多种酶的激活剂。因此低血镁可以产生两种改变：①使心肌兴奋性增高，容易产生异位激动，以期前收缩多见；②ST 段压低，T 波低平或倒置，还可以出现 R 波幅降低。

二、药物影响

(一) 洋地黄

洋地黄除了具有正性肌力作用外，尚有增强心脏对迷走神经反应性(包括窦房结自律性及兴奋性降低、传导系统不应期延长)、增加心肌兴奋性、改变心肌的复极过程等效应。因此对心电图产生以下影响：①延长 P—R 间期；②ST 段压低；③T 波低平、双向(负正)或倒置；④缩短Q—T 间期；⑤增高 U 波振幅。

洋地黄效应(digitalis effect)：洋地黄直接作用于心室肌，使动作电位的 2 位相缩短以至消失，并减少 3 位相坡度，因而动作电位时程缩短，引起心电图特征性表现：①ST 段下垂型压低；②T波低平、双向或倒置，双向 T 波往往是初始部分倒置，终末部分直立变窄，ST—T 呈“鱼钩型”；③Q—T 间期缩短。上述心电图表现常作为已接受洋地黄治疗的标志，即所谓洋地黄效应(图 4-13-92)，但不表示洋地黄中毒。

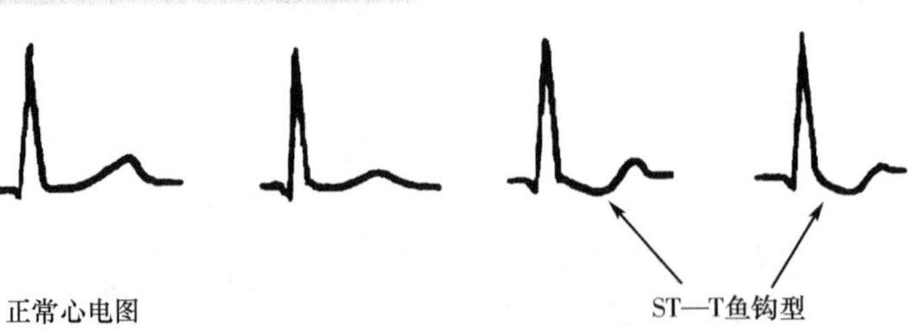

图 4-13-92 洋地黄效应，ST—T 逐渐形成特征性的鱼钩型改变

洋地黄中毒(digitalis toxicity):洋地黄中毒患者可以有胃肠道症状和神经系统症状，但出现各种心律失常是洋地黄中毒的主要表现。常见的心律失常有:频发性室性期前收缩(二联律或三联律)及多源性室性期前收缩，严重时可出现室性心动过速(特别是双向性心动过速)，甚至室颤。交界性心动过速伴房室脱节、房性心动过速伴不同比例的房室传导阻滞也是常见的洋地黄中毒表现。另外，也可发生窦房阻滞伴交界性逸搏或窦性静止、心房扑动、心房颤动等(图 4-13-93)，还可出现房室传导阻滞，当出现二度或三度房室传导阻滞时，则是洋地黄严重中毒的表现(图 4-13-94)。

案例 4-13-34

患者，女性，17 岁。服用 30～40 片地高辛试图自杀。心电图(图 4-13-93)示:上面两条图记录了服药当日的心电图，可见窦房结功能受到抑制，呈交界区性逸搏心律，部分 P 波未下传。第三条图显示静脉应用阿托品 0.4 mg 后恢复规则的窦性心律，HR 90 次/分，P—R 间期正常。第四、五条图分别记录了服用地高辛后第 24 小时和第 72 小时的心电图。图中仍可见窦房结功能受抑制，出现窦性心律与交界性逸搏。

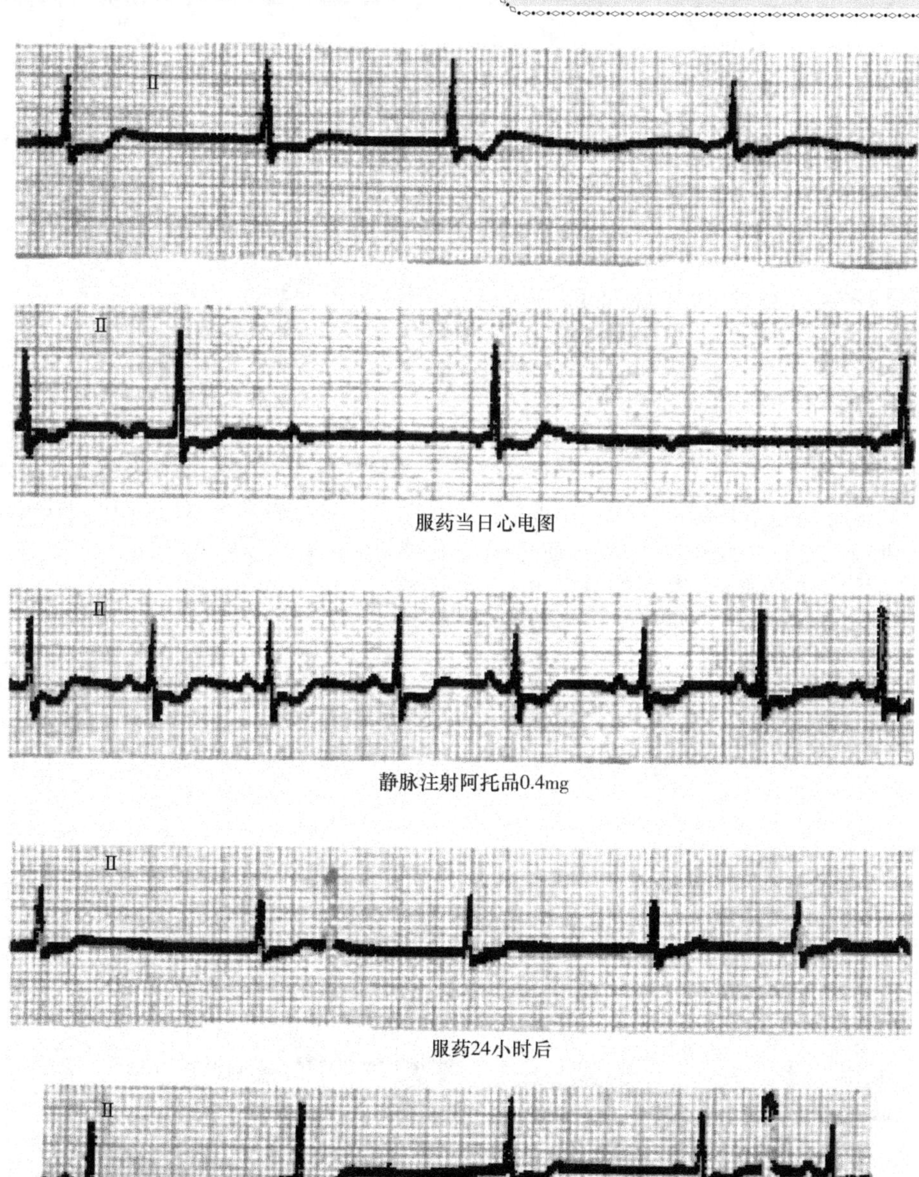

图 4-13-93　洋地黄中毒心电图

笔 记 栏

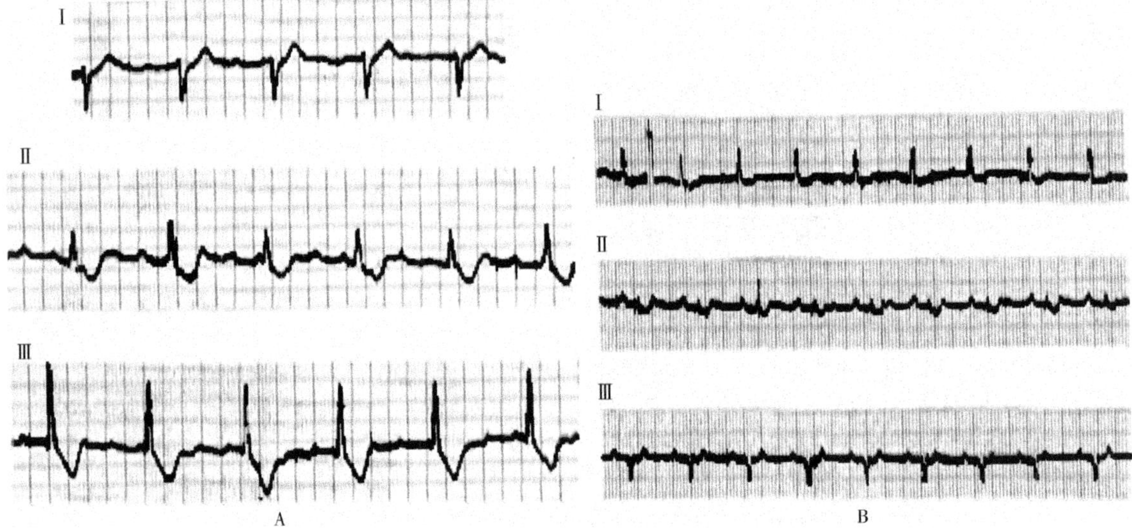

图 4-13-94 洋地黄导致的阵发性房性心动过速伴房室传导阻滞

A 图:心电图显示,心房率为 200 次/分,心室率为 60 次/分,伴有完全性房室传导阻滞,起搏点位于心室;B 图:心电图显示,阵发性房性心动过速伴 2:1 房室传导阻滞,此时血清地高辛浓度为 3.7ng/ml。

(二)奎尼丁

奎尼丁属 IA 类抗心律失常药物,可以延长不应期、减慢心肌传导、降低心肌的应激性。

奎尼丁治疗剂量时的心电图表现(图 4-13-95):①Q—T 间期延长;②T 波低平或倒置伴 ST 段压低;③U 波增高;④P 波稍宽可有切迹,P—R 间期稍延长。

奎尼丁中毒时的心电图表现(图 4-13-96):①Q—T间期明显延长;②QRS 时限明显延长;③各种程度的房室传导阻滞,以及窦性心动过缓、窦性静止或窦房阻滞;④各种室性心律失常,严重时发生尖端扭转型室性心动过速及室颤。

案例 4-13-35

患者,女性,57 岁。原发性高血压患者,因室性期前收缩应用奎尼丁。心电图(图 4-13-95)示:上图示,Q—T 间期延长,但由于 U 波显著而难于准确测量,Ⅱ、Ⅲ、aVF 导联 T 波倒置;下图记录了停用奎尼丁 4 天后的心电图,Q—T 间期较前缩短,U 波减低,Ⅱ、Ⅲ、aVF 导联 T 波处于等电位线。

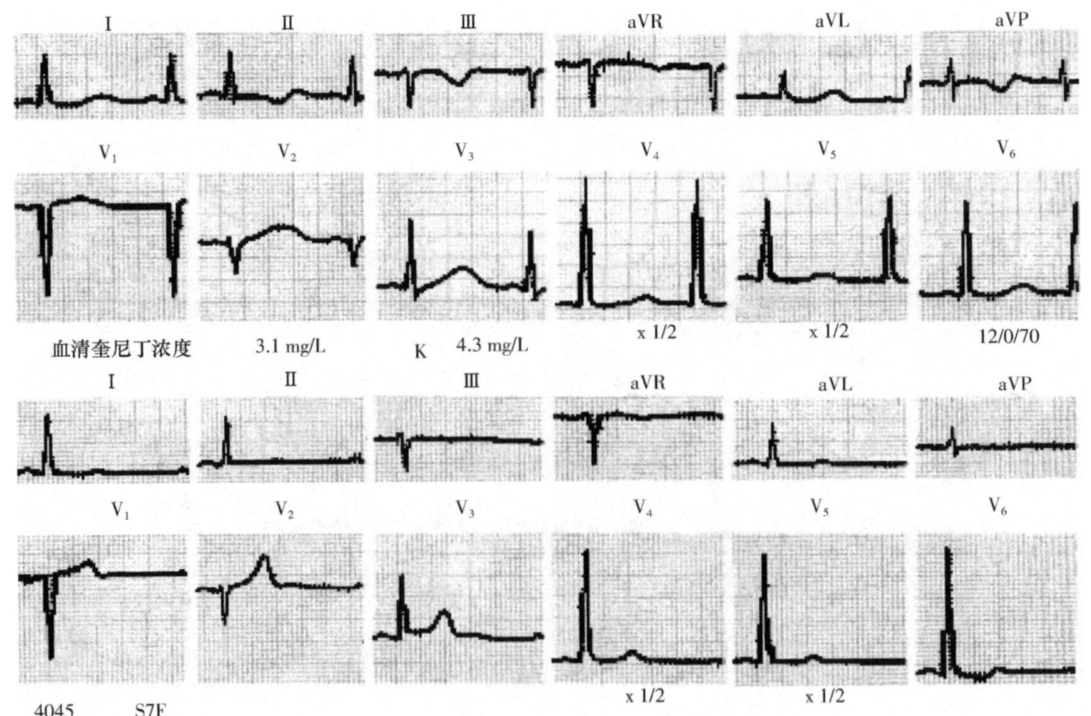

图 4-13-95 奎尼丁治疗量时心电图表现

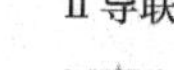

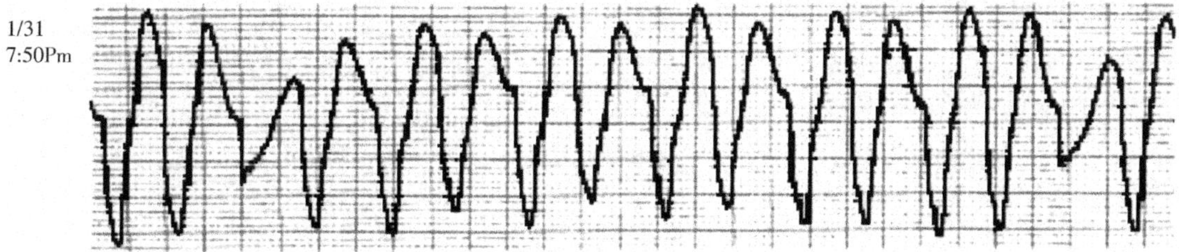

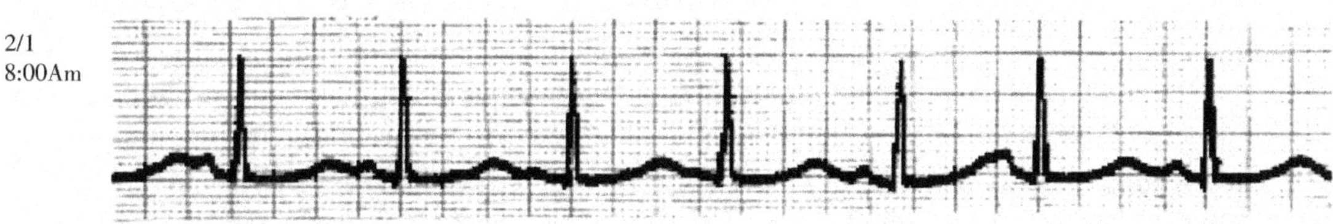

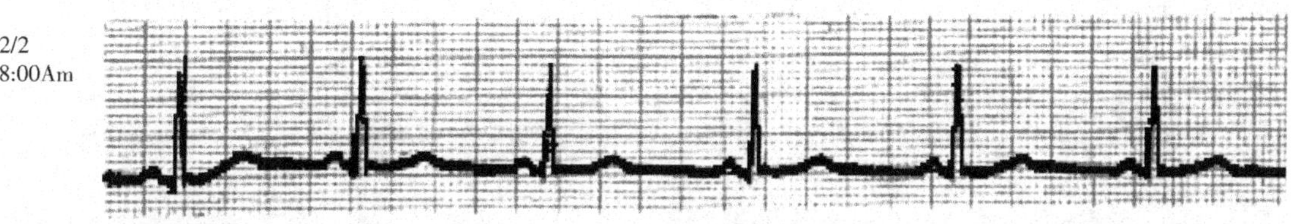

图 4-13-96 奎尼丁中毒的心电图表现

案例 4-13-36

患者,女性,20 岁。服用硫酸奎尼丁 4 克企图自杀。心电图(图 4-13-96)示:上图记录了服药 3 小时后晕厥发作时的心电图。此时为阵发性室性心动过速,其中第 3 和第 15 个 QRS 波群是窦性夺获,当时的血清奎尼丁水平为 28mg/L。中图:为窦性心律,P—R 间期为 0.18s,QRS 波群宽度正常,Q—T 间期延长,U 波显著,并出现一个房性期前收缩,奎尼丁水平降至 13mg/L。下图:心电图已恢复正常,血清奎尼丁水平降至 3mg/L。

(侯月梅 谢小鲁)

第八节 其他常用心电学检查

一、心脏起搏器及起搏心电图

(一)起搏器简介

正常情况下,窦房结能自动地、有节律地发出电脉冲,通过传导系统向心脏各部位发出指令,使心肌收缩,心脏跳动。若窦房结发生病变或心脏传导系统发生障碍,就会出现心律失常,甚至停跳而危及生命。心脏起搏器是一种很精巧的、可靠程度很高的电脉冲刺激器,它把具有一定起搏形式的脉冲发生器与特制导线(起搏电极)相连接,脉冲发生后沿着电极传导至心脏,并刺激心脏起搏。用于治疗某些缓慢性心律失常及传导阻滞,避免了因心动过缓而导致脏器供血不足而产生的临床综合征。

人工心脏起搏器有多种功能和类型,但基本还是由起搏脉冲发生器和起搏电极导线组成。“北美起搏和电生理学会(NASPE)”,与“英国起搏和电生理组织(BPEG)”制定了起搏器识别编码(表 4-13-5)。根据导线电极植入的不同部位分为:单腔起搏(仅心房起搏或心室起搏)、双腔起搏(心房和心室起搏)及三腔起搏(右房+双心室起搏)。但临床上最多见的部位为右心房起搏、右心室起搏、房室顺序起搏,因而就产生不同的心电图表现。

表 4-13-5 NASPE/ BPEG(NBG)起搏器标识码

位	第一字母	第二字母	第三字母	第四字母	第五字母
分类	起搏腔室	感知腔室	响应方式	程控频率应答遥测功能	抗心动过速及除颤功能
字母	V=心室 A=心房 D=双腔 S=单腔	V=心室 A=心房 O=无 D=双腔 S=单腔	I=抑制 T=触发 O=无 D=双	O=无 P=简单编程 M=多功能程控 C=遥测 R=频率应答	O=无 P=抗心动过速起搏 S=电转复 D=P+S

笔记栏

（二）起搏部位及其心电图表现

起搏心电图的特征是首先出现起搏信号，然后出现相应的波形。依据起搏电极的不同放置部位，起搏信号可以出现于P波或/和QRS波之前。例如心房起搏时，起搏信号位于P波起始部；心室起搏时，则位于QRS波起始部（图4-13-97）。

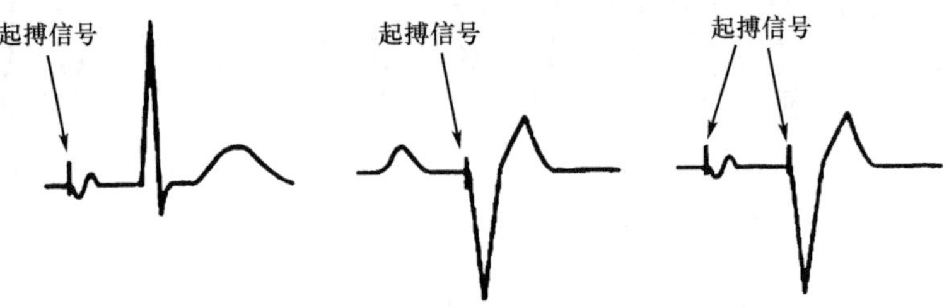

图4-13-97　心房、心室及房室顺序起搏模式图

1. 右心房起搏（AAI起搏）**心电图**　AAI起搏器指心房起搏、心房感知型起搏器，起搏器感知自身信号后的反应是抑制起搏脉冲的发放。起搏电极放置在右心房心耳部，为一种单腔起搏。心电图表现为：在起搏信号（代表脉冲发生器发放脉冲电流）后出现心房波（P'波），P'波形态随着电极部位不同而变化，其后跟随QRS-T波，其形态可基本正常（图4-13-98）。

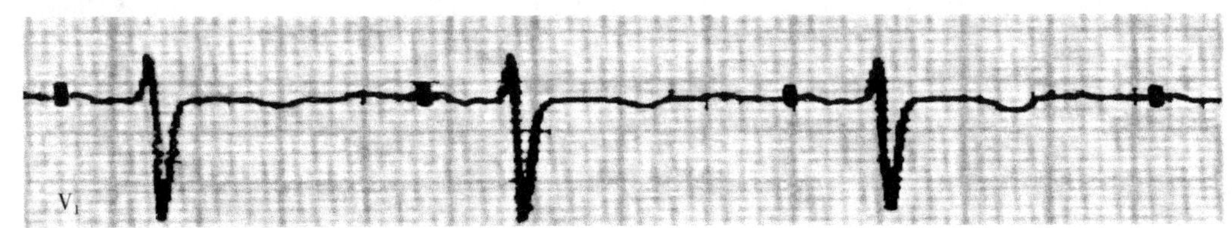

图4-13-98　AAI起搏心电图

案例4-13-37

患者，女性，54岁。6年前反复头晕、胸闷和心动过缓（心率40～45次/分）、窦性停搏（2.1～2.8s）。电生理检查：H—V期间45ms，房室结文氏点160次/分。临床诊断：病态窦房结综合征，植入AAI起搏器。

心电图（图4-13-98）示：心房起搏频率70次/分，在起搏信号之后出现一个形态异常P'波，P'—R间期为0.16s，其后的QRS-T的形态和宽度基本正常。

2. 右心室起搏（VVI起搏）**心电图**　右心室起搏时，心电图的波形形态取决于电极放置的位置，一般将电极放置于右心室尖部，也是一种单腔起搏。心室起搏的心电图表现为：

（1）在起搏信号后紧跟一个宽大畸形QRS波群。右心室起搏QRS波图形大致有两种表现：①电轴左偏，胸前导联主波向上，Ⅰ导联主波向上，Ⅱ、Ⅲ、aVF导联及V_1主波向下，V_5、V_6导联主波向上，与左束支传导阻滞图形相同。②Ⅰ导联主波向上，Ⅱ、Ⅲ、aVF导联及胸前导联主波向下，QRS波宽大畸形，T波与主波方向相反（图4-13-99）。

（2）电轴随电极的位置而变化，一般电轴左偏（－30°～－90°）。

（3）T波与QRS主波方向相反。

3. 房室顺序起搏　房室顺序起搏指心房刺激信号释放后，经过房室（A—V）延迟期，再发生一个心室刺激信号产生QRS波，从而使心房、心室顺序起搏，近来使用比较多的是全自动双腔心脏起搏器（DDD起搏器）。DDD起搏器具有心房、心室感知，心房、心室起搏等功能，为房室顺序型起搏器。房室顺序起搏心电图特点是：P波之前有一个起搏信号，经过A—V间期，出现心室起搏信号以及其后增宽的QRS波（图4-13-100）。

DDD双腔起搏器有三个基本功能：①起搏功能；②感知功能；③类房室结传导功能。部分双腔起搏器还具有频率平滑及A—V间期自动调整功能。因患者心房率和房室传导功能的不同状态、动态变化，以及所设定的各不同参数，DDD双腔起搏器可转换为各种不同的起搏工作模式。图4-13-101为植入DDD起搏器四种不同的工作模式。

笔记栏

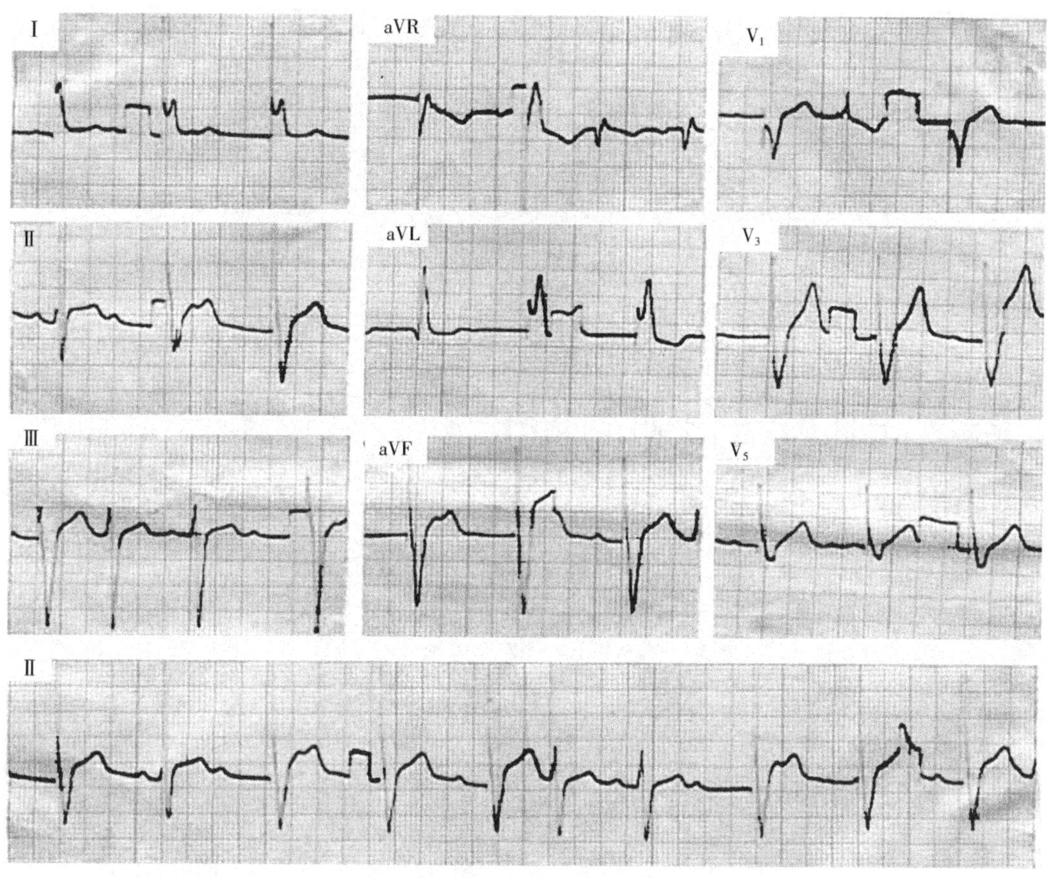

图 4-13-99　VVI 右室心尖部起搏心电图

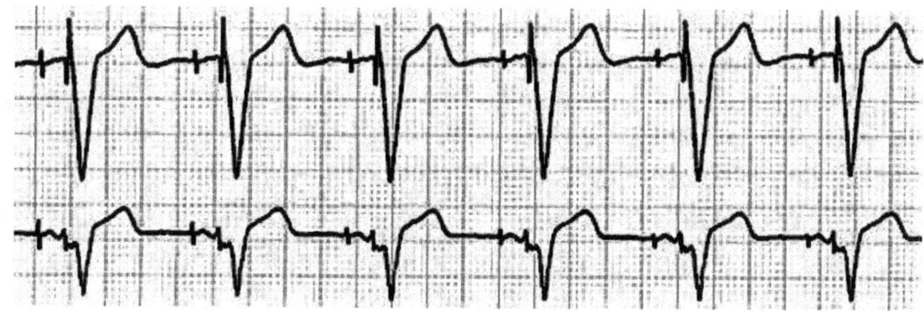

图 4-13-100　房室顺序起搏心电图

案例 4-13-38

患者，男性，64 岁。临床诊断：完全性房室传导阻滞，植入 VVI 起搏器 3 年后复查。

心电图(图 4-13-99)示：各导联 QRS 波均宽大畸形，其前有起搏信号，Ⅱ、Ⅲ、aVF 导联呈 rs 型，Ⅰ、aVL 导联呈 R 型，V_1～V_6 呈 rS 型；各导联的 QRS 波前可见 P 波，但与 QRS 波无关；电轴左偏；T 波与 QRS 主波方向相反。心电图诊断：完全性房室传导阻滞，VVI 起搏器术后。

案例 4-13-39

患者，男性，68 岁。因三度房室传导阻滞植入 DDD 起搏器。心电图(图 4-13-100)示：心房起搏信号之后可见 P 波，经过 A—V 间期，出现心室起搏信号及增宽的 QRS 波。

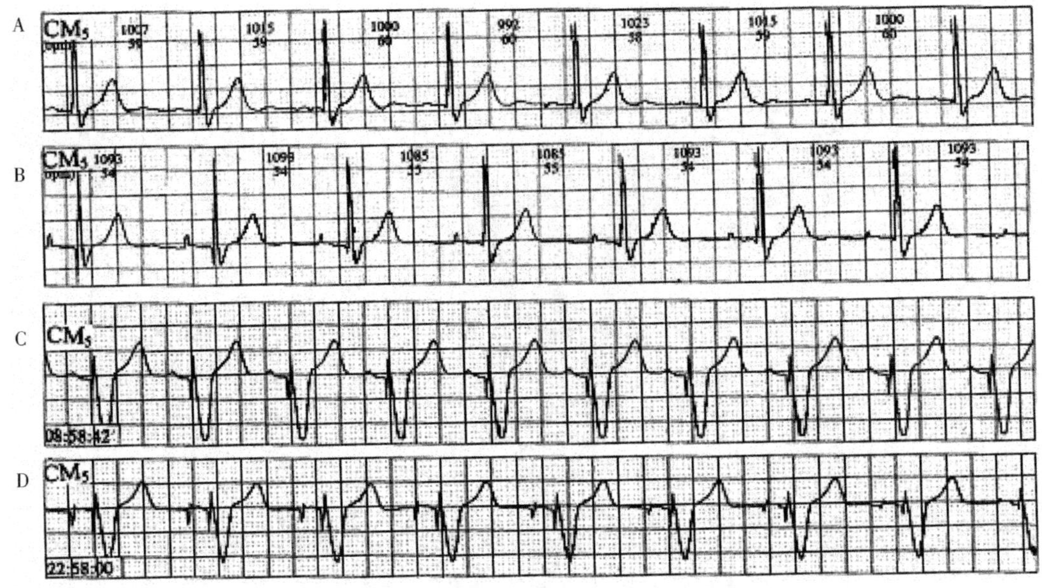

图 4-13-101　DDD 起搏器四种不同的工作模式

心电图显示：A. 窦性心律，频率 60 次/分，DDD 起搏器下限频率 55 次/分，A—V 间期 210 ms，特点为自身心率大于起搏器的下限频率，自身的 P—R 间期＜所设 A—V 间期。表现为窦性激动沿房室结下传激动心室；B. 与图 A 系同一患者 AAI 工作模式，为心房起搏、心房感知，由起搏信号和其后的心房波组成。特点为自身心率低于起搏器下限频率，P—R 间期＜A—V 间期，房室结传导功能良好；C. VAT 工作模式为心房感知、心室起搏。窦性心率 75 次/分，大于起搏器下限频率，低于起搏器上限频率，P—R 间期＞A—V 间期，呈窦性心律后触发心室起搏；D. DDD 工作模式（心房感知、心房起搏，心室感知、心室起搏），感知后反应包括触发和抑制两种。当窦性心率低于下限频率，P—R 间期＞A—V 间期时呈房室顺序起搏。

二、动态心电图

动态心电图（ambulatory electrocardiography，AECG）指连续记录 24 小时或更长时间的心电图。它首先由美国学者 Holter 于 20 世纪 60 年代初期应用于临床，故又称之为 Holter 监测。动态心电图可提供受检者 24 小时的动态心电活动信息，图像记录和结果分析可以由打印机打印出来。目前，已成为临床上广泛使用的无创性心血管病诊断手段之一，尤其针对各种心律失常及心肌缺血的了解更加清楚。

（一）仪器的基本结构

动态心电图仪主要由记录系统和回放分析系统组成。

1. 记录系统　包括导联线和记录器。导联线一端与固定在受检者身上的电极相连，另一端与记录器连接。记录器有磁带式和固态式两种类型。记录器佩戴在受检者身上，并能精确地连续同步记录和储存 24 小时或更长时间的二通道或三通道心电信号。

2. 回放分析系统　主要由计算机系统和心电分析软件组成。它能够自动对记录器所记录到的 24 小时心电信号进行分析。分析人员通过人机对话对计算机分析的心电图资料进行检查、判定、修改和编辑，打印出异常心电图图例以及有关的数据和图表，做出诊断报告。

（二）导联选择

动态心电图所用导联与体表心电图导联不同，目前多采用双极导联，电极一般均固定在胸部，根据不同的检测目的而定。常用导联及电极放置部位见表 4-13-6。

表 4-13-6　动态心电图常用导联、部位及用途

导联名称	导　联　部　位	临　床　用　途
CM 5	正极置于左腋前线、平第 5 肋间处，负极置于右锁骨下窝中 1/3 处	对检出缺血性 ST 段下移最为敏感，且记录到的 QRS 波振幅最高，是常规使用的导联
CM 1	正极置于胸骨右缘第 4 肋间或胸骨上，负极置于左锁骨下窝中 1/3 处	可清楚地显示 P 波，分析心律失常时常用此导联
MaVF	正极置于左腋前线肋缘，负极置于左锁骨下窝内 1/3 处	用于检测左室下壁的心肌缺血改变
CM2 或 CM3	正极置于 V_2 或 V_3 的位置，负极置于右锁骨下窝中 1/3处	怀疑有变异性心绞痛时，宜联合选用 CM3 和 MaVF 导联
无关电极	可置胸部的任何部位，一般置于右胸第 5 肋间腋前线或胸骨下段中部	

笔记栏

（三）临床应用范围

动态心电图可以获得受检者日常生活状态下连续 24 小时甚至更长时间的心电图资料，因此常可检测到常规心电图不易发现的一过性心电改变。还可以结合分析受检者的生活日志，了解病人的症状、活动状态及服用药物与心电图变化之间的关系。其临床应用范围如下：

（1）判断心悸、气促、头昏、晕厥、胸痛等症状的性质。

（2）判定各种心律失常的发作及持续情况，可以进行定性和定量诊断。

（3）心肌缺血的诊断和评价，尤其是发现无症状性心肌缺血的重要手段。

（4）评价心肌缺血及心律失常药物的疗效。

（5）判断心脏病患者的心脏功能、预测心脏病意外的发生；评价心肌梗死及其他心脏病的预后。

（6）评价起搏器的适应证、适应的工作情况以及与起搏器有关的心律失常。

（7）医学科学研究和流行病学调查，如正常人心率的生理变动范围，宇航员、潜水员、驾驶员心脏功能的研究等。

（四）检查方法

患者取坐位或立位，暴露胸部，擦净皮肤，选取合适的电极位置。用专用电极片牢固地粘贴于导联部位，再将导线、电极与记录器连接。最后将记录器佩戴于患者身上，并将电极线固定好，一般需要连续记录 24 小时。其间需要认真记录生活日志，包括日常活动、症状表现、用药情况和与其相关的时间，次日将记录仪交回以备分析。

（五）分析报告

工作人员将记录器中的心电信号输入回放分析系统，软件将对这些信号进行分析。分析报告包括：监测期间基本心律、心搏总数、平均心率、最高和最低心率及其时间；各种心律失常类型、程度、持续时间、总数、频率；ST 段改变的形态、程度、持续时间、总数、频率、与心率变化的关系（图4-13-102）；根据生活日志，分析症状与心电图改变的关系（图 4-13-103）；其他，例如心率变异性、起搏器工作状态的评价等。

病人资料			
姓	89岁	医生姓名	
名		操作人员	
中名缩写	7	审阅医师	
编号		检查日期	2006-10-16
出生日期		分析日期	2006-10-17
性别	女	安置电极时间	8:14
来源		记录时间	23小时59分钟
收费代码		分析时间	23小时59分钟
记录盒类型	内存卡	用户栏目 #1	
检查原因		用户栏目 #2	
用药			

心率数据	
总心搏数	: 117253
最慢心率	: 31次/分 在2:47:30
平均心率	: 82次/分
最快心率	: 120次/分 在8:14:34

心率变异性			
ASDNN 5	: 132.0毫秒	SENN	: 222.7毫秒
SDANN 5	: 250.9毫秒	RVSSD	: 154.5毫秒

QT分析			
最短QT	: -	最短QTc	: -
平均QT	: -	平均QTc	: -
最长QT	: -	最长QTc	: -
QTc>450毫秒: -			

ST事件	通道一	通道二	通道三
最低ST水平 :	-	-	-
最高ST水平 :	-	-	-
ST事件 :	-	-	-

起搏分析	
窦性搏动计数	: -
起搏计数	: -
单腔起搏心搏数	: -
双腔起搏心搏数	: -
融合心搏	: -

室性异位搏动	
室性异位搏动总数	: 13789 (11.8)
室速	: 0
心搏	: 0
最长的	: 0
最快的	: 0 次/分
连续的三个室早	: 0 次
连续的两个室早	: 524 次
单个/频入性室早	: 4053/1923
1 on T	: 0
单个/晚发室性民间位搏动	: 322/0
二联律/三联律	: 1259/5174 心搏

室上性异位搏动	
室上性异位搏动总数	: 1846 (1.6%)
房速	: 0
心搏	: 0
最长的	: 0
最快的	: 0 次/分
成对房早	: 0次
早搏/晚搏	: 467/762
最长R—R	: 6.8 秒 在 2:57:19
单个房早	: 1054
二联律/三联律	: 30/0心搏

心房纤颤	
房颤心搏数	: 9050 (8.0%)
房颤持续时间	: 125.1 分钟

注释	
签字:	日期:

图 4-13-102　动态心电图分析报告单

笔 记 栏

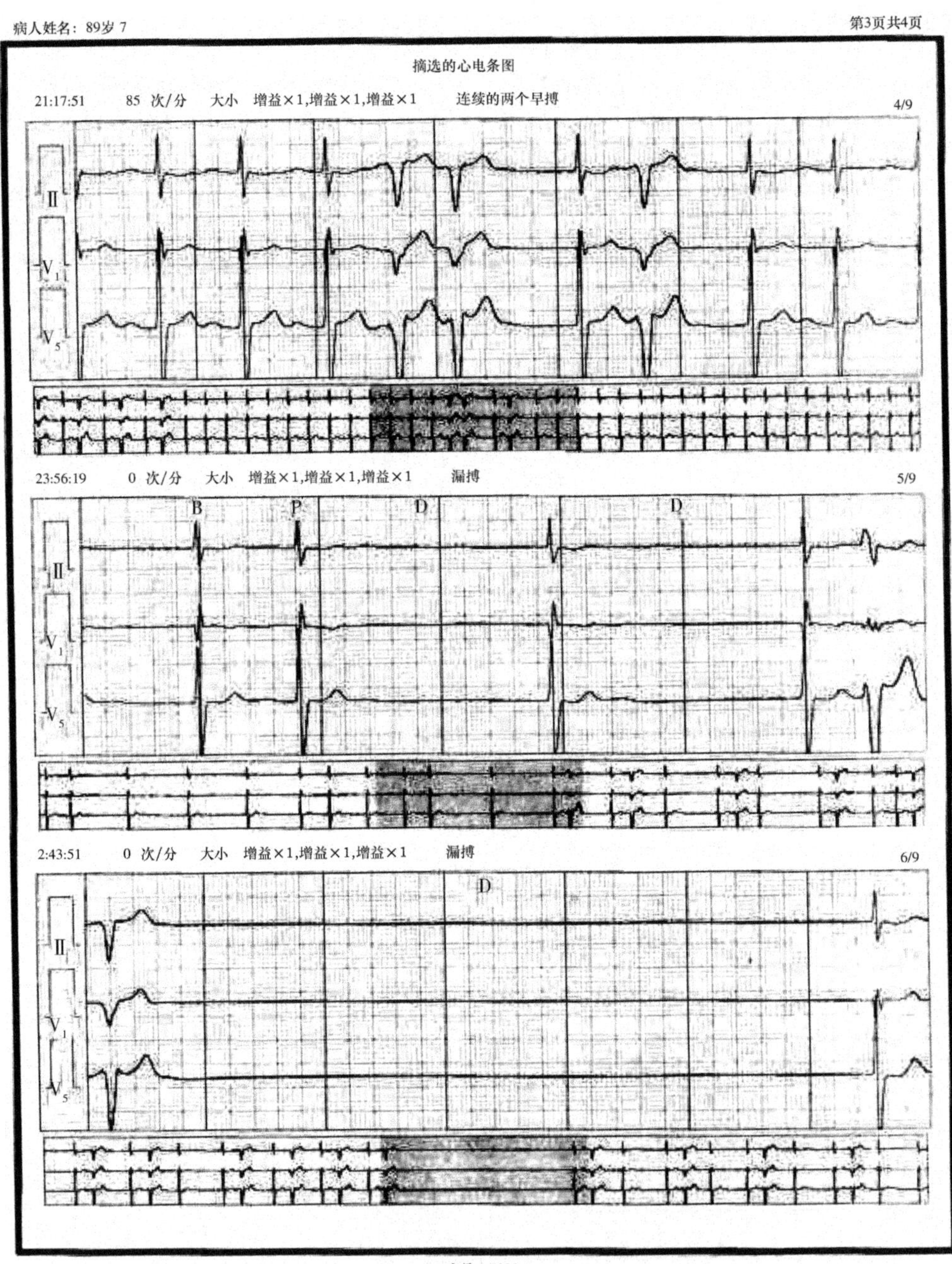

图 4-13-103 动态心电图(片断)

案例 4-13-40

患者，女性，62 岁。反复晕厥 3 个月，做动态心电图提示病态窦房结综合征，以后植入了 VVI 起搏器。

动态心电图(图 4-13-103)示：21 时 17 分，窦性心律，心率 85 次/分，伴室性期前收缩。23 时 56 分，出现窦性停搏，交界区性逸搏伴室性期前收缩。2 时 43 分，窦性停搏，R—R 间期长达 7 秒以上，室性期前收缩及交界区性逸搏。

笔记栏

(六) 分析注意事项

1. 认真填写生活日志 一份完整的生活日志对于正确分析动态心电图资料具有重要参考价值。应要求患者在佩戴记录器检测过程中，按时间记录其活动状况和相应症状。即使佩戴期间无症状，都应认真填写，以便发现某些隐匿改变。

2. 动态心电图不能够替代常规 12 导联心电图 原因是：①导联的限制：动态心电图所使用的导联不同于常规 12 导联心电图，故对于心脏房室肥大的判断、束支传导阻滞、预激综合征的识别以及心肌梗死的诊断和定位等不能准确判断。②动态心电图属回顾性分析，并不能了解病人即刻的心电变化。因此仍需要依靠常规12导联心电图检查。

3. 动态心电图常受到多种因素的干扰而影响其准确性 例如体位、活动、情绪、睡眠等因素的影响。因此，在分析动态心电图的检测结果时，尤其是ST—T改变，还应结合病史、症状及其他临床资料综合分析以便做出正确的诊断。

三、心电图运动负荷试验

心电图运动负荷试验（ECG, exercise test）又称为运动试验，指通过给予一定量的运动负荷，了解受检者生理和病理变化（尤其是心电变化）的技术。目前，是诊断早期冠心病的一种重要而有价值的检查方法，也用于对冠心病的流行病学调查。虽然与冠状动脉造影结果比较有一定比例的假阳性与假阴性，但由于该方法简便、实用、无创、安全，一直被公认为是一项重要的临床心血管疾病检查手段。

（一）运动试验的机制

冠状动脉病变达到一定程度时，患者在静息状态下，其冠状动脉血流量没有减少，并不发生心肌缺血。但当给予冠心病患者一定量的运动负荷后，伴随心肌耗氧量升高，冠状动脉血流量则不能相应增加，即引起心肌缺血。心电图可出现异常改变。

（二）运动负荷量的确定

运动负荷量分为两种，即极量与亚（次）极量。极量指心率达到自己生理极限的负荷量，这种极限运动量一般多采用统计所得的各年龄组的预计最大心率为指标。最大心率粗略计算法为：220－年龄（岁数）；亚（次）极量是指心率达到85%～90%最大心率的负荷量。临床上大多采用亚（次）极量运动试验。例如，52岁的受检者最大心率为220－52＝168次/分钟，亚（次）极量运动试验要求其心率应为168×85%＝142次/分钟。

（三）心电图运动试验种类

1. Master二级梯运动试验 按年龄、性别、体重不同，在规定时间内以适当速度完成规定次数的二级梯上下往返运动。分析运动前后的心电图变化以便判断冠心病的可能性。该方法虽简单、易行、经济、安全，但由于负荷量小，敏感性较差，各人对运动负荷的耐受性不同，因而假阴性率较高。目前，这一方法已基本不用。

2. 踏车运动试验（bicycle ergometer test） 让患者在装有功率计的踏车上做踏车运动，以速度和阻力调节负荷大小，负荷量分级依次递增，直至病人的心率达到亚极量水平。其优点是根据受试者个人情况，达到各自的亚极量负荷，符合运动试验的原理和要求，结果比较可靠；可以记录运动前、运动中及运动后的心电图，并且多次记录，逐次分析做出判断。

3. 平板运动试验（treadmill test） 让患者在活动的平板上走动，根据所选择的运动方案，仪器自动分级依次递增平板运动速度及坡度以调节负荷量，直到患者心率达到亚极量水平。记录并分析运动前、运动中、运动后的心电图变化。

（四）心电图运动试验方法

首先，在运动试验前描记受检者卧位和立位12导联心电图及测量血压作为对照，然后嘱其开始运动。在运动中，检查者必须通过监视器对受检者的心率、心律及ST—T改变进行监测。每3分钟记录心电图和测量血压各一次，逐渐增加运动负荷量，直至心率达到预计的亚极量。在达到亚极量后，保持该心率1～2分钟终止运动。最后，每2分钟记录心电图1次，至少观察6分钟，直到心电图恢复到运动前图形；否则，应继续观察至图形恢复。表4-13-7为经典的Bruce运动方案，表4-13-8为Bruce修订方案。

表4-13-7 经典的Bruce方案分级标准

级别	时间(min)	速度(km/h)	坡度(°)
1	3	2.7	10
2	3	4.0	12
3	3	5.4	14
4	3	6.7	16
5	3	8.0	18
6	3	8.8	20
7	3	9.6	22

表4-13-8 Bruce修订方案分级标准

级别	时间(min)	速度(km/h)	坡度(°)
1	3	2.7	0
2	3	2.7	5
3	3	2.7	10
4	3	4.0	12
5	3	5.4	14
6	3	6.7	16
7	3	8.0	18

（五）运动试验结果的判断

踏车或平板运动试验的阳性标准为：

笔记栏

(1) 运动中出现典型的心绞痛。

(2) 运动中心电图出现 ST 段下斜型或水平型下移≥0.1mV,持续时间大于 2 分钟。少数患者运动试验中出现 ST 段抬高(≥0.1mV)。

还要根据运动前后心电图比较进行判断,如果运动前患者心电图正常,运动中出现 ST 段抬高常提示有透壁性心肌缺血;如果运动前心电图有病理性 Q 波者,此 ST 段抬高主要为室壁运动异常所致。图 4-13-104 为运动试验阳性患者的心电图。

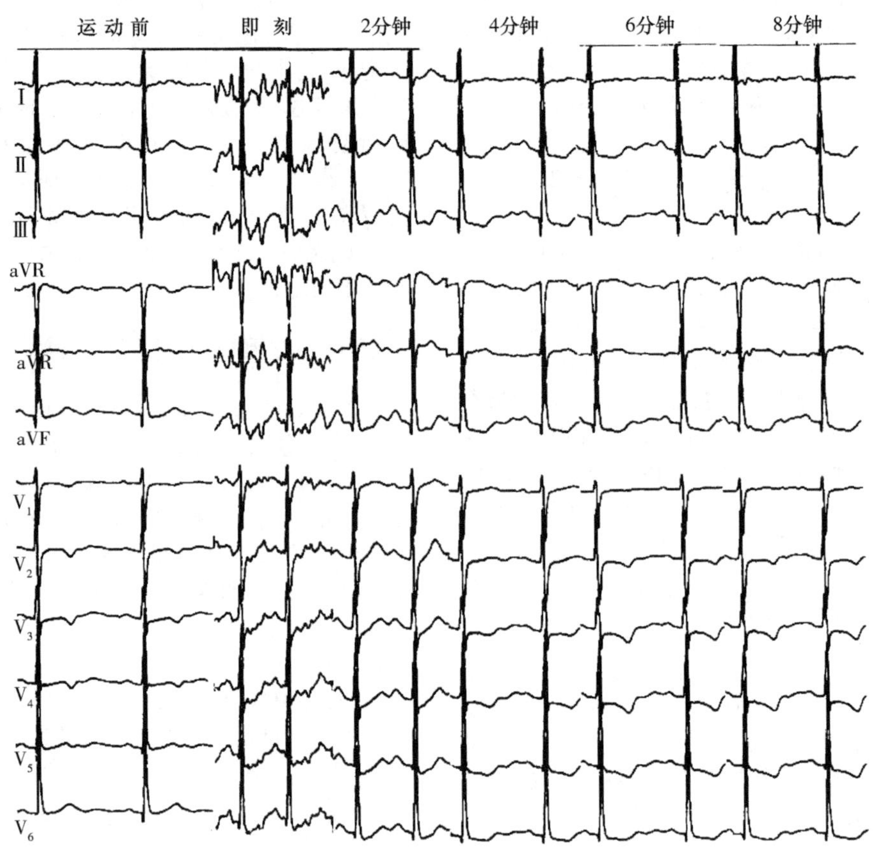

图 4-13-104 运动试验阳性心电图

在评价运动试验结果时,应特别注意:①由于心电图运动试验有不少假阳性者,故心电图运动试验阳性不能作为诊断冠心病的依据,其意义等同于冠心病的一个易患因子;②另一方面运动心电图阴性者不能肯定地排除冠心病,应结合临床其他资料进行综合判断。

案例 4-13-41

患者,女性,63 岁。发作性胸闷 3 个月,以劳累时症状明显,休息缓解。

心电图(图 4-13-104)运动试验显示:运动前 ST 段无压低。运动后出现缺血型 ST 段下移大于0.1mV,以 $V_2 \sim V_6$ 导联明显,一直持续到运动后 8 分钟时,尚未完全恢复。

(六) 运动试验的适应证和禁忌证

1. 适应证 ①对不典型胸痛或可疑冠心病患者进行鉴别诊断;②评估冠心病患者的心脏负荷能力;③评价冠心病的药物或手术治疗效果;④进行冠心病易患人群流行病调查筛选试验。

2. 禁忌证 ①急性心肌梗死或心肌梗死合并室壁瘤;②不稳定型心绞痛;③心力衰竭;④中、重度瓣膜病或先天性心脏病;⑤急性或严重慢性疾病;⑥严重高血压患者;⑦急性心包炎或心肌炎;⑧肺栓塞;⑨严重主动脉瓣狭窄;⑩严重残疾不能运动者。患者如无禁忌证,在其进行运动试验时应鼓励患者坚持运动达到适宜的试验终点,即患者心率达到亚极量水平。但在运动过程中,虽尚未达到适宜的试验终点,而出现下列情况之一时,应终止试验:①运动负荷进行性增加,心率反而减慢或血压反而下降者;②出现室性心动过速或进行性传导阻滞者;③出现眩晕、视力模糊、面色苍白或发绀者;④出现典型的心绞痛或心电图出现缺血型 ST 段下降≥0.2mV者。

(谢小鲁)

笔记栏

第九节　心电图的分析方法和临床应用

一、心电图分析方法和步骤

正确分析心电图要以熟记正常心电图的标准范围及异常心电图的诊断标准为基础，并且还要掌握分析心电图的方法和技巧，结合病例的具体情况，反复实践。相反，仅记忆一些标准值而忽视了方法、技巧及临床特点，则难以熟练而准确地分析心电图。

1. 描记心电图　分析心电图之前，首先要正确描记清晰的心电图。描记前要保证心电图不失真；按照规定和要求设定采样率、阻尼、频率响应、走纸速度、灵敏度等指标；关闭附近电器的电源，以避免交流电干扰；妥善安排检查环境，防止因情绪紧张、寒冷等造成“肌肉颤动”；注意有无接错，即左右手互换；描记中应打好标准电压；防止基线漂移，而影响对各个波形及ST段的判断。一般情况下，应该常规描记12导联心电图，同时根据患者的临床资料决定加做哪些导联或加长哪个导联。例如怀疑右心室梗死时加做V_3R～V_5R；若为心律失常或某些需要重复显示的异常周期改变者（如房室传导阻滞），则应该将P波及QRS波显示最清楚的导联增加描记长度，以准确观察P波与QRS波之间的规律；若为突发或阵发性症状，则需要在短期内重复做心电图。

2. 分析心电图　心电图的分析过程可以分为定性分析和定量分析。先将做好的心电图进行定性分析，即将各个导联大致浏览一遍，排除做图中的干扰因素（包括交流电干扰、基线不稳或漂移；导联有无左右手接错；纸速是否合适；定标电压是否标准），找出P波、QRS波、T波，分别观察其之间的关系（如P波与QRS-T的关系），并且根据P－P或R－R间期估计心率、心律；观察各个波的大小、形态、方向、电压、增宽与否；ST段的形态，平均心电轴的大致方向。通过上述观察，就可以判断出大部分心电图的异常改变。对于明显异常之处或有疑问之处须做必要的测量，以获得准确参数，即定量分析。常用的测量参数包括P－P间期、R－R间期、P－R间期、Q－T间期以及以上各波形的时限与振幅。在分析时基本步骤：①基本心律是窦性心律还是异位心律，找到P波清楚的导联（P波在Ⅱ导联、V_1导联最清楚），观察测量P—P间期、P波与QRS波的关系，测量P—R间期。②比较P—P间期与R－R间期，找出心房率与心室率的关系，计算心室率并且观察有无心律失常；观测QRS时限、电压、形态、方向；测量心电轴。③观测ST段有无抬高或压低及其幅度；T波形态、幅度、方向。测量Q—T间期。④做出心电图诊断，例如：正常心电图；大致正常心电图（个别导联出现QRS波钝挫、ST段轻度下移或T波低平）；异常心电图，要写明心电图诊断，如急性下壁心肌梗死；三度房室传导阻滞等。

3. 结合临床资料　心电图只反映心肌的电活动，其作用存在着局限性，并非对于任何心脏病都有改变。在部分心脏病中，心电图可以做出明确诊断如心肌梗死，心律失常等；而另一部分心脏病中（如瓣膜病、心绞痛的非发作期），心电图仅表现为大致正常甚至正常心电图。但在一些非心脏病如脑血管病、神经官能症，甚至正常人中，心电图也可以表现出某些异常。例如发现V_5导联电压$\geqslant 2.5mV$，诊断为左室高电压，既可见于健康人，也可见于高血压、风心病、心肌病等。因此，在判读心电图前后应该仔细阅读申请单所提供的病史和体征，结合临床资料才能做出正确诊断。

二、心电图的临床应用

心电图是记录心肌电活动的曲线，因此当心脏疾病伴有心肌电活动异常时，作为一项简便、无创性检查心电图具有不可替代的价值，对以下类型有决定性的诊断意义：心律失常中，期前收缩、异位心动过速、扑动、颤动、传导阻滞；急性心肌梗死具有特征性心电图改变及动态演变，据此可以估计梗死范围、部位；可以鉴别左右房室肥大。心肌炎、心绞痛、电解质紊乱及某些药物（奎尼丁、地高辛等）中毒等都可引起心电图的相应改变，因而心电图对于这些疾病具有较大的诊断意义，而对于慢性供血不足、肺心病等的诊断仅有辅助价值。由此可见，心电图在应用中具有其局限性，即不能反映心脏解剖、病理及功能改变（如瓣膜病患者的瓣膜情况；心力衰竭时的心功能状态），还需要结合其他检查手段。

心电图在其他疾病的抢救、监护、治疗、麻醉、临床用药的观察中得到了广泛的应用。

笔记栏

第14章 肺功能检查

肺功能检查可对受检者呼吸生理功能的基本状况做出质与量的评价，明确肺功能障碍的程度和类型，观察肺功能损害的可复性，对探索疾病的发病机制、病理生理、明确诊断、指导治疗、判断疗效和疾病的康复、劳动力鉴定以及评估胸、腹部大手术的耐受性等，都有重要意义；但由于肺功能的代偿能力很大，即使患严重肺部疾病，若部位较局限，肺功能也可能正常。因此，对检查结果的评价，必须结合病史、体检及其他实验室检查资料综合判断，才能发挥其积极作用。

以下介绍临床常用的肺功能检查及其临床意义。

一、肺容积检查

根据肺和胸部扩张与回缩程度，肺内容纳气量产生的相应改变，可分为四种基础肺容积(basal lung volume)和四种基础肺容量(basal lung capacity)。

肺容积：指安静状态下，一次呼吸所出现的呼吸气量变化，不受时间限制，理论上具有静态解剖学意义。以下四种容积彼此互不重叠：潮气容积、补吸气容积、补呼气容积和残气容积。

肺容量：是由两个或两个以上的基础肺容积所组成(图4-14-1)。包括：深吸气量、肺活量、功能残气量和肺总量。

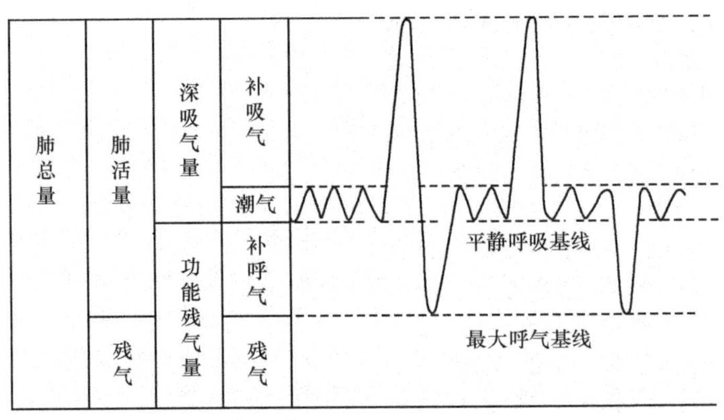

图4-14-1 肺容量及其组成

测定方法：受检者取立位，上鼻夹，含口片与肺量计相连，平静呼吸5次后测定肺活量。测得值须以体温、大气压、饱和水蒸汽压(body temperature pressure saturated, BTPS)进行校正。

1. 潮气容积(tidal volume, TV) 为一次平静呼吸进出肺内的气量，正常成人约500ml。影响TV主要因素是吸气肌功能，尤其是膈肌的运动，其次是性别、年龄、身高与呼吸习惯(形式)等，呼吸肌功能不全时TV减少。

2. 补呼气容积(expiratory reserve volume, ERV) 为平静呼气后所能呼出的最大气量。正常男性为1603±492ml。补吸气容积(inspiratory rescrve volume ,IRV)为平静吸气后所能吸入的最大气量，当呼气肌与吸气肌功能减弱时，ERV与IRV减少。

3. 深吸气量(inspratory capacity IC) 为平静呼气末尽力吸气所能吸入的最大气量，即IC＝VT＋IRV；在肺量图上是位于平静吸气基线以上的肺活量部分，正常IC应占肺活量的2/3或4/5，约为补呼气容积的2倍(图4-14-2)，是肺活量的主要组成部分。正常男性为2617±548ml、女性为1970±381ml。影响IC的主要因素是吸气肌力，当呼吸肌功能不全时IC减少；其次，胸廓、肺活动度降低与肺组织弹性回缩力增高和气道阻塞等因素亦可使IC减少。

4. 肺活量(vital capamty, VC) 是最大吸气后所能呼出的最大气量，VC＝IC＋ERV。右肺肺活量占全肺活量的55%、左肺占45%。

(1) 测定方法：有两种，一期肺活量(一次法)，为平静吸气末做最大吸气后，再进行最大缓慢呼气至残气位时所呼出的全部气量，称一次慢呼气肺活量；于平静呼气末做最大缓慢呼气达残

笔记栏

气容积位后，进行一次最大吸气达肺总量位时所吸入的全部气量，称为一次吸气肺活量。慢性阻塞性肺病(COPD)患者，做一次慢吸气肺活量测定时，由于先期深呼气胸内压增高，使小气道陷闭，致肺泡呼气不尽而使补呼气容积减少，故以一次呼气肺活量测定，或分期肺活量测定为准，后者是将相隔若干次平静呼吸分别测得的深吸气量与补呼气容积相加(IC+ ERV)而得(图4-14-2)。

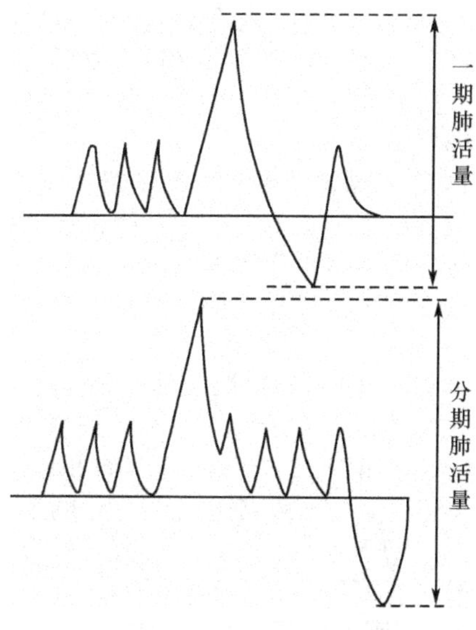

图 4-14-2　一期肺活量与分期肺活量

(2) 正常值：男性为 4217± 690ml、女性为3105± 452ml；实测值/预计值<80%为异常(预计值即同年龄、同性别、同身高正常人测定的参考值)，60%～79%为轻度降低，40%～59%为中度降低，<40%为重度降低。

(3) 临床意义：VC 表示肺最大扩张和最大收缩的呼吸幅度，故凡使胸廓与肺呼吸运动受限或活动减弱情况，均会使 VC 减低。临床上 VC 减低主要见于各种引起限制性通气障碍的疾病，如脊柱与胸廓畸形、广泛胸膜增厚、大量胸腔积液、气胸、肺不张、弥漫性肺间质纤维化、肺水肿和大量腹水、腹腔巨大肿瘤等；其次，为呼吸肌功能障碍，如重症肌无力、膈肌麻痹、传染性多发性神经根炎等。高度肥胖者，由于胸廓、膈肌运动受限，VC 有所减少，此外，气道阻塞对 VC 有轻度影响，如重症慢性阻塞性肺病，VC 可有轻度降低。

5. 功能残气量(functional residual capacity, FRC)**及残气容积**(residual volume, RV)　功能残气量及残气容积是平静呼气后和最大呼气后仍残留于肺内的气量。FRC=RV+ERV, FRC 与 RV 的意义在于呼气末肺内仍有足够的气量，继续进行气体交换(弥散呼吸)。

6. 肺总量(total lung capacity, TLC)　是深吸气后肺内所含全部气量，TLC = VC + RV。FRC 和 RV 均不能用肺量计直接测得，而需应用气体分析法间接测算，要求测定气体不能与肺进行气体交换，一般常用氦气(He)、氮气(N_2)。

(1) 测定方法

1) 密封式氦稀释法：具体方法有二，重复呼吸法和一口气法，现多用前者。先以空气冲洗肺量筒 3 次后灌入定量(10%)氦气与空气混合气。受检者取坐位、在功能残气位进行重复呼吸 7～10 分钟，使肺内与肺量计内气体充分混合，达到氦浓度平衡后再保持 1 分钟，于平静呼气末达到测定终点，休息 20 分钟后重复 1 次，要求两次容量差<5%，然后根据初始氦浓度、平衡后的氦浓度与已知的肺量计容积算出 FRC。

2) 氮稀释法：有密闭式与开放式重复呼吸法和开放式氮稀释法三种，一般多用前者。肺量计经空气充分冲洗后，充入纯氧 5000ml。受检者亦取坐位、重复呼吸 7 分钟，使肺量计内的氧与肺内的氮充分混合达到平衡，取肺量计中的气样测定氮浓度，计算 FRC。

(2)正常值：FRC 男性为 3112±611ml、女性为2348±479ml；RV 男性为 1615±397ml、女性为 1245±336ml；TLC：男性为 5766±782ml、女性为 4353±644ml。

(3) 临床意义

1) 功能残气和残气：二者增多，提示肺内充气过度，见于阻塞性肺气肿和气道部分阻塞，如支气管哮喘与部分慢性支气管炎患者。肺气肿时肺泡弹性减低，呼气时肺组织对支气管的环状牵引力减弱，支气管易于陷闭，致肺泡内气体滞留，RV 增大；一般认为正常 RV/TLC≤35%，>40%示有肺气肿。二者减少，见于各种弥漫性限制性肺疾病和急性呼吸窘迫综合征。

2) 肺总量：减少，见于限制性肺疾病，如肺间质纤维化、肺水肿、肺不张、气胸、胸腔积液、脊柱胸廓畸形与肺切除术后等；增加，主要见于阻塞性肺气肿。

二、通气功能检查

通气功能指在单位时间内随呼吸运动出入肺的气量和流速，又称动态肺容积。凡能影响呼吸频率、呼吸幅度和流速的生理、病理因素，均可影响通气量。

(一) 肺通气量

测定方法有肺量计法和流速仪法，前者为经典方法，后者为目前常用方法，测法基本相同，但报告数据已自动进行 BTPS 校正。

1. 每分钟静息通气量(minute ventilation, VE)是静息状态下每分钟出入肺内的气量，等于潮气容积(VT)×呼吸频率(RR)/分钟。

笔记栏

(1) 准备与测定：肺量计与管道先以空气冲洗后充入空气约占筒容的1/2。将记纹鼓纸速调至30mm/min。受检者安静卧床休息15分钟待呼吸平稳后，与肺量计相连开始测定。重复呼吸2分钟，同时记录呼吸曲线与自动氧耗量。选择呼吸曲线平稳、基线呈水平状态、氧摄取曲线均匀的1分钟，计算VE，并经BTPS校正。

(2) 正常：男性约为6663±200ml、女性约为4217±160ml。该数值>10L/mln示通气过度，可造成呼吸性碱中毒；该数值<3L/mln为通气不足，可引起呼吸酸中毒。平静呼吸的潮气容积中，约25%来自肋间肌的收缩，75%依靠膈升降运动完成。因此，潮气容积大小不仅与性别、年龄、身高、体表面积有关，且受胸廓与膈运动影响。

2. 最大通气量(maximal voluntary ventilation，MVV) 是以最快呼吸频率和最大的呼吸幅度重复呼吸一分钟所得的通气量。

(1) 测定方法：有密闭式与开放式两种，后者适于基层大规模筛选普查用。受检者取立位，与肺量计相连，平静呼吸4～5次后以最快呼吸速度与最大呼吸幅度持续重复呼吸12秒或15秒，要求呼吸次数达10～15次，休息10分钟后再重复一次。为使测定成功，事前要向受检者充分说明，测定过程中对受检者发出适时的指令并持续地指导与鼓励，才能取得最佳结果。

(2) 计算：选择呼吸速度均匀、幅度一致、持续达12或15秒的一段曲线，将其呼出或吸入的气量乘以5或4，即得每分钟最大通气量。要求两次测得结果的差异<8%，且应选取其中最大值作为实测值。

正常：男性约为104±2.71L、女性约为82.5±2.17L，通常亦应根据实测值占预计值的百分比进行判定，低于预计值的80%为异常。

(3) 临床意义

1) MVV降低：见于①气道阻塞和肺组织弹性减退，如阻塞性肺气肿；②呼吸肌力降低和呼吸功能不全；③胸廓、胸膜、弥漫性肺间质疾病与大面积肺实质疾病，如肺不张可以限制肺的扩张与收缩。

2) 通气储备功能的考核：常用于胸科术前病人肺功能状况的评价与职业病、劳动能力鉴定。

通气储量(%)=(最大通气量－静息通气量)/最大通气量×100%。正常应>95%，若<86%提示通气功能储备不佳，60%～70%为气急阈。

(4) 注意事项：MVV测定是较为剧烈的呼吸运动，平常人经过15秒持续快速大幅度呼吸运动后，体内CO_2可减少500ml，$PaCO_2$下降20mmHg，故严重心肺疾病与咯血者，列为禁忌。

笔 记 栏

(二) 用力肺活量(forced vital capacity，FVC)

过去称时间肺活量，是深吸气至TLC位后以最大用力、最快速度所能呼出的全部气量。一秒钟用力呼气容积(forced expiratory volume in one second，$FEV_{1.0}$)指最大吸气到TLC位后，开始呼气第一秒钟内的呼出气量，它既是容积测定，也是一秒钟内的流量测定，后者临床应用最广，常以$FEV_{1.0}$/FVC或$FEV_{1.0}$/VC的百分比表示(简称一秒率)。三秒钟用力呼气容积($FEV_{3.0}$)指最大吸气至TLC位后，三秒钟内的全部呼出气量。

1. 测定 仪器先预热，调整鼓风器流量达75L/min，受检者取立位，与肺量计相连后，做最大吸气至TLC位，屏气1秒后以最大努力、最快速度呼气至RV位，持续、均匀、快速呼尽，重复2次。

2. 计算 选取最佳曲线，要求起始部陡直，终末部平坦达0.5～1.0秒，整个曲线平稳光滑。自曲线上计算第1、2、3秒的呼气容积($FEV_{1.0}$、$FEV_{2.0}$、$FEV_{3.0}$)及其各占预计值的百分比($FEV_{1.0}$%、$FEV_{2.0}$%、$FEV_{3.0}$%)和FVC的百分比($FEV_{1.0}$/FVC%，$FEV_{2.0}$/FVC%，$FEV_{3.0}$/FVC%)。临床常用相对值，正常时后者分别为83%、96%、99%，健康者在3秒内可将肺活量几乎全部呼出(图4-14-3)。临床上评价患者通气功能状况，最常采用$FEV_{1.0}$及$FEV_{1.0}$/FVC%作为判定指标。其正常值，前者男性为3 179±117ml、女性为2 314±48ml；后者均应>80%。

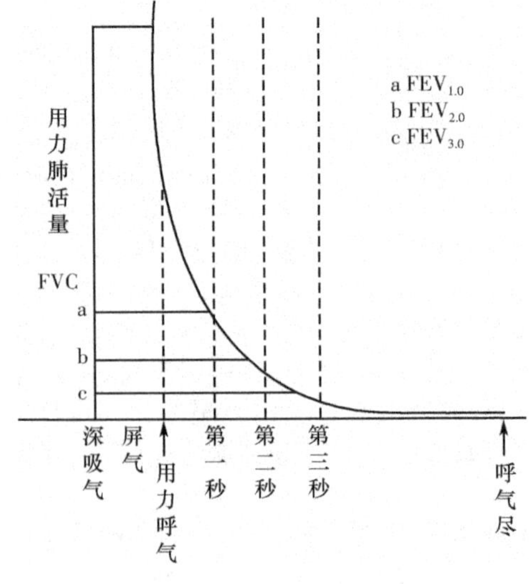

图4-14-3 用力肺活量图

3. 临床意义 阻塞性通气障碍患者，如慢性支气管炎、阻塞性肺气肿和支气管哮喘发作期患者，由于气道阻塞，呼气时间延长，故$FEV_{1.0}$及$FEV_{1.0}$/FEV%均减低；限制性通气障碍患者，如弥漫性肺间质纤维化、广泛胸膜肥厚粘连、胸廓与脊柱畸形等患者，气道虽无阻塞，呼出气流不受限，但因胸廓及肺弹性、顺应性降低，呼气运动迅速减弱终止，致使肺活量的绝大部分在极短时间内提前迅速呼出，$FEV_{1.0}$/FVC%增加。

（三）最大呼气中段流量：(maximal mid-expiratory flowcurve，MMEF，MMF)

最大呼气中段流量是由 FVC 曲线计算得到的用力呼出肺活量 25%～75%的平均流量。

1. 计算方法 将 FVC 曲线起、止两点间平行垂直分为四等份，取其中间 2/4 段的肺容量与其所用的呼气时间(最大呼气中段 mid-ex-piratory time，MET)两者之比值。正常男性约为 3452±1160ml/s、女性约为 2836±946ml/s。

2. 临床意义 FVC 初始呼气阶段呼气速度快，受主观用力因素影响大，不易掌握。末段，曲线的最后部分处于低肺容量位，肺弹性回缩力降低，气道口径缩小，流量低，且对已有呼吸困难者，往往不能正确完成。而 MMF 主要取决于 FVC 非用力依赖部分，即呼气流量随用力程度达到一定限度后，尽管继续用力，用力流量固定不变，与用力无关。在包括 MMF 在内的低肺容量位流量的改变，受小气道直径影响，流量降低反映小气道阻塞。研究发现小气道疾患当 $FEV_{1.0}$、$FEV_{1.0}$/FVC%和气道阻力均正常时，MMF 却可降低，说明 MMF 比 $FEV_{1.0}$/FVC%能更好地反映小气道阻塞情况。

（四）肺泡通气量(alveolar ventilation，VA)

肺泡通气量指安静状态下每分钟进入呼吸性细支气管及肺泡参与气体交换的有效通气量。正常成人潮气容积为 500ml，其中在呼吸性细支气管以上气道中的仅起传导气体作用，不参与气体交换，称为解剖无效腔即死腔气，约占 150ml。若按每分钟呼吸 15 次计，其静息通气量为 7.5L/min，减除死腔气，则肺泡通气量为 5.25L/min。但进入肺泡中的气体，若无相应肺泡毛细血管血流与之进行气体交换，也同样会产生死腔效应，称肺泡无效腔。解剖无效腔加肺泡无效腔称生理无效腔(dead space ventilation，VD)，正常情况下因通气/血流比值正常，肺泡死腔量极小，可忽略不计，故解剖无效腔与生理无效腔基本一致。$VA = (VT-VD)\times RR$，可见通气效率受无效腔与潮气容积比率(VD/VT)的影响，正常 $VD/VT = 0.3\sim0.4$，比值小则有效肺泡通气量增加；比值大则有效肺泡通气量减少，如 $VD/VT = 0.7$ 时，VT 仍为 500ml，RR 15/min，则 $VA = 500\text{ml}\times(1-7/10)\times 15/\text{min} = 2.25\text{L/min}$。故浅速呼吸的通气效率小于深缓呼吸。

（五）临床应用

1. 通气功能的判定 通气功能测定为肺功能测定的最基本内容，也是一系列肺功能检查中的初筛项目，通常根据 FVC、MVV 和 VC 测定，并结合通气储量百分比、气速指数，对通气功能做出初步判断。

通气储备能力用通气储量的百分比来表示，95%提示正常；<86%提示通气储备功能不佳，<70%提示通气功能严重损害。

$$气速指数=\frac{MVV\ 实测值/预计值(\%)}{VC\ 实测值/预计值(\%)}$$

正常气速指数为 1；气速指数>1 为限制性通气障碍；<1 为阻塞性通气障碍。临床还应根据 VC 或 MVV 实测值占预计值的百分比和 $FEV_{1.0}$/FVC%判断肺功能状况和通气功能障碍的类型。

(1) 肺功能不全分级：见表 4-14-1。

表 4-14-1 肺功能不全分级

	VC 或 MVV 实/预(%)	$FEV_{1.0}$/FVC(%)
基本正常	>80	>70
轻度减退	80～71	70～61
显著减退	70～51	60～41
严重减退	50～21	≤40
呼吸衰竭	≤20	

(2) 通气功能障碍分型(见表 4-14-2)：以上通气功能主要反映气道内径>2.0mm 的大气道通气状况，阻塞性通气功能障碍特点是以流速(如 $FEV_{1.0}$/FVC%)降低为主，限制性通气障碍则以肺容量(如 VC)减少为主。

表 4-14-2 通气功能障碍分型

	$FEV_{1.0}$/FVC%	MVV	VC	气速指数	RV	TLC
阻塞性	↓↓	↓↓	N* 或↓	<1.0	↑	N* 或↑
限制性	N* 或↑	↓或 N*	↓↓	>1.0	N* 或↓	↓
混合性	↓	↓	↓	=1.0	不定	不定

注：N：正常

2. 阻塞性肺气肿的判定 根据 RV/TLC 的百分比结合肺泡氮浓度测定，对阻塞性通气功

笔 记 栏

能障碍所致肺气肿,做如下判定(表 4-14-3)。

表 4-14-3 肺功能不全分级

	RV/TLC(%)	平均肺泡氮浓度*(%)
无肺气肿	≤35	2.47
轻度肺气肿	36~45	4.43
中度肺气肿	46~55	6.15
重度肺气肿	≥56	8.40

*指呼吸纯氧 7 分钟末测得的呼气末氮浓度

3. 气道阻塞的可逆性判定 当肺功能测定有 $FEV_{1.0}$/FVC%降低或据临床表现疑有气道阻塞表现时,可根据具体情况选择下述两种测定,以判断气道阻塞的可逆程度,协助临床诊断。

(1) 通气改善率:简称一秒量改善率,是在给患者吸入沙丁胺醇 0.2mg 前和 15~20 分钟后,测 $FEV_{1.0}$(试验前 24 小时停用支气管舒张药物),按下列公式计算其通气改善率,以判定气道阻塞的可逆性,有助于临床诊断和疗效判定。

$$通气改善率=\frac{用药后测得值-用药前测得值}{用药前测得值}\times 100\%$$

改善率>15%为阳性;15%~24%为轻度可逆;25%~40%示中度可逆;>40%高度可逆。支气管哮喘患者改善率一般应达 15%以上($FEV_{1.0}$绝对值至少增加 200ml),慢性阻塞性肺病患者改善率则不明显。

(2) 最大呼气流量(peak expiratory flow, PEF,亦称峰流速)昼夜波动率或日内变异率:教会患者用微型峰流速仪于每日清晨及下午(或黄昏)测 PEF,连续测 1 周后按以下公式计算:≥20%示气道阻塞有可逆性,对支气管哮喘有诊断意义。

$$\text{PEF 昼夜波动率}=\frac{日内最高\ PEF-日内最低\ PEF}{1/2(同日内最高\ PEF+最低\ PEF)}\times 100\%$$

4. 支气管激发试验 气道反应性指气道对各种物理、化学、药物或生物因子刺激的收缩反应,气道反应性增高是支气管哮喘的重要特征。支气管激发试验即用某种刺激使支气管平滑肌收缩,通过肺功能检查判定支气管缩窄程度,借以判断气道反应性。

药物试验常用组胺和醋甲胆碱,用生理盐水配成以下浓度(mg/ml):0.03、0.06、0.12、0.25、0.50、1.0、2.0、4.0、8.0、16.0,冰箱储存备用。受试前 24 小时停用支气管舒张药物。

测定:先测 $FEV_{1.0}$值,然后雾化吸入生理盐水 2 分钟,再测 $FEV_{1.0}$,如无明显降低,则从最低浓度开始,采用潮气法呼吸,顺次吸入上述药液;每一浓度呼吸 2 分钟后复测 $FEV_{1.0}$,直至 $FEV_{1.0}$较基础值降低≥20%时终止。判定主要以使 $FEV_{1.0}$降低 20%所需药物累积($PD_{20}FEV_{1.0}$),组胺 $PD_{20}FEV_{1.0}$<7.8umol、醋甲胆碱 $PD_{20}FEV_{1.0}$<12.8umol,为气道反应性增高。

笔记栏

临床意义:主要用于协助支气管哮喘的诊断,对症状、体征不典型,或有可疑哮喘病史,或处于哮喘缓解期肺功检查无异常者,或以咳嗽为主要表现的咳嗽变异型哮喘者,若支气管激发试验阳性可确定诊断。

三、换气功能检查

肺有效的气体交换("内呼吸")不仅要求有足够的通气量与血流量,而且吸入气体在肺内分布状况、血流状态、两者的比例关系以及弥散膜对气体通过的影响,均对肺的气体交换效率产生影响。

(一) 气体分布(gas distribution)

肺泡是气体交换的基本单位,要取得最大气体交换效率,应是吸入气能均匀分布于每个肺泡。但即使健康人,肺内各部分气体分布也不均匀,存在区域性差异,这与气道阻力、肺顺应性、胸腔内压的变化有关,而后者的区域性差异是导致不同层面肺泡气体分布不均的主要因素,直立位时,胸腔负压以 0.26cmH_2O/cm 的梯度自肺尖向肺底部递减。深吸气时,上肺区肺泡先扩张,气体优先进入并分布于上肺区;继而上、下肺区肺泡同时充气,充气时间和数量亦基本相同;吸气至肺总量位(TLC)时,上肺区先终止扩张充气(属快肺泡),而下肺区肺泡继续充气(属慢肺泡)。此外,气体在终末肺单位内呈层状分布不均,近肺泡端吸入气分布少,而近气道端气体分布多。因此,肺泡内气体分布不可能绝对均匀。当有气道阻塞时,因阻力不一致,吸入气体易进入阻力低的肺内;呼气时,因肺泡内压不均和呼吸加快,会使气体分布不均加重。

1. 测定方法 有两类三种方法,简要介绍两种。氮浓度测定属间接测定,将吸入纯氧后测定呼出气中的氮浓度作为判定指标,其中以一口气氮稀释法(单次呼吸法)为常用。测定时,受检者于深呼气至残气(RV)位后吸入纯氧至肺总量(TLC)位,然后缓慢均匀地呼气至残气水平;将呼出气持续引入快速氮分析仪,连续测定呼出气中氮浓度,并描记肺泡氮浓度曲线。健康人吸入纯氧在肺内均匀分布,不同肺区的肺泡氮被吸入的纯氧稀释后,浓度接近。呼气氮浓度曲线呈四相变化:先排出无效腔纯氧,氮浓度为零(Ⅰ相、平段);随后呼出肺泡与气道的混合气,氮浓度开始上升(Ⅱ相);待肺泡持续排气,由于各部肺泡氮浓度相仿,出现高浓度氮的相对水平曲线(Ⅲ相,肺泡平段);最后Ⅳ相,下肺区小气道关闭,含更高氮浓度指示气自上肺区呼出,曲线上扬(图

4-14-4)。判定指标以呼气至750～1 250ml的瞬时氮浓度差为准，正常时<1.5%。

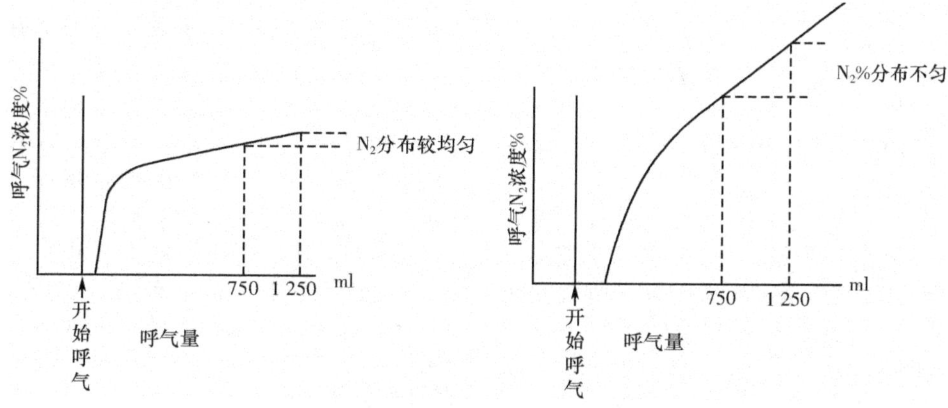

图 4-14-4 一口气氮分析法测定吸气在肺内分布均匀性

重复呼吸7分钟氮清洗法测定，令受检者反复吸入纯氧经单向活瓣将肺内氮气连续冲洗出去，肺内的氮被每次吸入的纯氧稀释，并随呼气排出，使肺泡内氮浓度逐渐下降。反复吸入7分钟后，总的呼出肺泡气氮浓度应<2.5%，提示健康人肺内气体分布相对均匀。

2. 临床意义 导致吸入气体分布不均的主要因素是不均匀的气流阻力和顺应性。前者如支气管痉挛、受压；后者如间质性肺炎—肺纤维化、肺气肿、肺淤血、肺水肿和胸腔积液等。

（二）通气/血流比值（Ventilation/perfusion，V/Q）

有效的肺泡气体交换不仅要求有足够肺泡通气量和吸入气在全肺的均匀（相对）分布，且需要充分的血流量相匹配。正常肺泡通气量约4L/min，肺血流量约5L/min，两者比值为0.8，换气效率最佳。正常各部位的通气、血流比值（V/Q）主要受重力和体位、肺容积变化的影响，存在区域性差异；但生理上通过精巧地调节，使整个肺的V/Q取得适宜比值，以保证最大气体交换效率。当血流减少时，该部的小气道即收缩，以减少通气；反之，通气减少时，灌注肺泡血流量因小血管收缩而下降。可见分布不均匀可以通过V/Q比例的协调取得代偿。在病理情况下，局部血流障碍时，进入肺泡的气体，由于没有充足血流与之交换（比值>0.8，或Q=O、V/Q=∞无穷大）致使无效腔气增加；反之，局部气道阻塞，V/Q比值<0.8，部分血流因无通气与之交换，成为无效灌注，而导致静—动脉样分流效应。无论上述哪种异常，如引起总的V/Q失调时，都会引起换气功能障碍，导致缺氧，除非同时伴有严重通气不足，其后果主要是缺氧，并无CO_2潴留，甚至动脉血CO_2还低于正常。

1. 测定方法 很多，其中不少是通过动脉血气分析项目计算相关生理学指标进行间接判断，其基本原理是凡能影响肺泡通气，肺泡-毛细血管阻滞与静-动脉分流者均可引起V/Q失调。如测算肺泡-动脉氧和二氧化碳分压差（$P_{A-a}O_2$ and $P_{A-a}CO_2$）、动脉血-肺泡气氮分压差（$P_{A-a}N_2$）、肺内分流（QS/QT）、无效腔比率（VD/VT），部分内容将在血气分析节做相应介绍。

2. 临床意义 凡能影响肺顺应性、气道阻力和血管阻力的病理因素，均可使V/Q异常，而V/Q比例失调是肺部疾病产生缺氧的主要原因。临床上见于肺实质、肺血管与气道疾病，如肺炎、肺不张、肿瘤、急性呼吸窘迫综合征、肺栓塞、肺水肿、支气管哮喘、阻塞性肺气肿等。

（三）弥散功能

肺泡弥散指气体分子通过肺泡膜（肺泡-毛细血管膜）进行交换的过程，以弥散量（diffusing capacity，DL）为衡量指标，它是指肺泡膜两侧气体分压差为1.0mmHg时，每分钟所能透过（或转移）的气体量（ml）。影响弥散的因素有肺泡膜的面积、厚度（距离）、膜两侧气体分压差、气体相对分子质量、气体在介质中的溶解度、肺泡毛细血管血流以及气体与血红蛋白的结合能力等。O_2与CO_2在肺内的弥散过程不同，相同温度下，两种气体弥散的相对速率与该气体相对分子质量的平方根成反比、与气体在介质中的溶解度成正比，计算结果，CO_2的弥散速率为O_2的21倍，故临床上不存在CO_2弥散障碍，弥散障碍主要指氧，后果是缺氧。

1. 测定方法 有三种，临床常用单次呼吸法。正常值（120例健康国人，男女各60例，年龄17～72岁）为：男性18.23～38.41ml/（mmHg·min）；女性20.85～23.9ml/（mmHg·min）。

2. 临床意义 生理因素（性别、年龄）、体位与运动均对弥散功能有一定影响。弥散障碍见于：①弥散膜面积减少，如阻塞性肺气肿；②肺间质水肿、肺泡壁增厚、肺泡毛细血管纤维性变，如

笔记栏

弥漫性肺间质纤维化、肺尘埃沉着症、结节病和弥漫性细支气管—肺泡癌等。

四、小气道功能检查

小气道功能(small airway function)为区域性肺功能(regional lung function)的一种。小气道指在吸气状态下气道内径≤2mm 的细支气管(相当于第 6 级支气管分支以下),包括全部细支气管和终末细支气管,是许多慢性阻塞性肺疾病(COPD)早期容易受累的部位。由于呼吸道阻力与气道的横截面积成反比,小气道的总横截面积巨大(达 $100cm^2$ 以上),气流速度慢、阻力小,仅占气道总阻力的 20%以下。当其发生病变时,临床上可无任何症状和体征,而常用的肺功能检查项目又不能敏感地发现;而当出现临床症状和大气道阻力增加时,病变已有较大进展。以下介绍的小气道功能检查方法,对早期发现、诊断小气道病很有意义。

(一) 闭合容积(closing volume,CV)

原称闭合气量,指深呼气至残气位,肺低垂部位小气道开始关闭时,所能继续呼出的气量;而小气道开始闭合时存留于肺内的气量,称为闭合总量(closing capacity,CC),CC=CV+RV。

1. 测定原理 正常直立位或坐位时,因受重力影响,胸腔负压自上而下呈梯度递减,在深呼气至残气位时,肺尖部胸腔内压(胸内压)为 $-2.2cmH_2O$,至肺底部胸内压则为 $+4.8cmH_2O$。吸气时,由于上肺区肺泡负压大于下肺区,故吸入气先进入上肺区,后进入下肺区;深吸气,在吸气末上肺区先终止扩张充气时,下肺区肺泡继续扩张;深呼气,由于胸内压自上而下呈梯度递增,故下肺区肺泡排气先于上肺区,继而上、下肺区同时排气;待接近呼气末期,下肺区因胸内压超过气道内压,小气道先被挤压而闭陷。

2. 测定方法 基本有两种,即氮气法(N_2 method)或一口气氮测定法(single breath nitrogen test,SBN_2)和氦气法(He bolus method),后者属弹丸法中的一种。

(1) 氮气法:受检者取坐位,进行两次深呼吸后,缓慢深呼气至 RV 位。令受检者以<0.5L/s 速度,缓慢持续吸纯氧至 TLC 位,不要屏气,再立即以0.3~0.5L/s速度,缓慢均匀呼气,达 RV 位。在呼气时,以函数记录仪描绘呼气量与呼气瞬时氮浓度的关系,会得到四相曲线.Ⅰ相为气道与测定仪器管道内不含氮的无效腔气,氮浓度为零;Ⅱ相为无效腔与上下肺区肺泡气混合气,氮浓度上升;Ⅲ相为上下肺区同等排气,氮浓度相对稳定;Ⅳ相为下肺区小气道开始闭合,排气渐向中、上肺区推进,当中肺区排气终止,含氮较高的上肺区肺泡继续呼出时,氮浓度明显上升,第Ⅲ、Ⅳ相交点至呼气终点即闭合容积 CV(图 4-14-5)。重复测 2~3 次,间隔时间 5~10 分钟。

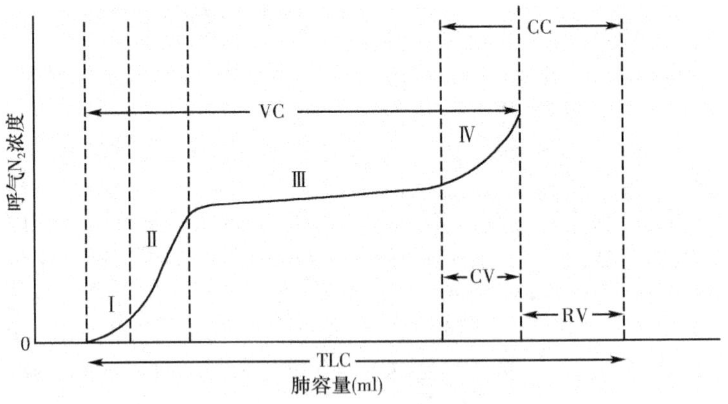

图 4-14-5 闭合气量曲线

(2) 氦气法:在 RV 位开始吸气初始,先吸入定量指示气体氦 200ml,接着吸入空气达 TLC 位。而后立即缓慢匀速地一次呼气至 RV 位,记录方法基本同氮气法。综合分析两法利弊,氮气法操作简单、设备廉价且不需指示气体,优于氦气法。

3. 判定与临床意义 判定指标有二:即 CV/VC%和 CC/TLC%,也有以 CC/FRC%进行判定的。正常人 CV/VC%和 CC/TLC%均随年龄增长呈直线上升,但依性别而异。关于 CV/VC%,30 岁为 13%、50 岁为 20%;CC/TLC%<45%。吸烟对比影响较大,不正常率明显增加,戒烟半年后可见明显改善。关于 CC/FRC%,如>100%则表示在静息时已有小气道阻塞。目前,较多用于吸烟、大气污染、粉尘作业对小气道功能与损害的研究和监测,可作为环境医学早期筛选手段。

(二) 最大呼气流量-容积曲线(maximum expiratory flow-volume curve,MEFV,V-V 曲线)

1. 测定原理 小气道壁受到呼吸过程中肺容积大小变化的影响而使流量发生变化。吸气

笔 记 栏

时肺容积增大，随胸内压力(P_{PL})降低，气道周围肺组织弹性回缩对管壁的牵张力增强，使气道扩张。用力呼气时肺泡内压(P_{alv})亦称肺内压，驱动气体自肺泡内呼出，同时 P_{PL} 既作用于肺泡利于排气，也作用于气道，挤压使其口径缩小，妨碍肺泡排气。气体自肺泡流向口、鼻腔过程中，要克服气道阻力，P_{alv} 逐渐被消减，致使从肺泡到口、鼻腔气道内形成一个压力递降梯度，其间必有一点，此处 $P_{alv}=P_{PL}$，被称为等压点(equal pressure point，EPP)。以此点为界，可将气道分为两段：等压点～肺泡为上游段(up-stream segment)，此段内 $P_{alv}>P_{PL}$，使气道扩张；等压点～口鼻腔为下游段(down-stream segment)，此段内 $P_{alv}<P_{PL}$，使气道缩小。

正常人等压点的位置，主要决定于肺容积大小，深吸气后用力呼气过程中，随肺容积缩小，等压点逐渐移动，在80%～70%VC的肺容积水平时，等压点处于肺叶支气管；当VC减少时，等压点渐向外周移动，<40%VC后，等压点进一步向上游移动，至25%VC水平时，等压点已移到细支气管段。此处小气道壁内无软骨支撑，易被压缩陷闭。因而，在深吸气后用力呼气初期，肺容积较大，小气道内径相对较粗，单位时间呼气流量与用力程度(胸内压大小)有关；但到呼气中后期，肺容积缩小，呼气流量就取决于小气道及其腔内压力抵制和消减其周围压力与气道阻力保持通畅的能力，而与呼气用力程度无关，流量自然降低。

2. 测定方法 受试者立位，平静呼吸数次适应后，充分深吸气到TLC位后，立即迅速用力呼气至RV位，总呼气时间应达6秒以上。在此过程中，XY记录仪自动描记、绘出呼气流量与相应肺容积的相关V-V曲线与图形，X轴代表肺容积、Y轴代表最大呼气流量(V_{max})。间隔5～10分钟后重复一次，至少测三次。两次测定最大的用力肺活量(FVC)之差，应<5%或100ml，选择其中FVC最大、曲线光滑、起止点清晰的一条曲线进行测算(图4-14-6)。

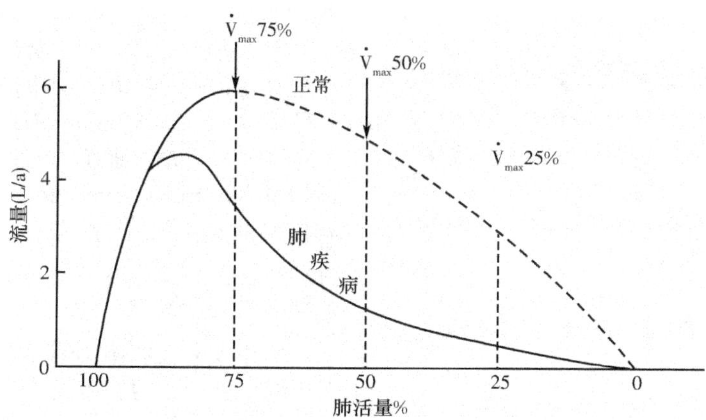

图4-14-6 正常和阻塞性肺疾病的流量-容积曲线

3. 判定 MEFV曲线主要用于检测小气道阻塞性病变，判定指标有二：①VC 50%和25%时的呼气瞬时流量($V_{max}50$ 和 $V_{max}25$)作为检测小气道阻塞的指标，凡两项指标的实测值/预计值<70%，且 $V_{50}/V_{25}<2.5$，即认为有小气道功能障碍；②V-V曲线形态特点有助于判断气道阻塞的部位，特别是上气道阻塞，其曲线形态具有特征性(图4-14-7)。

4. 低密度混合气体流量 呼吸密度较空气低约2/3的氦(80%)＋氧(20%)混合气体($He-O_2$)所描绘的MEFV曲线($MEFV_{He-O_2}$)，与呼吸空气所测绘的MEFV曲线($MEFV_{air}$)进行比较，不仅可更敏感地早期发现小气道阻塞和功能障碍，且可用于鉴别小气道阻塞的部位及是否具有可逆性。

正常人($MEFV_{He-O_2}$)特点：曲线前半部即用力依赖部分，其 $He-O_2$ 混合气的 V_{max} 明显高于吸入空气的相应流量。之后，随肺容积降低，两线相应 V_{max} 差变小，降支逐渐靠近，于接近RV位时两线重叠成一线。

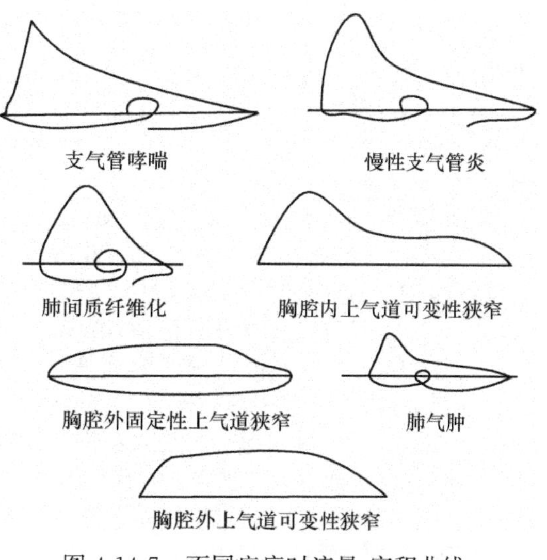

图4-14-7 不同疾病时流量-容积曲线

判定与临床应用：指标有等容流量差（ΔV_{max}）和等流量容积（V_{isav}）两项。分别从 $MEFV_{He\text{-}O_2}$ 和 $MEFV_{air}$ 两条曲线测出同一肺容积的 V_{max}，然后求两者之差，即 ΔV_{max}，一般多用 ΔV_{max50} 表示。

$$\Delta V_{max}50=\frac{\Delta V_{max50_{He}-O_2}-V_{max50air}}{V_{max50air}}\times 100\%$$

V_{isov} 是从 $MEFV_{He\text{-}O_2}$ 与 $MEFV_{air}$ 两条曲线降支相交点到 RV 位为止，所呼出的气体容积，用占肺活量百分比（V_{isov}/VC%）表示，正常应＜25%VC。

小气道功能障碍，ΔV_{max50}＞20%，提示阻塞为可逆性，ΔV_{max50}＜20%，提示小气道病变已进入不可逆阶段。如果高中肺容积水平的 ΔV_{max}＞20%，示等压点的上游段气流为涡流，其阻力与气体密度有关，阻塞部位在大气道；反之 ΔV_{max50}＜20%，示等压点的上游段气流为层流，其阻力与气体密度无关，MEFV 对 $He\text{-}O_2$ 无反应，说明阻塞部位在小气道。

（三）频率依赖性肺顺应性（frequency dependence of dynamic compliance，FDC）

频率依赖性肺顺应性是最敏感的小气道功能检查指标（详见下节）。

五、肺顺应性和气道阻力的检查

（一）肺顺应性

肋间肌、膈肌与呼吸辅助肌的收缩是呼吸运动的主要动力，呼吸肌能量主要消耗于克服胸廓和肺组织的弹性与气体在呼吸道流动的阻力。衡量胸廓和肺组织弹性的指标为力学顺应性（compliance）或组织顺应性，其定义为单位压力变化所引起的相应肺容积变化，单位是ΔL/cmH_2O，顺应性的倒数即弹性阻力。呼吸系统的顺应性包括肺顺应性（lung compliance，C_L）、胸壁顺应性和顺应性。

肺顺应性分：静态肺顺应性（static lung compliance，C_{lst}）和动态肺顺应性（dynamic lung compliance，C_{ldyn}）两种。应用肺功能仪配备食管气囊、压力传感器与流量仪，即可进行测定。

1. 测定方法 先下食管气囊到食管下 1/3 处，测食管压力，因食管壁顺应性好，可间接代表胸内压（P_{PL}）。正式测定前，令受试者作 3 次深吸气至肺总量位，建立标准容积，尔后平静呼吸，再缓慢吸气至肺总量位；在随后缓慢呼气过程中，应用阻断器间断性关闭口器，每次持续 1～2s；每次呼出气约 500mL，直达残气位；将肺容积的改变和相应经肺压（口腔压-食管压）的变化，描绘出 P-V 曲线；自曲线上测出 FRC＋0.5L时的容积改变（ΔV），除以相应压力变化（ΔP），即为 C_{lst}。

2. 动态肺顺应性测定 嘱受试者按节拍器的指令，进行潮式呼吸，在呼吸频率为 20 次/min、40 次/min、60 次/min 和 80 次/min 时，同步记录食管压力和肺容积的改变，测其 C_{ldyn}。在应用人体体积描记仪测定时，通过 X-Y 记录仪描记经肺压和肺容积的变化，连接呼气末和吸气末两点，即可侧得 C_{ldyn}。

3. 正常值 国外学者报告的结果之间，差异较大。国内一组（130 例健康人，18～65 岁）测定，C_{lst} 男性为 0.23±0.06L/cmH_2O，女性为 0.15±0.04L/cmH_2O，C_{ldyn} 性为 0.17±0.06L/cmH_2O，女性为 0.11± 0.03 cmH_2O/，正常平静呼吸时，C_{ldyn} 接近或略小于 C_{lst}，C_{ldyn}/C_{lst}＞0.75。

4. 临床应用 C_{ldyn} 对小气道疾病早期诊断比较敏感。小气道疾病早期，病变分布不均，当快速呼吸时，随呼吸频率的增加，吸气时间缩短，从而导致有病变而时间常数延长的肺泡，不能及时充盈，肺泡扩张受限；不同肺单位时间常数差异明显时，C_{1dyn} 随呼吸频率的增加而明显降低，此现象被称为动态肺顺应性的频率依赖性（frequecy dependence of dynamic compliance，FDC）。发生 FDC 时 C_{ldyn}/C_{lst}＜0.75。

（二）气道阻力

与呼吸有关的阻力有多种，其概念和意义各不相同。按产生阻力的部位分为气道阻力、肺组织阻力和胸廓阻力与肺组织阻力合称肺阻力，再加上胸廓阻力即呼吸总阻抗。按产生阻力的物理性质分为黏性阻力、弹性阻力和惯性阻力，通常所说呼吸阻力仅指呼吸系统的黏性阻力。正常人呼吸运动时呼吸肌作功的 1/3 是用来克服非弹性阻力（黏性＋惯性），因惯性阻力很小，安静呼吸时几乎为零；故非弹性阻力主要为黏性阻力。

1. 呼吸阻力（respiratory resistence，R_{rs}）是呼吸系统黏性阻力的总和

测定仪器多为呼吸阻力测定仪。受试者取坐位，将接口器调至与坐高相同的位置，全身肌肉尽量放松，用口呼吸，切忌屏气关闭声门；待呼吸平稳时，采取一合适振动频率（3、5、7Hz），将测定之压力、流量讯号记录于 X-Y 记录仪，然后通过计算测得，结果正常值约 2.85cmH_2O/L·s，女性较男性高，儿童较成人高。

R_{rs} 测定意义与肺阻力（R_L）、气道阻力（R_{aw}）相同，主要是了解气道阻塞情况。与 R_L 相比，R_{rs} 虽更易受气流以外因素的影响，但因测试方法简单，重复性好，测试中受试者无任何不适，故

笔 记 栏

被临床广为采用。

2. 气道阻力(airway resistance, R_{aw}) 是在呼吸过程中,流动气体分子之间以及流体与气道壁之间摩擦而产生的阻力。正常呼吸频率时,非弹性阻力消耗的能量约占呼吸总耗量的30%,其中气道阻力占非弹性阻力的80%~90%。利用人体体积描记仪测定的气道阻力较其他方法更客观、更敏感。以单位时间内推动一定量气体流经气道时所需的肺内压与口腔压差来表示,正常均值为1.5cmH_2O/(L·s)[0.2~2.0 cmH_2O/(L·s)],呼气阻力略大于吸气阻力。判定时常用气道传导率(airway conductance, Gaw)简称气导和比气道传导率(specific airways couductance, G_{sp})简称比气导两项指标。G_{aw}是R_{aw}的倒数,而G_{sp}是G_{aw}与FRC之比,即:

$$G_{aw}=\frac{1}{G_{aw}\times FRC}=\frac{G_{aw}}{FRC}$$

六、肺功能检查结果分析

肺功能检查是临床评价呼吸生理功能的重要手段,在呼吸系统疾病诊断、鉴别诊断、判断疾病程度及预后和治疗效果、劳动力鉴定与职业病防治、明确外科手术适应证等方面都有十分重要的作用,但其结果分析应结合临床症状、体征、影像学资料(胸片、肺CT)及血气分析等其他资料综合做出结论,才能做出符合临床实际情况的正确判断。进行分析时首先注意各次指标的描记图形形状,肺量图不仅显示呼吸量的变化、呼吸运动的特点,并在一定程度上反映受试者是否完全了解检查要求、合作程度、情绪和仪器是否故障等;再注意每一次测定的重复性,有些指标在多次测定中都出现,必须相互印证,最后得出有无肺功能损害及损害的程度、阻塞性还是限制性通气功能障碍、有无阻塞性肺气肿、胸腹部手术能否承受、使用支气管扩张剂做支气管扩张试验者做出气流阻塞是否可逆等结论。

肺功能各项生理指标的正常值受年龄、性别、身高、体重等影响,此外还与民族、职业、营养等因素有关,故各指标的正常值(预计值)必须适合当地人群,根据测定方法和原理,肺功能指标大体可分为直接测定指标和间接测定指标.

(一)直接测定指标

1. 肺活量 VC=IC+ERV,深吸气量(IC)一般约为补呼气容积(ERV)的2倍,其测得值受体力、呼吸肌力、胸肺顺应性与气道通畅程度影响。阻塞性肺疾病(COPD)患者一次VC测定时,由于深呼气时受气道陷闭的影响而使其测得值比分次VC测定值为小。

2. 每分静息通气量(VE)、**最大通气量**(MVV) 两者均与潮气容积(VT)、呼吸频率有关,自VE描图可见阻塞性通气障碍呼吸深缓、呼气延长,限制性通气障碍则呼吸浅速,VT变小,呼吸频率快,结合VC、用力肺活量(FVC)测定即可得出结论。MVV测定需以最大努力进行深快呼吸,它反映呼吸动力学的综合情况,主要受呼吸肌力、体力强弱、胸肺弹性回缩力、气道通畅程度影响,通过MVV与VE测量计算通气储量百分比可反映呼吸动力储备,是评价患者能否承受胸肺手术可行性和安全性的可靠指标。

3. 用力肺活量(FVC) 自描图曲线可测得用力第1、2、3秒呼气量($FEV_{1.0}$, $FEV_{2.0}$, $FEV_{3.0}$)及其占预计百分比($FEV_{1.0}$%, $FEV_{2.0}$%, $FEV_{3.0}$%)和FVC的百分比($FEV_{1.0}$/FVC%, $FEV_{2.0}$/FVC%, $FEV_{3.0}$/FVC%),其值除受影响VC的因素影响外,呼气前段FVC主要与呼气用力及气道阻力有关,阻塞性通气功能障碍$FEV_{1.0}$↓, $FEV_{1.0}$/FVC%↓,临床常见于哮喘、COPD、长期大量吸烟者,相反$FEV_{1.0}$/FVC%升高提示限制性通气障碍,最大呼气中段流速主要反映小气道阻塞程度而与呼气用力关系较小,最后段则与呼气用力无关,最大呼气中段(期)流量(MMEF或MMF),与小气道功能的测定方法(如CV、V-V曲线)所得结果有较高一致性,可与FVC测定同步完成的V-V曲线相互印证,利用V_{max50}和V_{max25}的实测值/预计值%(<70%)或V_{50}/V_{25}(<2.5)判断小气道病变。

(二)间接测定指标

功能残气量(FRC)、残气容积(RV)、肺总量(TLC)等肺容积、容量指标是通过气体标记或体积描记仪间接测得,影响因素较多,其结果对进一步判断通气障碍类型有意义。阅读报告时,如直接测定指标与间接测定指标变化相符,则判断结论可靠;如不相符,一般是首先考虑直接测定指标准确,间接测定指标可能有误,需复查。如VC正常,FRC与TLC明显降低,则不符合阻塞性通气障碍,应重测。对于RV、TLC来说,不仅要注意RV/TLC相对值的改变,且应注意TLC值的变化;RV/TLC%增加一般见于阻塞性肺气肿,但不一定都是肺气肿,因严重限制性通气障碍时,TLC显著减少,亦可产生RV/TLC%升高的假象,导致判断错误。

(三)其他

1. 无效腔 特别是生理无效腔(VD),它反映通气效率,VD/VT比值低说明通气效率高;比值高,说明通气效率降低。将其与动脉血气分析二氧化碳分压($PaCO_2$)结合相互印证意义更大,因后者间接反映肺泡通气量(VA),$PaCO_2$升

笔记栏

高说明肺泡通气量不足，两者呈负相关，这不仅对判断通气状态有意义，且对指导机械通气治疗有价值。

2. 弥散（DL） 利用标记气体 CO 测定，影响因素较多，应参考病史、X 线胸片、肺部 CT、通气功能与肺容量或容积测定综合考虑，DL 除与弥散膜性质密切相关外，与肺泡通气及血流分布（V/Q）均有关。肺间质纤维化疾病时，DL 降低；肺充血与肺血流增加，可使其升高，常需与动脉血气分析结果结合进行分析。

3. 气体分布、V/Q 比值与气道阻力测定 多用于科研，一般临床工作中较少使用。

4. 动脉血气 是呼吸生理各个环节的综合反映，对判断呼吸衰竭及各种酸碱平衡紊乱有重要价值，对于了解治疗效果及指导机械通气也有重要价值。在有些病理情况下，通过吸入空气和纯氧后的血气分析，计算其肺泡-动脉血氧分压差[$P(A\text{-}a)O_2$]和肺内静动脉分流（Qs/Qt）对缺氧病理的鉴别、疾病严重性分级有重要意义。

总之，对肺功能检查结果的分析不仅是对测定数据的分析，还必须结合测量曲线图形的形态变化进行分析，并密切联系临床实际情况，综合分析、判断，才能得出符合临床实际情况的正确意见和建议。

（何元兵）

七、血液气体分析和酸碱测定

血液气体和酸碱平衡正常是体液内环境稳定、机体赖以健康生存的一个重要方面。血液气体分析指标包括反映气体代谢的指标如氧、二氧化碳以及酸碱平衡指标如碳酸氢根、缓冲碱、剩余碱、氢离子浓度等。对血液气体分析标本采集的基本要求是：合理的采血部位（如桡动脉、肱动脉、股动脉等）、严格隔绝空气、在海平面大气压下（101.3kPa 、760mmHg）的安静状态下采集肝素抗凝血后即可送化验室进行仪器检查，吸氧的患者若病情允许应停止吸氧 30 分钟，否则应标明吸氧浓度与流量。

血气分析的适应证包括：呼吸系统疾患、心血管系统疾患、血液系统疾患、肾脏功能衰竭或是其他系统疾患能够影响心、肺功能疾病患者，只有通过血气分析，才能了解到机体氧合状态。接受机械通气治疗的患者，建议每天进行血气分析监测，为调整呼吸机提供理论依据。

抽血之前应准备肝素抗凝剂处理过的 5ml 注射器一个，注射消毒用具一套，给患者讲明血气检查的意义，消除患者紧张情绪并给予配合。采血时选择合适的采血部位（如桡动脉、肱动脉、股动脉等），并用食指感觉动脉的搏动，以确定穿刺的具体部位。常规消毒后注射器垂直扎入动脉，并缓慢抽出 1～2ml 动脉血，拔出针头后迅速用橡皮封闭针头，避免空气进入，并立即送检。因动脉血管压力较高，采血后穿刺部位需按压 3～5分钟，以免出血。

（一）血气分析指标

● pH

pH 是表示体液氢离子浓度的指标或酸碱度。血液 pH 实际上是未分离血细胞的动脉血浆中氢离子浓度[H^+]的负对数值。动脉血 pH 的最大变动范围 6.80～7.80。

【参考值】

pH 7.35～7.45，平均 7.40、[H^+] 35～45mmHg/L，平均 40mmol/L。

【临床意义】

可以作为判断酸碱失调中机体代偿程度的重要指标。pH<7.35 为失代偿性酸中毒；pH>7.45 为失代偿性碱中毒；pH 正常可有三种情况：一是无酸碱失衡，二是代偿性酸碱失衡，三是混合性酸碱失衡。临床上不能单用 pH 区别代谢性与呼吸性酸碱失衡，尚需结合其他指标进行综合判断。

● 动脉血氧分压（PaO_2）

PaO_2 指血液中物理溶解的氧分子所产生的压力。健康成人随年龄增大而降低，年龄预计公式为 $PaO_2 = 100mmHg - (年龄 \times 0.33) \pm 5mmHg$。$PaO_2$ 低于同龄人正常范围下限者，称为低氧血症（hypoxemia）。

【参考值】

95～100mmHg（12.6～13.3kPa）

【临床意义】

PaO_2 是判断机体是否有缺氧及其程度的最主要指标，也是诊断呼吸衰竭的标准：$60 < PaO_2 \leqslant 80mmHg$ 为轻度缺氧；$40 < PaO_2 \leqslant 60mmHg$ 为中度缺氧；$PaO_2 \leqslant 40mmHg$ 为重度缺氧；PaO_2 在 20mmHg 以下，脑细胞不能再从血液中摄氧，有氧代谢不能正常进行，生命难以维持。

● 动脉血二氧化碳分压（$PaCO_2$）

$PaCO_2$ 是指动脉血中物理溶解的 CO_2 分子所产生的压力。CO_2 在血中有三种形式存在：物理溶解、化学结合、水合形成碳酸。其物理溶解量与 CO_2 溶解系数(a)、温度有关。

【参考值】

35～45mmHg（4.7～6.0kPa），平均值 40mmHg（5.33kPa）。

笔 记 栏

【临床意义】

(1) 结合 PaO_2 判断呼吸衰竭的类型与程度：PaO_2＜60mmHg、$PaCO_2$ 正常或偏低，为Ⅰ型呼衰。PaO_2＜60mmHg、$PaCO_2$＜50mmHg，为Ⅱ型呼衰。

(2) 判断是否有呼吸性酸碱平衡失调：$PaCO_2$＞50mmHg，提示有呼吸性酸中毒；$PaCO_2$＜35mmHg 提示有呼吸性碱中毒。

(3) 判断代谢性酸碱平衡失调的代偿反应：代谢性酸中毒经肺代偿后 $PaCO_2$ 降低，最大代偿 $PaCO_2$ 可降至 10mmHg；代谢性碱中毒经肺代偿后 $PaCO_2$ 升高，最大代偿 $PaCO_2$ 可升至 55mmHg。

● 肺泡-动脉血氧分压差(P(A-a)O_2)

P(A-a)O_2 指肺泡氧分压(P_AO_2)与动脉血氧分压(PaO_2)之差，是反应肺换气功能的指标，能较早地反映肺部氧摄取的状况。P_AO_2 可按下列简化的肺泡气方程式计算得出：

$$P_AO_2 = P_iO_2 = \frac{PaCO_2}{R} = (P_B - P_{H_2O}) \times F_iO_2 - \frac{PaCO_2}{R}$$

式中 P_iO_2 为吸入气氧分压，$PaCO_2$ 为动脉血二氧化碳分压，R 为呼吸交换率，P_B 为大气压，PH_2O 为水蒸汽压，F_iO_2 为吸入气氧浓度。

【参考值】

正常青年人约为 15～20mmHg，随年龄增大而增大，但最大不超过 30mmHg。

【临床意义】

病理情况下 P(A-a)O_2 增大提示：①右-左分流，或肺血管病变使肺内动-静脉解剖分流增加所致静脉血掺杂；②弥漫性间质性肺疾病、肺水肿、急性呼吸窘迫综合征等致的弥散功能障碍者；③V/Q比例严重失调，如阻塞性肺气肿、肺炎、肺不张或肺栓塞，在 P(A-a)O_2 增大的同时，常伴有 PaO_2 降低。

● 动脉血氧饱和度(SaO_2)

SaO_2 指动脉血氧与血红蛋白(Hb)结合的程度，是单位 Hb 含氧百分数，即

$$SaO_2 = \frac{HbO_2}{\text{全部 Hb}} \times 100\% = \frac{\text{血氧含量}}{\text{血氧结合量}} \times 100\%$$

【参考值】

95%～98%。

【临床意义】

(1) 作为判断机体是否缺氧的一个指标，但需要注意该指标反映缺氧并不很敏感，主要原因是由于氧合血红蛋白解离曲线(ODC)呈“S”形的特点(图 4-14-8)，即 PaO_2 在 60mmHg 以上，曲线平坦，在此段即使 PaO_2 有大幅度变化，SaO_2 的增减变化也很小，即使 PaO_2 降至 57mmHg，PaO_2 仍可接近 90%；只有在 57mmHg 以下时，曲线呈陡直，当 PaO_2 稍降低，SaO_2 即有明显下降。因此，轻度缺氧时尽管 PaO_2 已有明显下降，SaO_2 也可无明显变化。

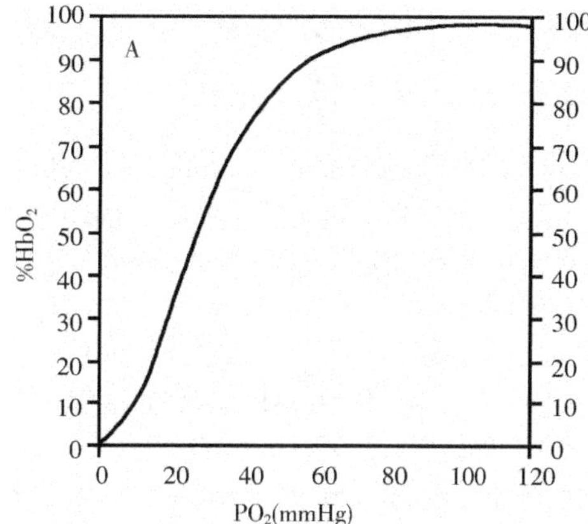

图 4-14-8　氧合解离曲线

(2) ODC 受 pH、$PaCO_2$、温度和红细胞内 2,3-二磷酸甘油酸(2,3-DPG)含量等因素的影响，进而影响 Hb 与氧结合的速度、数量。ODG 位置受 pH 影响时发生的移动，称为 Bohr 效应(图 4-14-9)。pH 降低，曲线右移、虽 SaO_2 略降低，但氧合血红蛋白易释放氧，有利于提高组织氧分压；相反，pH 升高，曲线左移，会加重组织缺氧。

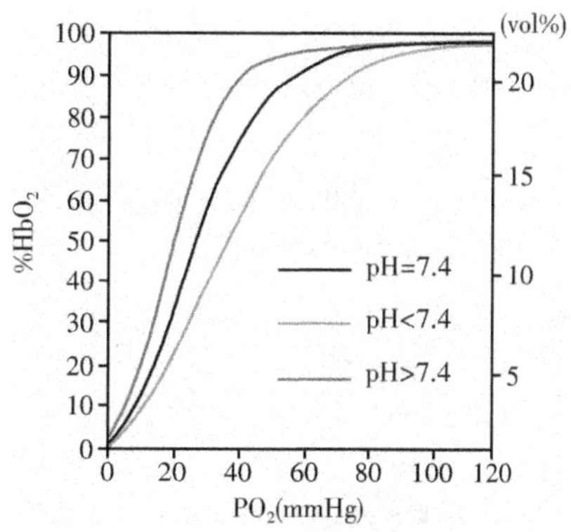

图 4-14-9　不同 pH 血液氧解离曲线，示 Bohr 效应

● 混合静脉血氧分压(PvO_2)

PvO_2 是指物理溶解于混合静脉血中的氧产生的压力。混合静脉血或中心静脉血是经右心导管取自肺动脉、右心房或右心室腔内的血。可分别测定其 PvO_2、混合静脉血氧饱和度(SvO_2)并计算氧含量(CvO_2)。Pa-vO_2 是指动脉氧分压与混合静脉血氧分压之差，反映组织摄取、利用氧的能力。

【参考值】

PvO_2：35～45mmHg(4.7～6.0kPa)，平均

笔记栏

40mmHg(5.33kPa);$Pa\text{-}vO_2$:60mmHg(8.0kPa)。

【临床意义】

(1) PvO_2常作为判断组织缺氧程度的一个指标。老年人或健康青年剧烈运动后均可降低。

(2) $Pa\text{-}vO_2$是反映组织摄氧的状况,$Pa\text{-}vO_2$值变小,表明组织摄氧受阻。

● 动脉血氧含量(CaO_2)

CaO_2指每升动脉全血含氧的毫摩尔数或每百毫升动脉血含氧的毫升数,它是红细胞和血浆中含氧量的总和,包括HbO_2中结合的氧和物理溶解的氧两部分:

CaO_2 = Hb(g/dl)×1.34×SaO_2+PaO_2(mmHg)×0.0031(0.0031是氧在血中的物理溶解系数,单位为ml/dl·mmHg)。

如能测定组织回流的静脉血氧,则动、静血氧含量差($CaO_2\text{-}CvO_2$)即为该组织的实际摄氧量或耗氧量。

【参考值】

CaO_2　8.55～9.45mmol/L(19～21ml/dl);
CvO_2　6.3～6.75mmol/L (14～15ml/dl);
$CaO_2\text{-}CvO_2$ 2.25mmol/L (5ml/dl);
QS/QT　3%～5%。

【临床意义】

(1) $CaO_2\text{-}CvO_2$可用定于估测组织代谢状况。

(2) 据Fick公式测定心输出量(QT)。

(3) 测算肺内右-左分流率对先天性心脏病有右-左分流和急性呼吸窘迫综合征的诊断和预后判断的意义。正常时肺内分流率(QS/QT)为3%～5%,病态时增加,其公式如下:

$$QS/QT = \frac{P_{(A-a)}O_2 \times 0.0031}{(CaO_2 - CvO_2) + P_{(A-a)}O_2 \times 0.0031} \times 100\%$$

● 标准碳酸氢盐(standard bicarbonate, SB)

SB指在38℃、血红蛋白完全饱和、$PaCO_2$为40mmHg的标准状态下测得的血浆HCO_3^-浓度。

【参考值】

22～27mmol/L,平均为24mmol/L。

【临床意义】

SB一般不受呼吸的影响,是能准确反映代谢性酸碱平衡的指标。

● 实际碳酸氢盐(actual bicarbonate, AB)

AB指在实际$PaCO_2$分压和血氧饱和度条件下所测得的血浆HCO_3^-含量。

【参考值】

22～27mmol/L,平均24mmol/L。

【临床意义】

(1) 实际碳酸氢盐也是反应酸碱平衡中的代谢性指标之一,与SB的不同之处在于AB在一定程度上受呼吸因素的影响。

(2) AB增高可见于代谢性碱中毒,亦可见于呼吸性酸中毒经肾脏代偿时的反应。慢性呼吸性酸中毒时,AB最大代偿可升至45 mmol/L;AB降低见于代谢性酸中毒,亦见于呼吸性碱中毒经肾脏代偿的结果。

(3) AB与SB的差数,反映呼吸因素对血浆HCO_3^-影响的程度。当呼吸性酸中毒时,AB>SB;当呼吸性碱中毒时,AB<SB;代谢性酸中毒时,AB=SB<正常值;代谢行碱中毒时,AB=SB>正常值。

● 缓冲碱 (buffer bases, BB)

BB是血液(全血或血浆)中一切具有缓冲作用的碱的总和,包括HCO_3^-、血红蛋白、血浆蛋白(Pr^-)和HPO_4^-。其中HCO_3^-是BB的主要成分,约占50%(24/50)。

【参考值】

45～55mmol/L,平均为50mmol/L。

【临床意义】

(1) BB能反映机体对酸碱平衡;紊乱总的缓冲能力,它不受呼吸因素的影响。

(2) 代谢性酸中毒时BB减少;代谢性碱中毒BB增加。若在临床检测中,出现BB降低而HCO_3^-正常时,提示患者存在HCO_3^-以外的碱储备不足,补充碳酸氢钠是不适宜的。

● 剩余碱(bases excess, BE)

BE指在38℃,血红蛋白完全饱和,$PaCO_2$为40mmHg的标准状态下,将血液标本pH滴定至7.40所需要的碱或酸的量。需加酸者表示血中有多余的碱,BE为正值;相反,需加碱者表明血中碱缺失,BE为负值。

【参考值】

0±2.3mmol/L。

【临床意义】

BE只反映代谢性因素的指标,与SB的意义大致相同。

● 血浆CO_2含量(total plasma CO_2, T-CO_2)

T-CO_2指血浆中各种形式存在的CO_2总含量,主要包括结合形式的HCO_3^-和物理溶解的

笔记栏

CO_2。动脉血浆 CO_2 总量 = HCO_3^- + $PaCO_2$ × a = 24×40+0.03=25.2mmol/L。

【参考值】

25.2mmol/L。

【临床意义】

因 T-CO_2 受呼吸影响，故在判断混合性酸碱失调时应注意。例如：CO_2 潴留和代谢性碱中毒时 T-CO_2 增加；而过度通气和代谢性酸中毒时 T-CO_2 降低。

● 阴离子间隙(anion gap, AG)

AG 指血浆中的未测定阴离子(UA)与未测定阳离子(UC)的差值(即 AG=UA-UC)。计算公式：AG=Na^+−(Cl^-+HCO_3^-)，AG 升高数=HCO_3^- 下降数。

【参考值】

25.2mmol/L。

【临床意义】

(1) 高 AG 代谢性酸中毒以产生过多酸为特征，常见于乳酸酸中毒、尿毒症、酮症酸中毒。

(2) 正常 AG 代谢性酸中毒，又称为高氯型酸中毒，可由 HCO_3^- 减少(如腹泻)、酸排泄障碍(如肾小管酸中毒)或使用过多含氯的酸(如盐酸精氨酸)等。

(二) 血气分析的临床应用

血气分析在临床应用广泛，现就各型酸碱平衡失调的判定做一简要介绍。

1. 确定呼吸衰竭的类型及程度 在海平面大气压下、平静呼吸室内空气，若 PaO_2 < 60mmHg，或伴有 $PaCO_2$ ≥ 50mmHg，排除左心衰竭、心内及大血管之间异常分流情况下，即可诊断呼吸衰竭。若 PaO_2 降低，$PaCO_2$ 正常或 < 35mmHg，为Ⅰ型呼吸衰竭或换气(氧合)衰竭；若 $PaCO_2$ 升高，则为Ⅱ型呼吸衰竭或通气衰竭。

2. 判断酸碱平衡失调类型和程度 判断酸碱失衡主要依据动脉血气分析指标中 pH、$PaCO_2$、HCO_3^- 指标的变化推断而得，对于复合性酸碱失衡，必须结合临床资料、血电解质、阴离子间隙(AG)等，必要时还需运用代偿公式(表 4-14-4)计算，方能得出正确结论。

表 4-14-4 酸碱失衡预计代偿公式

原发失衡	预计代偿公式	代偿时限	代偿极限
呼吸性酸中毒	急性 $\Delta HCO_3^- = \Delta PaCO_2 \times 0.07 \pm 1.5$	数分钟	30mmol/L
	慢性 $\Delta HCO_3^- = \Delta PaCO_2 \times 0.35 \pm 5.58$	3～5d	45mmol/L
呼吸性碱中毒	急性 $\Delta HCO_3^- = \Delta PaCO_2 \times 0.2 \pm 2.5$	数分钟	18mmol/L
	慢性 $\Delta HCO_3^- = \Delta PaCO_2 \times 0.5 \pm 2.5$	3～5d	12mmol/L
代谢性酸中毒	$PaCO_2 = HCO_3^- \times 1.5 + 8 \pm 2$	12～24h	10mmol/L
代谢性碱中毒	$\Delta PaCO_2 = \Delta HCO_3^- \times 0.9 \pm 5$	12～24h	55mmol/L

3. 各型酸碱失衡的判定

(1) 代谢性酸中毒：引起代谢性酸中毒主要由于机体产酸过多、排酸障碍或碱性物质丢失过多所致。产酸过多见于糖尿病、长时间禁食、急慢性酒精中毒所致的酮症酸中毒；高热、外伤、严重感染与休克、缺氧、大量使用水杨酸类药物等可出现乳酸酸中毒；尿毒症、碱丢失以及酸摄入过多等均可导致酸中毒。

血气改变的特点为：AB、SB、BB 均下降，机体代偿时 pH 接近或正常，BE 负值增大，$PaCO_2$ 下降；当机体不能代偿时，$PaCO_2$ 正常或增高，pH 下降。

(2) 呼吸性酸中毒：呼吸性酸中毒是指因呼吸功能障碍导致 $PaCO_2$ 升高、pH 下降的病理生理过程。常见于慢性阻塞性肺疾病、哮喘、肺癌晚期、胸廓畸形、呼吸肌麻痹、异物阻塞及其他可以累及呼吸系统的疾病。

血气改变的特点为：急性呼吸性酸中毒时，$PaCO_2$ 增高，pH 下降，AB 正常或略升高、BE 基本正常。肾脏代偿时 HCO_3^- 可增加；慢性呼吸性酸中毒时，$PaCO_2$ 增高，pH 正常或降低，AB 升高，AB>SB，BE 正值增大。肾脏代偿有一定的限度，急性呼吸性酸中毒时，HCO_3^- 不超过 32mmol/L；慢性呼吸性酸中毒时 HCO_3^- 不超过 45mmol/L。

(3) 代谢性碱中毒：代谢性碱中毒是指原发的血浆 HCO_3^- 升高而引起的一系列病理生理过程。当体液中 H^+ 和 Cl^- 丧失或 HCO_3^- 含量增加，均可引起代谢性碱中毒。临床上常见的原因包括大量丢失胃液、严重低钾或低氯血症、库欣综合征等经肾脏丢失 H^+ 以及输入过多碱性物质等。

血气改变的特点为：AB、SB、BB 增高，机体代偿情况下 pH 接近正常，BE 正值增大，$PaCO_2$ 上升。若机体失代偿，$PaCO_2$ 反而降低或正常，pH 上升。

(4) 呼吸性碱中毒：呼吸性碱中毒是指由于过度通气使血浆 $PaCO_2$ 下降引起的病理生理变化。各种导致肺泡通气增加、体内 CO_2 排除过多的疾病如癔症、颅脑损伤、脑炎、脑肿瘤以及缺氧等，均可出现呼吸性碱中毒。

血气改变特点为：$PaCO_2$下降，pH正常或升高，在急性呼吸性碱中毒时AB正常或轻度下降，在慢性呼吸性碱中毒时下降明显，AB＜SB，BE负值增大，HCO_3^-减少，血清Ca^{2+}降低。

(5) 呼吸性酸中毒合并代谢性酸中毒：呼吸性酸中毒合并代谢性酸中毒是指急、慢性呼吸性酸中毒合并不适当的HCO_3^-下降，或者代谢性酸中毒合并不适当的$PaCO_2$增加所致呼吸性酸中毒合并代谢性酸中毒。多见于慢性阻塞性肺疾病患者，CO_2潴留导致呼吸性酸中毒；再加上缺氧、体内乳酸堆积，导致代谢性酸中毒。

血气改变的特点：$PaCO_2$上升、正常或轻度下降，pH明显降低，AB、SB、BB减少、正常或轻度升高，BE负值增大。

(6) 呼吸性酸中毒合并代谢性碱中毒：呼吸性酸中毒合并代谢性碱中毒是指急、慢性呼吸性酸中毒合并不适当的HCO_3^-升高，或者代谢性碱中毒合并不适当的$PaCO_2$增加所致呼吸性酸中毒合并代谢性碱中毒。见于慢性阻塞性肺疾病患者，除有CO_2潴留、呼吸性酸中毒外，还可因利尿不当、低钾、低血氯等引起代谢性碱中毒。

血气变化特点：$PaCO_2$上升，pH值升高，正常或下降，AB明显增加，并超过预计代偿的限度；急性呼吸性酸中毒时HCO_3^-的增加不超过3～4mmol/L，BE正值增大。

(7) 呼吸性碱中毒合并代谢性酸中毒：呼吸性碱中毒合并代谢性酸中毒是指呼吸性碱中毒伴有不适当的HCO_3^-下降，或代谢性酸中毒伴有不适当的$PaCO_2$减少。各种引起肺泡通气量增加的疾病如肺炎、肺间质性疾病、感染性发热等可产生呼吸性碱中毒，若有肾功能障碍、机体排酸减少则可产生代谢性酸中毒。

血气改变特点为：$PaCO_2$下降，AB、SB、BB减少，BE负值增大，pH升高或大致正常。可根据代偿公式计算机体的代偿限度以区别呼吸性碱中毒机体代偿。慢性呼碱代偿最大值为12～15mmol/ L；急性呼碱代偿最大值为18mmol/L。若HCO_3^-的减少量在上述范围内则属机体代偿功能，若超出上述范围则有代谢性酸中毒同时存在。

(8) 呼吸性碱中毒合并代谢性碱中毒：呼吸性碱中毒合并代谢性碱中毒是指血浆HCO_3^-增加同时合并$PaCO_2$减少。两者并存使pH明显增高。引起肺泡通气量增加的疾病如肝硬化合并肝肺综合征时，因肺内分流、低氧血症致通气量增加、体内CO_2减少而发生呼吸性碱中毒，同时又因利尿剂治疗而发生代谢性碱中毒。

血气改变的特点为：$PaCO_2$下降、正常或轻度升高，pH明显上升，AB增加、正常或轻度下降，BE正值增大。

(9) 三重酸碱失衡：三重酸碱失衡是指在代谢性酸中毒合并代谢性碱中毒的基础上，同时又伴有呼吸性酸中毒或呼吸性碱中毒。三重酸碱失衡有两种类型：

1) 呼吸性剂酸中毒合并高AG型代谢性酸中毒和代谢性碱中毒：如慢性呼衰患者因CO_2潴留出现呼吸性酸中毒，因缺氧致代谢性酸中毒，又因输入碱性液体和利尿剂等致代谢性碱中毒。其血气变化特点：$PaCO_2$升高，AB、SB、BB增加，BE正值加大，Cl^-降低，AG增高，pH多下降。

2) 呼吸性碱中毒合并高AG型代谢性酸中毒和代谢性碱中毒：可见于呼吸性碱中毒伴代谢性碱中毒的基础上，再合并高AG代谢性酸中毒，也可见于呼吸性碱中毒伴高AG代谢性酸中毒的基础上，由于补碱过多再合并代谢性碱中毒。其血气特点为：$PaCO_2$下降，AB、SB、BB增加，AG升高，pH多下降。

（陈明伟）

笔记栏

第15章 内镜检查

内镜是一种重要的医疗器械。医生借助于内镜可观察内脏器官的形态及其改变，可在直视下获取黏膜和组织做病理检查，达到诊断疾病的目的。近年来内镜下治疗技术得到飞速发展，开辟了治疗内镜（therapeutic endoscopy）新领域。目前，内镜技术已由诊治食管、胃、小肠、大肠、肝、胆等消化系统疾病，进一步推广到呼吸系统、泌尿系统、生殖系统和胸、腹腔等病变的诊断和治疗，形成了一门崭新的临床学科即内镜学（Endoscopicology），展示了良好的应用前景。

第一节 基本原理

一、内镜发展简史

光学内镜的问世可追溯到200余年前。1795年，Bozzine采用烛光为光源，通过内镜直接观察直肠和子宫腔。迄今，光学内镜的发展已经历了硬式胃镜、可曲式胃镜、纤维内镜、电子内镜和超声内镜五个阶段。

1869年，德国医生Kussmual受杂技演员吞剑表演的启示，用直金属管插入胃内，并用Desorment设计的灯照明，制成了第一台硬式食管胃镜。Schindler与Wolf合作，于1932年研制了远端可曲的半可曲式胃镜，使胃镜检查术迈入临床实用阶段。1957年，美国医生Hischowitz将纤维光学引进到内镜领域。随后美国、日本的学者和厂家陆续研制推出了各种型号、不同用途的、性能日臻完善的纤维内镜，其用途不再局限于诊断，而且广泛用于消化道止血、异物夹取、息肉摘除及早期癌肿根治等治疗领域，在临床发挥了极其重要的作用。随着电子技术的进展，内镜结构上发生了革命性变化，彻底改变了纤维内镜由光学纤维导光和直接窥视的方式，在内镜头端装有精细的微型电子耦合元件组成的图像传感器，相当于微型摄像管，可摄录体腔内的图像，通过电缆传导到图像处理系统，然后清晰地显示在电视屏幕上，可供多人观看。图像清晰细致，形象逼真，分辨率更高，并可与计算机及图文处理系统结合，更便于图像采集，资料保存、分析与交流。这种电子摄像式内镜（简称电子内镜）近年已得到广泛使用，正逐步取代纤维内镜。此外，还将超声与内镜两种技术结合起来，制成超声内镜，在内镜头端配有微型超声探头，送入上消化道后，可在内镜观察管道内腔的同时，超声探查管壁及毗邻脏器如胆总管、胰腺等，声像图也显示在电视屏上。

二、现代内镜的特点（图4-15-1）

（1）现代内镜镜身较细，柔软可曲，可方便地插入人体纡回曲折的内腔，上下、左右各方向

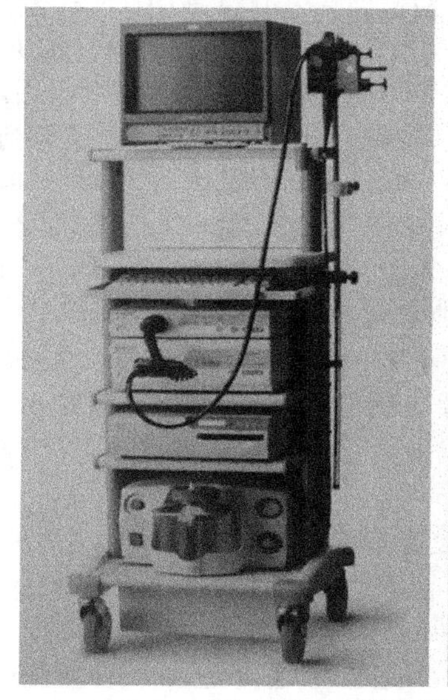
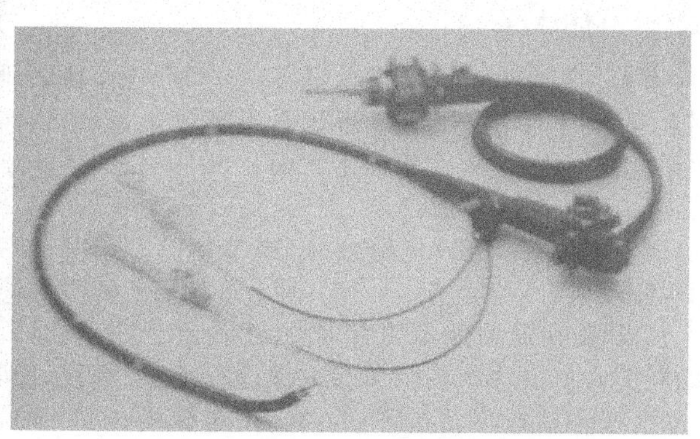

图4-15-1 消化道电子内镜系统（Olympus EVIS 160系统）

笔记栏

弯曲角度大，弯曲半径小，视野广，基本消灭了盲区，操作部功能复杂，但操作简单、自如，可灵活地用单手调节上下、左右弯角，并能注气送水、吸引、活检或从事多项治疗。

(2) 采用冷光源，光线明亮，接近日光，不会灼伤内脏。纤维内镜以纤维光束导光、导像；电子内镜则采取摄像技术，观察到的内脏图像清晰，呈现自然色彩，相当逼真。

(3) 配备多种附属设备和器械，如活检钳、细胞刷、夹持器械、异物钳取器械、注射器、切开刀及皮圈结扎器等，可在内镜检查术中同时完成多项诊断和治疗功能。

(4) 纤维内镜配有照相机、教学镜；电子内镜更有固定画面、摄影、录像等功能，便于资料采集和储存，有利于教学和会诊。

三、内镜的主要用途

1. 诊断　直接观察内腔形态和结构有无异常，甚至可发现细微病变。直视下细胞刷检或黏膜活检，获得组织学检查材料。照相、摄影或录像以便会诊，并保存资料。内镜下逆行胰胆管造影(endoscopic retrograde cholangio pancreatography，ERCP)用于诊断胰腺、胆道疾患，超声内镜可观察食管、胃肠壁及与之毗邻脏器的结构，发现病变。

2. 治疗　夹取异物、拆除缝线、切除息肉、根治早期癌症；给食管的曲张静脉注射硬化剂或皮圈结扎，以预防、治疗其破裂出血；引入激光、微波、电凝、热探头，或喷洒、注射止血药物，治疗消化道出血；食管狭窄扩张并安置支撑架，胆道口括约肌切开取石、放置胆管内或胰管内支撑管、鼻胆管引流及胆道清洗等。在手术腹腔镜行胆囊切除术的基础上，已将其手术范围扩大到肝、脾、胃、肠、妇科及泌尿外科等多种脏器和多个专业。

第二节　上消化道内镜检查

上消化道内镜检查包括食管、胃、十二指肠等部位，通常称胃镜检查。

【适应证】

原则上，凡有上消化道症状，诊断不明确时均可行此项检查，目前主要用于以下方面：

(1) 有下咽困难、胸骨后疼痛、烧灼感、上腹疼痛、饱胀、食欲缺乏等上消化道症状，或消瘦、贫血等原因不明者。

(2) 上消化道出血原因不明者，急性出血者尤应争取在出血后48小时内行急诊内镜检查。

(3) X线钡餐检查发现异常，如龛影、充盈缺损等难以确定性质或钡餐检查阴性，临床症状无法解释者。

笔记栏

(4) 需要定期随访观察的病变，如消化性溃疡、慢性萎缩性胃炎、术后残胃、反流性食管炎及Barrett食管等。

(5) 上消化道病变经药物、内镜或手术治疗后，定期随访，了解治疗效果。

(6) 需在内镜下治疗的患者。

【禁忌证】

1. 绝对禁忌证　①患者拒绝检查。②神志不清或精神失常不能配合者。③严重咽喉疾患，巨大食管憩室，急性腐蚀性或放射性食管炎、胃炎已发生或可能发生穿孔者。④降主动脉瘤，急性心肌梗死，严重心、肺功能不全，哮喘发作期，休克，严重凝血机制障碍等。⑤上消化道穿孔急性期。

2. 相对禁忌证　①急性病或慢性病急性发作，经治疗已经恢复者，如急性咽炎、扁桃体炎、心绞痛、心律失常、高血压等。②年迈、体衰者。③明显脊柱畸形。④已排除穿孔的腐蚀性食管炎、胃炎。以上情况在征得患者同意，签订“知情同意书”后，可由有经验的内镜医师在监护条件下谨慎检查。急性病毒性肝炎、肠道传染病患者暂缓检查，慢性病毒性肝炎患者、肝炎病毒携带者或AIDS患者在完善消毒措施后安排检查。

【方法】

1. 检查前准备

(1) 嘱患者检查前禁食8小时。胃潴留者预先予以洗胃，急性上消化道出血者应用冰冻0.9%氯化钠溶液洗胃至洗胃液清晰。

(2) 术者阅读内镜申请单，明确检查目的和要求；简要询问患者病史、体格检查，了解有无禁忌证；老年人或有心脏病病史的患者宜测心电图，必要时请专科医师监护；向患者、家属说明检查经过和需配合的事项，消除其顾虑和恐惧。

(3) 检查前5～10分钟用2%利多卡因喷雾咽部2～3次，或含服1%丁卡因甘油冻10ml左右，以麻醉咽部黏膜，后者尚有润滑作用。

(4) 精神过分紧张者可肌内或静脉注射地西泮5～10mg，也可肌内注射咪哒唑伦1～2mg。如有必要也可在全身麻醉下行胃镜检查，但必须由麻醉医师参与操作，并有良好的心肺监护和复苏设施。

(5) 必要时可口服二甲硅油，去除胃、十二指肠黏膜表面的泡沫，使视野更清晰。

(6) 认真检查内镜及配件是否已处于工作状态。

2. 检查方法要点

(1) 患者左侧卧位，摘去义齿和眼镜，头下垫枕，松开领口及裤带。

(2) 口边置弯盘，嘱患者咬住牙垫(咬口)。

(3) 医生一手握内镜操作部，另一手持镜身距先端20cm处，将内镜经咬口插入口腔，沿舌背、咽后壁进入食管。此时嘱患者深呼吸，做吞咽动作，可配合进镜，插镜动作应轻柔，切忌暴力，并避免误入气管。

(4) 进入食管后稍注气，使管腔张开，见腔继续进镜。插入贲门后增加注气，使胃腔完全张开，一直将镜头推进到幽门前区，等幽门开放时进入十二指肠球部，看到十二指肠降部及乳头。然后边退镜，边观察，逐一检查上消化道各部分，特别注意十二指肠球部、幽门及胃角等处；在胃腔内倒镜，仔细观察贲门和胃底。对有价值的部位摄像、拍照。

(5) 观察胃腔完毕后，再进镜到胃、十二指肠病变部位活检、刷取细胞涂片等。

(6) 退出贲门前应尽量抽气，可避免患者术后腹胀。缓缓从食管退出，边退边观察，接近咽部时迅速将镜身抽出。

(7) 术后嘱患者静候片刻，无明显不适时再送返病房或回家。1～2小时后咽部麻木感消失即可进食，当日以半流质为宜；取活检者勿即刻进粗糙或过烫的饮食。

【上消化道常见疾病的内镜诊断】

内镜检查极大地提高了上消化道疾病的诊断准确率，对诊断急、慢性黏膜病变，早期癌肿，上消化道出血的病因及一些少见疾病尤有价值。据统计，由内镜诊断的上消化道疾病中，各种炎症占70%～80%，消化性溃疡占10%～20%，肿瘤占3%～5%。

1. 炎症 急性炎症一般不必内镜检查；急性出血性胃炎常合并上消化道出血，行急诊内镜检查而被诊断。慢性胃炎十分常见，可分下列类型：

(1) 浅表性胃炎：内镜下主要表现为①黏膜充血，其境界不清，形状、大小不一，可为红疹、红斑，或呈条纹状或簇状分布。②黏膜水肿，内镜下反光增强。③表面糜烂，呈大小不同的黏膜缺损，并可见点状或片状分布的黏膜下出血灶，新鲜者为暗红色，陈旧者呈棕色。④黏稠性黏液，呈黄白色或灰色薄膜粘附于黏膜表面，为黏膜上皮卡他性炎性分泌物，不易被水冲掉。冲洗后，其下方黏膜发炎，易脆，接触后易出血。黏膜活检见黏膜层内有淋巴细胞和单核细胞浸润，如有较多中性粒细胞浸润则提示急性炎症活动。

(2) 萎缩性胃炎：表现为①黏膜苍白或红白相间，以白为主。②黏膜变薄，透见黏膜下血管。③“过形成”结节，即萎缩黏膜上有局灶性增生的肠腺化生，形成颗粒状扁平隆起，局部活检可发现肠腺化生。该型胃炎的病理特征为黏膜腺体萎缩，甚至消失，腺管增生或扩张，代之以肠腺化生或异型增生，炎症细胞浸润可深达黏膜下层。

(3) 肥厚性胃炎：此型少见。可见黏膜肥厚，皱襞粗大，似脑回状，色泽红，表面常有糜烂，胃内分泌物较多。活检见黏膜上皮增生，腺窝延长、迂曲，黏膜层内有淋巴细胞和嗜酸粒细胞浸润。

2. 溃疡 从食管到十二指肠均可发生，慢性溃疡的好发部位为十二指肠球部、胃角及胃窦等处。数目以单个为主，2个或2个以上者为多发性溃疡。同时发生的胃溃疡和十二指肠溃疡称为复合性溃疡。内镜下见类圆形或椭圆形凹陷，少数呈不规则或线形，直径多为0.5～1.5cm，底部常覆以坏死组织形成的白苔或污浊苔。溃疡活动期周围黏膜充血、水肿、糜烂，愈合期黏膜皱襞向溃疡集中，溃疡愈合后局部见瘢痕。

恶性溃疡即溃疡型癌，常发生于胃窦，较大，多不规则，周边黏膜呈堤状隆起，底部不平，质地硬，局部胃壁僵直，蠕动消失。需活检病理检查确诊。

3. 肿瘤 食管癌和胃癌是我国常见的恶性肿瘤。内镜检查可以发现其他检查方法难以确诊的早期癌肿，还可判断肿瘤的类型、范围，有助制定治疗方案。

(1) 早期胃癌：指胃癌仅罹及黏膜层或黏膜下层，无淋巴结转移，其范围则不限，直径多在1cm以内。内镜下可表现为息肉样隆起、底部不平的浅凹陷或胃炎样黏膜粗糙、变色等。早期胃癌预后良好，手术后五年存活率逾90%。小的病灶可经内镜下切除，因此，提高早期癌肿检出率，对改善肿瘤患者的预后十分重要。

(2) 进展期胃癌：内镜下一般按Borrmann分类法，分为息肉样癌（Ⅰ型）、非浸润型溃疡型癌（Ⅱ型）、浸润型溃疡（Ⅲ型）和弥漫浸润型癌（Ⅳ型）等四型。当癌肿浸润全胃，形成皮革胃，胃蠕动消失，胃壁僵硬，扩张受限，内镜观察困难，容易误诊。

早期和晚期食管癌的内镜所见与胃癌相似。

第三节 内镜下逆行胰胆管造影术

内镜下逆行胰胆管造影术（endoscopic retrograde cholangiopancretography，ERCP）由McCune等于1968年首创，这种内镜下对胰胆管系统直接造影的方法大大提高了胆胰疾病的诊治水平。

【适应证】

一般认为，疑有胆胰疾病者均属ERCP的适应证，如疑有胆道系统结石、肿瘤、蛔虫、炎性狭窄，肝外梗阻性黄疸，慢性胰腺炎，胰腺癌以及壶腹区病变等均可作ERCP。

【禁忌证】

(1) 拒绝检查、精神异常、昏迷及不能合作者。

(2) 对碘过敏，无法使用造影剂者。

(3) 病情重笃，心肺功能差，不能耐受内镜

笔记栏

检查者。

(4) 十二指肠乳头近端的消化道梗阻，无法插镜者。

(5) 急性胆道感染或胰腺炎，但胆总管内结石嵌顿引起的急性胆源性胰腺炎不属禁忌证。

【方法】

1. 检查前准备

(1) 尽量在术前给患者做X线上消化道造影，了解患者局部解剖概况。

(2) 告知患者检查目的、意义和方法，签订"知情同意书"。

(3) 术前阅读检查申请单，简要询问患者病史、体检，了解检查指征，有无禁忌证和风险。

(4) 检查前禁食、禁水8小时。

(5) 做碘过敏试验。

(6) 术前肌内注射地西泮5mg、阿托品0.5mg；必要时建立静脉通道，也可由静脉注射上述药物。

(7) 咽部麻醉方法同胃镜检查术。

(8) 检查十二指肠镜及其配件，检查X线机，备好造影导管、造影剂等。

2. 检查方法要点

(1) 患者体位及插镜方法均同胃镜检查术。

(2) 十二指肠镜进入胃腔后，吸除胃液，然后通过幽门进入十二指肠降部。

(3) 嘱患者改俯卧位，寻找十二指肠乳头，并使镜面接近和正对乳头。

(4) 将充满造影剂的导管经导管入口插入，直至其尖端在出口露出，通过调节镜身和导管抬举钮，使导管尖端靠近乳头开口，然后轻柔地将其插入乳头。

(5) 在荧光屏监视下缓慢地注入30%泛影葡胺，观察胆道、胰管显影情况。疑有结石及胰、胆管扩张者宜用浓度更低的造影剂。

(6) 造影过程中变动体位，有选择地摄片，充分显示可疑病变。

(7) 拔镜过程同胃镜检查。术后预防性地短期应用抗生素，3～4小时后测血清淀粉酶，升高者应禁食，密切观察，直至恢复正常值。

【并发症】

发生率约2%，主要为ERCP后胰腺炎和胆道感染败血症。

【临床应用】

1. 胆道疾病

(1) 胆管或胆囊结石：造影显示边缘光滑的充盈缺损，局部胆管可扩张，凭此可确定结石分布和数量。

(2) 胆管癌：局部胆管狭窄、截断或充盈缺损，管壁僵硬；远端胆管不显影。

(3) 胆囊切除术后综合征：通过ERCP可测定胆道口括约肌压力，造影有助排除胆管内结石、炎性狭窄或残留胆囊管过长。

(4) 胆道蛔虫症：造影可显示胆道内长条形密度减低区或团块状密度不均匀的透光区，有时可见其蠕动。

(5) 原发性硬化性胆管炎：肝内、外胆管弥漫性狭窄及不规则充盈，呈串珠样改变。

2. 胰腺疾病

(1) 胰腺癌：主胰管节段性不规则狭窄、僵硬，其远端扩张；或主胰管截断、受压迫移位；小分支显示节段性缺损或不规则破坏。少见的囊性癌囊壁不规则，不光滑。

(2) 慢性胰腺炎：主胰管及其分支粗细不均、狭窄、扩张，可呈串珠状，如胰管内见充盈缺损提示存在结石。胰管改变有时难以与胰腺癌鉴别，还需结合胰液细胞学检查。

第四节　下消化道内镜检查

下消化道内镜包括小肠镜和结肠镜，后者又分乙状结肠镜和全结肠镜。临床以全结肠镜应用最广，以下介绍全结肠镜检查。

【适应证】

(1) 便血、慢性腹泻、慢性腹痛、贫血及腹部包块等原因不明者。

(2) 钡灌肠结果异常，如肠腔狭窄、溃疡、息肉等，性质难以确定者；或乙状结肠镜检查发现病变，需了解其他部位结肠有无异常者。

(3) 已确诊的结肠良性病变如息肉、非特异性溃疡性结肠炎等，怀疑发生恶变者。

(4) 结肠病变药物治疗后、结肠息肉摘除后及结肠肿瘤手术后随访观察。

(5) 需在内镜下治疗的结肠病变，如出血、结肠息肉等。

【禁忌证】

(1) 拒绝检查或不能合作的患者。

(2) 急性重症结肠炎性病变，如急性细菌性痢疾、暴发性溃疡性结肠炎及憩室炎等。

(3) 肛门、直肠严重狭窄者。

(4) 腹腔脏器穿孔和(或)急性弥漫性腹膜炎患者。

(5) 腹腔、盆腔放射治疗后或有腹、盆腔手术史，怀疑放射性肠炎或腹腔内广泛粘连者。

(6) 妊娠妇女。

(7) 严重心、肺功能不全，年老、体衰难以承受检查者。

(8) 肠道清洁准备不佳，影响操作及观察者。

【方法】

1. 检查前准备

(1) 检查前1～2日开始进少渣半流饮食，

检查当天不进早餐。

(2) 清洁肠道多选用盐类泻剂,不用油类泻剂。如检查前晚口服硫酸镁20g;检查前2小时用0.9%氯化钠溶液或肥皂水1000ml灌肠2次;也可用全肠道灌洗法,于检查前3小时口服电解质溶液(每1000ml中含氯化钠6.14g、碳酸氢钠2.94g和氯化钾0.75g)3000ml,1小时内饮完;口服甘露醇能有效导泻,但可在肠腔内产生易燃气体,在行电凝治疗时有发生爆炸之虞。

(3) 术者阅读结肠镜申请单,明确检查目的和要求;简要询问病史,体检,了解有无禁忌证;向患者作必要的解释,求得配合。

(4) 检查前一般不用任何药物。对精神紧张、恐惧、耐受性差的患者可酌情给予地西泮10mg、哌替啶50mg肌内注射;对肠管明显痉挛的患者可肌内注射阿托品0.5mg或山莨菪碱10mg;但临床怀疑溃疡性结肠炎的患者不得使用抗胆碱药;12岁以下小儿需全麻,一般用氯胺酮肌内或静脉注射。

(5) 认真检查肠镜及配件,以确保其处于良好工作状态。

2. 检查方法要点

(1) 患者取左侧卧位,双腿屈曲。术者站在患者右侧或右后侧。

(2) 术者先行直肠指检,了解患者有无痔疮、肛裂、肿瘤或狭窄等,也有助肛门松弛。然后助手将涂有润滑剂的肠镜镜头滑入肛门,按术者指令进镜。也可由术者单人操作进镜。

(3) 插镜原则为:循腔进镜,配合滑进,少量注气,钩拉旋镜,去弯取直,防袢、解袢等。

(4) 助手可按检查要求按压腹部,减少肠镜弯曲及结袢,并嘱患者适当改变体位。

(5) 见到回盲瓣为到达回盲部的标志。根据需要还可将肠镜插入回盲瓣,观察回肠末端。

(6) 边退镜,边环视肠壁,逐段仔细观察,不遗漏任何部位。

(7) 对可疑部位照相、摄像、活检及细胞学检查等。

(8) 在退出肛门前尽量抽气减轻腹胀,术后嘱患者稍事休息,观察半小时左右再离去。

(9) 接受肠镜治疗者,术后予以抗生素、半流质饮食3~4天。

【常见结肠疾病的内镜诊断】

结肠的基本病变,如炎症、溃疡及肿瘤均与上消化道内镜所见相似,根据病变的部位、形态,尚需结合临床资料及活检病理学检查结果方能做出诊断。

(杨大明)

第五节 纤维支气管镜检查及支气管肺泡灌洗

一、纤维支气管镜检查

可曲式光导纤维支气管镜(简称纤支镜)由于其管颈细(<6mm)、可曲度大,可视范围广,且易插入段、亚段支气管等特点,目前已广泛应用于临床。医生可在直视下观察病变、进行活检或刷检。钳取、吸引阻塞物,并可作支气管肺泡灌洗(broncho-alveolar lavage,BAL)检查,故纤维支气管镜检查已成为支气管、肺和胸膜疾病诊断、治疗不可缺少的方法(图4-15-2)。

【适应证】

1. 诊断适应证

(1) 胸片异常及胸部肿块。

(2) 不明原因的咳嗽、喘息或喘鸣。

(3) 不明原因的咯血。

(4) 在同一部位反复发生肺炎或吸收缓慢者。

(5) 不明原因的呼吸道感染患者的病原学诊断。

(6) 原因不明的肺不张、胸腔积液、喉返神经麻痹或上腔静脉阻塞者。

(7) 经支气管肺活检和支气管肺泡灌洗诊断肺间质疾病。

(8) 气管、肺实质和纵隔淋巴结取样。

(9) 对烟雾吸入、呼吸道灼烧、吸入异物或创伤病人喉及气道进行评估。

(10) 可疑气管-食管瘘的检查。

(11) 气管支气管手术后评估。

(12) 痰脱落细胞学异常。

(13) 食管癌病人有否气道转移。

(14) 气管插管位置的评估。

2. 治疗适应证

(1) 通过负压吸引、灌洗和其他装置从气管支气管清除过多的分泌物、脓、血。

(2) 钳取异物。

(3) 咯血内科治疗无效需局部止血治疗者。

(4) 引导经鼻或口的气管插管,对肺癌局部瘤体注药。

(5) 气管支气管胸膜瘘的治疗。

(6) 气道内激光、微波、高频电等治疗。

(7) 气道腔内后装放射治疗。

(8) 气道内支架植入。

(9) 引导气管导管经鼻气管插管。

【禁忌证】

(1) 对麻醉药物过敏者以及不能配合检查的被检者。

(2) 严重呼吸功能不全或全身衰竭不能耐

笔记栏

受检查者。

(3) 主动脉瘤有破裂危险者。

(4) 颈椎畸形,纤支镜无法插入者。

(5) 活动性肺结核可能传染者。

(6) 严重心脏病、心功能不全、严重心律失常、频发心绞痛、新近发生心急梗死。

(7) 难以控制的有出血倾向者。

(8) 新近有上呼吸道感染、高热、哮喘发作、大咯血者待症状好转后再检查。

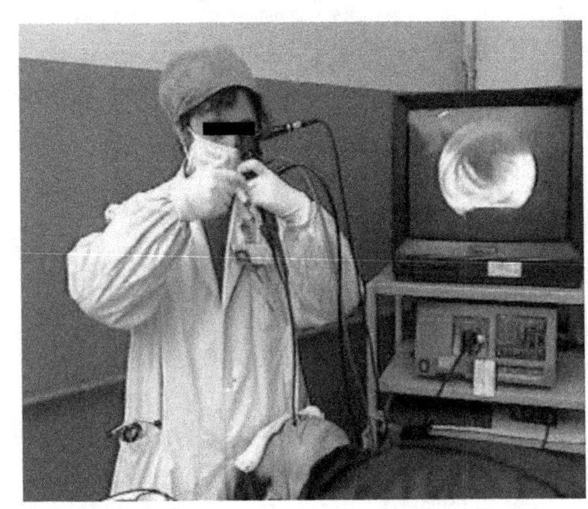

图 4-15-2 气管镜检查

【方法】

1. 术前准备 术前应向被检者说明检查目的、意义、大致过程和配合方法。被检者需携带近期胸片,必要时有胸部 CT 片,以确定病变位置。患者需做凝血时间、血小板计数、心电图等检查,对老年人、心肺功能不全者还需做肺功能检查。术前 4 小时禁食。可于术前半小时肌内注射阿托品 0. 5mg,根据情况使用镇静剂。

2. 局部麻醉 先以 2%利多卡因溶液喷雾咽喉做局部麻醉,每 2～3 分钟一次,共 3 次;纤维支气管镜通过声带经支气管镜注入利多卡因,但总量应控制在 300 mg 以内。

3. 操作步骤 插管途径多采取经鼻插管,也可经口插管。必要时可根据患者情况吸入适当浓度氧气。患者一般取平卧位,不能平卧者可取坐位。术者左手握纤支镜的操作部,用右手将镜插入鼻腔,沿咽后壁滑入喉部。到会厌与声门处时,观察声带活动情况,当声门开放时,将镜迅速送入气管,在直视下边推进边观察气管内腔。到达隆突时观察隆突形态和活动情况,看清两侧主支气管开口后再将镜插入一侧主支气管,先插健侧,后插患侧。根据各支气管的位置、走向,拨动纤支镜调节环钮,改变镜体末端的角度与方向,分别插入各段支气管。在纤维支气管镜检查过程中,注意支气管黏膜的颜色、表面情况,有无充血、水肿、渗出、出血,有无糜烂、结节与新生物,间嵴是否增宽,管壁是否受压,管腔有无狭窄与阻塞以及分泌物的多少,有无脓液溢出等。对直视下看到的病变,先进行活检,然后刷取涂片,或用 10ml 灭菌生理盐水注入病变部位进行灌洗,吸取灌洗液做细胞学或病原学检查。对某些肺部疾病尚需行支气管肺泡灌洗。

【术后处理】

(1) 为防误吸,镜检术后应禁食 1 小时,待麻醉作用消失后方可进食,并尽量少讲话,使声带得到休息。

(2) 严密观察患者,行支气管肺活检者可根据其临床表现行胸部摄片。

【并发症及其处理】

1. 麻醉药物反应 严重反应有喉痉挛、抽搐、虚脱、呼吸困难,甚至心脏骤停,尤以丁卡因发生率高。目前主张用利多卡因,术前应了解患者药物过敏史。若出现心肺抑制,应紧急行气管插管,心肺复苏。

2. 低氧血症 一般认为有 80%左右的患者有 PaO_2下降,其下降幅度约 10mmHg。操作时间越长,下降幅度越大。低氧血症可诱发心律紊乱、心肌梗死,甚至心脏骤停。注意选择好适应证,一般应在吸氧下操作。

3. 心血管并发症 心律紊乱主要为窦性心动过速,其他还有房早、结早、室早,甚至二联律,也可出现 T 波低平、ST 段下移。与低氧血症和潜在心脏疾病有关,注意事项同低氧血症。

4. 咯血 出血往往是活检后常见的症状之一,故对有凝血机制障碍或有出血倾向者,活检应慎重或列为禁忌。局部可喷洒 1∶10 000～1∶20 000的去甲肾上腺素。

5. 气胸 主要是由肺活检所导致,发生率在 1%～6%。少量者可自行吸收,气体较多影响呼吸循环功能者需要行闭式引流术。

6. 毛刷断落 国内外有个案报道。使用前应仔细检查毛刷,毛刷断落后采用异物钳取出。

7. 术后发热 约占 6%,一般发热无须特殊处理,若有肺浸润按照肺炎处理。

【注意事项】

(1) 术前应详细了解病史和体格检查,对拟插管的鼻腔做鼻窥镜检查;若经口插入,有义齿者应摘下。详细阅读胸部 X 线片、体层摄片和胸部 CT 片,对病变准确定位。

(2) 术前必须仔细检查器械各部分,管道、吸引管是否通畅,调节弯曲角度是否灵活,插入部是否光滑,塑料软管有无破损,活检钳是否灵活、锐利,毛刷有无折断,透镜接上冷光源后,视野是否清晰。

(3) 对老年人和心血管疾病者,术前应做心电图检查。

笔记栏

二、支气管肺泡灌洗

支气管肺泡灌洗(bronchoalveolar lavage，BAL)是将纤支镜嵌入到相应肺段或亚段的支气管，然后以无菌生理盐水反复灌洗、回收，之后对支气管肺泡灌洗液(BALF)进行细胞学、生化学、免疫学和酶学等一系列检测，是研究肺部疾病病因、发病机制、诊断的一种技术。根据灌洗范围和应用的不同，将BAL方法分为两种：即全肺灌洗和肺段或亚段灌洗。

(一) 全肺灌洗

【适应证】

全肺灌洗适应于以下患者，如肺泡蛋白沉着症、严重哮喘发作、肺尘埃沉着症、肺泡微石症、黏液黏稠病(囊性肺纤维化)、重症/难治性下呼吸道感染的治疗。

【方法】

以肺泡蛋白沉着症为例简要说明其操作过程。全身麻醉后通过纤支镜送入Carlen双腔管，吸纯氧10～15分钟，然后灌入37℃生理盐水300～400ml，之后经纤维支气管镜吸出或借助其自行流出或虹吸回收灌洗液，反复灌洗、回吸收，应注意回收的流失量不超过200ml，直至洗出液基本清亮，总灌洗液量一般在3～10L。先灌洗一侧，隔2～3天再灌洗另一侧。全肺灌洗有一定技术难度和风险，必要时可根据患者具体情况选择肺叶灌洗，每次50～100ml，反复灌洗和吸出，单侧肺灌洗总量200～2000ml，3～7天后再行另外一侧肺灌洗。

肺泡蛋白沉着症采用灌洗治疗，大多数患者症状可获缓解，个别患者灌洗1～2天后症状即有改善。哮喘患者灌洗时，可在灌洗液中加化痰药物，如乙酰巯乙胺酸等。肺尘埃沉着症患者经过灌洗，其临床症状也可有明显好转。

(二) 肺段灌洗

【适应证】

主要用于研究弥漫性肺间质纤维化的发病机制，以及临床对弥漫性间质性肺炎—肺纤维化、石棉沉着病、结节病、弥漫性肺泡癌和卡氏肺囊虫肺炎的诊断和疗效的判定，此外，局部感染的患者，若引流不畅、全身用药效果不佳时，可通过局部灌洗、注入抗生素进行治疗。

【方法】

(1) 术前准备用药和麻醉同纤维支气管镜检查。

(2) 在常规纤支镜检查气道后，于活检和刷检前进行BAL。首先在要灌洗的肺段经活检孔通过一细硅胶管注入2%利多卡因1～2ml，做灌洗肺段局部麻醉。

(3) 然后将纤支镜顶端紧密楔人段或亚段支气管开口处，再经活检孔通过硅胶管快速注入37℃灭菌生理盐水，每次25～50ml，总量100～250ml，一般不超过300ml。

(4) 立即用50～100mmHg(1mmHg＝0.133kPa)负压吸引回收灌洗液，通常回收率为40%～60%。

(5) 将回收液体立即用双层无菌纱布过滤除去黏液，并记录总量。装入硅塑瓶或涂硅灭菌玻璃容器中(减少细胞黏附)，置于含有冰块的保温瓶中，立即送往实验室检查。一般来说，灌洗液中红细胞<10%，上皮细胞<3%时，认为是合格标本。

【临床意义】

(1) 特发性肺间质纤维化、外源性过敏性肺泡炎和结节病，细胞总数均增高，细胞分类与T细胞亚群比例在三种疾病中各有特点，见表4-15-1。

表4-15-1　三种疾病BALF细胞成分和液性成分检查情况

	细胞总数	淋巴细胞	中性粒细胞	T淋巴细胞亚群			IgG/清蛋白
				CD4⁺	CD8⁺	CD4⁺/CD8⁺	
特发性肺间质纤维化	↑	—	↑	—	↓	↑	—
外源性过敏性肺泡炎	↑	↑	—	↓	↑	↓	>1
结节病	↑	↑	—	↑	↓	↑	<1

一般将中性粒细胞≥10%、T淋巴细胞≥28%，称为高密度肺泡炎，如特发性肺间质纤维化时的肺泡病变；中性粒细胞<10%、T淋巴细胞<28%，称为低密度肺泡炎，如结节病时的肺泡病变。

(2) 肺泡蛋白沉着症通过BAL可获得牛奶状或淡黄乳状渗出物，PAS染色与奥新兰染色阳性可作为重要的诊断依据。

(3) 卡氏肺囊虫病是免疫功能低下或缺陷者的肺部感染性疾病，常见于艾滋病、血液系统疾病或脏器移植术后。通过对支气管肺泡灌洗物进行姬姆萨或特殊染色检查囊虫或滋养体可提高其诊断阳性率。经纤支镜肺活检是确诊的主要手段。

笔记栏

【注意事项】

(1) 用于做支气管肺泡灌洗的纤支镜顶端直径应在5.5～6.0mm，适于紧密楔入段或亚段支气管管口，防止大气道分泌物混入和灌洗液外溢，保证BALF回收量。

(2) 在灌洗过程中咳嗽反射必须得到充分的抑制，否则易引起支气管壁黏膜损伤而造成灌洗液的混血，同时影响回收量。

(3) 一份合格的BALF标本应是：BALF中没有大气道分泌物混入，回收率＞40%，存活细胞占95%以上，红细胞＜10%（除外创伤/出血因素），上皮细胞＜3%～5%，涂片细胞形态完整，无变形，分布均匀。

(4) 由于BALF中可溶性成分检测受诸多检测因素影响，如灌注量和回收量、肺泡上皮通透性等，致使肺泡衬液稀释度亦有所不同。尽管在做BALF可溶性成分检测时采用内或外标记物进行标化，但检测结果仍存在着差异，其临床价值有限。

(5) 健康非吸烟者BALF细胞学检测正常参考值：①细胞总分数：细胞总数(0.9～0.26)×10^9/L，其中肺泡巨噬细胞0.93±0.03，淋巴细胞0.07±0.01，中性和嗜酸粒细胞均＜0.01。②T淋巴细胞亚群：总T细胞($CD3^+$)0.7，T辅助细胞($CD4^+$)0.5，T抑制细胞($CD8^+$)0.3，$CD4^+/CD8^+$比值1.5～1.8。

（陈明伟）

笔记栏

第16章 临床常用诊断技术

一、导 尿 术

导尿术(catheterization)是各科医师都必须掌握的临床技能。

【适应证】

(1) 尿潴留导尿减压。

(2) 留尿作细菌培养,包括普通培养和膀胱灭菌尿培养。

(3) 泌尿系统手术后及急性肾衰竭记录尿量。

(4) 不明原因的少尿无尿并可疑尿路梗阻者。

(5) 膀胱病变,如神经源性膀胱,膀胱颈狭窄时用以测定残余尿量以及膀胱容量和膀胱压力。

(6) 膀胱病变诊断不明时,注入造影剂、膀胱冲洗、探测尿道有无狭窄。

(7) 盆腔器官术前准备等。

【器械检查】

(1) 治疗盘,用以盛装导尿器械。

(2) 皮肤黏膜消毒液,2%红汞、1%苯扎溴铵或1%醋酸氯己定任备一种。

(3) 导尿包,内含无菌孔巾,大、中、小三种型号导尿管各1根,润滑油,试管(留标本用),尿液容器。

(4) 保留导尿时应备有输液管夹,胶布,外接盛尿塑料袋。

【方法】

(1) 清洁外阴部:患者仰卧,两腿屈膝外展,臀下垫油布或塑料布。患者用肥皂液清洗外阴;男患者翻开包皮清洗。

(2) 消毒尿道口:用黏膜消毒液棉球,女性由内向外、自上而下消毒外阴,每个棉球只用一次,尔后外阴部盖无菌孔巾。男性用消毒液自尿道口向外消毒阴茎前部,然后用无菌巾裹住阴茎,露出尿道口。

(3) 插入导尿管

1) 男性以左手拇、示两指挟持阴茎,自尿道口向外旋转擦拭消毒数次。女性则分开小阴唇露出尿道口,再次用苯扎溴铵棉球,自上而下消毒尿道口与小阴唇。

2) 将阴茎提起使其与腹壁成钝角,右手将涂有无菌润滑油的导尿管慢慢插入尿道,导尿管外端用止血钳夹闭,并将开口置于消毒弯盘中。男性约进入15～20cm,女性分开小阴唇后,从尿道口插入约6～10cm,松开止血钳,尿液即可流出(图4-16-1)。

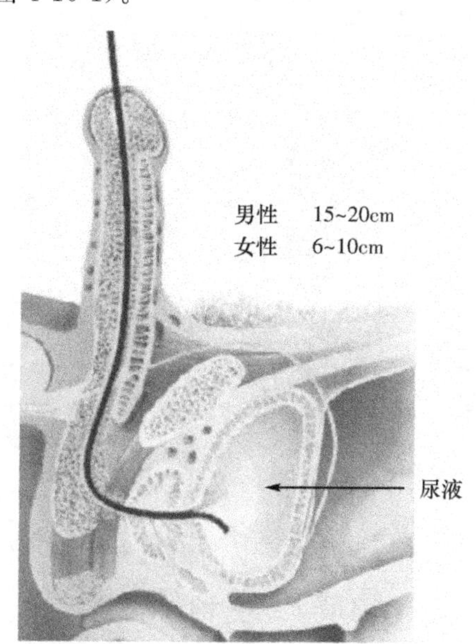

图4-16-1 导尿术示意图

3) 需做细菌培养或作尿液镜检者,留取中段尿于无菌试管中送检。

(4) 拔出导尿管:将导尿管夹闭后再徐徐拔出,以免管内尿液流出污染衣物。如需留置导尿时,则以胶布固定尿管,以防脱出;外端以止血钳夹闭,管口以无菌纱布包好,以防尿液逸出和污染;或接上留尿无菌塑料袋,挂于床侧。

【注意事项】

(1) 严格无菌操作,预防尿路感染。

(2) 插入尿管动作应轻,以免损伤尿道黏膜,若插入时有阻碍感可稍将导尿管退出后更换方向再插,见有尿液流出时再深入2cm,勿过深或过浅,尤忌反复大幅度抽动尿管。

(3) 不同患者应选用不同型号、粗细适宜的导尿管。

(4) 对膀胱过度充盈者,排尿宜缓慢,以免骤然减压引起出血或晕厥。

(5) 测定残余尿时,嘱患者先自行排尿,然后导尿。残余尿量一般为5～10ml,如超过100ml,示有尿潴留。

(6) 需要留置导尿时,应检查尿管固定情

笔记栏

况，有否脱出，留置时间一周以上者需用生理盐水或含低浓度抗菌药液每日冲洗膀胱一次（图4-16-2）；每隔5～7日更换尿管一次，再次插入前应让尿道松弛数小时，再重新插入。

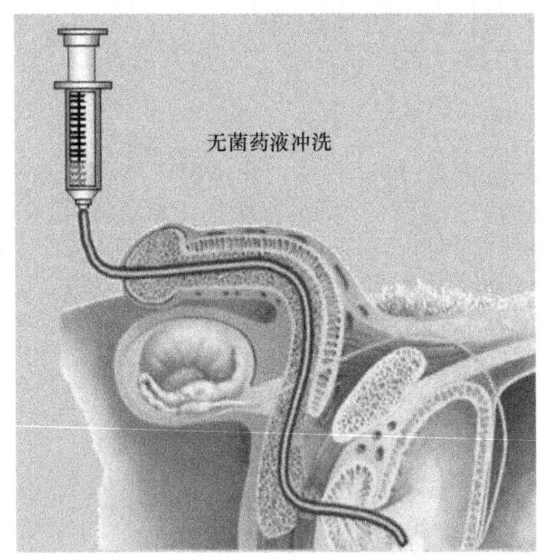

图4-16-2　膀胱冲洗示意图

（7）长时间留置导尿管时，拔管前三天应定期钳夹尿管，每2小时放尿液一次，以利于膀胱功能的恢复。

（刘天喜）

二、胸膜腔穿刺术和胸膜活体组织检查术

（一）胸膜腔穿刺术

胸膜腔穿刺术（thoracentesis）常用于检查胸腔积液的性质、抽液减压或通过穿刺胸膜腔内给药。

【适应证】

（1）诊断性穿刺，以确定积液的性质。

（2）穿刺抽液或抽气以减轻对肺脏的压迫或抽吸脓液治疗脓胸。

（3）胸腔内注射药物或人工气胸治疗。

【禁忌证】

出血性疾病及体质衰弱、病情严重，难于耐受操作者应慎用。

【操作方法】

（1）患者体位：患者取坐位面向椅背，两前臂置于椅背上，前额伏于前臂上。不能起床者可取半卧位，患侧前臂上举抱于枕部。

（2）穿刺点定位：应根据胸部叩诊选择实音最明显部位进行，胸液多时一般选择肩胛线或腋后线第7～8肋间；必要时也可选腋中线第6～7肋间或腋前线第5肋间。穿刺前应结合X线或超声波检查定位，穿刺点可用蘸甲紫（龙胆紫）的棉签在皮肤上作标记。

（3）常规消毒皮肤，戴无菌手套，覆盖消毒洞巾。

（4）局部麻醉：用2%利多卡因（Lidocaine）在下一肋骨上缘的穿刺点自皮至胸膜壁层进行局部浸润麻醉。

（5）穿刺：术者以左手示指与中指固定穿刺部位的皮肤，右手将穿刺针后的胶皮管用血管钳夹住，然后进行穿刺，再将穿刺针在麻醉处缓缓刺入，当针锋抵抗感突然消失时，再接上注射器，松开止血钳，抽吸胸腔内积液，抽满后再次用血管钳夹闭胶管，然后取下注射器，将液体注入弯盘中，以便记量或送检。助手用止血钳协助固定穿刺针，以防针刺入过深损伤肺组织。也可用带三通活栓的穿刺针进行胸膜腔穿刺，进入胸膜腔后，转动三通活栓使其与胸腔相通，进行抽液。注射器抽满后，转动三通活栓使其与外界相通，排出液体。根据需要抽液完毕后可注入药物。

（6）抽液后拔出穿刺针，覆盖无菌纱布，稍用力压迫穿刺部位片刻，用胶布固定后嘱患者静卧休息。

【注意事项】

（1）操作前应向患者说明穿刺目的，消除顾虑；对精神紧张者，可于术前半小时给地西泮（安定）10mg，或可待因0.03g以镇静止痛。

（2）操作中应密切观察患者的反应，如有无头晕、面色苍白、出汗、心悸、胸部压迫感或剧痛、昏厥等胸膜过敏反应；如出现连续性咳嗽、气短、咳泡沫痰等现象时，立即停止抽液，并皮下注射0.1%肾上腺素0.3～0.5ml，或进行其他对症处理。

（3）一次抽液不宜过多、过快，诊断性抽液50～100ml即可。减压抽液，首次不超过600ml，以后每次不超过1000ml；如为脓胸，每次尽量抽尽。疑为化脓性感染时，助手用无菌试管留取标本，行涂片革兰染色镜检、细菌培养及药敏试验，作细胞学检查至少需100ml，并立即送检，以免细胞自溶。

（4）严格无菌操作，操作中要防止空气进入胸腔，始终保持胸腔负压。

（5）避免在第9肋间以下穿刺，以免穿透膈肌损伤腹腔脏器。

（6）恶性胸腔积液，可在胸腔内注入抗肿瘤药或硬化剂诱发化学性胸膜炎，促使脏层与壁层胸膜粘连，闭合胸腔。

（二）胸膜活体组织检查术

胸膜活体组织检查术（pleura biopsy）简称胸膜活检。

笔记栏

【适应证】

不能确定病因的渗出性胸腔积液患者，尤其是疑为恶性胸积液（肿瘤转移、胸膜间皮瘤）者。

【禁忌证】

有出凝血机制障碍，血小板 $<60\times10^9/L$，严重衰竭者。

【方法】

1. 患者体位 所取体位、局部消毒、麻醉过程同胸腔穿刺术。此项检查往往在胸腔穿刺术抽出部分胸液后进行。

2. 活检部位 经 X 线胸片、胸部 CT 和超声波定位，并用蘸甲紫（龙胆紫）在皮肤上做标记。

3. 穿刺 用改良的 Cope 针于穿刺点将套针与穿刺针一同刺入胸壁，抵达胸膜腔后拔出针芯，先抽胸液，然后将套管针后退至胸膜壁层，即刚好未见胸液流出处，固定位置不动，将钝头钩针插入套管并向内推进达到壁层胸膜，调整钩针方向，使其切口朝下，针体与肋骨成 30°角；左手固定套管针，右手旋转钩针后向外拉，即可切取下小块（1～2mm）胸膜壁层组织。如此改变钩针切口方向，重复切取 2～3 次。将切取组织放入 10%甲醛溶液或 95%乙醇溶液中固定，送检。

【注意事项】

术后需严密观察有无气胸、出血、继发感染等并发症。并发症的发生率与操作者熟练程度有关，即使发生，一般均较轻，无需特殊处理，可自愈。

（何元兵）

三、腹膜腔穿刺术

腹膜腔穿刺术（abdominocentesis）主要是对腹膜腔积液患者进行腹膜腔穿刺，达到诊断和治疗目的的操作过程。

【适应证】

(1) 抽取腹腔积液，通过各种检测了解其性质，协助诊断积液病因。

(2) 对张力性腹腔积液患者通过排放部分积液，减轻患者的不适症状。

(3) 针对腹腔积液的病因，分别向腹膜内注入适量药物，如抗生素、化学药物，达到局部治疗的目的。

【禁忌证】

确诊卵巢囊肿或棘球蚴病者禁忌腹腔穿刺。有肝性脑病先兆者禁忌大量放液。

【方法】

(1) 术前嘱患者排空尿液，以免穿刺误伤膀胱。

(2) 患者可取坐位、半卧位、侧卧位或平卧位。

(3) 穿刺部位应选择在叩诊浊音区内。常用部位有：①脐与左髂前上棘间连线中、外 1/3 交点，此处可避开腹壁血管。②侧卧或平卧，患者可取脐水平线与腋前线或腋中线交点，该处穿刺较安全，常用于诊断性穿刺。③脐与耻骨联合连线中点上方 1cm，偏左或偏右 1～1.5cm，该部位无重要脏器，针道易愈合。少量腹水可在 B 超引导下穿刺抽取。

(4) 常规消毒皮肤，戴无菌手套，铺消毒洞巾，用利多卡因自皮肤至壁腹膜作局部麻醉。用细针作诊断性穿刺时不必局部麻醉。

(5) 术者以左手拇指与示指固定穿刺部位皮肤，右手持穿刺针进入腹壁，待针锋抵抗感消失时，提示已穿透壁腹膜，即可抽取腹水，留样送检。大量放液时，则将长胶管接于穿刺针针座上，将腹水引流入容器内。流速太快时，可在胶管上加用输液夹，以调整流速；流速太慢或不畅时，用 50～100ml 注射器抽吸。放液过程中应由助手用消毒血管钳固定住针头。

(6) 放液后拔出穿刺针，消毒针眼，覆以无菌纱布或棉球，用手指按压片刻，再用胶布固定。大量放液者则需束以多头腹带，以防腹压骤降，内脏血管扩张，引起血压下降或休克。

【注意事项】

(1) 术中应密切观察患者，如有头晕、心悸、气急、恶心、脉搏增快、面色苍白或血压下降等情况，或抽出新鲜血性腹水，应立即停止操作，并采取适当处理措施。

(2) 放液不宜过快，放液量视患者具体情况适当掌握，一般一次 3000～4000ml。肝硬化腹水患者若同时静脉补充胶体溶液（如每抽 1000ml 腹水补给 10g 白蛋白），一次放液量可达 5000ml 以上。大量放液后应注意观察患者尿量、血清电解质和肾功能变化。

(3) 张力性腹水患者因腹压过高，穿刺后腹水易从针道漏出。为避免这种情况，穿刺时宜分层进针，使皮肤到壁腹膜这一段针道不在一条直线上。术后如继续渗漏，可用蝶形胶布或火棉胶粘贴，必要时予以缝合。

（杨大明）

四、心包腔穿刺术

心包腔穿刺术（pericardiocentesis）是诊断和治疗心包积液的重要方法。

【适应证】

(1) 积液检查，确定积液性质及病原。

笔记栏

(2) 大量积液有压塞时穿刺抽液以减轻或缓解症状;化脓性心包炎时,穿刺、排脓、冲洗、注药。

【禁忌证】

出血性疾病。

【方法】

(1) 患者取坐位或半卧位,以手术巾盖住面部,仔细叩心浊音界,超声检查定位,选好穿刺点。

1) 心尖部穿刺点:据膈肌位置高低而定,一般在左侧第 5 肋间或第 6 肋间心浊音界内 2.0cm 左右。

2) 在剑突与左肋弓缘夹角处进针。

(2) 常规消毒局部皮肤,术者及助手戴无菌手套、铺洞巾。自皮肤至心包壁层以多卡因作局部麻醉。

(3) 术者持针穿刺,用血管钳夹住与其连接的导液橡皮管,左手固定穿刺部位局部皮肤,右手持无菌纱布包裹的穿刺针,自麻醉部位进针。

1) 心尖部进针时,应使针自下而上,向脊柱的方向向上缓缓刺入。

2) 剑突下进针时,应使针体与腹壁成 30°～40°角,向上、向后并稍向左刺入心包腔后下部。

当针锋抵抗感突然消失时,提示针已穿过心包壁层,同时感到心脏搏动,此时应稍退针少许,以免划伤心脏。助手立即用血管钳夹住针体并固定其深度,术者将注射器接于橡皮管上,然后放松橡皮管上止血钳。缓慢抽吸,记取液量,留标本送检。

(4) 术毕拔出针后,盖消毒纱布、压迫数分钟,用胶布固定。

(5) 目前多应用一次性心包穿刺包,具体操作如下:

1) 穿刺过程同上(注意带针芯穿刺);

2) 将针芯抽出,同时快速置入导丝 ;

3) 用扩张管进行扩张;

4) 退出扩张管,置入猪尾导管;

5) 固定猪尾导管,纱布覆盖,胶布固定。

【注意事项】

(1) 严格掌握适应证。因心包穿刺术有一定危险性,应由有经验临床医师操作或指导,并应在心电图监护下进行穿刺。

(2) 术前须进行心脏超声检查,确定液平段大小与穿刺部位,选液平段最大、距体表最近点作为穿刺部位,或在超声显像指导下(近年来多在超声引导下)进行穿刺抽液。

(3) 术前应进行常规凝血功能测定,并与患者家属谈话交待术中及术后可能出现的并发症(具体见下)并签字同意后方可实施穿刺术。

笔记栏

(4) 术前应向患者做好解释,消除顾虑,在穿刺过程中应告知患者切勿咳嗽或深呼吸。必要时术前半小时可服地西泮 5mg 或可待因 0.03g。

(5) 麻醉要完善,防止因疼痛引起神经源性休克。

(6) 抽液量第一次不宜超过 100～200ml,以后再抽渐增到 200～500ml。抽液速度要慢;过快、过多,使大量血液回心易导致肺水肿。

(7) 如抽出鲜血,应立即停止抽吸,严密观察有无心包压塞症状出现。

(8) 取下空针前夹闭橡皮管,以防空气进入。

(9) 术中、术后均需密切观察呼吸、血压、脉搏等的变化。

(10) 如留置导管需要每日用肝素盐水冲洗导管,以防止导管阻塞。

【并发症】

1. 术中并发症

(1) 心肌损伤。

(2) 心包填塞。

(3) 刺破胸膜导致气胸。

(4) 神经源性休克或心源性休克。

(5) 恶性心律失常。

2. 术后并发症

(1) 穿刺部位渗血。

(2) 穿刺部位感染。

(3) 留置导管堵塞,引流失败。

(徐新娟)

五、肝穿刺活体组织检查术及肝穿刺抽脓术

(一) 肝穿刺抽吸术

肝穿刺抽吸术(liver puncture aspiration)是诊断和治疗肝脓肿、肝血肿与肝囊肿的重要方法。

【适应证】

(1) 怀疑肝脓肿、囊肿、血肿,尚待确诊者。

(2) 肝囊肿在声像图片上表现不典型或形态不规则,囊肿壁厚而不光整或有乳头状突起,囊腔内有异常回声等。

(3) 声像图见肝脓肿内部已液化。

(4) 肝囊肿大于 5cm,患者有症状或怀疑囊肿合并感染、出血。

【禁忌证】

(1) 肝内囊性病变,不能排除肝棘球蚴病者。

(2) 肝外阻塞性黄疸的患者。

(3) 大量腹水,尤其是肝前腹水者。

（4）严重贫血、出血倾向及全身情况极差者。

（5）咳喘症状较重或因其他原因难以配合操作者列为相对禁忌。

【方法】

（1）事先作B超检查，了解肝脓肿或囊肿的部位、大小、数目，选择穿刺点；预计穿刺针进入肝包膜处与脓(囊)肿之间应有足够多的正常肝组织。如超声诊断仪配备有穿刺探头，应尽量在超声引导下穿刺。若无超声设备，肝脓肿可选择肝区有明显压痛处进针；但因盲目性较大，有一定危险性，务必谨慎行事。

（2）患者取仰卧位，右侧靠近床沿，右手置于枕后，以便操作。预先放置好多头腹带。术前测量血压、脉搏和呼吸，并嘱患者练习呼气末屏气动作。

（3）常规消毒皮肤，戴消毒手套，铺洞巾。用利多卡因局部麻醉，应深达肝包膜。术者用止血钳夹住与肝穿刺针针座相连的胶皮管，持针按局麻方向刺入皮肤，然后嘱患者先吸气，在呼气末屏住呼吸。此时将针头刺入肝脏，在超声波引导下较快地向前推进，直达脓(囊)肿腔内；或当突然感到阻力消失时，提示针尖已进入脓(囊)腔。

（4）将胶皮管另一头接上50ml注射器，松开止血钳进行抽吸。如未吸出脓(囊)液，可在注射器保持负压情况下向前或后退少许。如仍无脓(囊)液抽出，应将针头退至皮下，改变方向重新穿刺、抽吸，但穿刺次数不宜超过5次，且不得在肝内改变穿刺方向。抽液过程中无需固定针头，应让其随呼吸而自由摆动，可避免损伤肝组织。

（5）应尽可能抽尽脓液。如脓液黏稠不易抽出，可注入无菌0.9%氯化钠注射液冲洗后再抽吸。抽到的第一管脓液应送细菌培养，抽得最后数毫升脓液则涂片查阿米巴原虫。若脓液呈巧克力色，考虑为阿米巴性肝脓肿，可用甲硝唑溶液反复冲洗脓腔，并可在拔针前注入盐酸依米丁30mg。抽完囊肿液后，则按囊肿液的1/5～1/4量向囊肿腔内注入无水乙醇。但若囊液呈黄色，疑与胆道相通者禁注无水乙醇。

（6）拔针后，用无菌纱布覆盖穿刺孔，按压片刻，胶布固定，加压小砂袋，用多头腹带扎紧，嘱患者静卧8～12小时，常规监测血压、脉搏。

【注意事项】

（1）术前与家属或患者谈话，告知穿刺目的、方法和并发症等，取得患者同意，并签订《知情同意书》。

（2）术前应常规检查血小板数、出血时间、凝血时间、凝血酶原时间和血型等。出血倾向、严重贫血者慎行此术。

（3）临床诊断阿米巴肝脓肿者，应先用甲硝唑或氯喹治疗2～4天，待肝脏炎症反应减轻后再行穿刺。术前怀疑细菌性肝脓肿者，应先用抗生素控制感染。

（4）穿刺过程中，患者应避免咳嗽或深呼吸。

（5）术后予以肝穿刺后常规护理，在4小时内每隔15～30分钟测血压、脉搏1次；如无变化，延长至每隔1～2小时测1次，共4次；然后再改为每4～8小时测1次，共监测24小时。病情若有变化，应做相应处理。穿刺后如有局部疼痛，可服用止痛剂。

（二）肝穿刺活体组织检查术

经皮肝穿刺活检术(percutaneous liver biopsy)是采取肝组织标本的一种简易手段。将穿刺取得的肝组织作病理学检查，对明确肝病病因、了解病变程度、判断预后有重要价值。肝穿刺活检方法甚多，其中快速(1秒钟)肝穿刺术较安全，临床应用较多。

【适应证】

（1）经超声检查发现肝内有局灶性或弥漫性占位病变，且性质不明者。

（2）临床疑为肝内胆汁淤积、慢性肝炎，肝硬化或脂肪肝等，需要确诊或了解、评估其演变过程、治疗效果及预后者。

（3）体内其他部位的病变如结核病、肾脏病、糖尿病、结缔组织病及淀粉样变性等，需确定肝脏是否受罹，了解罹及程度。

（4）了解肝移植后的肝脏情况。

【禁忌证】

同肝穿刺抽吸术。位于肝包膜下的巨大肿块、血管瘤也属禁忌。

【方法】

（1）患者体位、皮肤准备及局部麻醉均同肝穿刺抽吸术。穿刺点一般取右腋中线第8、9肋间叩诊肝实音处。有条件时可以B超定位，并引导穿刺。

（2）备好快速肝穿刺套针，将10ml注射器以胶皮管与穿刺针相连，吸入无菌0.9%氯化钠注射液3～5ml。

（3）先用穿刺针在穿刺点皮肤上刺孔，穿刺针即由此孔沿肋骨上缘与胸壁垂直方向刺入1cm，然后将注射器内的氯化钠注射液推出0.5～1.0ml，冲去针内的皮肤及皮下组织。

（4）助手抽拉注射器芯，使注射器内成为负压。待患者于深呼气末屏住呼吸时，术者将穿刺针迅速刺入肝内，深度不超过6cm，立即拔出。

（5）拔针后创口处理同抽吸术。

（6）用0.9%氯化钠注射液冲出针内的条状

肝组织，以 95%乙醇或 10%甲醛溶液固定之，送验。

【注意事项】

(1) 肝穿刺活检术为损伤性操作，穿刺针较粗，对肝组织创伤较大，有一定危险性，应严格掌握适应证和禁忌证，谨慎操作。术前与患者或家属签订《知情同意书》。

(2) 术前准备及术后护理均同抽吸术。

(杨大明)

六、肾穿刺活体组织检查术

肾穿刺活体组织检查(肾活检，renal biopsy)是诊断肾脏疾病尤其是肾小球疾病的必不可少的重要方法。在临床工作上对肾脏病的诊断、治疗及预后判断也有重大意义。它能阐明相同的临床症状而有不同的病变性质和不同的病理类型，从而指导治疗方案的选择和预后的判断；它能动态观察肾脏的病变，以利对症处理。另外，肾活检对移植肾肾功能损害的诊断和治疗也有很高实用价值。肾活检技术应用已有 50 余年历史，最常用的是经皮肾活检(图 4-16-3)。

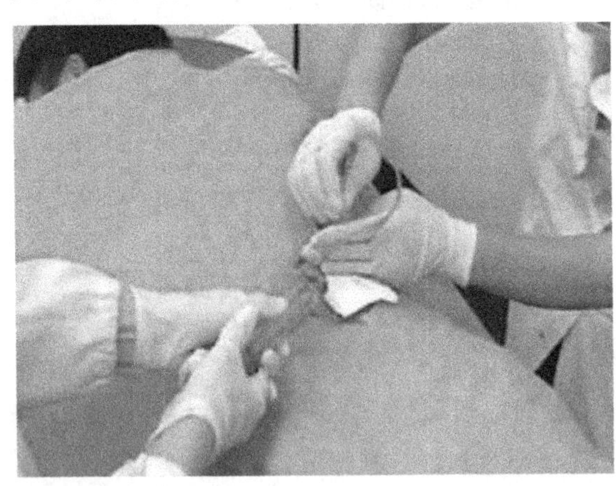

图 4-16-3　经皮肾活检术

【适应证】

1. 适应证

(1) 原发性肾病综合征。

(2) 肾小球肾炎导致的迅速进展的肾衰竭。

(3) 全身性免疫性疾病，尤其是伴有蛋白尿、异常的尿沉渣或肾衰竭时，如系统性红斑狼疮、血管炎肾损害等。

(4) 原因不明的小球性蛋白尿，伴异常的尿沉渣或持续性蛋白尿>1.0g/d。

(5) 持续性或复发性小球性血尿，伴或不伴蛋白尿。

(6) 鉴别肾移植排异反应、环孢素毒性、原有肾疾病复发或新的肾病变、原因不明的肾功能降低。

(7) 不明原因的急性肾衰竭少尿期延迟，肾大小正常且无梗阻因素时。

2. 可能有意义的适应证

(1) 单纯性小球性蛋白尿>1.0g/d，但尿沉渣正常。

(2) 缓慢进展的小管间质疾病。

(3) 肾大小正常的病因不清的肾衰竭。

(4) 遗传家族性的肾小球疾病(Alport 综合征、薄基膜综合征、Fabry 病)。

(5) 糖尿病肾病(无视网膜病变或有尿沉渣异常的非胰岛素依赖性糖尿病)。

【禁忌证】

(1) 肾缩小的终末期肾衰竭。

(2) 孤立肾。

(3) 重度高血压未控制者。

(4) 精神病或不配合操作患者。

(5) 感染性急性小管间质疾病(急性肾盂肾炎、肾结核)。

(6) 多囊肾。

(7) 高度腹水、衰弱、妊娠等。

(8) 出血倾向、凝血机制障碍时。

上述禁忌证中，如果出血倾向、高血压、泌尿系感染、腹水、心衰、贫血及低血容量能被矫正，肾穿刺仍能进行。

【穿刺方法】

(1) 穿刺针选择：多用 Menghini 型穿刺针和 Trc-cut 型穿刺针等，前者为负压吸引穿刺针；另有手动、半自动和自动穿刺针等，一人操作。

(2) 经皮肾穿刺定位：用 B 超定位，测右肾下极至皮肤的距离及肾厚度。一般先选右肾下极，约相当于第 1 腰椎水平，第 12 肋缘下 0.5～2.0cm，距脊柱中线 6～8cm。

近来多用 B 超穿刺探头实时定位，采用自动穿刺针，直视下可见穿刺针尖部位，准确定位于肾脏下极，突出优点是定位更为准确、并发症少，尤其是几乎无肉眼血尿。

(3) 体位：患者俯卧位，腹部肾区相应位置垫以 10～16cm 长布垫，使肾紧贴腹壁，避免穿刺时滑动移位。

(4) 常规消毒局部皮肤：术者带无菌手套，铺无菌洞巾，2%利多卡因作穿刺点局部麻醉。

(5) 根据 B 超测量的皮肾距离，在患者吸气末屏气时用腰穿针试探刺入，观察到针尾随呼吸摆动后，退出腰穿针，边退边注入 2%利多卡因，同时测皮肤至肾距离。

(6) 穿刺针刺入到肾包膜脂肪囊时随呼吸摆动。令患者吸气末屏气(用负压吸引穿刺针时，此时助手抽吸造成负压)，立即快速将穿刺针刺入肾 3cm 左右取组织并迅速拔出，嘱患者正

笔 记 栏

常呼吸(图 4-16-4)。助手加压压迫穿刺点 5 分钟以上。

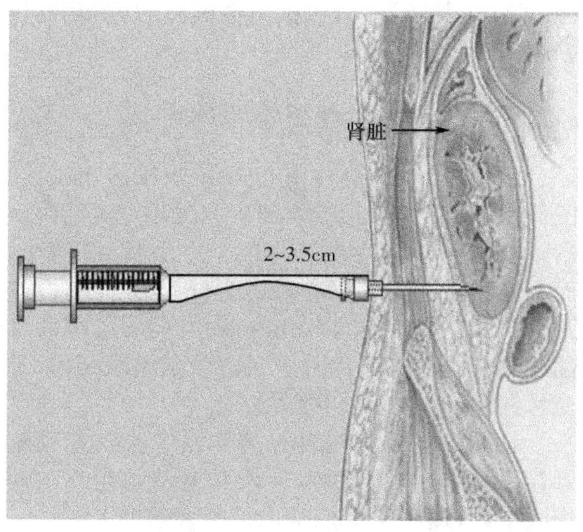

图 4-16-4　肾活检术示意图

(7) 肾组织分切后送光镜(甲醛固定)、免疫荧光(或免疫酶标)(新鲜冷冻组织)、电镜(戊二醛固定)检查。

【注意事项】

1. 术前准备　做出、凝血时间,血小板,血红蛋白及部分活化凝血活酶时间,凝血酶原时间检查。训练患者呼吸屏气动作;尿常规、中段尿细菌培养排除上尿路感染。摄肾区平片帮助定位,做肾 B 超排除孤立肾、多囊肾等。有严重高血压时先控制血压。

2. 术后观察及处理　砂袋压迫,腹带包扎腰腹部。卧床制动 24 小时,密切观察血压、脉搏及尿液改变。有肉眼血尿时,延长卧床时间,多饮水直至肉眼血尿消失或明显减轻。一般在 24~72 小时内肉眼血尿可消失,持续严重肉眼血尿时应予补液防止血块形成堵塞尿路,并可用垂体后叶素处理。

【并发症】

1. 血尿　镜下血尿几乎每例皆有,一般常在 1~2 天内自行消失,可不作为并发症看待。肉眼血尿的发生率在 2%~12%,发生多与穿刺过深有关。

2. 肾周血肿　肾穿刺后发生肾周血肿十分普遍,经 CT 检查证实其发生率达 48%~85%,多数无临床症状,在 1~2 周内皆自行吸收。具有临床表现的血肿,其发生率为 3%~7.8%。

3. 感染　肾穿刺后感染发生率在 0.2%以下。多因无菌观念不严格,或原先的肾脏感染在穿刺后扩散所致,严重的感染可造成肾脓肿及败血症。

4. 损伤其他脏器(肝、脾)　多因肝脾肿大穿刺前未能发现,或穿刺点的选择不当和进针过深所致。现在定位方法改进,已少有上述事故发生。

5. 动静脉瘘　术后因动静脉瘘而致血尿者约占 5%,且可延迟发生。高血压和血管炎是易发生动静脉瘘的因素。

6. 肾撕裂伤等　因并发症需要外科手术者占 0.1%~0.4%,肾切除为 0.02%~0.06%;经皮肾穿刺的死亡率<0.1%,多系大出血、感染、肾脏及肾周围器官严重创伤而未能迅速恰当处理所致。

(刘天喜)

七、骨髓穿刺术及活体组织检查术

(一) 骨髓穿刺术

骨髓穿刺术(bone marrow puncture)是采集骨髓液的常用诊断技术。临床上骨髓液的采集主要用于骨髓细胞的形态学检查、病原生物学检查、细胞遗传学分析和造血干/祖细胞的研究等。

【穿刺部位】

骨髓穿刺部位选择一般要从以下几个方面考虑:①骨髓腔中红骨髓丰富;②穿刺部位应浅表、易定位;③应避开重要脏器。临床上常用的穿刺部位包括胸骨、棘突、髂骨、胫骨等处,各穿刺部位的特点为:

(1) 髂后上棘:此处骨皮质薄、骨髓腔大,进针容易,骨髓液丰富,被血液稀释的可能性小,故髂骨后上棘为临床上首选的穿刺部位。

(2) 髂前上棘:此部位骨质硬、骨髓腔小,易导致穿刺失败,所以髂骨前上棘常用于翻身困难、需多部位穿刺等患者。

(3) 胸骨:胸骨是人体骨髓造血功能最旺盛的部位,但胸骨骨板薄、髓腔狭小,胸骨下方是大动脉及心脏,故胸骨穿刺时必须十分慎重,避免发生意外。当骨髓纤维化、骨髓增生低下、白血病等情况时,其他常规部位穿刺不成功时,可考虑胸骨穿刺。

(4) 其他部位:小于三岁的小儿还可选择胫骨头内侧;局部有症状者,可直接穿刺有症状的部位(即定位穿刺),如局部压痛处、X 线下的可疑病灶等;定位穿刺在临床上常用于骨髓转移癌、多发性骨髓瘤等。

骨髓穿刺部位的不同,细胞的数量和组成可能有一定的差异,尤其是病变成局灶性分布的疾病,差异可能会更明显,因此必要时应多部位取材,以便全面了解骨髓的造血情况。

【穿刺方法】

(1) 选择体位:穿刺部位不同,其体位也有

笔记栏

所不同。如髂骨后上棘采用侧卧位或俯卧位，髂骨前上棘和胸骨采用仰卧位。

(2) 定位：髂骨前、髂后上棘的部位较易定位；胸骨穿刺部位穿刺点在第二、三肋间所对应的胸骨；胫骨穿刺部位在膝关节下 3cm 处。穿刺位点确定后，标记上“十”字形记号，这样铺孔巾时能将穿刺部位暴露在中央，避免定位错误。

(3) 常规消毒：用 2%碘酒、75%乙醇溶液严格按照无菌操作要求消毒。消毒后，打开无菌骨髓穿刺包，戴上无菌手套，铺上孔巾。

(4) 局部麻醉：用 2%利多卡因 1～2ml，在皮内注射形成一小皮丘，然后垂直进针，在进针的同时注射麻醉剂，直至骨膜。拔除针筒后，局部按摩，扩大麻醉范围。

(5) 进骨髓穿刺针：将穿刺针套上针芯后，用左手拇指和示指将穿刺部位皮肤压紧固定，右手持穿刺针垂直进针，直至骨皮质时阻力增加，再用力后阻力明显下降，此时即进入了骨髓腔，深度约为针头达骨膜后再刺入 1.0cm 左右。成人进针深度约为进针达骨皮质后再进入 0.5～1.0cm 左右。

(6) 抽吸骨髓液：拔出针芯，接 10ml 注射器，轻轻负压抽取，抽取骨髓液不超过 0.2ml。

(7) 拔出骨髓穿刺针：取下针筒后，套上针芯，将整个穿刺针拔出。

(8) 包扎伤口：用消毒干燥棉球压迫伤口，并敷以消毒纱布，胶带固定。

(9) 制片：因骨髓中含有骨髓小粒和脂肪滴，并且有核细胞较多，因此较血液黏稠，涂片制作时推片略难于血片，推片时角度要小一些，速度要慢一些，避免骨髓片过厚。

【注意事项】

(1) 骨髓穿刺过程中要严格遵守无菌操作，严防骨髓感染。

(2) 初诊患者骨髓穿刺要在治疗前进行，死亡病例需要做骨髓检查时一般要在半小时内进行，因为骨髓细胞在机体死亡后不久将相继发生自溶，以红系细胞、粒系细胞、巨核系细胞和淋巴细胞较明显。

(3) 抽取骨髓液时，量不宜过多，一般以小于 0.2ml 为宜以免导致骨髓液被外周血稀释。如同时需要做其他检查时，应先抽少许作骨髓涂片，然后再抽取一定量用作其他用途。

(4)一些疾病可进行多部位穿刺和特定部位穿刺，以提高诊断率，如慢性再生障碍性贫血、恶性组织细胞病等可进行多部位穿刺，而多发性骨髓瘤、骨髓内转移癌等经 X 线检查发现有病变或有骨压痛的部位穿刺，其阳性率高。

(5) 骨髓“干抽”：干抽(dry tap)指非技术错误或穿刺位置不当而抽不出骨髓液的现象。常见于：①原发性和继发性骨髓纤维化；②骨髓极度增生，细胞排列过于密集，如白血病、真性红细胞增多症等；③骨髓增生减低，如再生障碍性贫血；④肿瘤骨髓浸润，包括恶性淋巴瘤、多发性骨髓瘤、骨髓转移癌等。

笔记栏

(二) 骨髓活体组织检查术

骨髓活体组织检查(bone marrow biopsy, BMB)简称骨髓活检。在骨髓纤维化、某些白血病以及淋巴瘤等患者穿刺可出现“干抽”等情况，而不能完成检查时，常采用骨髓活体组织检查术。该技术能够弥补骨髓穿刺术的不足，因此骨髓穿刺活检与穿刺涂片是观察骨髓组织结构、补充骨髓涂片检查的一种方法。

骨髓穿刺检查与骨髓活体组织检查相互配合，互为补充，可全面地了解骨髓造血组织的病理改变，有助于某些疾病的诊断和研究。

【骨髓活检适应证】

(1) 骨髓穿刺多次失败，临床怀疑骨髓纤维化、骨髓转移癌、多发性骨髓瘤、多毛细胞白血病、某些急、慢性白血病及骨髓硬化症等。

(2) 血象显示全血细胞减少，反复骨髓穿刺均为“血稀”或骨髓增生低下，病态造血，怀疑再生障碍性贫血、骨髓增生异常综合征及低增生性白血病的患者。

(3) 某些贫血、原因不明的发热、脾或淋巴结肿大、骨髓涂片检查不能确诊者。

(4) 白血病治疗疗效的观察。临床上有时骨髓涂片已达到完全缓解，但骨髓活检切片内仍可检出白血病性原始细胞簇，因此，在白血病的缓解后化疗及长期无病生存期间，应定期作骨髓双标本取材。倘若骨髓涂片未达复发标准，而切片内出现了异常原始细胞簇，提示已进入早期复发，应及时对症治疗。

【骨髓活检方法】

(1) 穿刺部位常选择髂后上棘和髂前上棘，患者的体位、局部消毒、穿刺技术基本上与骨髓穿刺术相似。

(2) 用左手拇指和示指固定穿刺部位，右手握手柄将活检穿刺针垂直方向刺入，接触骨质后，以一定方向旋转入骨皮质。

(3) 活检针固定后，拔出连手柄针芯，套入长(或短)按柱，将针芯插入针座和针套筒内，再顺时针方向旋转推进一定深度(约 1cm)，再以顺时针方向转动 360°。

(4) 按顺时针方向旋转退出穿刺针，将针管内的骨髓组织块(约米粒大小)用针芯推出，放入 10%甲醛液(或 95%乙醇溶液)的小瓶内备用。

(5) 以 2%的碘酊棉球轻压穿刺部位，再用干棉球压迫创口，敷以消毒纱布并固定。

【骨髓活检注意事项】

(1) 开始进针不要太深，否则不易取得骨髓组织。

(2) 骨髓活组织检查穿刺针的内径较大，不宜同时抽取骨髓液进行骨髓涂片检查，因抽吸时极易混入外周血液使骨髓液被稀释。

(3) 穿刺时应检查出血时间和凝血时间。有出血倾向者穿刺时应特别注意，血友病患者禁止进行骨髓活组织检查。

(夏　薇)

八、淋巴结穿刺术及活体组织检查术

(一) 淋巴结穿刺术

临床上多种原因均可使淋巴结肿大，如各类病原体(细菌、病毒、真菌等)感染、造血系统肿瘤(白血病、淋巴瘤)、转移瘤等。淋巴结穿刺术(lymphnode puncture)可获得淋巴结抽取液，用以制备淋巴结涂片，进行细胞学或病原学检查，以协助临床诊断。

【淋巴结穿刺方法】

(1) 选择穿刺部位：选择适于穿刺的部位。一般选取肿大比较明显的淋巴结。

(2) 消毒：常规消毒局部皮肤和操作者的手指。

(3) 穿刺：以左手示指和拇指固定淋巴结，右手持10ml的注射器(18～19号针头)，将针头沿淋巴结长轴刺入淋巴结内，深度依淋巴结的大小而定，然后边拔针边用力抽吸，利用空针内的负压将淋巴结内的成分吸出。

(4) 制片：固定注射器的内栓，拔出针头，将注射器取下吸取一定量的气体后，将针头内的抽吸液喷射到载玻片上，制成淋巴结涂片，染色镜检。

(5) 穿刺部位包扎：穿刺完毕后，穿刺部位用无菌纱布覆盖，并用胶布固定。

【淋巴结穿刺注意事项】

(1) 穿刺最好在餐前进行，以免穿刺物中含过多脂质，影响制片和染色。

(2) 选取待穿刺的淋巴结时，应尽可能选取不宜过小、易于固定和远离大血管的淋巴结。

(3) 穿刺时，未能获得抽取物时，可将穿刺针再由原穿刺点刺入，并沿不同方向连续穿刺，抽取数次，直至获取标本时止，但不能发生出血。

(4) 制备涂片时，要注意观察抽出物的外观和性状，炎性抽出液常为淡黄色；结核性病变的抽出液常为黄绿色或污灰色黏稠液体，并可见干酪样物质。

(二) 淋巴结活体组织检查术

患者周身或局部淋巴结肿大，临床疑为淋巴瘤、白血病、免疫母细胞性淋巴结病、结核、肿瘤转移等，而淋巴结穿刺检查不能明确诊断时，应采用淋巴结活组织检查术(lymphnode biopsy)进一步明确诊断。

【淋巴结活体组织检查方法】

(1) 选择穿刺部位：一般选取肿大比较明显、远离大血管、易于操作的淋巴结。

(2) 消毒和麻醉：常规消毒局部皮肤，操作者手部消毒并戴无菌手套，铺无菌洞巾，做局部麻醉。

(3) 取材和送检：逐层切开皮肤，常规方法摘取淋巴结，立即置于10%甲醛或95%乙醇溶液中固定，送检。

(4) 取材部位包扎：取材完毕后，根据伤口大小适当缝合，消毒后用无菌纱布覆盖，并用胶布固定。

【淋巴结活体组织检查术注意事项】

(1) 患者周身淋巴结肿大时，应尽量避开腹股沟淋巴结；疑为恶性肿瘤转移者，应按淋巴结引流方向选择相应组群淋巴结进行检查，阳性率较高；疑为胸腔恶性肿瘤患者，多选择右锁骨上淋巴结活检；疑为腹腔恶性肿瘤患者，多选择左锁骨上淋巴结活检；盆腔及外阴部恶性病变者，多选择腹股沟淋巴结活检。

(2) 如果临床诊断需要，可在淋巴结固定前，用锋利的刀片切开淋巴结，将其剖面贴印在载玻片上，染色后进行显微镜检查。

(夏　薇)

九、腰椎穿刺术

腰椎穿刺术(lumbar puncture)常用于检查脑脊液的性质，对诊断脑膜炎、脑炎、脑血管病变、脑瘤等神经系统疾病有重要意义。有时也用于鞘内注射药物，以及测定颅内压力和了解蛛网膜下腔是否阻塞等。

【适应证】

(1) 脑和脊髓炎症性病变的诊断。

(2) 脑和脊髓血管性病变的诊断。

(3) 区别阻塞性和非阻塞性脊髓病变。

(4) 气脑造影和脊髓腔碘油造影。

(5) 早期颅内高压的诊断性穿刺。

(6) 鞘内给药。

(7) 蛛网膜下腔出血放出少量血性脑脊液以缓解症状。

【禁忌证】

(1) 颅内占位性病变，尤其是后颅窝占位性

笔记栏

病变。

（2）脑疝或疑有脑疝者。

（3）腰椎穿刺处局部感染或脊柱病变。

【方法】

（1）嘱患者取侧卧位，背部与床面垂直，头颈向前屈曲，屈髋抱膝，使腰椎后突，椎间隙增宽，便于进针。

（2）定穿刺点：以髂后上棘连线与后正中线的交会处为穿刺点，相当于第3～4腰椎棘突间隙，有时也可在上一或下一腰椎间隙进行。

（3）自中线向两侧进行常规皮肤消毒。打开穿刺包，戴无菌手套、检查穿刺包内器械，铺洞巾，用2%利多卡因自皮肤到椎间韧带作局部麻醉。

（4）术者用左手拇指尖紧按住两个棘突间隙的皮肤凹陷，右手持穿刺针，于穿刺点刺入皮下使针垂直于脊背平面或略向头端倾斜并缓慢进针，当感到阻力突然减低时，针已穿过硬脊膜，再进少许即可，此时可将针芯慢慢抽出（以防脑脊液迅速流出，造成脑疝），即可见脑脊液流出。成人进针深度约4～6cm，儿童约2～4cm。

（5）接测压表让患者双腿慢慢伸直，可见脑脊液在测压表内随呼吸波动，记录脑脊液压力。取下测压表用无菌试管接脑脊液2～4ml，送化验室检查。

正常侧卧位脑脊液压力为70～180mmH_2O（0.098kPa=10mmH_2O）或40～50滴/分钟。若继续作Queckenstedt试验，了解蛛网膜下腔有无阻塞。即在测初压后，由助手先压迫一侧颈静脉约10秒，再压另一侧，最后同时按压双侧颈静脉。正常时压迫颈静脉后，脑脊液压力立即迅速升高一倍左右，解除压迫后10～20秒，迅速降至原来水平，称为梗阻试验阴性，示蛛网膜下腔通畅；若压迫颈静脉后，不能使脑脊液压升高，则为梗阻试验阳性，示蛛网膜下腔完全阻塞；若施压后压力缓慢上升，放松后又缓慢下降，示有不完全阻塞。凡颅内压增高者，禁作此试验。

（6）插入针芯，拔出穿刺针，穿刺点以碘伏消毒后盖以消毒纱布，用胶布固定。

（7）去枕俯卧（如有困难则平卧）4～6小时，以免引起术后低颅压头痛。

【注意事项】

（1）严格掌握禁忌证，凡疑有颅内压升高者必须先做眼底检查，如有明显视乳头水肿或有脑疝先兆者，禁忌穿刺。凡患者处于休克、衰竭或濒危状态以及局部皮肤有炎症、颅后窝有占位性病变者均列为禁忌。

（2）穿刺时患者如出现呼吸、脉搏、面色异常等症状时，应立即停止操作，并做相应处理。

（3）鞘内给药时，应先放出等量脑脊液，然后再等量置换药液注入。

（张小宁）

十、中心静脉压测定

中心静脉压（central venous pressure，CVP）指右心房及上、下腔静脉胸腔段的压力。主要用于判断患者血容量、心功能与血管张力的综合情况，其不同于周围静脉压，后者受静脉腔内瓣膜与其他机械因素的影响，不能确切反映血容量与心功能等状况。

CVP正常值为50～120mmH_2O（10mm H_2O= 0.098kPa），降低与增高均有重要临床意义。

休克患者CVP < 50mm H_2O表示血容量不足，应迅速补充血容量；在补充血容量后，患者仍处于休克状态，而CVP>100mm H_2O，则表示容量血管过度收缩或有心力衰竭的可能，应控制输液速度、输液量或采取其他相应措施。

若CVP>150～200mm H_2O表示有明显心力衰竭，且有发生肺水肿的危险，应暂停输液或严格控制输液速度，并给予快速洋地黄制剂和利尿药或血管扩张剂。

如有明显腹胀、肠梗阻、腹内巨大肿瘤或腹部大手术时，利用股静脉插管测量的CVP不能代表真正的CVP。

少数重症感染患者CVP<100mm H_2O，也有发生肺水肿可能。

【适应证】

（1）急性循环功能不全。

（2）大量输液或心脏病患者输液。

（3）危重患者或体外循环手术。

【方法】

（1）患者仰卧，选好插管部位，常规消毒皮肤，铺无菌洞巾。

（2）局部麻醉后静脉插管方法有二：①经皮穿刺法，较常采用，经锁骨下静脉或头静脉插管至上腔静脉；或经股静脉插管至下腔静脉；②静脉剖开法，目前，仅用于经大隐静脉插管至下腔静脉。插入深度经锁骨下静脉者约12～15cm，余约35～45cm。

现认为上腔静脉压较下腔静脉压更准确，当腹腔内压增高时，下腔静脉压容易受影响，故不够可靠。

将测压计的零点调到右心房水平，如体位有变动则随时调整。操作时先把1处夹子扭紧，2、3处夹子放松，使输液瓶内液体充满测压管并高于预计的静脉压之上（图4-16-5）。再把2处夹子扭紧，放松1处夹子，使测压管与静脉导管相通，则测压管内的液体迅速下降，到一定水平不

笔记栏

再下降时，观察液面在量尺上的相应刻度数，即为 CVP 的高度。

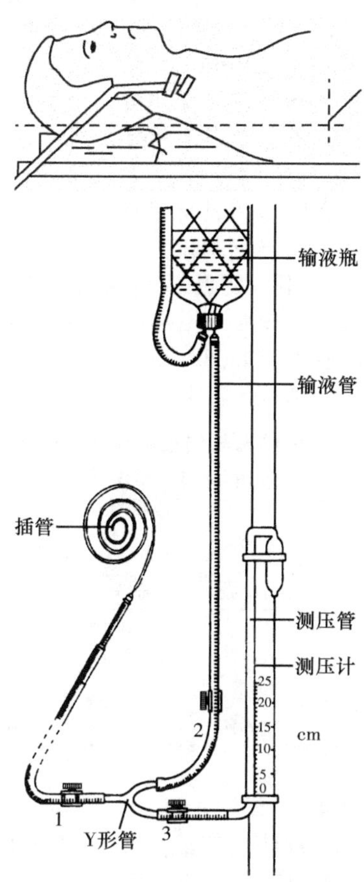

图 4-16-5 中心静脉压测定示意图

不测压时，夹紧 3，放松 1、2 处，使输液瓶与静脉导管相通，继续补液。每次测压倒流入测量管内的血液需冲洗干净，以保持静脉导管的通畅。

【注意事项】

(1) 在测压过程中发现静脉压突然出现显著波动性升高时，提示导管尖端进入右心室，因心室收缩时压力明显升高所致，应立即退出一小段后再测。

(2) 如导管阻塞无血液流出，应用输液瓶中液体冲洗导管或变动其位置；若仍不通畅，则用肝素溶液或 3.8% 枸橼酸钠溶液冲洗。

(3) 测压管留置时间，一般不超过 5 天；时间过长易发生静脉炎或血栓性静脉炎；留置 3 天以上时，需用抗凝剂冲洗，以防血栓形成。

（李国强）

十一、胃液采集术

一般经插入胃管收集胃液。

【适应证】

(1) 了解胃分泌功能和排空状况，特别是怀疑促胃液素瘤时。

(2) 评价制酸药、H_2受体阻滞剂和质子泵抑制剂的治疗效果。

(3) 了解胃内有无活动性出血或细菌异常繁殖。

(4) 用于胃灌洗或胃肠减压。

【禁忌证】

晚期食管癌、食管狭窄、误服强酸强碱等所致的化学腐蚀性食管炎、食管静脉曲张、心力衰竭及严重冠心病等患者不宜插管。

【方法】

插胃管前停用一切影响胃分泌功能和胃排空的药物，如抗胆碱能药物至少停用 48h，H_2受体阻滞剂、质子泵抑制剂需停用 24h。禁食 12～14h，患者清晨空腹取坐位或半卧位，经口插入消毒胃管。咽反射敏感者可改经鼻孔插入。操作应敏捷、轻柔，尽量避免诱发咽反射和呕吐。当胃管插到 45cm 标记处时，提示管下端已抵贲门下，可注入少量空气，使胃壁撑开，避免胃管在胃内打折。然后嘱患者改左侧卧位，继续插管至 52～55cm标记处，管下端达大弯侧胃体中部，即胃最低部位，也可借助 X 线定位。患者饮 20ml 水后如能回抽 16ml 以上，说明胃管定位适当，然后用胶布将胃管固定于上唇部。在患者改变多种体位如头低左侧位、俯卧位等过程中反复抽吸胃液，力求将空腹胃液抽尽；也可使用电动吸引器负压抽吸，压力维持在 30～50mmHg(4.0～6.7kPa)。然后根据临床需要，进行各种试验。近年介绍，可应用胃液采集器获取微量胃液。方法为：空腹时用温开水 10ml 送服胃液采集器，患者取右侧卧位，15 分钟后由牵引线拉出采集器，可从中挤出胃液 1.5～2.0ml，足够用于生化检测。

【注意事项】

若插胃管的目的是洗胃或胃肠减压，则事先不必禁食，但宜选用较粗的胃管。

（杨大明）

十二、十二指肠液引流术

十二指肠液引流术(duodenal drainage)是用十二指肠管引流获得十二指肠液、胆汁及胰腺外分泌液的方法。近年，因影像诊断技术和内镜检查术的进展，大大提高了肝、胆及胰腺疾患的诊断水平。而十二指肠插管引流操作复杂、耗费时间、患者难以合作，且引流液检查准确率不尽如人意，因此临床上已甚少作这项检查。

【适应证】

(1) 判断肝胆系统有无炎症、微小结石、寄生虫感染及肿瘤等。

笔记栏

(2) 了解胆道系统运动功能及胰腺外分泌功能。

(3) 经引流管注入药物治疗胆道感染。

【禁忌证】

与胃液采集术相同。

【方法】

插入十二指肠管的方法基本与插胃管相同。插管达 45～50cm 刻度时应将胃内容物尽量抽出,然后再进管 5cm,嘱患者改右侧卧位,垫高臀部,让患者继续徐徐吞入十二指肠管。在进管过程中每进入 5～10cm,应适当注入少许空气,以防引流管在胃中折绕。当抵达 65～70mm 刻度时,注入温 0.9%氯化钠溶液 400ml,促使幽门开放,以便管端进入十二指肠球部。在此过程中不时用石蕊试纸测试引流液的酸碱度。如引流出金黄色碱性液(十二指肠液,D 液),提示管端已进入十二指肠,此时引流管第三刻度(75cm)一般位于切牙,必要时在 X 线透视下观察管端金属头的位置加以证实,然后用胶布将引流管体外端固定于患者颈部。让引流液自行流出,收集于消毒试管中。待 D 液收集完毕,缓慢地向管中注入温热的 33%硫酸镁溶液 40～50ml。钳闭引流管 5～10min 后再松开,将首先流出的硫酸镁溶液丢弃,而后流出淡黄色液体即为胆总管液(A 胆汁),量 5～30ml 不等。继而流出暗绿色或棕褐色浓稠液体30～60ml,为胆囊液(B 胆汁)。当引流液稀薄呈柠檬色时已是肝胆管液(C 胆汁)。

将各部分胆汁分别收集于消毒试管中。如引流不畅可重复注入硫酸镁 30ml。标本收集完毕后拔出十二指肠管,标本及时送检。

【注意事项】

(1) 进管过程中避免反复抽吸,以免刺激胃收缩及损伤胃黏膜。

(2) 注入硫酸镁溶液后若无胆汁流出,可再注入硫酸镁 30～50ml;若仍无胆汁引流出,则提示胆管痉挛或梗阻。

(3) 若引流以治疗为目的,则可将引流管留置 2～3 小时,以充分引流胆汁;拔管前可向引流管内注入氨基苷类或头孢菌素类抗生素。

(杨大明)

十三、结核菌素试验

结核菌素试验是用结核菌素进行的皮肤Ⅳ型过敏变态反应试验,用于判断机体是否受到结核菌感染,此试验可进行结核病流行病学调查,发现患者,协助诊断和鉴别诊断,选择卡介苗(BCG)接种对象并考核其接种效果,判断机体细胞免疫状态。

【抗原】

有两种,即旧结核菌素简称旧结素(old tuberculin,OT)和结核菌纯蛋白衍化物(purifide protein derivative,PPD)。

OT 为人型结核杆菌培养二个月后,加热杀死结核菌,将滤去死菌后含菌体自溶及培养基成分的剩余部分浓缩至原量 1/10 的棕色透明液体,1952 年 WHO 将其标准化,每 ml 含 1000mg 相当 10 万 TU(结素单位)。

PPD 是用化学方法从结核菌培养液中提取的结核菌蛋白,较 OT 更精纯,用后特异性反应强,诊断价值大,国家 PPD-C(80-1)已完全取代 OT,广泛用于临床(表 4-16-1)。

表 4-16-1 旧结素与结核菌纯蛋白衍化物相应效价(单位)和含量

结素单位 TU	旧结素 OT		结核菌纯蛋白衍化物 PPD
	mg/0.1ml	稀释度	mg/0.1ml
1	0.01	1∶10 000	0.00002
5	0.05	1∶2 000	0.0001
10	0.10	1∶1 000	0.0002
100	1.00	1∶100	0.005

【方法】

分皮上、皮肤划痕或点刺与皮内注射法,以后者应用最为广泛,效果准确。

(1) 部位:选左前臂屈侧中部皮肤无瘢痕部位,如近期(2 周内)已作过试验,则第 2 次皮试应选在第一次注射部位斜上方 3～4cm 处,或取右前臂,以免产生复强效应(推助效应,boosting effect)。

(2) 局部 75%乙醇溶液消毒,用 1.0ml 注射器、4.5 号针头(针头斜面不宜太长),吸取稀释液 0.1ml(5TU)皮内注射,形成 6～8mm 大小圆形桔皮样反丘。

(3) 注后 48 小时观察一次,72 小时判读结果,测量注射局部红肿处的硬结横径与纵径,(一般红晕与硬结一致,结果易于判定)取其均值为硬结直径。<5mm 为阴性,5～9mm 为弱阳性或一般阳性(+);10～19mm 为阳性或中度阳性(++),≥20mm 或局部出现水泡、坏死或有淋巴管炎,均为强阳性(+++,亦有将出现坏死、淋巴管炎者,记为++++)。

【意义】

1. 阳性 提示:①提示机体受到结核杆菌感染,已产生变态反应;②城市居民,成人绝大多数为阳性,一般意义不大;③如新近阳转,亦有患病可能,应密切观察;④3 岁以下儿童,未接种卡介苗(BCG)者,不论有无临床症状,示体内可能有活动性结核(即使 X 线胸片正常)。

如为强阳性：①成人，示体内可能有活动性结核，应详查；②儿童，有诊断意义，此组人群结核病检出率约20%，故应治疗用药。

2. 阴性 提示：①机体未受到结核菌感染，或虽已感染但机体变态反应尚未建立(4～8周内)；如一周后，再用5TU重新皮试，利用结素的复强作用，若仍为阴性，则可除外结核菌感染。②高龄，阴性率明显增加，80岁以上可达50%(OT试验)。③儿童患麻疹、百日咳后，变态反应被抑制，大约3周后可渐恢复。④重症结核病(即使活动性肺结核，亦有5%阴性)，当经过治疗随病情好转，结素反应可阳转。⑤结节病(阳性率仅10%，且多为弱阳性)、淋巴瘤与其他恶性肿瘤患者。⑥接受糖皮质激素或免疫抑制剂治疗者。⑦营养不良和AIDS(acquired immune deficiency syndrome)患者。

【注意事项】

(1) 试剂避光、4℃保存。

(2) 玻璃及塑料对结素有明显吸附作用，试剂稀释配制后避免振荡，务必于两小时内用完，否则效价降低影响结果。

(3) 应使用专用1ml注射器，每人1个针头，勿与BCG注射器混用，用前抽取已稀释的PPD湿润，以免吸附降低效价。

(4) 结素试验后常见异常反应：

1) 局部：出现水泡、溃疡，应保持清洁，涂2%甲紫，必要时可用注射器将水泡液抽除。

2) 周身：①发热，多属热原反应与器具消毒不严有关，一般于数小时内可恢复；②晕厥与休克，与精神紧张、恐惧有关，叮嘱其平卧、保温，必要时皮下注射0.1%肾上腺素0.5～1.0ml；③病灶反应，注后数小时肺部病灶周围毛细血管扩张，通透性增加，浸润渗出，形成变态反应性病灶周围炎，一般不必特殊处理，2～5天可自行消退。

(5) 有下列情况暂不宜作结素试验：发热，体温37.5℃以上；传染病恢复期、器质性心脏病、肝肾血管疾病、精神病、癫痫、细胞免疫功能缺陷、丙种球蛋白缺乏和月经期。

(何元兵)

第五篇 实验诊断学

第17章 总论

第一节 实验诊断学及其进展

一、实验诊断学的基本概念及其发展简史

(一) 基本概念

实验诊断学(laboratory diagnosis)是运用物理学、化学、生物学、免疫学、遗传学等的实验室方法和技术,对被检者的血液、骨髓、体液、分泌物、排泄物以及组织细胞等标本进行检验,以获得反映机体功能状态、揭示病理变化或病因等的客观资料,协助临床医生对疾病诊断、病情观察、疗效判断、预后评估的学科。

实验诊断学是涉及多门学科,并运用基础医学、电子学等理论技术为临床服务的一门边缘学科。包括实验室前、实验室和实验室后三个部分。①实验室前包括化验项目的选择和组合、检验申请、患者的准备、原始标本的采集及转运;②临床实验室对取自人体的标本进行检验和分析,对检查范围内的和为进一步的检查提供咨询性服务;③实验室后包括系统性审核检验结果,规范和发布检验报告,检验标本的储存等。通过上述过程得到的实验室数据和信息与临床资料结合进行综合分析。实验诊断是诊断学中一个重要组成部分,是临床医生必须掌握的基本知识。

(二) 实验诊断学的发展简史

远在公元前 400 年,希腊医生 Hippocrates 用裸眼直视法对尿液进行观察,以辅助有关疾病的诊断,他开拓了人类历史上最早的和最原始的实验诊断方法。

1. 临床血液学实验诊断的发展简史 17 世纪后叶列文·虎克发明了显微镜,使人类能够更清晰地观察血液细胞的形态。1871～1876 年,人们开始认识到红细胞有携氧和携二氧化碳的功能;1892～1930 年,发现中性粒细胞和单核细胞有趋化、吞噬和杀菌的功能;1923 年,又发现血小板有黏附和聚集的功能;1959 年以来,人们认识到淋巴细胞、浆细胞与免疫功能有关。近年来,随着特殊显微镜(位相显微镜、偏光显微镜、干涉显微镜和电子显微镜等)的不断问世,使血细胞形态学的应用和研究更加充实和广泛;相继发明的血细胞计数仪和流式细胞仪,使血细胞的各种参数和免疫属性得以证实;生物化学和免疫学技术的发展,使血液学检验的项目更加广泛;随着细胞生物学和分子生物学技术的发展,使造血干/祖细胞及其调节、基因结构和功能研究得以实现。

2. 临床生物化学实验诊断的发展简史 早在 19 世纪以前,一些化学家、生理学家和临床学家就开始观察和研究健康人和患者体内化学成分(如血液和尿液中蛋白质、糖类、无机物等)的变化,1931 年,Peter 和 Van Slyke 以《临床化学》为名出版了专著,标志着这一学科的初步形成。1904 年,Folin 等用比色法测定一系列血液生物化学成分;20 世纪 30 年代后,由于光电比色法的应用,临床化学的实验室分析发生了根本改观;20 世纪 50 年代后,血清酶活力测定使临床化学增添了新内容,应用和研究也非常活跃;现在,同工酶和酶谱分析都大大地增加了诊断的特异性和灵敏度。治疗性药物监测已用于指导临床医师合理地使用药物,提高药物疗效,减少药物的不良反应。近年来,随着超微量自动系列化分析仪、免疫学、分子生物学和放射性核素等技术的发展和应用,使临床生物化学日益扩大和深入。

笔记栏

3. 临床微生物学实验诊断的发展简史 17世纪末，显微镜的问世，使人类发现了微生物。19世纪60年代，法国人 Pasteur 创建了巴氏消毒法，随后德国人 Koch 证明了微生物是传染病的致病原并创建了固体培养基培养技术和细菌染色技术。直到1900年，许多细菌感染病的病原体逐渐被明确，相继分离或培养了炭疽杆菌、结核分枝杆菌、霍乱弧菌、白喉棒状杆菌、伤寒沙门菌、脑膜炎奈瑟菌、破伤风芽胞梭菌、鼠疫耶尔森菌和痢疾志贺菌等多种细菌并制备了多种抗血清，推动了近代微生物学和血清学的发展。1929年，Fleming 发现青霉菌产生的青霉素能抑制葡萄球菌的生长，从此开拓出几乎能对抗所有细菌的众多种类的抗生素，且在临床上广泛应用，起到划时代的巨大作用。

4. 临床免疫学实验诊断的发展简史 19世纪后期，微生物学的发展为免疫学的形成奠定了基础。1883年，俄国人 Metchnikoff 提出细胞免疫学说；1894年，比利时人 Bordet 发现了补体，先后建立了凝集反应、沉淀反应、补体结合反应等，这些血清学实验在实验诊断中得到长期广泛应用；1966年，Claman 等区分出B、T淋巴细胞；1950年，Porter 用蛋白酶水解获得了抗体的片段，Edelman 用化学法断裂了抗体的多肽链，他们共同证明了抗体的分子结构；1975年，Kohler 和 Milstein 等用B细胞杂交瘤技术制备出单克隆抗体；1978年，Tonegawa 发现了免疫球蛋白的基因重排；20世纪80年代后，众多的细胞因子相继被发现，对它们的受体、基因及其生物学活性的研究促进了分子免疫学的发展。

二、实验诊断学的主要内容和现状

(一)实验诊断学的主要内容

1. 血液学检验 造血系统疾病和非造血组织疾病所致的血液学变化的检查。包括红细胞、白细胞和血小板的数量、生成动力学、形态学和细胞化学等的检验；血型鉴定和交叉配血试验；血栓与止血的检验等。

2. 体液与排泄物检验 对尿液、粪便和各种体液，包括胃液、浆膜腔积液、脑脊液、胆汁、精液、痰液等的常规检验。

3. 生化学检验 对组成机体的生理成分、代谢产物、重要脏器的生化功能的检验。包括肝、肾功能检验；糖、脂肪、蛋白质及其代谢产物和衍生物的检验；血液和体液中电解质和微量元素的检验；血气和酸碱平衡的检验；临床酶学检验；激素和内分泌功能的检验；药物和毒物浓度检测等。

4. 免疫学检验 体液及细胞免疫功能检验、肿瘤标志物检验、自身免疫检验等的临床免疫学检验。

5. 病原体检验 细菌耐药性检验、感染性疾病和院内感染的常见病原体检验、性传播性疾病的病原体检验等。

(二) 实验诊断学的现状

随着近年来医学基础学科和边缘学科基础理论和技术的飞速发展，使其与临床检验之间的联系更为广泛密切，相互交叉渗透日益深入，实验手段和内容不断丰富，形成了一门现代医学中新兴的独立的学科——实验诊断学。当前我国实验诊断学的现状主要有以下特点：①仪器的自动化：目前约有80%的临床检验项目都用自动化仪器进行检测。它们的共同特点是高精度、多参数的组合化、智能化、高准确性、高微量化。②试剂的多样化：各类实验都有经过验证的各种高质量的试剂可供选用。③方法学的标准化：检验方法达国际标准化，其精密度和准确度达最佳，简便、快速能适应临床需要。④分子生物学实验技术的崛起：分子生物学技术已用于临床检验，尤其对分子诊断或基因诊断起到决定性作用。⑤实验质量控制和系统评估：采取室内质控、室间质评等科学方法和行政有力的管理措施，有效地保证实验结果的准确度。⑥高层次实验技术人才的培养：近10年来，一批具有硕士、博士(后)学位和从国外学成回国的高级人才加入医学检验队伍，使我国的临床检验和实验诊断向更高、更深的方向发展。⑦循证实验医学的问世：其意为“循证实验室依据的医学”。在认真评价实验性能的基础上，从全面、多项目的检测转向重点、必须项目的检测，临床专家和检验专家共同优选合理检验项目的流程，为患者提供最直接、最准确、最经济和最有意义的诊断指标。一大批高、难、新、尖实验项目的研究和推广使检验内容更加完善，诊断水平不断提高，使临床医学检验成为发展迅速、应用高新精尖技术最为集中的学科之一，目前实验诊断工作者正在为早日真正把基因时代的生物学信息应用到实验诊断中而努力。

三、实验诊断学的应用范围

1. 为临床医疗工作提供依据 为临床提供支持诊断、鉴别诊断和确定诊断的依据。为疾病治疗计划的制定、病情的分析、疗效的观察和预后的判断等提供科学依据。

2. 为公共卫生和预防疾病提供资料 进行防病调查，为制定预防措施，控制疾病传播提供重要资料；为制定卫生条例，提高防病治病的主动性，保护环境卫生，规划保健机构设置等提供

笔记栏

依据。

3. 为临床研究和基础研究提供手段 实验诊断不仅可为临床研究提供可靠数据，而且也可为基础研究提供可靠的依据，从而促进医学研究工作的深入发展。

4. 为健康普查和咨询提供服务 为社会群体提供健康咨询，以保证健康，减少疾病，建立正确的生活规律，延长寿命。同时可以为计划生育、优生优育等提供实验依据。

第二节 临床检验标本的采集方法

一、血标本采集

（一）血标本的种类

1. 全血 用于对血细胞成分的检查及全血性质测定，如血细胞计数和分类，红细胞沉降率检测等。

2. 血浆 适用于内分泌激素、凝血因子、游离血红蛋白测定和部分临床生化检查等。

3. 血清 用于大部分临床生化检查和免疫学检查。

（二）采血部位

根据血标本采集部位和作用的不同，分为静脉血、动脉血和毛细血管采血三种。

1. 静脉采血 静脉血是最常用的实验室检验标本。通常多在肘部静脉、腕部静脉或手背静脉采血，婴幼儿在颈外静脉采血。采血所用注射器和容器必须干燥，抽血后应先拔除针头，将血液沿管壁徐徐注入容器。真空管采血是最好的静脉采血技术，操作时按其要求完成。进行血小板功能检查时，注射器和容器需先经硅化处理，以防血小板接触玻璃器皿后被激活。严禁从静脉输液管中采取血液标本。

2. 动脉采血 常用于血气分析、乳酸和丙酮酸的测定。多在股动脉穿刺采血，也可用肱动脉和桡动脉。采得血标本必须与空气隔绝，立即送检。

3. 毛细血管采血 主要用于各种微量法检查和普查，其结果代表局部的状态，在对全身性状态观察时应注意到这种因素的影响。成人常在指端，婴幼儿可用拇指或足跟，烧伤患者可选择皮肤完整处采血。采血部位应无炎症或水肿。采血时切忌用力挤压，避免不真实结果的出现。

（三）采血时间

根据检查的目的不同，对采血时间有不同的要求。

笔记栏

1. 空腹采血 指在禁食 8 小时后采集的标本，一般是在晨起早餐前采血，常用于临床生化检查。其优点是可避免饮食成分、体力活动、生理活动对检验结果的影响，同时因每次均在固定时间采血也便于对照比较，且重复性好。

2. 特定时间采血 因人体生物节律在昼夜间有周期性变化，故在一天中不同时间所采的血标本，检验结果也会随着变化，如激素、葡萄糖等测定。检查微丝蚴需在半夜唤醒后采集标本，此外，甘油三酯、维生素 D 等还可有季节性变化。进行治疗药物监测时，更需注意采血时药物浓度的峰值和低谷。

3. 急诊采血 不受时间限制。用于急诊或抢救患者的采血。检测单上应标明急诊和采血时间。

（四）标本采集后的处理

1. 抗凝剂 采集全血或血浆标本时，采血后应立即将血液标本注入含适当抗凝剂的试管中，并充分混匀。常用的抗凝剂有：①草酸盐：与血中钙离子结合形成不溶性草酸钙，从而起到抗凝作用，2mg 草酸盐可抗凝 1ml 血液，常用的草酸盐为草酸钠、草酸钾等；②枸橼酸钠：溶解度和抗凝力较弱，每毫升血液需 5mg 枸橼酸钠；③肝素：主要作用是抑制凝血酶原转化为凝血酶，使纤维蛋白原不能转化为纤维蛋白，除有些凝血机制的检验项目外，适用于大多数实验诊断的检查，0.1～0.2mg 可抗凝 1ml 血液；④乙二胺四乙酸二钠（EDTA-Na2）：与钙离子络合而抗凝，1ml 血液需用 1～2mg EDTA-Na2，适用于多项血液学检验。

商品化真空采血管已用不同种抗凝剂处理。常用于临床血液学检验、红细胞沉降率、血液凝固检验以及输血时血型的鉴定和配血等。

2. 及时送检和检测 血液离体后，可产生以下一些变化，如血细胞的代谢活动仍在继续进行，部分葡萄糖分解成乳酸，使血糖含量降低，乳酸含量增高；二氧化碳逸散，血液 pH 增高；氯离子从细胞内向血浆移动等变化从而影响检验结果。处理不当的标本引起溶血也可不同程度影响检验结果。因此，血液标本采集后应尽快送检。

3. 微生物检验的血标本 血液标本采集后应立即注入血培养皿中送检，并防止标本的污染。

二、尿液标本采集

（一）尿液的采集

尿液标本的正确收集、留取、保存和尿量的

准确记录，对保证检验结果的可靠性十分重要。成年女性留尿时，令其洗净外阴后再留取尿液，避开月经期，防止外阴或阴道分泌物混入。留取标本的容器要清洁，避免污染。标本要在半小时之内送检。

1. 晨尿 尿液检测一般以清晨首次尿为好，可获得较多信息，如蛋白、细胞、细菌和管型等。

2. 随机尿 门诊和急诊患者的临时检测，常用于尿常规检查。

3. 24小时尿 测定24小时期间溶质的排泄总量，需要留取24小时尿液，并且记录尿量。如尿蛋白、尿糖、电解质等定量检测。

4. 清洁中段尿 用0.1%的扎苯溴铵消毒外阴和尿道口，留取中段尿于消毒容器中。用于尿细菌培养等检验。

（二）尿液的防腐和保存

尿内含许多能被微生物利用的成分，很容易滋生细菌，影响尿液检查结果，如不能及时检查应保存在冰箱中。如需将尿液放置24小时才进行检查，应加适当防腐剂保存，如甲苯、甲醛、麝香草酚等。

三、粪便标本采集

采集粪便标本的方法，因检查目的不同而有差异，标本采集通常采用自然排出的粪便。常规检查要求收集足量的标本，至少应采集指头大小的粪便，或稀便2ml，以便复查所用及防止粪便迅速干燥。粪便标本采集应注意以下事项：①用干燥洁净盛器留取新鲜标本，不得混有尿液或其他物质，如做细菌学检查应将标本盛于加盖无菌容器内立即送检；②粪便标本有脓血时，应当挑取脓血及黏液部分涂片检查，外观无异常的粪便要多点取样检查；③对某些寄生虫及虫卵的初筛检测，应采取三送三检，因为许多肠道原虫和某些蠕虫卵都有周期性排出现象；④检测粪便中阿米巴滋养体等寄生原虫时，应在收集标本后30分钟内送检，并注意保温；⑤粪便隐血检测，患者应素食3天，并禁服铁剂及维生素C，否则易出现假阳性；⑥无粪便又必须检测时，可经肛门指诊采集粪便。

四、痰液标本采集

痰液标本采集时应取得患者的了解和合作，容器必须加盖，痰液不可污染容器外壁。痰液标本采集应注意以下事项：①留痰前应先漱口，然后用力咳出气管深部痰液；②作24小时痰量和分层检查时，应嘱患者将痰吐在无色广口瓶内，加少许防腐剂（苯酚）防腐；③做细胞学检测时，每次咳痰5～6口，定量约5ml左右，或收集上午9～10时的新鲜痰液送检；④对无痰或痰少患者，可给予化痰药物，应用雾化吸入法，使痰液稀释，易于咳出；⑤昏迷患者可于清理口腔后，用负压吸引法吸取痰液；⑥幼儿痰液收集困难时，可用消毒棉拭子刺激喉部引起咳嗽反射，用棉拭子刮取标本；⑦若采用纤维支气管镜检查，可直接从病灶处采集标本，质量最佳。

五、阴道分泌物采集

采集阴道分泌物标本前24小时应无性交、盆浴、阴道检查、阴道灌洗和局部用药等。一般采用生理盐水浸湿的棉拭子，自阴道深部或后穹隆、宫颈管口等处采集，然后制备成生理盐水分泌物涂片，也可以制备成薄涂片以95%乙醇溶液固定后，经Papanicolaou染色、Giemsa染色或Gram染色，以检查阴道清洁度、肿瘤细胞和病原微生物等。根据不同的检测目的，自不同的部位和方法采集标本：

1. 子宫颈口刮片法 插入窥阴器扩张阴道，使子宫颈暴露。用棉棒拭去子宫颈表面的分泌物，将刮片在子宫颈外口刮拭一周涂片。

2. 子宫颈内膜擦拭法 插入窥阴器，将细胞刷或棉棒用生理盐水浸湿甩干，伸入子宫颈管内擦拭涂片。

3. 阴道穹隆吸取法 用带有橡皮球一端钝圆的吸管，插入阴道后穹隆，徐徐放松橡皮球压力，同时移动吸管吸取分泌液，制成涂片。

4. 宫腔吸取法 宫腔内吸取标本，必须严格消毒。插入窥阴器后，将无菌金属吸管沿子宫颈管伸入宫腔，然后左右、上下改变吸管的方向，同时吸取标本涂片。

5. 子宫灌洗法 严格按无菌操作。阴道扩张后，插入灌洗管于宫腔内，注入温生理盐水灌洗，收集灌洗液，离心沉淀，取沉渣涂片。

六、精液和前列腺液采集

（一）精液标本采集

1. 采集方法 精液标本采集前应禁欲（无性交、无手淫、无遗精）4～5天。采集方法包括：①手淫法：这是最妥善的方法。手淫后将精液收集于洁净、干燥的容器内。刚开始射出的精液内精子数量最多，注意不要丢失。②安全套法：方法易行，但其含有对精子有害的物质，可杀死精子和影响精子的活动力，影响检测结果的准确性。③体外射精法：如果手淫法采集不到标本，可采用此法，但注意最初射出的精液不要丢失。

2. 注意事项 ①采集标本后立即送检，并注明采集时间，30～60 分钟内检测结果最理想；②气温低于 20℃或高于 40℃，将影响精子活动，故冬季采集标本应注意保温；③精子生成的日间变化较大，不能单凭 1 次检测结果做出诊断，出现 1 次异常结果，应间隔 7～14 天后再检测，连续检测 2～3 次才能获得较正确的结果。

（二）前列腺液标本采集

1. 采集方法 前列腺液标本通过前列腺按摩术获得（见第四篇第 5 章）。按摩前列腺时首先将第 1 滴前列腺液弃去，然后再收集标本。前列腺液的量少时可直接将标本滴在载玻片上，量多时可收集于洁净的试管内。按摩后收集不到标本，可以采集按摩后的尿液进行检测。采集细菌培养标本时，应无菌操作，并将标本收集在无菌容器内。

2. 注意事项 ①采集标本失败或检测结果阴性，而又有临床指征时，可间隔 3～5 天后重新采集标本复查；②疑有前列腺结核、急性炎症而有明显压痛、脓肿或肿瘤时，应慎重进行前列腺按摩；③检测前 3 天应禁止性生活，因为性兴奋后前列腺液内的白细胞常增加。

七、浆膜腔积液标本采集

浆膜腔包括胸腔、腹腔、心包腔及关节腔等，一般由临床医生用浆膜腔穿刺术（见第四篇第 5 章）采集。采集量由检验目的而定，如仅为诊断用，以注射器吸取 10～20ml 既可，应分装两管。一管可加 1/10 标本量的 3.8%枸橼酸钠防凝，如作细胞学检查，最好应加肝素或乙二胺四乙酸二钠（EDTA-Na_2），并立即进行浓集细胞，否则应在标本内加入乙醇溶液至 10%的浓度，并置冰箱内以利保存。另一管不加抗凝剂，以观察有无凝结现象发生。标本采集后应立即送检，以免发生细胞变性破坏、出现凝块或细菌死亡等。

第三节 实验诊断的影响因素和质量控制

一、实验的影响因素

除病理性因素外，患者生理性因素的变化同样会对检验结果产生影响，故在对检验结果分析评价时，应该考虑到这些影响因素。它们包括：

1. 年龄 不同的年龄段，一些体液成分有所不同。按新生儿期、儿童期、成年期和老年期四个阶段划分。①新生儿期：血液成分受到新生儿成熟情况的影响，血液中许多成分的性质和数量较成人有明显差异，如血红蛋白、肌酸激酶、胆红素等；②儿童至青春期：从婴儿到青春期，体液许多成分含量将发生变化，绝大多数成分的变化是一个渐进的过程，如从婴儿期开始，血浆蛋白浓度逐渐升高，10 岁左右达成人水平；③成年期：女性青春期至绝经时和男性青春期至中年时，多数生化指标保持相当稳定，因此成年人体液的参考范围常常是青年人和老年人的参考范围；④老年期：多因组织、器官的退行性变和功能减退引起，如老年人肾浓缩功能、肌酐清除率、肾糖阈等均可下降。

2. 性别 对许多检查项目有影响。青春期之前，男性与女性的检查结果几乎无差异。青春期之后，男性和女性存在明显差异，性激素差异最大。

3. 体型 肥胖者血清胆固醇、三酰甘油、极低密度脂蛋白、尿酸、葡萄糖浓度及乳酸脱氢酶活性均可升高。

4. 妊娠 随着孕期的延长，孕妇各系统将发生一系列的生理性变化，血清中的生化成分也将发生变化，如肾小球滤过率增高、甲胎蛋白升高、总蛋白和白蛋白减少等。

5. 昼夜节律的变化 许多体液成分有昼夜节律的变化，促使其变化的因素有体位、活动、膳食、紧张、日照以及睡眠状态等。

6. 运动 运动使呼吸加快、出汗增多、体液分布发生改变，导致血液生化成分发生变化。因此，应嘱患者在标本采集前注意休息，避免剧烈运动。

7. 饮食 饮食主要对体液生化成分产生影响。所以，除了急诊或其他特殊原因外，一般主张禁食 8h 以后取血。

8. 药物和毒物的影响 药物和毒物对生化结果的影响包括：①影响分析方法，即药物本身或其代谢产物干扰化学反应；②可以通过它们的生理、药理及毒理作用改变生化参数。

9. 精神状态、遗传、生活环境和嗜好 情绪激动和精神紧张可使某些检查结果发生变化，白细胞和儿茶酚胺、肾上腺素激素等的变化比较明显；种族、家庭和个体等遗传因素对实验室检查有一定的影响；居住地区、温度、湿度、海拔高度、不良习惯和嗜好也会影响检验结果。

二、实验方法标准化

在选用一个可靠的实验方法前，应了解该项检测方法的性能，经过综合判断，结合本实验室的具体条件进行选择，评估实验方法的可靠性，参照临床的允许误差要求，判断实验方法引入误差的可接受性。衡量检验方法临床使用价值的指标有灵敏度、特异性和准确度等。

1. 精密度 表示测定结果中随机误差大小

笔记栏

程度的指标，也表示同一标本在一定条件下多次重复测定所得到的一系列单次测定值的符合程度。

2. 准确度 指测定结果与真实数值接近的程度，一般用偏差和偏差系数表示。通常用已知含量的标准品来检查分析方法的系统误差，确定分析方法的准确度。

3. 检出限 指能与适当的“空白”读数相区别的待测物的最小值。

4. 灵敏度 指某种方法能检出最小量分析物的能力。检出限是实验方法对最小分析量的检测能力，也是分析灵敏度的一种指标。

5. 特异性 即专一性，指在特定实验条件下分析试剂，只对待测物质起反应，而不与其他结构相似的非被测物质发生反应。分析方法特异性越高，则测定结果越准确。

实验室必须确认以上分析性能可接受后，才能将其应用于临床。

三、参考值与医学决定水平

（一）参考值与参考范围

检验的最终目的是衡量受检标本的结果是正常或是异常。因此，各种检验项目都应有判断标准，即所谓正常值和正常范围。正常值和正常范围是实验诊断沿用已久的概念，正常值就应是从正常人测得的值，但目前对正常人尚无确切的定义，故正常值和正常范围已被参考值和参考范围的概念替代。参考值和参考范围都是应用统计学方法而产生。参考值指对抽样的个体进行某项目检测所得的值；所有抽样组测得值的平均值加减其标准差即为参考范围。某项目检测时，各医疗单位因使用的方法、仪器和抽样组的不同，可有不尽一致的参考值，故各实验室对某些检验项目应建立自己的参考值，供临床参考用。

（二）医学决定水平

绝大多数项目高于和低于参考值均有临床意义，如内分泌激素检测，增高或降低分别反映功能亢进或减低；而有些检验项目则仅是高于或低于参考值才有价值，例如细胞内酶存在于细胞内，血中仅有少量或无，如检测结果增高显示细胞有损伤；而维生素的含量测定，增高多无临床意义，如降低则表示维生素缺乏，属病理变化。临床上还可遇到检验结果略比参考值增高或降低，我们称为临界值，对其意义的判断首先排除技术或人为因素造成的误差，也可能是疾病早期或轻型的异常值，解释检验结果时必须结合其他临床资料全面考虑，以便能及时发现早期或潜伏期患者，必要时还需要进行动态观察，才有利于做出较为正确的判断。另外，还有危机值及需要紧急抢救所需值等，也成为医学决定水平的内容。

四、实验室质量控制

质量控制（quality control，QC）的目的在于检测分析过程中的误差，防止得出不可靠的结果。要保证实验室工作的质量，必须实行全面质量控制，即对每个标本在分析前、中和后采取质量控制。

1. 分析前质量控制 分析前质量控制是全面质量控制的前提，主要涉及开申请单、患者准备、标本采集、运送和贮存（见本章第二节和第三节相关内容）。

2. 分析中质量控制 分析中的质量控制也称分析过程的质量控制，包括标本处理、分析测定、室内质量控制和室间质量评价。①标本处理：实验室在接收标本时，应认真检查标本的质量是否符合检验申请单所要检测项目的要求，对于不合格的标本应立即退回或与临床科室联系，重新采集，实验室应按标本类型和分析要求对标本进行处理；②分析测定：主要包括实验方法、仪器和试剂等方面的质量控制；③室内质量控制：指在实验室内部对所有影响质量的每个环节进行系统控制，目的是控制本实验室常规工作的精密度，提高常规工作前后的一致性，其内容包括分析程序的标准化、仪器的校准和维护、统计质量控制等；④室间质量评价：指多家实验室分析同一标本，由外部独立机构收集、分析和反馈实验室检测结果，评定实验室常规工作的质量，观察试验的准确性，建立起各实验室分析结果之间的可比性。

3. 分析后质量控制 主要包括数据的处理、检验结果的审核、检验报告单的发送、检验结果的临床评估与信息反馈。近年来，在实验室中大量使用自动化分析仪以及实验室信息系统，检验结果实现了自动化处理，对输出结果报告的适当组合、结果的分析、异常结果的提示以及检验结果生成时的自动审核等，可进一步保证分析后结果的可靠性。

笔记栏

第18章　临床血液学检测

案例 5-18-1

患者，男性，44岁。主因头晕、乏力、面色苍白3年。加重2周入院。

体格检查：全身皮肤苍白，巩膜轻度黄染，心肺无异常，脾肋下2cm。

实验室检查：Hb 56g/L，RBC 1.3×10^{12}/L，WBC 2.2×10^{9}/L，PLT 32×10^{9}/L，RC 4%，血片可见球形细胞、点彩红细胞、红细胞碎片等。骨髓增生活跃，红系增生显著，以中、晚幼红为主。尿Rous试验阳性，蔗糖溶血试验阳性，Ham试验阳性。

问题：

1. 患者显示红细胞破坏增加和红细胞代偿增生的依据有哪些？

2. 初步诊断及主要诊断依据是什么？

3. 需要与哪些疾病进行鉴别？进一步完善的实验室检查是什么？

案例 5-18-1 分析

1. 红细胞破坏增加和代偿增生的依据包括：RC显著增高；血片可见球形细胞、点彩红细胞、红细胞碎片；骨髓增生活跃，红系增生显著，以中、晚幼红为主；尿Rous试验（+）。

2. 初步诊断阵发性睡眠性血红蛋白尿（PNH）。诊断依据：①蔗糖溶血试验（+），Ham试验（+）；②尿Rous试验（+）；③有红细胞破坏增加和贫血的证据。

3. 需要鉴别诊断的疾病：①自身免疫性溶血性贫血：抗人球蛋白试验（+）、冷凝集素试验效价>1∶40；②缺铁性贫血：血清铁和血清铁蛋白均降低，骨髓铁染色明显减少；③再生障碍性贫血：骨髓增生程度减低，RC下降。

第一节　血液一般检测

血液一般检测又称血液常规检测（blood routine test），简称血常规检测。传统的血液常规检测只包括红细胞计数、血红蛋白测定、白细胞计数及其分类计数。近年来，由于血液学分析仪器的广泛应用，血液常规检测的项目不断增多，包括红细胞计数、血红蛋白测定、红细胞平均值测定和红细胞形态学检测；白细胞计数及其分类计数；血小板计数、血小板平均值测定和血小板形态检测；网织红细胞检测和红细胞沉降率检测等。上述项目临床上常采用手工法和血液分析仪等方法进行检测。

一、全血细胞计数

（一）红细胞和血红蛋白的检测

红细胞的生成起源于从造血干细胞分化来的红系祖细胞（burst forming unit-erythroid，BFU-E和colony forming unit-erythroid，CFU-E），在红细胞生成素（erythropoietin，Epo）的作用下，继续增殖和分化为形态学上可辨认的骨髓原红细胞，并启动红细胞内血红蛋白和血型抗原的合成。原红细胞再经3～5次分裂，依次经历早幼、中幼和晚幼红细胞各发育阶段，分化成为成熟红细胞。红细胞分裂最旺盛的时期在早、中幼红细胞阶段，晚幼红细胞已基本丧失分裂能力，经脱核而成为网织红细胞，再经24～48小时成为成熟红细胞。据实验研究推算，原红细胞至新生网织红细胞从骨髓逸出进入外周血的全部过程约需5d时间。一个原红细胞最终可生成8～16个成熟红细胞。红细胞的生成除主要受Epo的影响外，也直接或间接地受睾丸激素和其他神经体液因素的调节。

红细胞的主要生理功能是作为呼吸载体从肺部携带氧输送至全身各组织，并将组织中的二氧化碳运送到肺而呼出体外。这一功能主要是通过其内部所含的血红蛋白来完成的。血红蛋白是由亚铁血红素和珠蛋白肽链联结而成的一种结合蛋白，属色素蛋白，占红细胞重量的32%～36%，或占红细胞干重的96%。每克血红蛋白可携氧1.34ml。红细胞的平均生存时间约为120天，因此成人体内每天约有1/120的红细胞因衰老而被破坏，同时又有相应数量的红细胞生成以维持动态平衡，使循环血液中的红细胞和血红蛋白数量能保持相对恒定。衰老红细胞破坏后释放出的血红蛋白在单核-吞噬细胞系统内降解为铁、珠蛋白和胆色素。释出的铁进入全身铁代谢池供机体重新利用；珠蛋白肽链被分解为氨基酸参与氨基酸代谢；胆色素则经肝胆代谢

笔记栏

通过粪便和尿液排出体外。

1. 红细胞(red blood cells,RBC)**计数和血红蛋白**(hemoglobin,Hb 或 HGB)**测定**

【参考值】

健康人群红细胞和血红蛋白参考值见表5-18-1。

表 5-18-1 健康人群红细胞和血红蛋白参考值

	红细胞数	血红蛋白值
成年男性	$(4.0\sim5.5)\times10^{12}/L$	120～160g/L
成年女性	$(3.5\sim5.0)\times10^{12}/L$	110～150g/L
新生儿	$(6.0\sim7.0)\times10^{12}/L$	170～200g/L

【临床意义】

正常情况下,单位容积的血液中红细胞数与血红蛋白量的数值大致呈相对的平行关系。健康成人红细胞数($10^{12}/L$)与血红蛋白量(g/L)的正常比例约为 1∶30,即每 $1\times10^{12}/L$ 红细胞约相当于 30g/L 血红蛋白,故两者测定的意义大致相同。但在某些具有红细胞内血红蛋白数量和(或)浓度改变的贫血时,如低色素性贫血时,红细胞与血红蛋白降低的程度常不平行,血红蛋白降低较红细胞为明显,这一比值就明显升高。故同时测定红细胞数与血红蛋白量以作比较,对诊断就更有意义。

(1) 红细胞和血红蛋白减少:红细胞和血红蛋白减少,临床称贫血(anemia)。贫血指在单位容积循环血液中红细胞数、血红蛋白量和(或)血细胞比容(Hct)低于参考值低限。贫血不是一个独立的疾病,而是各系统许多不同性质疾病的一种共同的症状。

1) 生理性减少:婴幼儿及 15 岁以前的儿童,红细胞及血红蛋白一般比正常成人约低 10%～20%;部分老年人、妊娠中晚期妇女红细胞数及血红蛋白可呈不同程度的减少。

2) 病理性减少:见于各种贫血。根据贫血发生的病因和发病机制不同,可将贫血分为三大类(表 5-18-2)。

表 5-18-2 根据贫血的病因和发病机制分类

病因和发病机制	疾　病
一、红细胞生成减少	
(一) 造血干细胞增殖与分化异常	再生障碍性贫血,骨髓增生异常综合征,纯红再障贫血等
(二) DNA 合成障碍	巨幼细胞贫血,先天性和获得性嘌呤代谢异常
(三) 血红蛋白合成障碍	缺铁性贫血,铁粒幼细胞贫血
(四) 红细胞生成调节异常	低氧亲和性血红蛋白病
(五) 不能分类或多种机制	慢性疾病性贫血,骨髓病性贫血,营养缺乏性贫血
二、红细胞破坏增多	
(一) 红细胞内在异常	
遗传性	
1. 膜缺陷	遗传性球形红细胞增多症,遗传性椭圆形红细胞增多症
2. 酶缺陷	葡萄糖-6-磷酸脱氢酶缺陷,丙酮酸激酶缺陷
3. 珠蛋白生成异常	镰形细胞贫血,不稳定血红蛋白病
获得性	阵发性睡眠性血红蛋白尿
(二) 红细胞外在异常	
1. 免疫性	自身免疫性溶血性贫血,新生儿溶血症,药物诱发红细胞相关抗体所致溶血
2. 机械性	弥散性血管内凝血,行军性血红蛋白尿
3. 化学与物理因素	苯中毒、大面积烧伤
4. 感染和生物因素	感染性疟疾、蛇毒
三、红细胞丢失增多	急性失血性贫血,慢性失血性贫血

(2) 红细胞和血红蛋白增多:指单位容积血液中红细胞数和血红蛋白量高于参考值高限,临床相对少见。成年男性红细胞$>6.0\times10^{12}/L$,血红蛋白>170g/L;成年女性红细胞$>5.5\times10^{12}/L$,血红蛋白>160g/L 时即可确定为红细胞增多,临床可分为两类:

1) 相对性增多:因血浆容量减少,血液浓缩,使红细胞和血红蛋白相对增加。见于严重呕吐、腹泻、大量出汗、大面积烧伤、慢性肾上腺皮质功能减退、尿崩症、甲状腺功能亢进危象、糖尿病酮症酸中毒。

2) 绝对性增多:临床上称为红细胞增多症,按发病原因分为两类:

A. 继发性红细胞增多症:主要由于血中 Epo 增多所致。①Epo 代偿性增加:因血氧饱和度减低所引起,红细胞增多的程度与缺氧程度成正比。生理性 Epo 代偿性增加见于胎儿及新生儿、高原地区居民;病理性增加则见于严重的慢性心、肺疾患,如阻塞性肺气肿、肺源性心脏病、发绀型先天性心脏病,以及携氧能力低的异常血红蛋白病等。②Epo

笔 记 栏

非代偿性增加：Epo 增加是与某些肿瘤或肾脏疾患有关，如肾癌、肝细胞癌、卵巢癌、肾胚胎瘤等。

B. 真性红细胞增多症（polycythemia vera，PV）：是一种原因未明的红细胞增多为主的骨髓增殖性疾病，目前认为是多能造血干细胞受累所致。其特点为红细胞持续性显著增多，可高达（7～10）$\times 10^{12}$/L，血红蛋白达 180～240g/L，全身总血容量也增加，白细胞和血小板也有不同程度增多。本病属慢性和良性增生，部分患者可转变为白血病。

2. 红细胞形态检测

（1）正常红细胞形态：正常红细胞呈双凹圆盘形，在血涂片中见到为圆形，大小较一致，直径 6～9μm，平均 7.5μm。红细胞的厚度，边缘部约 2μm 左右，中央约 1μm，染色后四周呈浅橘红色，而中央淡染（又称中央苍白区），大小约相当于细胞直径的 1/3～2/5 左右（图 5-18-1）。

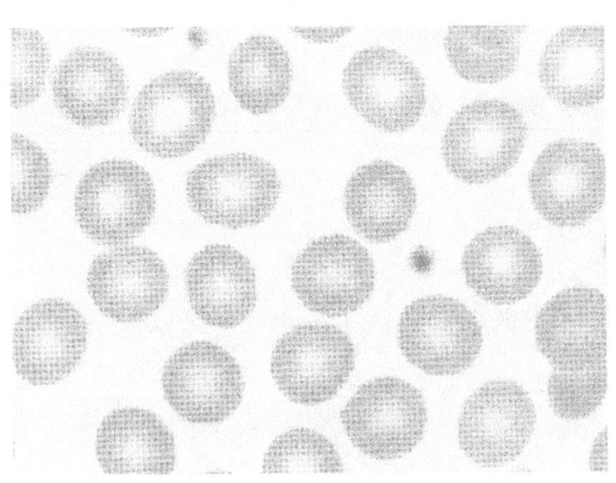

图 5-18-1　正常红细胞

（2）异常红细胞形态

1）大小异常

A. 小红细胞（microcyte）：红细胞直径小于 6μm。见于低色素性贫血，如缺铁性贫血。细胞体积可变小，中央淡染区扩大，红细胞呈小细胞低色素性（图 5-18-2）。

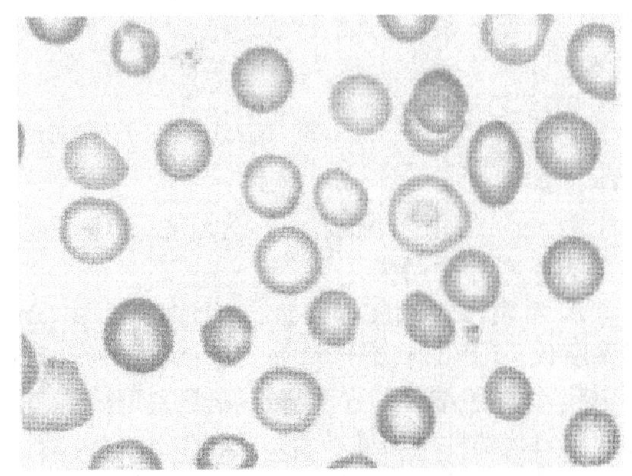

图 5-18-2　小红细胞

B. 大红细胞（macrocyte）：直径大于 10μm。见于溶血性贫血、急性失血性贫血，也可见于巨幼细胞贫血（图 5-18-3）。

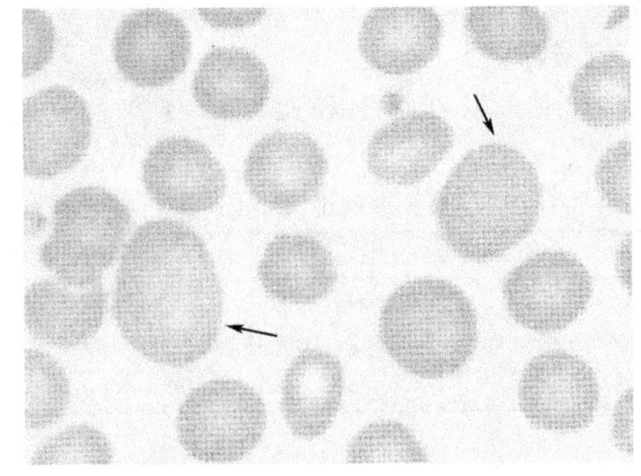

图 5-18-3　大红细胞

C. 巨红细胞（megalocyte）：直径大于 15μm。常见于叶酸或（和）维生素 B_{12} 缺乏所致的巨幼细胞贫血。巨红细胞常呈椭圆形，血红蛋白含量高，中央淡染区常消失（图 5-18-4）。

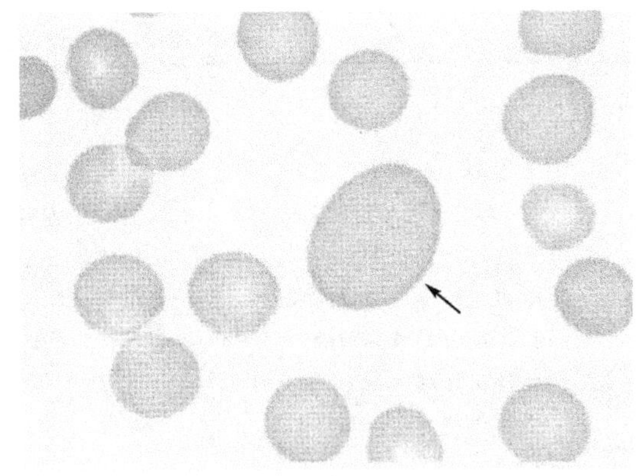

图 5-18-4　巨红细胞

2）形态异常

A. 球形细胞（spherocyte）：直径小于 6μm，厚度增加大于 2.9μm。细胞体积小，圆球形，着色深，中央淡染区消失。主要见于遗传性球形红细胞增多症，也可见于自身免疫性溶血性贫血。涂片中此种细胞约占 20%以上时，才有诊断参考价值（图 5-18-5）。

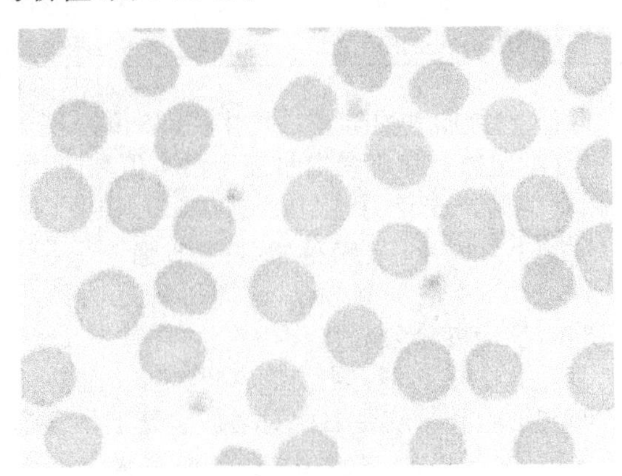

图 5-18-5　球形细胞

笔记栏

B. 椭圆形细胞(elliptocyte, oval cell)：红细胞的横径/长径<0.78，呈卵圆形，或两端钝圆的长柱状。正常人血涂片中约有1%椭圆形细胞。遗传性椭圆形红细胞增多症患者有严重贫血时可达15%以上，一般高于25%～50%才有诊断价值。巨幼细胞贫血时可见到巨椭圆形红细胞(图5-18-6)。

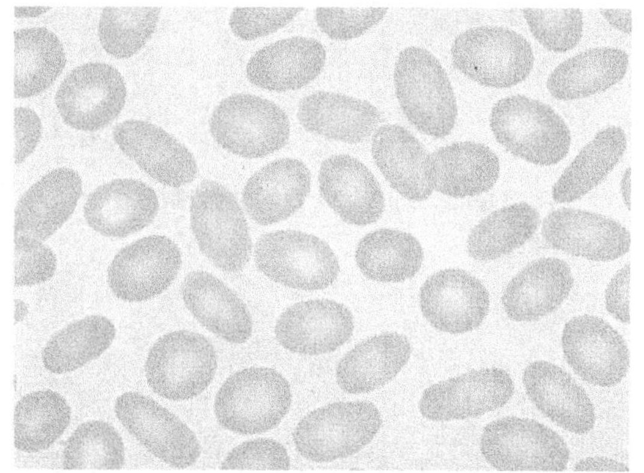

图5-18-6　椭圆形细胞

C. 口形细胞(stomatocyte)：红细胞中央淡染区呈扁平裂缝状，宛如微张开的嘴形或鱼口状。正常人血涂片中偶见，如多达10%以上具有诊断价值，常见于遗传性口形细胞增多症。少数可见于弥散性血管内凝血(DIC)及酒精中毒时等(图5-18-7)。

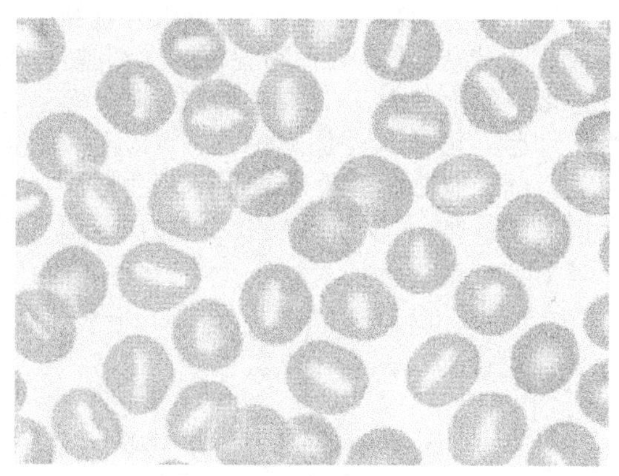

图5-18-7　口形细胞

D. 靶形细胞(target cell)：细胞的中央淡染区扩大，中心部位又有部分色素存留而深染，状似射击之靶标。有的中心深染区像从红细胞边缘延伸出的半岛状或柄状。在珠蛋白生成障碍性贫血、异常血红蛋白病等情况时，靶形细胞常占20%以上(图5-18-8)。

E. 镰形细胞(sickle cell)：形如镰刀状，见于镰形细胞性贫血(图5-18-9)。

F. 泪滴形细胞(dacryocyte, teardrop cell)：细胞呈泪滴状，见于骨髓纤维化，也可见于珠蛋白生成障碍性贫血、溶血性贫血等(图5-18-10)。

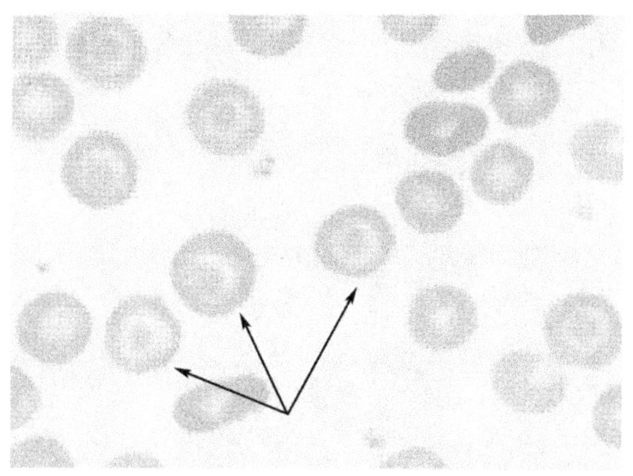

图5-18-8　靶形细胞

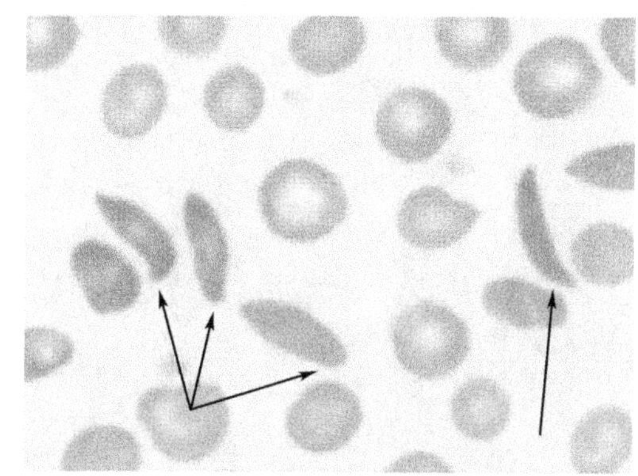

图5-18-9　镰形细胞

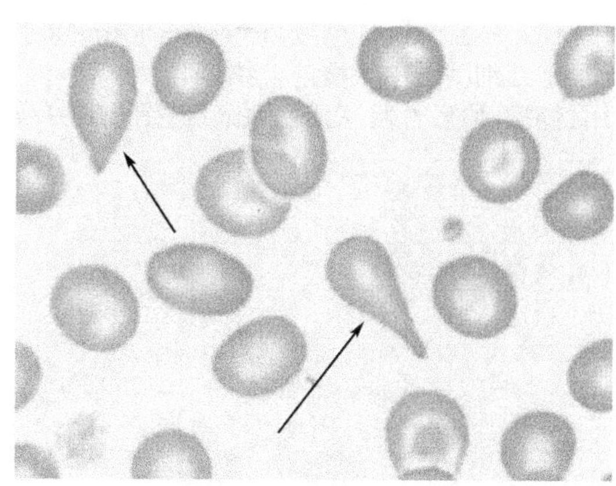

图5-18-10　泪滴形细胞

G. 棘形细胞(acanthocyte, burr cell)及刺形细胞(spur cell)：棘形细胞外周呈钝锯齿状突起，刺形细胞外周呈不规则、不匀称的靴刺状突起。见于棘形细胞增多症(先天性无β脂蛋白血症)，也可见于脾切除后、酒精中毒性肝病、尿毒症等(图5-18-11)。

H. 裂形细胞(schistocyte)：红细胞发生多种明显的形态学异常改变。红细胞形态可呈梨形、泪滴形、新月形、长圆形、哑铃形、逗点形等。见于红细胞因机械或物理因素所致的破坏，为微血管病性溶血的表现，如弥散性血管内凝血、溶血尿毒症综合征以及心血管创伤性溶血性贫血等，也可见于严重烧伤患者(图5-18-12)。

笔记栏

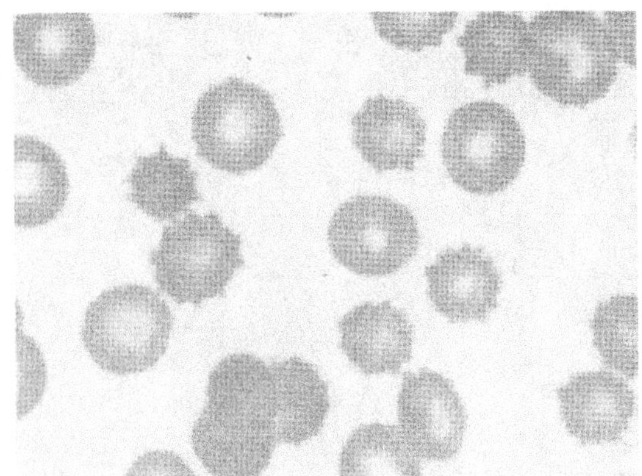

图 5-18-11　棘形细胞

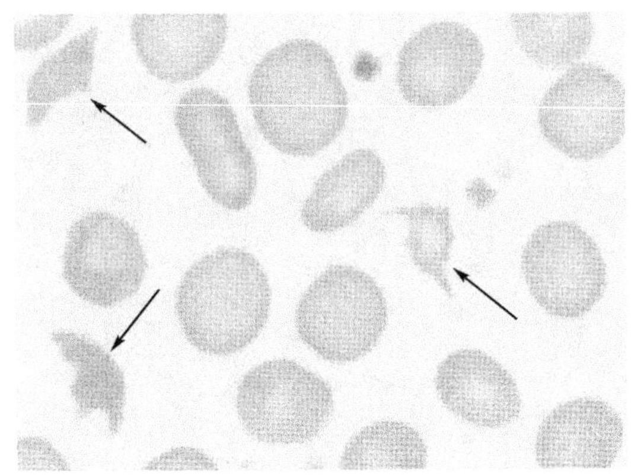

图 5-18-12　裂红细胞

I. 红细胞缗钱状形成(rouleaux formation)：涂片中红细胞呈串状叠连似缗钱状，常见于多发性骨髓瘤、原发性巨球蛋白血症等(图 5-18-13)。

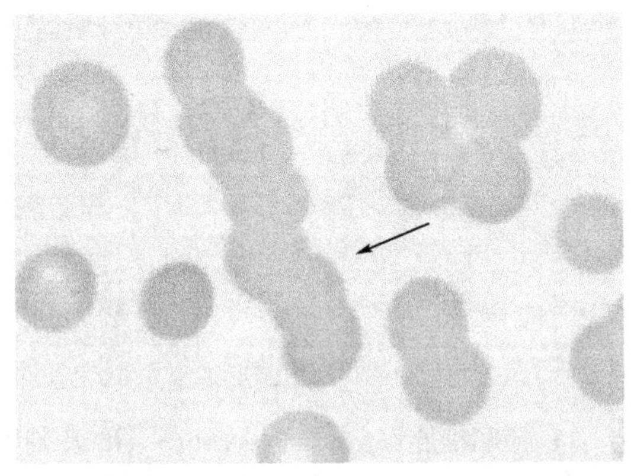

图 5-18-13　红细胞缗钱状排列

3)染色反应异常

A. 低色素性(hypochromic)：红细胞染色过浅，中央苍白区扩大，提示血红蛋白含量明显减少。常见于缺铁性贫血、珠蛋白生成障碍性贫血、铁粒幼细胞性贫血，也可见于某些血红蛋白病(图 5-18-14)。

B. 高色素性(hyperchromic)：红细胞着色深，中央淡染区消失，其平均血红蛋白含量增高，常见于巨幼细胞贫血。球形细胞也呈高色素性改变(图 5-18-15)。

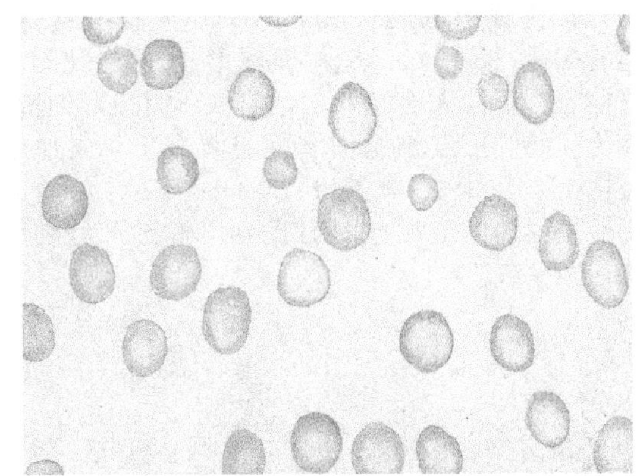

图 5-18-14　低色素性红细胞

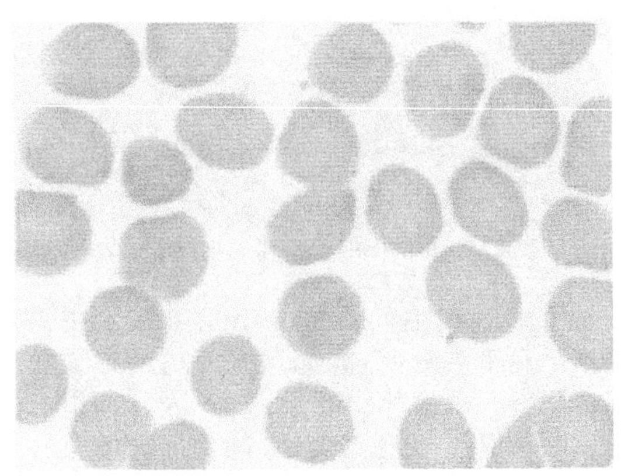

图 5-18-15　高色素性红细胞

C. 嗜多色(染)性(polychromatic)：红细胞呈淡灰蓝或紫灰色，是一种刚脱核的红细胞，体积较正常红细胞稍大，称嗜多色性红细胞或多染色性红细胞。正常人外周血中约占 1%。其增多反映骨髓造血功能活跃，红细胞系增生旺盛。见于增生性贫血，尤以溶血性贫血时为最多见(图 5-18-16)。

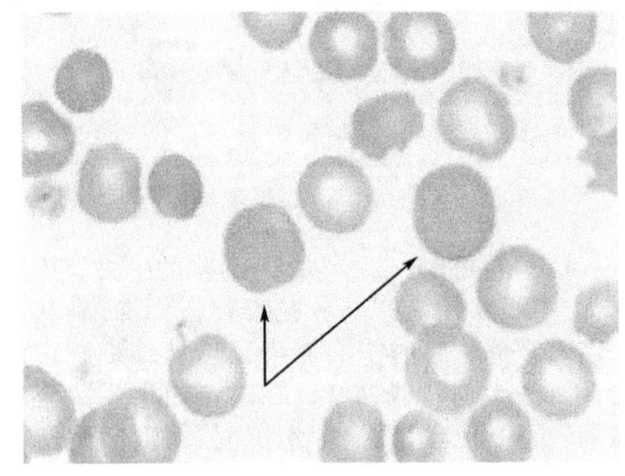

图 5-18-16　嗜多色性红细胞

4)结构的异常

A. 嗜碱性点彩(basophilic stippling)：红细胞内含有细小嗜碱性点状物质，是核糖体凝集而成的。有时与嗜多色性并存，也可发现于有核红细胞胞质内。大量增多并呈粗颗粒状点彩见于

笔记栏

铅中毒，也可见于骨髓增生旺盛的其他贫血，如巨幼细胞贫血等(图 5-18-17)。

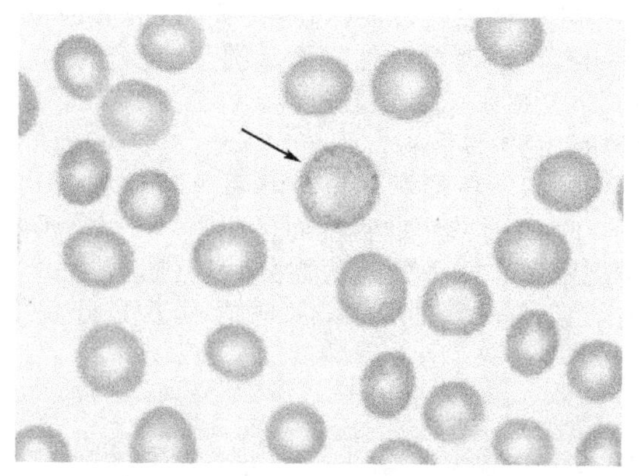

图 5-18-17　嗜碱性点彩红细胞

B. 染色质小体(Howell-Jolly body)：红细胞内含有圆形紫红色小体，直径约 0.5～1μm，一个或数个，是核的残余物质，亦可出现于晚幼红细胞中，此小体多见于溶血性贫血、巨幼细胞贫血，红白血病和其他增生性贫血(图 5-18-18)。

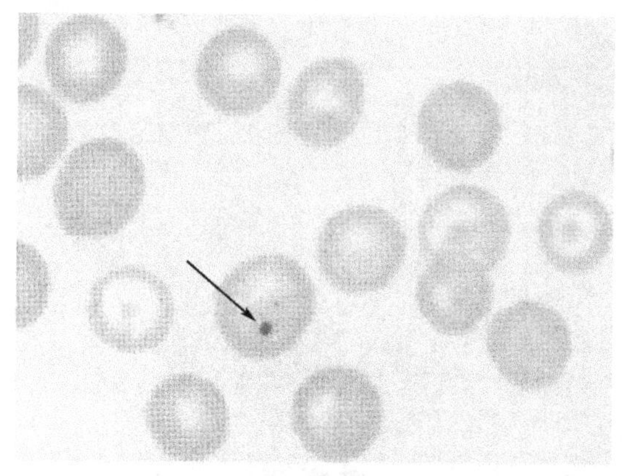

图 5-18-18　染色质小体

C. 卡波环(cabot ring)：成熟红细胞内出现一条很细的淡紫红色线状体呈环形或“8”字形，曾认为是核膜的残余物。目前认为可能是纺锤体的残余物或是胞质中脂蛋白变性所致。提示严重贫血、溶血性贫血、巨幼细胞贫血、铅中毒及白血病等(图 5-18-19)。

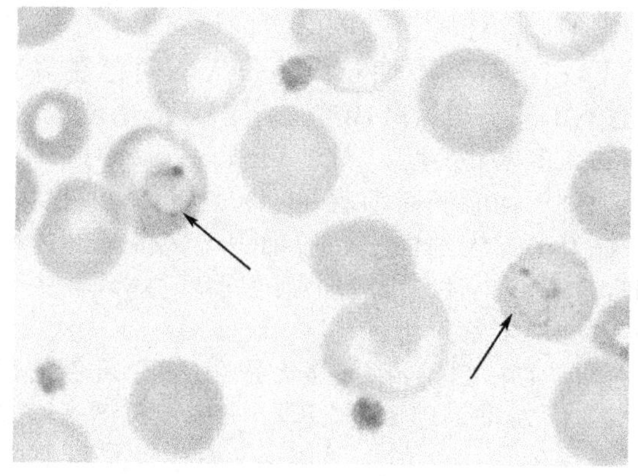

图 5-18-19　卡波环

D. 有核红细胞(nucleated erythrocyte)：正常成人有核红细胞均存在于骨髓之中，外周血涂片中除在新生儿可见到有核红细胞外，成人如出现有核红细胞，均属病理现象。主要见于各种溶血性贫血、红白血病、髓外造血、骨髓转移癌等(图 5-18-20)。

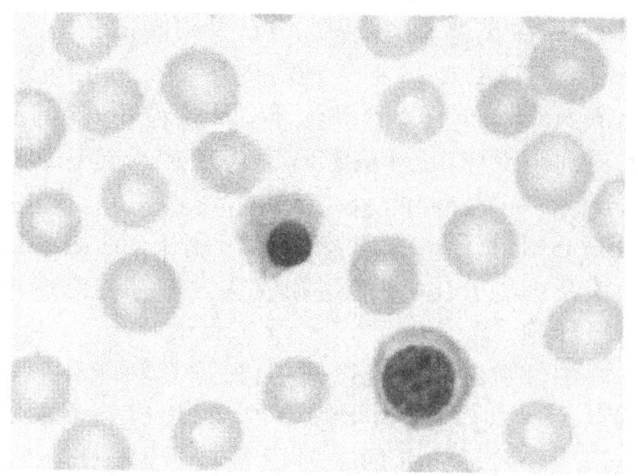

图 5-18-20　有核红细胞

(二) 白细胞的检测

● 白细胞(white blood cells，WBC)计数

【参考值】

白细胞数：成人：(4～10)×10^9/L

新生儿：(15～20)×10^9/L

6 个月～2 岁：(11～12)×10^9/L

【临床意义】

白细胞总数高于参考值高限称白细胞增多，低于参考值低限称白细胞减少。白细胞总数的增多或减少主要受中性粒细胞数量的影响，其他种类白细胞数量上的改变也会引起白细胞总数的变化。白细胞总数改变的临床意义详见白细胞分类计数中临床意义的有关内容。

● 白细胞分类(white blood cells differential，DC)计数

白细胞根据其形态和功能不同分为 5 种类型，即中性粒细胞、嗜酸粒细胞、嗜碱粒细胞、淋巴细胞和单核细胞。

【参考值】

5 种白细胞正常百分数和绝对值见表 5-18-3。

表 5-18-3　5 种白细胞正常百分数和绝对值

细胞类型	百分数(%)	绝对值(×10^9/L)
中性粒细胞(N)		
杆状核(st)	1～5	0.04～0.5
分叶核(sg)	50～70	2～7
嗜酸粒细胞(E)	0.5～5	0.02～0.5
嗜碱粒细胞(B)	0～1	0～0.1
淋巴细胞(L)	20～40	0.8～4
单核细胞(M)	3～8	0.12～0.8

笔记栏

【临床意义】

1. 中性粒细胞(neutrophil,N) 中性粒细胞是从骨髓造血干细胞增殖分化而产生的。它的生成受到多种因素的调控。在体外实验中了解到,多能干细胞(colony forming unit-spleen,CFU-S)在集落刺激活性物(colony stimulating activity,CSA)或称集落刺激因子(colony stimulating factor,CSF)的刺激下,形成粒-单核细胞系祖细胞或称粒-单核细胞集落形成单位(colony forming unit-granulocyte macrophage,CFU-GM)。CFU-GM在不同的调控因素作用下,向粒系或单核系细胞分化,并增殖和成熟为中性粒细胞或单核细胞。

中性粒细胞生成过程中,根据其功能和形态特点,人为地划分为干细胞池,生长成熟池和功能池三个阶段。前两个阶段是在骨髓中增殖分化,粒细胞成熟后从骨髓释放至外周血就进入功能池。干细胞池的细胞(CFU-S,CFU-GM)形态目前尚未阐明。生长成熟池包括原粒细胞至分叶核粒细胞相互衔接的6个阶段,已可从细胞形态上加以辨认。原粒至中幼粒细胞阶段,细胞具有分裂能力,包括在分裂池(mitotic pool)中。一般1个原粒细胞可经3～5次分裂,增殖为8～32个中幼粒细胞。晚幼粒至分叶核粒细胞阶段包括在成熟池(maturation pool)中,细胞不再分裂,约经3～5天从晚幼粒细胞发育成熟为分叶核粒细胞。成熟的粒细胞并不立即释放至外周血中,而是在储存池(storage pool)中储留3～5天。贮存池中的粒细胞数量可为外周血中的15～20倍。正常时粒细胞通过生长成熟池的时间约为10～12天。粒细胞释放至外周血就进入功能池。进入外周血的粒细胞约半数随着血液循环运行,即循环粒细胞池(circulating granulocyte pool,CGP),其余则附着于小静脉及毛细血管管壁上,即边缘粒细胞池(marginating granulocyte pool,MGP)。这两部分粒细胞经常随机交换,形成动态平衡。粒细胞在功能池储留时间仅10～12小时,半衰期仅6～7小时,平均6.3小时。粒细胞在毛细血管丰富的脏器,如肺、肝、脾、消化道等以随机方式逸出血管壁进入组织。组织中粒细胞约为血管内的20倍。进入组织的粒细胞不再返回血循环,在组织中的生存期约为1～3天。中性粒细胞具有趋化、变形和黏附、吞噬和杀菌等功能,在机体防御和抵抗病原菌侵袭过程中起着重要作用。衰老的中性粒细胞主要在单核-吞噬细胞系统被破坏,在唾液腺、气管、消化道、泌尿生殖道也可排出一部分。从外周血中消亡的中性粒细胞则由骨髓贮存池中的成熟粒细胞释放加以补充而维持循环血液中细胞数量的相对恒定。正常情况下,每小时约有10%的粒细胞进行更新。

笔记栏

中性粒细胞在外周血中可分为中性杆状核粒细胞(neutrophilic stab granulocyte,Nst)和中性分叶核粒细胞(neutrophilic segmented granulocyte,Nsg)两类。细胞体呈圆形,直径为10～13μm。胞质丰富,染粉红色,含较多细小均匀的淡粉红色中性颗粒。胞核为深紫红色,染色质紧密成块状。核形弯曲呈杆状者称杆状核(图5-18-21),有时核弯曲盘绕而呈C形、S形、V形或不规则形。核呈分叶状称分叶核(图5-18-22),一般以2～3叶居多,病理情况下分叶可达10叶。

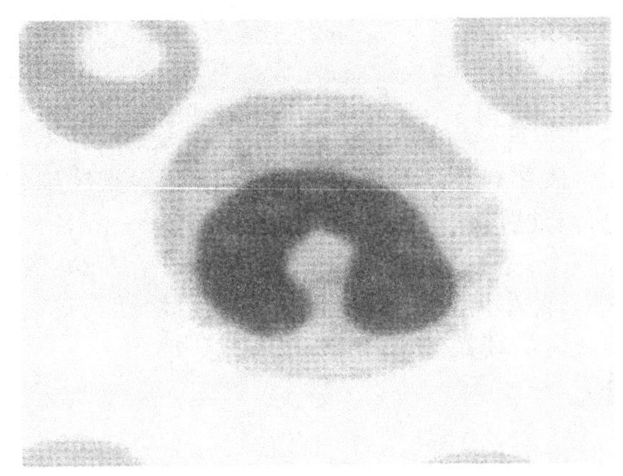

图5-18-21 中性杆状核粒细胞

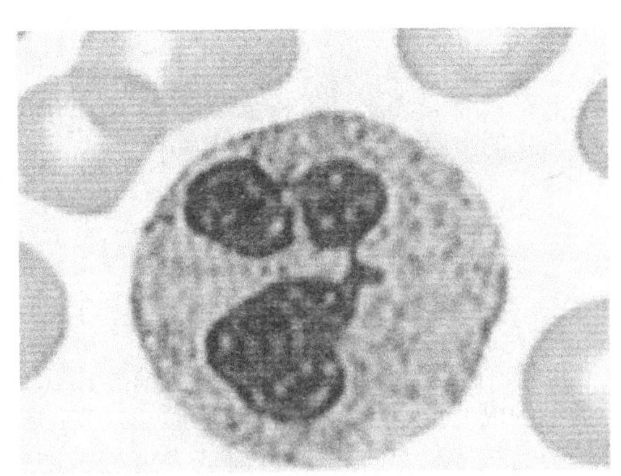

图5-18-22 中性分叶核粒细胞

(1) 中性粒细胞增多(neutrophilia):中性粒细胞增多常伴随白细胞总数的增多。在生理情况下,白细胞及中性粒细胞一天之间存在着变化,下午较早晨为高,饱餐、情绪激动、剧烈运动、高温或严寒、新生儿、月经期、妊娠5个月以上、分娩时等均能使白细胞(主要是中性粒细胞)暂时性升高。生理性中性粒细胞增多多为一过性的,通常不伴有白细胞质量的变化。病理性中性粒细胞增多常见于:

1) 急性感染:特别是化脓性(如金黄色葡萄球菌、溶血性链球菌等)感染,为中性粒细胞增多最常见的原因。但应注意,在某些极重度感染时,白细胞总数不但不高,反而减低。

2）严重的组织损伤及大量血细胞破坏：严重外伤、较大手术后、大面积烧伤、急性心肌梗死及严重的血管内溶血后12～36小时，白细胞总数及中性粒细胞可增多。

3）急性大出血：在急性大出血后1～2小时内，周围血中血红蛋白的含量及红细胞数尚未下降，而白细胞数及中性粒细胞却明显增多，特别是内出血时，白细胞可高达$20\times10^9/L$。故可作为早期内脏出血的辅助诊断。

4）中毒：代谢紊乱所致的代谢性中毒，如糖尿病酮症酸中毒、尿毒症和妊娠中毒症；急性化学药物中毒，如急性铅、汞中毒及安眠药中毒等；生物性中毒如昆虫毒、蛇毒、毒蕈中毒等，白细胞及中性粒细胞均可增多。

5）白血病、骨髓增殖性疾病及恶性肿瘤：大多数白血病患者外周血中白细胞数量呈不同程度的增多，可达数万甚至数十万。急性或慢性粒细胞白血病时，中性粒细胞明显增多，并伴外周血中细胞质量改变。真性红细胞增多症、原发性血小板增多症和骨髓纤维化等骨髓增殖性疾病均可有中性粒细胞增多。各类恶性肿瘤，特别是消化道恶性肿瘤，如肝癌、胃癌等可引起白细胞及中性粒细胞增多。

（2）中性粒细胞减少（neutropenia）：白细胞总数低于$4\times10^9/L$，称白细胞减少症。当中性粒细胞绝对值低于$1.5\times10^9/L$，称为粒细胞减少症，低于$0.5\times10^9/L$时，称为粒细胞缺乏症。引起中性粒细胞减少的原因有：

1）感染：特别是革兰阴性杆菌感染，如伤寒、副伤寒杆菌感染时，白细胞总数与中性粒细胞均减少；某些病毒感染性疾病，如流感、病毒性肝炎、水痘、风疹、巨细胞病毒感染时，白细胞常减低；某些原虫感染，如疟疾、黑热病时白细胞可减少。

2）血液系统疾病：再生障碍性贫血、非白血性白血病、恶性组织细胞病、巨幼细胞贫血、阵发性睡眠性血红蛋白尿以及骨髓转移癌等，白细胞减少同时常伴血小板及红细胞减少。

3）物理、化学因素损伤：X线、γ射线、放射性核素等物理因素；化学物质如苯、铅、汞等以及化学药物如氯霉素、磺胺类药、抗肿瘤药、抗糖尿病及抗甲状腺药物等均可引起白细胞及中性粒细胞减少。

4）单核-吞噬细胞系统功能亢进：各种原因引起的脾脏肿大及其功能亢进，如门脉性肝硬化、淋巴瘤、Gaucher病、Niemann-Pick病等，常见白细胞及中性粒细胞减少。

5）自身免疫性疾病：如系统性红斑狼疮等，自身抗体导致白细胞减少。

（3）中性粒细胞的核象变化：中性粒细胞的核象是指粒细胞的分叶状况，反映粒细胞的成熟程度。病理情况下，中性粒细胞核象可发生核左移或核右移现象（图5-18-23）。

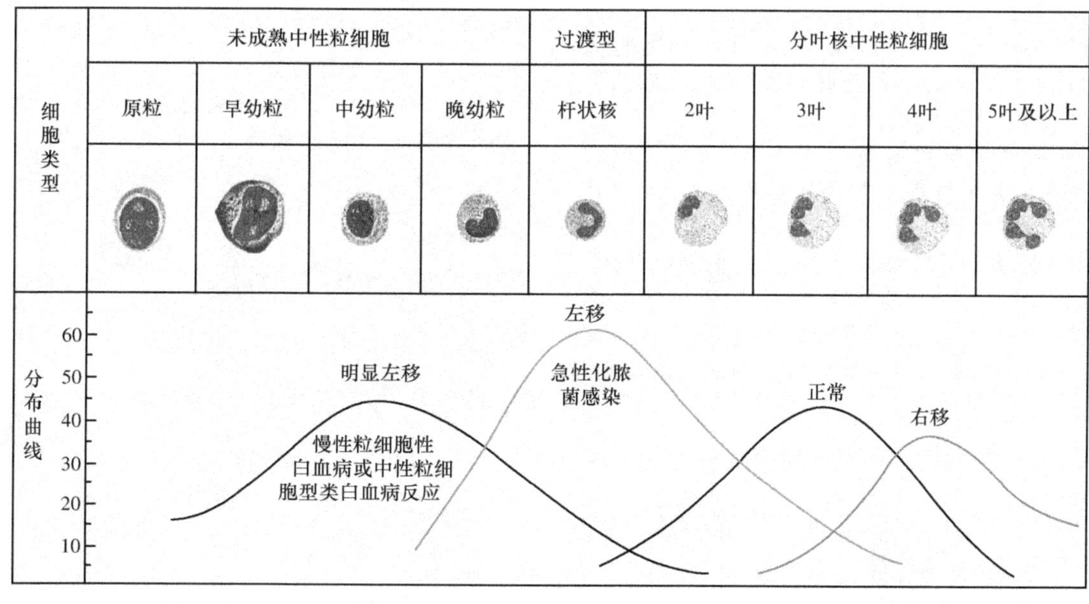

图5-18-23　中性粒细胞核象变化

1）核左移：周围血中杆状核粒细胞、晚幼粒、甚至中幼粒或早幼粒等细胞比例增高（超过5%）时，称为核左移（left shift），常见于感染，特别是急性化脓性感染，也可见于急性中毒、急性溶血、急性失血等。仅有杆状核粒细胞增多（>6%）称轻度左移；如>10%并伴有少数晚幼粒细胞者称为中度左移；如>25%并出现更幼稚的粒细胞时称为重度左移。后者常见于粒细胞白血病或中性粒细胞型类白血病反应。中性粒细胞核左移时常伴有程度不同的中毒性改变。核左移对病情

笔记栏

的严重程度和机体的反应能力的估计具有一定的价值。如白细胞总数及中性粒细胞百分数略增高伴轻度核左移，表示感染程度较轻，机体抵抗力较强；如白细胞总数及中性粒细胞百分数均增高，中度核左移及中毒性改变，表示有严重感染；白细胞总数及中性粒细胞百分数明显增高，或白细胞数并不增高甚至减少，但有显著核左移及中毒性改变，表示病情极为严重。

2）核右移：周围血中中性粒细胞核分叶过多，5 叶或更多分叶核百分率超过 3%者，称为核右移(right shift)。主要见于巨幼细胞贫血及造血功能衰退，也可见于应用抗代谢药物后。在炎症的恢复期，可出现一过性核右移，如在疾病进展期突然出现核右移的变化，则表示预后不良。

（4）中性粒细胞形态异常：

1）中性粒细胞的中毒性改变：在严重传染性疾病（如猩红热）、各种化脓性感染、败血症、恶性肿瘤、中毒及大面积烧伤等病理情况下，中性粒细胞可发生下列中毒性和退行性变化，下列改变可单独出现，亦可同时出现；①细胞大小不均：表现为细胞胞体增大，细胞大小悬殊，见于病程较长的化脓性炎症或慢性感染时；②中毒颗粒：中性粒细胞胞质中出现粗大，大小不等、分布不均、染色呈深紫红或紫黑色颗粒，称为中毒颗粒（图 5-18-24)；③空泡形成：中性粒细胞胞质或胞核中可见单个或多个，大小不等的空泡（图 5-18-24)；④杜勒小体(Dohle bodies)：是中性粒细胞胞质中毒性变化而保留的局部嗜碱性区域，圆形或梨形，呈云雾状天蓝色或蓝黑色，直径 1～2μm，Dohle 小体亦可在单核细胞胞质中出现（图 5-18-25)；⑤核变性：是中性粒细胞胞核出现固缩，溶解及碎裂的现象。

2）巨多分叶核中性粒细胞：细胞胞体较大，直径达 16～25μm，核分叶过多，常超过 5 叶以上，甚至在 10 叶以上，核染色质疏松（图 5-18-26)。多见于巨幼细胞贫血或应用抗代谢药物治疗后。

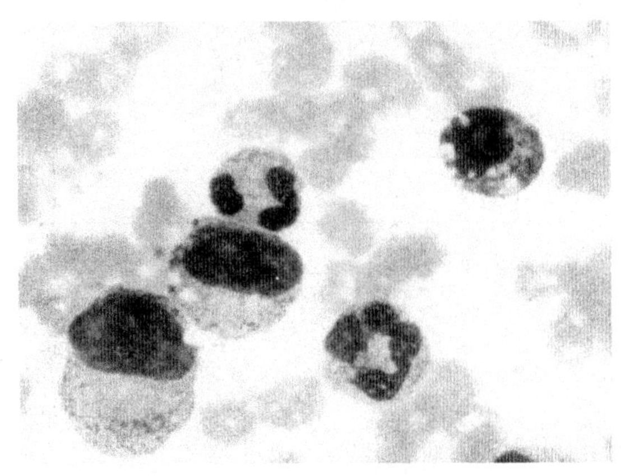

图 5-18-24　中性粒细胞

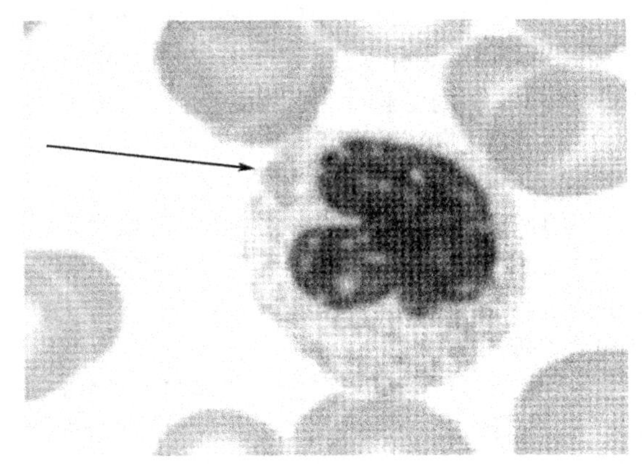

图 5-18-25　杜勒小体

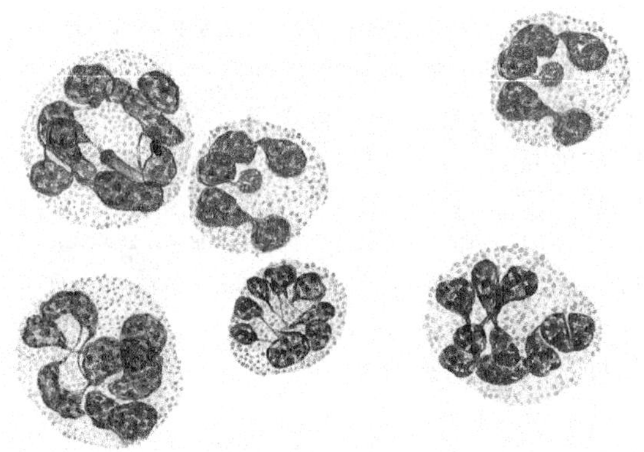

图 5-18-26　多分叶中性粒细胞中毒颗粒空泡变性

3）棒状小体(Auer bodies)：为白细胞胞质中出现红色细杆状物质，一个或数个，长约 1～6μm，称为棒状小体（图 5-18-27)。棒状小体一旦出现在细胞中，就可拟诊为急性白血病。棒状小体在鉴别急性白血病类型时有重要价值。

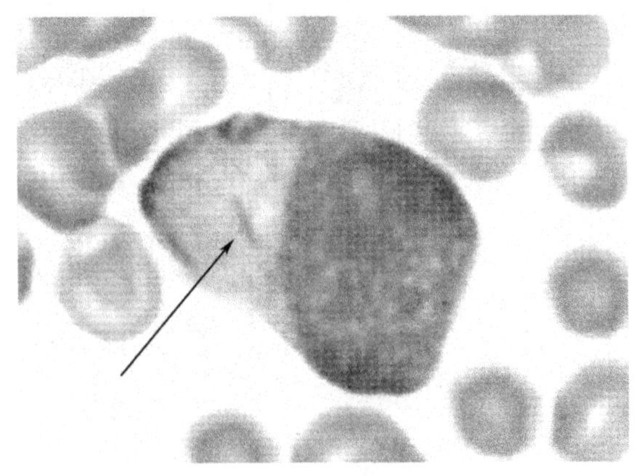

图 5-18-27　棒状小体

4）其他：系与遗传有关的异常形态变化。①Pelger-Huet畸形：也称家族性粒细胞异常，表现为胞核先天性分叶异常，核畸形；②Chediak-Higashi 畸形：是常染色体隐性遗传性疾病，骨髓和血涂片的各期粒细胞中含有数个至数十个直径为 2～5μm 的包涵体，呈淡紫红色或蓝紫色颗粒，

笔 记 栏

患者易感染，常伴白化病；③Alder-Reilly 畸形：其特点是在中性粒细胞内含有巨大深染嗜天青颗粒；④May-Hegglin 畸形：患者粒细胞终身含有淡蓝色包涵体，形态与 Dohle 小体相似，但常较大而圆，除中性粒细胞外，其他粒细胞，甚至巨核细胞中也能见到。

2. 嗜酸粒细胞 嗜酸粒细胞(eosinophil，E)细胞呈圆形，直径为 13～15μm。胞质内充满粗大、整齐、均匀、紧密排列的砖红色或鲜红色嗜酸性颗粒，折光性强。胞核多为两叶，呈眼镜状，深紫色(图 5-18-28)。嗜酸粒细胞容易破碎，颗粒可分散于细胞周围。

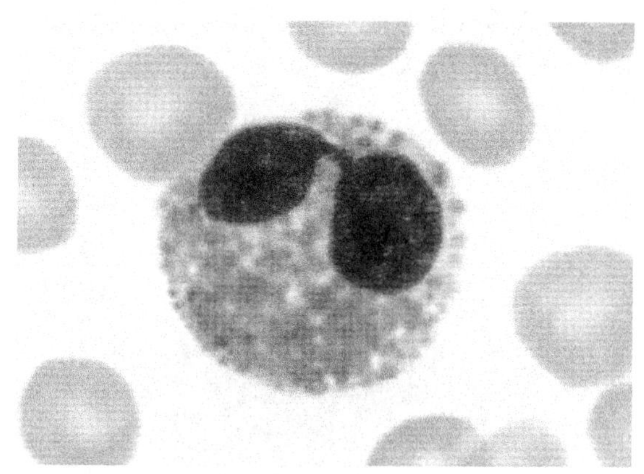

图 5-18-28 嗜酸粒细胞

(1) 嗜酸粒细胞增多(eosinophilia)

1) 过敏性疾病：支气管哮喘、药物过敏、荨麻疹、食物过敏、血管神经性水肿、血清病等发生时，外周血嗜酸粒细胞增多可达 10%以上。

2) 寄生虫病：血吸虫病、蛔虫病、钩虫病等可引起嗜酸粒细胞增多，常达 10%或更多。某些寄生虫感染患者嗜酸粒细胞明显增多，导致白细胞总数高达数万，90%以上为嗜酸粒细胞，为嗜酸粒细胞型类白血病反应。

3) 皮肤病：如湿疹、剥脱性皮炎、天疱疮、银屑病等。

4) 血液病：如慢性粒细胞白血病、嗜酸粒细胞白血病、淋巴瘤、多发性骨髓瘤等，外周血嗜酸粒细胞可有不同程度增高。

5) 某些恶性肿瘤：某些上皮系肿瘤如肺癌等可引起嗜酸粒细胞增高。

6) 某些传染病：猩红热时可引起嗜酸粒细胞增多。

7) 其他：风湿性疾病、脑垂体前叶功能减低症、肾上腺皮质功能减低症、过敏性间质肾炎等也常伴有嗜酸粒细胞增多。

(2) 嗜酸粒细胞减少(eosinopenia)：常见于伤寒、副伤寒初期，大手术、烧伤等应激状态，或长期应用肾上腺皮质激素后，其临床意义甚小。

3. 嗜碱粒细胞 嗜碱粒细胞(basophil，B)胞体呈圆形，直径为 10～12μm。胞质紫红色内有少量粗大但大小不均、排列不规则的黑蓝色嗜碱性颗粒，常覆盖于核面上。胞核一般为 2～3 叶，因被颗粒遮盖，核着色较浅，而使分叶有模糊不清感(图5-18-29)。

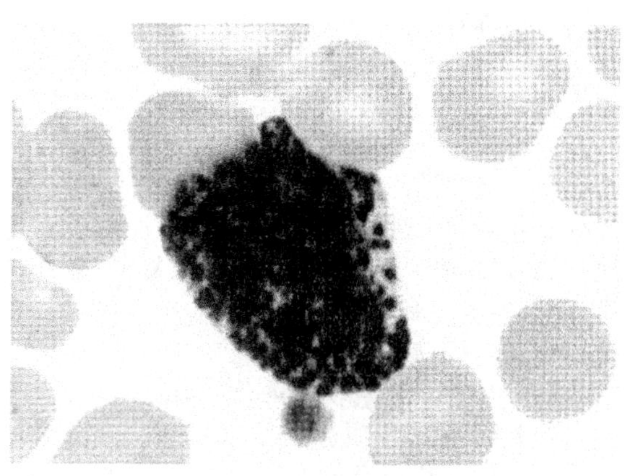

图 5-18-29 嗜碱粒细胞

(1) 嗜碱粒细胞增多(basophilia)：①过敏性疾病：过敏性结肠炎、药物、食物、红斑及类风湿关节炎等；②血液病：慢性粒细胞白血病、嗜碱粒细胞白血病以及骨髓纤维化等；③恶性肿瘤：特别是转移癌时嗜碱粒细胞增多，其机制不清楚；④其他：如糖尿病、传染病如，水痘、流感、天花、结核等，均可见嗜碱粒细胞增多。

(2) 嗜碱粒细胞减少(basophilopenia)：无临床意义。

4. 淋巴细胞 淋巴细胞(lymphocyte，L)可分为大淋巴细胞与小淋巴细胞，前者直径在 10～15μm，占 10%；后者直径为 6～10μm，占 90%。胞体呈圆形或椭圆形。大淋巴细胞的胞质丰富，呈蔚蓝色，内含少量紫红色嗜天青颗粒(图 5-18-30)；小淋巴细胞胞质很少，呈深蓝色，有时看不到胞浆，似裸核。胞核均呈圆形或椭圆形，偶见凹陷，深紫色，染色质聚集成块状。

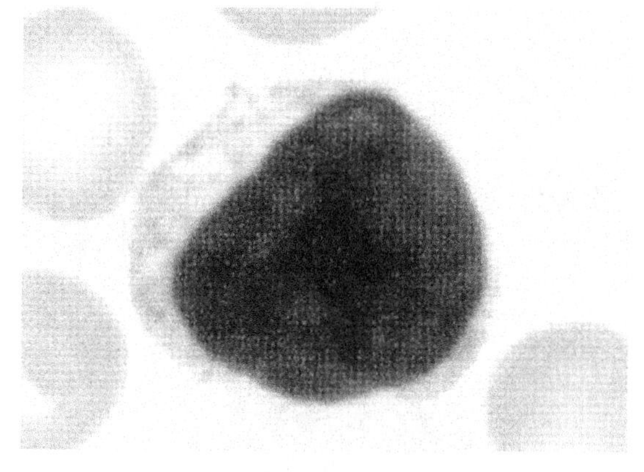

图 5-18-30 淋巴细胞

(1) 淋巴细胞增多(lymphocytosis)：儿童期淋巴细胞较高属生理性增多。再生障碍性贫血、粒细胞减少症和粒细胞缺乏症时中性粒细胞减少，故淋巴细胞比例相对增高，但淋巴细胞的绝对值并不增高。

病理性淋巴细胞增多见于：①感染性疾病：主要为病毒感染，如麻疹、风疹、水痘、流行性腮腺炎、传染性单核细胞增多症、传染性淋巴细胞增多症、病毒性肝炎、流行性出血热以及柯萨奇病毒、腺病毒、巨细胞病毒等感染，也可见于百日咳杆菌、结核杆菌、布鲁菌、梅毒螺旋体、弓形虫等的感染；②肿瘤性疾病：急性和慢性淋巴细胞白血病、淋巴瘤；③急性传染病的恢复期；④移植排斥反应：见于移植物抗宿主反应（GVHR）或移植物抗宿主病（GVHD）。

（2）淋巴细胞减少（lymphocytopenia）：主要见于应用肾上腺皮质激素、烷化剂、抗淋巴细胞球蛋白等的治疗以及放射线损伤、免疫缺陷性疾病、丙种球蛋白缺乏症等。

（3）异形淋巴细胞（abnormal lymphocyte）：外周血中有时可见到一种形态变异的不典型淋巴细胞，称为异形淋巴细胞。根据细胞形态学特点将其分为三型：①Ⅰ型（泡沫型）（图 5-18-31）；②Ⅱ型（不规则型）（图 5-18-32）；③Ⅲ型（幼稚型）。

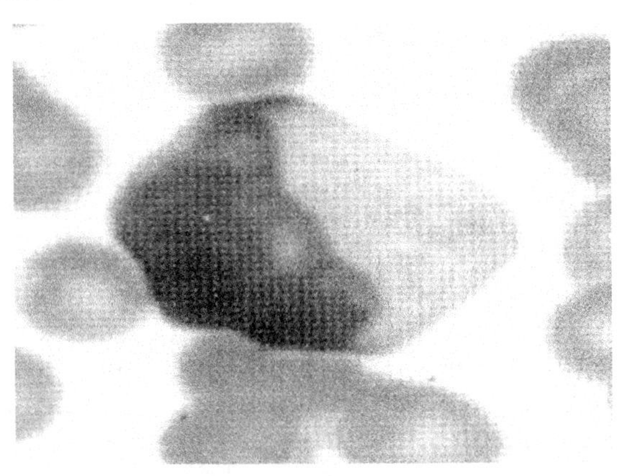

图 5-18-31 异形淋巴细胞Ⅰ型

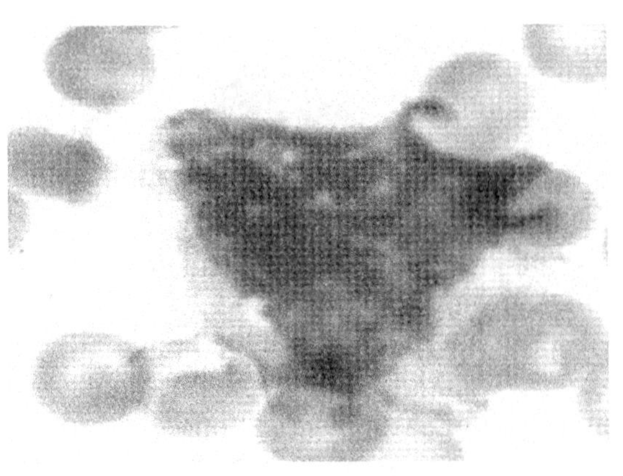

图 5-18-32 异形淋巴细胞Ⅱ型

异形淋巴细胞在正常人外周血中偶可见到，但不超过 2%。异形淋巴增多可见于：①感染性疾病：引起淋巴细胞增多的病毒感染性疾病均可出现异形淋巴细胞，尤其是传染性单核细胞增多症、流行性出血热等疾病；②药物过敏；③输血、血液透析或体外循环术后，可能与细胞肥大病毒又称涎腺病毒感染有关；④其他疾病，如免疫性疾病、粒细胞缺乏症、放射治疗等也可出现异形淋巴细胞。

5. 单核细胞 单核细胞（monocyte，M）胞体大，直径为 14～20μm，呈圆形或不规则形。胞质较多，染淡蓝或灰蓝色，内含较多的细小、灰尘样的紫红色颗粒。细胞核大，核形不规则，呈肾形、马蹄形等，常折叠扭曲，淡紫红色，染色质细致、疏松如网状（图 5-18-33）。

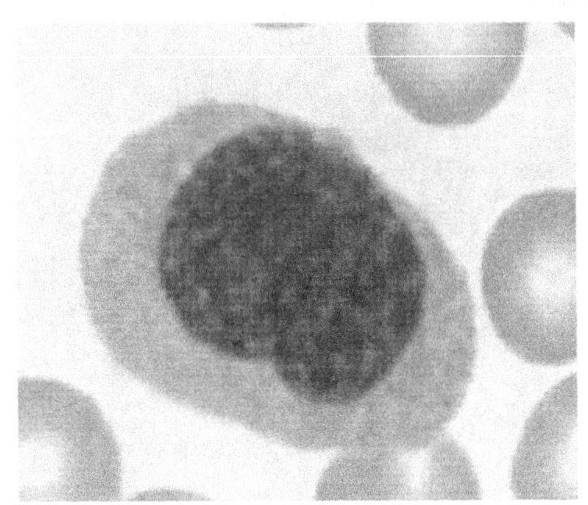

图 5-18-33 单核细胞

（1）单核细胞增多（monocytosis）：婴幼儿及儿童单核细胞可增多，属生理性增多。病理性增多见于：①某些感染，如感染性心内膜炎、疟疾、黑热病、急性感染的恢复期、活动性肺结核等；②某些血液病，如单核细胞白血病、粒细胞缺乏症恢复期、多发性骨髓瘤、恶性组织细胞病、淋巴瘤、骨髓增生异常综合征等。

（2）单核细胞减少（monocytopenia）：无临床意义。

● 类白血病反应

类白血病反应（leukemoid reaction）指机体对某些刺激因素所产生的类似白血病表现的血象反应。周围血中白细胞数大多明显增高，并可有数量不等的幼稚细胞出现。当病因去除后，血象改变也逐渐恢复。引起类白血病反应的病因很多，以感染及恶性肿瘤最多见。

类白血病反应按周围血白细胞总数的多少可分为白细胞增多性和白细胞不增多性两型，以前者为多见；按增多的细胞类型则可分为以下几种类型：①中性粒细胞型：此型最常见，可见于各种感染、恶性肿瘤骨髓转移、有机磷杀虫药或一氧化碳中毒、急性溶血或出血、严重外伤或大面积烧伤等，其中以急性化脓菌感染为最常见。血象中白细胞总数可达(50～100)$\times10^9$/L或更高，分类计数中性粒细胞明显增多，并伴有核左移现象，除杆状核增多外，还可出现晚幼粒或中幼粒细胞，甚至可有早幼粒和原粒细胞出现。②嗜酸粒细胞型：常见于寄生虫病、过敏性疾病，其他如风湿性疾病、晚期癌肿等。白细胞总数达20×10^9/L以上。③淋巴细胞型：常见于某些病毒性感染，如传染性单核细胞增多症、百日咳、水痘、风疹等，也可见于粟粒性结核、猩红热、先天性梅毒、胃癌等。白细胞数常为(20～30)$\times10^9$/L。④单核细胞型：见于粟粒性结核、亚急性感染性心内膜炎、细菌性痢疾、斑疹伤寒、风湿病及血管内皮细胞增多症等。

类白血病反应需与白血病鉴别，尤其是中性粒细胞型类白血病反应与慢性粒细胞白血病的鉴别(见表5-18-4)。

表5-18-4 中性粒细胞型类白血病反应与慢性粒细胞白血病的鉴别诊断

	类白血病反应	慢性粒细胞白血病
明确的病因	有原发疾病	无
临床表现	原发病症状明显	消瘦、乏力、低热、盗汗、脾明显肿大
白细胞数及分类计数	中度增高，大多数＜100×10^9/L，以分叶核及杆状粒细胞为主，原粒细胞少见	显著增高典型病例常＞100×10^9/L。可见各发育阶段粒系细胞与骨髓象相似
嗜碱及嗜酸粒细胞	不增多	常增多
粒细胞中毒性改变	常明显	不明显
红细胞及血小板	无明显变化	早期病例轻至中度贫血，血小板数可增高，晚期均减少
骨髓象	一般无明显改变	极度增生，粒系细胞常占0.90以上。以晚幼及中幼粒为主，早幼粒＋原粒不超过0.10
NAP	积分显著增高	积分显著减低，甚至为0
Ph染色体	无	可见于90%以上病例
预后	一般良好	通常不良

(三)血小板的检测

● 血小板计数(platelet count，PLT)

【参考值】

(100～300)$\times10^9$/L。

【临床意义】

1. 血小板减少 PLT低于100×10^9/L称为血小板减少。可见于：①血小板的生成障碍：例如再生障碍性贫血、放射性损伤、急性白血病、巨幼细胞贫血、骨髓纤维化晚期等；②血小板破坏或消耗增多：如原发性血小板减少性紫癜(ITP)、SLE、恶性淋巴瘤、上呼吸道感染、风疹、新生儿血小板减少症、输血后血小板减少症、DIC、TTP、先天性血小板减少症；③血小板分布异常：如脾肿大(肝硬化、Banti综合征)、血液被稀释(输入大量库存血或大量血浆)等。

2. 血小板增多 PLT数超过400×10^9/L为血小板增多。①原发性增多：见于骨髓增殖性疾病，如真性红细胞增多症和原发性血小板增多症等；②反应性增多：见于急性感染、急性溶血、某些癌症患者，这些增多是轻度的，多在500×10^9/L以下。

● 血小板平均容积测定

【参考值】

MPV为7～11fL。

【临床意义】

血小板平均容积(mean platelet volume，MPV)：代表单个血小板的平均容积。其数值增加见于：①血小板破坏增加而骨髓代偿功能良好者；②造血功能抑制解除后，MPV增加是造血功能恢复的首要表现。其数值减低见于：①骨髓造血功能不良，血小板生成减少；MPV随血小板数而持续下降，是骨髓造血功能衰竭的指标之一；②有半数白血病患者MPV减低。

● 血小板分布宽度测定

【参考值】

PDW为15%～17%。

【临床意义】

血小板分布宽度(platelet distribution width，PDW)：反映血小板容积大小的离散度，用所测单个血小板容积大小的变异系数(CV%)表示。PDW减少表明血小板的均一性高。PDW增高表明血小板大小悬殊，见于急性髓系白血病、巨幼细胞贫血、慢性粒细胞白血病、脾切除、巨大血小板综合征、血栓性疾病等。

● 血小板形态

正常血小板胞体为圆形、椭圆形或不规则形，直径2～3μm。胞质淡蓝色或淡红色，中央含细小的嗜天青颗粒(图5-18-34)。中型血小板约

笔记栏

占 44.3%～49%，小型占 33%～47%，大型占 8%～16%，巨型 0.7%～2%。血小板形态变化的意义：

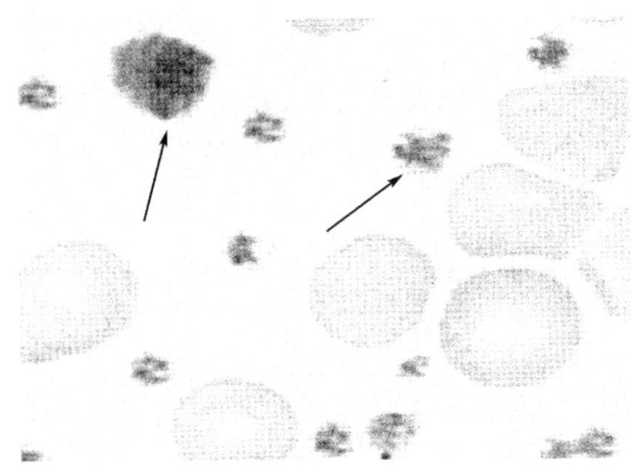

图 5-18-34　血小板

1. 大小的变化　血小板明显的大小不均，巨大的血小板直径可以大至 20～50μm 以上(图 5-18-35)，主要见于原发性血小板减少性紫癜(ITP)、粒细胞白血病及某些反应性骨髓增生旺盛的疾病。

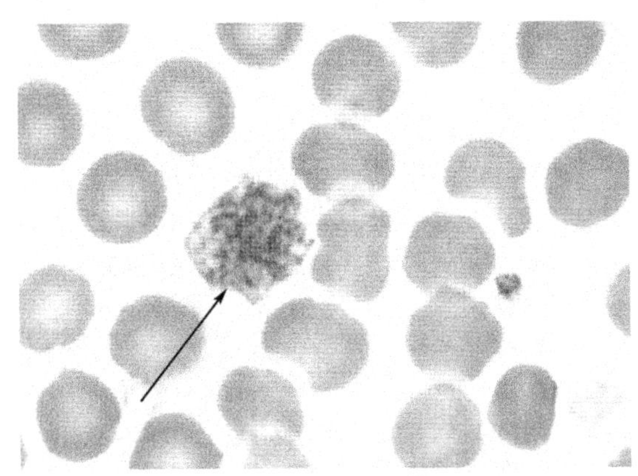

图 5-18-35　巨血小板

2. 形态的变化　正常人血小板为成熟型，也可看到少量形态不规则或畸形血小板，但所占比值一般少于 0.02。颗粒过多、过少的血小板一般比值不超过 0.07。异常血小板的比值超过 0.10 时才考虑有临床意义。正常幼稚型增多见于急性失血后，病理性幼稚型增多见于特发性和反应性血小板疾病。当骨髓巨核细胞增生旺盛时，尤其是在 ITP 出现血小板减少危象和粒细胞白血病时，可以见到大量蓝色的、巨大的血小板。

3. 血小板分布情况　功能正常的血小板在外周血涂片上常可聚集成团或成簇(图 5-18-36)；原发性血小板增多症，血小板聚集成巨大团块，有时占满整个油镜视野；再生障碍性贫血时，血小板明显减少；血小板无力症则不出现聚集成堆的血小板。

笔记栏

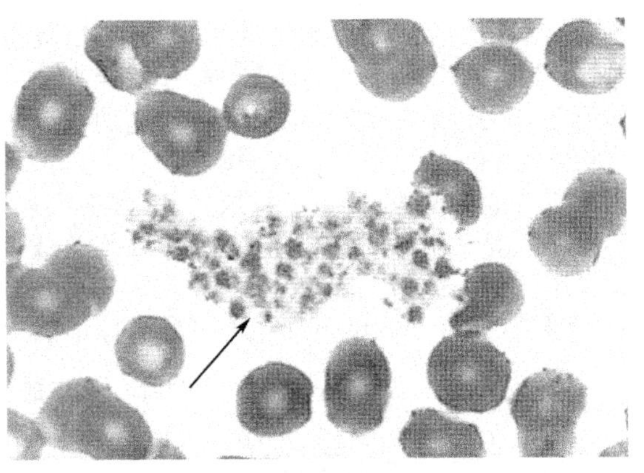

图 5-18-36　血小板聚集

二、网织红细胞检测

网织红细胞(reticulocyte，Ret 或 RC)是晚幼红细胞脱核后的细胞，由于胞质内还残存核糖体等嗜碱性物质，煌焦油蓝或新亚甲蓝染色，呈现浅蓝或深蓝色的网织状细胞而得名。分为 5 型(O、Ⅰ、Ⅱ、Ⅲ、Ⅳ)型)，其中 O 型为有核红细胞胞质内含有网状结构物质者，其他类型见图 5-18-37。网织红细胞较成熟红细胞稍大，直径为 8～9.5μm，在 Wright 染色血涂片中呈现嗜多色性红细胞。

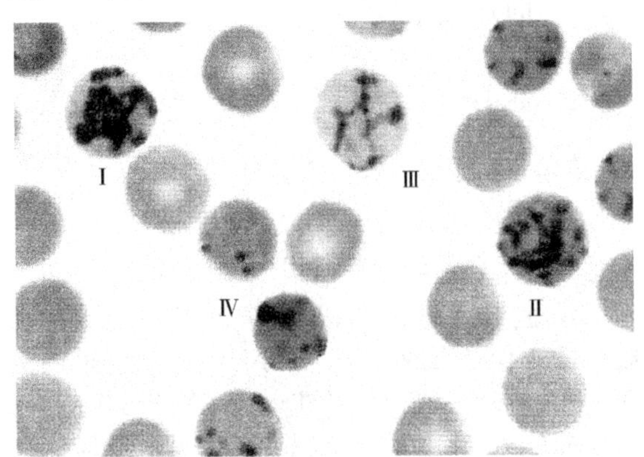

图 5-18-37　网织红细胞

【参考值】

百分数 0.005～0.015(0.5%～1.5%，平均为 1%)；绝对数(24～84)×10^9/L。

【临床意义】

1. 反映骨髓的造血功能　①网织红细胞增多：表示骨髓红细胞系增生旺盛。如溶血性贫血时，网织红细胞常显著增高；急性失血性贫血时也可明显增高；而缺铁性贫血及巨幼细胞性贫血时，网织红细胞常仅轻度增高。②网织红细胞减少：表示骨髓造血功能减低，见于再生障碍性贫血、骨髓病性贫血(如急性白血病)。

2. 作为贫血治疗的疗效判断和治疗性试验的观察指标　①缺铁性贫血和巨幼细胞性贫血治

疗后出现网织红细胞增高，说明诊断正确，治疗有效；相反则诊断有误，治疗无效。②上述两种贫血的诊断尚未明确时，可相应地给以铁剂或叶酸，如用药后出现网织红细胞反应则有助于诊断。

3. 作为病情观察的指标 溶血性贫血及失血性贫血，如治疗后网织红细胞逐渐降低，表示溶血或失血已得到控制；如网织红细胞持续不减低，甚至更加增高者，表示病情未得到控制，甚至还在加重。

三、血细胞比容测定和血细胞有关参数的应用

案例 5-18-2

患者，女性，50 岁。黑粪、面色苍白 1 个月入院。入院诊断：下消化道出血待查。入院后第 2 天输同型 A 型全血 400ml，无输血不良反应。第 4～5 天因感冒发热，肌内注射复方氨基比林 2 次(2ml/次)。因下消化道继续出血，第 8 天再输 A 型全血 400ml，输后 1 小时患者出现气促、胸闷、腰酸、畏寒等症，体温 37.5℃，血压 120/70mmHg，随后尿液呈酱油色。

问题：

1. 出现上述症状和体征应考虑是哪些原因导致？

2. 为查明原因首先应做哪些检查？

3. 为明确诊断还应进一步做哪些检查？

案例 5-18-2 分析

1. 患者出现急性症状和体征可能的原因包括：①严重过敏性反应；②溶血性输血反应；③输血相关性急性肺损伤；④自身免疫溶血性贫血；⑤葡萄糖-6-磷酸脱氢酶缺乏症；⑥细菌污染血输血反应。

2. 为查明原因首先应做的检查有：①观察剩余血外观；②复核输血申请单、交叉配血单和血袋标签；③复核患者和供血者血型；④重复交叉配血试验；⑤反应后第一次尿中血红蛋白；⑥患者输血后血标本和剩余血涂片检查和细菌培养。

上述检查结果分析：复核输血申请单、交叉配血单和血袋标签，无误；免疫学检查：患者为 A、CCDee 型，供者为 A、CCDee 型。经盐水法、酶法和抗球蛋白法配血，均完全配合，患者血清与配组细胞在经上述试验中，均未检出 ABO 系统以外的不规则抗体；血红蛋白尿阳性；患者输血后血标本和剩余血涂片检查未找到细菌，细菌培养均阴性。

3. 为明确诊断还应进一步做的检查有：①抗人球蛋白试验；②肝、肾功能；③患者和供血者抗-HLA 抗体和抗粒细胞特异性抗体；④患者自身抗体检测；⑤追查献血者输血史、妊娠史和用药史；⑥患者和供者高铁血红蛋白还原试验。

结果分析：直接、间接抗人球蛋白试验均阴性；自身抗体检测阴性；患者和献血者抗-HLA 抗体和抗粒细胞特异性抗体均阴性；高铁血红蛋白还原试验：供者高铁血红蛋白还原率 97.3%，属正常；患者高铁血红蛋白还原率 0%。提示患者 G-6-PD 严重缺乏，结合临床考虑溶血为 G-6-PD 缺乏所致，诊断为葡萄糖-6-磷酸脱氢酶缺乏症，诱因是肌内注射复方氨基比林，并非输血引起的溶血反应。

（一）血细胞比容测定

血细胞比容(hematocrit，Hct)又称红细胞压积(packed cell volum，PCV)指血细胞在血液中所占容积的比值。用抗凝血在一定条件下离心沉淀即可测得。

【参考值】

微量法：男(0.467±0.039)L/L；女(0.421±0.054)L/L

温氏法：男 0.40～0.50L/L(40%～50%)；平均 0.45L/L(45%)

女 0.37～0.48L/L(37%～48%)；平均 0.40L/L(40%)

【临床意义】

血细胞比容测定可反映红细胞的增多或减少，但受血浆容量改变的影响，同时也受红细胞体积大小的影响。

1. 血细胞比容增高 各种原因所致的血液浓缩，血细胞比容常达 0.50 以上。临床上测定脱水患者的血细胞比容，作为计算补液量的参考。各种原因所致的红细胞绝对性增多时，血细胞比容均增加，如真性红细胞增多症时，可高达 0.60 以上，甚至达 0.80。

2. 血细胞比容减低 见于各种贫血。由于贫血类型不同，红细胞体积大小也有不同，血细胞比容的减少与红细胞数减少并不一定成正比。因此，必须将红细胞数、血红蛋白量和血细胞比容三者结合起来，计算红细胞各项平均值才更有参考意义。

（二）红细胞平均值的计算

同时测得同一份血液标本的红细胞数、血红蛋白量和血细胞比容三项数据，按以下公式可以

笔 记 栏

计算出红细胞的三种平均值。

● **平均红细胞容积**(mean corpuscular volume,MCV)

MCV指每个红细胞的平均体积,以飞升(fl)为单位。计算公式如下:

$$MCV=\frac{每升血液中血细胞比容}{每升血液中红细胞数量}=\frac{HCT(L/L)\times 10^{15}}{RBC\times 10^{12}/L}fl$$

$*\ 1L=10^{15}fl$

【参考值】

手工法:82~92fl(82~92μm³)。

血细胞分析仪法:80~100fl。

● **平均红细胞血红蛋白量**(mean corpuscular hemoglobin,MCH)

MCH指每个红细胞内所含血红蛋白的平均量,以皮克(pg)为单位。计算公式如下:

$$MCH=\frac{每升血液中血红蛋白量}{每升血液中红细胞数量}=\frac{Hb(g/L)\times 10^{12}}{RBC\times 10^{12}/L}g$$

$*\ 1g=10^{12}pg$

【参考值】

手工法:27~31pg。

血细胞分析仪法:27~34pg。

● **平均红细胞血红蛋白浓度**(mean corpuscular hemoglobin concentration,MCHC)

MCHC指每升红细胞中平均所含血红蛋白浓度(克数),以g/L表示。计算公式如下:

$$MCHC=\frac{每升血液中血红蛋白量}{每升血液中血细胞比容}=\frac{Hb(g/L)}{HCT(L/L)}(g/L)$$

【参考值】

320~360g/L(32%~36%)。

【临床意义】

根据上述三项红细胞平均值可进行贫血的形态学分类,见表5-18-5。

表5-18-5 贫血的形态学分类

贫血的形态学分类	MCV(fl)	MCH(pg)	MCHC(g/L)	病　因
正常细胞性贫血	80~100	27~34	320~360	再生障碍性贫血、急性失血性血、多数溶血性贫血、骨髓病性贫血等
大细胞性贫血	>100	>34	320~360	巨幼细胞贫血及恶性贫血
小细胞低色素性贫血	<80	<27	<320	缺铁性贫血、珠蛋白生成障碍性贫血、铁粒幼细胞性贫血
单纯小细胞性贫血	<80	<27	320~360	慢性感染、炎症、肝病、尿毒症、恶性肿瘤、风湿性疾病等所致的贫血

贫血的形态学分类取决于红细胞计数、血红蛋白量和血细胞比容测定的准确性。典型的形态学改变有助于贫血的诊断与鉴别诊断,但形态学分类也有一定的局限性,对贫血患者的血涂片进行红细胞形态的观察仍然是十分重要的。

(三)红细胞体积分布宽度测定

红细胞体积分布宽度(red blood cell volume distribution width,RDW)是反映外周血红细胞体积异质性的参数,由血细胞分析仪测量而获得,RDW对贫血的诊断有重要意义。多数仪器采用所测红细胞体积大小的变异系数(coefficient of variability),即RDW-CV来表示,也有的仪器采用RDW-SD的报告方式。

【参考值】

RDW-CV　11.5%~14.5%。

【临床意义】

1. 用于贫血的形态学分类　不同病因引起的贫血,红细胞形态学特点不同,根据MCV、RDW两项参数界定贫血的新的形态学分类法(表5-18-6),对贫血的鉴别诊断有一定的参考价值。

表5-18-6 根据MCV、RDW对贫血的形态学分类

MCV	RDW	贫血类型	常见疾病
增高	正常	大细胞均一性贫血	部分再生障碍性贫血
	增高	大细胞非均一性贫血	巨幼细胞贫血、MDS
正常	正常	正常细胞均一性贫血	急性失血性贫血
	增高	正常细胞非均一性贫血	再生障碍性贫血、PNH、G-6-PD缺乏症等
减低	正常	小细胞均一性贫血	珠蛋白生成障碍性贫血、球形细胞增多症等
	增高	小细胞非均一性贫血	缺铁性贫血

笔 记 栏

2. 用于缺铁性贫血的诊断和鉴别诊断 缺铁性贫血和轻型β-珠蛋白生成障碍性贫血均表现为小细胞低色素性贫血，缺铁性贫血患者RDW增高，而珠蛋白生成障碍性贫血患者88%为正常。缺铁性贫血患者在缺铁潜伏期时RDW即有增高，治疗后贫血已得到纠正，RDW仍未降至正常水平，可能反映体内贮存铁尚未完全补足，故RDW对缺铁性贫血治疗中的动态监测有一定的意义。

（四）血细胞直方图的临床应用

血细胞分析仪的研制和开发，为血液常规的检测开辟了新天地。血细胞分析仪法血液常规报告单见图5-18-38。

血细胞分析仪不仅一次可以得到多个血细胞参数，同时还提供细胞体积分布图形。这些显示细胞群分布情况的图形，称为细胞分布直方图（nomogram）。直方图的横坐标表示细胞体积，纵坐标表示细胞的相对数量，体积数据以飞升（fl）为单位。

1. 白细胞体积分布直方图 白细胞经过特殊的溶血剂处理后，细胞失水皱缩，各群细胞之间的体积差异增加。仪器可将白细胞体积在35～450fl范围内分为若干通道，细胞根据其大小分别分配在不同的通道中，从而得到白细胞体积分布的直方图（图5-18-39）。

白细胞可以根据体积大小区分为三个群，在直方图上表现为三个峰（区）。①第一群是小细胞区（35～90fl）主要为淋巴细胞，包括成熟淋巴细胞、异型淋巴细胞；②第二群是中间细胞区（90～160fl）包括单核细胞、原始细胞及幼稚细胞以及嗜酸粒细胞、嗜碱粒细胞；③第三群是大细胞区（160～450fl）包括中性分叶核粒细胞以及杆状核和晚幼粒细胞。

根据各群占总体的比例可计算出各群细胞的百分率，如再与该标本的白细胞总数相乘，即可得到各类细胞的绝对值。

白细胞体积分布直方图的图形变化并无特异性，因图中细胞分群只是根据细胞体积大小来区分，在一个群体中，可能以某种细胞为主，如小细胞区主要是淋巴细胞，大细胞区以中性粒细胞为主。由于细胞体积之间有交叉，同一群中可以包括多种细胞存在，其中任何一种细胞增多，均可使直方图产生相似的变化。因此，白细胞直方图只是粗略判断细胞比例的变化或有无明显的异常细胞出现，需要进一步作血涂片显微镜检查，进行细胞分类计数及形态观察。

2. 红细胞体积分布直方图 红细胞体积分布直方图曲线的显示范围为24～360fl（图5-18-40）。仪器将大于36fl的颗粒计为红细胞，直方图上反映的是生理状态红细胞的大小。在

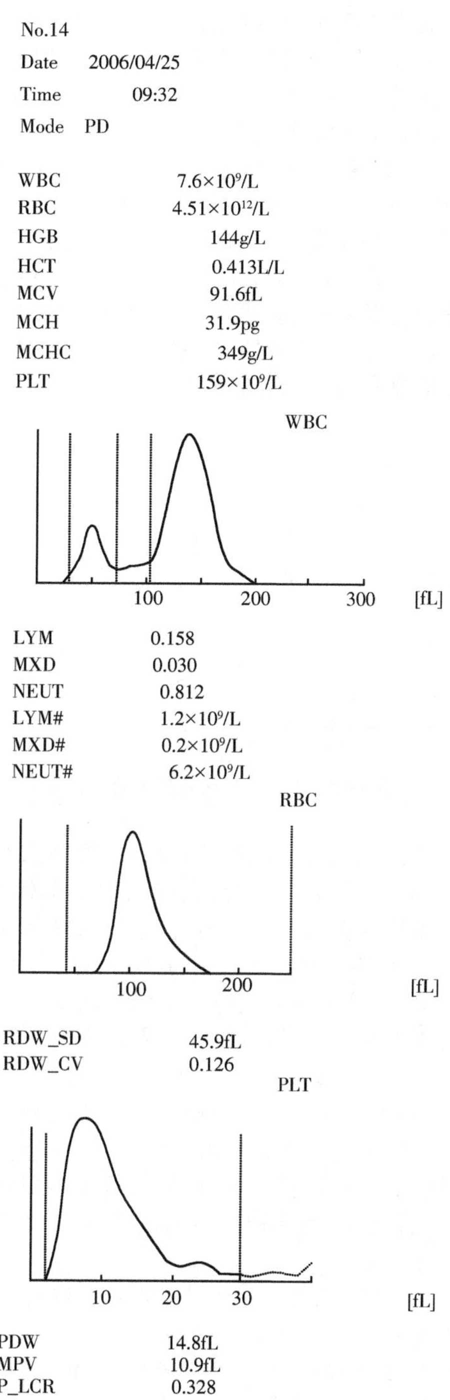

图5-18-38 血常规报告单

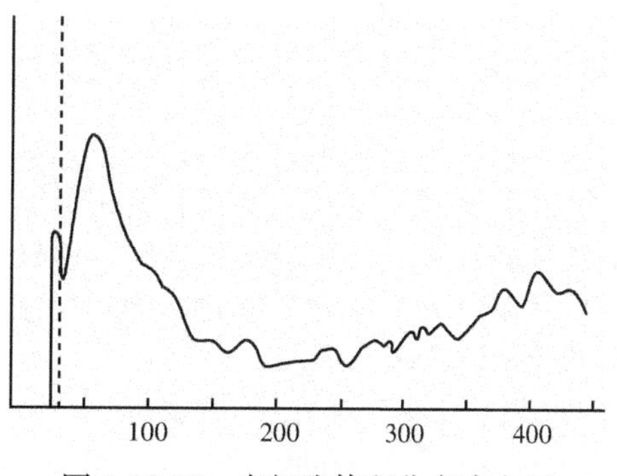

图5-18-39 白细胞体积分布直方图

笔记栏

典型的直方图上，可以看到两个细胞群体：①红细胞主群：从50fl偏上开始，有一个近似两侧对称，基底较为狭窄的正态分布曲线，又称“主峰”；②大细胞群：位于主峰右侧，约分布在130～185fl区域，又称“足趾部”，它是一些大红细胞、网织红细胞、二聚体、三聚体、多聚体细胞、小孔残留物和白细胞的反映。测量时，仪器首先将“足趾部”剪去，再对主峰的两侧边缘进行适当的整形，左侧除去细胞碎片、大血小板或血小板凝块等，右侧除去二聚体、三聚体、多聚体细胞、小孔残留物和白细胞等的干扰。

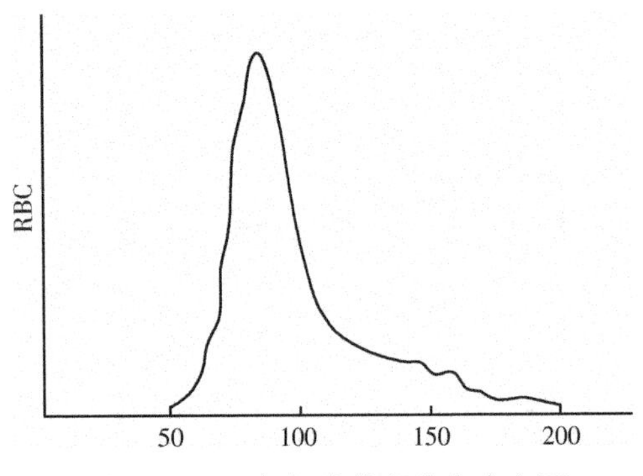

图5-18-40 红细胞体积分布直方图

与红细胞直方图相关的有两个参数，即MCV和RDW。MCV代表红细胞平均体积，与红细胞峰处在X轴上的位置有关。MCV增大，细胞峰右移，MCV变小细胞峰左移。RDW变异性大，波峰的基底增宽；反之，基底变窄。直方图有时会呈“双峰”，则说明外周血中存在两个红细胞群。故在分析直方图图形时，要注意主峰的位置、峰的基底宽度以及峰顶的形状及有无双峰现象。红细胞直方图图形变化，再结合其他有关参数综合分析，对某些贫血的诊断和鉴别诊断具有一定的价值。几种贫血的细胞直方图图形变化如下：

(1) 缺铁性贫血：典型的缺铁性贫血呈小细胞性贫血，MCV降低，主峰曲线的波峰左移；红细胞大小非均一性，RDW增高，则波峰基底增宽，显示为小细胞非均一性贫血特征。

(2) 轻型β-珠蛋白生成障碍性贫血：呈小细胞均一性贫血，其图形表现为波峰左移，基底变窄。因此，这一特征可作为与缺铁性贫血鉴别的指标。

(3) 铁粒幼细胞性贫血：红细胞呈典型的“双形”性改变，即小细胞低色素性红细胞与正常红细胞同时存在，故出现波峰左移、峰底增宽的双峰。缺铁性贫血经治疗有效时，也可出现峰底更宽的类似的双峰图形。

(4) 巨幼细胞贫血：红细胞呈大细胞非均一性，直方图波峰右移，峰底增宽。经治疗有效时，正常红细胞逐渐增加，与病理性大细胞同时存在，也可出现双峰现象，故有助于判断疗效。

笔记栏

(5) 混合性营养性贫血：又称双向性贫血，即营养性巨幼细胞贫血同时合并缺铁性贫血，前者MCV增高，后者降低，故直方图图形需视哪一类细胞占优势，如两者的严重程度相似，则反映MCV的波峰位置可显示正常。RDW明显增高，则峰底增宽。

3. 血小板体积分布直方图 血小板体积分布直方图显示范围为2～20fl。血小板直方图可反映血小板数(PLT)、血小板平均容积(MPV)、血小板分布宽度(PDW)和血小板比容(PCV)等参数(图5-18-41)。

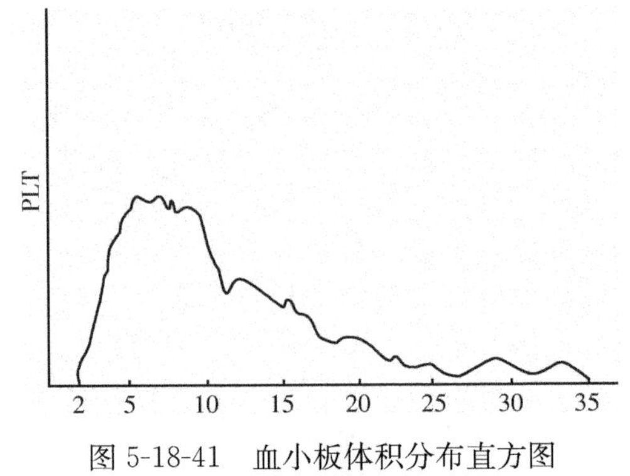

图5-18-41 血小板体积分布直方图

四、红细胞沉降率的检测

红细胞沉降率(erythrocyte sedimentation rate，ESR，简称血沉率)指红细胞在一定条件下沉降的速率。正常情况下，红细胞在血浆中具有相对的悬浮稳定性，沉降极其缓慢。但在很多病理情况下，血沉率可明显增快。虽然血沉率测定属非特异性试验，不能作为任何疾病确定诊断的依据，但将其结果与其他临床资料结合起来分析，则具有重要的参考价值。

【原理】

红细胞沉降的速率受两种相反方向力量的相互作用，即红细胞的下沉力与血浆的阻遏力。由于红细胞的比重较血浆的比重大，受地心引力的影响，产生自然的下沉力。而在红细胞下沉时，必须与等体积的血浆发生位置互换，造成血浆向上流动，这样就形成了血浆对红细胞下沉有一种向上的阻遏力。正常情况下，因红细胞膜表面的唾液酸带有负电荷，红细胞互相排斥，使细胞之间相距约25nm，彼此分散悬浮于血浆中，下沉受到的阻力较大，故沉降较慢。使红细胞沉降加速的主要原因是红细胞聚集，而影响红细胞聚集的因素则存在于血浆中。如红细胞之间的排斥力减少而互相聚集呈缗钱状(rouleauxformation)，此种聚集的红细胞团块重量增加，与血浆接触的总表面积大为减少，受到下沉时血浆的阻遏力也相应减弱，故使红细胞沉降增快。现已知血浆中的一些物质，特别是不对称的大分子蛋白质，如纤维蛋白原、γ球蛋白（尤其是巨球蛋白）、其次如α、β球蛋白、免疫复合物等，因带有正电荷可以中和红细胞表面的负电荷，而促使红细胞聚集，致血沉加速。清蛋白则相反，具有抑制红细胞缗钱状聚集的作用。病理情况下血沉加速绝大多数是由这种血浆因素引起的。其次，血浆中脂类物质和红细胞的数量、形态等因素的改变均可影响血沉。综上所述，影响红细胞沉降速率是促进增快和阻遏下沉两方面的因素同时存在或相互制约的结果。

【参考值】

男性 0～15mm/1h 末。

女性 0～20mm/lh 末。

【临床意义】

1. 血沉增快

（1）生理性增快：新生儿因纤维蛋白原含量低，血沉较慢。12 岁以下的儿童血沉可略快。妇女月经期血沉略增快。妇女妊娠 3 个月以后血沉逐渐加快，直至分娩后 3 周逐渐恢复正常，这可能与生理性贫血以及纤维蛋白原含量增加等有关。老年人也可因血浆纤维蛋白原含量逐渐增加而血沉加快。高原地区居民因有代偿性红细胞增多，故血沉低于平原地区。

（2）病理性增快：

1）各种炎症性疾病：急性细菌性炎症时，炎症发生后 2～3 天即可见血沉增快。风湿热为变态反应性结缔组织炎症，活动期时血沉增快，与血中清蛋白降低、α_2及γ球蛋白增高有关，病情好转时血沉渐减慢，无风湿活动时血沉可正常。慢性炎症如结核病病变呈活动性时，血中纤维蛋白原及球蛋白含量增加，血沉明显增快，病变渐趋静止，血沉也逐渐回复至正常，如病变再活动时，血沉又可增快。故临床上常用血沉率作为观察风湿热及结核病有无活动性的参考指标。

2）组织损伤及坏死：范围较大的组织损伤、手术创伤、急性心肌梗死时血沉增快；而心绞痛时则无改变。故血沉测定结果可作为心绞痛与心肌梗死鉴别的参考。

3）恶性肿瘤：增长迅速的恶性肿瘤血沉增快，可能与肿瘤细胞分泌糖蛋白（属球蛋白）、肿瘤组织坏死、继发感染或贫血等因素有关。

4）高球蛋白血症：各种原因所致的高球蛋白血症，血沉均可增快，如慢性肾炎、肝硬化、多发性骨髓瘤、巨球蛋白血症、淋巴瘤、系统性红斑狼疮、亚急性感染性心内膜炎、黑热病等。

5）其他：部分贫血患者，血沉可轻度增快。动脉粥样硬化、糖尿病、肾病综合征、黏液水肿等患者，血中胆固醇高，血沉亦见增快。

2. 血沉减慢 无临床意义。

第二节　溶血性贫血常用的实验室检验

案例 5-18-3

患者，男性，46 岁。因头晕、乏力 11 余年入院。11 年前无明显诱因缓起头晕，乏力，伴面色苍白，反复解浓茶样小便，量如常，小便以后头晕、乏力症状加重，且伴有皮肤巩膜黄染、腰背酸痛。血红蛋白波动在 28～100g/L之间。有安乃近过敏史，最后一次输血是 8 个月前。

体格检查：慢性病容，贫血貌，全身皮肤巩膜轻度黄染，口唇苍白。肝肋下四指可扪及，质中，无压痛，脾肋下两指可扪及，质硬，无压痛。

实验室检查：WBC 7. 33×10^9/L，RBC 1. 12×10^{12}/L，Hb 32g/L，HCT 11. 9%，MCV 106. 3fL，MCHC 26. 9%，PLT 506×10^9/L；Coombs 试验（＋）；ESR 90mm/h；SLE 全套正常；肝功能总胆红素 31. 1μmol/L，直接胆红素 7. 0μmol/L；尿常规：隐血＋＋；尿含铁血黄素（＋）；Hams（－）；红细胞渗透脆性↑。

问题：

1. 患者显示溶血性贫血的依据有哪些？

2. 初步诊断及主要实验室诊断依据是什么？

案例 5-18-3 分析

1. 显示溶血性贫血的依据包括：①头晕，乏力，伴面色苍白，反复解浓茶样小便，小便以后头晕、乏力症状加重，且伴有皮肤巩膜黄染、腰背酸痛；②贫血貌，全身皮肤巩膜轻度黄染，口唇苍白；③ RBC、Hb、HCT 均明显低下；肝功能：总胆红素 31. 1μmol/L，直接胆红素 7. 0μmol/L，间接胆红素明显升高；尿常规：隐血＋＋；尿含铁血黄素（＋）；红细胞渗透脆性↑。

2. 初步诊断为自身免疫性溶血性贫血；主要实验室诊断依据有 Coombs 试验（＋）；尿含铁血黄素（＋）；Hams（－）。

溶血性贫血（hemolytic anemia）指各种原因导致红细胞生存时间缩短、破坏增多或加速，同时骨髓造血功能不能相应代偿而发生的一类贫血。

一、溶血性贫血的分类和诊断步骤

（一）溶血性贫血的分类

溶血性贫血临床上按病因和发病机制可分为

笔记栏

两大类，即红细胞内在缺陷所致的溶血性贫血和红细胞外部因素所致的溶血性贫血。前者多为遗传疾病，如遗传性球形红细胞增多症等，但也有后天获得性疾病如阵发性睡眠性血红蛋白尿（PNH）。细胞外因素所致的溶血性贫血均为后天获得性疾病。溶血性贫血的病因学分类见表 5-18-7。

表 5-18-7　溶血性贫血病因学分类

病　因	常见疾病
一、红细胞内在缺陷	
1. 遗传性的	
(1) 红细胞膜结构和功能的异常	遗传性球形红细胞增多症、遗传性椭圆形红细胞增多症等
(2) 红细胞酶的异常	
①糖无氧酵解中酶的缺乏	丙酮酸激酶缺乏症
②磷酸己糖旁路中酶的缺乏	葡萄糖-6-磷酸脱氢酶(G-6-PD)缺乏症
(3) 血红蛋白中珠蛋白链异常	
①肽链结构异常	镰状细胞性贫血、不稳定血红蛋白病
②肽链合成量的异常	β海洋性贫血、血红蛋白 H 病
2. 获得性的	阵发性睡眠性血红蛋白尿等
二、红细胞外部因素	
1. 免疫性溶血性贫血	自身免疫性溶血性贫血(温抗体型、冷抗体型)、新生儿同种免疫溶血病、血型不合输血后溶血
2. 机械性溶血性贫血	心脏创伤性溶血性贫血、微血管病性溶血性贫血、行军性血红蛋白尿
3. 化学及生物因素所致溶血性贫血	化学毒物及药物、感染、生物毒素等所致溶血性贫血
4. 脾功能亢进	原发脾功能亢进

(二) 溶血性贫血的诊断步骤

溶血性贫血原因分析的检验项目很多，范围广而复杂。通常溶血性贫血的诊断分为三个步骤：①首先确定是否为溶血性贫血；②再确定是血管内溶血（红细胞在血管内破坏者）或血管外溶血（红细胞在血管外破坏者）。两者的鉴别有时可有困难，且严重溶血时两者可同时存在。血管内溶血和血管外溶血鉴别诊断见表 5-18-8；③进一步根据病史和血片中红细胞形态学观察综合分析，考虑导致溶血的可能原因。然后选择有针对性的特殊试验加以确诊。

表 5-18-8　血管内溶血与血管外溶血的鉴别

	血管内溶血(血浆内)	血管外溶血(细胞内)
溶血部位	在血液循环中发生	在单核-吞噬细胞系统中发生
病因	后天获得性溶血性贫血为多见	先天性(遗传性)溶血性贫血为多见
发病机制	血浆中存在某种溶血因素作用于正常的或有内在缺陷的红细胞使红细胞在血管内被破坏	多系红细胞的内在缺陷，致使红细胞的性能改变，造成红细胞容易被巨噬细胞系统破坏
发病年龄	多在成年期发病	多在幼年发病
家族史	多无	多有
致病因素	多数很明显	多数不明显
临床过程	一般为急性，也可有慢性	一般为慢性，也可有急性
黄疸	明显	不明显，多在溶血危象时出现
肝脾	无明显肿大，但可有触痛	明显肿大，但常无触痛
红细胞形态	多无明显改变	常有明显改变
红细胞脆性	无变化或减弱	多为增加，很少减弱
血红蛋白血症	常有	无或仅有轻度
血红蛋白尿	常有	无
尿含铁血黄素	多见于慢性者	无
含铁血黄素沉着	无	常见于脾、肝、骨髓等
脾切除治疗	无效	可能有效

二、溶血性贫血的实验室筛选检测

溶血性贫血的诊断首先必须确定是否存在溶血。因此，需要有显示红细胞破坏增加和红细胞代偿性增生两方面具有共性改变的实验室检验依据。

笔 记 栏

(一) 显示红细胞破坏增加的依据

● 红细胞寿命缩短、破坏增加的有关检验

1. 红细胞寿命测定　用^{51}Cr 标记红细胞测

定红细胞的半衰期($t_{1/2}$),正常红细胞半衰期为25～32天。溶血性贫血时常小于15天。红细胞寿命缩短是确诊溶血性贫血最直接而确实的证据。但此项检验受到实验室条件的一定限制。

2. 红细胞形态改变 某些溶血性贫血的血片中可见到红细胞破裂的征象,如出现球形细胞、盔形细胞、裂细胞、红细胞碎片等。有的可出现典型的异形红细胞(其形态及临床意义详见本章第一节),常可为病因诊断提供重要的线索。

3. 血浆乳酸脱氢酶测定 红细胞破坏后,细胞内的乳酸脱氢酶同工酶 LDH_1、LDH_2 释放入血,使乳酸脱氢酶增高。

● 血浆中游离血红蛋白增高的有关检验

血管内溶血时,大量血红蛋白游离至血浆中,使血浆游离血红蛋白定量增高。血浆中的游离血红蛋白与结合珠蛋白(haptoglobin)结合后被输送至肝脏分解,故使血浆结合珠蛋白减低。通常每升血液中的结合珠蛋白可以结合1.3g游离血红蛋白。当血浆中增高的游离血红蛋白量超过结合珠蛋白的结合能力时,血浆中结合珠蛋白已经消耗殆尽,剩余的一部分游离血红蛋白可转变为高铁血红蛋白,与血浆中清蛋白结合形成高铁血红素清蛋白(methemalbumin)在血浆中出现。大部分剩余的游离血红蛋白可通过肾脏排出(血红蛋白肾阈为1.3g/L),形成血红蛋白尿(hemoglobinuria)。从肾小球排出的血红蛋白经过肾小管时被重吸收,在肾小管上皮细胞内转变为含铁血黄素,这种肾小管上皮细胞脱落随尿排出即为含铁血黄素尿(hemosiderinuria)。血浆游离血红蛋白增高的有关检验有:

1. 血浆游离血红蛋白检测

【参考值】

<50mg/L(1～5mg/dl)。

【临床意义】

血管内溶血时血浆游离血红蛋白明显增高。血管外溶血时正常。自身免疫性溶血性贫血、珠蛋白生成障碍性贫血可轻度增高。

2. 血清结合珠蛋白检测

【参考值】

0.7～1.5g/L(70～150mg/dl)。

【临床意义】

各种溶血时血清结合珠蛋白均有减低,以血管内溶血减低为显著。严重血管内溶血(血浆中游离血红蛋白超过1.3g/L时)可测不出。肝脏疾病、传染性单核细胞增多症、先天性无结合珠蛋白血症等也可减低或消失。感染、创伤、恶性肿瘤、红斑狼疮、糖皮质激素治疗、口服避孕药、肝外阻塞性黄疸等可有结合珠蛋白增高。

3. 血浆高铁血红素清蛋白检测 有生化法和电泳法两种检测方法。生化法的原理为高铁血红素清蛋白能与硫化铵形成铵血色原,光谱仪观察在558nm处有一吸收光带。电泳法为醋酸纤维膜电泳,出现一条高铁血红素清蛋白区带。

【参考值】

阴性。

【临床意义】

阳性表示为严重血管内溶血。

4. 含铁血黄素尿试验(Rous 试验)

【原理】

铁离子在酸化的低铁氰化钾溶液中生成蓝色的铁氰化铁,即普鲁士蓝反应。如尿液中脱落的肾小管上皮细胞有含铁血黄素,显微镜下观察尿沉渣中可有深蓝色物质出现,即为阳性。

【参考值】

阴性。

【临床意义】

慢性血管内溶血可呈现阳性,并持续数周。常见于PNH。在溶血初期可阴性。

● 胆红素代谢异常的表现

①血中总胆红素、间接胆红素增高;②尿中尿胆原增高,尿胆红素阴性。

(二)显示红细胞代偿增生的依据

(1)外周血网织红细胞增多。

(2)外周血涂片中见到提示骨髓中红细胞系增生旺盛的红细胞形态改变,如红细胞大小不均、出现嗜多色性红细胞、点彩红细胞、Howell-Jolly小体、Cabot环、有核红细胞等。有时可见某种类型的异形红细胞,则对溶血的病因诊断可有参考价值。

(3)增生性贫血骨髓象(见本章第三节骨髓细胞形态学检查)。

三、确立溶血性贫血类型的实验室检验

(一)红细胞膜缺陷的检测

● 红细胞渗透脆性试验

【原理】

红细胞在低渗氯化钠溶液中细胞逐渐膨胀甚至破裂而溶血。红细胞渗透脆性试验(erythrocyte osmotic fragility test)是测定红细胞对不同浓度低渗氯化钠溶液的抵抗力,即红细胞的渗

笔记栏

透脆性。将患者的红细胞加至按比例配制的不同浓度低渗氯化钠溶液中观察其溶血的情况，结果以被检红细胞最小抵抗力（开始溶血时氯化钠溶液的浓度）和最大抵抗力（完全溶血时氯化钠溶液的浓度）来表示。

【参考值】

开始溶血：4.2～4.6g/L（0.42%～0.46%）NaCl溶液。

完全溶血：2.8～3.4g/L（0.28%～0.34%）NaCl溶液。

【临床意义】

1. 脆性增高 开始溶血及完全溶血时氯化钠溶液的浓度均较正常对照提前两管（0.04%）或更高，即开始溶血＞0.50%、完全溶血＞0.38%NaCl溶液时为脆性增高。主要见于遗传性球形红细胞增多症、温抗体型自身免疫性溶血性贫血，遗传性椭圆形红细胞增多症也可增高。

2. 脆性减低 常见于海洋性贫血，也可见于缺铁性贫血等。

● 红细胞孵育渗透脆性试验（incubated osmotic fragility test）

【原理】

红细胞孵育过程中，葡萄糖的消耗增加，储备的ATP减少，导致红细胞膜对阳离子的主动传递受阻，钠离子在红细胞内集聚，细胞膨胀，渗透脆性增加。

【参考值】

未孵育：50%溶血为4.00～4.45g/L NaCl

37℃孵育24小时：50%溶血为4.65～5.9g/L NaCl。

【临床意义】

常用于轻型遗传性球形红细胞增多症、遗传性非球形红细胞溶血性贫血的诊断和鉴别诊断。

1. 脆性增加 见于遗传性球形红细胞增多症、遗传性椭圆形红细胞增多症、遗传性非球形红细胞溶血性贫血。

2. 脆性减低 见于珠蛋白生成障碍性贫血、缺铁性贫血、镰形细胞贫血、脾切除术后。

● 自身溶血试验及纠正试验（autohemolysis and correction test）

【原理】

先天性非球形红细胞性溶血性贫血患者，由于红细胞内酶缺陷，葡萄糖酵解障碍，不能提供足量ATP，以维持红细胞内的钠泵功能。患者红细胞无菌条件下在自身血浆中温育48小时，使ATP储备减少，钠泵作用减弱，导致溶血增强。在孵育过程中，分别加入葡萄糖和ATP作为纠正物，并以氯化钠溶液为对照，观察溶血是否被纠正。

【参考值】

正常人红细胞经孵育48小时后，仅轻微溶血、溶血度＜3.5%；加葡萄糖和加ATP孵育，溶血明显纠正，溶血度均＜1%。

【临床意义】

可用作遗传性球形红细胞增多症和先天性非球形红细胞性溶血性贫血的鉴别诊断。遗传性球形红细胞增多症时，经孵育后溶血明显增强。加入葡萄糖及加入ATP后孵育，溶血均得到明显纠正；Ⅰ型先天性非球形红细胞性溶血性贫血（葡萄糖-6-磷酸脱氢酶缺陷症）时自身溶血加重，加葡萄糖和ATP均可使溶血部分纠正；Ⅱ型先天性非球形红细胞性溶血性贫血（丙酮酸激酶缺陷症）自身溶血明显增强，加入葡萄糖孵育，溶血不能纠正，只有加入ATP才能纠正。

（二）红细胞酶缺陷的检测

红细胞酶缺陷所致溶血性贫血又称为红细胞酶病（erythrocyte enzymopathy）指参与红细胞代谢（主要是糖代谢）的酶由于基因缺陷，导致活性改变而发生溶血的一组疾病。有关检查如下：

● 高铁血红蛋白还原试验（methemoglobin reduction test）

【原理】

在有足量的还原型辅酶Ⅱ（NADPH）存在下，反应液中的高铁血红蛋白能被高铁血红蛋白还原酶还原成（亚铁）血红蛋白。当葡萄糖-6-磷酸脱氢酶（G-6-PD）含量正常时，由磷酸戊糖代谢途径生成NADPH的数量足以完成上述还原反应。反之，则还原速度减慢，甚至不能还原。

【参考值】

高铁血红蛋白还原率＞75%；高铁血红蛋白0.3～1.3g/L。

【临床意义】

蚕豆病和伯氨喹型药物溶血性贫血患者由于G-6-PD缺陷，高铁血红蛋白还原率明显下降。

● 氰化物-抗坏血酸试验（ascorbate cyanide test）

【原理】

抗坏血酸钠与HbO_2反应生成H_2O_2，氰化钠能抑制过氧化氢酶以使H_2O_2不受影响，从而使H_2O_2与还原型谷胱甘肽（GSH）发生反应，产生氧化型谷胱甘肽（GSSG），后者需要NADPH使其再还原为GSH。如红细胞中催化NADPH形成的酶（如G-6-PD）缺乏，则GSH产生减少，

笔记栏

使 H_2O_2 蓄积，HbO_2 被氧化成为棕色的高铁血红蛋白。如红细胞不缺乏 G-6-PD 则 GSH 活性正常，H_2O_2 即被还原失效，HbO_2 仍呈鲜红色。

【临床意义】

纯合子 G-6-PD 缺乏的血液在 2 小时内即变色，杂合子者 3～4 小时变色。正常血液需更长时间才变色。

● 变性珠蛋白小体生成试验

【原理】

G-6-PD 缺乏可致红细胞内的还原型谷胱甘肽含量减少，随之出现高铁血红蛋白增高，最后形成变性珠蛋白小体(Heinz bodies)。取 G-6-PD 缺陷者血液，然后加乙酰苯肼于被检血样及对照标本中，37℃温育 2～4 小时，推薄血片，用 1%煌焦油蓝染色。计算含 5 个或更多珠蛋白小体的红细胞百分率。

【参考值】

<30%。

【临床意义】

G-6-PD 缺陷症，不稳定 Hb、血红蛋白 H 病等常高于 45%。

● 葡萄糖-6-磷酸脱氢酶荧光斑点试验和活性测定

【原理】

在 G-6-PD 和 NADP 存在下，G-6-PD 能使 NADP 还原成 NADPH，后者在紫外线照射下会发出荧光。NADPH 的吸收峰在波长 340nm 处，可通过单位时间生成 NADPH 的量来测定 G-6-PD活性。

【参考值】

正常人有甚强荧光。正常人酶活性为(4.97±1.43)U/g Hb。

【临床意义】

G-6-PD 缺陷者荧光很弱或无荧光；杂合子或某些 G-6-PD 变异体者则可能有轻到中度荧光。

● 丙酮酸激酶荧光筛选试验和活性测定

【原理】

在二磷酸腺苷(ADP)存在的条件下，丙酮酸激酶(PK)催化烯醇式磷酸丙酮酸变为丙酮酸，在还原型辅酶Ⅰ(NADH)存在情况下，丙酮酸被乳酸脱氢酶作用转变成乳酸，若荧光标记于 NADH 上，此时有荧光的 NADH 变为无荧光的 NAD。

【参考值】

正常 PK 活性荧光在 20 分钟内消失。酶活性(15.1±4.99)U/g Hb

【临床意义】

PK 严重缺乏(纯合子)荧光 60 分钟内不消失；杂合子荧光 25～60 分钟消失。

(三) 珠蛋白生成异常的检测

● 血红蛋白电泳(hemoglobin electrophoresis)

【参考值】

正常人的电泳图谱显示 4 条区带，最靠阳极端的为量多的 HbA，其后为量少的 HbA_2，再后为两条量更少的红细胞内非血红蛋白成分(NH_1 和 NH_2)。

【临床意义】

1. HbA_2 增高　是诊断 β-轻型地中海贫血的重要依据。个别恶性贫血、叶酸缺乏所致巨幼细胞贫血、某些不稳定血红蛋白病也会增高。

2. HbA_2 减低　缺铁性贫血及铁粒幼细胞贫血 HbA_2 减低。

● 胎儿血红蛋白(HbF)酸洗脱试验(acid elution test)

【原理】

HbF 抗酸能力较 HbA 强。因此，经固定后的血片，置酸性缓冲液中保湿一定时间，只有含 HbF 的红细胞不被洗脱，再用伊红染色而呈鲜红色。

【临床意义】

脐带血、新生儿、婴儿阳性，成人小于 1%。地中海贫血患者轻型者(杂合子)仅少数红细胞呈阳性，重型者阳性红细胞明显增多。

● 胎儿血红蛋白测定或 HbF 碱变性试验(alkali denaturation test)

【原理】

在碱性溶液中，HbF 不易变性沉淀，其他 Hb 在碱性溶液中可变性被沉淀。测定其滤液中 Hb 含量，即 HbF 含量。

【参考值】

成人<2%。新生儿 55%～85%，1 岁左右同成人。

【临床意义】

β-地中海贫血明显增高，重型者高达 80%～90%。急性白血病、再生障碍性贫血、红白血病、淋巴瘤等也可轻度增高。

(四) 自身免疫性溶血性贫血检测

自身免疫性溶血性贫血(auto immune he-

笔记栏

molytic anemia，AIHA）系体内免疫发生异常，产生自身抗体或（和）补体，结合在红细胞膜上，红细胞破坏加速而引起的一组溶血性贫血。

● 抗人球蛋白试验（antihuman globulin test，coombs test）

【原理】

不完全抗体（IgG）无法架接两个邻近的红细胞，而只能和一个红细胞抗原相结合。抗人球蛋白抗体是完全抗体，可与多个不完全抗体的 Fc 段相结合，导致红细胞凝集现象，称为抗人球蛋白试验阳性。直接 Coomb 试验阳性说明患者红细胞表面上包被有不完全抗体；而间接 Coombs 试验阳性则说明患者血清中存在着不完全抗体。

【参考值】

直接、间接抗人球蛋白均呈阴性反应。

【临床意义】

（1）阳性：见于新生儿溶血病、自身免疫性溶血性贫血、SLE、类风湿关节炎、恶性淋巴瘤、甲基多巴及青霉素型等药物性溶血反应。

（2）AIHA 大多属于温抗体型（即于 37℃条件下作用最强，主要为 IgG），但也有小部分属冷抗体型（主要为 IgM），故必要时应于 4℃条件下进行试验，排除假阴性反应。

（3）AIHA 大多为 lgG 型抗体，还有 IgG+C3 型、C3 型、极少数 IgG 亚型，IgA、IgM 型，故应使用广谱的抗人球蛋白血清进行试验，必要时须加用上述各种单价抗血清，以提高检出阳性率。

（4）间接 Coombs 试验主要用于 Rh 或 ABO 妊娠免疫性新生儿溶血病母体血清中不完全抗体的检测，很少用于 AIHA 诊断。

● 冷凝集素试验（cold agglutinin test，CAT）

【原理】

冷凝集素是一种可逆性抗体，在低温时可与自身红细胞、“O”型红细胞或与患者同型红细胞发生凝集，当温度增高时，凝集块又复消失。

【参考值】

效价<1∶40，反应最适温度为 4℃。

【临床意义】

某些 AIHA 患者的冷凝集素效价很高，有的可达 1∶64000 或更高。

● 冷热双相溶血试验（Donath-Landsteiner test）

【原理】

阵发性寒冷性血红蛋白尿症（PCH）患者的血清中有双相溶血素，在 0～4℃时，溶血素与红细胞结合，并吸附补体，但不溶血；当升温至 30～37℃则发生溶血。

【参考值】

阴性。

【临床意义】

阳性见于 PCH。某些病毒感染如麻疹、流行性腮腺炎、水痘、传染性单核细胞增多症也可有阳性反应。

（五）阵发性睡眠性血红蛋白尿症检测

阵发性睡眠性血红蛋白尿（paroxysmal nocturnal hemoglobinuria，PNH）为获得性红细胞膜缺陷引起的慢性血管内溶血，常在睡眠时加重，可伴发作性血红蛋白尿和全血细胞减少症。

● 酸化溶血试验（acid serum hemolysis test）又称 Ham 试验

【原理】

PNH 患者的红细胞对补体敏感性增高，在酸化的血清中（pH6.6～6.8），经 37℃孵育，易溶血。此法较敏感，假阳性较少。

【参考值】

阴性。

【临床意义】

阳性主要见于 PNH，某些 AIHA 发作严重时也可阳性。

● 蔗糖溶血试验（sucrose hemolysis test）

【原理】

蔗糖溶液离子浓度低，经孵育可加强补体与红细胞膜的结合，使 PNH 患者的红细胞膜上形成小孔，遂使蔗糖进入红细胞而导致溶血。

【参考值】

阴性。

【临床意义】

PNH 常为阳性。轻度阳性亦可见于部分巨幼细胞贫血，再生障碍性贫血，AIHA 和遗传性球形细胞增多症。此试验可作为 PNH 的筛选试验，阴性可排除 PNH，阳性应再做 Ham 试验。

● 蛇毒因子溶血试验（echidnotoxin hemolysis test）

蛇毒因子是从眼镜蛇毒中提取的一种相对分子质量为 144 000 的蛋白质，它能直接激活血清中的补体 C3，通过旁路途径激活补体系统，进攻 PNH 红细胞，造成溶血。本试验为特异性 PNH 试验。

笔记栏

第三节　骨髓细胞形态学检查

一、血细胞发育过程中形态变化的一般规律

骨髓涂片经 Wright 或 Giemsa 染色后，在光学显微镜下各系统及各阶段血细胞形态学特征如下(图 5-18-42)：

(一) 红细胞系统

1. 原红细胞(normoblast)　胞体圆形或椭圆形，直径 15～22μm，细胞边缘有时可见基底较宽的半球状或瘤状突起。胞核圆形，居中或稍偏位，约占细胞直径的 4/5，核染色质呈细砂状或细粒状，较原粒细胞着色深而粗密，核仁 1～5 个，呈暗蓝色，界限不甚清晰，常很快消失。胞质量少，不透明，深蓝色，有时核周围着色浅，形成核周淡染区，无颗粒(图 5-18-43)。

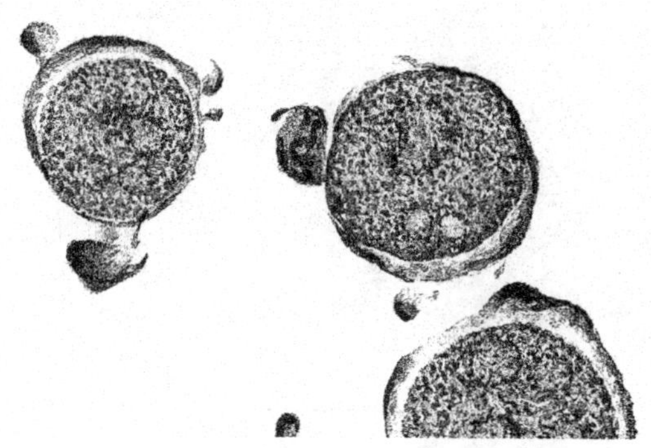

图 5-18-43　原红细胞

2. 早幼红细胞(basophilic normoblast)　胞体圆形或椭圆形，直径 11～20μm。胞核圆形占细胞的 2/3 以上，居中或稍偏位，染色质开始凝集成小块状，核仁消失。胞质量稍多，呈不透明深蓝色，有时胞质着色较原红细胞更深，仍可见瘤状突起及核周淡染区，不含颗粒(图 5-18-44)。

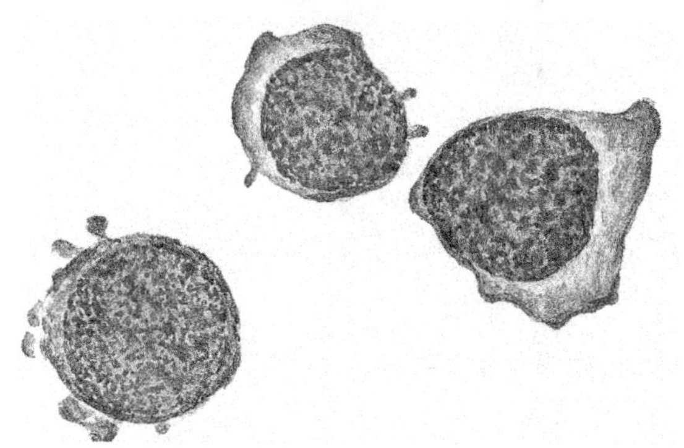

图 5-18-44　早幼红细胞

3. 中幼红细胞(polychromatic normoblast)　胞体呈圆形，直径 8～18μm。胞核圆形，约占细胞直径的 1/2，染色质凝集成团块状或粗索状，似车轮状排列，其间有明显的淡染区域。胞质量较多，因内含血红蛋白逐渐增多，可呈着色不均匀的不同程度的嗜多色性(图 5-18-45)。

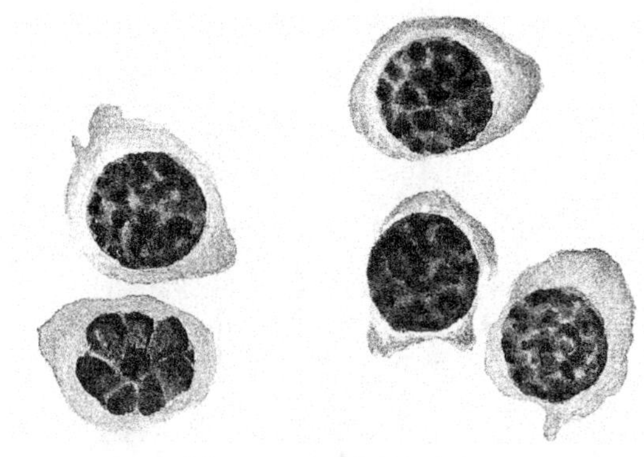

图 5-18-45　中幼红细胞

4. 晚幼红细胞(orthochromatic normoblast)　胞体圆形，直径 7～12μm。胞核圆形，居中，占细胞的 1/2 以下，核染色质凝聚成大块状或固缩成团，呈紫褐色或紫黑色。胞质量多，呈均匀的淡红色或极淡的灰紫色(图 5-18-46)。

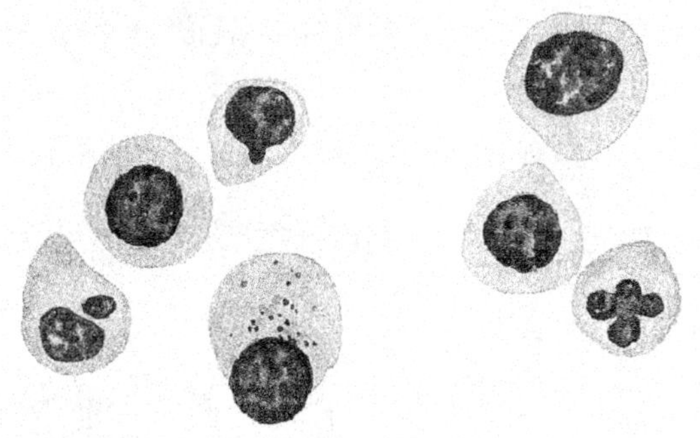

图 5-18-46　晚幼红细胞

(二) 粒细胞系统

1. 原粒细胞(myeloblast)　胞体呈圆形或椭圆形，直径 11～18μm。胞核较大，占细胞体积的 2/3 以上，圆形或椭圆形，居中或略偏位，核染色质呈淡紫红色细粒状，排列均匀平坦如薄纱，核仁 2～5 个，清楚易见，呈淡蓝色或无色。胞质量少，呈透明天蓝色，绕于核周，不含颗粒或有少量颗粒(图5-18-47)。

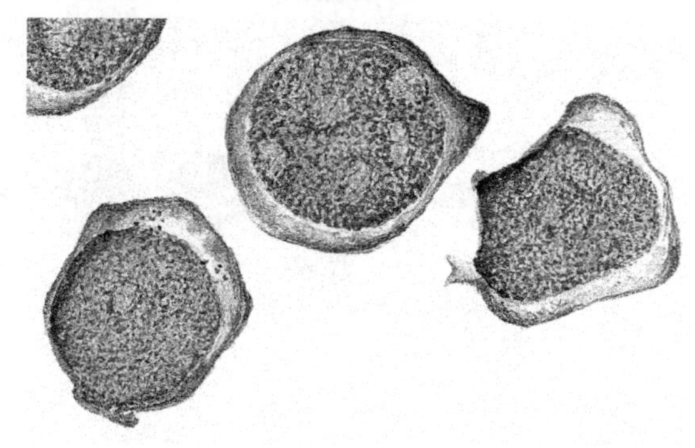

图 5-18-47　原粒细胞

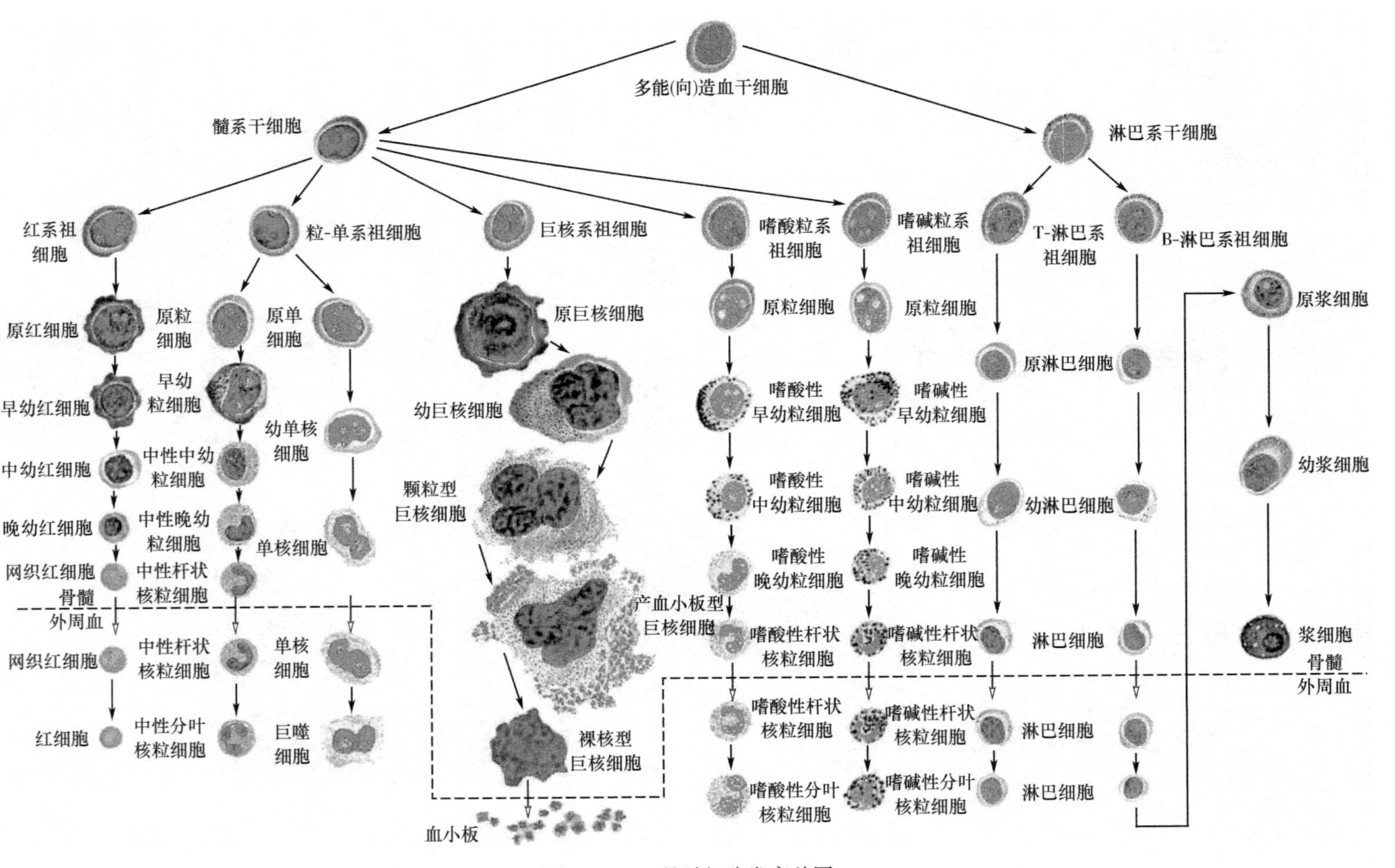

图 5-18-42　骨髓细胞发育总图

2. 早幼粒细胞(promyelocyte)　胞体圆形或椭圆形,较原粒细胞大,直径12～22μm。胞核大,圆形或椭圆形,居中或偏位,染色质开始聚集呈粗网粒状,分布不均,核仁可见或消失。胞质量较多,呈淡蓝色或蓝色,核周的一侧可出现淡染区;胞质内含有大小、形态和数目不一、分布不均的紫红色非特异性嗜天青颗粒(图5-18-48)。

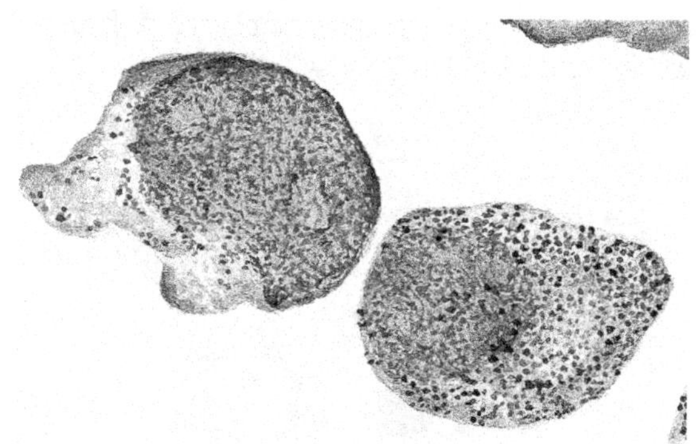

图5-18-48　早幼粒细胞

3. 中幼粒细胞(myelocyte)

(1) 中性中幼粒细胞(neutrophilic myelocyte):胞体圆形,直径10～18μm。胞核内侧缘开始变扁平,或稍呈凹陷,占细胞的1/2～2/3,染色质凝聚成粗索状或小块状,核仁消失。胞质量多,淡红色,内含细小、分布均匀、淡紫红色的特异性中性颗粒(图5-18-49)。

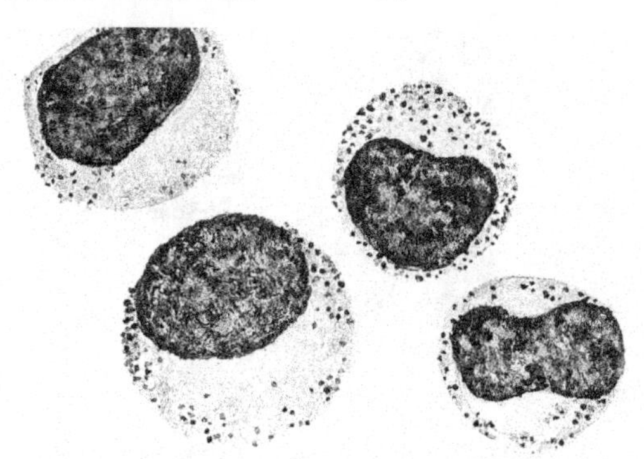

图5-18-49　中性中幼粒细胞

(2) 嗜酸性中幼粒细胞(eosinophilic myelocyte):胞体直径15～20μm。胞核与中性中幼粒细胞相似。胞质内充满粗大、均匀、排列紧密、有折光感的橘红色特异性嗜酸性颗粒(图5-18-50)。

(3) 嗜碱性中幼粒细胞(basophilic myelocyte):胞体直径10～15μm。胞核与上述细胞相似,但轮廓不清,染色质结构模糊。胞质内含数量不等、大小不一但较粗大、分布散乱的紫黑色特异性嗜碱性颗粒,颗粒也可覆盖在细胞核上(图5-18-51)。

4. 晚幼粒细胞(metamyelocyte)　胞体呈圆形或椭圆形,直径10～16μm(嗜碱性晚幼粒细胞胞体稍小)。胞核明显凹陷呈肾形,但其凹陷程度一般

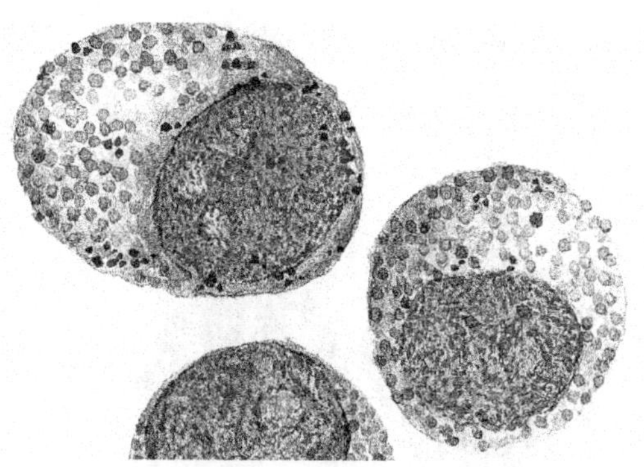

图5-18-50　嗜酸中幼粒细胞

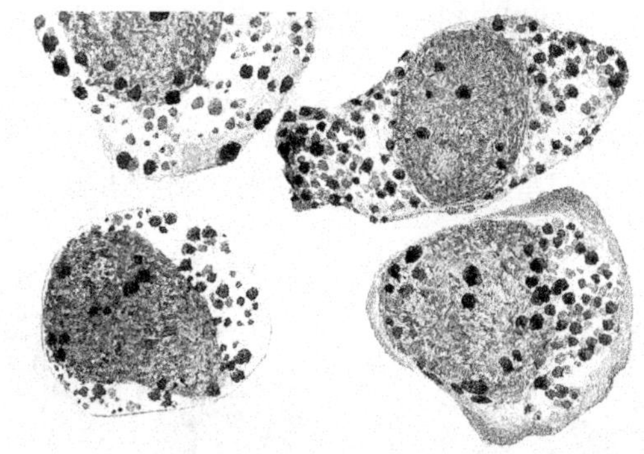

图5-18-51　嗜碱中幼粒细胞

不超过假设核直径的一半。核染色质粗糙呈粗块状,排列紧密。胞质量多,呈淡红色,内含不同的特异性颗粒,可分为中性、嗜酸性、嗜碱性晚幼粒细胞,特异性颗粒的形态、染色及分布等特点同中幼粒细胞(图5-18-52、图5-18-53、图5-18-54)。

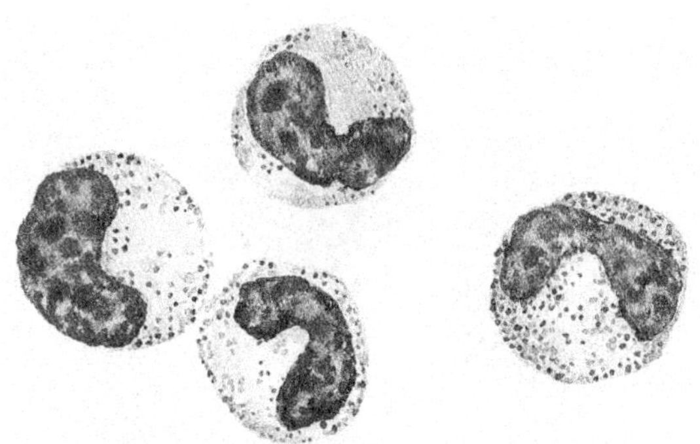

图5-18-52　中性晚幼粒细胞

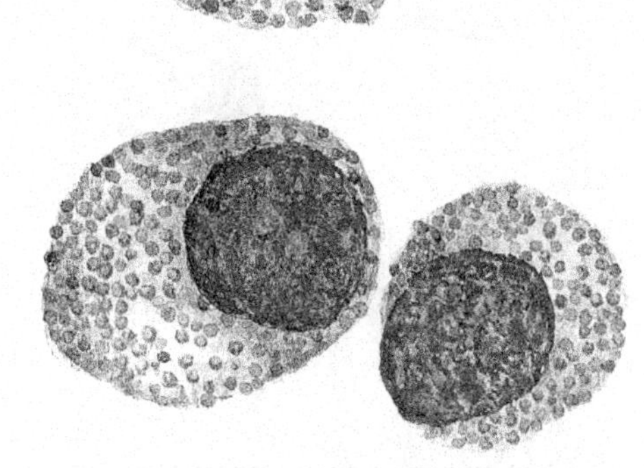

图5-18-53　嗜酸晚幼粒细胞

笔记栏

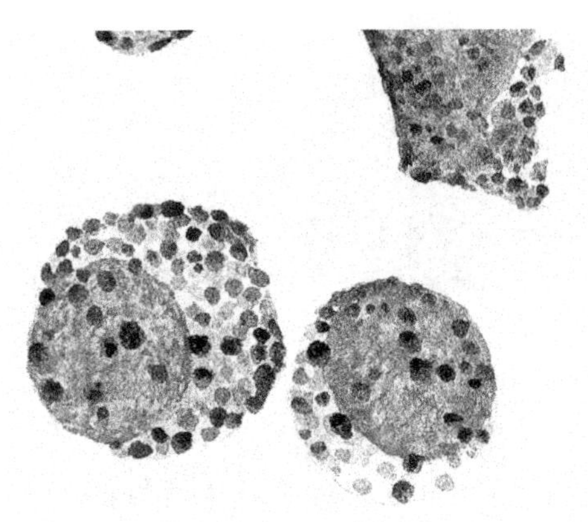

图 5-18-54　嗜碱晚幼粒细胞

5. 杆状核粒细胞（stab granulocyte，band granulocyt）　胞体呈圆形，直径10～15μm。胞核狭长，弯曲呈带状，两端钝圆，核染色质粗糙呈块状，染深紫红色。胞质中含特异性颗粒，分为中性、嗜酸性、嗜碱性杆状核粒细胞三种，颗粒特点同中幼粒细胞（图 5-18-55、图 5-18-56、图 5-18-57）。

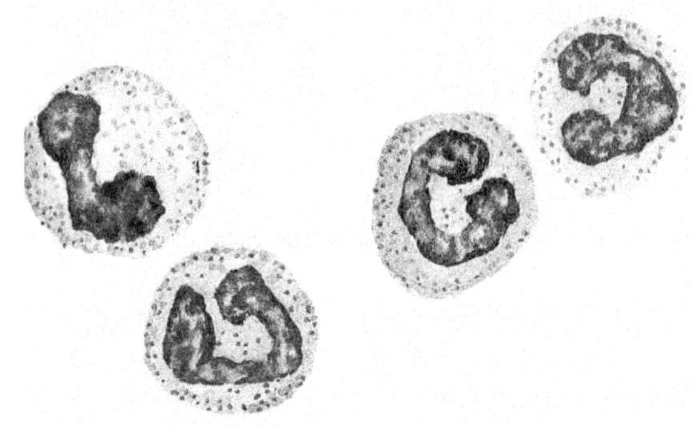

图 5-18-55　中性杆状核粒细胞

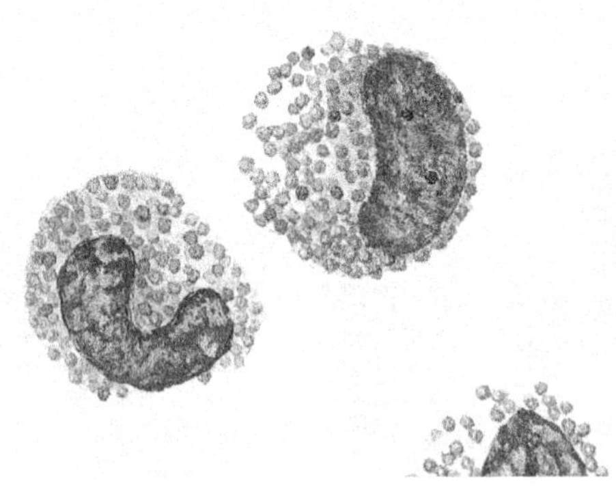

图 5-18-56　嗜酸杆状核粒细胞

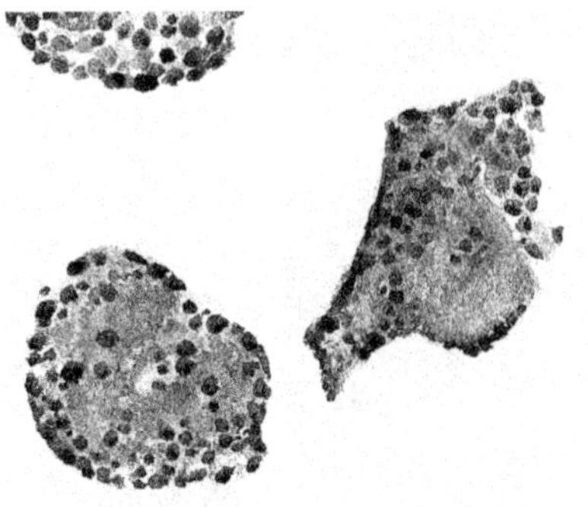

图 5-18-57　嗜碱杆状核粒细胞

6. 分叶核粒细胞（segmented granulocyte）

（1）中性分叶核粒细胞：胞体呈圆形，直径10～15μm。胞核分叶状，常分为 2～5 叶，以分 3 叶者多见，叶与叶之间有细丝相连或完全断开，核染色质浓集或呈小块状，染深紫红色。胞质丰富，呈淡红色，布满细小紫红色的中性颗粒（图5-18-58）。

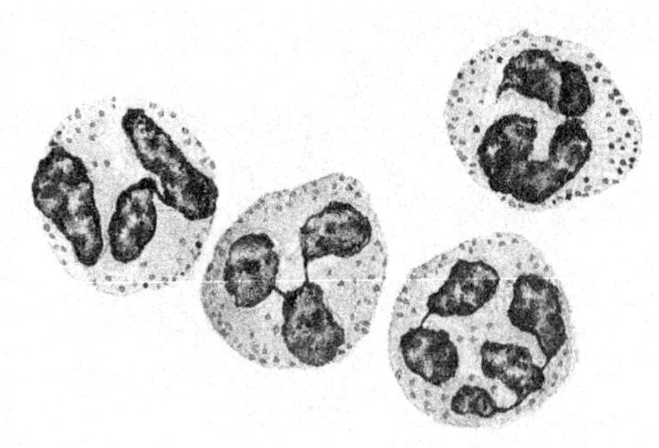

图 5-18-58　中性分叶粒细胞

（2）嗜酸性分叶核粒细胞：胞体直径 11～16μm。胞核多分为近似对称的两叶。胞质中充满密集粗大、大小均匀的橘红色嗜酸性颗粒（图 5-18-59）。

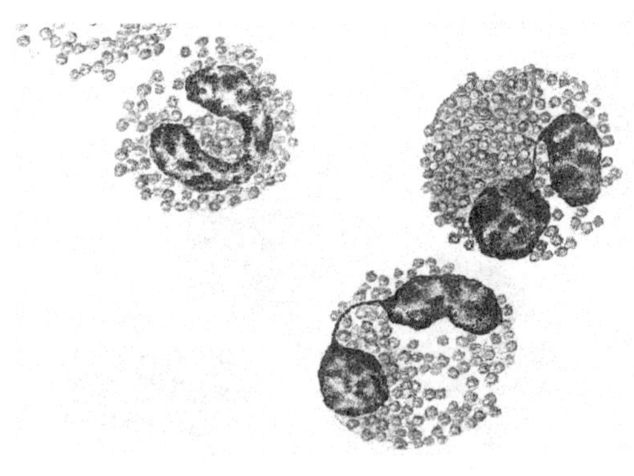

图 5-18-59　嗜酸分叶粒细胞

（3）嗜碱性分叶核粒细胞：胞体直径 10～12μm。胞核分叶不明显，或呈堆积状。胞质中有稀疏的大小不一、分布不均、呈紫黑色的嗜碱性颗粒，颗粒常覆盖在核上，致使核的轮廓和结构模糊不清（图 5-18-60）。

（三）淋巴细胞系统

1. 原淋巴细胞（lymphoblast）　胞体呈圆形或椭圆形，直径 10～18μm。胞核大，圆形或椭圆形，稍偏位，核染色质细致，呈颗粒状，但较原粒细胞稍粗，着色较深，染色质在核膜内层及核仁周围有浓集现象，使核膜浓厚而清晰，核仁多为 1～2 个，小而清楚，呈淡蓝色或无色。胞质量少，呈透明天蓝色，不含颗粒（图 5-18-61）。

笔记栏

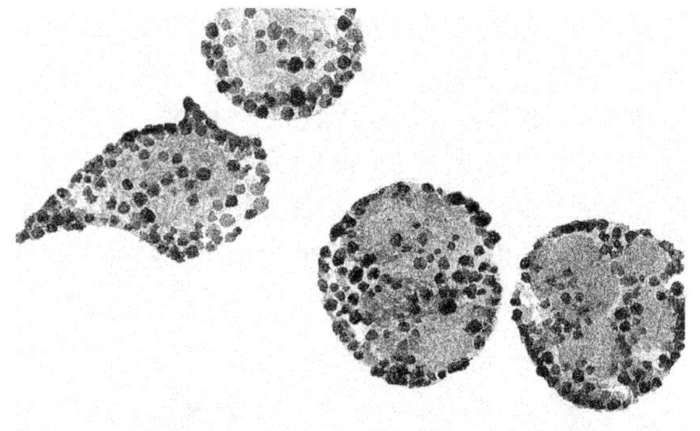

图 5-18-60　嗜碱分叶粒细胞

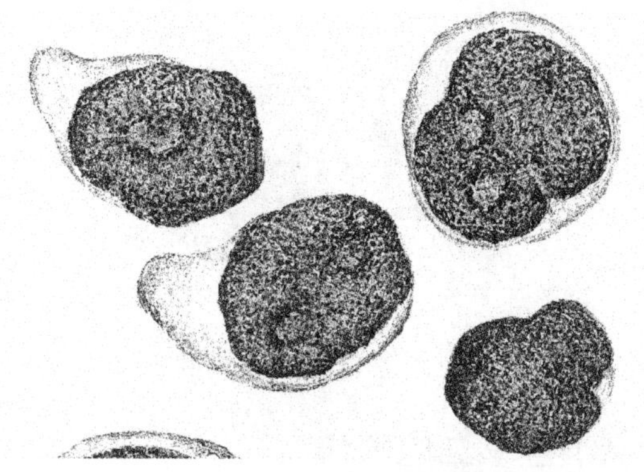

图 5-18-61　原淋巴细胞

2. 幼淋巴细胞(prolymphocyte)　胞体圆形或椭圆形，直径 10～16μm。胞核圆形或椭圆形，有时可有浅的切迹，核染色质较致密粗糙，核仁模糊或消失。胞质量较少，淡蓝色，一般无颗粒，或可有数颗深紫红色嗜天青颗粒(图 5-18-62)。

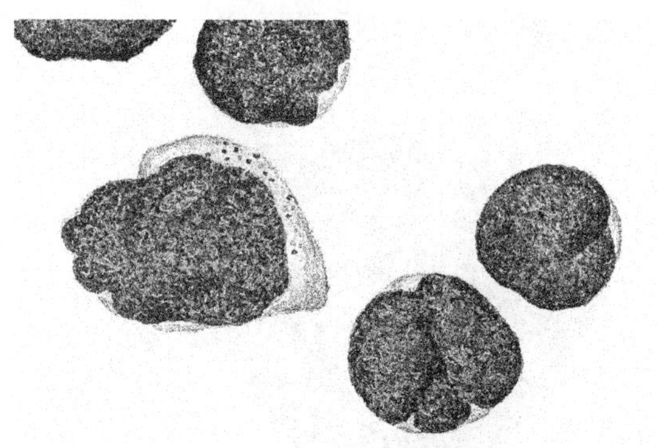

图 5-18-62　幼淋巴细胞

3. 淋巴细胞(lymphocyte)

(1) 大淋巴细胞：胞体呈圆形，直径 13～18μm。胞核圆形或椭圆形，偏于一侧或着边，染色质致密常呈块状，排列均匀，呈深紫红色。胞质丰富，呈透明天蓝色，可有少量大而稀疏的嗜天青颗粒(图5-18-63)。

(2) 小淋巴细胞：呈圆形或椭圆形，直径 6～10μm。胞核圆形或椭圆形，核着边，染色质粗糙致密呈大块状，染深紫红色。胞质量极少，仅在核的一侧见到少量淡蓝色胞质，有时几乎看不到而似裸核，一般无颗粒(图 5-18-63)。

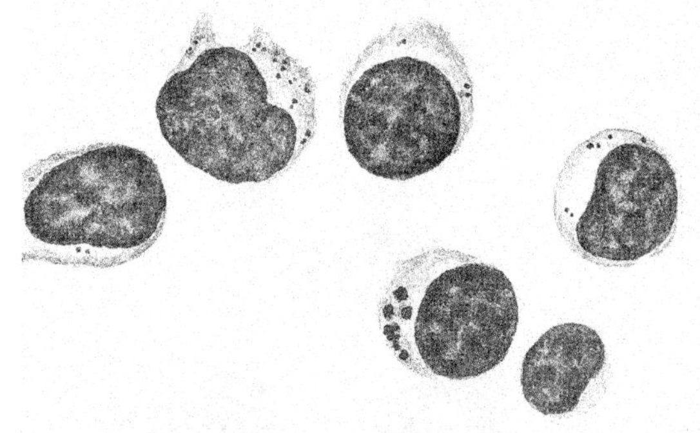

图 5-18-63　淋巴细胞

(四) 浆细胞系统

1. 原浆细胞(plasmablast)　胞体圆形或椭圆形，直径 15～20μm。胞核圆形，占细胞的 2/3 以上，常偏位，核染色质呈粗颗粒网状，紫红色。核仁 2～5 个。胞质量多，呈灰蓝色，不透明，核的一侧可有半圆形淡染区，无颗粒(图 5-18-64)。

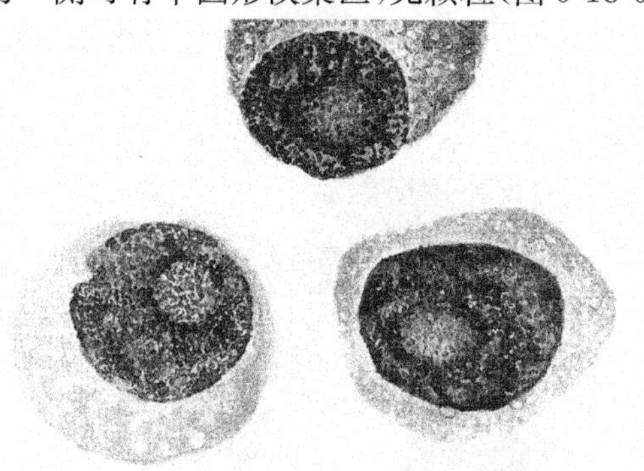

图 5-18-64　原浆细胞

2. 幼浆细胞(proplasmacyte)　胞体多呈椭圆形，直径 12～16μm。胞核圆形，占细胞的 1/2，偏位，核染色质开始聚集，染深紫红色，可呈车轮状排列，核仁基本消失。胞质量多，呈不透明灰蓝色，近核处有淡染区，有时可见空泡或少数嗜天青颗粒(图 5-18-65)。

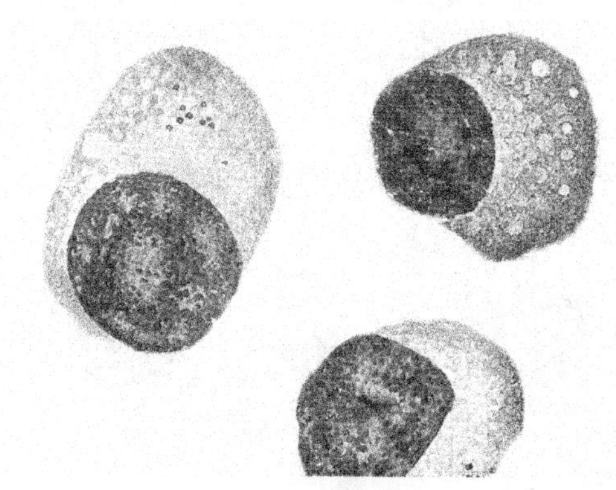

图 5-18-65　幼浆细胞

3. 浆细胞(plasmacyte)　胞体呈圆形或卵圆形，直径 8～20μm。胞核圆形，偏位，核染色质凝聚成块，深染，排列呈车轮状。胞质丰富，呈不透明深

笔记栏

蓝色或蓝紫色，核的一侧常有明显的淡染区，常可见小空泡，偶见少数嗜天青颗粒(图 5-18-66)。

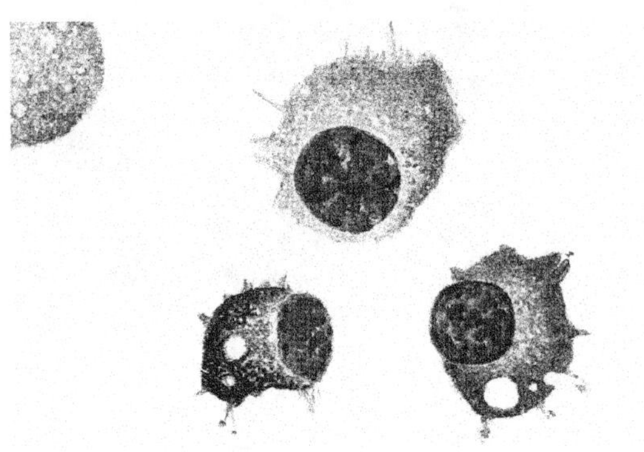

图 5-18-66 成熟浆细胞

(五)单核细胞系统

1. 原单核细胞(monoblast) 胞体圆形或椭圆形，直径 15～25μm。胞核较大，圆形或椭圆形，核染色质纤细疏松呈网状，染淡紫红色，核仁 1～3 个，大而清楚。胞质丰富，呈浅灰蓝色，半透明如毛玻璃样，边缘常不整齐，有时可有伪足状突起，不含颗粒(图 5-18-67)。

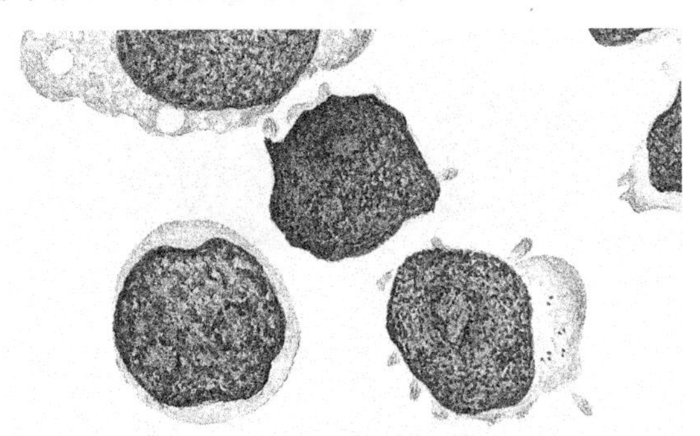

图 5-18-67 原单核细胞

2. 幼单核细胞(promonocyte) 胞体圆形或不规则形，直径 15～25μm。胞核圆形或不规则形，可有凹陷、切迹、扭曲或折叠，染色质较原单核细胞稍粗，但仍呈疏松丝网状，染淡紫红色，核仁模糊或消失。胞质量多，呈灰蓝色，边缘可有伪足突出，浆内可见许多细小、分布均匀的淡紫红色嗜天青颗粒(图 5-18-68)。

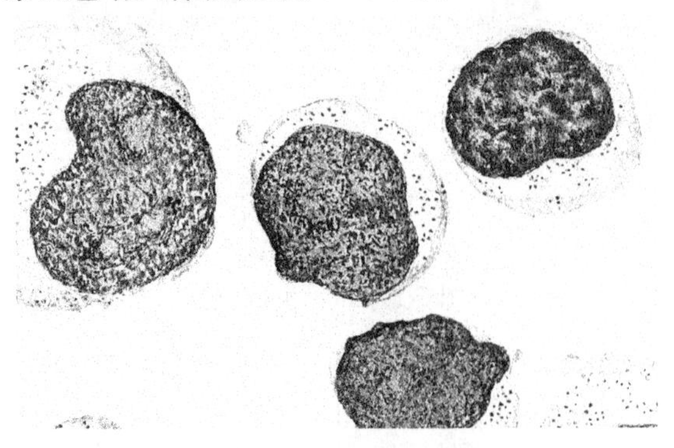

图 5-18-68 幼单核细胞

3. 单核细胞(monocyte) 胞体圆形或不规则形，直径 12～20μm，边缘常见伪足突出。胞核形状不规则，常呈肾形、马蹄形、笔架形、“S”形等，并有明显扭曲折叠。染色质疏松细致，呈淡紫红色丝网状。胞质丰富，呈淡灰蓝色或淡粉红色，可见多数细小、分布均匀、细尘样淡紫红色颗粒(图5-18-69)。

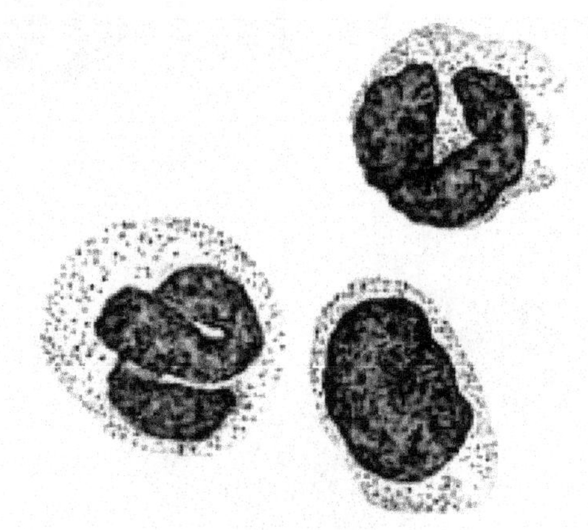

图 5-18-69 单核细胞

(六)巨核细胞系统

1. 原巨核细胞(megakaryoblast，原始巨核细胞) 胞体呈圆形或椭圆形，较大，直径 15～30μm。胞核大，占细胞的极大部分，呈圆形或椭圆形，染色质呈深紫红色，粗粒状，排列紧密，可见淡蓝色核仁 2～3 个，核仁大小不一，不清晰。胞质量较少，呈不透明深蓝色，边缘常有不规则突起(图5-18-70)。

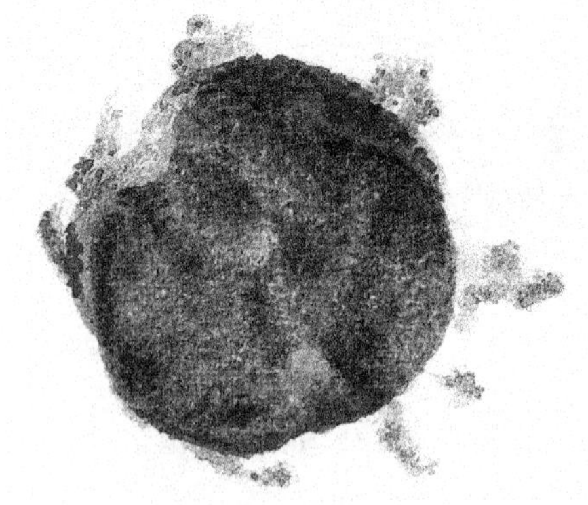

图 5-18-70 原巨核细胞

2. 幼巨核细胞(promegakaryocyte，幼稚型巨核细胞) 胞体呈圆形或不规则形，明显增大，直径 30～50μm。胞核开始有分叶，核形不规则并有重叠，染色质凝聚呈粗颗粒状或小块状，排列紧密，核仁模糊或消失。胞质量增多，呈蓝色或灰蓝色，近核处可出现淡蓝色或淡红色淡染区，可有少量嗜天青颗粒(图 5-18-71)。

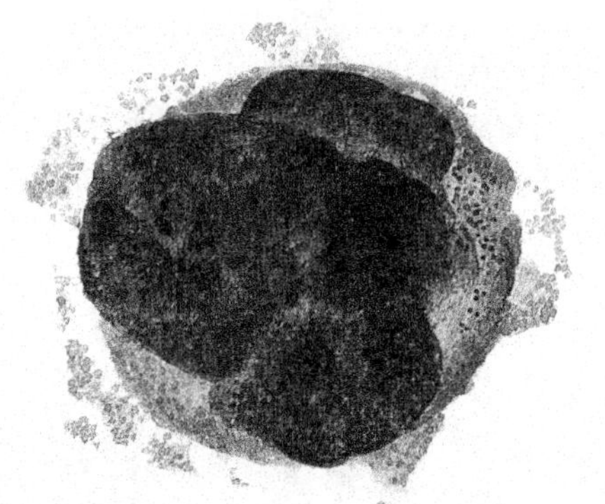

图 5-18-71　幼巨核细胞

3. 颗粒型巨核细胞(granular megakaryocyte，过渡型巨核细胞)　胞体明显增大，直径 50～70μm，甚至达 100μm，外形不规则。胞核明显增大，高度分叶，形态不规则，分叶常层叠呈堆积状，染色质粗糙，排列致密呈团块状，染深紫红色。胞质极丰富，呈淡紫红色，其内充满大量细小紫红色颗粒，有时可见边缘处颗粒聚集成簇，但周围无血小板形成(图 5-18-72)。

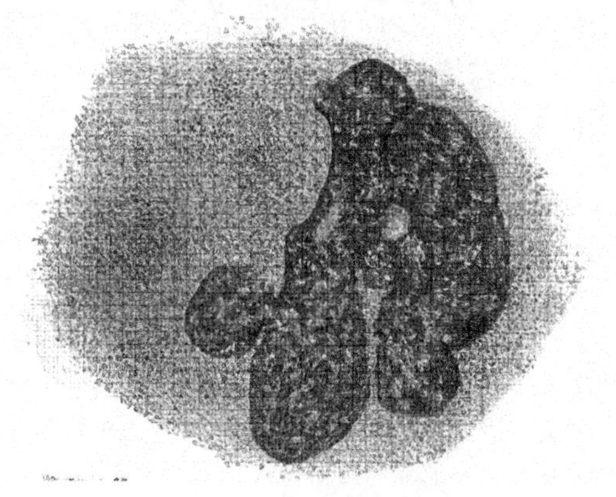

图 5-18-72　颗粒型巨核细胞

4. 产血小板型巨核细胞(thrombocytogenous megakaryocyte，成熟型巨核细胞)　胞质内颗粒明显聚集成簇，有血小板形成，胞质周缘部分已裂解为血小板，使细胞边缘不完整，其内侧和外侧常有成簇的血小板出现。其余的细胞特征均与颗粒型巨核细胞相同(图 5-18-73)。

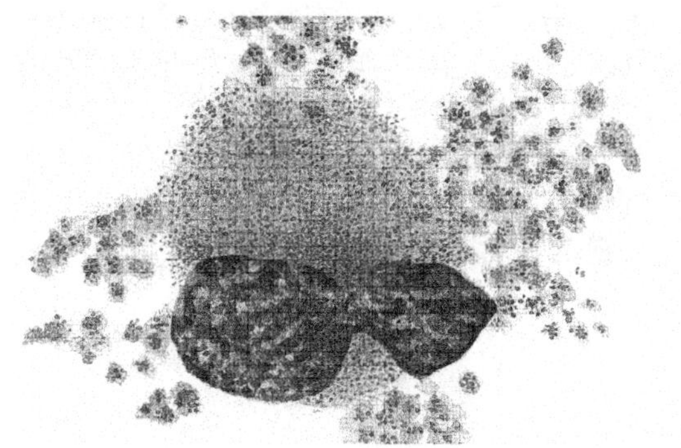

图 5-18-73　产板巨核细胞

5. 巨核细胞裸核(naked nucleous)　产血小板型巨核细胞的胞质裂解成血小板完全脱落后，仅剩细胞核时，称为裸核(图 5-18-74)。

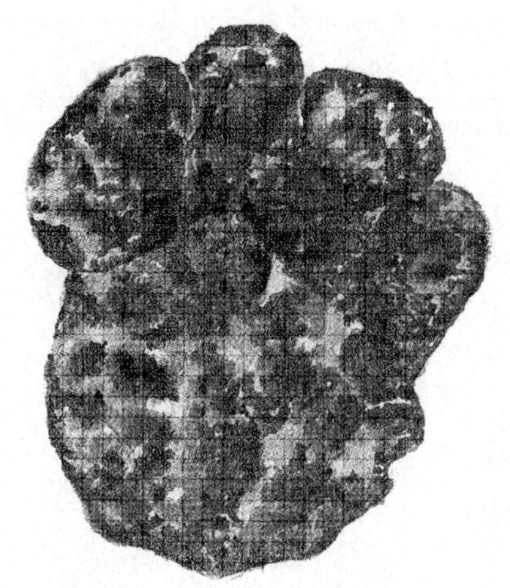

图 5-18-74　巨核细胞裸核

(七) 其他细胞

骨髓中还可以见到网状细胞、内皮细胞、纤维细胞、组织嗜碱细胞、成骨细胞、破骨细胞及一些退化细胞，如退化的淋巴细胞、Ferrata 细胞、退化破坏的嗜酸粒细胞等。

二、骨髓涂片细胞形态学检查的内容和方法

骨髓细胞检查先后经标本采集(见第四篇第 15 章)、涂片制作及染色后，按以下步骤进行检查：

(一) 低倍镜检查

1. 确定骨髓标本的取材和涂片制作是否满意　骨髓穿刺液制成涂片后，肉眼观察，在涂片尾部见到散在的粟粒大小，呈浅肉色半透明的骨髓小粒及少量脂肪小滴。低倍镜下观察，可见到较多骨髓特有的细胞如各系幼稚细胞及巨核细胞等，这是取材满意和涂片制作良好的标本。如骨髓小粒较少或缺如，骨髓的特有细胞成分减少，则提示骨髓可能有不同程度的外周血液稀释，此情况为取材不良，不能反映骨髓的真实情况；如脂肪滴增多，则表示红骨髓成分减少，反映骨髓增生减低。应挑选有骨髓小粒、涂膜均匀及厚薄适宜的涂片进行染色，染色后观察涂片着色是否良好，有无染粒沉淀等。取材、涂片、染色均好的骨髓涂片称“三好”片。

2. 判断骨髓增生程度　骨髓增生程度通常以骨髓中有核细胞的数量来反映。估计有核细胞量的方法有多种，但一般常直接在低倍

笔 记 栏

镜下观察有核细胞与成熟红细胞之间的比例，并结合观察骨髓小粒的结构及其内的细胞数量与成分，来作出判断。骨髓增生程度通常采用五级分法（表 5-18-9）。

表 5-18-9　骨髓增生程度分级

增生程度	有核细胞：成熟红细胞		常见疾病
	范围	平均	
增生极度活跃	1：0.5～2.0	1：1	各型白血病
增生明显活跃	1：5～12	1：10	各型白血病、增生性贫血
增生活跃	1：16～32	1：20	正常骨髓、各种贫血
增生减低	1：35～70	1：50	慢性再生障碍性贫血
增生明显减低	1：300	1：300	急性再生障碍性贫血

3. 观察巨核细胞　需要注意数量、成熟程度、产血小板功能及其形态（包括血小板的形态）等四个方面。先在低倍镜下逐一视野浏览全片，尤其注意涂片的两端（尾部及头部）和上下边缘，计数全部片膜上的巨核细胞数。必要时需检查两张以上涂片。低倍镜下见到巨核细胞后，即转换油浸镜观察，进行分类计数，并注意巨核细胞及血小板的形态有无异常。

4. 注意有无异常细胞　如恶性组织细胞病的异常组织细胞、转移癌细胞、Gaucher 细胞、Niemann-Pick 细胞等。注意观察有无散在或成堆分布的体积较大、形态特殊的异常细胞出现，尤其应注意涂片尾部、边缘及骨髓小粒周围，发现可疑异常细胞，应在油浸镜下观察加以确认。

（二）油浸镜检查

将取材、涂片、染色均完好的骨髓涂片置于显微镜油镜下，选择涂膜体尾交界部位作油浸镜检查，进行细胞分类计数及形态观察。正常骨髓象见图 5-18-75。

1. 有核细胞分类计数　在油浸镜下连续分类计数 200 个或 500 个（必要时计数 1000 个）有核细胞，按细胞的不同系列和不同发育阶段分别计数。然后计算出各系列细胞及其不同发育阶段细胞分别占有核细胞总数的百分数。再累计粒细胞系总数和幼红细胞总数，计算粒红比例（G：E）。细胞分类计数时，巨核细胞单独计数，故不计入；分裂型细胞、退化或破碎细胞在分类计数时也不计入，如这类细胞在涂片中较多见，则在检查报告中另做描述。

2. 观察细胞形态　在进行分类计数时，仔细观察各系列细胞的形态有无异常，包括注意成熟红细胞的形态有无异常；有无特殊异常细胞出现；有无寄生虫的出现等。

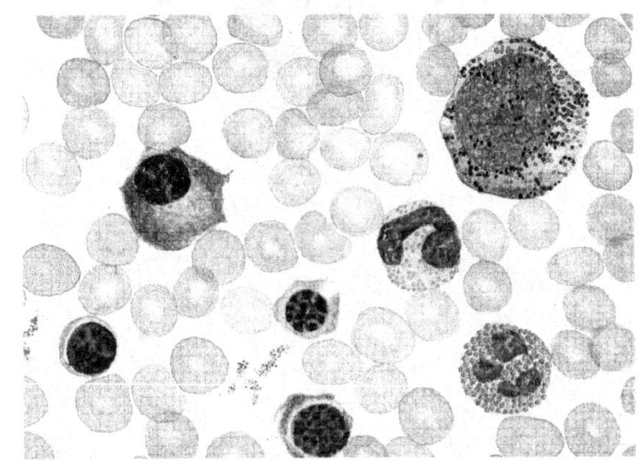

图 5-18-75　正常骨髓象

（三）检查结果的临床意义

1. 骨髓增生程度　增生程度一般可反映骨髓的增生情况，其临床意义如下：

（1）增生极度活跃（有核细胞量显著增多）：反映骨髓造血功能亢进，常见于白血病、尤其是慢性粒细胞白血病。

（2）增生明显活跃（有核细胞量增多）：反映骨髓造血功能旺盛，见于各种增生性贫血、白血病、骨髓增殖性疾病、特发性血小板减少性紫癜、脾功能亢进，以及正常儿童和青年的骨髓象。

（3）增生活跃（有核细胞中等量）：反映骨髓造血功能基本正常，见于正常人骨髓象。有时可见于增生性贫血，也可见于部分慢性再生障碍性贫血，骨髓有局灶性代偿性增生者。

（4）增生减低（有核细胞数量减少）：反映骨髓造血功能减低，见于慢性再生障碍性贫血、粒细胞减少症或粒细胞缺乏症、骨髓纤维化等。也可见于老年人骨髓象。

（5）增生明显减低（有核细胞数量显著减少）：反映骨髓造血功能衰竭，见于急性再生障碍性贫血、骨髓坏死等。

2. 正常骨髓象　骨髓中各系列细胞及其各发育阶段细胞的比例一般符合下列参考值者，可视为正常骨髓象（参考值见表 5-18-10）。

表 5-18-10 健康成人骨髓细胞分类计数参考值

细胞名称		范围(%)	平均值(%)	标准差(%)
粒细胞系统	原粒细胞	0～1.8	0.64	0.33
	早幼粒细胞	0.4～3.9	1.57	0.60
	中性粒细胞 中幼	2.2～12.2	6.49	2.04
	晚幼	3.5～13.2	7.90	1.97
	杆状核	16.4～32.1	23.72	3.50
	分叶核	4.2～21.2	9.44	2.92
	嗜酸粒细胞 中幼	0～1.4	0.38	0.23
	晚幼	0～1.8	0.49	0.32
	杆状核	0.2～3.9	1.25	0.61
	分叶核	0～4.2	0.86	0.61
	嗜碱粒细胞 中幼	0～0.2	0.02	0.05
	晚幼	0～0.3	0.06	0.07
	杆状核	0～0.4	0.10	0.09
	分叶核	0～0.2	0.03	0.05
红细胞系统	原红细胞	0～1.9	0.57	0.30
	早幼红细胞	0.2～2.9	0.92	0.41
	中幼红细胞	2.6～10.7	7.41	1.91
	晚幼红细胞	5.2～17.5	10.75	2.36
淋巴细胞系统	原淋巴细胞	0～0.4	0.05	0.09
	幼淋巴细胞	0～2.1	0.47	0.84
	淋巴细胞	10.7～43.1	22.78	7.04
单核细胞系统	原单核细胞	0～0.3	0.01	0.04
	幼单核细胞	0～0.6	0.14	0.19
	单核细胞	1.0～6.2	3.0	0.88
浆细胞系统	原浆细胞	0～0.1	0.004	0.02
	幼浆细胞	0～0.7	0.104	0.16
	浆细胞	0～2.1	0.71	0.42
其他细胞	巨核细胞*	0～0.3	0.03	0.06
	网状细胞	0～1.0	0.16	0.21
	内皮细胞	0～0.4	0.05	0.09
	吞噬细胞	0～0.4	0.05	0.09
	组织嗜碱细胞	0～0.5	0.03	0.09
	组织嗜酸细胞	0～0.2	0.004	0.03
	脂肪细胞	0～0.1	0.003	0.02
	分类不明细胞	0～0.1	0.015	0.04
	红系核分裂细胞	0～17.0	4.90	3.10
	粒系核分裂细胞	0～7.0	1.30	1.90
	粒细胞：幼红细胞	1.28～5.95：1	2.76：1	0.87

* 骨髓细胞分类计数时，巨核细胞另行单独计数，一般不计入分类百分率中

(1) 粒细胞系统：约占有核细胞的50%～60%。各发育阶段细胞的比例随着细胞的成熟而逐渐增高，其中原粒、早幼粒及中幼粒细胞之和约占粒细胞系总数的1/5左右，晚幼粒、杆状核及分叶核粒细胞之和约占4/5左右。一般原粒细胞<1%，早幼粒细胞<5%，中幼粒、晚幼粒细胞约<15%，而杆状核粒细胞高于分叶核粒细胞，在粒细胞系中所占比例最高。嗜酸粒细胞<5%，嗜碱粒细胞<1%，这两类细胞在骨髓象中所见大多为成熟型。

(2) 红细胞系统：幼红细胞约占有核细胞的20%，其中原红细胞<1%，早幼红细胞<5%，以中、晚幼红细胞为主，平均各约为10%左右。

粒红比值(G/E)：各阶段粒细胞百分数总和与有核红细胞的百分数总和之比即为粒红

笔记栏

比值，参考值为(2.76±0.87)∶1(2～4∶1)。

(3) 淋巴细胞系统：约占有核细胞的20%，幼儿偏高，可达40%。以成熟淋巴细胞为主，原淋巴和幼淋巴细胞罕见。

(4) 单核细胞系统：一般<4%，系成熟型单核细胞。

(5) 浆细胞系统：一般<2%，以成熟阶段的浆细胞为主。

(6) 巨核细胞系统：巨核细胞数的参考值因计数方法和标准不同，波动范围较大。有人以1.5cm×3cm单位面积的涂片中有7～35个为正常参考值；也有以一张涂片为计数单位，其范围为7～133个，平均36个巨核细胞为正常参考值。各型巨核细胞的比值综合国内部分资料大致如下：原巨核细胞0～5%，幼巨核细胞0～10%，颗粒型巨核细胞10%～50%，产血小板型巨核细胞20%～70%，裸核0～30%(也有学者不将裸核列入巨核细胞分类中而另行注明)。

(7) 其他细胞：可见到极少量网状细胞、内皮细胞、组织嗜碱细胞等非造血细胞成分。

3. 各系列细胞比例改变的临床意义

(1) 粒细胞系与红细胞系比例(G/E)：

1) 粒红比例正常见于：①正常骨髓象；②粒、红两系细胞平等增多或减少，前者如红白血病，后者如再生障碍性贫血；③粒、红两系细胞基本不变化的造血系统疾病，如多发性骨髓瘤、骨髓转移癌、特发性血小板减少性紫癜等。

2) 粒红比例增高：指G/E比例大于5∶1。可由粒细胞系增多，或由红细胞系减少所致。见于：急性或慢性粒细胞白血病、急性化脓菌感染、中性粒细胞性类白血病反应、纯红细胞性再生障碍性贫血。

3) 粒红比例减低：指G/E比例小于2∶1。可由粒细胞系减少，或由红细胞系增多所致。前者如粒细胞缺乏症；后者如各种增生性贫血、真性或继发性红细胞增多症等。

(2) 粒细胞系统：

1) 粒系细胞增多见于：①各型粒细胞白血病，急性粒细胞白血病以原粒细胞及早幼粒细胞增多为主，慢性粒细胞白血病以中性晚幼粒及杆状核粒细胞增多为主；②大部分急性炎症和感染性疾病、中性粒细胞性类白血病反应等，以中性晚幼粒及杆状核粒细胞增多为主。

2) 粒细胞减少见于：再生障碍性贫血、粒细胞缺乏症或粒细胞减少症等。

(3) 红细胞系统：

1) 红系细胞增多见于：①各类增生性贫血如溶血性贫血、失血性贫血、小细胞低色素性贫血等，以中幼红及晚幼红细胞增多为主；巨幼细胞贫血，以巨幼红细胞增多为主。②急性红白血病，以原红及早幼红细胞增多为主，并常伴幼红细胞巨幼样变。

2) 红系细胞减少见于：再生障碍性贫血(包括纯红细胞性再生障碍性贫血)，但部分慢性再生障碍性贫血，骨髓呈灶性增生者，有时可见红系细胞比例增多。

(4) 淋巴细胞系统：

1) 淋巴细胞绝对性增多见于：急性和慢性淋巴细胞白血病、恶性淋巴瘤、传染性淋巴细胞增多症和传染性单核细胞增多症、其他病毒性感染、淋巴细胞性类白血病反应等。

2) 淋巴细胞相对性增多见于：再生障碍性贫血、粒细胞缺乏症或粒细胞减少症。

(5) 单核细胞系统：单核细胞增多见于，①血液系统疾病：如急性单核细胞白血病、急性粒-单核细胞白血病、骨髓增生异常综合征(MDS)、恶性组织细胞病、淋巴瘤等；②某些感染性疾病：如结核病、布鲁菌病、原虫感染(如疟疾、黑热病)、感染性心内膜炎等；③风湿性疾病：如系统性红斑狼疮、类风湿性关节炎；④其他：如恶性肿瘤、肝硬化、药物反应等。

(6) 浆细胞系统：浆细胞增多见于：①多发性骨髓瘤、浆细胞白血病、巨球蛋白血症、重链病等；②反应性浆细胞增多，如慢性炎症及感染性疾病、风湿性疾病、恶性肿瘤、过敏性疾病等；③再生障碍性贫血、粒细胞缺乏症等。

(7) 巨核细胞系统：

1) 巨核细胞增多见于：①特发性血小板减少性紫癜、Evans综合征；②骨髓增殖性疾病，如慢性粒细胞白血病、真性红细胞增多症、原发性血小板增多症、骨髓纤维化等；③脾功能亢进；④巨核细胞白血病。

2) 巨核细胞减少见于：再生障碍性贫血、急性白血病及其他骨髓浸润或破坏的疾病以及急性感染、化学药物中毒、放射病等。

(四) 血涂片的观察

在检查骨髓时，需同时进行血涂片的观察。应注意白细胞分类计数及形态观察；注意成熟红细胞的形态有无异常，如发现有核红细胞，则计数在分类100个白细胞中，所发现的有核红细胞数量及其所属的发育阶段；估计血小板数量及注意其形态有无异常；必要时注意有无寄生虫，如疟原虫。

(五) 填写检查报告单

根据骨髓象和血象检查结果，按检查报告单的要求，逐项详细填写及描述骨髓象、血象表现的特征，结合临床资料提出形态学诊断意见，供临床参考。

笔记栏

（六）骨髓细胞形态学检查的临床应用

1. 骨髓细胞形态学检查临床适应证

（1）确定诊断：某些造血系统或非造血系统疾病多数为具有特征性细胞形态学改变，骨髓检查对这些疾病有决定性诊断意义。如各种类型白血病、恶性组织细胞病、多发性骨髓瘤、骨髓转移癌、类脂质沉积病如戈谢（Gaucher）病、尼曼-匹克（Niemann-Pick）病以及再生障碍性贫血、巨幼细胞贫血、典型的缺铁性贫血等。此外，发现某些特殊细胞，如结核性多核巨细胞、霍奇金（Hodgkin）病的 Reed-Sternberg 细胞、非霍奇金淋巴瘤并发白血病时的淋巴细胞型或组织细胞型异常细胞等；或发现某些寄生虫如疟原虫、黑热病小体等，也可据此确定诊断。

（2）辅助诊断：某些造血系统疾病多数是以骨髓造血功能改变为主的疾病，骨髓检查结果尚需结合其他临床资料综合分析后才能做出诊断。例如，溶血性贫血、血小板减少性紫癜、骨髓增生异常综合征（MDS）、骨髓增殖性疾病（MPD）、脾功能亢进、粒细胞减少症和粒细胞缺乏症、放射病等。

临床上考虑有上述两项所列举的疾病可能时，都应做骨髓检查。

（3）鉴别诊断：临床上遇有原因未明的发热，淋巴结、脾或肝肿大，骨痛或关节痛等时，骨髓检查有助于鉴别是否由造血系统疾病所引起。此外，某些疾病可以有血液学改变，但它们大多不是造血系统疾病，如外周血液中出现异形淋巴细胞、类白血病反应、嗜酸粒细胞增多等，骨髓检查对这些疾病的诊断虽无特异性，但必要时可排除造血系统疾病。

2. 骨髓细胞形态学检查注意事项

（1）多次多部位穿刺检查：某些疾病骨髓中的病理变化呈局灶性改变，一次骨髓穿刺只能反映穿刺部位的骨髓功能或病理状况，而不能反映骨髓的全面情况，需要多次多部位的穿刺检查，才能做出比较正确的判断，如慢性再生障碍性贫血。此外，恶性组织细胞病、骨髓瘤、骨髓转移癌等疾病的骨髓病灶也常呈局灶性，有时也需多部位骨髓穿刺才能得到确诊。

（2）骨髓活检病理学检查：某些疾病的诊断，除骨髓细胞学改变的特征外，尚需了解骨髓组织结构的变化以及骨髓细胞与组织之间的相互关系，以利于诊断；此外，某些疾病骨髓穿刺时可能出现“干抽”，而不能成功取得骨髓液标本以供细胞学检查。这时就适用骨髓活体组织病理学检查，如骨髓纤维化症、某些白血病、MDS、再生障碍性贫血、骨髓转移癌等。

（3）细胞免疫学和细胞遗传学检查：因光镜下形态学观察和细胞化学方法对细胞识别能力有限，少数病例难以准确分型。随着单克隆抗体技术的应用，可使 90％的急淋和急非淋白血病得到正确分型诊断。此外，应用高分辨分带技术，发现 80％白血病患者有染色体组型异常，而且与分型有关。因而有条件的实验室采用了形态学（morphology）、免疫学（immunology）、细胞遗传学（cytogenetics）结合的分型，即 MIC 分型，在很大程度上可弥补单纯形态学检查的局限性。

（4）禁忌证：由于凝血因子缺乏而有严重出血者如血友病，骨髓穿刺检查应列为禁忌。

三、常用的血细胞化学染色

细胞化学染色是以细胞形态学为基础，根据化学反应原理，将骨髓涂片按一定程序染色，然后在显微镜下观察细胞化学成分及其变化的一项检查方法。各种类型血细胞中的化学成分、含量及其分布不尽相同，在病理情况下，也可发生改变。因此，细胞化学染色有助于了解各种血细胞的化学组成及病理生理改变，可在血细胞类型的鉴别以及对某些血液病的诊断和鉴别诊断、疗效观察、发病机制探讨等方面有一定价值。细胞化学染色的方法较多，主要介绍常用的酶类、脂类、糖原、铁等细胞化学染色。

（一）过氧化物酶染色

【原理】

血细胞中的过氧化物酶（peroxidase，POX）能分解试剂中的底物 H_2O_2，释出新生态氧，使无色联苯胺氧化为联苯胺蓝，后者与硝普钠结合形成蓝黑色的颗粒，沉着于细胞质中。

【结果】

胞质中无蓝黑色颗粒者为阴性反应，出现细小颗粒、分布稀疏者为弱阳性反应，颗粒粗大而密集者为强阳性反应。过氧化物酶染色强阳性见图5-18-76。

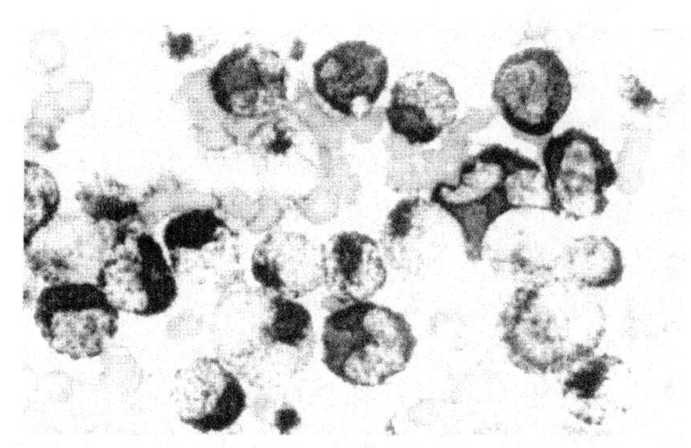

图 5-18-76　过氧化酶染色阳性

【临床意义】

主要用于急性白血病类型的鉴别。急性粒细胞白血病时，白血病细胞多呈强阳性反应；急性单核细胞白血病时呈弱阳性或阴性反应；急性淋巴细胞白血病则呈阴性反应。POX染色对急性粒细胞白血病与急性淋巴细胞白血病的鉴别最有价值。

（二）苏丹黑B染色

【原理】

苏丹黑B(Sudan black B,SB)是一种脂溶性染料，可溶于细胞质内的含脂物质，使胞质中的脂类物质呈棕黑色或深黑色颗粒。

【结果】

结果与POX染色大致相同。粒细胞系自早幼粒细胞起至成熟中性粒细胞，阳性反应随细胞的成熟逐渐增强(图5-18-77)。单核细胞系大多呈弱阳性反应。淋巴细胞系呈阴性反应。

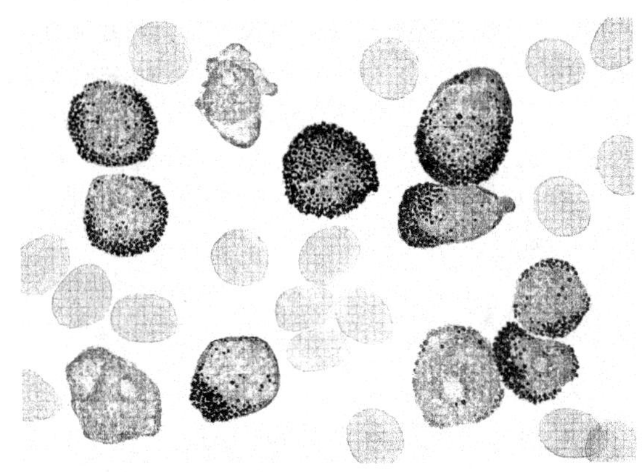

图5-18-77　急性非淋巴细胞白血病骨髓象苏丹黑染色

【临床意义】

同POX染色反应。

（三）中性粒细胞碱性磷酸酶染色

【原理】

中性粒细胞碱性磷酸酶(neutrophil alkaline phosphatase,NAP)的显示方法有偶氮偶联法和钙-钴法两种。前者的染色原理是血细胞内碱性磷酸酶在pH为9.4～9.6的条件下，将基质液中的α-磷酸萘酚钠水解，产生的α-萘酚与重氮盐偶联形成灰黑色沉淀，定位于细胞质内活性酶所在之处。钙-钴法染色是碱性磷酸酶在碱性条件下将基质液中的β-甘油磷酸钠水解，产生磷酸钠。磷酸钠依次与硝酸钙、硝酸钴、硫化铵发生反应，形成不溶性棕黑色的硫化钴，定位于酶活性之处。

笔记栏

【结果】

正常情况下碱性磷酸酶主要存在于成熟阶段的中性粒细胞(分叶核及杆状核)，其他血细胞均呈阴性反应。阳性反应为胞质中出现灰色到棕黑色颗粒，反应强度分为5级，即“—”、“1＋”、“2＋”、“3＋”、“4＋”。反应结果以阳性反应细胞百分率和积分值来表示。血涂片染色后，在油浸镜下，观察100个成熟中性粒细胞，阳性反应细胞所占百分率即为阳性率；对所有阳性反应细胞逐个按反应强度分级，将各级所占的百分率乘以级数，然后相加，即为积分值。中性粒细胞碱性磷酸酶染色阳性见图5-18-78。

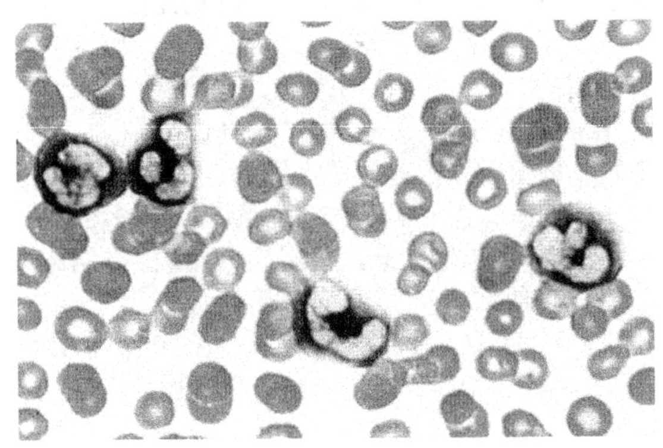

图5-18-78　碱性磷酸酶染色阳性

【参考值】

成人NAP阳性率10%～40%；积分值40～80(分)。由于各实验室条件不同，参考值也有差异。

【临床意义】

NAP活性可因年龄、性别、应激状态、月经周期、妊娠及分娩等因素有一定的生理性变化。在病理情况下，NAP活性的变化常有助于某些疾病的诊断和鉴别诊断。①感染性疾病急性化脓菌感染时NAP活性明显增高，病毒性感染时其活性在正常范围或略减低；②慢性粒细胞白血病的NAP活性明显减低，积分值常为0，慢性粒细胞白血病急变时NAP活性极度增高，类白血病反应的NAP活性极度增高，故可作为与慢性粒细胞白血病鉴别的一个重要指标；③再生障碍性贫血时NAP活性增高，阵发性睡眠性血红蛋白尿时活性减低，因此，也可作为两者鉴别的参考。

（四）酸性磷酸酶染色

【原理】

酸性磷酸酶(acid phoshatase,ACP)染色法有偶氮偶联法和硫化铅法。偶氮偶联法原理为血细胞内的酸性磷酸酶在酸性条件下将基质液中的磷酸萘酚水解，产生萘酚，再与重氮盐偶联，生成鲜红色或深红色颗粒状沉淀，定位于细胞酶活性处。

【结果】

酶活性部位呈现鲜红色或深红色沉淀者为阳性反应(图 5-18-79)。

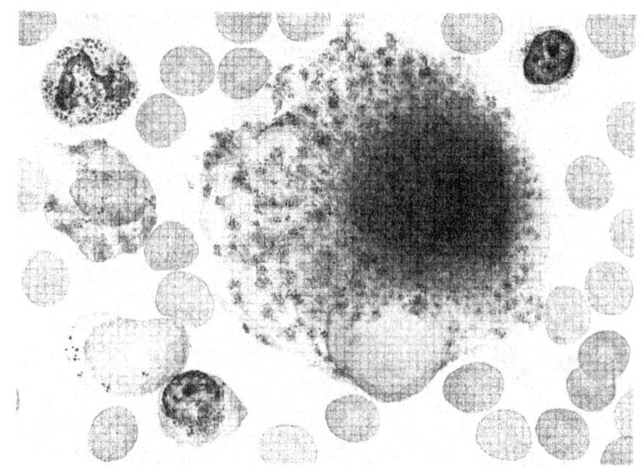

图 5-18-79 酸性磷酸酶染色阳性

【临床意义】

组织细胞、单核细胞、网状细胞及浆细胞均呈阳性反应。病理情况下，Gaucher 细胞、异常组织细胞、骨髓瘤细胞均为阳性反应；毛细胞白血病呈阳性反应，但不为左旋-酒石酸所抑制，故有助于毛细胞白血病的诊断；急性单核细胞白血病常呈强阳性反应，而急性淋巴细胞白血病为弱阳性反应，故对急性白血病类型的鉴别有一定参考意义。

(五) α-醋酸萘酚酯酶染色

【原理】

α-醋酸萘酚酯酶(alpha-naphthol acctate esterase，α-NAE)又称非特异性酯酶(non-specific esterase，NSE)，该酶能将基质液中的 α-醋酸萘酚水解，产生 α-萘酚，再与重氮染料偶联，形成不溶性的有色沉淀，定位于胞质内。

【结果】

胞质中出现有色沉淀者为阳性反应。因所用的重氮盐不同，阳性反应的沉淀可分灰黑色或棕黑色。此酶主要存在于单核系细胞中，故有人称之为单核细胞型酯酶。原单核细胞为阴性反应或弱阳性反应，幼单核细胞和单核细胞呈阳性反应。粒系细胞一般为阴性或弱阳性反应。淋巴细胞一般为阴性反应。急性单核细胞白血病 M_{5a} 非特异性酯酶染色阳性和氟化钠抑制试验阳性见图5-18-80，图 5-18-81。

【临床意义】

急性单核细胞白血病细胞呈强阳性反应，但单核细胞中的酶活性可被氟化钠(NaF)抑制，故在进行染色时，常同时做氟化钠抑制试验。急性

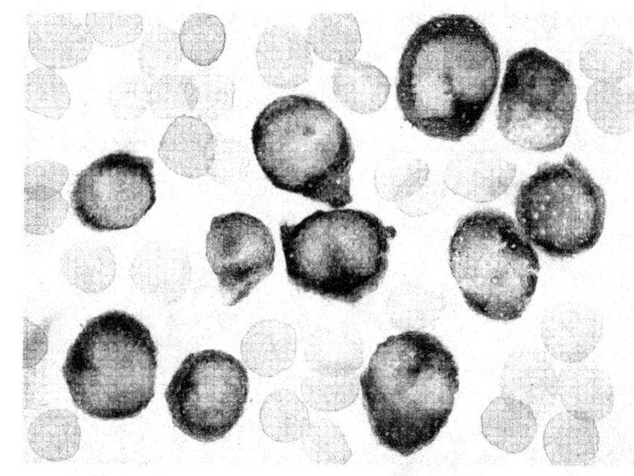

图 5-18-80 非特异性酯酶染色阳性

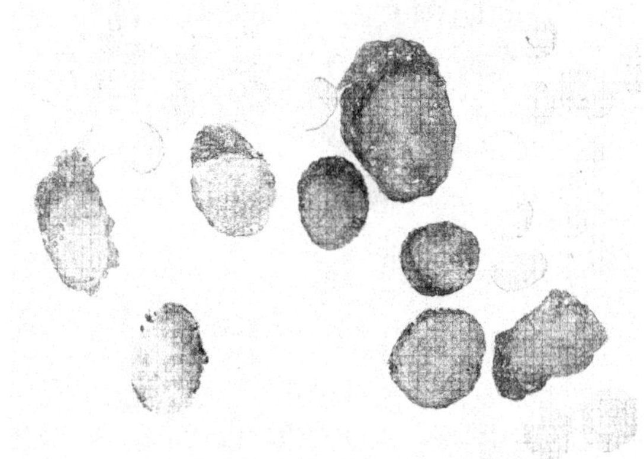

图 5-18-81 非特异性酯酶氟化钠抑制实验阳性

粒细胞白血病时，呈阴性反应或弱阳性反应，但阳性反应不被氟化钠抑制。因此，本染色法主要用于急性单核细胞白血病与急性粒细胞白血病的鉴别。

(六) 氯化醋酸 AS-D 萘酚酯酶染色

【原理】

血细胞内氯化醋酸 AS-D 萘酚酯酶(naphthol AS-D chloroacetate esterase，AS-D NCE)又称特异性酯酶(specific esterase，SE)。此酶能将基质液中的氯化醋酸 AS-D 萘酚水解，产生萘酚 AS-D，进而与重氮盐 GBC 偶联，形成不溶性红色沉淀，定位于细胞质内。

【结果】

胞质中出现红色沉淀者为阳性反应。此酶主要存在于粒系细胞中，原粒细胞为阴性反应或弱阳性反应，自早幼粒细胞至成熟中性粒细胞均呈阳性反应，早幼粒细胞呈强阳性反应，酶活性随细胞的成熟而逐渐减弱。嗜酸粒细胞、淋巴细胞、单核细胞、浆细胞、幼红细胞一般均呈阴性反应，个别单核细胞可呈弱阳性反应。

【临床意义】

急性粒细胞白血病时原粒细胞和早幼粒细

笔 记 栏

胞酶活性明显增强，AS-D NCE 染色呈强阳性反应；急性单核细胞白血病及急性淋巴细胞白血病时均呈阴性反应；急性粒-单核细胞白血病时，部分白血病细胞(粒系)呈阳性反应，而有些白血病细胞(单核系)呈阴性反应。急性非淋巴细胞白血病 M_{2a} 特异性酯酶染色阳性见图 5-18-82。

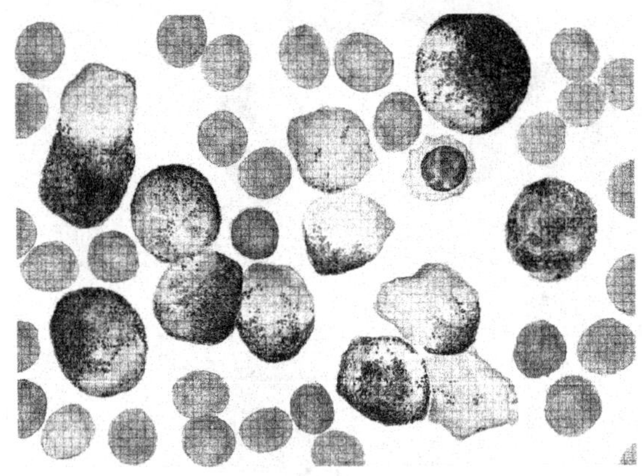

图 5-18-82 特异性酯酶染色阳性

(七) 糖原染色

【原理】

糖原染色，又称过碘酸-雪夫反应(periodic acid-Schiff，PAS)。过碘酸能将血细胞内的糖原氧化，生成醛基，醛基与 Schiff 液中的无色品红结合，恢复品红的对醌结构即醌核，而形成紫红色化合物，定位于胞质内。

【结果】

胞质中出现红色者为阳性反应。阳性反应物可呈颗粒状、小块状或弥漫均匀红色。PAS 反应的阳性程度通常以强阳性、阳性、弱阳性和阴性来表示，也有用阳性百分率(观察同一类型细胞的阳性细胞率)和积分值来表示。

正常血细胞的 PAS 染色反应：粒系细胞中原粒细胞为阴性反应，自早幼粒细胞至中性分叶核粒细胞均呈阳性反应，并随细胞的成熟，阳性反应程度渐增强；单核细胞呈弱阳性反应；淋巴细胞大多呈阴性反应，少数可呈弱阳性反应；幼红细胞和红细胞均呈阴性反应；巨核细胞和血小板均呈阳性反应，巨核细胞的阳性反应程度随细胞的发育成熟而增强，成熟巨核细胞多呈强阳性反应。

【临床意义】

1. 红血病或红白血病 幼红细胞呈强阳性反应，积分值明显增高，有助于与其他红细胞系统疾病的鉴别，严重缺铁性贫血、重型海洋性贫血及巨幼细胞贫血，部分病例的个别幼红细胞可呈阳性反应。急性非淋巴细胞白血病 M_6 糖原染色阳性见图 5-18-83。

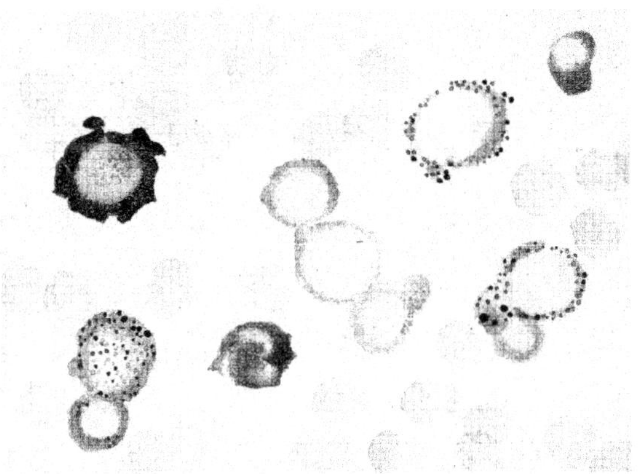

图 5-18-83 糖原染色阳性

2. 急性粒细胞白血病 原粒细胞呈阴性反应或弱阳性反应，阳性反应物质呈细颗粒状或均匀淡红色；急性淋巴细胞白血病原淋和幼淋细胞常呈阳性反应，阳性反应物质呈粗颗粒状或块状；急性单核细胞白血病原单核细胞大多为阳性反应，呈弥漫均匀红色或细颗粒状，有时在胞质边缘处颗粒较粗大。因此，PAS 反应对三种急性白血病类型的鉴别有一定参考价值。

3. 其他 巨核细胞 PAS 染色呈阳性反应，有助于识别不典型巨核细胞，如急性巨核细胞白血病(M_7)和 MDS 中的小巨核细胞；Gaucher 细胞 PAS 染色呈强阳性反应，有助于与 Niemann-Pick 细胞鉴别；腺癌细胞呈强阳性反应，骨髓转移时 PAS 染色有助于与白血病细胞鉴别。

几种常见类型急性白血病的细胞化学染色结果见表 5-18-11。

表 5-18-11 几种常见急性白血病的细胞化学染色结果

	急淋	急粒	急单	红白血病
POX	－	1＋～3＋	－～1＋	视合并的白细胞类型而定
SB	－	2＋～3＋	－～1＋	同上
α-NAE	－	－～2＋	2＋～3＋	同上
α-NAE＋NaF		不被 NaF 抑制	能被 NaF 抑制	同上
AS-D NCE	－	2＋～3＋	－～1＋	同上
NAP	增加	减少	正常或增加	同上
PAS	1＋，粗颗粒状或块状	－或 1＋，弥漫性淡红色	－或 1＋，弥漫性淡红色或细颗粒状	3＋

笔记栏

(八) 铁染色

【原理】

人体内的铁可以分为细胞内铁和细胞外铁，细胞外铁主要以铁蛋白和含铁血黄素的形式贮存在骨髓中；幼红细胞中含有的铁称为细胞内铁。这些铁在酸化的低铁氰化钾溶液中反应，生成蓝色的铁氰化铁沉淀（普鲁士蓝），定位于含铁的部位。故此染色法又称为普鲁士蓝反应。

【结果】

1. 细胞外铁 观察骨髓小粒中储存在单核-吞噬细胞系统内的铁（在幼红细胞之外的铁）。阳性反应为骨髓小粒上见到浅蓝绿色均匀的无形物质，或呈蓝色或深蓝色的小珠状、粗颗粒状或蓝黑色的小块物质，按阳性反应的强度分为5级：

“－”：骨髓小粒无蓝色显现（提示骨髓贮存铁缺乏）。

“1＋”：有少量铁颗粒，或偶见少量铁小珠。

“2＋”：有较多的铁颗粒和铁小珠。

“3＋”：有很多铁颗粒、小珠和少数蓝黑色小块见图5-18-84。

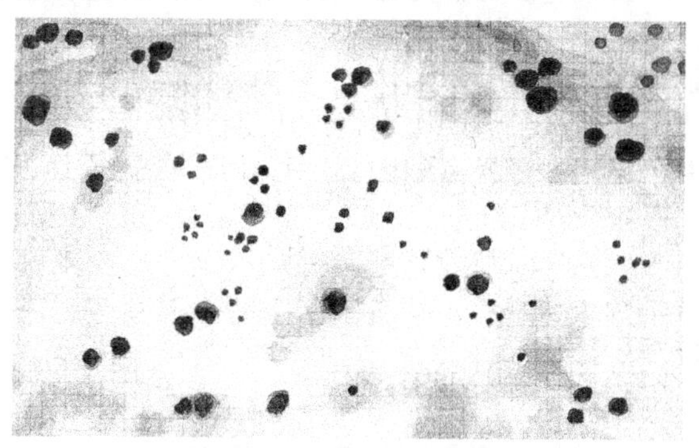

图5-18-84 骨髓外铁染色（3＋）

“4＋”：有极多的铁颗粒和小珠，并有很多密集成堆的小块。

2. 细胞内铁 为幼红细胞内的铁。正常幼红细胞（主要是晚幼红细胞）的细胞核周围可见到1～5个呈蓝色的细小铁颗粒。含有铁颗粒的幼红细胞称为铁粒幼红细胞（图5-18-85）。在油浸镜下，连续计数100个幼红细胞，记录铁粒阳性的幼红细胞数，即为铁粒幼红细胞所占的百分率。需同时注意细胞内的铁粒数目、大小、染色深浅和排列。如幼稚红细胞中含粗大深染的铁粒在10个以上，并环绕细胞核排列超过核周径2/3以上者，称为环状铁粒幼细胞。

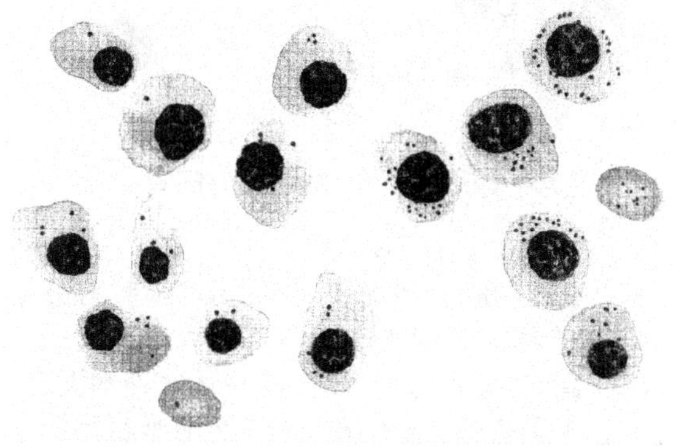

图5-18-85 骨髓细胞内铁（铁粒幼细胞）

【参考值】

1. 细胞外铁 （＋）～（＋＋），大多为（＋＋）。

2. 细胞内铁 20％～90％，平均值为65％。由于各实验室的实验条件不同，此参考值也有差异。

【临床意义】

（1）缺铁性贫血：早期骨髓中储存铁就已耗尽，细胞外铁呈“－”。铁粒幼细胞百分率减低，常＜15％，甚至为“0”。经铁剂治疗后，数天内铁小粒出现在幼红细胞中，但细胞外铁需待贫血纠正后一段时间才会出现。因此，铁染色是目前早期诊断缺铁性贫血及指导铁剂治疗的一项可靠的和临床实用的检验方法。

（2）非缺铁性贫血：如珠蛋白生成障碍性贫血、铁粒幼细胞性贫血、溶血性贫血、巨幼细胞贫血、再生障碍性贫血及骨髓病性贫血等，细胞外铁多增加，常为3＋～4＋。

（3）铁粒幼细胞性贫血：因血红素合成障碍，铁利用不良，铁粒幼细胞增多，可见到环状铁粒幼细胞，占幼红细胞的15％以上。骨髓增生异常综合征（MDS）中，难治性贫血伴环状铁粒幼细胞增多者（RA-S），环状铁粒幼细胞＞15％（图5-18-85）。

四、常见血液病的细胞学特征

(一) 贫血

案例 5-18-4

患者，女性，40岁。因全身乏力就诊。

体格检查：面色苍白，全身无黄染，出血点。

血液常规检查示：RBC 3.0×10^{12}/L，Hb 70g/L，MCV 73fl，MCH 23pg，MCHC 30g％，WBC 8.0×10^{9}/L，PLT 220×10^{9}/L，网织红细胞2％，ESR 40mm/h末。血涂片检查见小红细胞，中心淡染区扩大，偶见嗜多染红细胞。

问题：

1. 患者血液常规检查有何特征？
2. 根据血液常规检查初步诊断是什么？
3. 如做骨髓检查应有何变化？

笔记栏

案例 5-18-4 分析

1. 患者血液常规检查的特征有：①RBC、Hb 均降低，Hb 下降更明显；②MCV、MCH、MCHC 三个 RBC 参数均下降。③网织红细胞增高，ESR 增快。④WBC、PLT 均正常。

2. 根据血液常规检查诊断为小细胞低色素性贫血(形态学诊断)或缺铁性贫血(病因学诊断)。

3. 该患者骨髓检查可能会有的改变：①骨髓增生程度明显活跃，红系增生活跃，以中、晚幼增生为主；②红细胞系列各阶段细胞体积均减小；③核浆发育不平衡；④骨髓铁染色，可有细胞外铁和铁粒幼细胞百分率均减低。

贫血(anemia)指循环血液中单位容积内的红细胞数、血红蛋白量和(或)血细胞比容低于参考值低限。贫血不是一个独立的疾病，而是多种不同性质疾病的一种共同的临床症状。故诊断贫血后，首先要进一步查找病因，进而明确诊断、进行有效治疗和预防贫血复发。临床上常见的不同种类贫血，其血液细胞学各具特点。

● 缺铁性贫血

案例 5-18-5

患者，女性，41 岁。因头晕、乏力半年入院。患者自述，半年前无明显诱因出现头晕，同时感乏力，劳累后加重，活动后有心悸、气促。未经治疗，上述症状渐加重，为明确诊断，入院。既往体健，嗜浓茶，月经较多。

体格检查：体温 36.5℃，呼吸 20 次/分，脉搏 89 次/分，血压 110 查体/60mmHg。慢性病容，贫血貌，巩膜无黄染，眼结膜苍白，口唇苍白。余(—)。

实验室检查：

1. 血常规：WBC 4.2×10^9/L，RBC 3.27×10^{12}/L，Hb 65g/L，Hct 19.9%，MCV 61fL，MCHC 28%，PLT 203×10^9/L。

2. 骨髓象检查：①骨髓增生活跃、粒：红为 1.14：1；②红系活跃，部分胞浆量减少及核浆发育失衡现象；③化学染色：骨髓内铁幼细胞 4%，骨髓外铁(—)。

问题：

患者的诊断和诊断依据是什么？

案例 5-18-5 分析

1. 初步诊断：患者诊断为缺铁性贫血。

2. 诊断依据：①头晕，乏力，劳累后加重，活动后有心悸、气促、贫血貌、眼结膜苍白、口唇苍白等，为贫血的表现；②嗜浓茶、月经较多，影响铁吸收，同时铁丢失增多；③RBC、Hb、HCT、MCV、MCHC 均低下，提示为小细胞低色素性贫血，WBC、PLT 正常，符合缺铁性贫血的特点；④骨髓增生活跃、粒：红降低、红系活跃，部分胞浆量减少及核浆发育失衡现象，提示为增生性贫血；⑤骨髓内铁幼细胞 4%，骨髓外铁(—)，为体内缺铁最重要的依据。

缺铁性贫血(iron deficiency anemia)典型的细胞学特征是呈小细胞低色素性贫血，是临床上最常见的一种贫血。

【血象】

(1) 红细胞、血红蛋白均减少，以血红蛋白减少更为明显。

(2) 轻度贫血时成熟红细胞的形态无明显异常。中度以上贫血才显示小细胞低色素性特征，红细胞体积减小，淡染，中央苍白区扩大。严重贫血时红细胞中央苍白区明显扩大而呈环状，并可见嗜多色性红细胞及点彩红细胞增多。

(3) 网织红细胞轻度增多或正常。

(4) 白细胞计数和分类计数以及血小板计数一般正常。严重贫血时，白细胞和血小板可轻度减少。

【骨髓象】

缺铁性贫血骨髓象见图 5-18-86。

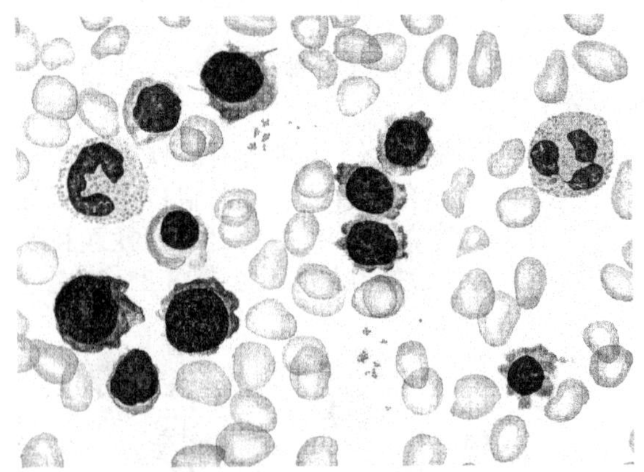

图 5-18-86 缺铁性贫血骨髓象

(1) 骨髓增生明显活跃。

(2) 红细胞系统增生活跃，幼红细胞百分率常>30%，粒红比例降低。红系以中幼及晚幼红细胞为主，贫血严重时，中幼较晚幼红细胞更多。

(3) 贫血程度较轻时，幼红细胞形态无明显异常。中度以上贫血时，细胞体积减小，胞质量

笔记栏

少，着色偏嗜碱性。有时细胞边缘可见不规则突起，核畸形，晚幼红细胞的核固缩呈小而致密的紫黑色"炭核"，细胞质发育落后于细胞核，成熟红细胞形态的变化同血象。

(4) 粒细胞系相对减少，但各阶段细胞的比例及形态大致正常。

(5) 巨核细胞系正常。

● 溶血性贫血

溶血性贫血(hemolytic anemia)是由于各种原因使红细胞寿命缩短，破坏增加，而骨髓造血功能不能相应代偿时所引起的一组贫血。

【血象】

(1) 红细胞、血红蛋白减少，两者呈平行性下降。

(2) 红细胞大小不均，易见大红细胞、嗜多色性红细胞及有核红细胞(以晚幼红或中幼红细胞为主)，以及可见 Howell-Jolly 小体、Cabot 环、点彩红细胞等。不同原因所致的溶血性贫血，有时出现特殊的异形红细胞，如球形细胞、靶细胞、裂细胞等，对病因诊断具有一定意义。

(3) 网织红细胞增多，尤其是急性溶血时常明显增多。

(4) 急性溶血时白细胞和血小板计数常增多。中性粒细胞比例增高，并有中性粒细胞核左移现象。

【骨髓象】

自身免疫性溶血性贫血骨髓象见图 5-18-87。

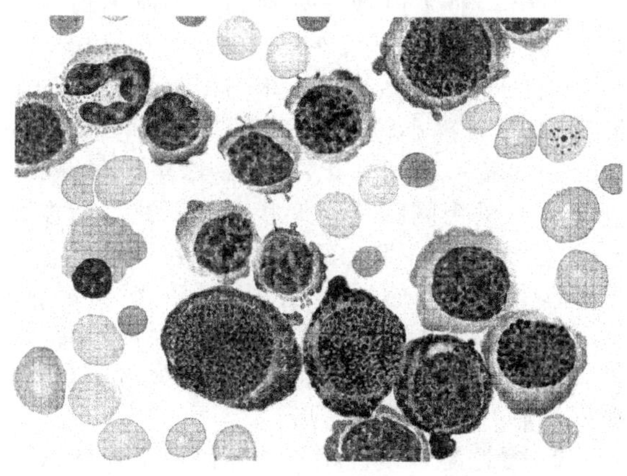

图 5-18-87 自身免疫性溶血性贫血骨髓象

(1) 骨髓增生明显活跃。

(2) 红细胞系显著增生，幼红细胞常＞30％，急性溶血时甚至＞50％，粒红比例降低或倒置。各阶段幼红细胞增多，以中幼及晚幼红细胞增多为主。核分裂型幼红细胞多见。可见幼红细胞胞质边缘不规则突起、核畸形、Howell-Jolly 小体、嗜碱点彩等。成熟红细胞形态与血象相同。

(3) 粒细胞系相对减少，各阶段细胞的比例及形态大致正常。

(4) 巨核细胞系一般正常。

● 巨幼细胞贫血

巨幼细胞贫血(megaloblastic anemia)是由于叶酸和(或)维生素 B_{12} 缺乏使 DNA 合成障碍所引起的一组贫血。

【血象】

(1) 红细胞、血红蛋白减少。因发病隐匿缓慢，多数病例血红蛋白在 60g/L 以下，甚至在 30～40g/L以下，红细胞比血红蛋白下降更为明显。

(2) 红细胞大小不均，易见椭圆形巨红细胞，并可见嗜多色性红细胞、点彩红细胞、Howe11-Jolly 小体及 Cabot 环，有时可出现中、晚巨幼红细胞。

(3) 网织红细胞正常或轻度增多。

(4) 白细胞计数正常或轻度减少。中性分叶核粒细胞呈分叶过多现象，分叶在 4～5 叶以上，甚至有分叶达 10 叶以上者，偶见少数幼稚巨粒细胞。

(5) 血小板计数减少，可见巨大血小板。

【骨髓象】

巨幼细胞贫血骨髓象见图 5-18-88。

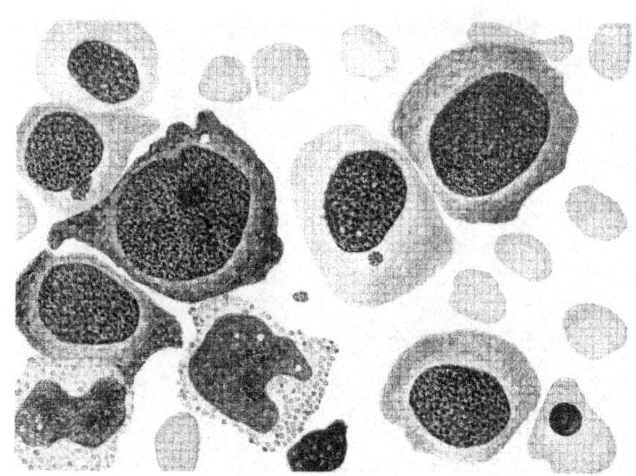

图 5-18-88 巨幼细胞贫血骨髓象

(1) 骨髓增生明显活跃。

(2) 红细胞系统明显增生、幼红细胞常在 40％～50％以上，并出现巨幼红细胞系列，与正常幼红细胞系列并存。贫血越严重，红系细胞的比例及巨幼红细胞的比例越高，早期阶段的巨幼红细胞所占比例也越高。巨幼红细胞系列的形态特征为胞体及胞核均增大，核染色质纤细疏松呈细网状、胞质量丰富，细胞核发育落后于胞质。分裂型细胞多见，易见 Howell-Jolly 小体及点彩红细胞等。

(3) 粒细胞系相对减少，早期巨粒细胞先于巨幼红细胞出现，以巨晚幼粒细胞及巨杆状核粒细胞为多见，分叶核粒细胞有分叶过多现象，均

笔记栏

具有早期诊断意义。

(4) 巨核细胞数大致正常或增多，也可出现胞体巨大，核分叶过多，核质发育不平衡现象。

巨幼细胞贫血病例经叶酸治疗后48～72h，骨髓中巨幼红细胞系可迅速转化为正常幼红细胞系，但巨幼粒细胞常持续数周后才逐渐消失。

● 再生障碍性贫血

案例 5-18-6

患者，女性，20岁。以头昏、乏力、月经量增多1年入院。平时无偏食挑食。染发史5年。

体格检查：贫血貌，皮肤、巩膜无黄染，全身皮肤有散在出血点，淋巴结无肿大。心肺无异常。腹软，肝脾肋下未触及。

实验室检查：RBC 2.5×10^{12}/L，Hb 76g/L；WBC 3.0×10^{9}/L，Sg 38%，St 1%，L 61%，RC 0.5%；PLT 30×10^{9}/L。骨髓细胞学检查：骨髓增生减低，粒红比值正常，粒细胞系占有核细胞的30%，以杆状核、分叶核粒细胞为主；红系占有核细胞的10%，晚幼红细胞明显增多，成熟红细胞形态正常，全片见巨核细胞1个，血小板散在可见；淋巴细胞明显增多达58%，网状细胞、组织嗜碱细胞及浆细胞易见。

问题：

1. 该病例的初步临床诊断是什么？诊断依据是什么？

2. 该病应做何鉴别诊断？

3. 还需做哪些检查？

案例 5-18-6 分析

1. 临床诊断：慢性再生障碍性贫血。

2. 诊断依据：年轻女性；贫血、出血及肝脾淋巴结无肿大表现；染发史5年。外周血红细胞、血红蛋白、白细胞及血小板均减少，淋巴细胞比例增高；网织红细胞绝对值减少；骨髓增生减低，粒、红及巨核系减少，淋巴细胞比例增多，非造血细胞网状细胞、组织嗜碱细胞及浆细胞增多，以上病史，临床表现及实验室检查（血象、骨髓象）均符合慢性再生障碍性贫血。

3. 应鉴别的疾病：①阵发性睡眠性血红蛋白尿；②骨髓增生异常综合征；③低增生性白血病。

4. 进一步检查：中性粒细胞碱性磷酸酶；酸溶血试验、蔗糖水溶血试验及含铁血黄素尿试验；必要时骨髓活检；造血干细胞培养。

再生障碍性贫血(aplastic anemia，AA)简称再障，是由于多种原因所致骨髓造血干细胞减少和(或)功能异常，导致红细胞、粒细胞和血小板生成减少的一组综合征。临床上可分为急性再障和慢性再障，两型骨髓象基本相似，见图5-18-89。

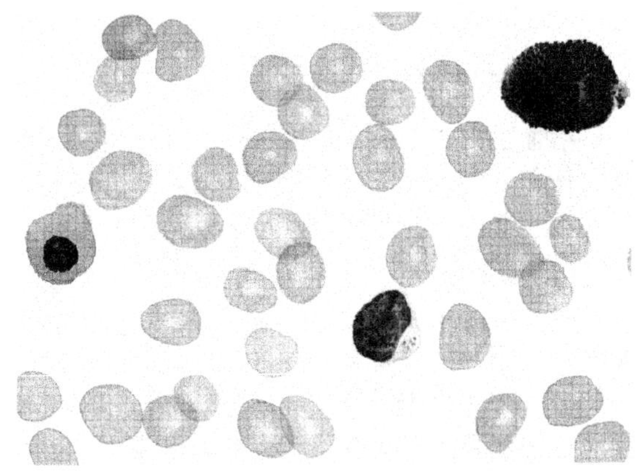

图 5-18-89　再生障碍性贫血骨髓象

1. 急性型　急性型再生障碍性贫血(AAA)又称重型再障Ⅰ型(SAA-Ⅰ)，起病急，发展迅速，常以严重出血和感染为主要表现。

(1) 血象：呈全血细胞减少。①红细胞、血红蛋白显著减少，两者平行性下降，呈正常细胞正常色素性贫血。②网织红细胞明显减少，绝对值$<0.5\times10^{9}$/L，甚至为0。③白细胞明显减少，多数病例为$(1.0\sim2.0)\times10^{9}$/L；淋巴细胞相对增高，多在60%以上，有时可高达90%以上。外周血中一般不出现幼稚细胞。④血小板明显减少，常$<20\times10^{9}$/L，严重病例常$<10\times10^{9}$/L。

(2) 骨髓象：急性型再生障碍性贫血的骨髓损害广泛，骨髓小粒细小，脂肪滴明显增多，多部位穿刺均显示下列变化：①骨髓增生明显减低，骨髓小粒呈粗网结构空架状，细胞稀少，造血细胞罕见，大多为非造血细胞；②粒、红两系细胞极度减少，淋巴细胞相对增高，可达80%以上；③巨核细胞显著减少，多数病例常无巨核细胞；④浆细胞比值增高，有时还可有肥大细胞(组织嗜碱细胞)、网状细胞增高。

2. 慢性型　慢性型再生障碍性贫血(CAA)起病和进展缓慢，以贫血和轻度皮肤、黏膜出血多见，病程多在4年以上。慢性型再生障碍性贫血在病程中如病情恶化，临床表现及血液学变化与急性型再生障碍性贫血相似，则称为重型再生障碍性贫血Ⅱ型(SAA-Ⅱ)。

(1) 血象：表现为二系或三系细胞不同程度减少，通常血小板减少在早期出现：①红细胞、血红蛋白平等性下降，血红蛋白多为中度或重度减低，呈正常细胞正常色素性贫血。②网织红细胞减少，绝对值低于正常，常小于15×10^{9}/L，部分病例骨髓呈局灶性增生者，可有轻度增高。③白细胞减少，多在$(2.0\sim3.0)\times10^9/L$，中性粒细胞减少，但绝对值小于$0.5\times10^9/L$；淋巴细胞相对增高，一般不超过50%。④血小板减少，多在$(30\sim50)\times10^9/L$。

(2) 骨髓象：慢性型再生障碍性贫血的骨髓中可出现一些局灶性代偿性造血灶，故不同部位骨髓穿刺的结果可有一定差异，有时需多部位穿刺检查及配合骨髓活检，才能获得较可靠的诊断依据。①骨髓多为增生减低。②巨核细胞、粒细胞、红细胞三系细胞均不同程度减少。巨核细胞减少常早期就出现，治疗有效时恢复也最慢，故在诊断上的意义较大。③淋巴细胞相对增多，浆细胞、肥大细胞和网状细胞也可增高，但均比急性型为少。④有时可有中性粒细胞核左移及粒细胞退行性变等现象，严重病例幼红细胞也可出现类似表现。

如穿刺部位为代偿性造血灶，则骨髓象呈增生活跃，粒系百分率可正常或减低，红细胞百分率常增高，但巨核细胞仍显示减少或明显减少。

(二) 白血病

白血病(leukemia)是造血系统的一种恶性肿瘤。其特点为造血组织中白血病细胞异常增生与分化成熟障碍，并浸润其他器官和组织，而正常造血功能则受抑制。临床上出现不同程度的贫血、出血、感染和浸润症状。根据白血病的细胞分化程度和自然病程，白血病可分为急性和慢性两大类。国内急性白血病发病率明显多于慢性白血病，约为5.6∶1。成人急性白血病中以急粒白血病最多见，儿童则以急淋白血病较多见。慢性白血病中慢粒白血病较慢淋白血病为多见。

案例 5-18-7

患者，男性，12岁，学生。因头昏、皮肤出血点1周入院。近1周来无明显诱因自觉头昏、乏力，并伴下肢皮肤出血点，未引起重视；近2天上述症状加重。既往健康，否认外伤史。家族中无类似疾病。

体格检查：贫血貌，全身浅表淋巴结花生米至枣大，躯干及四肢皮肤可见散在瘀点、瘀斑。双肺呼吸音粗，心率112次/分，律齐。腹软，肝肋下1cm，脾肋下2cm。

实验室检查：血常规：RBC $1.96\times10^{12}/L$，Hb 56g/L；WBC $25.0\times10^9/L$，L 66%，原幼淋巴细胞25%，Sg 8%，St 1%；PLT $10\times10^9/L$。骨髓细胞学检查：骨髓增生极度活跃，原始及幼稚淋巴细胞占40%，红系细胞占13%，粒系细胞27%，巨核细胞及血小板少见。

问题：

1. 患者初步诊断是什么？
2. 诊断依据有哪些？
3. 为进一步确定诊断还应做哪些检查？

案例 5-18-7 分析

1. 初步诊断：急性淋巴细胞白血病。

2. 诊断依据：①青少年，男性，起病急；②有头昏和皮肤出血点；③外周血可见到原幼淋巴细胞25%，而且红细胞及血红蛋白、血小板均减少，其血象符合急性淋巴细胞白血病血象改变；④骨髓原始＋幼稚淋巴细胞40%，红系、粒系、巨核细胞系受抑，符合急性淋巴细胞白血病骨髓象。

3. 为了明确诊断和鉴别诊断，还应进一步检查：①做细胞组织化学染色，如过氧化物酶、糖原染色、中性粒细胞碱性磷酸酶；②有条件应做免疫分型及染色体检查。

● 急性白血病

急性白血病不论何种类型都具有相似的血液细胞学特点。

【血象】

(1) 红细胞及血红蛋白中度或重度减少，呈正常细胞正常色素性贫血。成熟红细胞形态无明显异常，少数病例可见红细胞大小不均，或出现幼红细胞。

(2) 白细胞计数不定：白细胞数增多者，多在$(10\sim50)\times10^9/L$之间，超过$100\times10^9/L$者较少见；也有白细胞计数在正常范围或减少者。分类可见一定数量的白血病细胞，所占百分率不定，一般占30%～90%，也有高达95%以上者。白细胞数减少的病例，血象中也可不出现原始细胞。

(3) 血小板计数减少：早期约半数病例血小板低于$60\times10^9/L$，晚期血小板多极度减少。

【骨髓象】

急性淋巴细胞白血病、急性非淋巴细胞白血病骨髓象见图5-18-90、图5-18-91。

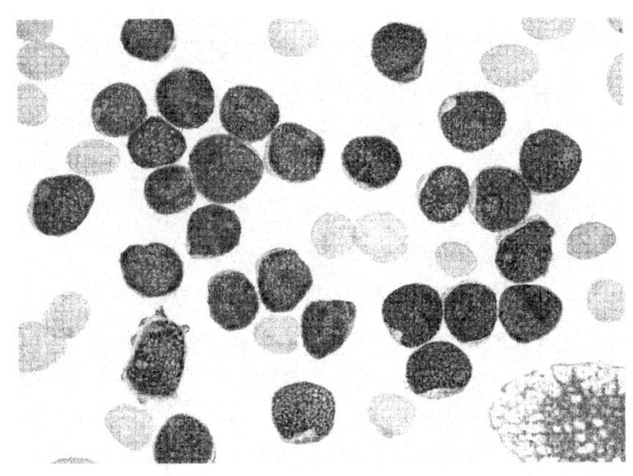

图 5-18-90　急性淋巴细胞白血病 L_1 型骨髓象

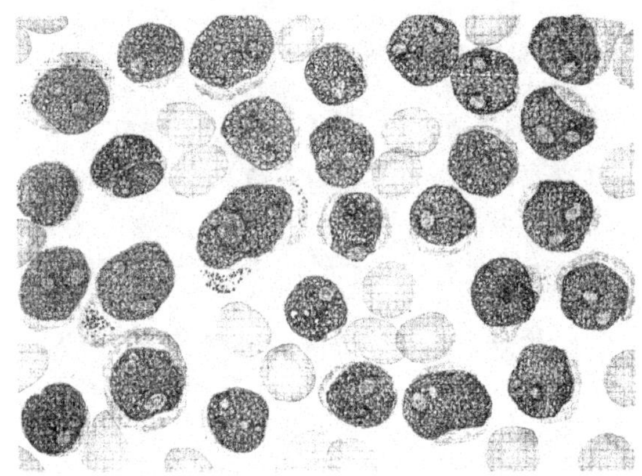

图 5-18-91　急性非淋巴细胞白血病 M_1 型骨髓象

(1) 骨髓增生明显活跃或极度活跃。

(2) 原始细胞及早幼细胞明显增多，占所有有核细胞的 30%或以上。

(3) 其他系列血细胞均受抑制而减少。

(4) 涂片中分裂型细胞和退化细胞增多。在急粒和急单白血病中，可见到 Auer 小体；急性红白血病时，可见幼红细胞呈巨幼样变。急性白血病诊断后，应进一步确定急性白血病的类型。

● 慢性白血病

慢性白血病包括慢性粒细胞白血病和慢性淋巴细胞白血病，国内以慢性粒细胞白血病为多见。

1. 慢性粒细胞白血病　慢性粒细胞白血病(chronic myelocytic leukemia，CML)为起源于造血干细胞的克隆性增殖性疾病，以粒系细胞增生为主。多见于青壮年，起病缓慢，突出的临床表现为脾明显肿大和粒细胞显著增高。细胞遗传学的特征为具有特异性的 Ph 染色体和 abl/bcr 融合基因。病程一般为 1～4 年。

(1) 血象

1) 红细胞及血红蛋白早期正常或轻度减少，随病情发展贫血逐渐加重，急变期呈重度贫血。一般为正常细胞正常色素性贫血，贫血较重时可见有核红细胞、嗜多色性红细胞及点彩红细胞。

2) 白细胞显著增高为突出表现。疾病早期可在$(20～50)\times10^9$/L，随后显著升高，多数在$(100～300)\times10^9$/L，高者可达 500×10^9/L 以上。分类计数粒细胞比例增高，可见各阶段粒细胞，以中性中幼粒细胞以下阶段为主，尤以中性晚幼粒细胞为多见，原粒细胞和早幼粒细胞＜10%。嗜碱性粒细胞增高为慢粒的特征之一，嗜酸粒细胞也可增高。

3) 血小板早期增多(约见于 1/3～1/2 病例)或正常，疾病加速期及急变期，血小板可进行性下降。

(2) 骨髓象

1) 骨髓增生极度活跃。

2) 粒细胞系显著增生，常在 90%以上，粒红比例明显增高。各阶段粒细胞均增多，以中性中幼粒细胞以下阶段为主，中性中幼粒和晚幼粒细胞居多，原粒和早幼粒细胞＜10%。嗜碱粒细胞和嗜酸粒细胞也增多，一般均＜10%。粒细胞常见形态异常，细胞大小不一，核染色质疏松，核质发育不平衡，胞质中出现空泡，分裂象增加等。

3) 幼红细胞增生受抑制，成熟红细胞形态无明显异常。

4) 巨核细胞早期增多，晚期减少。见图5-18-92。

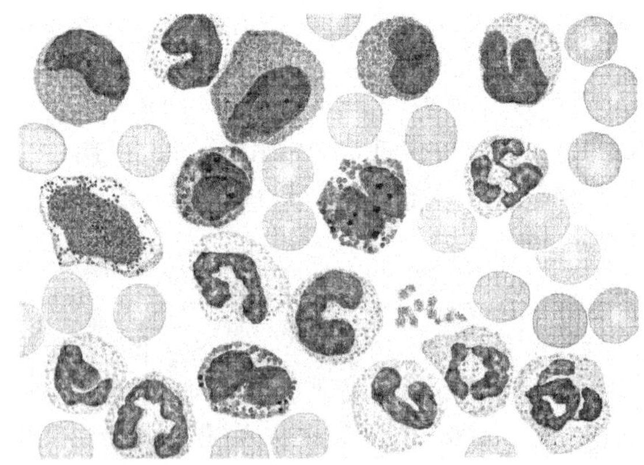

图 5-18-92　慢性粒细胞白血病骨髓象

慢性粒细胞白血病时，中性粒细胞碱性磷酸酶(NAP)活性明显减低或呈阴性反应。90%～95%以上病例可出现 Ph 染色体，典型的核型为 $t(9;22)(q^{34};q^{11})$。基因分析发现，其 9 号染色体 3 区 4 带的癌基因 c-abl 易位至 22 号染色体的断裂点集簇区(break cluster region，bcr)组成 abl/bcr 融合基因，与慢粒的发病机制有关。这些检测也用于本病的诊断。

2. 慢性淋巴细胞白血病　慢性淋巴细胞白血病(chronic lymphocytic leukemia，CLL)是 B 淋巴细胞(占 95%)恶性增生性疾病。多发生于老年男性，90%的患者在 50 岁以上发病。起病缓慢，以全身淋巴结进行性肿大为主要表现，脾轻度至中度肿大，常合并皮肤病变及免疫功能缺陷，约10%～20%患者可并发自身免疫性溶血性贫血。病程长短不一，有长达10余年，甚至20年者。

(1) 血象

1) 红细胞及血红蛋白早期减少不明显。病情发展，或并发自身免疫性溶血性贫血者贫血逐渐明显，多为轻度或中度贫血。

2) 白细胞数增高，多在(15～100)×10^9/L之间，少数>100×10^9/L。淋巴细胞60%～75%，晚期可达90%以上，以小淋巴细胞增多为主，其形态与正常小淋巴细胞难以区别。有时可见少量幼淋和原淋巴细胞。

3) 中性粒细胞比值减少；血小板减少者为晚期表现。

(2) 骨髓象

1) 骨髓增生明显活跃或极度活跃。

2) 淋巴细胞系显著增多，占50%以上，以小淋巴细胞为主，原淋及幼淋巴细胞少见。至疾病后期，骨髓中几乎可全为淋巴细胞，原始和幼稚淋巴细胞占5%～10%。

3) 粒细胞系和红细胞系均减少。并发溶血时，幼红细胞可明显增生。

4) 晚期巨核细胞减少。见图5-18-93。

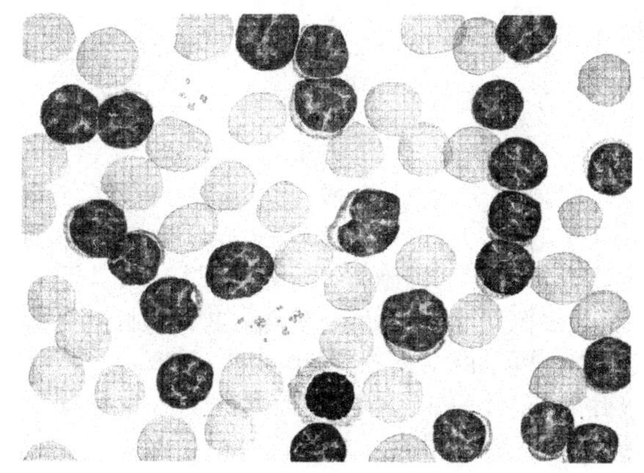

图5-18-93 慢性淋巴细胞白血病骨髓象

(三) 骨髓增生异常综合征

骨髓增生异常综合征(myelodysplastic syndrome，MDS)是一组造血干细胞克隆性疾病，骨髓出现病态造血。主要表现为外周血中血细胞减少，而骨髓有核细胞增生，成熟和幼稚细胞均可见形态异常。临床上出现贫血、感染或出血症状，部分患者可进展为急性白血病。MDS过去曾有许多不同的名称，如白血病前期、难治性贫血、冒烟性白血病、低原始细胞白血病、粒细胞异常增生综合征等。1982年，FAB协作组建议定名为MDS并将其分为5种类型。这一名称和分类现已被广泛接受和采用。

【MDS的分类】

(1) 难治性贫血(refractory anemia，RA)。

(2) 难治性贫血伴环状铁粒幼细胞增多(refractory anemia with sideroblastosis，RA-S)。

(3) 难治性贫血伴原始细胞增多(refractory anemia with excess of blasts，RAEB)。

(4) 慢性粒-单核细胞白血病(chronic myelomonocytic leukemia，CMML)。

(5) 难治性贫血伴原始细胞增多-转化型(refractory anemia with excess of blasts in transformation，RAEB-T)。

各型骨髓增生异常综合征的血液细胞学特点见表5-18-12。

表5-18-12 MDS各型的血液细胞学特点

	RA	RA-S	RAEB	CMM	RAEB-T
血液 血红蛋白	↓	↓	↓	↓	↓
白细胞	正常/↓	正常/↓	↓	单核↑	↓
原始细胞(%)	<1	<1	<5	<5	>5
血小板	正常/↓	正常/↓	↓	正常/↓	↓
骨髓 红系形态异常	1+～3+	1+～3+	3+	2+	3+
环状铁粒幼细胞		>15%			
粒系形态异常	0～1+	0～1+	3+	3+，单核↑	3+，Auer小体
原始细胞(%)	<5	<5	5～20	5～20	20～29
巨核细胞形态异常	0～1+	0～1+	3+	3+	3+

【血象】

(1) 红细胞及血红蛋白不同程度减少，多为正常细胞正常色素性贫血，也可表现为小细胞性或大细胞性改变。红细胞大小不均及异形，可见椭圆形大红细胞、嗜多色性红细胞、点彩红细胞及有核红细胞。网织红细胞减少。

(2) 白细胞计数正常或减少，粒细胞可有形态异常，可见核分叶过多、Pelger-Huet样畸形、胞质中颗粒减少或缺如或有异常大颗粒、成熟粒细胞胞质嗜碱性、核质发育不平衡等也可见幼稚

笔记栏

粒细胞或有单核细胞增多。

(3) 血小板计数正常或减少。可见巨大或畸形血小板,血小板中颗粒减少。

【骨髓象】

表现为各系细胞增生及病态造血,见图5-18-94,图5-18-95。细胞学特点:①骨髓增生明显活跃。②红系细胞常明显增生,>30%甚至>50%,使粒红比例减低或倒置。幼红细胞多有形态异常,可呈巨幼样变、核形异常、双核、多核、核分叶状、核碎裂、核质发育不平衡等现象。易见幼红细胞岛,也可有环状铁粒幼细胞增多。③粒系细胞正常或减少。中性粒细胞呈核左移及形态异常(同血象)。④巨核细胞正常或增多。可见小原核巨核细胞、多个小圆核巨核细胞、单个大圆核巨核细胞及明显畸形的巨核细胞。易见巨大血小板或畸形血小板。

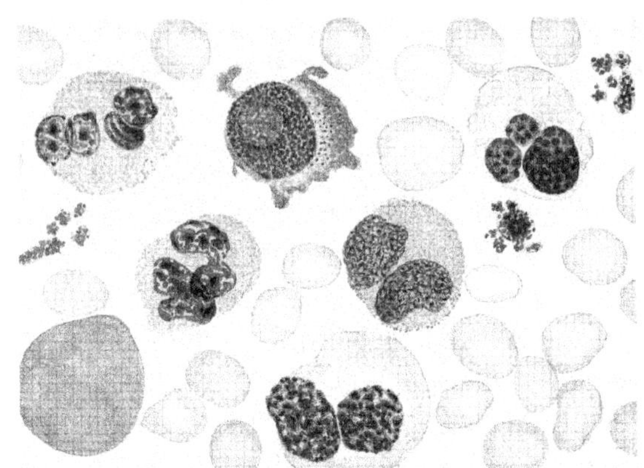

图 5-18-94　骨髓增生异常综合征(RA)骨髓象

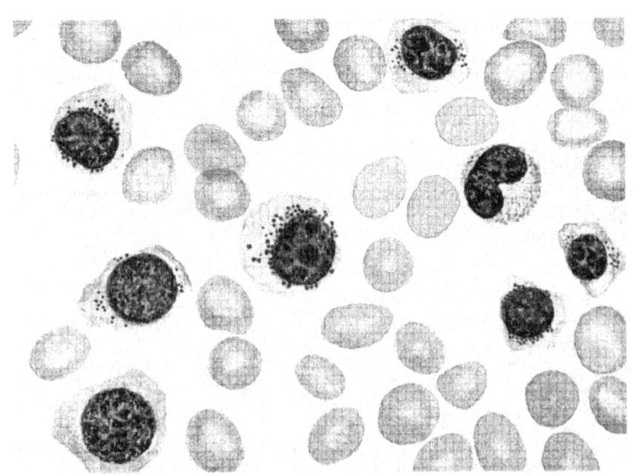

图 5-18-95　骨髓增生异常综合征(RA-S)骨髓象

(四) 多发性骨髓瘤

多发性骨髓瘤(multiple myeloma,MM)是浆细胞异常增生的恶性疾病。骨髓中有单一的浆细胞株异常增殖,并产生单克隆免疫球蛋白,引起骨骼破坏,血清和(或)尿中出现大量结构单一的免疫球蛋白,在血清蛋白电泳中呈现基底较窄而均匀的单峰,称为M蛋白(monoclonal protein)。临床表现为骨痛、病理性骨折、贫血、血浆蛋白异常引起的高黏滞性综合征、肾功能损害及易感染等症状。

笔 记 栏

【血象】

(1) 红细胞及血红蛋白不同程度减少,多属正常细胞正常色素性贫血,少数可呈低色素性或大细胞性,红细胞常呈缗钱状排列。红细胞沉降率明显增快。

(2) 白细胞计数正常或减少。分类计数淋巴细胞相对增高,有时可见少数幼粒及幼红细胞。晚期可在血中发现骨髓瘤细胞,比例一般为2%~3%。如骨髓瘤细胞在外周血中大量出现,绝对值超过2×10^9/L者,则可考虑浆细胞白血病的诊断。

(3) 血小板计数正常或减少。

【骨髓象】

见图5-18-96。

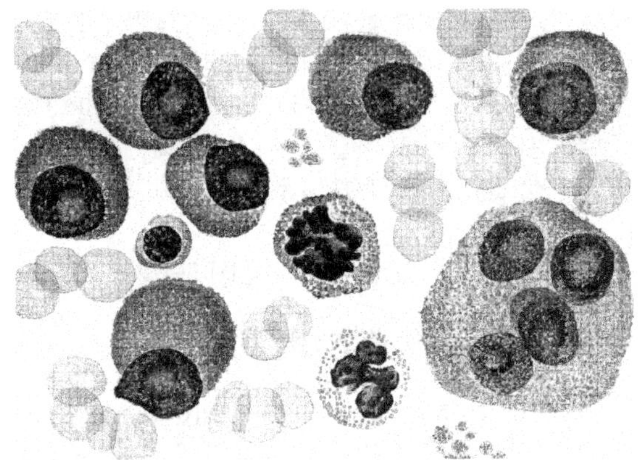

图 5-18-96　多发性骨髓瘤骨髓象

(1) 骨髓增生活跃或明显活跃。

(2) 典型的骨髓瘤细胞在数量及形态上差异悬殊。早期患者骨髓瘤细胞可呈灶性分布,故不同部位穿刺的骨髓标本,其瘤细胞的比例可有差异,少者可为5%~10%,多者可高达90%以上。通常瘤细胞比例超过15%~20%,同时具有典型的形态异常,则可确立诊断。因瘤细胞分泌的免疫球蛋白不同,胞质中可能出现红色粗大包涵体(Russel小体),有时红色物质充满胞质,使胞质边缘呈火焰状(火焰状细胞),或胞质中充满大量淡蓝色小空泡(Mott细胞),或形似葡萄状的大空泡(葡萄状细胞)。

(3) 粒系、红系及巨核系细胞的比例随骨髓瘤细胞百分率的高低而不同,可轻度减少或显著减少。涂片中组织细胞可稍增多,成熟浆细胞也多见。

(五) 原发性血小板减少性紫癜

原发性血小板减少性紫癜(idiopathic thrombocytopenic purpura,ITP)是一种自身免疫性疾

病，也有称为免疫性血小板减少性紫癜。其特点为患者体内产生抗血小板抗体，致使血小板寿命缩短，破坏过多。而骨髓中巨核细胞增多，但巨核细胞的成熟及产血小板的功能则受抑制。临床上分为急性型和慢性型，前者多见于儿童，后者好发于青壮年女性。

【血象】

（1）红细胞、血红蛋白及白细胞一般正常。合并出血或感染者，可有红细胞减低或白细胞增高的表现。

（2）血小板减少。急性型血小板明显减少，常低于 $20\times10^9/L$；慢性型常为 $(30\sim80)\times10^9/L$，出血症状发作期可低于 $50\times10^9/L$，出血缓解时升高至 $(60\sim80)\times10^9/L$。血小板形态大致正常，慢性型者可见大型血小板、血小板染色过深、颗粒减少等异常。

【骨髓象】

（1）骨髓增生明显活跃，儿童患者有时呈极度活跃。

（2）红系和粒系细胞增生活跃，细胞比例及形态一般无明显异常。急性严重出血或慢性反复出血者，红系细胞可增多。

（3）巨核细胞数增多，并伴有成熟障碍，产血小板功能障碍及形态异常。急性型巨核细胞增多，以原始型及幼稚型巨核细胞为主。慢性型巨核细胞可明显增多或正常，以颗粒型巨核细胞为主。两型中产血小板型巨核细胞均明显减少或缺如。巨核细胞可有形态异常、胞质着色偏蓝、颗粒减少、可见空泡。巨核细胞裸核及巨核细胞浆质体（大片脱落的巨核细胞胞质）在涂片中易见（图 5-18-97）。

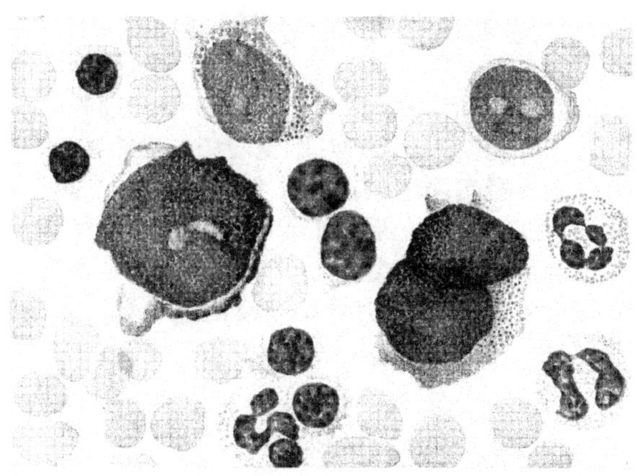

图 5-18-97　原发性血小板减少性紫癜骨髓象

案例 5-18-8

患者，男性，57 岁。因全身关节痛就诊。血液常规检查示：RBC $3.2\times10^{12}/L$，Hb 100g/L，WBC $32.0\times10^9/L$，血涂片检查可见大量幼稚细胞，其中可见 Auer 小体及中毒颗粒，PLT $80\times10^9/L$。

问题：

1. 患者最主要的血象特征是什么？
2. 初步诊断及进一步主要实验室检查是什么？

案例 5-18-8 分析

1. 患者主要血象特征为外周血 WBC 明显增高，同时可见大量幼稚细胞及 Auer 小体、中毒颗粒；RBC、PLT 均减低。

2. 初步诊断为急性非淋巴细胞白血病（ANLL）。进一步主要的实验室检查是骨髓细胞学检查和细胞化学染色，从而明确白血病类型，制定治疗方案。必要时作细胞免疫学和细胞遗传学检查。

第四节　血型鉴定与交叉配血试验

血型（blood group）是人体血液的一种遗传性状，各种血液成分包括红细胞、白细胞、血小板及某些血浆蛋白在个体之间均具有抗原成分的差异，受独立的遗传基因控制。由若干个相互关联的抗原抗体组成的血型体系，称为血型系统。20 世纪初发现红细胞 ABO 血型系统以来，血型的概念仅指红细胞表面抗原的差异。随着对血型研究的进展，白细胞、血小板和血清中血型抗原的发现，血型已被认为是各种血液成分的遗传多态性标记。血型血清学的研究也发展成为“免疫血液学”这一新的独立学科，在临床医学、人类学、遗传学、法医学、考古学等方面的应用日趋广泛，尤其是在输血、器官移植、骨髓移植等临床实践中发挥着重要作用。本节重点叙述与输血工作有密切联系的红细胞血型系统。

一、红细胞血型系统

红细胞血型是发现最早的人类血型。继 1900 年发现 ABO 血型之后，又发现不少红细胞血型，分为若干系统。截至 1983 年已报道的人类红细胞血型有 20 多个系统，每个血型系统中可含有 1 个或若干个不同的抗原。此外，还有一组高频率血型抗原组（在人群中分布频率极广，即大多数人都含有此血型抗原）和低频率血型抗原组（人群中分布频率极低），总共至少有 400 多种血型抗原。由于很多血型在人体内没有相应的天然抗体，多数血型抗原的抗原性较弱，不易刺激人体产生抗体，故在输血及器官移植等方面的临床意义不大。而其中最重要的是ABO血型系统，其次是Rh血型系统。

（一）ABO血型系统

1. ABO血型系统 ABO血型系统是根据红细胞表面是否具有A或B抗原（又称A或B凝集原，两者均由H物质转变而来）和血清中是否存在抗A或抗B抗体（又称抗A或抗B凝集素），将其分为四型。红细胞上具有A抗原，血清中有抗B抗体为A型；红细胞上有B抗原，血清中有抗A抗体为B型；红细胞上有A和B抗原，血清中不含抗A和抗B抗体者为AB型；红细胞上不具有A和B抗原，而血清中有抗A和抗B抗体者为O型。见表5-18-13。

表5-18-13 ABO血型系统分型

血型	红细胞表面抗原	血清中的抗体
A	A	抗B
B	B	抗A
AB	AB	无
O	无	抗A和抗B

A或B抗原在第5～6周胚胎的红细胞上便能检出，出生时抗原的敏感性仍较低，估计仅为成人的20%～50%，以后逐渐增强，至20岁左右时才达高峰。抗原性终身不变，但到老年敏感性有所下降。

ABO血型系统抗体有免疫抗体和天然抗体之分。抗体有抗A和抗B两种，人在出生前尚未产生抗体，出生后3～6个月才开始出现，至青春期达高峰。产生抗体的功能可延续终身，但其效价随着年龄增长而逐渐降低。所谓天然抗体可能是由一种无觉察的抗原刺激而产生。人红细胞膜上的A、B抗原决定簇，在自然界非血型抗原所特有，如有些细菌表面就具有类似的A或B抗原物质，他们可不断给人以类A、类B抗原的刺激而产生相应的抗体。血型抗体也是免疫球蛋白（IgG、IgM、IgA），免疫性抗体主要是IgG，天然抗体主要是IgM。

A和B血型物质除存在于红细胞和其他组织细胞表面外，还广泛存在于体液和分泌液中，以唾液中含量最丰富，其次在血清、胃液、精液、羊水中含量也丰富，汗液、泪液、胆汁及乳汁中也有少量存在，但脑脊液中则无。故通过检查各种组织和体液中的血型物质也可帮助确定血型。

2. ABO血型的亚型 ABO血型系统中重要的亚型是A抗原亚型。

（1）A亚型：A型中主要的亚型有A_1和A_2。A_1亚型的红细胞上具有A_1和A抗原，其血清中含有抗B抗体。A_2亚型的红细胞上只有A抗原，其血清中除含抗B抗体外，尚可有少量的抗A_1抗体（约见于1%～2%的A_2型人体）。已知A_1抗原与抗A_1抗体之间呈特异性凝集反应，故A_1与A_2两亚型之间的输血可能引起输血反应。据国内资料表明，A_2亚型只占A型的0.77%～2.41%。ABO系统中除A_1、A_2亚型之外，还有A_3、Ax及Am等亚型，但因抗原性均很弱，意义较小。其中Ax红细胞与B型血清（抗A抗体）不发生凝集或凝集反应甚弱，但却能与O型血清发生凝集。因此，在做ABO血型鉴定时，应加O型血清，以防将Ax型误定为O型。

由于A抗原中有A_1、A_2两种主要亚型，故AB型中也有A_1B和A_2B两种主要亚型。A_1B的红细胞上具有A_1、A和B抗原，血清中无任何抗体；A_2B的红细胞上具有A和B抗原，血清中虽多无任何抗体，但在约25%的A_2B型人中含有抗A_1抗体。据国内资料表明，A_2B亚型占AB型的0.87%～8.67%。

（2）B亚型：B亚型不多见，命名也不统一，一般称为B亚型或弱B，因其抗原性很弱，故B亚型的临床意义不大。

3. ABO血型鉴定和交叉配血试验

（1）ABO血型鉴定：标本常用不抗凝静脉血，临床常规采用盐水介质凝集试验进行ABO血型鉴定，必要时要求同时进行正向定型和反向定型。正向定型是用标准的A、B、O型血清鉴定红细胞上的抗原；而反向定型是用标准A、B、O型红细胞检查血清中的抗体。凡出现红细胞凝集者为阳性（+）。红细胞不凝集而呈散在游离者为阴性（－）。只有被鉴定红细胞的抗原和血清中的抗体完全相符合时才能肯定血型的类别。临床常用正向定血型法鉴定血型，遇有疑问时才结合反向定血型法鉴定。正、反向定血型法见表5-18-14。

表5-18-14 用标准血清及标准红细胞鉴定ABO血型结果

标准血清+被检者红细胞（正定型）			标准红细胞+被检者血清（反定型）			被鉴定者血型
抗A血清	抗B血清	抗AB血清	A型红细胞	B型红细胞	O型红细胞	
+	－	+	－	+	－	A型
－	+	+	+	－	－	B型
+	+	+	－	－	－	AB型
－	－	－	+	+	－	O型

注：+表示凝集反应阳性，－表示凝集反应阴性。

笔记栏

加用O型血清主要用以检出抗原性较弱的Ax亚型红细胞而避免误定为O型。加用O型标准红细胞的目的在于检出被检者血清中是否含有与ABO血型系统无关的红细胞异常抗体。如被检者的血清与O型红细胞凝集，表明其血清中可能存在着非典型的冷凝集素或自身抗体，需进一步作有关鉴定试验。

(2) 交叉配血试验：输血前必须进行交叉配血试验，其目的主要是进一步验证供者与受者的ABO血型鉴定是否正确，以避免血型鉴定错误导致输血后严重溶血反应。为避免输血反应必须坚持同型输血，而交叉配血则是保证输血安全的关键措施。此外，也可检出ABO血型系统的不规则凝集素，以及发现ABO系统以外的其他血型抗体。

交叉配血试验常采用试管法进行。由于配血试验主要是检查受血者血清中有无破坏供血者红细胞的抗体，故受血者血清加供血者红细胞悬液相配的一管称为主侧；供血者血清加受血者红细胞相配的一管称为次侧，两者合称为交叉配血。

结果判断：同型血之间作交叉配血时，主侧管与次侧管均无凝集反应，表示配血完全相合，可以输血；不论何种原因导致主侧管有凝集时，则绝对不可输用。异型配血时(指供血者系O型，受血者为A型或B型)，如主侧管无凝集及溶血，而次侧管出现凝集，但凝集较弱，效价<1∶200，可以试输少量(不超过200ml)该型血液。

配血方法的选择：ABO血型系统的配血，对无输血史及妊娠史者，可只作盐水介质凝集试验。对有反复输血史及妊娠史者，尤其是有输血反应史或曾生育过有新生儿溶血病婴儿的妇女，则应作间接抗人球蛋白配血法，以防有不完全抗体而引起输血反应。在48小时内输入5L或更多量的大量输血时，因需同时输入多名供血者的血液，因此除了进行受血者与各供血者的交叉配血外，还应坚持作供血者之间的交叉配血试验，只有相互交叉配血完全相合时才能输用。

4. ABO血型系统的临床意义

(1) 在输血上的意义：输血在临床上的应用颇为广泛，如严重失血或某些手术时，输血常是治疗和抢救的重要措施。每个人都具有ABO血型系统中的某种抗原和某种“天然抗体”，故输血前必须准确鉴定供血者与受血者的血型，选择同型人的血液，并经交叉配血试验，证明完全相合时才能输血。如输入异型血，可迅速引起严重的溶血反应，甚至危及生命，为此必须坚持同型输血。有些ABO亚型的抗原性虽然较弱，但如不规则抗体的效价较高，也可能发生不良的输血反应，需进一步鉴定亚型，选择同亚型者进行输血。O型的红细胞一般不被其他3型的血清凝集，其血清中虽有抗A及抗B抗体，但于输入时被受血者血液所稀释和被血型物质所中和而不再凝集受血者红细胞，故不发生溶血反应。因此，O型人曾被认为是“万能献血者”。但应注意，O型供血者需经仔细检查确为O型，其血清中的天然抗A及抗B抗体的效价应低于1∶200，并且无免疫性抗A、抗B抗体，才可在紧急情况下考虑输用。国内资料表明在202名O型人中，有30.2%含有免疫性抗A、抗B抗体，这种抗体不能被血型物质中和，从而可导致溶血反应。AB型人的血清中，无抗A及抗B抗体。曾被认为可输入任何血型的血液，即“万能受血者”。但已知A_1B型人中有3%其血清中含抗“O”抗体，当输入O型红细胞时可引起溶血反应；如B型人中有25%含有抗A_1抗体，如效价高者输入A_1型血液时也可引起溶血反应。因此，为防止输血反应必须坚持同型输血。

把好输血前检查关，是确保安全输血的关键。输血前受者和供者的血液要作多项血型血清学试验，目的是选择有效的血液，使受者获得恢复健康所需的血液成分。输血前的血型血清学试验包括：ABO正反定型、Rh(D)定型、抗体筛选和交叉配血试验等，这些试验可防止绝大多数溶血性输血反应的发生，提高安全输血水平。具有关报道，输血前各项血型血清学试验对安全输血所起作用的评价，见表5-18-15。

表5-18-15 血型血清学试验与安全输血的机率

试验项目	单项配合率	累积配合率
不做任何试验	64.4%	64.4%
ABO定型	35.0%	99.4%
Rh定型	0.4%	99.8%
抗体筛选	0.14%	99.94%
交叉配血	0.01%	99.95%
自身输血	100%	100%

从这些统计资料分析，血型血清学试验似乎只有ABO定型意义最大，但实际工作中，输血专家认为血型定型、抗体筛选、交叉配合试验等都是达到安全输血目的的重要手段，输血前这些试验联合使用能提高安全输血系数。

(2) 新生儿同种免疫溶血病：是指母亲与胎儿血型不合引起血型抗原免疫所致的一种溶血疾病。在我国最多见的是ABO血型系统所引起的溶血病，其次为Rh系统所引起。

ABO溶血病多发生于母亲为O型而孕育的胎儿为A型或B型者，占90%以上。O型的母亲发病率较高，可能与其在受到A或B型抗原物质免疫后产生的免疫性抗体效价较高有关。这种免疫抗体是IgG，能通过胎盘进入胎儿体内，导致新生儿溶血病或流产。由于免疫性抗A、抗B抗体可因输血、自然界中存在的类A或类B型抗原物质、注射疫苗或细菌感染等刺激而产生，故ABO系统血型不合的妊娠第一胎时就可发生新生儿溶血病。

(3) ABO血型与器官移植:已知ABO抗原是一种较强的移植抗原,如供者与受者ABO血型不合,可加速对移植物的排斥,特别是皮肤和肾移植。肾移植时,ABO血型不合者失败率达46%;而血型相合者,失败率仅9%。因血管内皮可含有A和B抗原,故供者与受者血型不合时可发生超急性排斥反应。

(4) 其他:ABO血型检查还可用于亲缘鉴定,可疑血迹、精斑、毛发等的鉴定以及与某些疾病相关性的调查。

(二) Rh血型系统

1940年,Landsteiner和Wiener用恒河猴(rhesus)的红细胞作为抗原,免疫豚鼠或家兔所得到的抗血清,能与85%白种人的红细胞发生凝集现象,证明人的红细胞上有与恒河猴红细胞相同的抗原,于是将此抗原命名为Rh抗原。含有这种抗原者称为Rh阳性,不含这种抗原者称为Rh阴性。

1. Rh血型系统的抗原和抗体 Rh遗传基因位于第1号染色体短臂上,Fisher认为Rh基因是连锁基因,即每条染色体上有三个相互连锁的基因座,顺序是C、D、E,每一基因座有两个等位基因,即C与c、D与d、E与e,每个基因决定一种抗原。从理论上认为、人类红细胞上的Rh抗原应有C、c、D、d、E、e 6种。由于目前尚未发现抗d,因此也未肯定d抗原,故Rh抗原主要有5种。这5种抗原的抗原性强弱依次为D、E、C、c、e,以D抗原性最强,其临床意义更为重要。大多数Rh血型不合的输血反应和新生儿Rh溶血病都是由于抗D抗体引起。所以若仅有抗D抗体作Rh系统血型鉴定,则粗略地称含D抗原的红细胞为Rh阳性,不含D抗原的为Rh阴性。我国人群中Rh阴性者甚为少见,据血型调查资料表明,汉族人中Rh阴性率<1%,维吾尔族Rh阴性率为4.97%,乌兹别克族为8.76%,塔塔尔族为15.78%。Rh血型是红细胞血型中最复杂的一个系统,亚型较多,其中有较大临床意义的是D^u。D^u是D抗原的一种变异型,它能被某几批抗D血清凝集,而与另几批抗D血清却完全不凝集,但间接抗人球蛋白试验常呈阳性。由于D^u亚型有以上特点,易被误定为Rh阴性。为防止D^u的漏检,于检测时应采用抗人球蛋白试验,如出现凝集者,可定为D^u型。

Rh血型形成的天然抗体极少,主要是由Rh血型不合输血或通过妊娠所产生的免疫性抗体。已知有5种,即抗D、抗E、抗C、抗c及抗e抗体。抗D抗体是Rh系统中最常见的抗体。Rh抗体有完全抗体和不完全抗体两种。完全抗体在机体受抗原刺激初期出现,一般属IgM型。机体继续受抗原刺激,则出现不完全抗体,属IgG型,因其相对分子质量小,可以通过胎盘而引起新生儿溶血病。

2. Rh血型系统的鉴定

(1) Rh抗体主要是不完全抗体,如用5种不完全抗体标准血清(抗D、抗E、抗C、抗c、抗e)进行鉴定者,可将Rh血型系统分为18个型别。由于临床实验室不易得到5种Rh抗血清,且在Rh抗原中,抗原性最强、出现频率高、临床意义较大的是D抗原,故一般只作D抗原的鉴定。若仅用抗D血清进行鉴定,则可粗略地分为Rh阳性及阴性两类。

(2) 鉴定所采用的方法,依抗体的性质而定。如系完全抗体可用生理盐水凝集试验;如系不完全抗体则应用胶体介质法、木瓜酶(或菠萝蛋白酶)法或抗人球蛋白法等进行检查。

3. Rh血型系统的临床意义

(1) Rh血型系统所致的溶血性输血反应:Rh系统一般不存在天然抗体,故在第一次输血时,往往不会发现Rh血型不合。Rh阴性的受血者接受了Rh阳性血液输入后便可产生免疫性抗Rh抗体,如再次输入Rh阳性血液时,即出现溶血性输血反应。由于Rh抗体一般不结合补体,所以由Rh血型不合引起的溶血性输血反应,是一种血管外溶血反应,以高胆红素血症为其特征。如Rh阴性妇女曾孕育过Rh阳性的胎儿,当输入Rh阳性血液时也可发生溶血反应。

(2) 新生儿Rh溶血病:母亲与胎儿的Rh血型不合,典型的病例为胎儿之父为Rh阳性(DD或Dd),母为Rh阴性(dd),胎儿为Rh阳性(Dd)。胎儿的红细胞如有一定数量经胎盘进入母体,即可刺激母体产生抗Rh抗体。此抗体可以通过胎盘进入胎儿体内,与胎儿红细胞表面的抗原结合,即可引起胎儿红细胞破坏而造成溶血。第一胎时因产生的抗Rh抗体很少,故极少发生溶血。但第二次妊娠后,孕妇再次受到抗原的刺激,产生的抗体增多常引起新生儿溶血病。若孕妇曾有输Rh阳性血液史或第一胎妊娠前曾有流产史,则第一胎也可发病。Rh溶血病发病率高低与群体中Rh阴性者的发生率多少有关。我国汉族人群中,Rh阴性者仅占0.4%,因此汉族人的Rh溶血病较为少见。但在有些少数民族人群中,Rh阴性的发生率较高,应予重视。

二、其他血型系统

1. 白细胞抗原系统 白细胞抗原可分为白细胞本身特有的以及与其他血液成分共有的两大类,后者包括HLA抗原及某些红细胞血型抗原。

HLA是1954年Dausset首先在人类白细胞上发现的,称为人类白细胞抗原(human leu-

笔记栏

kocyte antigen)。HLA 系统是人类最主要的组织相容性复合物(major histocompatibility complex,MHC),又称组织相容性抗原。它是一种膜抗原,不仅是白细胞所特有,除存在于淋巴细胞、单核细胞、粒细胞外,还存在于血小板、原纤维细胞以及胎盘、肾、脾、肺、肝、心、精子、皮肤等组织细胞上。1987 年,第 10 届国际组织相容讨论会上确定了 HLA 的命名标准,以控制 HLA 遗传基因座位的名称命名。HLA 系统的遗传受控于第 6 号染色体短臂上紧密连锁的基因座。HLA 遗传区域包含三类紧密相连的基因。Ⅱ类基因座在染色体的着丝点端,为 HLA-D/-DR、-DQ、-DP 抗原;Ⅰ类基因座在另一端,为 HLA-A、-C 和-B 抗原;中间为补体成分 C^2、C^4 及 21-羟化酶、肿瘤坏死因子(TNF)等的基因座。HLA 是共显性遗传,每个基因座上的等位基因按顺序紧密连锁,构成一个单倍型,来自父母各一方的一个单倍型组成一个人的基因型,故 HLA 系统是一个复杂的多态性遗传系统。目前,已发现 HLA 系统有 140 多种特异性抗原,通过不同的组合,人类可有上亿种不同组合的白细胞抗原型。

HLA 配型在器官移植时与提高移植物存活率有非常密切的关系。供体和受体的 HLA-A、B、D、DR 完全相同者的存活率明显高于不同者,特别是 HLA-DR 的配合对提高移植物的存活率尤为重要。HLA 还可作为遗传标志,用来研究人类学以及与疾病的相关性,广泛应用于基础医学、临床医学、预防医学、社会医学、法医学等方面。

2. 血小板抗原及抗体 人类血小板表面具有复杂的血小板血型抗原,通常分为血小板非特异性抗原和特异性抗原。非特异性抗原是与其他血液成分共有的抗原,如与红细胞共有的抗原有 ABO、Mn、P、Ii 等;与白细胞共有的抗原有 HLA。血小板特异性抗原为血小板本身特有的抗原。按 ICSH(国际血液学标准化委员会)和 ISBT(国际输血协会)的命名,血小板抗原系统主要有 HPA-1、HPA-2 系统。HPA-1 亦称 Zw 系统(或称 PI^A 系统,两者为同一抗原);HPA-2 亦称 Ko 系统。此外,还有 HPA-3、HPA-4、HPA-5 系统,这些抗原系统均是由遗传决定的。

血小板抗体包括同种抗体和自身抗体。血小板同种抗体是由输血、输血小板或妊娠等同种免疫反应产生。当再输入血小板后,可使输入的血小板迅速破坏,或降低输入的血小板存活率,造成输血后血小板减少症,或在输血后约 1 周左右发生紫癜,称输血后紫癜。HPA-1 系统的抗体多为 IgG,可通过胎盘引起新生儿血小板减少性紫癜。多数原发性血小板减少性紫癜患者血清中可检得血小板自身抗体。这种抗体可通过胎盘使新生儿发生一过性免疫性血小板减少症。

3. 血清蛋白成分的抗原特异性 由于遗传基因的不同,已发现血清蛋白中的许多成分,如免疫球蛋白、结合珠蛋白、清蛋白、铜蓝蛋白、转铁蛋白、血清酶型以及红细胞酶型等,均有型的差别,具有抗原特异性。

案例 5-18-9

患者,女,48 岁,血型 O 型。因"闭合性腹部外伤"入院。伤后 3 小时剖腹探查,术中输库存 O 型全血 1200ml,无不良反应。既往有青霉素过敏史,术后第三天再输 O 型血 400ml。当缓慢输入 50ml 时,患者突然呼吸困难,唇绀,出冷汗,四肢厥冷,全身皮肤荨麻疹,血压 60/40mmHg,脉搏 142 次/分,呼吸 35 次/分。立即停止输血,并组织抢救。

问题:

1. 产生上述症状和体征可能的原因有哪些?

2. 为查明原因急需做哪些检查?

3. 为明确诊断还应进一步做哪些检查?

案例 5-18-9 分析

1. 产生临床症状和体征可能的原因有:①严重过敏性反应;②急性溶血性输血反应;③输血相关性急性肺损伤;④肺微血管栓塞;⑤枸橼酸盐中毒;⑥细菌污染血输血反应。

2. 急需做的检查包括:①观察剩余血外观;②复核输血申请单、交叉配血单和血袋标签;③复核患者和献血者血型;④重复交叉配血试验;⑤第一次尿测尿中血红蛋白;⑥患者输血后血标本和剩余血涂片检查和细菌培养。

检查结果分析:复查患者血型,O 型;供者血型,O 型,无误。用盐水介质法和抗人球蛋白试验交叉配血,主次侧均阴性。化验检测:尿血红蛋白阴性。患者输血后血标本和剩余血涂片检查和细菌培养未发现异常。根据以上检查结果可以排除"溶血反应"和"细菌污染性输血反应"。

3. 为明确诊断进一步完善的检查包括:①患者血清 IgA、IgG、IgM 含量;②患者肝肾功能;③患者和献血者抗-HLA 抗体和抗粒细胞特异性抗体;④血清钙;⑤追查献血者输血史、妊娠史和用药史;⑥患者和献血者青霉素抗体检测。

检查结果分析:患者血清 IgA 1.1g/L;IgG 15.0g/L;IgM 0.6g/L,均正常;患者和供血者抗-HLA 和抗粒细胞特异性抗体均阴性。追问献血者,男性,得知在供血前 10 小时和 3 小时分别肌内注射青霉素 80 万单位，结合患者有青霉素过敏史，故考虑此次输血反应可能系输入含青霉素的血液引起的过敏性休克反应。20 天后检查患者血清，青霉素抗体阳性。

案例 5-18-10

患者，男，30 岁。因“腹部外伤、失血性休克”急诊入院。术中输相合 A 型全血 1200ml，期间无输血不良反应。术后 8 小时再输同型相合全血 800ml，输后患者突然胸闷、气促，随即呼吸极度困难、烦躁不安、发绀，经抢救无效死亡。患者既往无输血史和过敏史。

问题：

1. 患者死亡可能的原因有哪些？
2. 为查明原因首先应做哪些检查？
3. 为明确诊断还应进一步做哪些检查？

案例 5-18-10 分析

1. 死亡原因可能包括：①严重过敏性反应；②急性溶血性输血反应；③输血相关性急性肺损伤；④肺微血管栓塞；⑤循环超负荷；⑥细菌污染血输血反应。

2. 为查明原因首先应做的检查有：①观察剩余血外观；②复核输血申请单、交叉配血单和血袋标签；③复核患者和供血者血型；④重复交叉配血试验。

检查结果分析：剩余血外观无异常，患者输血前、后血标本和供者血标本，均无血清学不配合征象。用盐水法、酶法和抗球蛋白试验均未检出 ABO 系统以外的抗体。反应后第一次尿检尿血红蛋白阴性。患者和供者血液细菌培养均阴性。

3. 进一步需做的检查有：①患者血清 IgA、IgG、IgM 含量；②患者和供血者抗-HLA 抗体和抗粒细胞特异性抗体；③患者自身抗体检测；④追查献血者输血史、妊娠史和用药史；⑤查看所输血液保存天数；⑥输血滤器种类。

检查结果分析：患者血清 IgA、IgG 和 IgM 含量均在正常范围。患者和献血者抗-HLA 和抗粒细胞特异性抗体阴性，两供血者均为男性，供血前 15 天内无用药史，但所供血液输前已分别保存了 17 天和 19 天，经标准输血器（170μm）输给患者。考虑患者系输库存血所致的肺微血管栓塞而死亡。后尸检证实为急性肺微血管栓塞。

（王保中）

第五节　血栓与止血的检验

一、正常止血、凝血和抗凝机制

正常人体有完善而复杂的止血、凝血、抗凝血和纤维蛋白溶解系统及其精细的调控机制。机体中参与止血功能的物质主要有血管、血小板、血浆凝血因子、纤溶素和其他血浆抑制物等。

（一）血管壁的作用

正常小血管的管壁主要由内膜层（内皮细胞、基膜）、中膜层（弹力纤维、平滑肌、胶原）和外膜层（结缔组织）构成，完整的血管壁对防止血栓形成或出血很重要。血管的止血功能包括：①当血管受损时，血管平滑肌通过交感神经反射使血管收缩，使得受损血管的伤口缩小，局部血流减慢，有利于血液凝固和止血；②存在于血管壁的胶原在血管受损时暴露，有利于血小板在局部黏附、聚集；③内皮细胞合成和分泌血管性血友病因子（von Willebrand factor，vWF），vWF 可促使血小板黏附于暴露在血管内皮细胞下的胶原；内皮细胞产生的内皮素-1（endothelin-1，ET-1）以及血管紧张素（angiotensin，AGT）等活性物质可进一步促使血管收缩；血管受损时内皮细胞还合成与分泌大量组织因子（tissue factor，TF），启动凝血系统参与止血作用。

（二）血小板的作用

血小板在血栓形成与止血中具有非常重要的作用。血小板的活性反应主要包括黏附（adhesion）、聚集（aggregation）、释放（release）等反应，当血管受损时，血小板膜糖蛋白（glycoprotein，GP）Ib-Ⅸ-Ⅴ复合物（GP Ib-Ⅸ-Ⅴ）经 vWF 介导迅速黏附于暴露的胶原组织，激活的血小板膜糖蛋白Ⅱb/Ⅲa（GPⅡb/Ⅲa）经纤维蛋白原（fibrinogen，Fg）介导发生相互黏附（即聚集），此为可逆的血小板第一相聚集。被激活的血小板可释放其内含的 5-羟色胺（5-HT）、二磷酸腺苷（ADP）、抗纤溶酶（antiplasmin，AP）等活性物质，进一步加速血小板的聚集反应，形成不可逆的血小板第二相聚集，形成白色血栓发挥初期止血作用。同时，血小板本身及其释放的促凝物质亦参与凝血反应，使凝血块更为坚固，止血作用更加完善。

笔 记 栏

（三）凝血因子的作用

案例 5-18-11

患者，男，19 岁。因拔牙后出血不止 1 周转入口腔外科。1 周前，因右上第一磨牙严重龋齿行切开拔牙术，术后伤口出血不止，经局部压迫止血及静脉输注酚磺乙胺、氨甲苯酸疗效差入院。既往偶有皮肤瘀斑现象，未就诊。无手术史。幼时曾患“风湿性关节炎”，无发热现象，以后曾有间断复发，症状较轻，未就诊。

体格检查：体温 37.1℃，脉搏 89 次/分，呼吸21 次/分，血压 110/70mmHg。皮肤无瘀斑、瘀点，浅表淋巴结未触及。口腔检查，右上第一磨牙槽黏膜缝合，有活动性出血。心肺未见异常。肝脾不大。关节无畸形。

实验室检查：血象，Hb 100g/L，Hct 0.34，RBC 3.4×10^{12}/L，MCV 96f L，Ret 3.0%（0.090×10^{12}/L）；WBC 8.0×10^{9}/L，分类，中性分叶粒细胞 0.65，中性杆状粒细胞 0.08，淋巴细胞 0.25，单核细胞 0.02；PLT 100×10^{9}/L。BT：8min（6.1min±2.1 min）；PT 16s/14.5s，APTT 66s/39s，TT 14.5s/15s；简易凝血活酶生成试验（STGT）20s（11.99s±0.72s），STGT 纠正试验显示患者血浆加正常血清不能纠正，加钡吸附正常血浆能纠正；F Ⅷ：C 活性 14%（对照 143%）。纤维蛋白原 4.0g/L，vWF：Ag 90%（94.1%±32.5%）。

其他：X 线牙片示牙根断端残留。

问题：

1. 患者的病例特点有哪些？
2. 患者的实验室检查结果符合哪种出血性疾病？
3. 要与哪种出血性疾病鉴别？

案例 5-18-11 分析

本病例具有以下特点：①拔牙后出血不止。既往无明显出血倾向；②查体无关节畸形、无皮肤瘀斑现象、无肌肉血肿；③无阳性家族史；④出血性筛选试验为内源性凝血功能障碍（APTT 延长，而 PT、TT 正常，PLT、TBT 正常）；⑤STGT 试验及纠正试验显示 FⅧ缺乏（STGT 延长，正常血清不能纠正，钡吸附血浆能纠正）；⑥FⅧ：C 活性明显下降；⑦vWF：Ag 正常；

诊断为血友病 A（轻型）。

轻型血友病一般关节、肌肉出血很少，也无关节畸形，多在创伤或手术后出血。本例患者拔牙后出血不止，X 线牙片示牙根断端残留，也加重伤口不愈合、出血。经外科取出残留断根后，出血明显好转。患者幼时曾有“风湿性关节炎”。当时无发热，可能为血友病性关节出血，因患者 FⅧ：C 活性有 14%，故关节出血症状很轻，未遗留关节畸形。

轻型血友病需注意与血管性血友病鉴别，本例患者出血时间正常，且 vWF：Ag 正常，可排除血管性血友病。

血液由液体状态转变为凝胶状态的过程称为凝血，凝血是机体止血功能的重要组成部分。参与凝血过程的各种蛋白质统称为凝血因子（coagulation factor，F）。现已知至少 15 种凝血因子，包括 12 个经典的凝血因子即 FⅠ～ⅩⅢ（其中因子Ⅵ已被废除）、激肽系统的 2 个因子，即激肽释放酶原（prekallikrein，PK）和高相对分子质量激肽原（high molecular weight kininogen，HMWK）、血管性血友病因子（vWF）。除 FⅣ（Ca^{2+}）为金属离子外，其他均为蛋白质；除组织因子（tissue factor，TF）外，其他均存在于血浆中。各种凝血因子名称及特性见表5-18-16。

表 5-18-16　凝血因子名称及特性

因子	名　称	相对分子质量(kD)	血浆浓度(mg/ L)	体内半寿期(小时)	基因位置
Ⅰ	纤维蛋白原	340	2000～4000	90	$4q^{31}$
Ⅱ	凝血酶原	72	150～200	48～96	$11p^{11}$-q^{12}
Ⅲ	组织因子	45	0		$1p^{21}$-p^{22}
	钙离子	40			
Ⅴ	前加速因子，易变因子	330	5～10	12～15	$1q^{23}$
	血清凝血酶原转化	48			
Ⅶ	加速因子，稳定因子	50	0.5～2	6～8	$13q^{34}$
Ⅷ	抗血友病因子	330	0.1	8～12	Xq^{28}
Ⅸ	Christmas 因子	56	3～4	12～24	$Xq^{26.3}$-$q^{27.1}$
Ⅹ	Stuart-Prower 因子	59	6～8	48～72	$13q^{34}$
Ⅺ	血浆凝血激酶先质	160	4～6	48～84	$4q^{35}$
Ⅻ	Hageman 因子	80	30	48～52	$5q^{33}$-q^{ter}
ⅩⅢ	纤维蛋白稳定因子	320	29	72～120	$6p^{24}$-p^{25}（a）　$1q^{31}$- $q^{32.1}$（b）
vWF	血管性血友病因子	220	10		$12p^{ter}$-p^{12}
PK	激肽释放酶原	85	1.5～5	35	$4q^{35}$
HMWK	高相对分子质量激肽原	120	7	144	$3q^{26}$-q^{ter}

笔　记　栏

在生理条件下，整个凝血过程分为三期：第一期为血液凝血活酶（thromboplastins）形成期；第二期为凝血酶（thrombin）形成期；第三期为纤维蛋白（fibrin）形成期。

1. 凝血机制的传统瀑布学说 此学说认为血液凝固过程是由内源性途径（intrinsic pathway，ICP）、外源性途径（extrinsic pathway，ECP）和共同途径（common pathway，CCP）组成，通过多种酶原被相继激活而得到加强和放大后的一种连锁反应；其中内源性途径是主要的，外源性途径只起辅助作用。传统的瀑布式血液凝固机制如图 5-18-98。

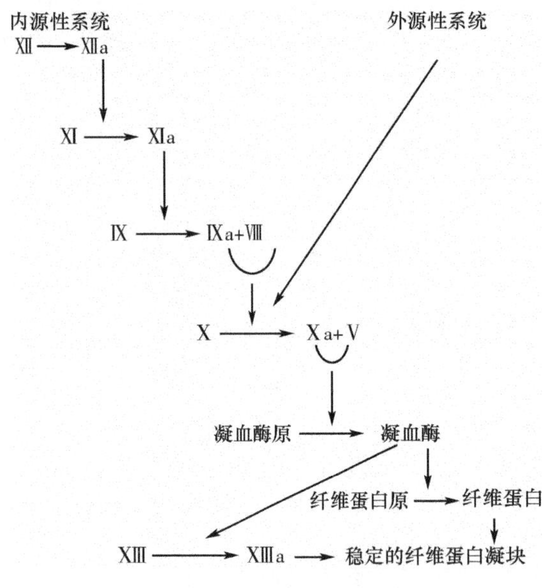

图 5-18-98　传统的瀑布式血液凝固过程

（1）内源性凝血途径（ICP）：当血管壁损伤时，内皮下组织成分（胶原等）暴露，血液中 FⅫ被胶原等激活为FⅫa；少量 FⅫa 与高相对分子质量激肽原（HMWK）结合，使激肽释放酶原（prekallikrein，PK）转变为激肽释放酶（kallikrein，K），后者与 HMWK 可迅速反馈激活大量 FⅫ，FⅫa 再激活 FⅪ，FⅪa 与钙离子（ionized calcium，Ca^{2+}）结合再激活 FⅨ，FⅨa 与 Ca^{2+}、FⅧa、血小板第 3 因子（PF3）共同形成复合物，该复合物使 FX 激活为FⅩa，激活凝血酶原。

（2）外源性凝血途径（ECP）：血管壁或组织受损后释放出大量组织因子（TF）。这一途径是因组织因子暴露于血液而启动，故又称为组织因子途径。在 Ca^{2+} 的参与下组织因子与 FⅦ和 FⅦa 结合形成复合物（TF-FⅦa）。该复合物生成后能迅速激活 FX，启动外源性凝血途径。

（3）凝血共同途径（CCP）：激活的 FⅩa 与 PF3、Ca^{2+}、FⅤa 形成复合物，即凝血酶原酶（prothrombinase）。经内、外两种途径形成凝血酶原酶之后，进入凝血的共同途径，即凝血酶原（prothrombin，FⅡ）被激活为凝血酶（thrombin，FⅡa），凝血酶使纤维蛋白原（Fg）转变为纤维蛋白（fibrin，Fb），完成整个血液凝固过程。

2. 修饰后的凝血机制新模式 随着研究的深入及临床资料的证实，人们发现并非全部支持以内源性凝血途径为主的观点，人们对传统的瀑布凝血理论重新加以评定、修正和补充，提出了凝血机制的新模式：①凝血主要由组织因子途径（tissue pathway）激活；②凝血的维持需要有因子Ⅷ和因子Ⅸ的参与；③凝血途径之间和凝血反应之间存在密切的联系，对凝血过程起反馈性作用；④凝血过程受组织因子途径抑制物（TFPI）和其他抗凝蛋白的调控。修饰后的瀑布凝血机制见图 5-18-99。

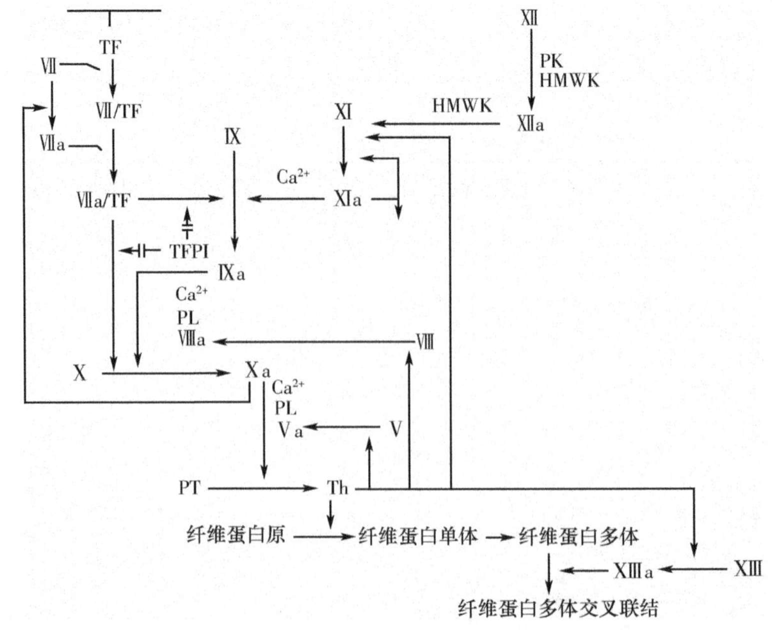

图 5-18-99　修饰后的瀑布凝血机制

HMWK：高相对分子质量激肽原；PK：激肽释放酶原；PT：凝血酶原；T：凝血酶；PL：磷脂；TF：组织因子；TFPI：组织因子途径抑制物

笔记栏

（四）抗凝系统的作用

抗凝系统是指在生理状态下，阻止凝血发生，维持血液正常流动的系统。而当血管受损时，又能在凝血过程的不同阶段发挥调节作用，使凝血范围局限在损伤部位。抗凝系统由细胞抗凝与体液抗凝两方面组成。

1. 细胞抗凝作用 正常血管内皮具有抗血栓功能，体内单核-吞噬细胞系统和肝细胞可对进入血液的促凝物质和被激活的凝血因子进行吞噬、清除和灭活。

2. 体液抗凝作用 在抗凝系统中发挥更重要作用的是抗凝血因子（anticoagulation factors），抗凝血因子主要由下列成分组成：①抗凝血酶（antithrombin，AT）和肝素辅因子Ⅱ（heparin cofactor-Ⅱ，HC-Ⅱ）；②蛋白C系统：包括蛋白C（protein C，PC）、蛋白S（protein S，PS）、凝血酶调节蛋白（thrombomodulin，TM）、活化蛋白C抑制物（activated protein C inhibitor，APCI）等；③组织因子途径抑制物（tissue factor pathway inhibitor，TFPI）；④其他：α_2-巨球蛋白、α_1-抗胰蛋白酶等。

体液抗凝作用主要包括：①由肝和内皮细胞合成的抗凝血酶Ⅲ（AT-Ⅲ），在肝素（heparin）的介导下，灭活凝血酶（FⅡa）、FⅨa、FⅩa、FⅪa和FⅫa等丝氨酸蛋白酶，这种抗凝作用占体内总抗凝作用的50%～67%；②由肝合成的肝素辅因子Ⅱ（HC-Ⅱ）主要灭活凝血酶，其次灭活FⅩa；③蛋白C（PC）和蛋白S（PS）是由肝细胞合成的依赖维生素K的抗凝蛋白，在凝血酶和由内皮细胞合成的凝血酶调节蛋白（TM）的作用下，PC转变为活化蛋白C（activated PC，APC），APC在PS协同下，灭活FVa、FⅧa，并激活纤溶系统；④新近发现的由内皮细胞和肝脏合成的组织因子途径抑制物（TFPI），具有抑制TF-FⅦa复合物和FⅩa的作用；⑤其他抗凝蛋白（α_2-巨球蛋白、α_1-抗胰蛋白酶等）作用较弱。

在生理情况下，机体内的凝血与抗凝系统处于动态平衡。这样，即使有少量凝血因子被激活或促凝物质进入血循环，血液也不会凝固。

（五）纤维蛋白溶解系统的作用

纤维蛋白溶解系统（fibrinolytic system）简称纤溶系统，是指纤溶酶原（plasminogen，PLG）在纤溶酶原激活物（plasminogen activator，PA）作用下转变为纤溶酶（plasmin，PL），进而纤溶酶降解纤维蛋白（原）及其他蛋白（图5-18-100），溶解体内外的凝血块。纤溶活性亢进易发生出血，纤溶活性减低则导致血栓形成。

纤溶酶原（PLG）在纤溶酶原激活物（PA）作用下转变为纤溶酶（PL），激活途径有三条：①外激活途径：血管内皮细胞合成和释放的组织型纤溶酶原激活物（tissue type plasminogen activator，t-PA）、肾小球和内皮细胞合成和释放的尿激酶型纤溶酶原激活物（urokinase type plasminogen activator，u-PA）激活纤溶酶原转变为纤溶酶；②内激活途径：内源凝血系统生成的FⅫa、激肽释放酶（kallikrein，K）、HMWK和凝血酶等激活纤溶酶原转变为纤溶酶；③外源性激活途径：外源性药物如链激酶（streptokinase，SK）、尿激酶（urokinase，UK）、重组t-PA（recombinant tissue type plasminogen activator，rt-PA）等注入体内，可激活纤溶系统，达到溶栓目的。这条途径是溶栓治疗的理论基础。

纤溶酶（PL）是一种活性极强的肽链内断酶，可使纤维蛋白原裂解为大碎片（碎片X）和三个小碎片（碎片A、B、C），称为早期纤维蛋白原降解产物（FDP）。碎片在纤溶酶继续作用下，碎片X又裂解成碎片Y和碎片D，然后碎片Y又进一步裂解为碎片D和E，为晚期的FDP，所有这些碎片统称为FDP。

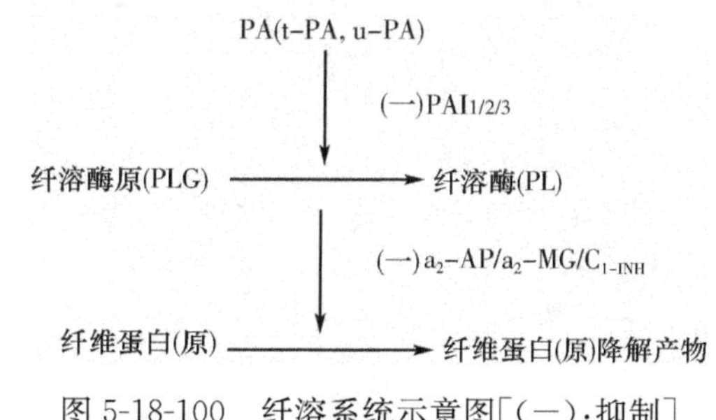

图5-18-100 纤溶系统示意图[（一）：抑制]

二、出血性疾病和血栓栓塞性疾病的分类

（一）出血性疾病的分类

出血性疾病指因机体正常的止凝血功能障碍，引起自发性出血或损伤后出血不易停止为特征的一组疾病。按引起出血的病因将出血性疾病分为以下六大类：①血管因素引起的出血；②血小板数量异常或功能异常引起的出血；③凝血因子减少或结构异常引起的出血；④病理性循环抗凝物质所致的出血；⑤纤维蛋白溶解亢进引起的出血；⑥综合因素所致的出血。

案例 5-18-12

患者，女，15岁。以“腹部疼痛4天、下肢紫癜2天”入院。患者入院前4天无明显诱因出现腹部正中部疼痛，伴有恶心，无呕吐、腹泻现象。疼痛为持续性隐痛，阵发性

笔记栏

加剧，疼痛无放射，大小便无改变。入院前2天，发现双下肢胫前有紫癜，且逐渐向上发展至大腿中部及上肢。患病前2周有鼻塞、流涕症状，经治疗后症状消失。

体格检查：体温36.9℃，脉搏90次/分，呼吸20次/分，血压90/60mmHg。四肢远端为主、伸面及臀部可见较多的紫癜，高出皮肤、压之不褪色、两侧对称，部分区域紫癜融合成片。浅表淋巴结未触及。心肺无异常。腹软，全腹无压痛及反跳痛，肝脾未触及，肠鸣音5次/分。神经系统检查无异常。

实验室检查：血常规，Hb 125 g/L，RBC 4.2×10^{12}/L，WBC 10.3×10^{9}/L，分类，中性粒细胞0.65，嗜酸粒细胞0.10，淋巴细胞0.20，单核细胞0.05；PLT 220×10^{9}/L。尿液红细胞10～16个/HPF，尿蛋白50mg/L，尿白细胞(-)。肝肾功能正常。束臂试验阳性，出血时间9分钟，血块退缩试验24小时退缩完全，APTT 36秒，PT 12秒，TT 15秒，纤维蛋白原定量2.8g/L。

其他检查：胸部X线检查、心电图检查正常；腹部B超：肝脾不大。

问题：

1. 患者的病例特点有哪些？

2. 患者的实验室检查提示是什么因素造成的出血？

3. 可能是哪种出血性疾病？

案例5-18-12分析

本病例特点为①少年女性，病程短，病前有上呼吸道感染史；②以腹部绞痛及典型皮肤紫癜为主要症状(紫癜分布四肢伸面为主，躯干无，高出皮肤、两侧对称)；③出血性疾病筛选试验提示为血管性因素造成的出血：血小板记数正常，出血时间正常高限，束臂试验阳性，血块退缩良好，APTT、PT正常，纤维蛋白原定量正常；④尿常规检查有镜下血尿。

诊断为过敏性紫癜，混合型。

1. 血管因素引起的出血性疾病

(1) 先天性血管壁异常

1) 遗传性出血性毛细血管扩张症。

2) 家族性单纯性紫癜。

3) 巨大海绵状血管瘤。

4) 先天性血管周围支撑性组织异常：艾唐氏综合征(Ehlers-Danlos综合征)、马方综合征(Marfan综合征)、弹性假黄瘤、先天性成骨不全。

(2) 获得性血管壁结构受损(又称为血管性紫癜)

1) 感染性紫癜：细菌感染、病毒感染、立克次体感染、真菌感染、原虫感染等。

2) 代谢性紫癜：营养性(维生素C、维生素P缺乏)、糖尿病、类固醇性紫癜(原发性肾上腺皮质功能亢进，服用糖皮质激素类药物)以及老年性紫癜。

3) 机械因素性紫癜：毛细血管内压力增高所致，如外伤性、直立性、阵发性咳嗽、惊厥。

4) 药物性紫癜：如青霉素、链霉素、磺胺类药等；毒物性(毒蛇咬伤)。

5) 过敏性紫癜：过敏性紫癜(Schonlein-Henoch syndrome)、药物性过敏性紫癜、自身红细胞致敏性紫癜、自身DNA致敏性紫癜。

6) 异常蛋白血症伴发的紫癜：良性高丙球蛋白血症性紫癜、冷球蛋白血症、巨球蛋白血症、多发性骨髓瘤及淀粉样变性紫癜。

7) 其他因素性紫癜：单纯性紫癜、人为紫癜、色素沉着性紫癜和恶病质性紫癜。

案例5-18-13

患者，女，25岁。因双下肢自发性瘀点、瘀斑8天就诊。患者近8天出现双下肢自发性瘀点、瘀斑，1周前月经来潮，量多。3周前曾有上呼吸道感染，已愈。近期有鼻出血、牙龈渗血现象。近期无服药史及特殊接触史。患病以来无体重下降，饮食好，大小便正常。1年前曾拔牙，无出血现象。

体格检查：体温37.0℃，脉搏85次/分，心率21次/分，血压100/70mmHg。全身皮肤散在分布大小不均的瘀点、瘀斑。浅表淋巴结未触及。牙龈少许渗血。胸骨无压痛。双肺呼吸音清，心率85次/分，律齐。腹软，肝脾未触及。

实验室检查：血象，Hb 130g/L，Hct 0.39，RBC 4.5×10^{12}/L，MCV 87fl，WBC 6.5×10^{9}/L；PLT 3×10^{9}/L。血涂片检查：血小板少，有大血小板。TBT：16min(6.1min±2.1min)；PT：11.6s(10.4～12.8s)，APTT：32s(24～36s)，TT：22s(18～28s)。免疫检查：ANA、dsDNA阴性。骨髓检查：巨核细胞250个/片，原始巨核细胞2～25个/片，幼稚巨核细胞20～25个/片，颗粒巨核细胞3～25个/片，均无血小板产生。粒红两系形态及比例均在正常范围。

腹部B超：肝脾不大。

问题：

1. 患者的病例特点有哪些？

2. 患者的实验室检查提示是什么因素造成的出血？

3. 可能是哪种出血性疾病？

笔记栏

案例 5-18-13 分析

本病例具有以下临床特点：①年轻女性，以皮肤、黏膜出血（瘀点、瘀斑，牙龈渗血，月经过多）为特征，而非深部肌肉血肿、关节出血，提示一期止血功能障碍；②出血性疾病筛选试验提示为血小板性因素：血小板计数明显减少，血涂片有大血小板，TBT 延长、而 PT、APTT、TT 均正常；③骨髓检查符合血小板破坏增多：巨核细胞增多，成熟障碍，产板差，粒红两系无特殊异常。

诊断：特发性血小板减少性紫癜（ITP）。免疫检查无阳性发现，排除继发性血小板减少性紫癜，且发病前有上呼吸道感染史，均符合特发性血小板减少性紫癜。

案例 5-18-14

患者，女，35 岁。因为头痛、呼吸困难、间歇性四肢麻木、面部麻木、发音困难一周急诊入院，症状发作每次持续时间小于 30 分钟，因头痛曾服对乙酰氨基酚。有月经多现象，患“缺铁性贫血”10 年，自述服用铁剂可改善贫血症状。既往曾查血小板正常。否认既往皮肤黏膜出血现象、否认牙龈渗血、咯血、黑粪现象。近期无感染史、无外伤史、无关节痛现象。月经周期正常，无停经史。

体格检查：体温 38.1℃，其他体格检查未见明显异常。

实验室检查：急诊血象，Hb 75g/L，Ret 8.6%，PLT 39×10^9/L，WBC 7.4×10^9/L，中性粒细胞 0.88。尿常规：RBC 8～10/hpf，WBC 1～2/hpf，尿蛋白定性阳性。凝血检查：PT 11s（10～13s），APTT28s (26-36s)。纤维蛋白原 1.8g/L，D-二聚体阴性。肾功能、电解质在正常范围。肝功能酶学正常，总胆红素稍高，30μmoL/L（<17.1umol/L），血清 LDH 升高，620U/L（60～250U/L），ALP 正常。血涂片发现较多破碎红细胞，血小板减少。心电图、胸片正常。头部 CT 正常。直接、间接 Coombs 试验均阴性。骨髓检查无特殊阳性发现。

问题：

1. 患者的病例特点有哪些？

2. 患者的实验室检查结果符合哪种出血性疾病？

3. 要与哪些出血性疾病鉴别？

案例 5-18-14 分析

本病例有以下临床特点：①年轻女性，有网织红细胞增高伴微血管病性溶血性贫血（Hb 低，Ret 高，血涂片有较多红细胞碎片，总胆红素高，血清 LDH 高，而 Coombs 试验阴性）；②血小板下降；③有低度发热；④间歇性、多灶性、易变性神经系统症状；⑤尿中有红细胞。

血栓性血小板减少性紫癜（TTP）五联征均具备，故诊断为 TTP。

鉴别诊断：①Evan 综合征：该患者虽有 Ret、间接胆红素增高，但外周血破碎红细胞较多，且 Coombs 试验阴性不支持该诊断；②DIC：微血管病性溶血性贫血伴 Ret 增高，可见于 DIC，但该患者的凝血检查均正常、D-二聚体阴性，且无 DIC 的诱因及基础疾病，故 DIC 不能诊断。

2. 血小板数量异常或质量异常引起的出血性疾病

（1）血小板数量异常引起的出血：

1）血小板生成减少：①先天性：遗传性血小板减少症，极为少见，如先天性巨核细胞再生障碍、巨大血小板综合征、湿疹-感染-血小板减少综合征、先天性血小板生成素（TPO）缺乏症等；②获得性：如纯巨核细胞再生障碍、再生障碍性贫血、肿瘤性骨髓浸润、理化因素所致血小板生成减少等。

2）血小板破坏过多（或消耗）：①免疫性血小板减少性紫癜：如特发性血小板减少性紫癜（ITP）、继发性免疫性血小板减少性紫癜（如同种免疫性血小板减少性紫癜、输血后紫癜、结缔组织病所致免疫性血小板减少性紫癜、药物性免疫性血小板减少性紫癜等）；②非免疫性血小板减少性紫癜：如弥散性血管内凝血（DIC）、溶血性尿毒症综合征（HUS）、血栓性血小板减少性紫癜（TTP）、巨大海绵状血管瘤、肝素相关性血小板减少性紫癜等，其他如体外循环、低温麻醉、脾功能亢进和感染、药物的直接破坏。

3）血小板增多症：①原发性血小板增多症；②继发性血小板增多症：如骨髓增生性疾病（真性红细胞增多症、原发性骨髓纤维化、慢性粒细胞白血病等）、反应性血小板增多症（感染及炎症性疾病、恶性肿瘤、脾切除术后、创伤、手术后、急性失血等）。

（2）血小板功能缺陷引起的出血：

1）遗传性或先天性血小板功能缺陷症：①巨大血小板综合征（GPⅠb/V/Ⅸ缺乏）；②血小板型 vWD；③血小板 GPⅠb 缺乏症；④血小板缺乏致密颗粒及其分泌物质；⑤灰色血小板综合征（缺乏 α 颗粒及其释放物质）；⑥血小板活化缺陷性疾病（缺乏环氧化酶或血栓烷 A_2 合成酶，血小板 GPⅠa/Ⅱa 缺

笔记栏

陷);⑦TXA_2反应缺陷症(血小板对TXA_2反应障碍);⑧血小板无力症(GPⅡb-Ⅲa减少);⑨血小板因子Ⅲ缺乏症(PF_3减少,使因子Ⅴa、Ⅹa结合障碍)。

2)获得性血小板功能缺陷:①尿毒症;②骨髓增生性疾病;③药物性:阿司匹林、布洛芬、硝苯地平、维拉帕米、氯苯那敏、利多卡因、茶碱、呋塞米等;④免疫性疾病:ITP、SLE、类风湿及病毒感染等;⑤肝病,特别是肝功能衰竭等;⑥异常蛋白血症:原发性巨球蛋白血症,反应性高球蛋白血症;⑦其他原因不明的血小板功能缺陷。

3. 凝血因子减少或结构异常引起的出血性疾病

(1)遗传性或先天性凝血因子异常

1)血友病类出血性疾病:血友病A(缺乏因子,或其结构功能缺陷)、血友病B(因子Ⅸ缺乏或其结构异常)。

2)纤维蛋白原疾病:无纤维蛋白原血症、低纤维蛋白原血症、异常纤维蛋白原血症。

3)凝血酶原(因子Ⅱ)缺乏症及异常凝血酶原血症。

4)因子Ⅴ缺乏症。

5)因子Ⅶ缺乏症及异常因子Ⅶ血症(分子结构异常)。

6)因子Ⅹ缺乏及异常因子Ⅹ血症(分子结构异常)。

7)因子Ⅺ缺乏症(既往称血友病丙)。

8)因子Ⅻ缺乏。

9)血管性血友病(vWF量和结构缺陷)。

10)遗传性激肽释放酶原(PK)缺乏症和高相对分子质量激肽原(HMWK)缺乏症。

11)因子ⅩⅢ缺乏症。

12)家族性复合性凝血因子缺乏症(FMFD):

Ⅰ型:缺乏因子Ⅴ、Ⅷ。

Ⅱ型:缺乏因子Ⅷ、Ⅸ。

Ⅲ型:缺乏因子Ⅱ、Ⅶ、Ⅸ、Ⅹ。

Ⅳ型:缺乏因子Ⅶ、Ⅷ。

Ⅴ型:缺乏因子Ⅷ、Ⅸ、Ⅺ。

Ⅵ型:缺乏因子Ⅸ、Ⅺ。

(2)获得性凝血因子异常

1)维生素K依赖性凝血因子缺乏(因子Ⅱ、Ⅶ、Ⅸ、Ⅹ缺乏):如新生儿出血症、阻塞性黄疸、维生素K吸收障碍、服用双香豆素类药、口服抗生素引起的肠道灭菌综合征、食物中缺乏维生素K等。

2)肝病性凝血因子缺乏(纤维蛋白原、因子Ⅱ、Ⅶ、Ⅸ、Ⅹ、Ⅺ、Ⅻ等凝血因子缺乏)。

3)因子Ⅴ缺乏(如大量输入库存血)。

4)凝血因子破坏和消耗过多引起的复合性凝血因子缺乏:如DIC。

5)其他原因:如多发性骨髓瘤、原发性巨球蛋白血症,引起凝血因子功能障碍。

笔记栏

4. 病理性循环抗凝物质所致的出血性疾病

(1)α_2-抗胰蛋白酶变异型(α_2-AT第358位蛋氨酸→精氨酸):有抗凝血酶作用,是一种遗传性疾病。

(2)获得性因子Ⅷ抑制物,下列情况下可产生抗因子Ⅷ的抗体:①自身免疫性疾病(如SLE、类风湿性关节炎、皮肤病等);②恶性肿瘤(如淋巴系统肿瘤、浆细胞瘤和非血液系统肿瘤等);③药物反应(如青霉素、磺胺类、氯霉素、苯妥英钠等);④妊娠期以及老年患者。

(3)其他获得性凝血因子抑制物:因子Ⅸ、vWF、Ⅴ、Ⅶ、Ⅹ、Ⅺ、ⅩⅢ抑制物。

(4)肝素样抗凝物质:如肝炎、肝硬化患者产生内生性肝素样物质,具有抗凝作用。

(5)狼疮抗凝物。

5. 纤维蛋白溶解亢进引起的出血性疾病

(1)遗传性纤溶亢进:①遗传性α_2-纤溶酶抑制物(α_2-PI)缺乏症;②先天性纤溶酶原激活剂抑制物PAI-1缺乏症。

(2)获得性纤溶亢进:①原发性纤溶亢进:系大量纤溶酶原激活剂释入血循环或抗纤溶酶(如α_2-抗纤溶酶)活性降低而致纤溶亢进;临床上见于组织受损、注射溶栓剂、急性早幼粒细胞白血症,癌肿转移、肝脏疾病;②继发性纤溶亢进:如各种血栓性疾病、DIC及严重肝脏疾病等。

6. 综合因素所致的出血性疾病

临床主要见于DIC、重症肝脏疾病、急性早幼粒细胞白血病、恶性肿瘤等。

(二)血栓性疾病的分类

1. 先天性疾病

(1)缺乏抗凝血因子活性:①遗传性抗凝血酶Ⅲ缺陷症;②遗传性蛋白C缺陷;③遗传性蛋白S缺陷症;④遗传性肝素辅因子Ⅱ缺陷症。

(2)缺乏纤溶活性:①遗传性异常纤溶酶原血症;②遗传性纤溶酶原激活剂抑制物增多症(PAI-1、PAI-2);③先天性家族性富含组氨酸糖蛋白增多症;④先天性异常纤维蛋白原血症;⑤先天性PA释放障碍。

2. 获得性疾病

(1)血液病:①真性红细胞增多症;②原发性血小板增多症;③慢性粒细胞白血病;④急性早幼粒细胞白血病;⑤阵发性睡眠性血红蛋白尿;⑥TTP;⑦DIC;⑧狼疮抗凝物;⑨多发性骨髓瘤。

(2)非血液病:①老年;②缺少活动;③恶性疾病;④心脏病(如人工瓣膜、心肌病、心衰);⑤口服避孕药、妊娠;⑥肾病综合征;⑦糖尿病;⑧高脂血症;⑨动脉粥样硬化。

(3)治疗引起的不良反应:①输入凝血酶原复合物;②输入过量纤溶酶抑制剂(如抑肽酶、6-氨基己酸等);③口服华法林引起蛋白C、S不足。

三、毛细血管壁的常用检验

(一) 毛细血管抵抗力试验(capillary resistance test,CRT)

【原理】

毛细血管抵抗力试验又称毛细血管脆性试验或束臂试验。在手臂局部加压,使静脉回流受阻,给毛细血管以负荷,检查一定范围内新出现的出血点数目来估计血管壁的完整性及脆性。毛细血管壁的完整性和脆性与毛细血管壁的结构和功能、血小板数量和质量及 vWF 等因素有关。当以上因素有缺陷或维生素 C 及 P 缺乏,血管受到微生物、化学或物理因素的损害时,毛细血管壁的脆性和通透性增加,新出血点则增多。

【参考值】

直径 5cm 圆圈内新出血点的数目:男性小于 5 个;女性及儿童小于 10 个。

【临床意义】

新出血点的数目超过正常为阳性。见于:①遗传性出血性毛细血管扩张症;②过敏性紫癜;③维生素 C 或 P 缺乏症;④原发性和继发性血小板减少症,血小板增多症,先天性和获得性血小板功能缺陷症;⑤血管性血友病(von Willebrand disease,vWD)等。

(二) 出血时间测定(bleeding time,BT)

【原理】

出血时间指将皮肤刺破后,血液自然流出到流血自然停止所需的时间。BT 的长短主要受血小板数量和功能以及毛细血管的通透性和脆性的影响,受血浆凝血因子的影响较小。

【参考值】

出血时间测定有 3 种方法:Duke 法、IVY 法和出血时间测定器法(template bleeding test,TBT)。Duke 法已被弃用;目前推荐用出血时间测定器法作为 BT 的检测方法,正常人 BT 为(6.9±2.1)min,超过 9min 为异常。

【临床意义】

1. BT 延长 ①血小板明显减少,如原发性或继发性血小板减少性紫癜;②血小板功能异常,如血小板无力症和巨大血小板综合征;③严重缺乏血浆某些凝血因子,如 vWD、DIC;④血管异常,如遗传性出血性毛细血管扩张症;⑤药物作用,如使用抗血小板药(阿司匹林等)、抗凝药(肝素等)和溶栓药(rt-PA 等)。

2. BT 缩短 主要见于血栓前状态或血栓性疾病,如心脑血管疾病、DIC、妊娠高血压综合征、糖尿病伴周围血管病等。

(三) 血管性血友病因子抗原(von Willebrand factol antigen,vWF:Ag)测定

【原理】

血管性血友病因子抗原测定采用免疫火箭电泳法,在含 vWF 抗体的琼脂糖凝胶板中加入一定量受检血浆(vWF 抗原),在电场作用下,泳动一定时间,出现抗原-抗体反应形成的火箭样沉淀峰,沉淀峰的高度与受检血浆中 vWF 的浓度成正相关,从而可计算出血浆 vWF:Ag 的含量。

【参考值】

94.1%±32.5%。

【临床意义】

1. 减低 见于血管性血友病(vWD),是诊断 vWD 及其分型的指标之一。

2. 增高 见于:①血栓性疾病:如急性心肌梗死、心绞痛、脑血栓形成等;②肾脏疾病:急性肾炎、肾病综合征、慢性肾炎等;③其他:妊娠高血压综合征、糖尿病、大手术后等。

(四) 血浆 6-酮-前列腺素 F_{1a}(6-keto-PGF_{1a})测定

【原理】

6-酮-前列腺素 F_{1a}测定采用酶联(ELISA)法:将抗原包被酶标反应板,加入受检血浆或 6-酮-PGF_{1a}标准品和一定量的抗 6-酮-PGF_{1a}抗血清,作用一定时间后,再加入酶标记第二抗体,最后加入底物显色。根据显色程度(A 值)从标准曲线上推算出待测样品的 6-酮-PGF_{1a}含量。

【参考值】

(22.9±6.3)ng/L。

【临床意义】

6-酮-PGF_{1a}减少见于血栓性疾病,如急性心肌梗死、心绞痛、动脉粥样硬化、糖尿病、脑血管病变、肿瘤转移、肾小球病变、周围血管血栓形成及血栓性血小板减少性紫癜等。

(五) 血浆凝血酶调节蛋白抗原(thrombomodulin antigen,TM Ag)测定

【原理】

血浆血栓调节蛋白抗原测定采用放射免疫

笔记栏

法(RIA):以TM单克隆抗体(或抗血清)包被聚苯乙烯放免小杯,样品中的TM结合于包被的放免小杯上,加入^{125}Ⅰ-抗人TM单抗,根据结合的^{125}Ⅰ-放射性强度计算出样品中TM含量。

【参考值】

20～35μg/L。

【临床意义】

TM Ag增高见于糖尿病、系统性红斑狼疮(SLE)、DIC、血栓性血小板减少性紫癜;此外,脑血栓、急性心肌梗死、肺栓塞和闭塞性脉管炎的部分患者血中TM Ag亦可增高。

(六) 血浆内皮素-1测定(endothelin-1,ET-1)

【原理】

血浆内皮素-1测定采用ELISA法:用抗兔IgG单抗包被固相载体,加入兔抗ET-1抗体,受检血浆或标准品,酶标记ET-1抗体,然后加底物显色。根据A值从标准曲线上推算出受检血浆中ET-1的含量。

【参考值】

小于5ng/L。

【临床意义】

数值增高见于心肌梗死、心绞痛、肺动脉高压、原发性高血压、高脂血症、缺血性脑卒中、肾功能衰竭、原发性醛固酮增多症、支气管哮喘、休克等。

四、血小板的常用检验

(一) 血小板计数、血小板平均容积和血小板分布宽度测定

血小板计数是记数单位容积(L)周围血液中血小板的数量;血小板平均容积代表单个血小板的平均容积;血小板分布宽度可以反映血小板容积大小的离散度,用所测单个血小板容积大小的变异系数(CV%)表示。详见第17章第一节。

(二) 血小板相关免疫球蛋白(platelet associated immunoglobulin,PAIg)测定

【原理】

ELISA法:血小板相关免疫球蛋白包括PAIgG、PAIgA、PAIgM,大多数ITP与SLE患者体内有自身抗血小板抗体,抗血小板抗体与血小板相关抗原形成复合物,再加入酶标记的抗人IgG抗体、抗人IgA抗体、抗人IgM抗体,然后加底物显色,颜色的深浅与PAIg含量成正相关,根据所测得的吸光度(A值)可从标准曲线中计算相应的PAIgG、PAIgA、PAIgM的含量。

【参考值】

PAIgG为0～78.8ng/10^7血小板;PAIgA为0～2.0ng/10^7血小板;PAIgM为0～7.0ng/10^7血小板。

【临床意义】

(1) 90%以上ITP患者的PAIgG增高,如同时测定PAIgA、PAIgM及血小板相关补体3(PA-C3),阳性率可达100%。SLE等自身免疫性疾病也呈阳性反应。

(2) 经肾上腺皮质激素治疗后的ITP,其PAIgG降低,复发患者的PAIgG又可增高。

(3) 同种免疫性血小板减少性紫癜(多次输血、输血后紫癜)、药物免疫性血小板减少性紫癜、恶性淋巴瘤、慢性活动性肝炎、慢性淋巴细胞白血病、多发性骨髓瘤、Evan综合征、良性单株丙球蛋白血症等增高。

(三) 血小板黏附试验(platelet adhesion test ,PAdT)

血小板黏附试验常用玻璃柱法、玻璃球法和玻璃滤器法。

【原理】

血小板具有黏附于损伤的血管表面或异物表面的特性。当一定量血液与一定表面积的异物接触后,即有一定数量的血小板黏附于异物表面上,测定黏附前与黏附后血小板总数的差占血小板总数的百分率,即为血小板黏附率(%)。

【参考值】

玻璃柱法:62.5%±8.61%(瑞金医院)。

玻璃球旋转法:34.9%±5.95%(中国医学科学院血液学研究所)。

玻璃滤器法:31.9%±10.9%(苏州医院)。

【临床意义】

1. PAdT增高 见于血栓前状态和血栓性疾病,如心肌梗死、心绞痛、糖尿病、深静脉血栓形成、肾小球病变、妊娠高血压综合征、口服避孕药等。

2. PAdT减低 见于血小板无力症、血管性血友病(vWD)、巨大血小板综合征、骨髓增生异常综合征(MDS)、纤维蛋白原血症、尿毒症、肝硬化、异常蛋白血症、服用抗血小板药物等。

(四) 血小板聚集试验(platelet aggregation test,PAgT)

【原理】

采用血小板聚集仪比浊法进行血小板聚集

笔记栏

试验，在特定的连续搅拌下，在富血小板血浆(PRP)中加入诱聚剂，由于血小板发生聚集，悬液的浊度减低，透光度增加。将此光浊度变化记录于图纸上，形成血小板聚集曲线。根据血小板聚集曲线中的透光度变化可了解血小板聚集反应。

【参考值】

血小板聚集图像的参考值见表5-18-17。

表5-18-17 血小板聚集图像的参考值

聚集剂	浓度	2min(%)	4min(%)	最大聚集率(%)
ADP	0.5μmol/L	31.6±11.5	34.6±15.3	37.4±14.3
ADP	1.0μmol/L	52.7±14.5	60.7±17.8	62.7±16.1
肾上腺素	0.4mg/L	37.0±12.9	61.0±18.9	67.8±17.8
胶原	3mg/L	43.5±19.4	70.9±19.6	71.7±19.3
瑞斯托霉素	1.5g/L	73.8±17.0	87.5±11.4	87.5±11.4

【临床意义】

1. PAgT减低 见于血小板无力症、巨大血小板综合征、低(无)纤维蛋白原血症、尿毒症、肝硬化、贮存池病、骨髓增生性疾病、急性白血病、服用抗血小板药物等。

2. PAgT增高 反应血小板聚集功能增强，见于血栓前状态和血栓性疾病，如急性心肌梗死、心绞痛、糖尿病、脑血管病变、妊娠高血压综合征、深部静脉血栓形成(DVT)、口服避孕药、抗原-抗体复合物反应、人工瓣膜等。

(五) 血浆β-血小板球蛋白(β-thromboglobulin,β-TG)和血小板第4因子(platelet factor 4,PF_4)测定

【原理】

血浆β-血小板球蛋白和血小板第4因子测定采用ELISA法，β-TG和PF_4是血小板α颗粒中所含的特异蛋白质，当血小板被某些生物活性物质激活时，大量β-TG和PF_4从血小板内释放至血小板外。用抗β-TG或PF_4抗体包被酶标板，加入含β-TG和PF_4的受检血浆，再加入酶标记的抗β-TG或PF_4抗体，最后加入底物显色。从标准曲线中计算受检血浆中β-TG和PF_4的含量。

【参考值】

β-TG：(16.4±9.8)μg/L；PF_4：(3.2±2.3)μg/L。

【临床意义】

血浆β-TG和PF_4临床意义相同。

1. 增高 表示血小板被激活及其释放反应亢进，见于血栓前状态和血栓性疾病，如急性心肌梗死、脑血管病变、尿毒症、妊娠高血压综合征、肾病综合征、糖尿病伴血管病变、DIC、DVT等。

2. 减低 见于先天性或获得性储藏池病(α颗粒缺陷症)。

(六) 血小板α颗粒膜蛋白-140(granular membrane protein-140, GMP-140)测定

【原理】

血小板α颗粒膜蛋白-140，又称P-选择素(P-selectin)，血小板被激活后，GMP-140就进入血浆内，利用抗GMP-140的单克隆抗体来定量测定血浆内GMP-140的含量，可反映体内血小板的激活程度。

【参考值】

$(1.61\pm0.72)\times10^{10}$分子数/ml。

【临床意义】

GMP-140含量增高见于血栓性疾病(如急性心肌梗死、脑血栓形成等)、自身免疫性疾病(如SLE，ITP等)、代谢性疾病(如糖尿病伴周围血管病等)。

(七) 血块收缩试验(clot retraction test，CRT)

【原理】

血块收缩试验是在富血小板血浆(PRP)中加入钙离子和凝血酶后，血小板受到凝血酶的作用被活化，发生聚集、释放和血浆凝固。在血浆纤维蛋白网收缩时血清被析出，测定析出血清的体积可以反映血小板血块收缩的能力。血块收缩率(%)=[血清(ml)/全血(ml)×(100%－Hct%)]×100%。

【参考值】

65.8%±11.0%。

【临床意义】

1. 血块收缩不良或不收缩 见于血小板无力症、ITP、低(无)纤维蛋白原血症、多发性骨髓瘤、红细胞增多症等。

2. 血块收缩过度 见于先天性和凝血因子ⅩⅢ缺乏症等。

笔记栏

(八) 血浆血栓素 B_2 (thromboxane B_2, TX B_2)测定

【原理】

血浆血栓素 B_2 测定采用 ELISA 法,用 TX B_2-牛血清白蛋白包被酶标反应板,加入受检血浆或 TX B_2 抗体,包被的 TX B_2 与样品中 TX B_2 竞争性地与一定量的抗体结合,加酶标第二抗体及底物,根据显色程度推算出样品的 TX B_2 量。

【参考值】

(76.3±48.1)ng/L。

【临床意义】

1. TX B_2 增高 见于血栓前状态和血栓性疾病,如急性心肌梗死、脑血管病变、妊娠高血压综合征、肾病综合征、动脉粥样硬化、糖尿病、大手术后等。

2. TX B_2 减低 见于环氧酶或 TXA_2 合成酶缺乏症、服用抑制环氧酶或 TXA_2 合成酶的药物(如阿司匹林等)。

五、凝血因子的常用检验

(一) 凝血时间(clotting time, CT)测定

【原理】

凝血时间指观察自静脉血离体开始至血液发生凝固所需要的时间。本实验反映内源性凝血系统的功能状态,是内源性凝血系统的筛选试验之一。

【参考值】

普通试管法 6～12 分钟,硅管法 15～32 分钟。目前凝血时间测定基本上被 APTT 所取代。

【临床意义】

1. CT 延长 见于①Ⅷ、Ⅸ、Ⅺ明显减少,如血友病 A,血友病 B 和Ⅺ因子缺乏症;②严重的凝血酶原、因子 V、因子 X 和纤维蛋白原缺乏症,重症肝病,新生儿出血症;③口服抗凝剂,应用肝素;④纤维蛋白溶解活性亢进;⑤血循环中抗凝物质增加等。

2. CT 缩短 见于血液高凝状态、血栓性疾病、抽血不顺利使血液中混有大量组织液等。

(二) 活化的部分凝血活酶时间测定(activated partial thromboplastin time, APTT)

【原理】

活化的部分凝血活酶时间测定,在受检血浆中加入部分凝血活酶磷脂悬液和 Ca^{2+} 后,观察血浆凝固所需要的时间,是内源性凝血系统较灵敏和最常用的筛选试验。

【参考值】

32～43 秒,较正常对照值延长 10 秒以上为异常。

【临床意义】

较普通试管法 CT 为敏感,是目前推荐应用的内源凝血系统的筛选试验,又是监测肝素治疗的首选指标。

1. APTT 延长 见于因子Ⅷ、Ⅸ、X、Ⅺ、Ⅻ、V、Ⅱ、PK、HMWK 和纤维蛋白原缺乏,尤其是因子Ⅷ、Ⅸ、Ⅺ缺乏以及它们的抗凝物质增多。

2. APTT 缩短 见于血栓前状态和血栓性疾病,但灵敏度、特异性差。

(三) 血浆凝血酶原时间(prothrombin time, PT)测定

【原理】

血浆凝血酶原时间测定,在受检血浆中加入组织凝血活酶和 Ca^{2+},使凝血酶原转变为凝血酶,后者使纤维蛋白原转变为纤维蛋白,观察血浆凝固所需要的时间。PT 是反映外源性凝血系统较为灵敏和最常用的筛选试验。

【参考值】

1. 正常为 11～13 秒,测定值超过对照值 3 秒以上为异常。

2. 凝血酶原时间比值(prothrombin time ratio, PTR) 即被检血浆的凝血酶原时间(秒)/正常人血浆的凝血酶原时间(秒),参考值为 1.0±0.05。

3. 国际标准化比值(international normalized ratio, INR) INR = PTR^{ISI},参考值为 1.0±0.1。ISI(international sensitivity index)为国际敏感度指数,ISI 越小(小于 2.0)组织凝血活酶的灵敏性越高,因此,做 PT 检测时必须用标有 ISI 值的组织凝血活酶。

4. 报告方式 通常,①以 PT 的秒数(s)报告;②以患者 PT(s)/正常对照(s)的比(PTR)报告;③在口服药物治疗监控时以 INR 报告;④ICSH规定不再用百分比(活动度)报告。

【临床意义】

1. PT 延长 见于:①先天性凝血因子Ⅱ、V、Ⅶ、Ⅹ及纤维蛋白原缺乏;②获得性凝血因子缺乏,如维生素 K 缺乏、严重的肝脏疾病、纤溶亢进、DIC、口服抗凝剂、血循环中有异常抗凝物质等。

2. PT 缩短 见于血液高凝状态和血栓性疾病如 DIC 早期、心肌梗死、脑血栓形成、深静脉血栓形成(DVT)、多发性骨髓瘤、长期口服避孕药等。

3. 口服抗凝剂的监测 PT 是监测口服抗凝

笔记栏

剂的首选试验。患者在用药过程中需进行实验室监测以防出血。在应用口服抗凝剂的过程中，使PT在正常对照值(12.0±1.0)秒的1.5～2.0倍，凝血酶原时间比值(PTR)维持1.5～2.0为最佳。若PTR＞2.0时，其出血发生率为22%；在PTR＜2.0时，其出血发生率仅为4%。目前推广应用国际标准化比值(INR)作为监测口服抗凝剂可靠指标，我国抗凝治疗的合适范围以INR维持在2.0～3.0为宜。

(四) 血浆纤维蛋白原测定(fibrinogen, Fg)

血浆纤维蛋白原检测方法有：快速测定法、半定量法、双缩脲法、免疫扩散法和凝血酶比浊法(clouse)，目前推荐用凝血酶比浊法。

【原理】

凝血酶比浊法是在受检血浆中加入一定量凝血酶，使血浆中的纤维蛋白原转变为纤维蛋白，通过比浊原理计算的Fg含量。

【参考值】

2～4g/L。

【临床意义】

1. 增高 见于急性心肌梗死、糖尿病、妊娠高血压综合征、急性肾炎、多发性骨髓瘤、休克、急性感染、大手术后、恶性肿瘤等。

2. 减低 见于DIC消耗性低凝期及纤溶期、原发性纤溶症、重症肝炎、肝硬化等。

(五) 血浆因子Ⅷ、Ⅸ、Ⅺ和Ⅻ促凝活性(factor Ⅷ、Ⅸ、Ⅺ、Ⅻ procoagulant activity, FⅧ:C、FⅨ:C、FⅪ:C、FⅫ:C)测定

【原理】

一期法：受检血浆中分别加入缺乏FⅧ、FⅨ、FⅪ、FⅫ的基质血浆，白陶土磷脂悬液和Ca^{2+}溶液，分别记录开始出现纤维蛋白丝所需要的时间，然后从各自的标准曲线中分别计算出受检血浆中因子Ⅷ、Ⅸ、Ⅺ和Ⅻ促凝活性(FⅧ:C、FⅨ:C、FⅪ:C、FⅫ:C)相当于正常人的百分率(%)。

【参考值】

FⅧ:C为103.0%±25.7%；FⅨ:C为98.1%±30.4%；FⅪ:C为100%±18.4%；FⅫ:C为92.4%±20.7%。

【临床意义】

1. 增高 主要见于血栓前状态和血栓性疾病，如DVT，肺栓塞，妊娠高血压综合征，晚期妊娠，口服避孕药，肾病综合征，恶性肿瘤等。

2. 减低 ①FⅧ:C、FⅨ:C、FⅪ:C减低分别见于血友病A、血友病B和因子Ⅺ缺乏症；②见于肝脏疾病，维生素K缺乏症，DIC，口服抗凝药等。

(六) 血浆因子Ⅱ、Ⅴ、Ⅶ、Ⅹ促凝活性(factor Ⅱ、Ⅴ、Ⅶ、Ⅹ procoagulant activity, FⅡ:C、FⅤ:C、FⅦ:C、FⅩ:C)测定

【原理】

一期法：在受检血浆中分别加入缺乏FⅡ、FV、FⅦ和FⅩ的基质血浆，兔脑粉浸出液和Ca^{2+}溶液，分别记录开始出现纤维蛋白丝所需要的时间，从各自标准曲线中分别计算出受检血浆中因子Ⅱ、Ⅴ、Ⅶ、Ⅹ促凝活性(FⅡ:C、FⅤ:C、FⅦ:C、FⅩ:C)相当于正常人的百分率(%)。

【参考值】

FⅡ:C为97.7%±16.7%；FV:C为102.4%±30.9%；FⅦ:C为103%±17.3%、FⅩ:C为103.0%±19.0%。

【临床意义】

1. 增高 见于血栓前状态和血栓性疾病。

2. 减低 见于先天性Ⅱ、Ⅴ、Ⅶ和Ⅹ因子缺乏，肝脏疾病，维生素K缺乏，DIC，口服抗凝剂等。

(七) 血浆因子Ⅷ定性试验(factor Ⅷ qualitative test)

【原理】

因子Ⅷ在Ca^{2+}的作用下，能使溶于尿素的纤维蛋白聚合物变为纤维蛋白凝块，因此含因子Ⅷ的血浆凝固后不再溶于尿素溶液。如果受检血浆中缺乏Ⅷ因子，则纤维蛋白凝块可再溶于尿素溶液。

【参考值】

凝块溶解法：24小时内纤维蛋白凝块不溶解。

【临床意义】

若纤维蛋白凝块在24小时内，尤其在2小时内完全溶解，表示因子Ⅷ有先天性或获得性缺乏。获得性见于肝脏疾病、SLE、恶性淋巴瘤、恶性贫血、DIC等。

(八) 血浆凝血酶原片段1+2(prothrombin fragment 1+2, F_{1+2})测定

【原理】

将兔抗人F_{1+2}抗体，包被酶标反应板，加入已知标准品或待测样品，最后加入带辣根过氧化

笔记栏

酶标记的鼠抗人凝血酶原抗体,使 OPD 基质显色,显色程度与受检血浆中 F_{1+2} 的含量成正比。

【参考值】

(0.67±0.19)nmol/L。

【临床意义】

本试验反映凝血酶原酶的活性和凝血酶的生成。

1. F_{1+2} 升高 见于血栓前状态和血栓性疾病,如 DVT、DIC、急性白血病(尤其是急性早幼粒细胞白血病)、遗传性抗凝血酶缺陷症等。

2. 作为抗凝和纤溶治疗的监测 口服抗凝剂和肝素治疗后,原来升高的 F_{1+2} 均可降低;应用溶栓剂后 F_{1+2} 可升高,提示溶栓治疗可能伴有凝血活性的增强。

(九) 可溶性纤维蛋白单体复合物(soluble fibrin monomer complex, sFMC)测定

【原理】

在凝血酶水解作用下,纤维蛋白原先后失去纤维蛋白肽 A(FPA)和纤维蛋白肽 B(FPB),剩余的纤维蛋白单体可自行聚合形成复合物,可溶于尿素溶液,即 sFMC。用包被纤维蛋白单体的人红细胞,通过凝集反应可以判定可溶性纤维蛋白单体复合物的存在。利用酶免疫分析法和放射免疫分析法可以提高精密度和灵敏度。

【参考值】

凝集法:阴性。

酶免分析法:(48.5±15.6)mg/ml。

放射免疫分析法:(50.5±26.1)mg/ml。

【临床意义】

sFMC 是凝血酶生成的敏感和特异的分子标志物,反映凝血酶的活性。SFMC 增高见于血栓前状态和血栓性疾病,如急性心肌梗死、肺梗死、脑梗死、DVT、DIC 和糖尿病等。

(十) 血浆纤维蛋白肽 A(fibrin peptide A,FPA)测定

【原理】

将纤维蛋白肽 A 包被酶标板,受检血浆先在皂土作用下,除去纤维蛋白原(Fg),然后与已知过量兔抗人 FPA 抗体结合,将此液体移至酶标板,剩余的未结合 FPA 抗体,可与 FPA 结合。最后,结合于固相的兔抗 FPA 抗体被带有辣根过氧化酶的羊抗兔 IgG 结合,并可使 OPD 基质显色,显色程度与血浆中 FPA 呈负相关。

【参考值】

不吸烟男性:(1.83±0.61)μg/L;不吸烟女性:(2.22±1.04)μg/L。

【临床意义】

本试验反映凝血酶的活性,血浆 FPA 增高,见于:①急性心肌梗死和不稳定心绞痛,患者 FPA 水平较正常增高 0.5~2 倍。稳定性心绞痛则不升高,有助于鉴别。②脑梗死、DIC、DVT、肺栓塞、肾小球肾炎、肾病综合征、尿毒症、SLE、妊娠高血压综合征、大面积烧伤等。③恶性肿瘤未转移时 FPA 为正常,转移时 95%的患者升高。

六、抗凝因子的常用检验

(一) 血浆抗凝血酶活性(antithrombin activity,AT:A)测定

【原理】

测定采用发色底物法:受检血浆中加入过量凝血酶,使 AT 与凝血酶形成 1∶1 复合物,剩余的凝血酶作用于发色底物 S-2238,释出显色基团对硝基苯胺。显色深浅的程度与剩余凝血酶呈正相关,而与 AT 活性呈负相关。

【参考值】

108.5%±5.3%。

【临床意义】

1. 增高 见于血友病、白血病和再生障碍性贫血等疾病的急性期、口服抗凝剂、应用黄体酮等。

2. 减低 见于先天性和获得性 AT 缺乏症,后者见于肝脏疾病、DIC、外科手术后、血栓前状态和血栓性疾病。

(二) 蛋白 C 活性(protein C activity,PC:A)测定

【原理】

蛋白C活性测定采用发色底物法,受检血浆中加入特异激活剂,在 PC 转变为活化 PC(APC)后作用于发色底物 chromozym-9,释放产色基团对硝基苯胺(PNA),产色深浅与 APC 呈线性关系。

【参考值】

100.2%±13.18%。

【临床意义】

PC:A 减低:见于先天性或获得性 PC 缺乏症,后者见于 DIC、肝脏疾病、手术后、口服抗凝剂、急性呼吸窘迫综合征等。

(三) 血浆游离蛋白 S(free protein S,FPS)测定

【原理】

血浆游离蛋白 S 测定采用凝固法:受检血浆

笔记栏

中加入缺乏PS基质血浆，PS可促进活化PC对因子Ⅴa抑制作用，纤维蛋白形成所需的时间与受检血浆中FPS量成正相关。根据受检者凝固时间可以从标准曲线中计算出FPS的含量。

【参考值】

100.9%±29.1%。

【临床意义】

FPS减低：见于先天性和获得性PS缺乏症，后者见于肝脏疾病、口服抗凝剂等。

（四）血浆凝血酶-抗凝血酶复合物（thrombin-antithrombin complex，TAT）测定

【原理】

采用ELISA法，用兔抗人凝血酶抗体包被酶标板，加入受检血浆后再加入辣根过氧化酶标记的鼠抗人AT抗体，后者使OPD显色，显色的深浅与受检血浆中所含的TAT呈正相关。

【参考值】

(1.45±0.4)μg/L。

【临床意义】

本试验反映凝血酶的活性，TAT增高：见于急性心肌梗死、不稳定型心绞痛、DIC、DVT、脑梗死、急性白血病等。

（五）血浆普通肝素定量（heparin quantitative）测定

【原理】

肝素与AT结合形成1∶1的复合物，该复合物可灭活凝血酶和因子Ⅹa，在加入的过量因子Ⅹa的反应中，测定剩余因子Ⅹa对基质血浆的促凝活性，基质血浆与标本中的肝素含量呈正相关。

【参考值】

0.005～0.1 U/ml。

【临床意义】

用于监测肝素的合理用量，血浆肝素浓度以0.2～0.4 U/ml为宜。

（六）血浆游离肝素时间（free heparin time）测定或甲苯胺蓝纠正试验

【原理】

甲苯胺蓝可中和肝素的抗凝作用。当凝血酶时间(TT)延长时，可在受检血浆中加入少量甲苯胺蓝，再测定TT，若延长的凝血酶时间显著缩短或恢复正常，则表示受检血浆中有肝素或类肝素增多，否则认为有其他抗凝血酶类物质的存在或缺乏纤维蛋白原。

【结果】

在TT延长的受检血浆中加入甲苯胺蓝后，TT明显缩短相差>5秒，提示受检血浆中有肝素或类肝素物质增多；如果TT不因加入甲苯胺蓝而缩短，提示TT延长不是由于肝素类物质所致。

【临床意义】

血浆中类肝素物质增多见于过敏性休克、应用氮芥类药物、放疗后、严重肝脏病、DIC、肝叶切除术后、肝移植后等。在肝素治疗的患者，其延长的凝血酶时间也可被甲苯胺蓝纠正。

（七）Lupo和Lucor试验

【原理】

Lupo和Lucor试验是改良的蝰蛇毒稀释试验，①Lupo试验，即当蝰蛇毒试验时间延长时，加正常血浆后，蝰蛇毒试验时间仍然延长，提示被检血浆中存在狼疮抗凝物质；②Lucor试验，内含过量脑磷脂能中和狼疮抗凝物质，从而使凝固时间缩短或正常。

【参考值】

Lupo试验为31～44秒；Lucor试验为30～38s；Lupo/Lucor比值为1.0～1.2。

【临床意义】

(1) Lupo试验和Lucor试验均比正常延长20%，提示有狼疮抗凝物质存在，如SLE、自发性流产、某些血栓形成性疾病。

(2) Lupo试验和(或)Lucor试验凝固时间延长，Lupo/Lucor比值小于1.2，也可出现于因子Ⅱ、Ⅴ、Ⅹ缺乏的患者，或者应用华法林或肝素等患者，故此两试验也可作为研究因子Ⅱ、Ⅴ、Ⅹ缺乏的过筛试验。

七、纤溶活性的检测

（一）优球蛋白溶解时间（euglobulin lysis time，ELT）测定

【原理】

血浆优球蛋白组分中含有纤维蛋白原(Fg)、纤溶酶原(PLG)和组织型纤溶酶原激活物(t-PA)等，但不含纤溶酶抑制物。将受检血浆加入到pH4.5的醋酸溶液中使优球蛋白沉淀，经离心除去纤溶抑制物，并将沉淀的优球蛋白溶于缓冲液中，再加入适量钙(加钙法)或凝血酶(加酶法)，观察凝块完全溶解所需的时间。

【参考值】

加钙法>(129.8±41.1)分钟；加酶法为

笔记栏

(157.0±59.1)分钟。

【临床意义】

(1)纤维蛋白凝块在70分钟内完全溶解,表明纤溶活性增强,见于原发性和继发性纤溶。(2)纤维蛋白凝块完全溶解时间延长,表明纤溶活性减低,见于血栓前状态、血栓性疾病和应用抗纤溶药等。

(二) 血浆组织型纤溶酶原激活物活性(tissue type plasminogen activator activity,t-PA:A)测定

【原理】

采用发色底物法:血浆优球蛋白部分含有t-PA吸附于纤维蛋白上,并使纤溶酶原(PLG)转变成纤溶酶(PL),PL使发色底物(S-2251)显色。显色深浅与血浆中t-PA含量呈正相关。

【参考值】

0.3~0.6活化单位/毫升。

【临床意义】

1.增高 表明纤溶活性亢进,见于原发性纤溶症和继发性纤溶症(如DIC)等。

2.减低 表明纤溶活性减弱,见于血栓前状态和血栓性疾病,如动脉血栓形成、DVT、高脂血症、口服避孕药、缺血性中风等。

(三) 血浆纤溶酶原激活抑制物-1活性(plasminogen activator inhibitor-1 activity,PAI-1:A)测定

【原理】

采用发色底物法:在受检血浆中加入纤溶酶原激活物(PA)和纤溶酶原(PLG),血浆中PAI-1与PA作用形成复合物,剩余的PA使纤溶酶原(PLG)转变成纤溶酶(PL),纤溶酶作用于含显色基团的底物,使测定液呈黄色,受检标本中纤溶酶含量与PAI-1活性呈负相关。

【参考值】

0.1~1.0抑制单位/毫升。

【临床意义】

(1) PAI-1:含量增高见于血栓前状态和血栓性疾病。

(2) PAI-1:A含量减低见于原发性和继发性纤溶症。

(四) 血浆凝血酶时间测定(thrombin time,TT)

【原理】

血浆凝血酶时间测定:受检血浆中加入标准化的凝血酶溶液后,在凝血酶的作用下,纤维蛋白原转变成纤维蛋白,使血浆凝固所需的时间为凝血酶时间。

【参考值】

正常对照为16~18秒,比正常对照延长3秒以上为异常。

【临床意义】

TT延长见于DIC纤溶亢进期、低(无)纤维蛋白原血症及异常纤维蛋白原血症、血中有肝素或类肝素物质存在(如肝素治疗中、肝脏疾病、SLE等)。TT缩短无临床意义。

(五) 血浆纤维蛋白(原)降解产物[fibrin (ogen) degradation products,FDP]测定

【原理】

采用胶乳凝集法:在受检血浆中加入FDP抗体包被的胶乳颗粒悬液,如血浆中FDP含量>5mg/L,则胶乳颗粒发生凝集反应。

【参考值】

<5mg/L。

【临床意义】

FDP增高:见于原发性纤溶症和继发性纤溶症,如DIC、恶性肿瘤、肝脏疾病、肾脏疾病、肺梗死、DVT、溶栓治疗、白血病、器官移植的排斥反应等。

(六) 血浆D-二聚体(D-dimer,DD)测定

【原理】

1.胶乳凝集法 在受检血浆中加入标有抗D-二聚体单抗的胶乳颗粒悬液,如血浆中DD含量>0.5mg/L,则胶乳颗粒发生凝集反应。

2.ELISA法 抗DD抗体具有较高的特异性,仅与血浆中DD发生反应,将此单抗包被固相载体,加入受检血浆后,加酶标记的抗体,再加入底物显色,显色深浅与DD含量呈正相关。

【参考值】

胶乳凝集法:为阴性;ELISA法:小于200μg/L。

【临床意义】

(1) DD是纤溶酶作用于交联纤维蛋白的特异性分子标记物,在继发性纤溶时为阳性或增高;而在原发性纤溶时不增高,是鉴别二者的重要指标。

(2) 本试验对DVT和肺栓塞的排除有重要价值,也是溶栓治疗的监测指标之一。

笔记栏

（七）血浆纤维蛋白肽 $B_{\beta1-42}$ 和 $B_{\beta15-42}$ (fibrin peptide $B_{\beta1-42}$ and $B_{\beta15-42}$) 测定

【原理】

由于多肽相对分子质量大小可在层析中进行重新分配和分离，用高压液相色谱仪将预处理后的受检血浆中不同的纤维蛋白多肽分离，并与标准品比较，从而测定纤维蛋白肽 $B_{\beta1-42}$ 和 $B_{\beta15-42}$ 的含量。

【参考值】

$B_{\beta1-42}$ 为(0.74～2.24)nmol/L；$B_{\beta15-42}$ 为(1.56±1.20)nmol/L。

【临床意义】

$B_{\beta1-42}$ 和 $B_{\beta15-42}$ 增高：反映纤溶酶活性增强。$B_{\beta1-42}$ 反映纤溶酶对 Fg 的降解，见于原发性纤溶症；$B_{\beta15-42}$ 反映纤溶酶对纤维蛋白的降解，见于继发性纤溶症。

（八）血浆纤溶酶-抗纤溶酶复合物(plasmin-antiplasmin complex, PAP)测定

【原理】

采用 ELISA 法：用兔抗人抗纤溶酶(PLG)多抗(或单抗)包被酶标板，以 HRP 标记的抗 α_2-纤溶酶(α_2-AP)N 末端的单抗 CHT 作为指示剂建立夹心 ELISA 法。

【参考值】

PAP 为(590±130)μg/L(上海血液研究所)。

【临床意义】

本试验反映纤溶酶活性，PAP 增加见于血栓前状态和血栓性疾病，如 DIC、冠脉综合征、心肌梗死、缺血性脑血管病变、严重创伤、体外循环、DVT、肝脏疾病、糖尿病等。

八、出血性疾病的实验室诊断步骤

出血性疾病诊断，常常依赖于实验室的检查才能明确出血的原因，出血性疾病的实验室检查项目甚多，临床工作中可分为初筛试验和确诊试验。

（一）一期止血缺陷的初筛试验

一期止血缺陷指血管壁和血小板缺陷所致出血性疾病，常选用血小板计数(PC)和出血时间(BT)作为筛选试验，根据筛选试验的结果，大致分为以下四种情况：

1. BT 和 PC 都正常 除正常人外，多数是由于单纯血管壁通透性、脆性增加所致的血管性紫癜。临床上常见于过敏性紫癜、单纯性紫癜和其他血管性紫癜等。

2. BT 延长，PC 减少 多数是由于血小板数量减少所致的血小板减少性紫癜。临床上多见于原发性或继发性血小板减少性紫癜。

3. BT 延长，PC 增多 多数是由于血小板数量增多所致的血小板增多症。临床上多见于原发性或继发性血小板增多症。

4. BT 延长，PC 正常 多数是由于血小板功能异常或某些凝血因子缺乏所致的出血性疾病。如血小板无力症、贮存池病以及低(无)纤维蛋白原血症、血管性血友病(vWD)等。

（二）二期止血缺陷的初筛试验

二期止血缺陷指凝血因子缺陷或病理性抗凝物质存在所致的出血性疾病，常选用 APTT 和 PT 作为筛选试验，大致有以下四种情况：

1. APTT 和 PT 都正常 除正常人外，仅见于遗传性和获得性因子ⅩⅢ缺陷症。获得性者常由于严重肝病、肝肿瘤、恶性淋巴瘤、白血病、自身免疫性溶血性贫血和恶性贫血等引起。

2. APTT 延长，PT 正常 多数是由于内源性凝血途径缺陷所引起的出血性疾病，如血友病 A、血友病 B、因子Ⅺ缺乏症、血循环中有凝血因子抗体存在、DIC、肝疾病和口服抗凝剂等。

3. APTT 正常，PT 延长 多数是由于外源性凝血途径缺陷所引起的出血性疾病，如遗传性和获得性因子Ⅶ缺陷症。

4. APTT 和 PT 都延长 多数是由于共同凝血途径缺陷所引起的出血疾病，如遗传性和获得性因子Ⅹ、Ⅴ、凝血酶原和纤维蛋白原缺乏症。

此外，临床应用肝素治疗时，APTT 也相应延长；应用口服抗凝剂治疗时，PT 也相应延长。

（三）确诊试验

根据初筛试验的结果，结合病史、体征及可能的病因，做进一步检查，即可明确出血的原因。

1. 血管因素 对血管因素引起出血的进一步实验很少，有条件者可做毛细血管镜检查，本试验可观察毛细血管的形态、数量、结构、血流状态和对各种刺激有无反应，如遗传性出血性毛细血管扩张症者，其甲襞及黏膜毛细血管扩张、扭曲、畸形及排列紊乱。此外尚可做反映内皮细胞功能的试验，如 vWF 抗原定量，vWF 多聚体分析；凝血酶调节蛋白(TM)抗原及活性测定；内皮素测定(反映内皮细胞合成及释放内皮素的能力)；测定 6-K-PGF1α 抗原，可了解血管内皮细胞 PGI_2 合成能力及其代谢情况。

笔 记 栏

2. 血小板因素

（1）骨髓检查：可了解骨髓中巨核细胞数量多少；巨核细胞及血小板的形态有无异常，巨核细胞形成血小板的成熟过程有无障碍。亦可做骨髓中巨核细胞祖细胞 CFU-MK 培养，用抗 GPⅡb-Ⅲa、GPⅠb、凝血酶敏感蛋白（TSP）、vWF 抗体酶标法检测进一步了解巨核细胞是否有成熟障碍。如 ITP 患者骨髓巨核细胞数正常或增多，但巨核细胞成熟有障碍。MDS 患者有小巨核或微巨核细胞，血小板生成障碍。再生障碍性贫血，巨核细胞数减少，形成血小板障碍等。原位杂交法测骨髓巨核细胞和血小板生成情况发现：ITP 患者骨髓巨核细胞增高者，c-MYE 基因表达亦增高，C-SIS 基因表达下降。

（2）血小板膜糖蛋白（GP）测定：用聚丙烯酰胺凝胶电泳及单抗放免方法检测可检测出多种血小板膜糖蛋白，如 GPⅠb、GPⅡb、GPⅢa、GPⅣ、GPV 及 GPⅠb-Ⅸ和 GPⅡb-Ⅲa 复合物等，如巨血小板综合征患者血小板膜 GPⅠb 缺乏或减少，血小板无力症者 GPⅡb-Ⅲa 缺乏或减少，此外，血栓性疾病及药物亦可致血小板膜 GP 改变。

（3）血小板功能试验：血小板功能检测包括：血小板黏附功能、聚集功能、释放功能、血小板因子 3 活性测定、血浆血栓烷 B_2 水平测定等。①遗传性血小板功能缺陷病患者往往只表现一种血小板功能缺陷，如血小板无力症，灰色血小板综合征，患者的血小板聚集功能降低；②储存池病，则表现为在 ADP 或肾上腺素诱导聚集的第一波正常，而第二波减弱（释放功能障碍）；③巨大血小板综合征及 vWD 患者表现为瑞斯托霉素诱导血小板聚集功能降低；④获得性血小板功能缺陷病，常表现多种障碍，如尿毒症、服用抗血小板功能的药物（阿司匹林、吲哚美辛等）；⑤肝脏病、巨球蛋白血症等，可表现为血小板黏附，聚集功能及释放功能降低。

（4）血小板相关免疫球蛋白测定：本试验包括血小板相关免疫球蛋白 G（PAIgG）、PAIgM、PAIgA 及 PA-G3、PA-C4 等。

3. 凝血因子异常

（1）凝血活酶生成及纠正试验：本试验了解参与内源性凝血系统凝血活酶生成有无障碍，明确所缺乏的凝血因子及血循环中有无抗凝物质存在，属定性试验。可确定血友病 A、B 及因子Ⅺ缺乏，以及有无抗Ⅷ、Ⅸ、Ⅺ因子的抗体。

（2）凝血因子抗原及活性测定：用抗血清检测各凝血因子的抗原含量。用乏凝血因子血浆作一期法测各凝血因子的促凝血活性。本法临床常用、快速、可定量。①FⅧ：C 活性降低见于血友病 A、vWD、FⅧ抗体，DIC；②FⅨ：C 降低见于血友病 B、肝脏病、维生素 K 缺乏症、DIC、口服抗凝剂；③FⅡ：C、FV：C、FⅦ：C、FX：C 等减低，主要见于肝脏病、DIC、维生素 K 缺乏、口服抗凝剂以及先天性因子Ⅱ、Ⅴ、Ⅶ、Ⅹ缺乏症；④若凝血活性增高，则见于血栓前状态和血栓性疾病、口服避孕药、肾病综合征、恶性肿瘤等。

（3）病理性抗凝物质测定

1）血浆凝血因子抗体测定：该方法用正常人血浆与患者血浆等量混合，在 37℃水溶中孵育 2 小时，然后测定混合血浆中该凝血因子的凝血活性。例如，患者血浆中有抗因子Ⅷ抗体存在时，正常人血浆中的Ⅷ：C 被患者血浆中的抗 FⅧ抗体所中和，则因子Ⅷ：C 降低。按规定能将正常人Ⅷ：C 活性中和 50％的抗Ⅷ：C 抗体的量定为一个 Bethes-da 单位（BU）。

2）肝素样抗凝物质：甲苯胺蓝或鱼精蛋白有中和肝素的作用，若在 TT 或 APTT、PT 延长的患者血浆中加入鱼精蛋白后，延长的 TT 被纠正，则提示患者血浆中有肝素样物质或肝素增多。血中肝素样物质增多见于：严重肝脏病、DIC、过敏性休克、放疗后、肝叶切除及肝移植术后等。

3）抗磷脂抗体：约 10％的 SLE 患者，自发性流产，某些血栓形成性疾病患者血浆中存在抗磷脂抗体，可用 Lupo 试验或 Lucor 试验测定法证明。但是在免疫性血小板减少性紫癜，白血病、肿瘤，某些药物（氯丙嗪、苯妥英钠、肼屈嗪、奎尼丁等）也可表现抗磷脂抗体阳性。

4）生理性抗凝蛋白检测：包括血浆抗凝血酶Ⅲ活性及抗原测定，血浆蛋白 C、蛋白 S 测定，血浆组织因子途径抑制物（TFPI）测定等，对出血和血栓性疾病的病因确诊有益。

（四）纤溶亢进引起的出血筛选试验

纤维蛋白溶解亢进包括原发性纤溶和继发性纤溶两种。可选用 FDP 和 DD 作为筛选试验，大致有下列四种情况：

1. FDP 和 DD 均正常　表示纤溶活性正常，临床的出血症状可能与纤溶无关。

2. FDP 阳性，DD 阴性　理论上只见于纤维蛋白原被降解，而纤维蛋白未被降解，即原发性纤溶。实际上这种情况多数属于 FDP 的假阳性，见于肝病、手术出血、重症 DIC、纤溶初期、剧烈运动后、类风湿因子阳性、抗 Rh（D）抗体存在等。

3. FDP 阴性，DD 阳性　理论上只见于纤维蛋白被降解，而纤维蛋白原未被降解，即继发性纤溶。实际上这种情况多数属于 FDP 的假阴性，见于 DIC、静脉血栓、动脉血栓和溶栓治疗等。

4. FDP 和 DD 都阳性　表示纤维蛋白原和纤维蛋白同时被降解，见于继发性纤溶，如 DIC 和溶栓治疗后。这种情况临床最为多见。

原发性和继发性纤溶亢进的鉴别诊断见表5-18-18。

笔记栏

表 5-18-18　原发性和继发性纤溶亢进的鉴别

检查项目	BPC	β-TG	PF4	F_{1+2}	FPA	sFMC	PAP	DD	$Bβ_{1-42}$肽	$Bβ_{15-42}$肽
原发性纤溶	N	N	N	N	N	N	N	N	增高	N
继发性纤溶	减低	增高	增高	增高	增高	增高	增高	增高	N	增高

注：N 代表正常

（五）抗栓和溶栓治疗的监测

1. 普通肝素（uFH）和低相对分子质量肝素（LMWH）的监测

（1）应用 uFH 的监测：①首选 APTT 作为监测试验，使 APTT 测定值维持在正常对照值 1.5～2.5 倍；②活化的凝血时间（ACT）测定，参考值为 75～125 秒，治疗安全有效值为 300～450 秒，适于使用大剂量肝素（如体外循环和血液透析时）的监测。

（2）应用 LMWH 的监测：应用较大剂量 LMWH也需要监测，可选用抗因子 Xa 活性测定。

无论应用 uFH 或 LMWH，均需要进行血小板计数，使其维持在正常范围内，若低于 50×10^9/L 需暂停药。由于肝素抗凝需依赖 AT，故在应用肝素的过程中需测定血浆 AT 活性，使其维持在80%～120%为宜，低于 70%时肝素抗凝作用降低，低于 30%时肝素失效。

2. 口服抗凝药（OAT）的监测　口服抗凝剂的出血发生率约为 7.1%～20.5%。监测选用：①血浆凝血酶原时间比率（PTR），维持在 1.5～2.0 为佳；② WHO 推荐用国际标准化比率（INR）作为首选口服抗凝药的监测，中国人 INR 维持在 2.0～3.0之间为宜。

3. 溶栓治疗的监测

（1）提示可能会发生出血的指标：①纤维蛋白原在溶栓后数小时内即降至 1g/L 以下；②治疗 3 天时的血小板数低于 100×10^9/L；③APTT 延长2.5倍。

（2）提示溶栓治疗安全有效的指标：纤维蛋白原为 1.2～1.5g/L，凝血酶时间（TT）在正常对照值的 1.5～2.5 倍，FDP 在 300～400mg/L 时，可视为应用溶栓剂安全有效的范围。

抗凝溶栓治疗简易监测方案见表 5-18-19。

表 5-18-19　抗凝溶栓治疗简易监测方案

实验方法	实验的临床意义
PT	口服抗凝剂（OAT）监测的经典方法，以 INR 值为判断标准
APTT	肝素治疗时延长，延长到正常对照值的 1.5～2.0 倍为安全
TT	溶栓治疗监测，安全范围为正常对照值的 1.5～2.5倍
Fg	溶栓治疗时纤维蛋白原有明显改变，小于 1.0g/L可有出血危险
DD	纤维蛋白溶解异常的指标，可用于疗效判断

案例 5-18-15

患者，男性，55 岁。因乏力、食欲不振、腹胀伴皮肤巩膜黄染 3 月入院。入院前 3 月患者感乏力、食欲不振、食量较前减少，且感腹围较前增大，尿量减少。他人发现患者巩膜黄染。近期症状较前明显加重入院。30 年前患急性肝炎，治疗后好转，以后症状时有发作，多次查肝脏酶学异常。5 年前发现脾脏肿大。有 20 多年饮酒史，多为白酒，已戒酒 5 年。未问出明显黑粪现象，无呕血史。

体格检查：体温 36.8℃，脉搏 90 次/分，心率21 次/分，血压 100/70mmHg，消瘦。皮肤灰暗，黄染，无瘀斑现象，左上胸部及右颈部可见蜘蛛痣，面部毛细血管扩张。浅表淋巴结未触及。巩膜明显黄染。心肺未见异常。腹部膨隆，腹壁可见静脉曲张，血流方向向上。腹软，全腹无压痛，肝脏肋下未触及，剑下 4cm，质地较硬，未触及结节，脾脏肋下 6cm，质地中等，表面光滑。移动性浊音阳性。

实验室检查：①血象，Hb 98g/L，Hct 0.33，RBC 3.0×10^{12}/L，MCV 100fl，Ret 3.0%（0.090×10^{12}/L）；WBC 3.0×10^9/L，中性分叶粒细胞 0.45，中性杆状粒细胞 0.04，淋巴细胞 0.45，单核细胞 0.06；PLT 56×10^9/L。②肝肾功能检查：总胆红素（TB）70μmol/L（↑），直接胆红素 34μmol/L（↑），间接胆红素 36μmol/L（↑），总蛋白 56g/L（↓），白蛋白 25g/L（↓），球蛋白 31g/L，丙氨酸转氨酶（ALT）60umol/L（↑），天冬氨酸氨基转移酶（AST）70umol/L（↑），碱性磷酸酶（ALP）140IU/L（↑），尿素、肌酐正常。③凝血检查：PT 20s/14.5s，APTT 55s/39s，TT 20.5s/15s，均可被正常血浆纠正，不被鱼精蛋白纠正，纤维蛋白原 1.0g/L，FDP（+），D-二聚体（－）。④乙型肝炎病毒检测：HBsAg（+）、Anti-HBs（－）、HBeAg（－）、Anti-HBe（+）、Anti-HBc（+）、Anti-HBclgM（－）。⑤骨髓检查：增生活跃，粒/红为 2.5：1，粒系统占 55%，各期细胞比例及形态正常；红系统占 22%，形态正常；巨核细

笔记栏

胞135个,产板好。其他检查:腹部B超示肝脏左叶肿大,右叶缩小,回声不均,脾脏肿大。中量腹水,门静脉宽度1.6cm,流速加快,未发现血栓。

问题:

1. 患者的病例特点有哪些?

2. 患者的实验室检查结果符合什么因素造成的凝血异常?

3. 该患者的诊断是什么?

案例5-18-15分析

本病例具有以下临床特点:①中年男性,有明确的肝脏疾病,有慢性肝炎、肝硬化失代偿表现(有乙型肝炎史、腹水、脾大、黄疸、门脉高压);②无明显的临床出血征象;③肝功能异常(双相性黄疸、白蛋白低、酶学增高)、乙肝病毒阳性;④血常规检查全血细胞减低,而骨髓造血良好,符合脾功能亢进;⑤凝血检查,PT、APTT、TT均延长,纤维蛋白原降低,能被正常血浆纠正,不被鱼精蛋白纠正,说明无抗凝物质及肝素样抗凝物质。FDP阳性而D-二聚体阴性,不支持DIC。

诊断为慢性肝炎,肝硬化失代偿期,门脉高压,腹水,肝脏病性凝血功能障碍。

案例5-18-16

患者,男,58岁。因"头昏4年,面红1年,反复左下肢麻木疼痛1周"而入院。患者入院前4年无诱因觉头昏,休息后可好转,未就医;偶测血压稍高,未重视。1年前家人述其脸色较原来红润,自以为晒阳光过多所致,也未重视;入院前1周,患者自觉左下肢反复麻木疼痛,刺痛感明显且伴头昏加重,当地查Hb 200g/L,且血压高,即转我院门诊;门诊查血象:Hb 205g/L、WBC 11.2×10^9/L、PLT 450×10^9/L,即收入住院。既往无理化物质接触史,无糖尿病等特殊病史。

体格检查:体温36.9℃,脉搏92次/分,心率22次/分,血压180/100mmHg。神志清楚;全身皮肤呈紫红色;浅表淋巴结未触及;睑结膜充血,口腔黏膜呈紫红色;胸骨无压痛,双肺呼吸音清,心率92次/分,律齐,$A_2>P_2$;腹软,无压痛,肝未触及,脾肿大,肋下3cm,质地中等;左小腿中部以下轻度肿胀,皮温较对侧轻微升高,两侧足背动脉搏动无减弱;神经系统检查无异常。

实验室检查:血象,Hb 205 g/L,RBC 8.0×10^{12}/L,Hct 61%,WBC 11.2×10^9/L,分类,中性粒细胞0.67,淋巴细胞0.32,嗜酸粒细胞0.01% ,PLT 450×10^9/L。肝肾功能正常,血尿酸500μmol/L。血气分析示SaO_2 98%。骨髓涂片示骨髓增生活跃,G:E=0.93:1,粒系占有核细胞的40%,各阶段比例形态大致正常,红系占有核细胞的43.3%,中、晚幼红为主,成熟红细胞大致正常。骨髓活检示造血组织与脂肪组织之比为3:1,三系造血细胞均增生,以红系为主。

其他检查:胸部X线、腹部及头颅CT未见异常;彩色多普勒超声检查左下肢动静脉未见异常。

问题:

1. 患者的病例特点有哪些?

2. 该患者的诊断是什么?

案例5-18-16分析

本病例具有以下临床特点:①中年男性,长期头昏、面红;②近期左下肢麻木、疼痛;③查体有血压高、皮肤、黏膜红紫、脾大;④实验室检查见三系增高,而Hb增高明显,伴Hct、红细胞容量增高,骨髓增生活跃,以红系为主。

以上符合红细胞增多症表现,而SaO_2不低,X线、CT、彩超无异常发现,故诊断真性红细胞增多症。

此疾病属于典型的血栓前状态,因患者有红细胞及血小板的增多,血黏度增大。

案例5-18-17

患者,男,45岁。因"口渴、多饮2年,右下肢跛行1月,不能行走2天"而入院。患者入院前2年来觉口渴、多饮、多尿,未就医;近1月来自觉右下肢疲软,冷痛,右足背部分变黑,久走后跛行,因忙于工作未重视;2天前右侧大脚趾剧痛,不能行走,当地诊断"右第一足趾坏疽",患者希望保全足趾,即转我院门诊。门诊查血象:Hb 110g/L, WBC 11.2×10^9/L、PLT 260×10^9/L,查血糖20.1 mmol /L。收入住院。无糖尿病家族史。

体格检查:体温37.9℃,脉搏90次/分,心率22次/分,血压120/76mmHg。神志清楚;全身皮肤无出血点;浅表淋巴结未触及;胸骨无压痛,双肺呼吸音清,心率90次/分,心律齐；腹软，无压痛，肝脾未触及；右小腿中部以下轻度肿胀，皮温较对侧降低，右侧足背动脉搏动减弱，右侧第一足趾及周围小片皮肤发黑，触觉消失。

实验室检查：血象，Hb 105g/L，WBC 11.2×10^9/L，分类，中性粒细胞0.78，淋巴细胞0.15，嗜酸粒细胞0.07，PLT 200×10^9/L。肝、肾功能正常。血脂检查示三酰甘油7.88mmol/L，总胆固醇10.2mmol/L。餐后2小时胰岛素60μU/L，餐后2小时C肽0.2nmol/L，随机血糖25mmol/L。凝血检查PT 15秒，APTT 36秒，Fib 5g/L。

其他检查：彩色多普勒超声检查右下肢静脉未见异常，右腘动脉以远动脉管腔狭窄。

问题：

1. 患者的病例特点有哪些？
2. 该患者的诊断是什么？
3. 动脉血栓形成的原因是什么？

案例 5-18-17 分析

本病例具有以下临床特点：①中年男性，长期口渴、多饮、多尿；②右侧第一足趾及周围小片皮肤发黑，触觉消失，右侧足背动脉搏动减弱；③随机血糖高；餐后2小时胰岛素水平高；血脂高；FIB水平高；④彩超示右腘动脉以远动脉管腔狭窄。

该患者2型糖尿病诊断成立，因有糖尿病症状，随机血糖高，餐后2小时胰岛素水平高。此患者还存在糖尿病足坏疽，为肢体动脉粥样硬化基础上继发动脉血栓形成闭塞动脉所致。

案例 5-18-18

患者，男，70岁，因“胸骨后疼痛5小时”入院。入院前5小时患者在进餐过程中突觉胸痛，为胸骨中下段憋胀痛，持续不缓解，伴胸闷，当地查ECG示Ⅲ°AVB，Ⅲ导联Q波，ST段上抬0.2mV，诊断为急性心肌梗死，转入我院。既往有Ⅲ°AVB及高血压病史。

体格检查：体温37.2℃，脉搏42次/分，心率24次/分，血压90/60mmHg。神志清楚；全身皮肤无出血点；浅表淋巴结未触及；心率42次/分，律齐，各瓣膜听诊区未闻及杂音，腹平软，肝脾未触及；下肢无水肿。

实验室检查：血象，Hb 120g/L，WBC 10.2×10^9/L，分类，中性粒细胞0.70，淋巴细胞0.25，嗜酸粒细胞0.05，PLT 300×10^9/L。凝血检查PT 12.8s，APTT 30s，FIB 5g/L。血脂检查示三酰甘油5.23mmol/L，总胆固醇6.7mmol/L。血糖正常。入院时查心肌酶谱示：AST 89 U/L，CK 958 U/L，LDH 264 U/L，CK-MB 68.1 U/L。入院6小时查心肌酶谱：AST 162 U/L，CK 1495 U/L，LDH 3771 U/L，CK-MB 137.1 U/L，肌钙蛋白（＋）。

其他检查：ECG示Ⅲ°AVB，Ⅱ、Ⅲ、AVF导联ST段上抬0.2～0.25mV。

问题：

1. 患者的病例特点有哪些？
2. 该患者的诊断是什么？
3. 凝血检查有何异常？

案例 5-18-18 分析

本病例具有以下临床特点：①老年男性，进餐（相当于用力）诱发，胸骨后中部持续憋胀痛；②查体见心率慢，42次/分，律齐；③血脂高，心肌酶谱进行性增高，肌钙蛋白（＋）；④ECG示Ⅱ、Ⅲ、AVF导联ST段上抬0.2～0.25mV。

急性下壁心肌梗死诊断成立。同时伴有高凝状态。

（张年萍）

第19章 排泄物、分泌物及体液检测

第一节 尿液检验

尿液是血液流经肾脏时，经过肾小球滤过、肾小管和集合管重吸收和排泌所产生的终末代谢产物。临床上，尿液检验最常用于判断以下情况：

1. 泌尿系统疾病的诊断和疗效观察 如泌尿系统的炎症、结石、结核，肿瘤的诊断和疗效观察。

2. 引起血液改变的其他系统疾病的诊断、鉴别诊断和疗效观察 如糖尿病、急性胰腺炎、各种黄疸、多发性骨髓瘤等。

3. 安全用药的监护 某些药物，如庆大霉素、卡那霉素、多黏菌素B、磺胺等可引起肾的损害，故用药前及用药过程中需观察尿液的变化，以确保用药的安全。

4. 人群健康状况的初步评价 尿液检验是一种无创伤性检查，应用于健康人普查易取得满意的效果。

尿液一般检验包括：①一般性状检验，尿量、外观、气味、比重、酸碱度等。②化学检验，尿蛋白、尿糖、尿酮体、尿胆原、尿胆红素等。③尿沉渣（显微镜）检验，细胞、管型、结晶体等。

一、尿液的收集与保存

1. 标本的收集 尿液标本的正确收集、留取、保存和尿量的准确记录，对保证检验结果的可靠性十分重要。

（1）留尿指导：尿液标本一般由患者或医护人员按照医嘱留取，医护人员应该根据尿液检验项目的目的、标本种类等指导患者如何正确收集尿液标本，并告知注意事项。

（2）清洁标本采集部位：如用肥皂洗手、清洁尿道口及周围皮肤等，必要时留取中段尿或导尿。

（3）避免污染：应避免月经、阴道分泌物、包皮垢、粪便、清洁剂、粉剂、油类、色原物、药物等各类物质的污染；使用合格容器；不能使用未经洗涤的盛药物皿或试剂器皿收集尿标本。细菌培养尿标本，应使用消毒培养瓶或无菌容器。

（4）特殊要求的标本：如需要特殊方法采集标本时，应严格规范操作。

2. 尿液标本的种类（表5-19-1）

（1）首次晨尿：尿液检测一般以清晨首次尿为好，晨尿为较浓缩和酸化的标本，细胞和管型等有形成分相对集中且保存较好，可获得较多信息。

（2）随机尿：随机尿不受时间限制，留取方便、标本新鲜、易得，比较适合门诊和急诊患者的临时检测。

（3）空腹尿：有助于准确测定糖尿患者的尿糖浓度。

（4）餐后尿：餐后2小时收集的尿液，对病理性糖尿、蛋白尿检测较敏感。

（5）12小时尿：夜间12小时内所有尿液，常用于细胞、管型等有形成分的计数，也可用于生化检验及微量清蛋白测定。

（6）24小时尿：24小时内所有尿液，适用于尿蛋白、尿糖、电解质及其代谢产物的定量检测。

表5-19-1 尿液标本的类别、采集要求及临床应用

标本类别	采集要求	适用范围
晨尿	晨起后第1次尿液标本	尿液常规检查（特别是对蛋白、细菌、细胞及管型等有形成分的检查）
随机尿	随机留取任一时间段尿液	尿常规检查，主要适用于门诊、急诊患者的常规试验
空腹尿	清晨进餐前的尿液	测定糖尿病人的尿糖浓度
餐后尿	餐后2小时收集的尿液	病理性蛋白尿、糖尿、尿胆原
12小时尿	夜间12小时内所有尿液	常用于细胞、管型等有形成分的计数，如Addis计数，也可用于生化检验及微量清蛋白测定
24小时尿	24小时内所有尿液	蛋白质、糖、肌酐等体内代谢产物定量检测

笔记栏

3. 尿液标本的保存及送检 尿液中的化学物质及有形成分均不稳定，一经排出后极易发生物理、化学变化。细菌生长也可导致尿液成分的迅速改变，如有形成分破坏、葡萄糖被细菌所降解等。因此，采集的尿液应在2小时内迅速进行有关方面的检查。如不能及时送检，必须采取相应的保存措施，如冷藏、化学防腐等。

二、尿液一般性状检验

（一）尿量(urine volume)

尿量的变化受机体的内分泌功能、精神因素、活动量、饮水量、环境温度、药物应用等多种因素的影响。

【原理】

由肾小球滤出的原尿每日可达180 L，而经过肾小管重吸收、排泌、浓缩排出的尿液每日仅为1.5 L左右，尿量的多少取决于：①肾小球滤过率，肾小球滤过率受肾血流量、肾小球滤过膜面积及通透性能、肾小球囊内压以及血浆胶体渗透压的影响；②肾小管重吸收率，尿液浓缩机制主要取决于肾小管功能的完整性，特别是抗利尿激素对远曲小管升支粗段及集合管的作用，以及肾小管腔中液体的溶质浓度、肾小管阻塞等。在尿形成过程中，肾小球滤过和肾小管重吸收起重要作用，两者维持一定的比例关系称为球-管平衡，球管平衡机制维持滤过与重吸收之间的比例，使每日排出尿量(urine volume)保持于正常范围。

【正常值】

正常成人全日尿量为1 000～2 000 ml/24h。

【临床意义】

1. 尿量增多 24小时尿量超过2500ml，称为多尿(polyuria)。

(1) 暂时性多尿：可见于水摄入过多、应用利尿剂和某些药物等。

(2) 内分泌疾病：如糖尿病，尿糖增多引起的溶质性利尿；尿崩症，由于垂体分泌的抗利尿激素(ADH)不足或肾小管对ADH反应性降低，影响尿液浓缩导致多尿。

(3) 肾脏疾病：慢性肾盂肾炎、慢性肾间质肾炎、慢性肾衰早期、急性肾衰多尿期等，均可出现多尿。

2. 尿量减少 成人尿量低于400ml/24h或17ml/h，称为少尿(oliguria)；而低于100ml/24h，则称为无尿(anuria)。

(1) 肾前性少尿：休克、心衰、脱水及其他有效血容量减少病症可导致肾小球滤过不足性少尿。

(2) 肾性少尿：各种肾脏实质性改变导致的少尿。

(3) 肾后性少尿：因结石、尿路狭窄、肿瘤压迫引起尿路梗阻或排尿功能障碍所致。

（二）外观

尿颜色受食物、尿色素、药物等影响，正常新鲜尿液清澈透明，一般呈淡黄色至深黄色。多种因素如尿量、机体代谢率、尿pH以及食入的色素均可能影响尿液的颜色变化。病理情况下，尿液中的特殊物质可使尿色出现显著异常。临床上，较为常见且值得重视的病理性尿颜色变化有(表5-19-2)：

1. 血尿(laematuria) 尿内含有一定量的红细胞，称为血尿，可呈淡红色云雾状、洗肉水样或混有血凝块。每升尿中含血量超过1ml，即可出现淡红色，称肉眼血尿。如尿液外观变化不明显，离心沉淀后，镜检时每高倍镜视野红细胞平均>3个，称为镜下血尿。血尿多见于泌尿系统炎症、结石、肿瘤、结核、外伤等，也可见于血液系统疾病，如血友病、血小板减少性紫癜等。

表5-19-2 尿液颜色变化及临床意义

尿色	临床意义	备注
无色	尿崩症、糖尿病、慢性间质性肾炎等	
乳白色	丝虫病、淋巴管破裂等；肾盂肾炎、膀胱炎、尿道炎、肾结核等	乳糜试验阳性；见大量细菌
白色黏液状	精液污染、前列腺炎、非淋菌性尿道炎、淋病等	
深黄色	服用中药大黄、维生素、金霉素、呋喃西林、米帕林等	尿液泡沫呈黄色
浓茶色	肝胆系统疾病	尿液泡沫呈黄色
棕褐色	严重烧伤、溶血性贫血、输血后溶血、急性肾炎、急性黄疸型肝炎、肾脏受挤伤等	
红色～棕红色	泌尿系统感染及结核、结石、肿瘤、损伤等，出血性疾病、白血病、系统性红斑狼疮、结节性多动脉炎	隐血阳性，上清液红色或无色
	大黄、抗结核药、止痢药、驱虫药等	隐血阴性，上清液无色
黑色	恶性疟疾、酚中毒、黑色素瘤、尿黑酸病等	
绿色	消炎药、铜绿假单胞菌感染、尿蓝母、靛青红等	

笔记栏

2. 血红蛋白尿(immoglobinuria)**及肌红蛋白尿**(myoglobinuria)　当血红蛋白和肌红蛋白出现于尿中,尿液可呈浓茶色、红葡萄酒色、酱油色甚至黑色。血红蛋白尿主要见于严重的血管内溶血,如溶血性贫血、血型不合的输血反应、阵发性睡眠性血红蛋白尿等;肌红蛋白尿常见于挤压综合征、缺血性肌坏死等。正常人剧烈运动后,也可偶见肌红蛋白尿。

3. 脓尿(pyuria)**和菌尿**(bacteriuria)　尿中含有少量脓细胞时,尿液可无异常变化。当尿内含有大量的脓细胞(白细胞)、炎性渗出物或细菌时,排出的新鲜尿液即呈白色混浊(脓尿)或云雾状(菌尿)。加热或加酸均不能使混浊消失。脓尿/菌尿的出现多提示泌尿系统感染。临床常见疾病有:①肾脏及肾盂的疾病(如肾盂肾炎、肾盂积液、肾乳头坏死、肾结核、肾脏肿瘤等);②输尿管、膀胱、尿道疾病(包括炎症、结石、肿瘤等);③前列腺、精囊炎症及肿瘤;④泌尿生殖系统邻近器官组织有蜂窝组织炎、脓肿等。

4. 胆红素尿(bilirubinuria)　尿内含有大量的结合胆红素,尿液呈豆油样改变,振荡后出现黄色泡沫且不易消失,常见于阻塞性黄疸和肝细胞性黄疸。

5. 乳糜尿(hyiuria)**和脂肪尿**(lipiduria)　尿中混有淋巴液而呈稀牛奶状称为乳糜尿,若同时混有血液,称为乳糜血尿(hematochyluria)。尿中出现脂肪小滴则称为脂肪尿。用乙醚等有机溶剂抽提乳糜微粒、脂肪小滴,尿液变清,可与其他混浊尿鉴别。乳糜尿和乳糜血尿,可见于丝虫病及肾周围淋巴管梗阻;脂肪尿见于脂肪挤压损伤、骨折和肾病综合征等。

(三) 气味

正常尿液的气味来自尿中挥发性酸的气味(odor)。尿液长时间放置后,尿素分解可出现氨臭味。正常尿液的气味可受食物或药物的影响,如进食蒜、葱、韭菜、饮酒过多或服用药物等均可使尿液呈特殊气味。病理情况下,若新鲜尿液即有氨味,见于慢性膀胱炎及慢性尿潴留等;有机磷中毒者,尿带蒜臭味;糖尿病酮症酸中毒时尿呈烂苹果味;苯丙酮尿症者尿有鼠臭味等。

(四) 酸碱度

正常新鲜尿液常呈弱酸性,pH 多在 6.0～6.5 间,有时也可呈中性或弱碱性。其酸碱性主要受肾小管分泌 H^+、NH_3 和胺盐的形成、HCO_3^- 的重吸收等因素的影响。尿液 pH 可用指示剂法、干化学法、pH 试纸法、pH 计法和滴定法测定。

受食物、生理活动和药物等因素的影响,尿液酸碱度可有较大的生理性变化。肉食为主者尿液偏酸性,素食为主者尿液偏碱性;剧烈运动、饥饿、出汗和应激状态等尿液酸碱度可发生变化;氯化钙、氯化铵、氯化钾、稀盐酸等可使尿液酸化,碳酸氢钠、碳酸钾、碳酸镁、枸橼酸钠和酵母制剂等可使尿液碱化。尿液放置过久细菌分解尿素,可使酸性尿变成碱性尿。

病理情况下尿液酸碱度改变可见于:

1. 尿 pH 降低　酸中毒、慢性肾小球肾炎、高热、痛风、糖尿病等,低钾性代谢性碱中毒排酸性尿为其特征之一。

2. 尿 pH 增高　碱中毒、尿潴留、膀胱炎、尿路感染、肾小管性酸中毒和原发性醛固酮增多症等。

根据尿液 pH 变化可指导临床用药。如用氯化铵酸化尿液,可促使碱性药物从尿中排出;而用碳酸氢钠碱化尿液,可促使酸性药物从尿中排出。尿液 pH 变化也可以预防泌尿系结石的形成和复发。

(五) 尿液比重

尿比重(specific gravity, SG)又称尿比密或相对密度,指在 4℃ 条件下尿液与同体积纯水的重量之比。尿比重与尿液的溶质呈正比,受年龄、饮水量、排尿量、出汗量及饮食、气温等因素的影响。尿比重的高低因尿中水分、盐类及有机物的含量与溶解度而异,与尿中溶质(氯化钠等盐类、尿素、肌酐)的浓度呈正比。尿比重可用折射仪法、称量法、比重计法、干化学法等来测定。

正常成人在普通膳食情况下,尿比重在 1.015～1.025之间波动,空腹晨尿最高,一般大于 1.020,婴幼儿尿比重偏低。大量饮水时尿比重可降低至 1.003 以下,机体缺水时尿量减少,比重可高达 1.030 以上。在无水代谢紊乱的情况下,尿比重的高低取决于肾脏的浓缩和稀释功能,因此尿比重可粗略地反映肾小管浓缩和稀释功能。病理情况下尿比重的改变可见于:

1. 尿比重增高　急性肾小球肾炎、血容量不足导致的肾前性少尿、糖尿病、肾病综合征等。

2. 尿比重降低　大量饮水、慢性肾小球肾炎、慢性肾衰竭、肾小管间质疾病、尿崩症等。

三、尿液的化学检验

(一) 尿液蛋白质检验

【原理】

正常情况下,由于肾小球的滤过膜屏障及电荷屏障作用,能够有效阻止相对分子质量在 4 万以上的蛋白质通过,相对分子质量小于 4 万的带正电荷的蛋白质能够通过滤过膜,但又被近曲小管重吸收，因此每日尿中仅有30～130mg的微量蛋白排出，用常规定性的方法无法检出。病理情况下：①当肾小球毛细血管壁断裂或电荷屏障改变，使大量高、中、低相对分子质量的蛋白漏出，超过肾小管重吸收能力而出现于终尿中；②原尿中95%的蛋白主要在近曲小管被重吸收，当肾小管功能受损时，近端肾小管的重吸收障碍而出现蛋白尿；③血浆中小相对分子质量蛋白质（如血红蛋白、肌红蛋白、免疫球蛋白轻链等）异常增多，经过肾小球滤过，超过肾小管的重吸收能力而出现在终尿中；④肾髓袢升支及远曲小管起始部分泌的TammHorsfall(T. H)糖蛋白增加；当尿液蛋白质含量增高大于100mg/L或150mg/24h时，尿液蛋白质定性试验便呈阳性反应，称蛋白尿（proteinuria）。尿蛋白定性检验为尿蛋白质的筛选试验，常用的检验方法有：加热醋酸法、磺基水杨酸法、干化学法等。

【正常值】

尿蛋白定性试验阳性或定量试验超过120mg/24h尿时，称蛋白尿。

【临床意义】

尿蛋白定性试验阳性或定量试验超过150mg/24h尿时，称蛋白尿（proteinuria ）。

1. 生理性蛋白尿 指由于各种内、外环境因素改变，引起正常机体尿蛋白生理反应性增多，可分为功能性蛋白尿（functional proteinuria）和体位性蛋白尿（postural proteinuria）。功能性蛋白尿是机体在剧烈运动、发热、寒冷、精神紧张、交感神经兴奋及血管活性剂等刺激下所致血流动力学改变，肾血管痉挛、充血，导致肾小球毛细血管壁通透性增加而出现的蛋白尿；体位性蛋白尿又称直立性蛋白尿（orthostatic proteinuria）是指由于直立或脊柱前突体位而卧位消失的轻、中度蛋白尿。上述蛋白尿发生时，泌尿系统无器质性病变，尿内暂时出现蛋白质，程度较轻、持续时间短，诱因解除后消失。

2. 病理性蛋白尿（patholocal proteinuria） 因各种肾脏及肾外疾病所致的蛋白尿，包括肾前性蛋白尿、肾性蛋白尿和肾后性蛋白尿，多为持续性蛋白尿（表5-19-3）。

表5-19-3 蛋白尿类型和标志性蛋白

蛋白尿类型	形成原因	蛋白特点
选择性肾小球性蛋白尿	增加肾小球对中相对分子质量蛋白质的通透性	清蛋白，转铁蛋白
非选择性肾小球性蛋白尿	增加肾小球对高相对分子质量蛋白质的通透性	IgG、IgA、IgM和补体C3
肾小管性蛋白尿	降低肾小管对低相对分子质量蛋白质的重吸收	α_1-M、β_2-M、视黄醇结合蛋白、半胱氨酸蛋白酶抑制物C、β-NAG
混合性蛋白尿	增加高相对分子质量蛋白质的通透性、继发性损害或肾小管重吸收饱和（溢出性蛋白尿）	清蛋白，α_1-M，总蛋白
肾前性蛋白尿	增加血浆低分子蛋白质释放，肾小管溢出	增加的总蛋白，正常清蛋白
肾后性蛋白尿	下尿路出血或渗出	α_2-巨球蛋白，载脂蛋白A-I

（1）肾性蛋白尿（renal proteinuria）

1）肾小球性蛋白尿（glomemlar proteinuria）：各种原因导致肾小球滤过膜通透性及电荷屏障受损，血浆蛋白大量滤入原尿，超过肾小管重吸收能力所致。常见于肾小球肾炎、肾病综合征等原发性肾小球损害性疾病，糖尿病、高血压、系统性红斑狼疮、妊娠高血压综合征等继发性肾小球损害性疾病。肾小球性蛋白尿是最常见的一种蛋白尿，根据肾小球滤过膜损伤的严重程度及尿液中蛋白质的组分不同，可将其分为两类：选择性蛋白尿（selective proteinuria）和非选择性蛋白尿（non-selective proteinuria）。

2）肾小管性蛋白尿（tubular proteinuria）：由于肾小管炎症或中毒等因素引起近曲小管对低相对分子质量蛋白质的重吸收减弱所致的以低相对分子质量蛋白质为主的蛋白尿。常见于肾盂肾炎、间质性肾炎、肾小管性酸中毒、重金属（如汞、镉、铋）中毒、药物（如庆大霉素、多黏菌素B）及肾移植术后。

3）混合性蛋白尿（mixed proteinuria）：同时累及肾小球和肾小管所致的蛋白尿，尿中以清蛋白和β_2-微球蛋白同时增多为主，但高、中、低相对分子质量的蛋白质均可见增多。如肾小球肾炎或肾盂肾炎后期，以及可同时累及肾小球和肾小管的全身性疾病，如糖尿病、系统性红斑狼疮等。

（2）肾前性蛋白尿（prerenal proteinuria）：肾前性蛋白尿是不直接造成肾脏损害而引起的蛋白尿。主要是因血浆中出现异常增多的低相对分子质量蛋白质，如游离血红蛋白、肌红蛋白、凝溶蛋白等增多，超过肾小管重吸收能力所致的蛋白尿，亦称溢出性蛋白尿（overflow proteinuria）。可见于溶血性贫血、多发性骨髓瘤、浆细胞病、轻链病等。

（3）肾后性蛋白尿：肾后性蛋白尿是肾小管以下的尿路出血和渗漏物进入尿液所致蛋白尿。包括：

笔记栏

1）组织性蛋白尿（histic proteinuria）：由于肾组织被破坏或肾小管分泌蛋白增多所致的蛋白尿，多为低相对分子质量蛋白尿，以 T-H（Tamm horsfall）糖蛋白为主要成分。

2）假性蛋白尿（false proteinuria）：由于尿中混有大量血、脓、黏液等成分而导致蛋白定性试验阳性。一般不伴有肾本身的损害，经治疗后很快恢复正常。肾以下泌尿道疾病如：膀胱炎、尿道炎、尿道出血及尿内掺入阴道分泌物时，尿蛋白定性试验可阳性，也称偶然性蛋白尿（accidental proteinuria）。

（二）尿液葡萄糖检验

【原理】

尿糖一般指尿液中的葡萄糖。正常人尿中可有微量的葡萄糖，定性试验为阴性。当血糖浓度超过肾糖阈（一般为 8.88mmol/L）时或血糖虽未升高但肾糖阈降低，将导致尿中出现大量的葡萄糖，葡萄糖定性试验为阳性，称为糖尿（diabetic urine glucosuria）。糖尿的发生与血糖浓度、肾小管重吸收的能力有关。

常用的尿糖定性检测方法有班氏法、干试剂法和薄层色谱法；定量检测方法有邻甲苯胺法和葡萄糖氧化酶法等。

【参考值】

尿糖定性试验阴性；定量为 0.56～5.0 mmol/24h尿。

【临床意义】

1. 血糖增高性糖尿 血糖增高性糖尿（hyperglycemic glycosuria）是由于血糖浓度增高，超过肾糖阈而出现的糖尿。常见的原因为：①糖尿病最为常见，因胰岛素分泌量相对或绝对不足，使体内各组织对葡萄糖的利用率降低，血糖升高，超过肾糖阈出现糖尿。尿糖除作为糖尿病的诊断依据外，还可作为病情严重程度及疗效监测的指标。②其他使血糖升高的内分泌疾病，如库欣综合征、甲状腺功能亢进、嗜铬细胞瘤、肢端肥大症等均可出现糖尿，又称为继发性高血糖性糖尿。③其他：肝硬化、胰腺炎、胰腺癌等。

2. 血糖正常性糖尿 血糖正常性糖尿（normoglycemic glycosuria）又称肾性糖尿（renal glycosuria），是由于肾小管病变导致葡萄糖的重吸收能力降低所致，即肾阈值降低产生的糖尿。常见于慢性肾炎、肾病综合征、间质性肾炎和家族性糖尿等。

3. 其他糖尿 ①生理性糖尿，如大量进食糖类（碳水化合物）或静脉注射大量的葡萄糖后可出现一时性血糖升高，尿糖阳性；②应激性糖尿，见于颅脑外伤、脑出血、急性心肌梗死时，肾上腺素或胰高血糖素分泌过多或延脑血糖中枢受到刺激，可出现暂时性高血糖和糖尿；③非葡萄糖性糖尿，尿液中除葡萄糖外，也可以出现乳糖、半乳糖、果糖、甘露糖及一些戊糖等，这些糖也有还原作用，当进食过多或体内代谢失调使血中上述糖类物质浓度升高时，可出现相应的糖尿；④尿中具有还原性物质，如维生素 C、尿酸、葡萄糖醛酸或一些随尿液排出的药物，如异烟肼、链霉素、水杨酸、阿司匹林等可使尿糖定性试验出现假阳性反应。

（三）尿中酮体检测

【原理】

酮体（ketone bodies）是脂肪代谢的中间产物，包括 β-羟丁酸、乙酰乙酸和丙酮。当体内糖分解代谢不足时，脂肪分解活跃但氧化不完全可产生大量酮体，当酮体产生的速度超过酮体利用的速度时，血中酮体增加，可出现酮血症（ketonemia），过多的酮体从尿中排出形成酮尿（ketonuria）。酮体的检测实际上是测定丙酮和乙酰乙酸，常用的检测方法有干化学法、朗格（Lange）法、酮体粉法和乙酰乙酸测定法。

【参考值】

定性试验阴性。

【临床意义】

1. 糖尿病酮症酸中毒 糖尿病酮症酸中毒时，由于糖利用减少，分解脂肪产生酮体增加而引起酮症。酮尿是糖尿病性昏迷的前期指标，此时多伴有高糖血症和糖尿，而对接受苯乙双胍（降糖灵）等双胍类药物治疗者，虽然出现酮尿，但血糖、尿糖正常。

2. 非糖尿病性酮尿 高热、严重呕吐、腹泻、长期饥饿、禁食、过分节食等可因糖代谢绝对或相对不足，产生暂时性酮尿；妊娠剧吐、进食少和对能量需求增加等可致酮尿；酒精性肝炎、肝硬化患者等可因糖代谢障碍而出现酮尿；嗜铬细胞瘤患者因异常增多的肾上腺素等对糖代谢的影响，也可出现酮尿。

3. 中毒所致酮尿 氯仿、乙醚麻醉后，有机磷中毒等可出现尿酮体阳性。

4. 药物等所致酮尿 服用降糖药时，由于药物可抑制细胞呼吸的作用，可以出现酮尿；尿中含有较多的阿司匹林、非那西汀、L-多巴等药物或其代谢物可致尿酮体假阳性。

四、尿液的显微镜检验及尿沉渣自动分析

尿沉渣（urinary sediment）是指随尿液排出体外的有形成分（图 5-19-1），如来自于肾脏或尿道脱落、渗出的细胞；肾脏发生病理改变而形成

的各种管型、结晶，以及感染的微生物、寄生虫等。尿沉渣的检测是对尿液离心沉淀物中有形成分的鉴定，通过尿沉渣的检验可以了解泌尿系统的病理变化，对泌尿系统疾病的诊断、鉴别诊断、治疗以及预后判断等有重要意义。尿沉渣检验方法包括显微镜检查法和尿液自动分析仪法两大类。显微镜检查法又包括普通光学显微镜法（直接涂片法和尿沉渣定量计数法）、暗视野显微镜法、相差显微镜法、偏振光显微镜法、扫描电镜法、透视电镜法、染色法（组织化学染色法、荧光素标记抗体染色、酶免疫化学染色等）和尿沉渣工作站镜检法。临床常用的方法是直接涂片法和尿沉渣定量计数法，主要检测尿液中细胞、管型和结晶等成分。

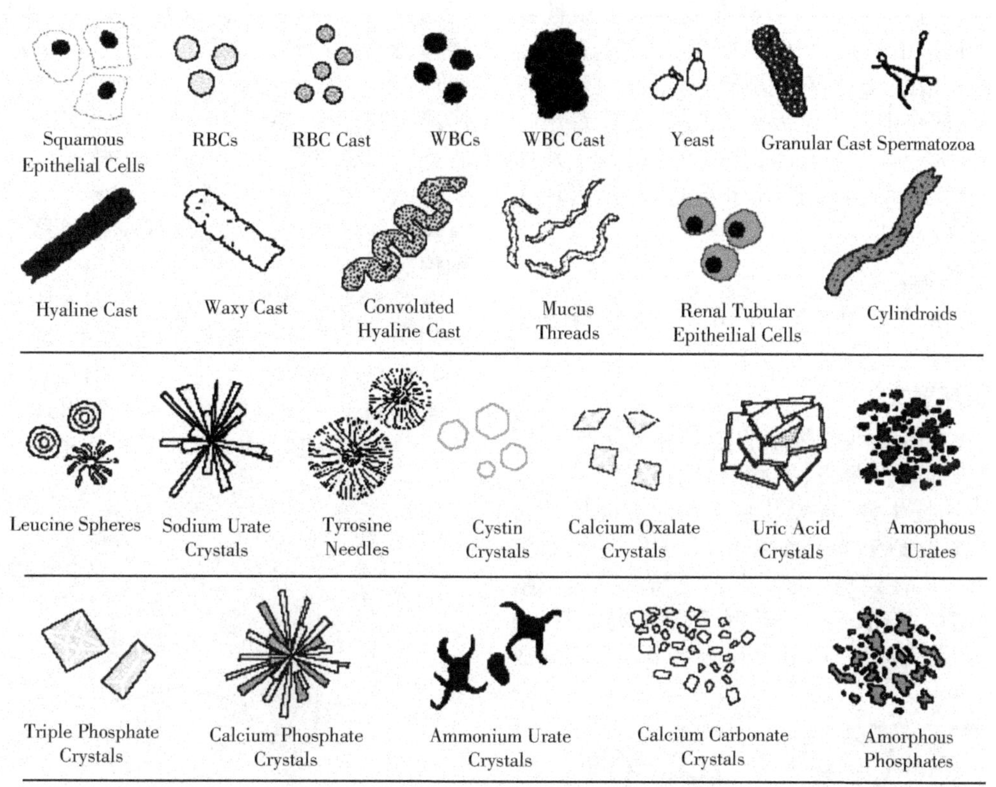

图 5-19-1　尿液沉渣中常见的部分有形成分模式图

（一）细胞

● 红细胞（图 5-19-2）

尿沉渣中不染色红细胞（erythrocyte）典型形状为浅黄色双凹盘形。但受 pH、渗透压及红细胞来源的影响，形态可发生变化。碱性尿中红细胞边缘不规则，高渗尿因红细胞脱水皱缩，呈表面带刺、颜色较深的桑葚状；低渗尿中红细胞因吸水胀大，并可有血红蛋白逸出，呈大小不等的空环形，称红细胞淡影（blood shadow）；经肾小球滤出的红细胞因通过肾小球滤过膜时，受到挤压损伤等使红细胞形态变化较大，呈多形性改变。

【参考值】

正常中段尿离心取沉渣镜检平均 0～3 个/HP，定量检查 0～5/μl。

【临床意义】

正常尿中无或仅有极少量红细胞，尿液中红细胞异常增多称为血尿（hematuria），尿肉眼观未见血色，而尿沉渣镜检红细胞>3 个/HP，称为镜下血尿（microscopichematuria）。临床上血尿见于：①肾脏疾病如多种原发性、继发性肾小球肾炎、肾血管性疾病、肾盂肾炎、肾结核、肾脏或肾盂肿瘤以及多种先天性肾脏疾病；②泌尿系统结石，包括肾内结石、肾盏、肾盂、输尿管、膀胱及尿道结石；③全身性出血性疾病，如血小板减少性紫癜、血友病等；④膀胱、输尿管、前列腺、尿道的其他疾病，包括炎症、肿瘤、外伤等。

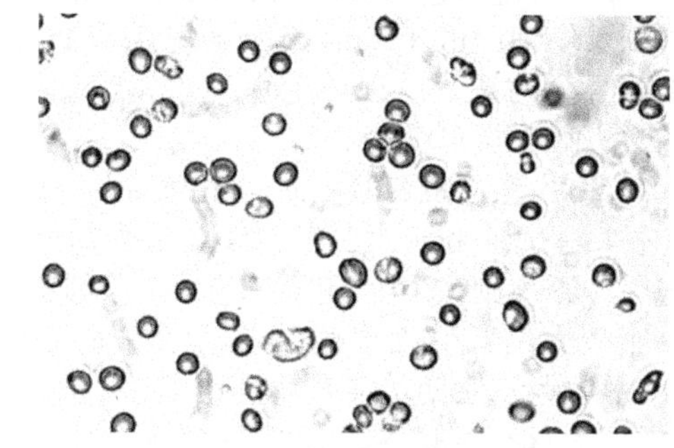

图 5-19-2　尿液中的红细胞

● 白细胞和脓细胞(图 5-19-3)

尿中白细胞以中性粒细胞较多见,也可见少量淋巴细胞和单核细胞。健康成人 24 小时随尿排出的白细胞小于 200 万个,且在新鲜尿中,白细胞(leucocyte)外形完整,无明显的退行性改变,浆内颗粒清晰可见,胞核清楚,常分散存在。脓细胞系指在炎症过程中破坏或死亡的中性粒细胞,外形多不规则,结构模糊,胞质内充满粗大颗粒,核不清楚,细胞常成堆簇集,细胞间界限不明显。如尿液中白细胞大于 5 个/HP,或每小时尿白细胞大于40 000个,称镜下脓尿(pyuria);如尿液中含大量的白细胞,呈乳白色,甚至出现块状,称为肉眼脓尿。

【参考值】

玻片法平均 0～5 个/HP,定量检查 0～10 个/μl。

【临床意义】

尿液中白细胞和脓细胞增多主要见于泌尿系统感染如肾盂肾炎、膀胱炎、尿道炎和前列腺炎等;应用抗生素、抗癌药物而引起的间质性肾炎则以淋巴细胞、单核细胞增多为主;过敏性炎症、变态反应性疾病引起的泌尿系统炎症可见嗜酸粒细胞增多;成年女性生殖系统有炎症时,阴道分泌物混入尿内,可见白细胞增多并常可见成团脓细胞。

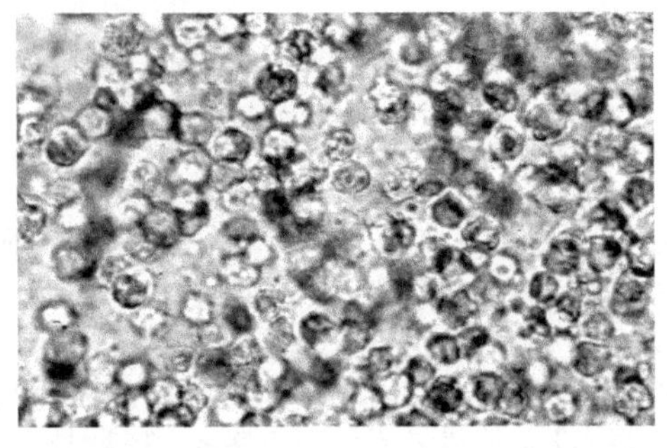

图 5-19-3 尿液中的白细胞和脓细胞

● 上皮细胞(图 5-19-4)

尿液中的上皮细胞(urobilinogen)来源于肾小管、肾盂、肾盏、输尿管、膀胱和尿道等部位,鉴别尿中上皮细胞的来源对泌尿系统病变的定位诊断有重要的意义。尿中上皮细胞按组织学和形态学进行分类可分为:

1. 肾小管上皮细胞(renal tubular epithelium) 来自远曲和近曲肾小管,由于受损变性,形态往往不规则,多为多边形、略大于白细胞,含有一个较大的圆形细胞核,核膜很厚,胞质中可有不规则颗粒、脂肪小滴和小空泡。如在尿中出现,常提示肾小管病变。在某些慢性炎症时,可见肾小管上皮细胞发生脂肪变性,胞质中充满脂肪颗粒,称为脂肪颗粒细胞(fatty granular cells)。观察尿中肾小管上皮细胞,对肾移植术后有无排斥反应亦有一定意义。

2. 移行上皮细胞(transtitional epithelium) 来自肾盂、输尿管、膀胱及尿道等处的移行上皮组织。一般分为:①表层移行上皮细胞,主要来自膀胱,体积约为白细胞的 4～5 倍,多为不规则的类圆形,胞核居中,又称大圆上皮细胞;②中层移行上皮细胞,主要来自肾盂,为大小不一的梨形、尾形,故又称尾形上皮细胞,核较大,呈圆形或椭圆形;③底层移行上皮细胞,来自输尿管、膀胱和尿道深层,形态圆形,胞核较小。正常尿中无或偶见移行上皮细胞,在输尿管、膀胱、尿道有炎症时可出现。大量出现应警惕移行上皮细胞癌。

3. 鳞状上皮细胞 来自尿道前段和阴道的表层呈大而扁平的多角形,胞核小,圆形或椭圆形,来自尿道前段。女性尿道有时混有来自阴道的复层扁平上皮细胞。尿中大量出现或片状脱落且伴有白细胞、脓细胞可见于尿道炎。

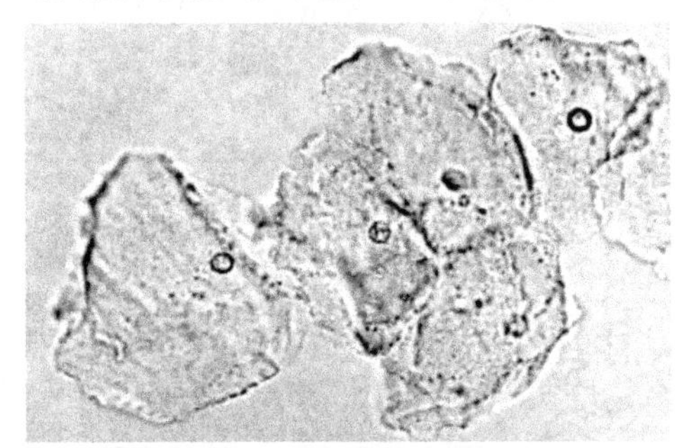

图 5-19-4 尿液中的上皮细胞

(二) 管型

管型(cast)是蛋白质、细胞或细胞碎片在肾小管、集合管中凝固而成的圆柱形蛋白聚体。管型形成的必要条件是:①构成管型的基质成分,如尿中清蛋白、肾小管上皮细胞产生的 T-H 糖蛋白;②有具有浓缩和酸化功能的肾小管,前者可使形成管型的蛋白等成分浓缩,后者则促进蛋白变性聚集;③有可供交替使用的肾单位,处于休息状态的肾单位尿液淤滞,有足够的时间形成管型。当该肾单位重新排尿时,已形成的管型便随尿排出。构成各种管型的成分不同,其形态各不相同,临床常见管型的特征及临床意义如下:

1. 透明管型(hyaline cast) 是尿液中最常见的管型,主要由 T-H 糖蛋白、清蛋白和氯化物构成,为无色半透明、内部结构均匀两端钝圆的圆柱状体,由于其折光性低,需在暗视野下观察。透明管型因其是否含有颗粒和细胞等又分为两种:①单纯性透明管型:不含颗粒和细胞。②复合性透明管型:含有少量颗粒、细胞或脂肪体。

笔记栏

正常人0~1个/HP。老年人清晨浓缩尿中也可见到。在运动、重体力劳动、麻醉、用利尿剂、发热时可出现一过性增多,临床价值不大。尿中出现大量透明管型特别是复合性透明管型时,多见于肾脏实质性病变如肾小球肾炎、肾盂肾炎、肾病综合征、间质性肾病等,透明管型常与其他管型同时出现在尿液中。有时透明管型内含有少量红细胞、白细胞和上皮细胞,又称透明细胞管型。透明红细胞管型出现提示肾出血;透明白细胞管型出现提示肾盂肾炎;透明脂肪管型多见于肾病综合征。

2. 颗粒管型(granular cast) 组成管型的基质中含有大小不等的颗粒物,颗粒含量超过管型体积的1/3以上时,称颗粒管型。颗粒管型为肾实质病变崩解的细胞碎片、血浆蛋白及其他有形物凝聚于T-H蛋白上而形成。其外形常比透明管型短而粗大,易断裂,淡黄褐、灰色或棕黑色。按颗粒的粗细和大小又可分为粗颗粒管型和细颗粒管型。①粗颗粒管型(图5-19-5):粗颗粒的主要成分为白细胞碎片,多见于慢性肾小球肾炎、肾盂肾炎、肾病综合征或某些药物中毒等原因引起的肾小管损伤。②细颗粒管型:细颗粒的主要成分为上皮细胞碎片,少量出现可见于无肾脏疾病者尿中,特别是运动后、发热或脱水时;大量出现常提示慢性肾小球肾炎或急性肾小球肾炎后期。

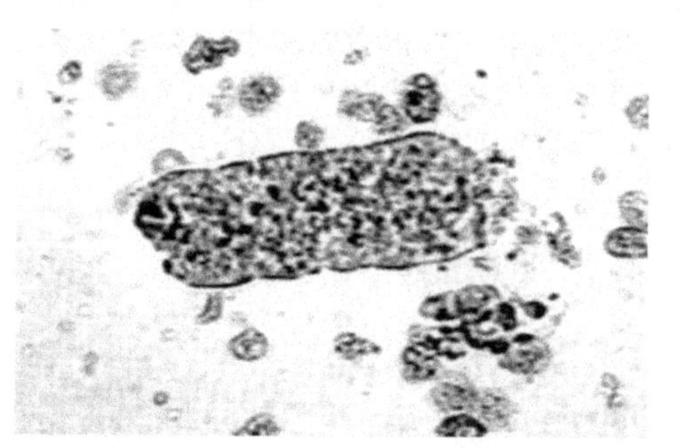

图5-19-5 尿液中粗颗粒管型

3. 细胞管型(cellular cast) 管型基质中含有细胞及细胞碎片等,其含量超过管型体积的1/3,称为细胞管型。按其所含细胞类型分为,①红细胞管型(red blood cast, erythrocyte cast):管型中可见大量红细胞,提示肾单位有出血性改变,常与肾小管血尿同时存在,是判断肾小球血尿的重要依据,其临床意义与血尿相似。②白细胞管型(leucocyte cast):管型中有大量白细胞或脓细胞,提示肾脏的炎症性改变,可作为上尿路感染的标志物(图5-19-6)。常见于急性肾盂肾炎、肾脓肿、间质性肾炎等,也可见于肾脏的非感染性炎症如急性肾小球肾炎、肾病综合征、红斑狼疮性肾炎等。③肾小管上皮细胞管型(renal tubular epithelium cast),管型中含有大量肾小管上皮细胞,提示有肾小管的脱落、坏死性病理改变。在各种原因所致的肾小管损伤时出现,如急性肾小管坏死、肾淀粉样变性、间质性肾炎、肾病综合征、肾移植后排斥反应等。④混合管型(mixed cast):管型中同时可见红细胞、白细胞、上皮细胞等各种细胞。常见于多种原发性或继发性肾小球肾炎、肾梗死、肾缺血性病变及肾病综合征。肾移植后出现上皮细胞和淋巴细胞混合性管型常提示急性排斥反应发生。

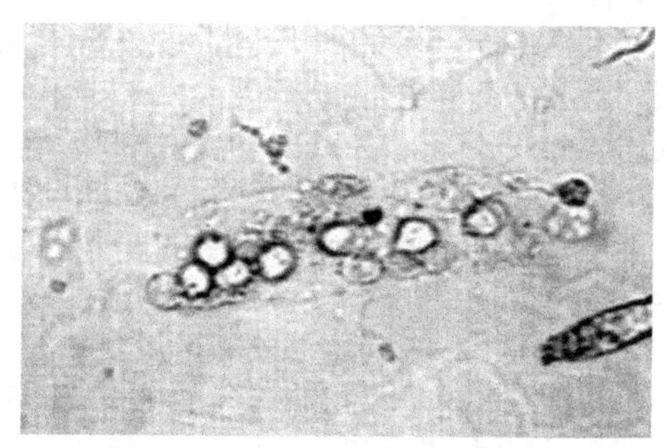

图5-19-6 尿液中的白细胞管型

4. 蜡样管型(waxy cast) 由颗粒管型、细胞管型衍化而来,其在肾小管中长期停留变性或直接由淀粉样变性的上皮细胞溶解后形成,质地厚、有切迹或扭曲、折光性强、易折断,呈浅灰或浅黄色蜡烛状(图5-19-7)。此类管型出现多提示有严重的肾小管变性坏死,预后较差。可见于慢性肾小球肾炎晚期、长期少尿或无尿、尿毒症、肾病综合征或肾功能不全等。

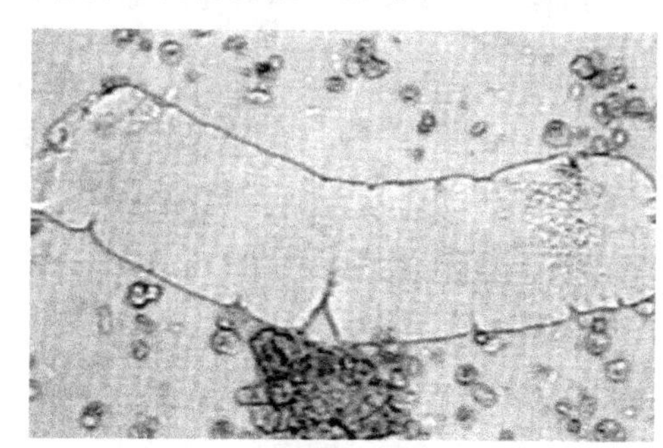

图5-19-7 尿液中的蜡样管型

5. 脂肪管型(fatty cast) 管型中可见大量脂肪滴或含有脂肪滴的肾小管上皮细胞,是由肾小管上皮细胞脂肪变性、崩解,大量的脂肪滴进入管型内而形成。脂肪管型提示肾小管损伤、肾小管上皮细胞发生脂肪变性。常见于肾病综合征、慢性肾小球肾炎急性发作及其他肾小管损伤性疾病。

6. 宽大管型(broad cast) 由肾小管上皮细胞碎片在明显扩大的集合管内凝聚而成。该管型外形宽大,含有大量颗粒,不规则,易折断。提示肾脏病变严重。常见于慢性肾衰竭少尿期,预后不良,又称肾衰竭管型。

笔记栏

五、尿液常用特殊检验

(一) 尿蛋白的特殊检查

● 尿β_2微球蛋白(β_2-microglobulin, β_2-MG)检验

【原理】

尿β_2-MG是一种相对分子质量仅为11 800的低相对分子质量蛋白质，为人类白细胞膜抗原(human leukocyte antigen, HLA)Ⅰ类抗原的轻链。主要由淋巴细胞产生，除成熟的红细胞和胎盘滋养层细胞外，其他细胞均含β_2-MG。β_2-MG在人体内的浓度相当恒定，容易通过肾小球滤膜，99.9%由近曲小管以胞饮形式摄取，因此正常尿中含量很低。β_2-MG可用放射免疫法、放射性核素标记法、酶联免疫法和免疫比浊法进行测定。

【参考值】

尿液中浓度<100μg/L。

【临床意义】

β_2-MG增高常见于：①肾小管炎症，中毒引起肾小管病变时，肾小管对β_2-MG重吸收降低，故尿液内β_2-MG增高。在肾小球病变为主时，虽然肾小球滤膜孔径增宽，β_2-MG大量滤过，但肾小管重吸收功能良好，尿液内β_2-MG仍正常或轻度增加。②上尿路病变，在急、慢性肾盂肾炎时，因肾小管受损，对β_2-MG吸收不良，尿β_2-MG可增高，而在单纯性膀胱炎时，尿β_2-MG不高。③癌细胞、肉瘤细胞可产生β_2-MG，故恶性肿瘤时血液及尿液中β_2-MG含量常增高。

● 尿α_1微球蛋白(α_1-microglobulin, α_1-MG)

【原理】

尿α_1微球蛋白是一种低分子蛋白(26000～36000)，由肝细胞和淋巴细胞分泌。尿α_1微球蛋白能自由通过肾小球滤过膜，绝大部分被近曲小管重吸收并分解代谢。正常情况下，尿中微球蛋白含量甚微；当肾小管受损时，尿中微球蛋白排泌增高。α_1-MG的临床应用价值与β_2-MG类似，但在酸性尿液中α_1-MG较β_2-MG稳定，且不受恶性肿瘤、炎症等因素的影响，结果更为可靠。

【参考值】

正常成人尿液中浓度为0～15mg/L。

【临床意义】

尿α_1-MG是判断肾脏近曲小管损害的早期诊断指标，尿α_1-MG可用来替代β_2-MG作为肾小管功能不全的指标。

笔记栏

● 本周蛋白(Bence-Jonces protein, BJP)

【原理】

本周蛋白是免疫球蛋白的轻链，能自由通过肾小球滤过膜，当本周蛋白血中浓度增高超过肾近曲小管重吸收阈值时，可自尿中排出，形成本周蛋白尿。此种蛋白质在pH 4.9±0.1条件下加热至40～60℃时可发生凝固，温度升至90～100℃时又可再溶解，而温度下降至56℃左右时，蛋白又凝固，故又称凝溶蛋白。常用本周蛋白的检查方法有热沉淀-溶解法、电泳法和免疫法等。

【正常值】

本周蛋白阴性反应。

【临床意义】

本周蛋白阳性主要见于多发性骨髓瘤等单克隆免疫球蛋白血症患者；巨球蛋白血症患者血清内IgM显著增高，约有20%呈阳性反应；肾小管损伤、肾盂肾炎、慢性肾炎、肾脏肿瘤、肾病综合征等患者尿液中偶可检出本周蛋白。

● 尿酶

尿酶指尿液中出现的酶，主要来源于肾小管上皮细胞释放的酶类、血清酶，细胞和细菌等分泌和释放的酶类。正常尿液中酶含量极少，相对分子质量较低的血清酶可从肾小球滤过，大部分在肾小管重吸收。病理情况下可见多种尿酶含量增高。

● 尿淀粉酶(urine amylase, AMS)

【原理】

AMS主要来源于胰腺和腮腺，为一种水解酶，能水解淀粉、糊精和糖原。人血清淀粉酶相对分子质量约为45 000，易通过肾小球滤过膜而出现于尿中。胰腺炎或胰液排出受阻时，胰腺的淀粉酶可从胰管管壁及胰泡逸出，吸收入血而随尿排出，故血和尿内淀粉酶含量均增高。

临床上常用的方法是碘-淀粉比色法(Somogyi法)，通过测定淀粉被水解后所产生还原糖的含量而推测酶活性；另一种方法是染色淀粉法，将某些色素与淀粉结合作为基质，在淀粉酶作用下释放可溶性色素，再根据所释放出的色素量来推测尿淀粉酶活性。

【参考值】

Somogyi法：尿淀粉酶<1000U/L。

【临床意义】

(1) 急性胰腺炎：尿液淀粉酶活性一般于发病12～24小时开始增高，因肾对淀粉酶的清除

率增强，尿淀粉酶活性可高于血清一倍以上，多持续3～10天后恢复正常。血和尿中AMS含量不一定平行，血AMS上升为一过性，尿AMS出现较早，持续时间较长。AMS活性增加不能反映疾病的严重程度，胰腺广泛破坏时AMS的浓度不一定显著增加。

(2) 慢性胰腺炎时，血清和尿淀粉酶活性一般不增高，如急性发作时，可有中等程度的增高；任何原因所致的胰腺管阻塞，如胰腺癌、胰腺损伤、急性胆囊炎等，因胰液排出受阻而反溢入血，均可使血和尿淀粉酶活性增高。血和尿中淀粉酶活性，并不一定呈平行关系。在急性胰腺炎时，血液淀粉酶的上升为一过性，相对的尿液淀粉酶出现高值且持续时间较长。

● 尿溶菌酶(urine lysozyme)

【原理】

溶菌酶来自单核细胞、中性粒细胞，是一种能溶解某些细菌的酶类。该酶可从肾小球基膜滤出，90%以上可被肾小管重吸收，正常情况下，尿液中很少或无溶菌酶。溶菌酶可酵解革兰阳性球菌壁上的乙酰氨基多糖成分，使细胞壁破裂。检测时用一种细菌悬液作为底物，如标本中含溶菌酶，则细菌被溶解，细菌悬液浊度下降或变清，可用光电比浊法测其浊度变化，或用平皿法测定其溶菌圈的大小。

【参考值】

成人尿液中溶菌酶的浓度为0～2mg/L。

【临床意义】

(1) 血清溶菌酶升高：如急性单核细胞白血病时，血清溶菌酶超过了肾小管重吸收的能力，导致尿溶菌酶浓度增高。

(2) 肾小管重吸收减少：因炎症、中毒等导致肾小管损伤，重吸收能力降低，尿溶菌酶浓度增高。

● 尿N-乙酰-β-D-氨基葡萄糖酐酶(β-N-acetyglocosamidase，NAG)

【原理】

NAG广泛存在于各组织的溶酶体中，是一种高相对分子质量溶酶体酶。尿液中的NAG主要来自近端肾小管上皮细胞，因此，NAG是肾小管功能损害最敏感的指标之一。在正常情况下，血清中的NAG不能通过肾小球滤过膜。NAG可用酶标法进行检测。

【正常值】

正常阴性。

【临床意义】

尿NAG升高主要反映近端肾小管损伤，见于：①缺血或中毒引起的肾小管坏死、间质性肾炎等；②肾移植排异；③慢性肾小球肾炎、肾病综合征等。

● 尿蛋白电泳

【原理】

通过电泳的方法将尿蛋白中各类蛋白质分子进行区分，该实验对某些肾脏病，尤其是多发性骨髓瘤及重链病的诊断有重要帮助。常用的方法有醋酸纤维薄膜电泳、聚丙烯酰胺凝胶电泳(圆盘电泳)、免疫固定电泳等。

【正常值】

各相对分子质量的尿蛋白均显微量区带，主要以清蛋白区带为主。

【临床意义】

对判断肾脏损伤的性质及部位有一定的诊断意义：①以肾小管损害为主的疾病，如急性肾盂肾炎、肾小管性酸中毒、慢性间质性肾炎早期、重金属及药物引起肾损害等常出现小相对分子质量蛋白，主要电泳区带在清蛋白；AT。②以肾小球损害为主的疾病，如各类原发性、继发性肾小球肾炎、肾病综合征等。常出现中相对分子质量及大相对分子质量蛋白，主要电泳区带在清蛋白附近及以上。③整个肾单位受损，如慢性肾炎晚期、严重间质性肾炎累及肾小球，以及各种病因引起的慢性肾衰竭等。常出现混合性蛋白尿，电泳区带以清蛋白带为主。

● 尿微量清蛋白(albumin，Alb)

【原理】

Alb为一种中相对分子质量蛋白质，正常情况下在尿中的排量极微。尿液中Alb占所有滤过蛋白质的40%，但几乎全部被肾小管重吸收。只有当肾小球滤过膜屏障功能受损(尤其是电荷屏障)，通透性增加，滤出量超过肾小管重吸收能力时，尿中Alb含量升高。常以24小时尿清蛋白排泄总量，即尿清蛋白排泄率(urine albumin excretion rate，UAE)表示。需用放免法或酶联免疫吸附法、免疫比浊法检测。

【正常值】

尿Alb<20 mg/L(ELISA法)，UAE为5～30 mg/24h。

【临床意义】

(1) 各种肾脏疾病时，常首先出现尿Alb升高，可见于：各种原发性肾小球肾炎、继发性肾小球肾炎(如系统性红斑狼疮、紫癜性肾炎、糖尿病肾病、乙肝相关性肾炎)、肾小管间质炎、高血压引起的肾损害等。

(2) 尿Alb可为早期糖尿病肾病的诊断指

标,UAE 常持续大于 30～300 mg/24h。此外,高血压、肥胖、高脂血症、吸烟、剧烈运动及饮酒等也可致尿 Alb 的出现。为此,临床上常建议糖尿病患者、高血压及老年人应定期检查尿微量清蛋白,以期对肾脏损害的早期发现。

- **尿纤维蛋白降解产物**(fibrinogen degradation products, FDP)

【原理】

在纤溶酶作用下,纤维蛋白原或纤维蛋白可被降解形成纤维蛋白降解产物。正常尿液阴性。在泌尿道局部炎症时渗出少量纤维蛋白(原),经局部纤维蛋白溶酶作用后形成 FDP 可随尿排出。肾小球病变时,由于肾小球内有局部凝血、微血栓形成,滤过膜通透性改变,FDP 碎片可出现于尿中。DIC 及原发性纤溶性疾病血液中 FDP 增加,超过肾小管重吸收能力, FDP 亦可在尿液中出现。

【正常值】

正常时尿液内无 FDP。

【临床意义】

尿 FDP 增高多见于:①急、慢性肾小球肾炎,特别是增殖性肾炎。②原发性肾小球疾病时尿内 FDP 出现并有进行性升高,说明肾脏病变在进行性发展,提示肾小球内有局部凝血、微血栓形成和纤溶变化;尿 FDP 进行性增高,常提示肾小球病变持续进展,病变活动,预后不良。③新月体性肾炎及肾小球病变伴大量新月体形成。④肾移植后排异反应。尿 FDP 出现常是临床上进行抗凝治疗的指征之一。⑤弥散性血管内凝血及原发性纤溶性疾病时尿液内 FDP 为阳性;⑥肾肿瘤时尿液中 FDP 亦可出现阳性。

- **尿补体** C3 (complement C3)、**免疫球蛋白**(immunoglobulin)

【原理】

正常情况下血液中补体和免疫球蛋白相对分子质量均较大(C3 相对分子质量为 18.5×10^3,免疫球蛋白 IgG 相对分子质量为 16×10^4, IgA 为 17×10^4,IgM 为 9.0×10^4),因此,上述物质在尿液中不出现。在肾小球疾病时,因毛细血管壁增厚、变形、断裂、结构破坏,通透性增高,尿液内可出现以上成分。测定 C3、Ig 可协助蛋白尿分类及选择性评估。

【正常值】

正常时尿液阴性。

【临床意义】

微小病变型肾炎及肾小管疾病,尿液内 C3 及 IgM、IgG 多为阴性尿液内 C3 及 IgM、IgG 阳性,提示非选择性蛋白尿。尿 IgM 增高,提示肾小球滤过膜损害严重、治疗效果及预后差。

笔记栏

(二) 尿电解质测定

- **尿钠测定**

【原理】

正常情况下体内钠的摄入与排出保持动态平衡,摄入量决定于食物种类与饮食量。钠的排出途径主要是经肾由尿液排出。钠可以自由通过肾小球,并由肾小管重吸收,尿液排出的钠少于肾小球滤过量的 1%。当肾有病变时血钠浓度偏低,而尿液钠含量增高。测定尿钠量可了解体内钠代谢及肾小管功能。

【正常值】

正常人尿钠 130～260mmol/24h。

【临床意义】

(1) 尿钠减少:各种原因引起低钠血症如呕吐、腹泻、严重烧伤、糖尿病酸中毒等。

(2) 尿钠增高:各种原因导致。肾小管损伤,影响对钠的重吸收可致尿钠增高,如急性肾小管坏死等。

(3) 一次性尿钠检测意义:①急性肾小管坏死时,肾小管对钠吸收减少,常呈急性少尿,一次性尿钠大于 40mmol/L;②肾前性少尿时,肾小管重吸收钠能力正常,为急性少尿,呈低尿钠,尿钠<30mmol/L。

- **尿钙检查**

【原理】

肾是排泄钙的重要器官,肾小球每日滤出的钙约 10g,其中 50%在近曲小管重吸收,30%在髓袢升支重吸收,其余在近曲小管和集合管吸收,仅 1%随尿排出,尿钙含量的高低可反映血钙水平。

【正常值】

正常人尿钙 2.5～7.5mmol/24h。

【临床意义】

(1) 尿钙减少:①甲状旁腺功能减退,由于甲状旁腺激素分泌不足或缺如,骨钙动员及肠钙吸收明显减少,血钙降低,使尿钙浓度明显减少或消失;②慢性肾衰竭;③慢性腹泻;④小儿手足搐搦症。

(2) 尿钙增加见于:①甲状旁腺功能亢进,由于甲状旁腺激素分泌过多,钙自骨动员至血,引起血钙过高,尿钙增加;②多发性骨髓瘤时,由于骨髓瘤细胞在骨髓腔内大量增生,侵犯骨骼和骨膜,引起骨质疏松和破坏,出现高钙血症,再加上肾功能受损,肾小管的重吸收作用差,更使尿钙增加;③用药监护,如维生素 D_2、D_3 及 A.T10(双氢速固醇)的治疗效果,可做尿钙检查并作为用药剂量参考。

● 尿钾检查

【原理】

机体钾的排出主要通过肾脏，在正常情况下，自肾小球滤过的钾98%被重吸收，而尿中排出的钾主要由远端小管上皮细胞在醛固酮作用下分泌的，即K^+-Na^+、K^+-H^+交换的结果。肾排出的钾有70%是由肾小管分泌，钾摄入量多则肾排钾也多。此外，当GRF明显降低时，近端小管几乎完全重吸收Na^+，此时远端小管不能进行Na^+-K^+交换；酸中毒时，远端小管Na^+-H^+交换增加，肾的排钾量也减少；远端小管SO_4^{2-}和有机酸(如酮体)增加时，则K^+排出增加。激素也影响K^+的排出，肾上腺皮质激素，特别是盐皮质激素，有潴Na^+及排K^+作用，而醛固酮促进远端小管Na^+、Cl^-重吸收和K^+、H^+的排出，但K^+摄入量增加时，醛固酮的分泌也增加。

【正常值】

成人24小时尿钾排出量为51～102 mmol/24h。

【临床意义】

(1) 尿K^+排出增多：呕吐、腹泻、原发性醛固酮增多症、库欣综合征、肾小管间质疾病、肾小管酸中毒、糖尿病酸中毒、药物的影响如锂、乙酰唑胺等。

(2) 尿K^+排出减少，多见于各种原因引起的钾摄入少、吸收不良或丢失过多。

六、尿液自动化仪器检测

尿液分析仪是临床实验室最常用和最重要的检测仪器，它具有操作简便、快速、偏差少、精密度高、安全等特点。随着现代科学技术的进步，尿液分析仪发展十分迅速，除已在临床广泛使用的尿干化学分析仪外，应用电子技术、计算机技术以及吸收血细胞分析仪和流式细胞仪研制经验和影像学技术的各类高效尿液分析仪相继问世，逐渐应用于临床。

(一) 干化学尿液分析仪

干化学尿液分析仪，简称尿液分析仪，是采用干化学法检测尿液成分的自动化仪器，在临床上已普遍采用。目前，其可对尿液多项化学检查同时进行定性或半定量测定，如：尿蛋白、尿葡萄糖、尿pH、尿酮体、尿胆红素、尿胆原、尿亚硝酸盐、尿红细胞、尿白细胞、尿比密和尿维生素C等。

1. 干化学尿液分析仪组成 干化学尿液分析仪一般由试剂带及机械系统、光电系统、微电脑系统三个部分组成(图5-19-8)。

(1) 试剂带及机械系统：试剂带是将检测不同项目的各种试剂块，按一定间隔、顺序固定在同一条带上的多联试剂条。接触尿液后，各个试剂块与其检测成分发生特异呈色反应，检测成分的含量与色度的变化成正比。机械系统的主要功能是传输试剂带，先将待检的试剂带传输到固定位置，检测后将试剂带排送到废物盒。

(2) 光电系统：光学系统主要包括光源、单色处理、光电转换三部分。光电系统的作用是将各试剂产生的颜色进行光电转换，生成电子信号输入微电脑。常用适当光源依次扫描各试剂块，光线照射到反应区表面产生反射光，反射光的强度与各试剂块的反应颜色成比例。不同强度的反射光，再经光电转换器转换为电信号；经球面积分析的滤色片分光得到单色光，照射光电二极管，转化为电子信号。亦有直接用发光二极管发射特定波长单色光照射试剂块，以及应用先进的电耦合技术(CCD)进行光电转换。

(3) 微电脑系统：微电脑系统控制检测过程，并在软件的支持下，将从光电系统传来的电信号进行一系列加工、处理、储存、分析后打印出检测结果。

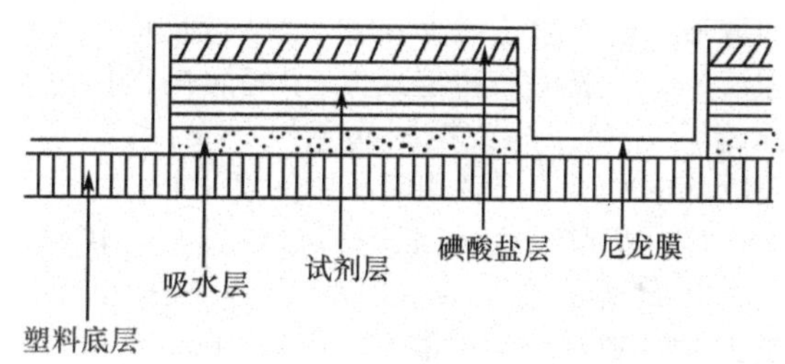

图5-19-8 尿液自动分析仪试剂块组成示意图

2. 干化学尿液分析仪试剂带检验原理

(1) 酸碱度：利用酸碱度(pH)指示剂制成试剂块，常用甲基红和溴麝香草酚蓝组成复合型指示剂(前者pH 4.6～6.2，后者pH 6.0～7.6)，呈色范围为pH 4.5～9.0，颜色有橘黄色、绿色到蓝色等几种变化。

(2) 比重：试剂块中主要含有多聚电解质(甲乙烯酸酰马来酐)、酸碱指示剂(溴麝香草酚蓝)及缓冲物。尿液离子浓度与经过处理的多聚电解质的p*K*a改变相关，尿液中电解质可与聚甲乙烯顺丁二酸共聚体中的氢离子发生置换，被置换出的氢离子使指示剂溴麝香草酚蓝的颜色发生变化，颜色由蓝绿色、绿色变成黄绿色。该检测是基于试剂块中的多聚电解质含有随尿标本中离子浓度而解离的酸性基团，离子浓度越高，酸性基团(氢离子)解离越多，而使膜块中的pH改变，进而通过酸碱指示剂的颜色改变换算为尿液的比重(SG)。因此，尿液的比重易受pH的影响。

(3) 蛋白质：试剂块中主要含有酸碱指示剂溴酚蓝(pH阈值为3.0～4.6)。由于各种指示剂都具有一定的变色范围，当溶液中存在蛋白质时，蛋白质可与带相反电荷的指示剂离子结合，引起指示剂的进一步电离，从而产生颜色变化。其颜色深浅与蛋白质含量呈正比。试带法对清蛋白灵敏，对黏蛋白和低相对分子质量蛋白质不灵敏。免疫化学法和其他清蛋白的检测方法检测早期肾小球病变较试剂带法更灵敏。干化学法的灵敏度为70～100mg/L，速率散射免疫比浊法灵敏度为2mg/L或更高。pH指示剂只对低相对分子质量的清蛋白有特异性，因此，试带法对免疫球蛋白、Tamm-Horsfall蛋白和Bence-Jones蛋白等不灵敏。

(4) 葡萄糖：采用葡萄糖氧化酶法，能特异性地检出尿液葡萄糖(glucose，GLU)。葡萄糖在氧和水的条件下，被葡萄糖氧化酶氧化成葡萄糖酸和过氧化氢。过氧化氢在过氧化物酶催化作用下释放出新生态氧，使色原物氧化而显色，显色的深浅与葡萄糖含量成正比。常用的色原物有邻联甲苯胺、碘化钾等。尿葡萄糖测定适用于那些不愿或不适合做血糖检查的患者。

(5) 尿酮体：尿酮体(ketone body，KET)包括乙酰乙酸、丙酮和B-羟丁酸三种形式。此项检测利用硝普钠反应。试剂块中主要含有硝普钠，可与尿液中的乙酰乙酸、丙酮产生紫色反应。常规尿液分析一般无需测定酮体，但妊娠高血压综合征、青年型糖尿病或糖尿病急性并发症，如糖尿病酮症酸中毒等患者测定酮体的意义较大。

(6) 亚硝酸盐：尿亚硝酸盐(nitrite，NIT)检测的化学基础是Griess实验，亚硝酸盐试剂块主要含有对氨基苯砷酸和1,2,3,4-四羟基对苯喹啉-3酚。大多数尿路感染是由大肠埃希菌引起的，正常人尿液中含有来自食物或蛋白质代谢产生的硝酸盐，当尿液中有大肠埃希菌增殖时，将硝酸盐还原为亚硝酸盐，可将试剂块中对氨基苯砷酸重氮化为重氮盐，重氮盐与苯喹啉-3酚偶联，产生重氮色素，试剂块颜色由黄变红，颜色深浅与尿液的亚硝酸盐含量成正比，但不一定与细菌的含量成比例。

(7) 隐血：破碎的红细胞或肌红蛋白中的血红素具有过氧化物酶样作用，催化过氧化氢释放出新生态氧，使试剂带氧化而显色，颜色的深浅与血红蛋白的含量成正比。由于此测定原理与显微镜下计数尿液中红细胞截然不同，反映出来的结果也有差异。

(8) 胆红素：利用重氮反应原理，即结合胆红素在强酸性介质中与2,4-二氮苯胺重氮盐起偶联反应而成紫红色。试剂中主要含2,4-二氮苯胺重氮盐缓冲剂及其他表面活性物质。当尿液中的结合胆红素与试剂块发生反应时，颜色发生变化。颜色深浅与胆红素(bilirubin，BIL)含量成正比。

(9) 尿胆原：利用Ehrlich醛反应原理或重氮反应原理。尿胆原(urobilinogen，URO)试剂块主要含有对二甲氨基苯甲醛、缓冲剂及其他表面活性物质。Ehr：lich醛法利用尿胆原在酸性条件下与对二甲氨基苯甲醛反应形成红褐色的复合物，颜色深浅与尿胆原含量有关。重氮法试剂带利用尿胆原在强酸性条件下，与对一甲氧基苯重氮四氟化硼发生重氮盐偶联反应生成胭脂红的重氮色素，颜色深浅与尿胆原含量成正比。

(二) 尿沉渣自动分析仪

尿沉渣分析仪是一种综合运用了流式细胞术和电阻抗技术的原理，以定量的方法检测非离心尿中有形成分的技术。其检测原理是尿液经稀释、染色后，靠液压的作用喷射入鞘液流动室内，经鞘液的作用，尿液中所有有形成分以单个纵列的形式通过鞘液流动池中心轴线，并逐一接受氩激光光束的照射。被染色的尿液有形成分可产生荧光信号、散射光信号和电阻抗信号。分析仪将这些荧光、散射光及电阻抗信号转变为电信号，通过直方图及散射图的形式综合分析每个有形成分并最终确定其形态及性质。

尿沉渣自动分析仪可对尿液中的有形成分如红细胞、白细胞、上皮细胞、管型、细菌、精子细胞和结晶等进行分析并可定量报告，方法简便、快速、并可以定量，但由于尿液中有形成分的大小、内容物等并非始终均一不变，各种病理情况、渗透压改变等均可能导致有形成分产生变化，如：红细胞破碎、酵母菌、结晶等在某种程度上与红细胞类似；上皮细胞脱落时受器官膨胀/收缩影响，形态变异较大；病理管型中内含物的变化等，均有可能导致各信号参数产生变化以及互相重叠。因此尿沉渣分析仪在临床上可作为一种技术一致、可比性强的筛选方法加以应用，并不能完全取代传统的尿沉渣显微镜检。分析尿沉渣仪给出的报告时，要结合其信号产生的原理，综合判断其参数的可靠程度和影响因素，结合临床进行诊断。

案例 5-19-1

患儿，男性，9岁。两月来有咽部不适，无用药史，既往曾患“气管炎、咽炎”。10天前晨起发现双眼睑浮肿，尿色发红。尿量进行性减少，每日130～150ml。

体格检查：体温36.9℃，脉搏90次/分，心率24次/分，血压145/80mmHg，发育正常，营养中等，重病容，精神差，眼睑浮肿，结膜稍苍白，巩膜无黄染。咽稍充血，扁桃体I°～II°肿大，未见脓性分泌物，黏膜无出血点。心肺无异常。腹稍膨隆，肝肋下2cm，无压痛，脾未及，移动性浊音(－)，肠鸣音存在。双下肢可凹性水肿。

化验：Hb 83g/L，RBC 2.8×10^{12}/L，网织红1.4%，WBC 11.3×10^{9}/L，分叶0.82，淋巴0.16，单核0.02，PLT 207×10^{9}/L，ESR

110mm/h,尿蛋白(++),红细胞 10～12 个/高倍,白细胞 1～4 个/高倍,比重 1.010,24 小时尿蛋白定量 2.2g。血生化:BUN 36.7mmol/L,肌酐 546.60umol/L,总蛋白 60.9g/L,白蛋白 35.4g/L,胆固醇 4.5mmol/L,补体 C3 0.48g/L,抗 ASO:800IU/L。

问题:

1. 患者的突出特征有哪些?
2. 患者的实验室检查结果符合哪种疾病?
3. 患者的诊断依据是什么?

案例 5-19-1 分析

一、患者的突出特征:

1. 前驱感染史:患儿两月来有咽部不适,查体咽部稍充血,扁桃体 I°～II°肿大;
2. 水肿:双眼睑浮肿,双下肢可凹性水肿;
3. 尿液检查异常:血尿、尿量减少,尿蛋白(++),红细胞 10～12/个高倍,白细胞 1～4 个/高倍,比重 1.010,24 小时尿蛋白定量 2.2g;
4. 肾功能异常:血生化:BUN 36.7mmol/L,肌酐 546.60umol/L,少尿;
5. 免疫学检查异常:补体 C3 0.48g/L,抗 ASO:800IU/L。

二、患者的实验室检查结果符合

1. 急性肾小球肾炎
2. 急性肾功能不全

三、诊断依据

1. 急性肾小球肾炎先有咽部感染,临床表现少尿,血尿。查体:血压高,眼睑浮肿,双下肢可凹性水肿,尿蛋白(++),尿红细胞增多,补体(C3)减低 ASO 增高。
2. 急性肾功能不全:尿少,血 BUN 和肌酐明显升高。

第二节 粪便检验

粪便(feces)是食物在消化道中经消化和吸收后形成的最终产物,主要由未消化的食物残渣、食物的分解产物、水和电解质、肠道分泌的黏液、胃肠道脱落的上皮细胞和白细胞以及肠道正常菌群等成分组成。粪便检验的目的是:①了解消化道有无感染、出血、恶性肿瘤等。②根据粪便的性状与组成,了解胃肠道和肝胆系统的功能状况。③检查肠道致病菌,协助诊断肠道传染病。④粪便隐血试验可作为消化道恶性肿瘤的筛选试验。⑤根据粪便的颜色、粪胆素的检查,有助于鉴别黄疸类型。

一、一般性状检查

粪便标本首先要肉眼观察,通常根据粪便性状即能做出初步诊断。

1. 量 正常人每日排便一次,约为 100～300g,随食物种类、进食量及消化器官功能状态而异。

2. 颜色 正常成人的粪便排出时因为含有粪胆素而呈黄褐色,婴儿粪便因其胆红素代谢尚未健全而呈黄色或金黄色。粪便的颜色可因进食食物种类不同而异,病理情况可见如下改变:①鲜红色,肠道下段出血,如痔疮、肛裂、直肠癌等;②暗红色,阿米巴痢疾;③灰白色,胆道梗阻、钡餐造影;④绿色,乳儿的粪便中因含胆绿素而呈现绿色;⑤黑色,上消化道出血、服(食)用铁剂、动物血、活性炭及某些中药等。

3. 性状 正常成人粪便呈成形软便,婴幼儿为稀糊状。病理情况下粪便性状改变及临床意义见表 5-19-4。

4. 气味 食物在肠道中经细菌作用后,产生吲哚(靛基质)、硫醇、粪臭素、硫化氢等很多有臭味的物质,故健康人粪便有一定臭味。一般情况下肉食者臭味较浓,素食为主者臭味相

表 5-19-4 粪便性状及临床意义

粪便	特点	临床意义
稀便	脓样,含有膜状物洗肉水样稀水样	假膜性肠炎、副溶血性弧菌食物中毒、艾滋病伴发肠道隐孢子虫感染
米泔样便	白色淘米水样,含有黏液片块	霍乱、副霍乱
黏液便	小肠病变,黏液混于粪便中,大肠病变黏液附着在粪便表面	肠道炎症或受刺激、肿瘤或便秘、某些细菌性痢疾
胨状便	黏胨状、膜状或纽带状物	过敏性肠炎、慢性细菌性痢疾
鲜血便	鲜红色,滴落于排便之后或附在粪便表面	直肠癌、直肠息肉、肛裂或痔疮
脓血便	脓样、脓血样、黏液血样、黏液脓血样	细菌性痢疾、阿米巴痢疾、结肠癌、肠结核、溃疡性结肠炎
乳凝块	黄白色乳凝块或蛋花样球形硬便	婴儿消化不良、婴儿腹泻习惯性便秘、老年人排便无力
变形便	细条、扁片状细铅笔状	肠痉挛、直肠或肛门狭窄肠痉挛、肛裂、痔疮、直肠癌

笔记栏

对较淡。慢性肠炎、胰腺疾病、消化道大出血、结肠或直肠溃烂时多因未消化的蛋白质发生腐烂而致粪便有恶臭气味。脂肪及糖类消化不良或吸收不良时，由于脂肪酸分解及糖的发酵，而致粪便有酸臭味。阿米巴肠炎时粪便有鱼腥臭味。

二、化学检验

粪便隐血试验(facal occult blood test,FOBT)

【原理】

胃肠道少量出血时，粪便外观的颜色可无明显变化，因红细胞被溶解破坏，故显微镜也观察不到红细胞，这种肉眼及显微镜均不能证明的出血称为隐血(occult blood test,OBT)。隐血可以通过化学法或免疫法等方法来证实检验。常用化学方法有邻联甲苯胺法、联苯胺法、氨基比林法、无色孔雀绿法、愈创木酯法等；免疫学检测方法有胶体金法、免疫斑点法等。

【正常值】

阴性。

【临床意义】

消化道疾病如消化道溃疡，药物(如阿司匹林、糖皮质激素、吲哚美辛等)对胃黏膜的损伤、肠结核、克罗恩病、溃疡性结肠炎、钩虫病、结肠息肉以及消化道肿瘤(如胃癌、结肠癌等)，粪便隐血试验常为阳性。消化道溃疡经治疗后粪便颜色已趋正常，但隐血试验阳性仍可持续5～7天，隐血试验转为阴性可作为判断出血完全停止的可靠指标。隐血试验可作为消化道恶性肿瘤普查的一个筛选指标，其连续检测对早期发现结肠癌、胃癌等恶性肿瘤有重要的价值。以胃癌为例，早期胃癌诊断符合率为20%，晚期符合率高达95%。

三、显微镜检测

粪便显微镜检验是临床常规项目之一，通过显微镜检验可以发现粪便中的病理成分，如细胞、寄生虫虫卵等。也可通过检验食物残渣以了解消化吸收功能情况，粪便的显微镜检测是常规检测的重要手段。

(一) 细胞检查(表5-19-5)

(1) 白细胞：正常粪便中不见或偶见，主要是中性粒细胞。肠道炎症时增多，主要可见于：①肠炎，白细胞数量一般<15/HP，常分散存在；②细菌性痢疾、溃疡性结肠炎WBC大量增多，可见成堆脓细胞；③肠道寄生虫病、过敏性肠炎等可见较多嗜酸粒细胞。

(2) 红细胞：正常粪便中无红细胞，当下消化道出血、痢疾、溃疡性结肠炎、结肠和直肠癌时，粪便中可见到红细胞。细菌性痢疾时红细胞少于白细胞，散在分布，形态正常。阿米巴痢疾时红细胞多于白细胞，多成堆出现并有残碎现象。

(3) 吞噬细胞：急性细菌性痢疾、溃疡性结肠炎、出血性结肠炎可见增多。

(4) 肠上皮细胞：正常粪便不可见，大量增多或成片出现见于结肠炎、假膜性肠炎等。

(5) 肿瘤细胞：可见于结肠癌、直肠癌。

表5-19-5　粪便中细胞增多及临床意义

细胞	临床意义
红细胞	①下段肠道的病变；②阿米巴痢疾有大量堆积、变性的红细胞，且数量多于白细胞；③细菌性痢疾红细胞形态多正常，数量少于白细胞，且分散存在。
白细胞	以中性粒细胞为主。①肠炎时，WBC<15个/HP，常分散存在；②细菌性痢疾、溃疡性结肠炎WBC大量增多，可见成堆的脓细胞；③肠易激综合征、肠寄生虫病时，可见大量嗜酸粒细胞。
吞噬细胞	急性细菌性痢疾、出血性肠炎、溃疡性肠炎。吞噬细胞是诊断急性细菌性痢疾的主要依据之一。
上皮细胞	大量增多或成片出现见于结肠炎、假膜性肠炎
肿瘤细胞	结肠癌、直肠癌

(二) 食物残渣

正常粪便中的食物残渣系已消化的无定形细小颗粒，仅可偶见淀粉颗粒和脂肪小滴等。腹泻者的粪便中易见到淀粉颗粒，慢性胰腺炎、胰腺功能不全时增多。在急、慢性胰腺炎及胰头癌或因肠蠕动亢进、腹泻、消化不良综合征等，脂肪小滴增多。在胃蛋白酶缺乏时粪便中较多出现结缔组织。肠蠕动亢进，腹泻时，肌肉纤维、植物细胞及植物纤维增多。

案例 5-19-2

患者，女性，42 岁，黏液脓血便伴腹痛发热 4 天。体格检查：体温 38.9℃，脉搏 95 次/分，心率 21 次/分，血压 125/80mmHg，皮肤巩膜无黄染。心肺无异常。全腹平软，左下腹压痛，无反跳痛，肝脾未及，无移动性浊音(—)。

实验室检查：Hb 130g/L，RBC 4.8×10^{12}/L，WBC 12.3×10^{9}/L，分叶 0.72，淋巴 0.22，单核 0.06，PLT 207×10^{9}/L。粪便检查：黏液脓血便，镜检 WBC＋＋，RBC＋＋，其他阴性。尿液检查正常。粪便病原菌分离培养和鉴定为福氏志贺菌。

问题：

1. 患者的突出特征有哪些？
2. 患者的实验室检查结果符合哪种疾病？
3. 患者的诊断依据是什么？

案例 5-19-2 分析

一、患者的突出特征

1. 临床症状：典型细菌性痢疾的症状，如发热、腹泻、腹痛、里急后重和黏液脓血便。

2. 粪便常规检查特点：粪便检查为黏液脓血便；镜检 WBC＋＋，RBC＋＋。

3. 病原学检查特点：粪便病原菌分离培养和鉴定为福氏志贺菌。

二、患者的实验室检查结果符合细菌性痢疾

细菌性痢疾指一些病原菌如志贺菌、侵袭性大肠埃希菌及空肠弯曲菌等细菌感染引起的痢疾样病变，即腹泻、腹痛、里急后重和黏液脓血便。

三、诊断依据

1. 典型的细菌性痢疾的临床表现。

2. 黏液脓血便，镜检 WBC＋＋，RBC＋＋。

3. 粪便病原菌分离培养和鉴定为福氏志贺菌。

第三节　脑脊液检查

脑脊液(cerebrospinal fluid，CSF)是存在和循环于脑室和蛛网膜下腔(subarachnoid space)内的一种无色透明的水样液体，70%来自脑室脉络丛的主动分泌和超滤，30%由大脑和脊髓细胞间隙所产生。正常成人脑脊液总量为 120～180ml，新生儿约 10～60 ml。脑脊液经过第 3 脑室和第 4 脑室进入小脑延髓池，分布于蛛网膜下隙。脑脊液通过蛛网膜绒毛吸收返回静脉，形成脑脊液循环。

脑脊液具有重要的生理作用：能缓冲或消除外界对脑组织和脊髓的损伤；能调节颅内压；能供给中枢神经系统营养物质，并运走代谢产物；能调节神经系统碱贮量，维持脑脊液正常 pH；还能转运生物胺类物质，参与神经分泌调节。

由于脑脊液标本采集有一定的创伤性，因此，必须严格掌握适应证和禁忌证。脑脊液检查的适应证和禁忌证见表5-19-6。

表 5-19-6　脑脊液检查的适应证和禁忌证

适应证	禁忌证
1. 有脑膜刺激征者	1. 颅内高压者
2. 可疑颅内出血、脑膜白血病、肿瘤颅内转移者	2. 颅后窝占位性病变者
3. 原因不明的剧烈头痛、昏迷、抽搐或瘫痪者	3. 处于休克、全身衰竭状态者
4. 脱髓鞘疾病者	4. 穿刺局部有化脓性感染者
5. CNS 疾病需要椎管内给药治疗、麻醉和椎管造影者	

一、一般性状检查

● 颜色

正常脑脊液无色透明水样液体。新生儿含胆红素较多，脑脊液可呈黄色。当中枢神经系统有炎症、损伤、肿瘤或梗阻时，破坏了血-脑脊液屏障，使脑脊液成分发生改变，而导致其颜色发生变化。因脑脊液中含有变性血红蛋白、胆红素或蛋白量异常增高引起颜色变黄，称为黄变症(xanthochromia)。脑脊液常见的颜色变化见表 5-19-7，脑脊液黄变症的原因及临床意义见表5-19-8。

● 透明度

正常脑脊液清澈透明。其浑浊度与其所含的细胞和细菌数量有关，化脓性脑膜炎的脑脊液呈脓性或块样浑浊，当脑脊液中的白细胞超过 300×10^{6}/L时，可呈浑浊；脑脊液中蛋白质明显增高时，也可使脑脊液浑浊；结核性脑膜炎的脑脊液可呈毛玻璃样的浑浊；而病毒性脑膜炎、流行性乙型脑膜炎、中枢神经系统梅毒等，由于脑脊液中细胞数仅轻度增加，脑脊液仍清晰透明或微浑。

表 5-19-7　脑脊液常见的颜色变化及临床意义

颜色	原因	临床意义
红色	出血	蛛网膜下腔或脑室新鲜出血、穿刺损伤出血
黄色	黄变症	陈旧性出血、黄疸、脑脊液淤滞和梗阻等
白色	白细胞增高	化脓性脑膜炎
绿色	铜绿假单胞菌	急性肺炎链球菌性脑膜炎
褐色	脑膜黑色素肉瘤	黑色素瘤
无色		正常脑脊液、病毒性脑炎、轻型结核性脑膜炎、脊髓灰质炎、神经梅毒

表 5-19-8　脑脊液黄变症的原因和临床意义

黄变症	原因	临床意义
出血性	红细胞破坏，胆红素增加	陈旧性蛛网膜下腔出血或脑出血
黄疸性	胆红素增高，而呈黄色	黄疸性肝炎、胆管梗阻、新生儿溶血症、肝硬化、钩端螺旋体病
淤滞性	胆红素增高、红细胞渗出	颅内静脉、脑脊液循环淤滞
梗阻性	蛋白质含量显著增高	髓外肿瘤等所致的椎管梗阻

● 凝固性

正常脑脊液放置 12～24h 后不会形成薄膜、凝块或沉淀。脑脊液凝块、薄膜的形成与其所含的蛋白质，特别是纤维蛋白原的含量有关。化脓性脑膜炎的脑脊液在 1～2h 内呈块状凝固；结核性脑膜炎的脑脊液在 12～24h 内结薄膜或结网状或纤细的凝块，如果取此薄膜涂片检查结核杆菌阳性率极高；蛛网膜下隙梗阻的脑脊液呈黄色胶胨样凝固；神经梅毒的脑脊液可有小絮状凝块。而病毒性脑膜炎一般不凝固。

● 比密

【正常值】

(1) 腰椎穿刺：1.006～1.008。

(2) 侧脑室穿刺：1.002～1.004。

(3) 小脑延髓池穿刺：1.004～1.008。

【临床意义】

脑脊液中的蛋白质含量增高和细胞数量增加的疾病，其比密均可增高。常见于中枢神经系统感染、脑血管病、脑出血、神经系统寄生虫病、脑肿瘤、脑退行性变和神经梅毒等。

二、化 学 检 查

(一) 蛋白质

脑脊液由于有血-脑屏障，所以蛋白质含量较血浆低得多，大约为血浆的 0.5%，主要为白蛋白。病理情况下，蛋白质含量增加。脑脊液蛋白质的检查包括定性和定量试验。

● 蛋白质定性试验(Pandy 试验)

【原理】

脑脊液中蛋白质与苯酚结合形成不溶性蛋白盐而出现白色浑浊或沉淀。

【正常值】

正常人多为阴性或弱阳性。

【临床意义】

同蛋白定量检查。

● 蛋白质定量试验

常用的方法为磺基水杨酸-硫酸钠比浊法。由于脑脊液蛋白质检验方法较多，其灵敏度和特异性也不相同。

【原理】

脑脊液中蛋白质与生物碱等蛋白沉淀剂而产生浑浊，其浊度与蛋白质含量成正比，用光电比色计或分光光度计进行比浊，即可得到蛋白质含量。

【正常值】

腰椎穿刺为 0.20～0.40g/L，小脑延髓池穿刺为 0.10～0.25g/L，侧脑室穿刺为 0.05～0.15 g/L，蛋白商（球蛋白与清蛋白比值）为 0.4～0.8。

【临床意义】

脑脊液蛋白质含量增高是血-脑屏障功能障碍的标志。由于脑脊液清蛋白只能来自血清，因此，更能反映血-脑屏障完整性。脑脊液蛋白质增高可见于中枢神经系统的感染、梗阻和出血等多种疾病，其常见的原因见表 5-19-9。

笔记栏

表 5-19-9 常见脑脊液蛋白质增高的原因

原因	临床意义
感染	化脓性脑膜炎增高最明显、结核性脑膜炎中度增高，病毒性脑膜炎轻度增高
出血	高血压、脑血管畸形、脑动脉硬化症以及全身出血性疾病等
梗阻	脊髓肿瘤、蛛网膜下腔粘连
神经根病变	常见于急性感染性多发性神经根神经炎，有蛋白质-细胞分离的现象
内分泌病变	糖尿病毒性神经病变
其他	肺炎、尿毒症等出现中枢神经系统症状时，脑脊液蛋白质含量也可增高

（二）免疫球蛋白

【原理】

正常脑脊液免疫球蛋白浓度极低。在病理情况下，由于血-脑屏障功能的破坏，以及脑脊液中有激活的免疫细胞，可产生免疫球蛋白，而使其含量增高。

【正常值】

（1）IgG：10～40 mg/L。

（2）IgM：0～13 mg/L。

（3）IgA：0～6 mg/L。

【临床意义】

正常脑脊液免疫球蛋白含量极少，主要为IgG。脑脊液免疫球蛋白变化的临床意义见表5-19-10。

表 5-19-10 脑脊液免疫球蛋白变化的临床意义

免疫球蛋白	临床意义
IgG 增高	多见于细菌性脑膜炎、亚急性硬化性全脑炎、多发性硬化症、急性感染性多发性神经根神经炎，且结核性脑膜炎 IgG 高，较化脓性明显
IgG 减低	癫痫，放射线损伤和服用类固醇药物等
IgM 增高	多见于化脓性脑膜炎，也可见于多发性硬化症、肿瘤和血管通透性改变等
	IgM 明显增高可排除病毒性感染
IgA 增高	多见于化脓性脑膜炎、结核性脑膜炎和病毒性脑膜炎等

（三）蛋白电泳

【原理】

脑脊液中蛋白质的特点为：有较多主要来自血清的前清蛋白；β 球蛋白较多，且高于血清；γ 球蛋白为血清的 50%。

【正常值】

正常值为：①前清蛋白 2%～6%；②清蛋白 55%～65%；③α_1 球蛋白 3%～8%；④α_2 球蛋白 4%～9%；⑤β球蛋白 10%～18%；⑥γ 球蛋白 4%～13%。

【临床意义】

脑脊液蛋白质电泳的变化及临床意义见表5-19-11。

（四）葡萄糖

【原理】

脑脊液葡萄糖来自血糖，含量约为血糖的60%，其高低与血糖浓度、血-脑脊液屏障的通透性、脑脊液葡萄糖的酵解程度有关，脑脊液中糖的测定应该在禁食后 4 小时做腰椎穿刺检查比较理想，其测定多采用葡萄糖氧化酶法或己糖激酶定量法。

表 5-19-11 脑脊液蛋白质电泳的变化及临床意义

指标增高	原因	临床意义
前清蛋白	脑组织细胞退行性病变	中枢神经系统变性、脑萎缩和脑积水疾病
清蛋白	脑血管通透性增高或脑组织供血不足	椎管梗阻、脑血管病变等
$\alpha_1\alpha_2$ 球蛋白	炎症损伤或占位性病变	急性化脓性脑膜炎、结核性脑膜炎、脑膜肿瘤浸润、脑肿瘤转移
β 球蛋白	脑组织萎缩或脂肪代谢障碍	脑血栓形成、动脉硬化、脑组织萎缩退行性变
γ 球蛋白	免疫、占位性病变或暂时性脑功能失调	中枢神经系统的感染和肿瘤、脱髓鞘病（多发性硬化症、视神经脊髓炎）

笔 记 栏

【正常值】

正常值，①腰椎穿刺：2.5～4.4mmol/L；②小脑延髓池穿刺：2.8～4.2mmol/L；③侧脑室穿刺：3.0～4.4mmol/L。

【临床意义】

(1) 葡萄糖减低主要见于：①化脓性脑膜炎早期减低最明显，这是由于感染的病原体或被破坏的细胞均能利用并分解葡萄糖，使脑脊液中的葡萄糖减低。②结核性脑膜炎，糖的减少不如化脓性脑膜炎显著。③其他：以下疾病均可导致糖不同程度的减少：脑肿瘤，梅毒性脑膜炎、寄生虫病（如脑猪囊尾蚴病、血吸虫病、钩虫病）、低血糖状态。

(2) 葡萄糖增高主要见于：①血-脑屏障通透性较高的新生儿及早产儿。②颅内出血所致的血性脑脊液。③病毒性脑膜炎或脑炎。④急性颅脑外伤、中毒、缺氧、脑出血等所致丘脑下部损伤，由于肾上腺素分泌过多，促进糖原分解使血糖增高，而导致脑脊液葡萄糖增高。⑤糖尿病或静脉注射葡萄糖使血糖增高。

（五）氯化物

【原理】

脑脊液中氯化物含量与血清氯化物的含量相关，由于脑脊液蛋白质含量较少，为了维持脑脊液和血浆渗透压的平衡，氯化物含量较血浆高20%左右。病理情况下，脑脊液中氯化物含量可发生不同程度的变化，检验方法同血氯测定。

【正常值】

正常值，①成人：120～130mmol/L；②婴儿：110～130mmol/L。

【临床意义】

(1) 氯化物减低：①结核性脑膜炎减低最明显，其他细菌或真菌感染，如化脓性脑膜炎、隐球菌性脑膜炎的急性期、慢性感染的急性发作期，氯化物均可减低，并与葡萄糖的减低同时出现，这是由于细菌或真菌分解葡萄糖为乳酸，使脑脊液呈酸性，而导致氯化物含量减低。②在细菌性脑膜炎的后期，使脑脊液氯化物含量也减低，这是由于脑膜有明显的炎症浸润或粘连，局部有氯化物附着所致。③呕吐、肾上腺皮质功能减退时，由于血氯减低，使脑脊液氯化物含量亦减低。

(2) 氯化物增高：主要见于病毒性脑膜炎或脑炎、尿毒症、肾炎、心力衰竭。

（六）髓鞘碱性蛋白

【原理】

髓鞘碱性蛋白(myelin basic protein，MBP)是反映神经细胞有实质性损伤的灵敏指标，是脑组织实质损伤的特异性标记，损伤范围和病情严重程度影响其含量。

【正常值】

成人：<4μg/L。

【临床意义】

MBP现已广泛应用于多发性硬化症的辅助诊断。90%以上的多发性硬化症的急性期表现为MBP明显增高，50%的慢性活动者MBP增高，非活动者MBP不增高。因此，MBP是多发性硬化症病情活动的指标。MBP增高也可见于神经梅毒、脑血管病、颅脑外伤等。

（七）酶学检查

● 乳酸脱氢酶(lactate dehydrogenase，LDH)

【正常值】

8～32 U/L。

【临床意义】

脑脊液LDH增高主要见于：①中枢神经系统感染，特别是细菌性脑膜炎，而病毒性脑膜炎LDH多正常或轻度增高。②脑出血、蛛网膜下隙出血、脑梗死的急性期。③脑肿瘤的进展期，LDH明显增高，缓解期或经过治疗后疗效较好者LDH明显减低，或恢复正常。④脱髓鞘病，特别是多发性硬化症的急性期或病情加重期。

● 氨基转移酶

【正常值】

正常值，①AST：5～20 U/L；②ALT：5～15 U/L。

【临床意义】

脑脊液氨基转移酶活性增高主要见于：①中枢神经系统器质性病变，尤其是脑出血或蛛网膜下腔出血等，以AST增高为主，且AST增高与脑组织损伤、坏死的程度有关。②中枢神经系统感染，其氨基转移酶增高与血-脑屏障通透性增高有关。③中枢神经系统转移癌、缺氧性脑病和脑萎缩等。

三、显微镜检测

（一）细胞计数和分类计数

【原理】

此方法原理为：①清亮或微混的脑脊液标本，可以直接计数细胞总数，或稀释后再计数。②白细胞直接计数后，在高倍镜下根据白细胞形

笔记栏

态特征进行分类计数。也可采用 Wright 染色后，油镜下分类计数。

【正常值】

正常值为：①无红细胞；②白细胞极少，成人：(0～8)$\times 10^6$/L；儿童：(1～15)$\times 10^6$/L，主要为单个核细胞，淋巴细胞与单核细胞之比为7∶3。

【临床意义】

脑脊液白细胞达(10～50)$\times 10^6$/L为轻度增高，(50～100)$\times 10^6$/L为中度增高，大于200$\times 10^6$/L为显著增高。脑脊液细胞增高的程度及临床意义见表 5-19-12。

表 5-19-12　脑脊液细胞增高的程度及临床意义

程度或种类	临床意义
显著增高	化脓性脑膜炎：以中性粒细胞增高为主
轻度或中度增高	结核性脑膜炎：发病初期以中性粒细胞为主，后期以淋巴细胞为主，且有中性粒细胞、淋巴细胞、浆细胞同时存在的现象
正常或轻度增高	病毒性脑膜炎、脑水肿、浆液性脑膜炎，且以淋巴细胞为主
嗜酸粒细胞	寄生虫感染
红细胞	蛛网膜下腔出血或脑出血

(二)细胞学检查

脑脊液的细胞学检查重点是检查脑脊液腔壁细胞、肿瘤细胞和污染细胞。

四、其他检查：病原体检查

1. 细菌学检查

(1) 显微镜检查：脑脊液涂片常用革兰染色或碱性亚甲基蓝染色检查致病菌。显微镜检查对化脓性脑膜炎诊断的阳性率为60%～90%。如果怀疑为结核性脑膜炎，可采用抗酸染色，油镜下寻找抗酸杆菌。新型隐球菌检查常采用印度墨汁染色法，若呈假阳性，可采用苯胺墨染色法。

(2) 细菌培养：主要适用于脑膜炎奈瑟菌、链球菌等。同时，也要注意厌氧菌、真菌的培养。

(3) ELISA 检测：结核杆菌感染时，采用最简便、灵敏度高的检测方法：ELISA 检查抗结核抗体。如果脑脊液抗结核抗体水平高于血清，对结核性脑膜炎的诊断及鉴别诊断具有特殊价值。

2. 寄生虫检查

(1) 脑脊液涂片显微镜检查：可发现血吸虫卵、卫氏并殖吸虫卵、弓形虫、阿米巴滋养体等。

(2) 脑猪囊尾蚴检查：ELISA 法对诊断脑猪囊尾蚴病具有高度的特异性。

五、脑脊液检查的临床应用

脑脊液检查对中枢神经系统感染性疾病的诊断具有重要价值，一般常规检查往往不能满足临床需要，必须结合临床表现选择恰当的检查指标，才能对中枢神经系统疾病做出准确诊断。但由于影像诊断学，特别是 CT、磁共振成像技术的发展与应用，对颅内出血、梗阻、占位性病变的检出率越来越高，脑脊液检查在许多情况下并非首选项目。

1. 中枢神经系统感染性疾病的诊断与鉴别诊断　通过检查脑脊液压力、颜色，并对脑脊液进行化学和免疫学检查、显微镜检查和病原体检查，不仅可以确立诊断，而且对疾病的鉴别诊断也有极大的帮助。三种脑膜炎推荐的脑脊液检验项目及可能结果见表 5-19-13。

表 5-19-13　化脓性脑膜炎、结核性脑膜炎、急性病毒性脑膜炎脑脊液检验项目

检验项目	化脓性脑膜炎	结核性脑膜炎	急性病毒性脑膜炎
外观	浑浊	毛玻璃样浑浊	透明或微浑浊
$R_{alb}(\times 10^{-3})$	>25	>20	20
乳酸(mmol/L)	>3.5	>3.5	<2.1
葡萄糖		$<$血糖 50%	
免疫球蛋白		IgG、IgA 增高	
溶菌酶(mg/L)	>1		
细胞计数($\times 10^6$/L)	明显增高，数千	数百	数百
细胞分类	以中性粒细胞为主	以淋巴细胞为主	主要是淋巴细胞
革兰染色			
细菌培养	细菌检查	结核杆菌检查	

2. 脑血管疾病的诊断与鉴别诊断 血性脑脊液的患者并头痛、昏迷或偏瘫，首先要鉴别的是穿刺损伤出血还是脑出血或蛛网膜出血。若脑脊液为均匀一致的红色，则为脑出血或蛛网膜下隙出血；若第一管脑脊液为红色，以后各管变清，则多为穿刺损伤出血。若头痛、昏迷或偏瘫患者的脑脊液为无色透明，则多为缺血性脑病，诊断一定要结合影像诊断学。

3. 脑肿瘤的辅助诊断 大约70%恶性肿瘤可转移至中枢神经系统，此时的脑脊液中单核细胞增加、蛋白质增高、葡萄糖减少或正常。因此，脑脊液细胞计数和蛋白质正常，可排除肿瘤的脑膜转移。若白血病患者脑脊液发现白血病细胞，则可诊断为脑膜白血病。脑脊液涂片或免疫学检查发现肿瘤细胞，则有助于肿瘤的诊断。

4. 脱髓鞘病的诊断 脱髓鞘病是一类颅内免疫反应活性增高的疾病，多发性硬化症是其代表性疾病。除了脑脊液检查外，MBP、免疫球蛋白、AChE等检查也有重要诊断价值。

常见脑或脑膜疾病的脑脊液检查结果见表5-19-14。

表 5-19-14 常见脑或脑膜疾病的脑脊液检查结果

疾病	压力	外观	凝固	蛋白质	葡萄糖	氯化物	细胞增高	细菌
化脓性脑膜炎	↑↑↑	浑浊	凝块	↑↑	↓↓	↓	显著，多核细胞	化脓菌
结核性脑膜炎	↑↑	毛玻璃样浑浊	薄膜	↑	↓	↓↓	中性，淋巴	结核菌
病毒性脑膜炎	↑	透明或微浑	无	↑	正常	正常	淋巴细胞	无
隐球菌性脑膜炎	↑	透明或微浑	可有	↑↑	↓	↓	淋巴细胞	隐球菌
流行性乙脑	↑	透明或微浑	无	↑	正常或↑	正常	中性，淋巴	无
脑出血	↑	血性	可有	↑↑	↑	正常	红细胞	无
蛛网膜下腔出血	↑	血性	可有	↑↑	↑	正常	红细胞	无
脑肿瘤	↑	透明	无	↑	正常	正常	淋巴细胞	无
脑脓肿	↑	透明或微浑	有	↑	正常	正常	淋巴细胞	有或无
神经梅毒	↑	透明	无	正常	正常	↑	淋巴细胞	无

第四节 浆膜腔积液的检查

正常情况下，人体的胸腔、腹腔、心包腔和关节腔统称为浆膜腔。浆膜腔内仅含有少量起润滑作用的液体，如胸腔液<20 ml，腹腔液<50 ml，心包腔液约为10～30 ml。病理情况下，浆膜腔内有大量液体潴留而形成浆膜腔积液（serous membranous effusion）。根据产生的原因及性质不同，将浆膜腔积液分为漏出液（transudate）和渗出液（exudate）。漏出液是通过毛细血管滤出并在组织间隙或浆膜腔内积聚的非炎症性组织液；渗出液多为炎性积液。区分浆膜腔积液的性质对于疾病的诊断和治疗具有非常重要的意义。其常见的原因和产生机制见表5-19-15。

表 5-19-15 漏出液、渗出液发生机制和常见原因

积液	发生机制	常见原因
漏出液	毛细血管流体静压增高	充血性心力衰竭和静脉栓塞
	血浆胶体渗透压减低	肝硬化、肾病综合征
	淋巴回流受阻	肿瘤压迫、丝虫病（常为乳糜样的）
渗出液	感染性的	细菌性、结核性感染
	非感染性的	癌细胞浸润（乳腺癌、淋巴瘤）、化学物质刺激（血液、胆汁、胰液和胃液等刺激、外伤）

浆膜腔穿刺具有一定的创伤性，所以在采集标本时必须掌握好适应证。浆膜腔穿刺的适应证见表5-19-16。

一、一般性状检查

1. 颜色 正常积液一般为淡黄色、清亮的液体，病理情况下可出现不同的颜色变化。渗出液颜色深，可以呈血性、脓性、乳糜性；漏出液颜色多为淡黄色。常见浆膜腔积液的颜色变化见表5-19-17。

2. 透明度 正常积液为清澈透明液体。其透明度常与其所含的细胞、细菌、蛋白质等有关。渗出液因含有大量细菌、细胞而呈不同程度的浑

表 5-19-16 浆膜腔穿刺的适应证

穿刺术	适应证
腹腔穿刺术	新发生的腹腔积液
	已有腹腔积液且有突然增多或伴有发热的患者
	需进行诊断或治疗性穿刺的患者
胸腔穿刺术	原因不明的积液或伴有积液症状
	需进行诊断性或治疗性穿刺的患者
心包腔穿刺术	原因不明的大量心包积液
	有心脏压塞症状需进行诊断性或治疗性穿刺的患者

表 5-19-17 常见浆膜腔积液的颜色变化

颜色	性状	原因
红色	淡红色、暗红色或鲜红色	出血性疾病、内脏损伤、结核、肿瘤、穿刺损伤
黄色	深黄色、淡黄色	黄疸
草黄色	草黄色	尿毒症所致的心包积液
绿色	淡绿色、墨绿色	铜绿假单胞菌感染
棕色	棕色、棕褐色	阿米巴脓肿
黑色	黑色、灰黑色	曲霉菌感染
白色	脓性或乳白色	化脓性感染、真性、假性乳糜液

浊；乳糜液因含有大量脂肪也呈浑浊；漏出液一般清澈透明。

3. 凝固性 正常积液放置后不会出现凝块。渗出液由于有较多的纤维蛋白原和细菌、细胞破坏后释放的凝血活酶等原因，可有凝块形成。另外，黏稠样积液多见恶性间皮瘤，含有碎屑样物的积液多见于类风湿性病变。漏出液一般不易凝固或出现凝块。

4. 比密 渗出液由于含有蛋白质、细胞等成分较多，其比密常大于 1.018，而漏出液因其含有的细胞、蛋白质等成分少，其比密常小于 1.015。

二、化学检查

(一) 蛋白质定量

【原理】

蛋白质定量是鉴别渗出液和漏出液最有价值的指标，其测定方法同血清蛋白质测定。

【正常值】

漏出液<25 g/L，渗出液>30 g/L。

【临床意义】

不同部位积液蛋白质的测定有不同的价值。①测定血清腹腔积液清蛋白梯度（serum ascites albumin gradient，SAAG）对鉴别肝硬化腹腔积液与其他疾病所致的腹腔积液有一定价值。肝硬化门脉高压性积液 SAAG 大于 11 g/L，而非肝硬化门脉高压的腹腔积液 SAAG 小于 11 g/L。②鉴别胸腔积液的性质，测定蛋白质后需结合其他指标综合判断，如胸腔积液蛋白质与血清蛋白质之比大于 0.5，则多为渗出液。

(二) 葡萄糖定量

【原理】

正常积液葡萄糖含量与血糖相近，渗出液葡萄糖较血糖明显减低（<3.33mmol/L），而漏出液葡萄糖含量较血糖稍低。因此，葡萄糖定量检查对鉴别积液的性质有一定的参考价值。

【正常值】

3.6～5.5mmol/L。

【临床意义】

感染性渗出液葡萄糖减少最明显，是由于细菌和炎性细胞对葡萄糖的酵解作用增强、肿瘤细胞利用葡萄糖增多和葡萄糖从血浆转移到浆膜腔减少等所致。主要见于化脓性积液，其次是结核性积液。恶性积液中葡萄糖含量减少提示肿瘤有广泛转移、浸润，预后不良。

(三) 酶学检查

浆膜腔积液中的酶很多，如乳酸脱氢酶、溶菌酶、腺苷脱氨酶、血管紧张素转换酶（angiotensin-converting enzyme，ACE）等，其在诊断与鉴别诊断积液的性质等方面具有重要的意义。

(四) 其他

浆膜腔积液的成分较多，除了检查蛋白质、

葡萄糖、酶类以外，还有其他化学和免疫学检查指标，这些指标的变化对鉴别积液的性质也有意义。如乳酸铁可以鉴别化脓性和结核性积液：化脓性积液乳酸铁含量升高，结核性、病毒性积液乳酸铁含量较低。甲胎蛋白对诊断原发性肝癌所致的腹水有重要价值。癌胚抗原对腺癌所致的积液诊断价值最高。

三、显微镜检测

1. 细胞计数

（1）红细胞计数：恶性肿瘤引起的积液中，血性积液约占50%～85%。积液中红细胞大于100 000×10^6/L，见于恶性肿瘤、创伤、肺栓塞、心脏手术后损伤综合征及结核病、穿刺损伤等，其中如果能排除外伤因素和穿刺损伤，积液中红细胞增多最常见的原因是恶性肿瘤。10%～15%的漏出液也可呈红色，所以红细胞计数对鉴别漏出液与渗出液意义不大。

（2）白细胞计数：漏出液白细胞计数一般小于100×10^6/L。结核性和肿瘤性积液白细胞计数常大于200×10^6/L，而化脓性积液白细胞计数常大于1 000×10^6/L。腹腔积液白细胞计数有助于区别有无并发症的肝硬化和自发性细菌性腹膜炎，90%以上的自发性细菌性腹膜炎患者腹腔积液白细胞计数大于500×10^6/L。心包腔积液白细胞计数大于10 000×10^6/L，常提示细菌性、结核性或肿瘤性心包炎。所以白细胞计数对鉴别漏出液与渗出液有一定价值。

2. 有核细胞分类 积液的有核细胞分类应在穿刺抽取积液后立即进行检查。渗出液中细胞种类较多，各种细胞增高的临床意义见表5-19-18。漏出液中细胞较少，以淋巴细胞和间皮细胞为主。

表 5-19-18 渗出液中各种细胞增高的临床意义

细胞	临床意义
中性粒细胞	化脓性积液、膈下脓肿、结核性积液早期，以化脓性最明显
淋巴细胞	结核、病毒、肿瘤或结缔组织病等所致的渗出液
浆细胞	多发性骨髓瘤引起的积液
间皮细胞	浆膜损伤或受刺激
嗜酸粒细胞	寄生虫或真菌感染、血胸和气胸、慢性腹膜透析、充血性心力衰竭

3. 结晶检查 有脂肪变性的陈旧性胸腔积液及胆固醇性胸膜炎所致的胸腔积液中常见胆固醇结晶。浆膜腔出血可见含铁血黄素颗粒。

4. 脱落细胞检查 怀疑恶性积液时，应进行脱落细胞检查，确认有无肿瘤细胞，明确肿瘤细胞的类型，但积液细胞学检查难以确定恶性积液的来源。引起积液的原发性恶性肿瘤很少见，主要是恶性间皮瘤。

5. 病原体检查

（1）寄生虫及虫卵：积液离心沉淀后显微镜下观察有无寄生虫及虫卵。乳糜样积液中注意微丝蚴，阿米巴病的积液中可见阿米巴滋养体，棘球蚴病所致积液中可见棘球蚴的头节和小钩。

（2）细菌：如果积液标本已肯定为漏出液，一般不需做细菌学检查。如肯定或疑是渗出液，则应作细菌培养及涂片染色检查。感染性积液可同时由多种细菌感染引起，引起感染性积液常见的细菌有脆弱类杆菌属、大肠埃希菌、粪肠球菌、铜绿假单胞菌、结核杆菌等。

四、浆膜腔积液检验的临床应用

笔记栏

胸腔积液（hydrothorax）、腹腔积液和心包腔积液（hydropericardium）是临床常见的体征，其病因比较复杂。腹腔积液的主要病因有肝硬化、肿瘤和结核性腹膜炎等，约占90%以上。另外，还有心血管疾病、肾脏疾病、结缔组织病等。胸腔积液主要病因为结核性胸膜炎和恶性肿瘤，且有以恶性肿瘤为主的发展趋势。心包积液主要病因为结核性、非特异性和肿瘤性，结核性仍占首位，但呈逐年减低的趋势，而肿瘤性则呈逐年上升趋势。

1. 渗出液与漏出液的鉴别 不明原因的浆膜腔积液，通过穿刺液检验大致可鉴别是漏出液还是渗出液。凡是积液中乳酸脱氢酶（LD）、积液LD与血清LD比值、积液蛋白质/血清蛋白质比值中任何一项异常，均可诊断为渗出液。如果积液中蛋白质大于30g/L，则诊断为渗出液的假阳性率或假阴性率只有1%，但渗出液与漏出液的检验结果仍有许多交叉，分析时应特别注意。漏出液与渗出液的鉴别见表5-19-19。

2. 寻找病因 通过积液的外观、病原生物学、细胞学或肿瘤标志物检查，有助于积液的病因诊断。①腹水常见的原因中，83%为良性，如肝硬化（75%）、感染、结核病、胰腺和肾脏疾病（5%）、心力衰竭（3%）等；17%为恶性肿瘤并多伴有腹膜转移。②胸腔积液的常见原因中，

36%为心脏性，如充血性心力衰竭；27%为恶性，如乳腺癌、肺癌、卵巢癌、胃肠道癌、肾癌、淋巴瘤或白血病以及间皮瘤；20%为炎症性，如肺炎、肺栓塞后、外伤后、内脏性红斑狼疮、石棉沉着肺；6%为结核性；11%为混杂性，如肝硬化、多发性骨髓瘤、细菌性腹膜炎等。

结核性与恶性胸腔积液、良性与恶性腹腔积液的鉴别见表5-19-20、表5-19-21。

表 5-19-19　漏出液与渗出液的鉴别

项目	漏出液	渗出液
病因	非炎症性	炎症性或肿瘤、化学或物理性刺激
颜色	淡黄色、浆液性	黄色、血性、脓性或乳糜性
透明度	清晰透明或微浑	浑浊
比密	<1.015	>1.018
凝固性	不易凝固	易凝固
pH	>7.4	<6.8
蛋白质定量(g/L)	<25	>30
积液与血清蛋白质比值	<0.5	>0.5
葡萄糖(mmol/L)	与血糖相近	低于血糖水平
LD(U/L)	<200	>200
积液与血清 LD 比值	<0.6	>0.6
细胞总数 $\times 10^6$/L	<100	>500
有核细胞分类	淋巴细胞为主，偶见间皮细胞	炎症早期以中性粒细胞为主，慢性期以淋巴细胞为主，恶性积液以淋巴细胞为主
肿瘤细胞	无	可有
细菌	无	可有

表 5-19-20　结核性与恶性胸腔积液的鉴别

项目	结核性胸腔积液	恶性胸腔积液
年龄	青少年多见	老年多见
结核中毒症状	有	无
OT 试验	低浓度强阳性	阴性
淋巴结肿大	少见	可有
胸痛	有积液后减轻	持续、顽固
外观	黄色、偶见血性	血性多见
pH	7.40	>7.40
ADA(U/L)	>40	<25
积液与血清 ADA 比值	>1.0	<1.0
溶菌酶(mg/L)	>27	<15
积液与血清溶菌酶比值	>1.0	<1.0
CEA(μg/L)	<5	>15
积液与血清 CEA 比值	<1.0	>1.0
铁蛋白(μg/L)	<500	>1000
IFN-γ	增高	减低
细菌	结核杆菌	无
细胞	淋巴细胞为主	可有肿瘤细胞
抗结核治疗	有效	无效

表 5-19-21　良性腹腔积液、恶性腹腔积液的鉴别

项目	良性腹腔积液	恶性腹腔积液
外观	血性少见	多为血性
总蛋白(g/L)	多大于 40	20～40
SAAG(g/L)	>11	<11
胆固醇	阴性	增高
磷脂	阴性	增高
LD	减低	增高
积液与血清 LD 比值	<0.6	>0.6
铁蛋白(μg/L)	<100	>500
FN(mg/L)	<30	>30
FDP	减低	增高
溶菌酶	增高	减低
CEA(μg/L)	<20	>20
积液与血清 CEA 比值	<1.0	>1.0
AFP(μg/L)	<100	>100
CA125	正常	增高
细胞学检查	阴性	多为阳性

第五节　生殖系统分泌物检查

一、精液检查

精液(semen)是男性生殖系统的分泌物，由精子(sperm)和精浆(seminal plasma)组成。在促性腺激素的作用下，精子在曲细精管内生成，在附睾内获能与成熟。成熟的精子70%左右储存于附睾尾部，少部分贮存在靠近输精管的附睾段内，精囊腺内仅存少量精子。射精时精子随精浆一起经输精管、射精管和尿道排出体外。精浆是多种腺体和组织分泌的混合液体，精浆主要由精囊液、前列腺液、尿道球腺液和尿道旁腺液组成。精浆是精子生存的介质和能量来源，对精子的存活和生理运动功能有重要作用。精浆的组成成分及作用见表 5-19-22。

表 5-19-22　精浆的组成成分及作用

精浆	含量%	性状	成分	作用
精囊液	50～80	碱性胶胨样	蛋白质、果糖、凝固酶	供给精子能量，使精液呈胶胨状
前列腺液	15～30	酸性乳白色	酸性磷酸酶、纤溶酶	纤溶酶能使精液液化
尿道球腺液	2～3	淡灰色清亮		润滑和清洁尿道的作用
尿道旁腺液	2～3	淡灰色清亮		润滑和清洁尿道的作用

精液检验的目的为：①评价男性生殖力，检查男性不育症(male infertility)的原因及其疗效观察。②观察输精管结扎术后的效果。③辅助诊断男性生殖系统炎症、结核、肿瘤等疾病。④法医学鉴定。⑤婚前检查(premarital check-up)。⑥为人类精子库(sperm bank)和人工授精(artificial insemination)筛选优质精子。

(一) 一般性状检查

● 量

【原理】

1 次射精量与射精频度有关。

【正常值】

2～6 ml/1 次射精。

【临床意义】

一定量的精液是精子活动的介质，并可中和阴道的酸性分泌物，保持精子的活动力，以利精子顺利通过宫颈口而致孕。①精液减少(oligospermia)：已数天未射精而精液量少于 1.5 ml 者，称为精液减少。精液减少时，即使精子计数和精子活动力均正常，也难致孕，但不能肯定为男性不育症的原因。②无精液症(aspermia)：精液量减少至 1～2 滴，甚至排不出，称为无精液症，常见于生殖系统感染，如结核、淋病和非特异性炎症等。③精液过多(polyspermia)：1 次射精

笔记栏

的精液量超过 8 ml，称为精液过多，常由于垂体促性腺激素分泌功能亢进，雄性激素水平增高所致，也可见于长时间禁欲者。精液过多可导致精子数量相对减少，也影响生育。

● 颜色和透明度

【正常值】

灰白色或乳白色，久未射精者可呈淡黄色，液化后为半透明样或稍有浑浊。

【临床意义】

血性精液：精液呈鲜红色、淡红色、暗红色或酱油色，并含有大量红细胞者，称为血性精液。常见于生殖系统炎症、结核、肿瘤、结石，也可见于生殖系统损伤等。黄色脓性精液：呈黄色或棕色，常见于精囊炎、前列腺炎等。

● 黏稠度和液化时间

【原理】

刚射出的精液高度黏稠，呈胶胨样。精液呈胶胨状，可以防止射入阴道内的精液外溢。离体后由于纤溶酶的作用，可自行液化。精液由胶胨状态转变为流动状态所需要的时间称为精液液化时间(semen liquefaction time)。

【正常值】

刚射出的精液呈胶胨样；液化时间＜30 分钟。

【临床意义】

精液的黏稠性和液化过程极其复杂，前列腺、精囊的分泌物均可影响其液化，但液化也与室温高低有关。①黏稠度减低：刚射出的精液黏稠度极低，似米汤，可能为先天性精囊缺如、精囊液流出受阻所致，也可见于精子数量减少或无精子症。②液化时间延长或不液化：新采集的精液标本在室温下超过 60min，仍不液化，称为精液延迟液化症(semen delayed liquefaction)，常见于前列腺炎，液化时间延长或不液化可以抑制精子活动力，从而影响生育力。

● 酸碱度

【原理】

正常精液呈弱碱性，可中和阴道的酸性分泌物，以维持精子的活动力。

【正常值】

pH 7.2～8.0。

【临床意义】

精液放置过久可导致 pH 增高，精液 pH 增高或减低均可影响精子的活动力。①pH 大于 8.0：常见于前列腺、精囊腺、尿道球腺和附睾的炎症。②pH小于 7.0：常见于输精管阻塞、先天性精囊缺如、慢性附睾炎等。

● 气味

正常精液具有粟米花或石楠花的特殊气味，这种气味来自于前列腺液分泌的精氨酸被氧化所致。

（二）显微镜检查

精液液化后，于显微镜下观察有无精子及精子活动情况。若无精子，将精液离心后再检查。

● 精子活动率和活动力

- 精子活动率(sperm activate rate)

精子活动率是活动精子占精子总数的百分率。观察 100 个精子，计算活动精子的百分率。如果不活动精子大于 50%，应进行伊红体外活体染色(supravital stain)检查，以鉴别其活动情况。

- 精子活动力(spenn motility)

精子活动力是精子向前运动的能力，即活动精子的质量。WHO 将精子活动力分为 4 级，其分级标准见表 5-19-23。

表 5-19-23　精子活动力活动分级

分级	活动质量	活动状态
a 级	活动力良好	精子呈直线快速前向运动
b 级	活动力较好	精子呈缓慢或呆滞的前向运动，但有时略有回旋
c 级	活动力不良	精子运动迟缓，在原地打转或抖动
d 级	无活动	精子完全无活动力，加温后仍不活动，即死精子

【正常值】

精子活动率正常值：①射精 30～60min 内精子活动率为 80%～90%，至少＞60%。②伊红染色精子活动率＞75%。③射精 60min 内(a＋b)级＞50%，a 级≥25%。

【临床意义】

精子活动率和精子活动力与受精有密切关系。精子活动率小于40%，且以c级为主，则为男性不育症的主要原因之一。常见于：①精索静脉曲张(varicocele)，血流不畅，导致阴囊温度升高及睾丸组织缺O_2和CO_2蓄积，使精子活动力降低。②生殖系统感染。③应用抗代谢药物、抗疟药、雌激素、氧氮芥等。

● 精子计数

【原理】

计数单位体积精液内的精子数量。采用碳酸氢钠破坏精液的黏稠性，甲醛固定精子，定量稀释精液后，计数精子数量。

【正常值】

正常值为：①精子计数，$(60\sim150)\times10^9/L$。②精子总数，$\geqslant40\times10^8$。

【临床意义】

正常人的精子数量存在着明显的个体差异，即使同一个体在不同的时间内，其精子数量也有较大的变化。致孕的最低限为精子计数$20\times10^9/L$，1次射精的精子总数1×10^8。如果连续3次精子计数的结果均低于$20\times10^9/L$。称为少精子症(oligozoospermia)；若离心后检查仍无精子，则称为无精子症(azoospermia)。

常见于：①精索静脉曲张。②先天性或后天性睾丸疾病，如睾丸畸形、萎缩、结核、炎症、肿瘤等。③输精管、精囊缺陷。④内分泌疾病，如垂体、性腺、甲状腺和肾上腺皮质功能亢进或减退等。⑤长期食用棉酚等。⑥理化因素损伤，如抗癌药、重金属、乙醇、放射线等损伤。⑦输精管结扎术6周后，精液中也无精子。

● 精子形态

【原理】

正常精子由头部、体部和尾部组成，长约50～60μm，外形似蝌蚪。精子形态异常有：①头部异常：大头、小头、梨形头、锥形头、无定型头、空泡样头、双头等。②体部异常：分支、体部肿胀或消失、双体等。③尾部异常：短尾、尾部弯曲、尾部消失、双尾等。

【正常值】

异常精子<20%。

【临床意义】

精液中异常形态精子大于20%为异常，如果正常形态精子低于30%，称为畸形精子(teratospermia)。异常形态精子增多常见于：①精索静脉曲张。②睾丸、附睾功能异常。③生殖系感染。④应用某些化学药物，如卤素、乙二醇、重金属、雌激素等。⑤放射线损伤等。

● 细胞

• 未成熟生殖细胞

未成熟生殖细胞，即各级生精细胞和发育不完全的精子细胞。未成熟生殖细胞体积大、常有1～2个胞核，有时易与中性粒细胞相混淆，常人未成熟生殖细胞小于1%。当睾丸曲细精管受到某些药物或其他因素影响或损害时，精液中可出现多的未成熟生殖细胞。

• 其他细胞

精液中可见到少量的白细胞和上皮细胞，偶见红细胞。当白细胞大于5个/HP或白细胞计数大于$1\times10^9/L$时，常见于前列腺炎和附睾炎等。白细胞可通过直接吞噬作用或释放和分泌细胞因子、蛋白酶以及自由基等破坏精子，使精子的活动率和活动力降低，导致男性不育。红细胞增多常见于睾丸肿瘤、前列腺癌等，此时还可出现肿瘤细胞。

(三) 化学与免疫学检查

通过精液化学成分和免疫学指标的变化可以了解睾丸及附属性腺分泌功能，对男性不育症的治疗均有重要意义。常见精液化学和免疫学指标变化及意义见表5-19-24。

表 5-19-24 常见精液化学和免疫学指标变化及临床意义

指标	参考范围	临床意义
果糖	9.11～17.67mmol/L	减低见于精囊炎；无果糖见于精囊缺如、输精管发育不良
乳酸脱氢酶-X	(1430±940)U/L	减低可见于睾丸萎缩、长期食用粗制棉籽油
抗精子抗体	阴性	阳性见于输精管阻塞、睾丸损伤、生殖系统感染
顶体酶	(36+21)U/L	减低见于男性不育症

(四) 病原体检查

男性生殖系统任何部位的感染均可从精液中检查到细菌、病毒、支原体和原虫等病原体。精液中常见的病原体有葡萄球菌、链球菌、淋病奈瑟菌、大肠杆菌、类白喉杆菌、解脲支原体等。

笔记栏

男性不育症患者精液中细菌总检出率达33%，精液中细菌毒素可影响精子的生成和精子的活动力，导致男性不育。

(五)精液检验的临床应用

1. 评价男性生殖功能与诊断男性不育症 评价男性生殖功能的实验室检查包括睾丸活检、激素检验和精液检验，其中精液常规检验可为评价男性生育能力提供较标准、客观和简便的指标。男性不育症的原因有：①精子生成障碍及精液异常。②输精管道阻塞。③精液不能进入阴道。通过精液检验可以发现精子是否异常及输精管是否阻塞，为男性不育症的诊断和疗效观察提供依据。

2. 辅助诊断男性生殖系统疾病 男性生殖系统常见的疾病有炎症、结核、肿瘤、性病等。生殖系统有炎症时，精液的量和颜色会发生改变，并在精液中发现白细胞，对精液进行培养可检出相应病原体。精液涂片找到肿瘤细胞可诊断为生殖系统肿瘤。

3. 为精子库和人工授精筛选精子 人类精子库的建立及人工授精技术的开展对无精子症、少精子症、弱精子症、免疫性不育等导致的男性不育症的治疗有重要作用，精液检验能为精子库和人工授精提供优质精子，以保证人工授精的顺利进行和人工授精的质量。

二、前列腺液检查

前列腺液(prostatic fluid)是精液的重要组成成分，约占精液的15%～30%。其成分比较复杂，主要有纤溶酶、酸性磷酸酶、β-葡萄糖腺苷酶、免疫球蛋白、补体及前列腺特异抗体、葡萄糖以及钠、钾、锌、钙等，还有少量上皮细胞、白细胞。前列腺液主要的生理功能有：维持精浆适当的pH；参与精子能量代谢；抑制细菌生长，使精液液化。

前列腺液检验可用于前列腺炎、前列腺脓肿、前列腺结核及前列腺癌等疾病辅助诊断、疗效观察，也可用于性传播性疾病(sexually transmitted disease，STD)的检验。

(一)标本采集

前列腺液通过前列腺按摩术获得，按摩前列腺时首先将第1滴前列腺液弃去，然后再收集标本。前列腺液量少时可直接将标本滴在载玻片上，量多时可将标本收集于洁净的试管内。按摩后收集不到标本，以采集按摩后的尿液进行检验。采集细菌培养标本时，应无菌操作，并将标本收集在无菌容器内。采集标本时应注意：①疑有急性炎症、前列腺结核而又有明显的压痛、脓肿或肿瘤时，应慎重进行前列腺按摩。②检查前3天应禁止性生活，因为性兴奋后前列腺液内的白细胞常增加。③1次采集失败或检验结果阴性，而又有临床指征时，可间隔3～5天后重新采集标本复查。

(二)一般性状检查

1. 量 正常成人经1次前列腺按摩可采集的前列腺液为数滴至1ml，前列腺炎时前列腺液减少或缺如。

2. 颜色和透明度 为乳白色、半透明的稀薄液体。①血性：见于精囊炎、前列腺炎、前列腺结核、结石和肿瘤等，也可为按摩前列腺用力过重所致。②黄色脓性或浑浊黏稠样：见于前列腺炎。

3. 酸碱度 正常前列腺液呈弱酸性，pH为6.3～6.5，50岁以上者pH稍高。pH增高见于前列腺液中混有较多精囊液时。

(三)显微镜检查

1. 非染色涂片 前列腺液的非染色涂片检查的内容较多，常见的成分变化及意义见表5-19-25。

表5-19-25 常见的前列腺液成分变化及临床意义

成分	参考范围	临床意义
卵磷脂小体	大量	前列腺炎时卵磷脂减少或消失，且分布不均，并有成堆现象
红细胞	<5个/HP	增多见于前列腺炎、精囊炎或结核、肿瘤，前列腺按摩过重
白细胞	<10个/HP	增多且成堆出现见于前列腺炎、前列腺脓肿
精子	可有	按摩前列腺时因精囊受挤压而排出精子，无临床意义
颗粒细胞	<1个/HP	增多伴有大量白细胞见于前列腺炎，也可见于正常老年人
滴虫	无	阳性多见于滴虫性前列腺炎
淀粉样小体	有	常随年龄增长而增加，无临床意义
结石	可见	可见碳酸钙、磷酸钙——胆固醇、磷酸精胺结石，少量无意义

2. 染色涂片 当直接显微镜检查发现异常细胞时，可进行染色涂片检查，以诊断前列腺癌和与前列腺炎鉴别，但细胞学检查阴性不能排除前列腺癌。

（四）病原体检查

前列腺液涂片进行革兰染色、抗酸染色，以检查病原体。直接涂片染色检查的阳性率低，必要时可做细菌培养。前列腺、精囊腺感染时，革兰染色可检查出大量致病菌，以葡萄球菌最常见，其次是链球菌、革兰阴性杆菌和淋病奈瑟菌。抗酸染色有助于慢性前列腺炎和前列腺结核的鉴别诊断，但已确诊为前列腺结核时，则不宜进行前列腺按摩，以免引起感染扩散。

三、阴道分泌物检查

阴道分泌物（vaginal discharge）主要是由宫颈腺体和前庭大腺的分泌物组成，也有来自子宫内膜和阴道黏膜的分泌物。其成分有细菌、白细胞、宫颈及阴道黏膜的脱落细胞等。

阴道分泌物检验主要用于诊断女性生殖系统炎症、肿瘤及判断雌激素水平等。

（一）标本采集

采集标本前24小时内应无性交、盆浴、阴道检查、阴道灌洗和局部用药等。一般采用生理盐水浸湿的棉拭子，自阴道深部或后穹隆、宫颈管口等处采集，然后制备成生理盐水分泌物涂片，也可以制备成薄涂片以95%乙醇固定后，经巴氏染色、吉姆萨染色或革兰染色，以检查阴道清洁度、肿瘤细胞和病原体等。

（二）一般性状检查

● 颜色与性状

正常阴道分泌物为白色稀糊状，无味，量与雌激素水平高低和生殖器官充血程度有关。排卵期阴道分泌物量增多，清澈透明、稀薄似鸡蛋清；排卵期2～3天后，分泌物量减少、浑浊黏稠，月经前又增多；妊娠期分泌物的量也较多。病理情况下，阴道分泌物可出现的颜色、性状以及量的变化，见表5-19-26。

表5-19-26 阴道分泌物颜色与性状及临床意义

阴道分泌物	颜色与性状	临床意义
黏稠透明样	无色、透明，量多	卵巢颗粒细胞癌和应用雌激素等药物治疗后
血性	红色，有特殊臭味	宫颈癌、宫体癌，宫颈息肉、子宫黏膜下肌瘤、老年性阴道炎、重度慢性宫颈炎及宫内节育器损伤等
脓性	黄色、黄绿色，有臭味	化脓性细菌感染引起的慢性宫颈炎、滴虫性阴道炎、老年性阴道炎、子宫内膜炎，以及阴道异物
黄色水样	病变组织变性、坏死	子宫黏膜下肌瘤、宫颈癌、宫体癌、输卵管癌
豆腐渣样	豆腐渣样或凝乳状小块	念珠菌性阴道炎

● 酸碱度

【原理】

女性青春期后，由于受卵巢功能影响而周期性脱落的阴道上皮细胞破坏并释放出糖原，阴道杆菌将糖原转化为乳酸，使阴道分泌物呈酸性，此时只有阴道杆菌得以生存。因此，健康女性的阴道具有自净作用（self-purification），并形成自然的防御机制。

【正常值】

pH 4.0～4.5。

【临床意义】

pH增高见于：①阴道炎：由于病原体消耗糖原，阴道杆菌酵解糖原生成的乳酸减少。②幼女和绝经期女性：由于缺乏雌激素，阴道上皮变薄且不含糖原，以及阴道内无阴道杆菌而使pH增高。

笔记栏

（三）显微镜检查

● 阴道清洁度检查

【原理】

阴道清洁度（vaginal cleanness）是根据阴道分泌物中白细胞（脓细胞）、上皮细胞、阴道杆菌和杂菌的多少来划分的，是判断阴道炎症和生育期女性卵巢性激素分泌功能的指标。其结果判断和分度标准见表5-19-27。

【临床意义】

当卵巢功能低下，雌激素水平降低时，阴道上皮细胞增生较差，阴道分泌物中的阴道杆菌减少，易感染细菌，使阴道清洁度分度增高。当阴道分泌物清洁度为Ⅲ、Ⅳ度，且有大量的细菌、真菌或寄生虫时，见于各种原因的阴道炎。

表 5-19-27 阴道分泌物清洁度分度标准

清洁度（个/HP）	杆菌	球菌	上皮细胞	白细胞（或脓细胞）
Ⅰ	多量	无	满视野	0～5
Ⅱ	少量	少量	1/2 视野	5～15
Ⅲ	极少	多量	少量	15～30
Ⅳ	无	大量	无	>30

● 脱落细胞检查

阴道分泌物涂片常用 HE 染色和巴氏染色，阴道脱落细胞绝大多数来自于子宫颈及阴道上皮细胞，检查肿瘤细胞、阴道上皮细胞中的角化细胞或底层细胞，以对肿瘤进行明确临床诊断或了解卵巢的功能。

（四）病原体检查

引起阴道感染的寄生虫、细菌和病毒等，从阴道炎患者的阴道分泌物中可找到相应的病原体，见表 5-19-28。

表 5-19-28 阴道分泌物中病原体

种类	病原体	常见疾病
细菌	加德纳菌、淋病奈瑟菌、类白喉杆菌、大肠杆菌，葡萄球菌、链球菌	细菌性阴道炎
真菌	白色念珠菌、纤毛菌	真菌性阴道炎
寄生虫	阴道滴虫、溶组织阿米巴	滴虫性阴道炎
病毒	单纯疱疹病毒、人巨细胞病毒、人乳头状病毒	性传播性疾病

（五）阴道分泌物检验的临床应用

1. 诊断女性生殖系统感染 女性生殖系统感染后，其阴道清洁度的分级增高，可达Ⅲ、Ⅳ级。通过阴道分泌物诊断滴虫性、真菌性阴道炎必须检查出相应的病原体。

2. 诊断女性生殖系统肿瘤和了解卵巢功能

（1）诊断恶性肿瘤和判断预后：女性生殖系统恶性肿瘤，尤其是宫颈癌患者阴道分泌物涂片中可发现不同分化程度的鳞状细胞癌细胞和腺癌细胞，对早期临床诊断和预后判断有重要意义。

（2）了解卵巢的功能：阴道上皮细胞受卵巢激素的影响。雌激素水平高时，阴道分泌物涂片中有较多的角化细胞，细胞核致密、深染。雌激素水平低时，涂片中出现小而呈圆或卵圆形、核疏松蓝染的底层细胞。

第六节 痰液检查

一、一般性状

1. 量 正常人一般不咳痰或仅咳少量泡沫痰或黏液样痰，当呼吸道有病变时痰量增多（>50ml/24h），慢性呼吸系统炎症的痰量较急性为多，细菌性炎症较病毒感染为多。大量痰液见于慢性支气管炎、支气管扩张、肺脓肿、肺结核等。痰量突然增加并呈脓性见于肺脓肿或脓胸破入支气管腔。

2. 颜色 正常人咳出的少量痰为无色或灰白色，病理情况下痰色有以下改变：

（1）红色或棕红色：系痰液中含有血液或血红蛋白所致。血性痰见于肺癌、肺结核、支气管扩张等，粉红色泡沫样痰见于急性肺水肿，铁锈色痰是由于血红蛋白变性所致，见于大叶性肺炎、肺梗塞等。

（2）黄色或黄绿色：黄痰见于呼吸道化脓性感染，如化脓性支气管炎、金黄色葡萄球菌肺炎、支气管扩张、肺脓肿及肺结核等。绿脓杆菌感染或干酪性肺炎时痰呈黄绿色。

（3）棕褐色：见于阿米巴肺脓肿及慢性充血性心力衰竭肺淤血时。

（4）烂桃样灰黄色：由于肺组织坏死分解所致，见于卫氏并殖吸虫病。

（5）黑色：由于吸入大量尘埃及长期吸烟所致，见于煤矿工人及长期吸烟者。

3. 性状

（1）黏液性痰：质黏、无色透明或略呈灰色，见于支气管炎、支气管哮喘和早期肺炎等。

（2）浆液性痰：稀薄，常带有泡沫或略带粉红色，由于肺淤血，毛细血管内液体渗入肺泡所致，见于肺水肿。

（3）脓性痰：黄色、黄绿色或黄褐色脓性浑浊痰，内含大量脓细胞。大量脓痰静置后可分为三层，上层为泡沫和黏液，中层为浆液，下层为脓细胞及坏死组织。见于呼吸系统化脓性感染，如支气管扩张、肺脓肿及脓胸向肺组织溃破等。

（4）血性痰：痰中混有血丝或血块，或为大量鲜红色泡沫样血痰，亦可为纯粹鲜血或血块，后者又称为咯血。血性痰是由于肺组织破坏或肺内血管高度充血所致，见于肺结核、支气管扩张、肺癌、卫氏并殖吸虫病等。口腔及鼻腔出血，有时易误认为咯血，应予区别。

（5）混合性痰：由两种或三种性状痰混合，如黏液脓性痰、浆液脓性痰等。

4. 气味 正常人咳出的少量痰液无特殊气味，血性痰可带有血腥气味，卫氏并殖脓肿、支气管扩张合并厌氧菌感染痰液有恶臭，晚期肺癌的

笔记栏

痰液有特殊臭味。

5. 其他

(1) 支气管管型:由纤维蛋白、黏液及白细胞等在支气管内凝聚成灰白色树枝状物,如混有血红蛋白则呈棕红色。在新咳出的痰内常卷曲成团,放入生理盐水溶液中,则迅速展开成树枝状,见于纤维蛋白性支气管炎,肺炎链球菌性肺炎。

(2) 痰块:在支气管内形成,针头大小,黄色或黄绿色干酪样小块,由破坏细胞、脂肪组织和细菌组成,压碎后有恶臭。见于慢性支气管炎及支气管扩张患者。

(3) 寄生虫:有时可检出肺吸虫,偶见蛔虫及钩虫的幼虫。

二、显微镜检查

1. 不染色涂片 取新鲜痰的脓样或带血部分少许,直接与生理盐水溶液混合,在玻片上涂成薄片镜检。

(1) 白细胞:正常痰内可见少量白细胞(中性粒细胞),呼吸道化脓性感染时,痰中白细胞显著增多,常成堆存在,多为脓细胞。支气管哮喘、过敏性支气管炎、卫氏并殖吸虫病及热带嗜酸细胞增多症患者痰中,嗜酸粒细胞增多。

(2) 红细胞:脓性痰中可见少量红细胞,呼吸道疾病及出血性疾病,痰中可见多量红细胞。疑有出血而痰中无红细胞时,可做隐血试验证实。

(3) 肺泡巨噬细胞(puImonary alveolar macrophage):存在于肺泡隔中,可通过肺泡壁进入肺泡腔。吞噬炭粒者称为炭末细胞,见于炭末沉着症及吸入大量烟尘者。吞噬含铁血黄素者称含铁血黄素细胞,又称心力衰竭细胞,见于心力衰竭引起的肺淤血、肺梗塞及肺出血患者。

(4) 寄生虫及虫卵:找到卫氏并殖吸虫卵可诊断为肺吸虫病,找到溶组织阿米巴滋养体,可诊断为阿米巴肺脓肿或阿米巴肝脓肿穿破入肺。偶可见钩虫蚴、蛔虫蚴及肺包囊虫病的棘球蚴等。

(5) 结晶:Charcot-Leyden 结晶为无色透明、两头尖长的菱形结晶,见于支气管哮喘及肺吸虫病患者。胆固醇结晶见于肺脓肿、肺结核患者。

(6) 柯什曼螺旋体(Curschmann spiral):由黏液卷曲扭转而成,展开后呈螺旋状。中央贯穿一无色发亮的致密纤维,周围包以一层柔细纤维,见于支气管哮喘和喘息型支气管炎患者痰中。

2. 染色涂片 包括 Wright 染色、Gram 染色、抗酸染色、H-E 染色及巴氏染色等。

(1) 脱落细胞检查:肺癌患者痰中带有脱落的癌细胞,如取材适当,检查方法正确,阳性率较高,对肺癌有较大诊断价值。癌细胞检查最好用巴氏染色法,癌细胞形态学上可分为鳞癌、腺癌及未分化癌。

(2) 细菌检查:一般细菌检查常用 Gram 染色,痰中可见到的致病菌种类很多,如葡萄球菌、肺炎链球菌、链球菌、白喉杆菌、绿脓杆菌及肺炎杆菌等。一旦发现致病菌应作痰培养,以鉴定菌种,并作药物敏感试验。

(3) 分支菌检查:使用抗酸染色法检查结核杆菌,为提高检出阳性率,可作沉淀集菌法或漂浮集菌法。PCR 法可进一步提高结核杆菌的检出率。

三、痰 培 养

根据所患疾病有目的进行细菌、真菌和支原体培养,如结核菌、厌氧菌等均需有特殊培养基,取材也应严格,进行厌氧菌培养不能用咳出的痰,而必须由环甲膜穿刺术取痰,按厌氧菌培养要求进行。用咳出的痰进行培养,在判断结果时应考虑到由于痰液很易受口、咽部污染,所得细菌不一定表示是深部呼吸道致病菌,因此必须结合临床或多次培养后决定。如有必要可采集支气管肺泡灌洗液进行真菌培养或取其沉淀物直接分离培养。

(夏　薇)

第20章　肾功能实验室检测

第一节　绪　　论

机体新陈代谢过程中产生的代谢最终产物，多余的水、无机物以及药物、异物，经血液循环，主要通过肾脏，以尿的形式排出体外。肾脏功能包括排泄废物，调节体液及酸碱平衡，分泌激素，以维持机体的内环境稳定，保证新陈代谢正常进行。

一、排 泄 功 能

排泄功能是通过肾小球滤过功能来完成的，是肾功能开始的一部分，肾小球滤液来源于血浆，血流经肾脏后的20%血浆被滤过而产生原尿，所以血液不的成分改变也经常影响尿液的改变。

影响肾小球滤过的因素：

有效滤过压：是肾小球产生滤过的动力(图5-20-1)。

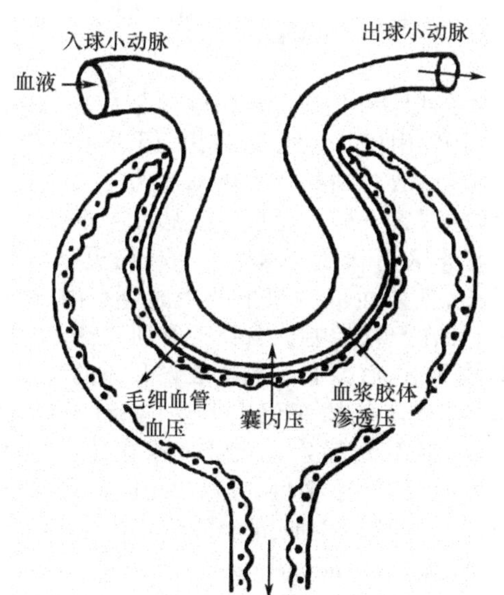

图5-20-1　肾有效滤过压

肾小球滤过压：=(肾小球毛细血管血压－肾小囊内压)－(毛细血管血浆胶渗压－肾小球囊滤液的胶渗压)。

肾小球毛细血管血压与全身的血压有关。当休克、心衰及严重脱水使血压下降，肾小球血管血压下降，使其滤过率下降致尿少，尿中排泄物质减少。

(1) 肾小球囊内压有对抗作用。见于肾小管、输尿管、尿道阻塞时(结石、肿瘤)，可使肾小囊内压增高，肾小球率过滤下降。

(2) 肾小球毛细血管内血浆胶体渗透压，是阻止血浆通过滤过膜的力量，当血浆蛋白很低时(肝硬化、肾病综合征)，可引起尿多，烧伤、脱水血浆蛋白浓缩，而引起尿少。

(3) 肾小球囊液胶渗压增加，如肾病综合征，原尿蛋白过多，尿量增加。

1) 肾小球滤过膜的通透性和滤过面积：此为肾小球本身的问题。滤过面积指能发生滤过作用的有效肾单位，炎症可使管腔狭窄或完全阻塞，使滤过面积减少，滤过率减少。

2) 肾小球血流量：肾血流量减少可使血浆滤出减少。见于剧烈活动、大失血、缺氧致交感神经兴奋，肾血管收缩，滤过率下降。

二、调 节 功 能

通过肾小管重吸收功能和分泌K^+、NH_3、H^+，达到完成保留机体所需的物质，维持和调节水、电解质及酸碱平衡。

三、内分泌功能

肾脏又是一个内分泌器官，可以产生激素。如分泌肾素、红细胞生成素、前列腺素、羟化的维生素D_3及其他一些活性物质(内皮素、内皮细胞源性舒张因子等)。其中肾素由肾小球旁器产生，可使血管收缩。前列腺素可增加肾血流量，降低全身血压。促红细胞生成素，刺激红细胞增生、成熟。此外，还可使2、5-(OH) $VitD_2$羟化成1-25-$(OH)_2$ $VitD_3$，具有活性调节钙、磷水平，肾衰竭时此功能消失可致软骨病(图5-20-2)。

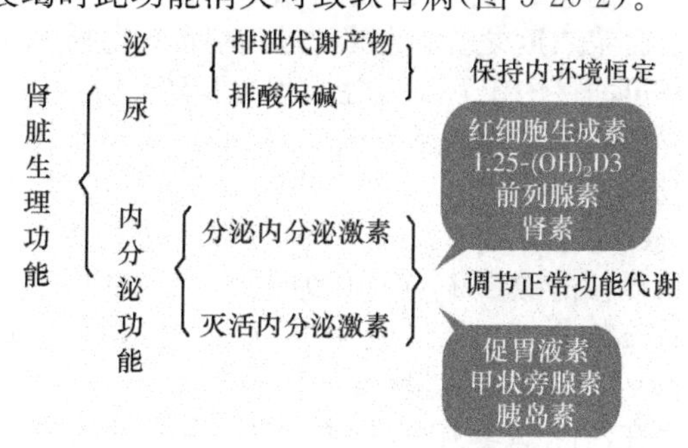

图5-20-2　肾脏的生理功能

笔记栏

第二节 肾小球功能检查

案例 5-20-1

某女，32 岁，门诊就医。6 月来乏力、呼吸短促，无明显病史。体格检查：苍白、灰黄色面容；血压：22.6/13.3kPa，脉搏 92 次/分；实验室检验结果：Urea 42.2umol/L，Na^{+} 132mmol/L，K^{+} 6.7mmol/L，CO_2 CP 12mmol/L，Ca^{2+} 1.78mmol/L，Alb 32 g/L，P 3.8mmol/L，Hb 62g/L。

问题：

1. 患者首先应考虑可能患有何病？
2. 患者发生了哪些代谢紊乱？
3. 患者低血钙发生的原因？
4. 患者低血钠、高血钾发生的原因？

案例 5-20-1 分析

极度升高的尿素浓度及高钾性代谢性酸中毒提示肾小球功能障碍。肾小球损害可致尿素及肌酐潴留，二者在血浆中浓度升高。患者高血钾是因为：①尿少或无尿，尿钾排出↓；②代酸，H 离子的排泄及碳酸氢根离子产生受损与代酸有关，并引起 K 离子升高；③分解代谢↑；④钠离子滤过减少致远曲小管 Na-K 交换降低等而致高钾血症。高钾血症的发生机制：在血容量正常的肾小球功能障碍的患者，由于肾小管上皮细胞氨合成障碍，使肾泌 H^{+}↓，$NaHCO_3$ 重吸收↓，钠水排出↑，使 Na 离子常在参考范围下限。而在脱水患者，血浆 Na 常在参考范围上限或更高。随病变加重，血磷，血钙下降原因：活性维生素 D_3 下降，维生素 D_3 的 1-羟化发生在近端小管，高 P 抑制 1-α 羟化酶活性；有功能的肾单位减少致肾合成活性维生素 D_3 减少；P 升高使 Ca/P 失调。

肾脏清除率即单位时间内（每分钟）肾排出某物质的总量（尿中浓度×尿量）与同一时间该物质血浆浓度之比。根据肾脏对某一物质的清除率可间接测定肾小球滤过率（GFR）。

清除率计算的基本公式是：CP＝UV 或 C＝UV/P。

C 为肾清除率，即每分钟有多少毫升血浆中该物质被清除（ml/分）；P 为血浆中某物质的浓度（mg/ml）；U 为尿液中某物质的浓度（mg/ml）；V 为每分钟尿量（ml/分）。

在清除试验中所用物质应基本具备如下条件：

笔记栏

（1）相对分子质量小，蛋白结合率低，能完全经肾小球自由滤过。

（2）无肾小管分泌，亦不被肾小管重吸收。

（3）该物质在血及尿中的浓度测定方法较简便易行，适于常规操作，有较好重复性。

（4）试验过程中该物质血中浓度能保持相对恒定。

目前能满足上述（1）、（2）两项要求的是菊粉，它能自由通过肾小球，而不从肾小管分泌也不被重吸收，因此菊粉清除率被认为是最能准确反映 GFR 的标准方法，被誉为“金标准”。但菊粉是一种外源性物质，为保持血中浓度必须采取静脉点滴输入，试验过程中还要多次采血，操作繁琐，因此临床应用受限，仅用于研究领域。

一、内生肌酐清除率的测定

（一）肌酐的代谢和测定

肌酐（creatinine，Cr）是由肌肉酸脱水而生成，肌酸在肾、肝内由精氨酸、甘氨酸合成，储于肌肉、脑中，在肌肉收缩时，可进一步代谢生成肌酐。

肌酸＋ATP —肌酸激酶→ 磷酸肌酸＋ADP

肌酸 —脱水→ 肌酐 ← 自动去P — 磷酸肌酸

90％以上由肾小球滤过而从尿中排出，仅 7％～10％由肾小管分泌排出，但肾小管对肌酐不重吸收，故对判断肾小球滤过功能比尿素意义大，但同尿素一样对晚期肾脏病才有意义。

正常人每天更新是恒定的，约更新 2％，由肾排出，人体血液中肌酐的生成可有内、外源性两种：如在严格控制饮食条件和肌肉活动相对稳定的情况下，血浆肌酐的生成量和尿的排出量较为恒定，其含量的变化主要受内源性肌酐的影响，而且肌酐大部分是从肾小球滤过，不被肾小管重吸收，排泌量很少，故肾单位时间内，把若干毫升血浆中的内生肌酐全部清除出去称为内生肌酐清除率（endogenous creatinine clearance，CCr）。

（二）C_{Cr}

1. 定义 肾脏在单位时间内将若干毫升血液中的内生肌酐全部清除出去。

2. 方法 收集 24 小时尿并计尿量，同时抽患者血约 2～3ml，再计算：

计算公式：C_{Cr}＝U（尿中 Cr）/P（血中 Cr）×V（24 小时尿量）。

由于受检者个体差异较大，所以可以加以标

准化。

校正后的清除率＝实际清除率 C_{Cr}×标准体表面积 1.73/受试者体表面积。

3. 正常参考值 109～148L/24h，或 80～120ml/min。

4. 临床意义

(1) 较精确地证明各种类型的慢性肾小球肾炎，糖尿病肾病、慢性间质性肾炎，慢性肾盂肾炎等引起的肾小球滤过功能损害。

(2) 可以此值判断慢性肾衰的分型及预后(表 5-20-1)。

表 5-20-1 C_{Cr}与肾衰分期

分期		内生肌酐清除率(ml/min)	血浆肌酐(mol/L)	主要临床表现
代偿期		＞50	＜178	无，但肾脏储备功能减低失代偿期
失代偿期	肾功能不全期	20～50	186～442	轻度贫血，乏力，食欲减退
	肾功能衰竭期	10～20	451～707	酸中毒，贫血，高磷，低钙血症，多尿，夜尿
	尿毒症期	＜10	＞707	低蛋白血症，全身中毒症状，各脏器系统功能障碍

(3) 对严重肾衰竭，内科医生可以作为肾透析的指标。

(4) 影响肾小球滤过的肾前、肾后因素也可影响 C_{Cr}。

5. 注意事项

(1) 受检者应禁肉类、鱼类三天，以排除外源性肌酐的干扰，且禁止剧烈活动。

(2) 肾功不全时，血肌酐增高，但肾小管分泌肌酐也增加，从而影响了 C_{Cr} 与肾衰竭程度的正相关性。

(3) 肌酐测定方法特异性差，干扰因素多，质量难控制。

二、血尿素的测定

尿素(urea)是蛋白质和氨基酸代谢的最终产物。

【尿素的代谢过程】 氨基酸经脱氨基作用生成氨＋CO_2(全身各组织)，经血液运至肝脏，加上肠道吸收的氨一起在肝脏经鸟氨酸循环而生成尿素。血浆尿素经血液从肾小球全部滤过，正常情况下 40％从肾小管重吸收入血。因此，血液中尿素的含量与蛋白质的分解代谢、肝脏的功能状况、肾小球滤过功能及肾小管重吸收功能有关。

【参考值】

1.8～7.1mmol/L。

【临床意义】

(1) BUN 是用来检查肾小球滤过功能的，由于肾代偿能力强，故只有在肾单位失去 60％～70％时，才会增高，故其仅对慢性肾功能不全、尿毒症的诊断有价值，也用于判断预后。急、慢性严重的肾小球肾炎、肾病晚期、急慢性肾衰竭都可使其增高。

(2) 引起肾小球滤过率减少的肾前、肾后因素，可使血中的尿素增高。肾前性少尿见于：休克、失血过多，心衰、血容量减少。肾后性少尿见于：引起排尿困难的泌尿系统阻塞，如结石、肿瘤、前列腺肥大等。

(3) 蛋白质分解亢进的疾病，如创伤、甲亢、上消化道大出血，急性感染等。

(4) 严重的肝脏疾病，肝硬化，使血氨增高，尿素合成障碍，使血中尿素减少，急性单纯性肾小管功能损害，可使尿素重吸收障碍，排出增多，血中尿素减少。

三、血清尿酸的测定

在人体内，嘌呤核苷酸分解生成嘌呤核苷及嘌呤后，经水解脱氨和氧化，最后生成尿酸。尿酸随尿排出，血中尿酸全部通过肾小球滤出，在近曲小管几乎完全被重吸收，故尿酸的清除率极低(＜10％)。由肾排出的 UA 占一日总排出量的2/3～3/4，其余在胃肠道内被微生物的酶分解。GFR 减低时尿酸不能正常排泄，血中尿酸浓度升高。一些药物也影响尿酸排泄，如噻嗪类利尿药和丙磺舒可促进尿酸排出。水杨酸制剂在高剂量时也增加其排泄。

【参考值】

血尿酸：男性 150～416μmol/L；女性 89～357μmol/L。

【临床意义】

(1) GFR 减退时血清 UA 上升，但因其肾外影响因素较多，血中浓度变化不一定与肾损伤程度平行。

(2) 在临床上血清 UA 主要用作痛风的诊断指标。

(3) 核酸代谢亢进可引起内源性 UA 生成增加，血清 UA 上升。见于白血病，多发性骨髓瘤，真性红细胞增多症等。

笔记栏

(4) 妊娠高血压，子痫等肾血流量减少的病变，因UA排泄减少而使血清UA升高，但此时血尿素常无变化。

(5) 其他：血清UA升高还见于慢性铅中毒，氯仿及四氯化碳中毒。血清UA减低见于Wilson氏病（肝豆状核变性），Fancoi综合征，严重贫血等。

第三节　肾小管功能检查

一、远端肾小管功能试验

（一）肾脏浓缩和稀释功能试验

【方法】

莫氏试验：具体做法是，试验前日晚8时后禁食，试验当日正常进食，每餐含水分约500～600ml，不再饮任何液体。晨8时排尿弃去，于上午10时、12时，下午2时、4时、6时、8时（日间尿）及次晨8时（夜间尿）各留尿一次，尿须排尽。准确测定各次尿量及比密（SG）。

【参考值】

24小时尿量为1000～2000ml，日间与夜间尿量之比≥2∶1，夜间尿SG＞1.020。日间尿SG因饮水量而有变异，可波动在1.002～1.020以上，最高与最低比密差应＞0.009。

【临床意义】

肾浓缩功能减退时，尿量多，24小时尿量常超过2500ml；昼夜尿量相差不大，夜间尿量增加，常超过750ml（早期表现）；各次尿间SG接近，最高SG＜1.018，SG差＜0.009，严重者甚至只有0.001～0.002，常固定在1.010左右，提示远端肾单位的浓缩功能丧失，见于慢性肾小球肾炎及慢性肾盂肾炎晚期，高血压肾病失代偿期。

（二）尿渗量测定

1. 尿渗量的概念　溶液的渗量代表溶液中一种或多种溶质的质点数量，而与质点的种类、大小、电荷无关。例如：1mol/L的葡萄糖溶液（180g溶于1kg水），其渗量为1mol，而1mol/L浓度的Na_2HPO_4因解离为3个离子，即2 Na＋和HPO_4^{2-}，其渗量为3mol。同样，1kg水中分别溶解等重的NaCl和$(NH_2)_2CO$（尿素），二者SG接近，但NaCl溶液（解离为Na^+离子和Cl-离子较尿素溶液的渗量大一倍。

渗量有两种表示方法（单位）：

质量渗摩尔指1kg水中含有1mol不能电离的溶质时，该溶液的渗量为1mol/kg H_2O。

体积渗摩尔指1L水中含有1mol不能电离的溶质时，其渗量为1mol/L。从热力学的角度来说质量渗量较为准确，因不受温度影响，所以是常用单位。生物体液的渗量较低，通常用毫渗量（mmol/kg H_2O）来表示。毫渗量为渗量的千分之一。

2. 方法　目前普遍采用冰点下降法。即以冰点（F.P.，纯水的冰点）0℃为标准。因任何溶液的F.P.都低于水，故测定值为负值。F.P.越低，负值越大，表明溶液的渗量越高。1kg水中增加1mol的溶质，可使F.P.下降1.858℃，其渗量增加1mol/kg H_2O。

$$溶液\ mol/kg\ H_2O = \frac{该溶液冰点下降的摄氏度℃}{1.858}$$

【参考值】

尿渗量（Umol）：600～1000mmol/kg H_2O，平均800mmol/kg H_2O，24小时变动范围：50～1200mmol/kg H_2O（决定于受试者液体入量）

二、近端肾小管功能试验

（一）β_2微球蛋白的测定

β_2微球蛋白是相对分子质量11.8kD的小分子蛋白质，主要由淋巴细胞生成，存在于有核细胞膜上。肿瘤细胞合成β_2-M的能力很强。血中的β_2-M可自由通过肾小球，几乎全部（99.9%）在近曲小管重吸收，经小管上皮细胞吞饮作用进入细胞内，被溶酶体消化分解为氨基酸供机体再利用，由尿排出者仅占0.1%。

【方法】

过去以放射免疫法为主，20世纪80年代以后有酶免疫法，免疫浊度分析等方法。

【参考值】

血清β_2-M 1～2mg/L；尿液β_2-M＜0.3 mg/L。

【临床意义】

(1) GFR减低时血清升高，血清β_2-M与血清Cr有正相关关系，其变化较血清Cr更明显。在肾移植中移植物存活后血清β_2-M下降比血清Cr更早；发生排异反应时由于β_2-M的排出减少和合成增加，使β_2-M回升，但如使用环孢酶素A等免疫抑制剂时会影响淋巴细胞合成β_2-M，使其在移植监测期间的变化复杂化，不易评价。

(2) 血清β_2-M升高还可见于恶性肿瘤及自身免疫病，如系统性红斑狼疮，类风湿性关节炎，干燥综合征等（在疾病活动期升高）。

(3) 高龄者血β_2-M高于低年龄组，反映其肾功能有一定减退。

(4) 仅尿β_2-M排出增高说明肾小管重吸收障碍，称为肾小管性蛋白尿，以区别白蛋白增高

笔记栏

为主的肾小球性蛋白尿。

（二）肾小管葡萄糖最大重吸收量试验

肾近曲小管对葡萄糖的重吸收随血浆葡萄糖浓度的升高而增加，但血浆上升到一定水平时肾小管对葡萄糖的重吸收达到极限而将部分葡萄糖从尿排出，此时的重吸收量称为肾小管葡萄糖最大重吸收量（TmG）。用每个单位时间内由肾小球滤出的葡萄糖量减去单位时间内尿中排出的葡萄糖量，可求出 TmG 值。

测算公式：

$$TmG = PG \times Cin - UG \times V$$

PG 为血浆葡萄糖浓度；UG 为尿葡萄糖浓度；V 为尿量；Cin 为菊粉清除率；PG×Cin 为每分钟肾小球滤过率中葡萄糖浓度；

UG×V 为每分钟尿葡萄糖排泄量

【参考值】

成人 TmG：330～440mg/min。

【临床意义】

为近端肾小管重吸收功能的评价试验。TmG 减低见于慢性肾炎、慢性肾盂肾炎、间质性肾炎等，并根据其减低程度可估计有效肾单位数量。

第四节　肾血流量测定

肾血流量（RBF）或肾血浆流量（RPF）指单位时间内流经肾脏的全血或血浆量。可用对氨基马尿酸（PAH）或碘锐特肾清除试验进行测定，当血浆中 PAH 浓度很低（<50mg/l）时，每次流经肾脏血浆中的 PAH 约 90%可从肾脏清除而排入尿中。正常时 80%的肾动脉血供应肾包膜和结缔组织，未流经肾的血液无清除作用，所测定的肾血流量，仅代表肾泌尿部分的血浆流量，称为有效肾血流量。肾全血流量可用肾血浆流量和红细胞比容计算。由于 PAH 清除率仅代表有功能活性的肾实质的肾血浆流量，故称为有效肾血浆流量（ERPF）。

计算：肾血浆流量 RPF＝（UPAH×V）/PPAH；肾全血流量 RBF＝RPF/（1－RBC 比容）。

目前，采用放射性核素或其标记的肾清除能力反映 ERPF，并已广泛用于临床，其优点是灵敏、非创伤性、简便、安全，但仪器设备要求较高，需 ECT。

【原理】

^{131}I-邻碘马尿酸（^{131}I-OIH）静脉注入体内后，当其血浆浓度较低时，经肾循环一次，近 20%由肾小球滤过，近 80%由肾小管排泌，几乎完全被清除出去，因此，^{131}I-OIH 的清除率实质上就代表肾血浆流量。正常情况下，约 80%肾动脉血液供应肾包膜和结缔组织，未流经肾的血液无清除作用，所以肾的血浆流量，仅代表泌尿部分的血浆流量，称为有效肾血浆流量（effective renal plasma flow，FRPF）。测定示踪剂在双肾区的时间-放射活性（计数率）及相关数据，通过软件计算可获得 ERPF，并可获得左、右分侧的 ERPF。

【参考值】

RPF 600～800ml/min。

【临床意义】

（1）RPF 反映血流动力学的改变，肾血管性疾病如肾动脉狭窄，肾静脉血栓、肾动静脉畸形可致 ERPF 降低。RPF 降低还见于慢性肾小球肾炎，由于肾血管受损肾血流量可降低。高血压病的早期，由于血管痉挛、肾动脉硬化，均可使肾血流降低，其他如心功能不全、休克、肝肾综合征，可一过性明显降低等。

（2）RPF 升高则见于甲状腺功能亢进、妊娠等。

（3）RPF 协助诊断肾小管病变：如慢性肾盂肾炎，判断移植肾急性肾小管坏死，对观察早期排斥反应有一定的价值。

第五节　肾功能试验的临床应用

案例 5-20-2

患者，女，35 岁。患“肾小球肾炎”、反复浮肿 20 年，尿闭 1 天急诊入院。患肾炎后反复眼睑浮肿。6 年来排尿每天 10 余次，夜尿 4～5 次，2000ml/d。期间，Bp 19.3/13.3kPa，Hb 40～70g/L，RBC 1.3～1.76×10^{12}/L。尿蛋白阳性，RBC、WBC、上皮细胞 0～2/Hp。3 年来夜尿更明显，尿量约 3000ml/d，比重 1.010 左右。全身骨痛并逐渐加重。近 10 天来尿少、浮肿加重，食欲锐减、恶心呕吐、腹痛。全身瘙痒、四肢麻木、轻微抽搐。一天来尿闭，症状加重急诊入院。体温 37℃、心率 20 次/分、脉搏 120 次/分、血压 20/13kPa、RBC 1.49×10^{12}/L，Hb 47g/L，WBC 9.6×10^{9}/L，血磷 1.9mmol/L，血钙 1.3mmol/L。尿蛋白＋，RBC 10～15/Hp，WBC 0～2/Hp，上皮 0～2/Hp，颗粒管型2～3/HP。X 线检查：双肺正常，心界略扩大，手骨质普遍性稀疏、骨质变薄。

问题：

1. 患者发生高血压的原因是什么？
2. 患者为何会贫血？
3. 患者低钙的原因？

笔记栏

案例 5-20-2 分析

患者为慢性肾功能不全、肾衰竭。

1. 患者高血压为肾性高血压，其机制为：①肾素-血管紧张素系统的活性增强。②钠水潴留。③肾分泌的抗高血压物质(PGA_2、PGE_2)减少。

2. 患者的贫血为肾性贫血。其机制为：①EPO 生成减少。②CRI 时潴留的毒性物质抑制 RBC 的生成。③RBC 破坏加速，毒物作用于 RBC 膜，ATP 酶的活性↓，钠泵失灵，RBC 膜的脆性↑，易于破坏；肾血管内有纤维蛋白沉着，妨碍 RBC 在血管内流动，RBC 受到机械损伤而破裂。④铁的再利用障碍。

3. 患者由慢性肾功能不全而致的钙磷代谢障碍——血磷↑血钙↓。其机制为：①血磷升高；②维生素 D 羟化障碍；③血磷升高刺激甲状旁腺 C 细胞分泌降钙素，抑制肠道钙的吸收；④毒性物质在体内潴留使小肠黏膜受损，钙吸收减少；⑤血磷升高从肠道排出时与钙结合成磷酸钙，妨碍钙的吸收。

(1) 肾脏具有强大的储备能力，当肾脏损害轻微或较局限时，各种试验检查结果仍可正常，故不能据此排除肾脏疾病的诊断。

(2) 肾功能检查的主要目的不在于对疾病的早期诊断，而是用来协助了解病情、估计预后、制定治疗措施、观察疗效。

(3) 一些肾外因素，如心功能不全、贫血、水肿、药物、输尿管梗阻等都可影响肾功能试验的结果。

(4) 在试验检查结果分析时，必须要结合临床资料、其他辅助检查综合分析，做出正确的判断。

(5) 根据检验的目的，正确地选择合适的项目，利于肾脏疾病的鉴别诊断(表 5-20-2)。

案例 5-20-3

赵某，男性，4 岁，因面部浮肿 6～8 周住院就诊，眼眶周围浮肿持续一周后，患者呕吐多次并厌食，医生注意到患者腿部与面部一样水肿，尿液颜色深并含有白蛋白。患者入院前 2 月曾经患扁桃体炎，在此之前身体一直很好。体格检查：患者无贫血、黄疸，体温 36.7℃。心血管系统：脉搏 80 次/分，规律，血压 100/70mmHg(卧位)，踝关节部位压陷性水肿。其他脏器：肝脏、肾脏和脾脏未触及，无腹水。中枢神经系统：Trousseau 征和 Chvostek 征阳性。其他系统无异常。

实验室检查：

实验室检查项目	结果	参考范围
血红蛋白(g/L)	15.6	12～15
红细胞计数(10^{12}/L)	5.0	4.0～5.5
白细胞计数(10^9/L)	8.8	4～10
血清钠(mmol/L)	126	135～145
血清钾(mmol/L)	5.2	3.5～5.5
血清氯(mmol/L)	92	95～105
血清碳酸氢根(mmol/L)	16	22～31
血清磷(mmol/L)	2.18	0.97～1.61
血清尿素(mmol/L)	22.5	1.8～7.1
血清总钙(mmol/L)	1.9	2.25～2.58
血清离子钙(mmol/L)	1.1	1.1～1.34
血清胆固醇(mmol/L)	17.2	3.6～5.2
血清白蛋白(g/L)	10	35～50
血清球蛋白(g/L)	26	20～35
血清 IgG(IUL)	50	65～170
血清 IgA(IU/L)	13	19～112
血清 IgM(IU/L)	332	50～200
尿量(ml/24h)	150	
尿蛋白[mg/(h·m²)]	235	<4
尿肌酐清除率(ml/min)	31	80～120
尿钙(mmol/24h)	0.1	2.4(年龄 4～12 岁)
一些含有脂肪的透明管型		

问题：

1. 患者可能的诊断是什么？
2. 患者为什么水肿？
3. 蛋白尿产生的最常见原因是什么？
4. 为什么血清总钙会降低？
5. 哪些调节血清钙的因素可以支持以上解释？
6. 我们如何解释血清免疫球蛋白的水平？它们的临床意义是什么？

案例 5-20-3 分析

儿童水肿一般最先出现眼睑水肿，由于没有心血管系统、呼吸系统以及肝脏的异常表现，患者最可能的诊断是肾病综合征，并且该诊断通过实验室检查得到证实。患者尿蛋白过量排泄[40mg/(h·m²)]造成低白蛋白血症与广泛水肿。另外有两项生物化学检查项目很支持肾病综合征的诊断：低血清钙和高胆固醇。在这个病例中的一些实验室检查数据除了可以用于确诊肾病综合征，也可以评价肾脏损害的程度。尿毒症引起呕吐；肌酐清除率下降，肾脏清除酸的能力降低引起代谢性酸中毒、磷酸盐

笔记栏

潴留、水潴留、组织液增多、血浆被稀释，血浆钠、氯离子浓度降低以维持离子平衡。

1. 产生水肿的原因分析　肾病综合征所发生的水肿是低白蛋白血症及低血浆胶体渗透压所引起的，并且常常因为钠潴留而加重。有三种潜在的机制会导致这种结果。

(1) 低血浆胶体渗透压是水进入细胞外液和细胞中，这将导致血容量降低并引起肾小球滤过率降低，钠离子、氯离子潴留。

(2) 低血容量引起肾素释放并因此增加醛固酮的分泌，醛固酮刺激钠离子在远曲小管的重吸收。

(3) 肾脏神经的刺激使近曲小管对NaCl的重吸收增加，甚至在肾血流动力学无改变时也是如此。我们应该注意到许多微小病变肾病患者并没有明显的血浆容量的减少，并且他们的肾素与醛固酮的血清水平正常或低于正常，进一步说，肾小球滤过率(GFR)也正常。因此这三个因素是最常见的造成盐潴留的原因。

2. 蛋白尿产生的原因大概分为以下几类　暂时性蛋白尿、溢出性蛋白尿、肾小管性蛋白尿和肾原性蛋白尿。大量尿蛋白的产生通常与肾小球疾病有关，90%的儿童是由于原发性肾小球肾炎引起，常见的各种肾小球疾病包括：肾血管栓塞、胶原性疾病、药物和重金属中毒、肾淀粉样变、急性肾炎后等，它们也可引起继发性肾病综合征，有很小一部分儿童患先天性肾病综合征。大概有80%的原发肾病综合征的儿童在光学显微镜下未见肾脏病理学改变，这种情况被称为微小病变肾病(MCN)。在微小病变肾病中，肾小球的异常表现为允许类似白蛋白大小的分子通过，而同时阻止其他大分子物质。选择通过的分子大小可以经测量“选择指数”估计，选择指数是指IgG与转铁蛋白清除率的比值，两者的相对分子质量分别是150 000和88 000D_Q。C_{IgG}/C_{tr}低于0.15常见于微小病变肾病，该病类固醇激素治疗效果明显并且预后好。小于7岁的患病儿童如果选择指数高，表示患者极可能对类固醇治疗有效。

3. 血浆钙降低是因为

(1) 通过尿丢失的白蛋白，同时丢失了与白蛋白结合蛋白的一部分钙。

(2) 有活性维生素D可通过尿液排出而丢失，并且肾脏疾病可使25-羟维生素D第二次羟化发生障碍，进一步造成活性减少，导致活性维生素D减少，低钙。

(3) 起生理作用的离子钙常常维持在正常范围以内(1.47mmol/L)，在该病例中血清钙降到1.38mmol/L，是导致Trousseau征和Chvostek征阳性的原因。

4. 部分免疫球蛋白也会丢失，随着IgG和IgA通过尿的丢失，患者频繁感染，这点常常在患者使用抗生素之前导致其死亡。其他通过尿液丢失的蛋白质还有血浆铜蓝蛋白和转铁蛋白，因此导致相应的阴离子减少。与维生素D和甲状腺皮质激素结合的特殊球蛋白也随尿液丢失，在这种情况下血清维生素D和甲状腺激素也下降，但血清促甲状腺激素刺激激素和游离甲状腺素水平正常，患者无甲状腺机能异常。

5. 高脂血症是肾病综合征最显著的特征，原因如下：胆固醇、磷脂、三酰甘油的水平伴随着载脂蛋白的升高而升高，白蛋白的丢失导致血浆胶体渗透压降低，不仅刺激肝脏合成白蛋白增加也刺激脂蛋白和脂类的合成增加。在脂蛋白和脂类的合成同时，脂类的分解代谢也下降，可能的原因是因为没有足够的白蛋白来结合与运输游离的脂肪酸，与此同时一些载脂蛋白、脂肪酸被肾小球滤过出现在尿中。

表 5-20-2　肾病实验诊断项目的选择与应用

检查目的	选择项目	临床意义
一般筛查	尿液分析	显示pH、比重、蛋白、细胞、糖等信息
肾小球功能	肌酐清除率血肌酐血尿素	肾功能状态和肾功能分期
肾小管功能	浓缩-稀释试验尿渗量测定二氧化碳结合力	远端肾单位功能试验
	β_2 微球蛋白肾小管葡萄糖最大重吸收量试验(TmG)	近曲小管功能试验
	尿酸化功能试验氯化铵负荷试验碱负荷试验	诊断肾小管酸中毒
早期肾损伤	尿微量白蛋白	肾小球损伤的标志蛋白
	α_1 微球蛋白尿酶(NAG)	肾小管损伤标志物

(张朝霞)

笔记栏

第21章 肝功能实验室检测

第一节 肝脏的基本功能

肝脏是人体的重要器官，其生理功能十分复杂而广泛。无数物质在肝内贮存、合成、分解、转化、解毒、分泌和排泄，在人体新陈代谢过程中起关键作用。肝脏加工、合成体内许多重要的物质如蛋白质、葡萄糖、脂类、维生素及激素等，维持一定的血液浓度，供应身体各组织需要。肝脏产生并分泌胆汁，是胆色素和胆汁酸代谢过程中的中心环节。肝脏通过转化和解毒，将体内代谢产生的废物和外来的毒物、药物转变为毒性或活性较低的物质后加以清除。此外，肝脏还能调节水、电解质代谢，调节机体免疫功能。肝脏的上述功能多通过生化反应来完成，不同的生化反应则由各种特定的酶催化。

一、代谢功能

1. 蛋白质 肝脏合成体内90%以上的蛋白质，包括所有白蛋白、多种凝血因子、抗凝因子、纤溶因子、各种转运蛋白、部分球蛋白和多种酶蛋白等。肝脏是血浆蛋白质的最主要来源。同时，肝脏也是分解蛋白质的重要器官。

2. 糖类 肝脏在糖类代谢中起关键作用，调节体内糖类的储存和分解，维持血糖水平恒定。一些非糖类物质如成糖氨基酸、甘油及乳酸也能在肝内合成葡萄糖或肝糖原。肝脏还是葡萄糖氧化（三羧酸循环）、酵解产生能量的重要场所。

3. 脂肪 肝脏合成三酰甘油、磷脂和内源性胆固醇，也是氧化脂肪酸、酯化胆固醇，并使胆固醇降解，生成胆汁酸，调节血脂浓度的重要器官。胆汁酸对脂类、脂溶性维生素的消化、吸收至关重要。

4. 其他 肝脏在维生素、激素和微量元素代谢中起重要作用。许多激素在肝内灭活或赋予原先没有的生物活性。

二、生物转化功能

肝脏通过氧化、还原、水解及结合等过程，将体内物质代谢过程中产生的一些生物活性物质、代谢终末产物，外部进入体内的各种异物、毒物、药物等进行生物转化，增加其水溶性促使其排出体外，该过程即肝脏的解毒作用，如氨基酸代谢过程中生成的氨主要在肝内通过鸟氨酸循环合成尿素，进而被清除。

三、分泌与排泄功能

在肝细胞分泌胆汁酸盐的过程中，带动了磷脂、胆固醇、胆红素、一些阴离子和水分分泌到胆汁中。一些经肝解毒后的产物、药物，也可随胆汁排泄入肠腔，进而随粪便排出体外。

四、免疫功能

肝脏有调节免疫的作用，与机体免疫功能密切相关。肝细胞产生一些补体成分如C3；肝血窦壁库普勒细胞有吞噬功能，吞噬来自门静脉和体循环内的大分子物质，如微生物、内毒素、异种抗原和免疫复合物等，消除抗原的免疫原性，避免机体对外来抗原做出应答反应，血浆γ球蛋白水平反映了肝脏免疫功能。临床为了解肝脏的功能状态而设计的实验室检查方法称为肝功能试验（liver function test）。狭义的肝功能试验指反映肝脏基本功能的检查方法；广义的肝功能试验还包括能反映肝脏病理状态，如肝细胞损伤、胆汁淤积及肝纤维化等的标志物。

第二节 蛋白质代谢功能试验

一、血清总蛋白、白蛋白、球蛋白测定

【原理】

90%以上的血清总蛋白（serum total protein，STP）在肝内合成，作为其重要成分的白蛋白（albumin，A）则全部由肝脏合成。白蛋白为非急性时相蛋白质，健康成人每天合成10～16g，体内半衰期20～26天，相对分子质量66 000，在维持血浆胶体渗透压、体内代谢物质转运和提供营养等方面均起重要作用。球蛋白（globulin，G）为多种蛋白质的总和，包括α_1球蛋白（主要为糖蛋白），α_2、β球蛋白（主要为脂蛋白）及γ球蛋白（系免疫球蛋白）；尚有补体、金属结合蛋白及酶

笔记栏

蛋白等。球蛋白与机体免疫状态、血浆黏度等有密切关系。

目前，实验室一般用双缩脲法测定血清总蛋白，用溴甲酚绿染料结合法测定血清蛋白，均可用生化自动分析仪检测。血清总蛋白量减去白蛋白量即为球蛋白量。根据白蛋白和球蛋白的量，计算白蛋白与球蛋白的比值(A/G)。

肝细胞受损时，合成白蛋白、糖蛋白、脂蛋白、凝血因子及转运蛋白等减少，这些蛋白质的血清浓度降低，尤以白蛋白减少最明显。γ球蛋白由B淋巴细胞和浆细胞产生，肝病特别是慢性炎症时，库普勒细胞吞噬功能降低，在外来抗原刺激下γ球蛋白生成增加。

【参考值】

正常成人血清总蛋白 60～80g/L，白蛋白 40～55 g/L，球蛋白 20～30 g/L，A/G 为(1.5～2.5)∶1。

正常儿童血清总蛋白

新生儿 46～70g/L，

7 月～1 周岁 51～75 g/L

>3 周岁 62～76 g/L

正常儿童血清白蛋白

新生儿 28～44 g/L

< 14 岁 38～54 g/L

正常老人(>60 岁)血清白蛋白 34～48 g/L。

【临床意义】

生理情况下，血清总蛋白和白蛋白量与性别有一定关系，女性较男性平均低 1～2g/L；新生儿、婴幼儿、60 岁以上老年人稍低。体位改变可使血清总蛋白波动，站位时略高于卧位。激烈运动后血清总蛋白浓度相对增加 5%～10%，但 A/G 比值不变，可能与血液浓缩有关。溶血标本因混入血红蛋白使总蛋白值增高。乳糜血标本检测受干扰，需预先处理标本后再检测。

病理状态时，血清总蛋白受到血容量变化的影响，脱水时其浓度相对增加，水潴留时则降低，A/G 比值不变。此外，血清总蛋白升高大多数与球蛋白增加，特别是γ球蛋白增加有关；总蛋白降低则主要因白蛋白减少所致。由于肝功能代偿能力很强，而且白蛋白半衰期较长，严重肝损害也需 1 周后才出现血清白蛋白降低，因此，STP、A、G 及 A/G 等指标都不是反映急性肝病患者蛋白质代谢功能的良好指标，主要用于检测慢性肝损害患者，估计肝细胞储备功能。

1. 血清总蛋白和白蛋白增高，A/G 比值正常 与血清水分减少，单位容积中蛋白质浓度增加有关，见于脱水、肾上腺皮质功能减退等。

2. 血清总蛋白和球蛋白增高，A/G 比值降低 当 STP>80g/L 或 G>35g/L，称为高蛋白血症或高球蛋白血症。常见原因为：①慢性肝脏病变：如各种病因引起的慢性肝炎、肝硬化，球蛋白增高程度一般与肝病严重性相关。②结缔组织疾病：如系统性红斑狼疮、类风湿关节炎、风湿热等。③单克隆免疫球蛋白血症(M 蛋白血症)：如多发性骨髓瘤、巨球蛋白血症、重链病或轻链病等。④慢性炎症和慢性感染：如结核病、疟疾、慢性血吸虫病、麻风病及梅毒等。

3. 血清总蛋白和白蛋白降低 STP<60g/L 或 A<25g/L 称为低蛋白血症或低白蛋白血症，此时常同时有球蛋白增加，A/G 比值降低。见于：①肝细胞严重损害，合成白蛋白以及其他血白蛋白减少，如亚急性、慢性重症肝炎，慢性肝炎，肝硬化，肝细胞肝癌等；患者可合并水肿、腹水及胸水。血清白蛋白水平与有功能的肝细胞数量成正比，白蛋白持续下降，降至 20g/L 以下提示预后恶劣；经治疗，血清白蛋白上升者，近期预后尚好。②合成白蛋白的原料如氨基酸特别是色氨酸供应不足，如营养不良摄食过少或消化吸收障碍时。③体内白蛋白分解过多，正常成人每日分解 11g 左右，感染、发热、甲状腺功能亢进或癌肿等情况使之分解增加。④白蛋白从异常途径丢失，如大出血时从血液丢失，肾病患者从尿中丢失大量白蛋白，失蛋白质性胃肠病时从胃肠黏膜丢失，烧伤患者从皮肤创面丢失等。⑤白蛋白在体内分布异常：健康成人体内可交换的白蛋白总量约 500g，其中 40%分布在血管内，60%分布于血管外池，即各器官、组织和组织液中；水肿，胸、腹水患者血管内白蛋白大量进入血管外池，使血清内水平下降。⑥血液稀释，如静脉补充过多的晶体溶液。⑦其他：如先天性低白蛋白血症，很少见。

4. 血清球蛋白降低 这种情况主要与γ球蛋白合成减少有关。见于：①3 岁以内婴幼儿生理性合成不足。②免疫功能抑制，如长期使用肾上腺皮质激素或免疫抑制剂等。③先天性低γ球蛋白血症。

5. A/G 比值倒置 此为血清白蛋白降低和(或)球蛋白增高的后果，常见于慢性严重肝细胞损伤及 M 蛋白血症。

二、血清前白蛋白测定

【原理】

前白蛋白(prealbumin)由肝细胞合成，相对分子质量 62 000，体内半衰期 1.9 天，属载体蛋白，运输维生素 A，并能与甲状腺素结合，故又称甲状腺素结合前白蛋白。乙酸纤维素薄膜电泳时其向阳极泳动速度较白蛋白快，在电泳扫描图白蛋白区带前方出现一条淡区条。用放射免疫扩散法可测定其血清浓度。

【参考值】

1 岁以内：100mg/L。

笔记栏

1～3 岁：168～281mg/L。

成人：280～360mg/L。

【临床意义】

由于前白蛋白半衰期很短，因此能反映早期肝细胞损害。营养状况也明显影响其血清浓度。

1. 降低 见于：①肝炎、肝硬化、肝癌及胆汁淤积性黄疸；急性肝炎早期即可明显降低，随病情好转，可迅速恢复正常；如持续处于低值，提示重症肝炎。②营养不良、慢性感染及晚期癌肿等。

2. 增高 见于肾病综合征、霍奇金病。

三、血清蛋白电泳测定

【原理】

血白蛋白质为两性电解质，在碱性环境中(pH8.6)白蛋白及多数球蛋白带负电荷。接通直流电后，小分子白蛋白在电场中迅速向阳极泳动；各种球蛋白因等电点和相对分子质量不同，所带电荷量不等，泳动速度快慢不一，如此通过电泳将各种血白蛋白区分开来。目前常用乙酸纤维素薄膜电泳法。此法用较低电压即能获得较好的分离效果，从阳极到阴极依次排列为白蛋白、α_1球蛋白、α_2球蛋白、β球蛋白和γ球蛋白等五个区带。然后用光密度计扫描图表示。

【参考值】

乙酸纤维素薄膜法

白蛋白 0.62～0.71(62%～71%)

α_1球蛋白 0.03～0.04(3%～4%)

α_2球蛋白 0.06～0.10(6%～10%)

β球蛋白 0.07～0.11(7%～11%)

γ球蛋白 0.09～0.18(9%～18%)

【临床意义】

正常及常见疾病血清蛋白电泳扫描图见图5-21-1。

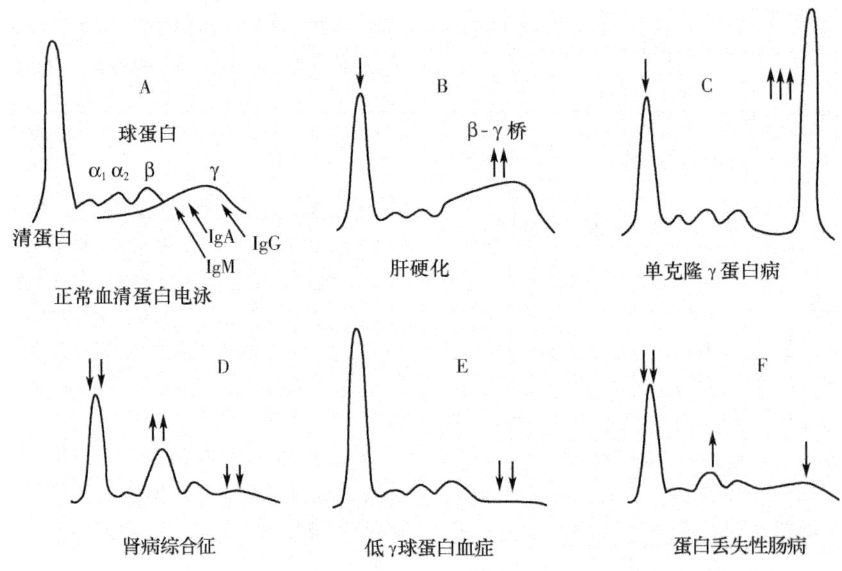

图 5-21-1 常见疾病血清蛋白电泳扫描图

1. 肝脏疾病 急性肝炎时血白蛋白电泳结果一般无变化。慢性肝炎、肝硬化及肝硬化合并肝细胞肝癌时，白蛋白减少，γ球蛋白增加，病情重笃者α_1、α_2、β球蛋白亦减少；肝硬化特别是酒精性肝硬化时出现β-γ桥，即从β区到γ区连成一片，难以分开，呈"滑雪跑道斜坡型"(图5-21-1B)。

2. 单克隆免疫球蛋白血症 多发性骨髓瘤、原发性巨球蛋白血症等，可见白蛋白稍下降，单克隆免疫球蛋白升高极为显著，在γ区带或β与γ区带之间呈现基底窄、峰高尖的M蛋白区带，α、β球蛋白也可升高(图5-21-1C)。

3. 肾病综合征、糖尿病肾病 由于血脂高，含脂蛋白的α_2、β球蛋白明显增高，白蛋白和γ球蛋白下降(图5-21-1D)。

4. 其他 肝细胞肝癌患者可能在白蛋白和α_1区带之间出现甲胎蛋白峰。结缔组织病常为多克隆γ球蛋白增高。先天性低γ球蛋白血症时，γ球蛋白降低(图5-21-1E)，失蛋白质性胃肠病时，白蛋白和γ球蛋白降低，而α_2球蛋白可增高(图5-21-1F)。

四、血氨测定

【原理】

肝脏是体内唯一可利用氨合成尿素的器官。体内蛋白质代谢过程中氨基酸产生的氨，以及在肠道中产生、经肠黏膜吸收、通过门静脉进入肝脏的氨，大部分在肝内经鸟氨酸循环生成尿素，然后从肾脏滤过，由尿排出体外；小部分氨在

笔记栏

肝内转变为谷氨酸。在严重肝细胞损害和(或)广泛门-体分流时，血氨增高。

【参考值】

谷氨酸脱氢酶法测得值：男性 16.6～47.3μmol/L，女性 11.5～38.0μmol/L。

【临床意义】

升高

(1) 生理性升高：见于进高蛋白质饮食、剧烈运动后。

(2) 病理升高：见于：①暴发性肝衰竭，大块肝坏死时。②肝硬化有广泛侧支循环形成时。③门静脉高压症患者作了门-体静脉分流术或经颈静脉肝内门-体支架分流术(TIPS)，特别在摄入过多蛋白质或应用排钾利尿剂后。④先天性鸟氨酸循环酶系中某种酶缺乏，如鸟氨酸氨基甲酰转移酶、精氨酸琥珀酸合成酶等。⑤其他：消化道出血、尿毒症等。

第三节 胆红素代谢功能检测

胆红素代谢过程参见本书第一章“黄疸”一节。当红细胞破坏过多(溶血)，肝细胞损害(肝炎、脂肪肝、肝硬化等)，胆汁淤积(肝炎、药物、胆道阻塞等)及先天性肝细胞对胆红素转运、结合、排泄障碍(各种体质性黄疸)时，均可使胆红素代谢障碍。检测血清总胆红素、结合胆红素，以及尿内胆红素及尿胆原有助了解肝脏代谢胆红素的功能，鉴别黄疸的性质。

(一) 血清总胆红素测定

【原理】

血清总胆红素(serum total bilirubin，STB)为血清结合胆红素和非结合胆红素之总和。前者和重氮试剂直接反应而显色；后者需先在血清中加入某种溶剂如咖啡因试剂、茶碱和甲醇等，后加入重氮试剂，才能生成显色的重氮胆红素。

【参考值】

新生儿：	0～1天	34～103μmol/L
	1～2天	103～171μmol/L
	3～5天	68～137μmol/L
成人：		3.4～17.1μmol/L

【临床意义】

1. 判断有无黄疸，了解黄疸程度 STB是判断黄疸的客观指标。当STB增高，引起巩膜、皮肤和黏膜黄染即为黄疸。成人STB为17.1～34.2μmol/L时临床可不出现黄疸，称隐性黄疸或亚临床黄疸。STB 34.2～171μmol/L为轻度黄疸，172～342μmol/L为中度黄疸，>342μmol/L为重度黄疸。

2. 粗略估计黄疸类型 溶血性黄疸时STB一般在85.5μmol/L以内，胆汁淤积性黄疸常超过342μmol/L，但均与肝细胞性黄疸时有重叠。

3. 了解病情演变过程 病程中定期检测STB，进行比较，有助判断病情变化、疗效，指导治疗。

4. 一些药物可干扰测定结果 如普萘洛尔、甲基多巴、氨基水杨酸、甲氨蝶呤、呋喃妥因等可使STB测定值假性升高，氨基比林使之偏低。

(二) 血清结合胆红素测定

【原理】

血清中未加溶剂，直接与重氮试剂反应显色的胆红素即结合胆红素(CB)。国际趋势多用10分钟反应测定结合胆红素。以往用1分钟直接反应测得的1分钟胆红素来代表结合胆红素，现认为不宜推广。

胆红素氧化酶可特异地氧化胆红素；当pH为7.2时，该酶氧化血清中所有类型的胆红素，测得值为STB；在pH为3.7时，仅和结合胆红素反应，故可测定CB。胆红素氧化酶法抗干扰能力强，正在国内逐步推广。血清总胆红素量减去结合胆红素量即为非结合胆红素(UCB)值。

【参考值】

结合胆红素：0～6.8μmol/L

非结合胆红素：1.7～10.2μmol/L

【临床意义】

1. 估计黄疸类型 根据CB/STB比值可进一步估计黄疸类型，如CB/STB <20%，提示溶血性黄疸；胆汁淤积时常大于60%；肝细胞性黄疸时该比值多在30%～40%，但上述数据在后两种黄疸之间也有重叠。

2. 缩小黄疸鉴别诊断范围 根据CB是否升高，将黄疸分为高非结合胆红素血症和高结合胆红素血症两种类型。临床上引起高非结合胆红素血症的疾病主要为各种原因引起的溶血和Gilbert综合征。

3. 早期诊断肝胆疾病 一些急性肝炎黄疸前期、无黄疸型肝炎、代偿期肝硬化、肝淤血、胆道不完全性阻塞及肝癌等患者，可能在STB尚未升高前即表现为CB增高，有助于早期诊断。

(三) 尿内胆红素检查

【原理】

UCB为脂溶性物质，不能经肾小球滤过，因此不出现在尿中。CB为水溶性，能从尿中排泄。正常成人尿胆红素含量极少，不能被常用的检验方法测出。当血中CB浓度超过肾阈值(>

笔记栏

34μmol/L)时，则尿胆红素增多，可用氧化法将之氧化为胆绿素，而呈绿色；重氮反应法使之生成重氮胆红素，尿呈紫色；均为定性试验阳性。

【参考值】

正常尿为阴性反应。

【临床意义】

1. 黄疸鉴别诊断 尿内胆红素试验阳性，反映血清中CB增高，见于：肝细胞性黄疸、胆汁淤积性黄疸及以CB增高为主的先天性黄疸，如Dubin-Johnson综合征和Rotor综合征。溶血性黄疸或Gilbert综合征、Crigler-Najjar综合征为阴性反应。因此，该试验是鉴别黄疸类型的简便、迅速、有效的筛选方法。

2. 早期诊断肝病 急性黄疸型病毒性肝炎患者黄疸前期即可呈尿胆红素阳性反应，为最早出现的异常化验指标之一。

3. 判断肝病预后 肝炎恢复顺利者在黄疸尚未褪尽前尿胆红素即可转为阴性。

4. 疾病及药物影响 氯丙嗪可致假阳性；碱中毒时尿胆红素增多，也可呈阳性反应。

（四）尿内尿胆原检查

【原理】

从胆道排入肠道的胆红素在肠道细菌作用下生成尿胆原。其中小部分被肠黏膜吸收，经门静脉回到肝脏，大多数再转变为结合胆红素，从胆汁分泌（胆红素的肠、肝循环）。仅少量可进入体循环，经肾滤过，排入尿中。在酸性环境中，尿胆原与二乙氨基苯甲醛反应，生成红色化合物。尿胆原也可与重氮盐反应，而呈桃红色。

【参考值】

正常尿定性为阴性或弱阳性，尿液按1：20稀释后为阴性。定量0.84～4.2μmol/24h。

【临床意义】

1. 尿内尿胆原增加 见于：①体内胆红素生成增加而胆道通畅时，如溶血或旁路性高胆红素血症。②肝细胞损害，不能将从肠道吸收而来的尿胆原转变为CB，使进入体循环的尿胆原增多，如肝炎、肝硬化时。③尿胆原在肠腔内停留时间过长，与肠黏膜接触时间延长，吸收增加，如便秘、肠梗阻时。④肠内菌群活跃，尿胆原生成和吸收增加，如肠道感染或菌群失调时。⑤胆道感染时，胆汁中细菌将胆红素转变为尿胆原，从胆道即吸收入血。

2. 尿内尿胆原减少或缺如 见于：①肝内、外胆汁淤积，胆汁进入肠道受阻，尿胆原生成减少或完全停止。②肠道菌群缺乏或受到抑制，如新生儿、服用抗生素时。③小肠排空过快。④肾衰竭排泄尿胆原障碍。

上述各项胆红素代谢试验常联合检测，对黄疸的诊断和鉴别诊断有重要价值（表5-21-1）。但在临床实际应用中，检测结果变化多端，甚至相互矛盾，必须密切结合临床资料及其他辅助检查资料综合分析，作出判断。

表5-21-1 正常人及不同类型黄疸患者胆红素代谢试验结果

类别	血清胆红素（μmol/L）			尿内胆色素	
	STB	CB	CB/STB(%)	胆红素	尿胆原（μmol/L）
正常成人	3.4～17.1	0～6.8	20～35	阴性	0.84～4.2
溶血性黄疸	轻度升高	正常或略高	<20	阴性	明显增加
肝细胞性黄疸	升高	升高	>35	阳性	增加
胆汁淤积性黄疸	明显升高	明显升高	>60	强阳性	减少或缺如

第四节 胆汁酸代谢检测

肝细胞以胆固醇为原料合成初级胆汁酸，包括胆酸（cholic acid，CA）和鹅脱氧胆酸（chenodeoxycholic acid，CDCA）；并将胆汁酸分别与甘氨酸或牛磺酸结合，生成结合胆汁酸。结合胆汁酸随胆汁进入肠道，在肠道菌群作用下脱去甘氨酸或牛磺酸，恢复为游离胆汁酸；经代谢CA转变为脱氧胆酸（deoxycholic acid，DCA），CDCA转变为石胆酸（lithocholic acid，LCA），两者称为次级胆汁酸。在回肠特别是其末端，约95%胆汁酸被吸收，经门静脉返回肝脏，在肝内重新结合为结合胆汁酸，形成胆汁酸的肠-肝循环，每日循环多次。肝脏是体内唯一能利用胆固醇合成胆汁酸的器官，而且肝脏在结合、排泄和摄取胆汁酸过程中均起重要作用。当肝细胞受损和（或）胆汁淤积时，胆汁酸代谢紊乱，检测血清或体液中胆汁酸浓度及其中成分的改变，有助诊断肝病和判断其性质及程度。

（一）血清胆汁酸测定

【原理】

从肠道吸收、经门静脉进入肝脏的胆汁酸，大部分被肝细胞摄取，尚有少量逸入体循环。可于空腹或餐后2小时抽血，采用放射免疫法、高效液相色谱法等测定总胆汁酸及其中成分，餐后

2小时测定结果较空腹时更敏感。

【参考值】

空腹血清总胆汁酸(酶法):0～10μmol/L
胆酸(色谱法):0.08～0.91μmol/L
甘氨胆酸(色谱法):0.05～1.0μmol/L
鹅脱氧胆酸(色谱法):0～1.61μmol/L
脱氧胆酸(色谱法):0.23～0.89μmol/L

【临床意义】

血清胆汁酸测定诊断肝脏疾病的敏感性和特异性均属中等度。肝细胞损害早期即可出现血清总胆汁酸升高;肝损害越重,其升高越明显。该检查对诊断慢性肝炎和肝硬化也有较好价值。肝病时合成CA减少,CDCA相对或绝对增加,CA/CDCA比值下降(0.1～0.5),且降低幅度常与肝损害严重程度相平行,有助判断预后。胆汁淤积时血清CA增加幅度超过CDCA,CA/CDCA>1.5。因无胆汁排入肠道,无DCA产生,血清DCA减少或消失。

第五节 与肝脏疾病有关的血清酶学检验

肝脏既是合成酶蛋白的重要场所,又是人体内含酶最丰富的器官,酶蛋白量约占肝内总蛋白量的2/3,种类多达数百种。肝病时肝内某些酶含量发生变化,使血液中该酶的浓度随之改变。血清酶变化的机制为:①胆碱酯酶、磷脂酰胆碱胆固醇酰基移换酶(LCAT)由肝细胞合成,部分释放血中;肝细胞受损,其合成减少,血清酶下降。这些酶主要反映肝细胞合成功能。②转氨酶、腺苷脱氨酶等正常时存在于肝细胞内,当肝细胞膜通透性改变和(或)肝细胞坏死时,这些酶逸入血液中,血清酶增高,故能反映肝细胞变性和坏死。③碱性磷酸酶、γ-谷氨酰转肽酶等系由肝细胞合成,并与肝细胞膜结合的酶;肝内炎症、肿瘤和胆汁淤积时,肝细胞过度合成之,使血液中酶浓度增加,这些酶主要作为胆汁淤积的标志。④单胺氧化酶、脯氨酰羟化酶等在结缔组织中含量丰富,肝内纤维组织增生时,血清酶水平上升,故反映肝纤维化。由于血清酶含量极微,目前的检测方法难以测得其绝对值;通常采用测定酶活力的方法来衡量血清内酶浓度的变化。

同工酶(isoenzyme)指具有相同催化活性,但分子结构、电泳行为、理化性质和免疫特性不同的一组酶,又称同工异构酶。同工酶存在于人体不同组织,或在同一组织、同一细胞的不同细胞器中,或在异常的细胞中。测定同工酶对判断血清酶的组织来源、肝细胞损害程度和病变性质等,均优于酶总活力测定。因此,大大提高了酶学诊断肝病的特异性和敏感性。

一、主要反映肝细胞损害的酶

(一)血清氨基转移酶及其同工酶

● 血清氨基转移酶测定

【原理】

血清氨基转移酶(aminotransferases)简称转氨酶(transaminase),人体内有数十种之多,催化氨基酸与α-酮酸之间的氨基转移反应。正常血清中以丙氨酸氨基转移酶(alanine aminotransferase,ALT,旧称谷氨酸丙酮酸转移酶,GPT)和天门冬氨酸氨基转移酶(aspartate aminotransferase,AST,旧称谷氨酸草酰乙酸转移酶,GOT)活性最高,也是目前用于肝功能检查的两种转氨酶。ALT主要分布在肝脏,其次为肾脏、心肌和骨骼肌等组织;AST以心肌内最丰富,其次为肝脏、骨骼肌和肾脏等。在肝细胞中,ALT主要存在于胞质;而AST 80%位于线粒体,仅小部分在胞质。血清中该两种酶来源于富含这两种酶的脏器和组织。肝内酶活性比血清中活性高约100倍,因此,肝细胞即使损害轻微,仅细胞膜通透性改变,胞质内酶即可逸出,使血液中活性明显升高。肝细胞损害严重,累及线粒体膜时,线粒体内的AST大量释放入血,使血清中ALT/AST比值下降。

【参考值】

检测方法较多,不同方法测得结果不同:

	比色法(Reitman法)	连续监测法(37℃时)
ALT	5～25卡门单位	男性<40U/L,女性<35U/L
AST	8～28卡门单位	男性<40U/L,女性<35U/L
ALT/AST		≤1

【临床意义】

血清ALT和AST是敏感的肝细胞损害标志。由于ALT和AST的半衰期分别为47小时和17小时,ALT的灵敏度和特异性优于AST。但两者在各种肝病时均可升高。

(1) 急性肝炎:急性病毒性、药物性肝炎黄疸前期即有血清转氨酶明显升高,尤以ALT为著,常在参考值上限10倍以上,ALT/AST>1。血清转氨酶升高可能是急性无黄疸型肝炎唯一异常的肝功能项目。酒精性肝炎转氨酶一般不超过300卡门单位,AST升高幅度大于ALT,ALT/AST<0.5;可能因乙醇明显损伤了肝细胞线粒体,也可能由于乙醇耗竭了作为ALT辅酶的吡哆醛。其他急性肝损害,如休克时肝缺氧、急性右心衰竭时肝淤血,血清转氨酶也大幅度升高。随病情好转,其活性逐步下降,直至正常。一般来说,血清转氨酶恢复正常早于其他肝

笔记栏

功能指标。当肝细胞持续损伤或病情出现反复时,转氨酶活性持续升高或反复波动,若时间逾半年,且 ALT/AST<1,提示肝炎迁延,已转为慢性。

(2) 慢性肝炎或肝硬化:血清转氨酶水平反映了慢性肝病的活动性,活动性慢性肝炎、肝硬化时,血清转氨酶轻度或中度升高,ALT/AST<1。但在慢性肝病静止期,转氨酶活力可在正常范围。

(3) 血清转氨酶活力升高幅度与肝细胞损伤的严重程度不一定平行。如急性重症肝炎初期转氨酶可明显升高,以 AST 更为显著;当病情进展、恶化时,黄疸进行性加深,血清胆红素上升,转氨酶活力反急剧下降,甚至正常,呈转氨酶-胆红素分离("酶-胆分离")现象。此因重症肝炎时肝细胞大量坏死,不能合成转氨酶之故,为预后凶险的征象。

(4) 胆道系统疾患尤其是胆总管结石引起胆道梗阻时,血清转氨酶也可大幅度升高。但不管梗阻是否解除,转氨酶在 24~48 小时后明显下降或降至正常。

(5) 急性心肌梗死发生后 6~12 小时,血清 AST 活性开始上升,16~48 小时达最高值,可为参考值上限的 4~10 倍;其高低与心肌坏死范围呈正相关;3~6 天后恢复正常。若持续不降或下降后再度上升,提示梗死范围扩大或发生新的梗死灶。心肌炎时 AST 也可升高。

(6) 生理情况下,肌肉剧烈运动可使血清转氨酶升高。皮肌炎、进行性肌萎缩等骨骼肌病变以及肺梗死、肾梗死、胰腺炎及传染性单核细胞增多症等均可有血清转氨酶轻度升高。

● AST 同工酶测定

【原理】

肝细胞中的 AST 有两种同工酶,分别存在于胞质基质和线粒体中,各自称为上清液 AST(supernatant-AST,ASTs)和线粒体 AST(mitochondrial-AST,ASTm)。ASTm 约占 AST 总量的 80%,难以释入血中。因此正常血清中主要为 ASTs,ASTm 不足 10%。当肝细胞轻、中度损伤时,仅胞质中的 ASTs 逸出肝细胞膜,进入血清;肝细胞严重损伤乃至坏死时,ASTm 即可释出,使血清中 ASTm 活力升高。

【参考值】

正常人血清:ASTm(DEAE sephadex A-50 柱色谱法)<5U

ASTm/AST 比值为 16.7%±6.7%。

【临床意义】

(1) 反映肝细胞损害程度:轻、中度损害时血清 ASTs 增高;如 ASTm 明显增高提示肝坏死,血中 ASTm 水平与肝坏死程度呈正相关。

(2) 估计肝病预后:ASTm 半衰期短,从血中消失快于 ALT。如 ASTm 长期升高,反映肝病向慢性进展。

(3) 其他:可引起肝细胞线粒体损害的肝病,如酒精性肝病、Reye 综合征、妊娠脂肪肝以及心肌梗死等 ASTm 也明显升高。

(二) 乳酸脱氢酶及其同工酶

1. 乳酸脱氢酶测定 乳酸脱氢酶(LDH)在体内分布很广,主要存在于心肌、骨骼肌和肾脏等,红细胞内含量甚丰,脑、肝、脾、胰、肺及肿瘤组织也含有。上述组织、器官损伤时,LDH 释放入血液,使血清 LDH 升高。测定血清 LDH 总活力特异性差,对诊断肝病价值不大。

2. 乳酸脱氢酶同工酶测定 根据 LDH 酶蛋白 H、M 两种亚单位排列组合的概率,组成 LDH_1~LDH_5 五种同工酶。LDH_5 主要存在于肝脏和骨骼肌,LDH_1 主要分布在心肌。正常人 $LDH_2>LDH_1>LDH_3>LDH_4>LDH_5$;肝病时 LDH_5 升高,心肌病变时 LDH_1 增加。

二、主要反映肝内外阻塞和肝占位性病变的酶

(一) 碱性磷酸酶及其同工酶

● 碱性磷酸酶(alkaline phosphatase,ALP)测定

【原理】

ALP 分布在肝脏、骨骼、肠和胎盘等脏器。血清 ALP 在小儿主要来自骨骼,成人主要来源于肝脏。肝内 ALP 位于肝细胞膜和毛细胆管微绒毛上。肝胆疾病特别是胆汁淤积时,毛细胆管内压增高,ALP 生成增加,又由于胆汁酸的表面活性作用,将肝细胞膜上的 ALP 渗析出来,使血清 ALP 显著升高。

【参考值】

磷酸对硝基酚连续监测法(30℃时):成人 40~110U/L,儿童<250U/L。

【临床意义】

(1) 胆汁淤积:ALP 是胆汁淤积的经典标志,增高幅度常超过参考值上限 2.5 倍。

(2) 肝内实质性占位:肝脓肿、肝癌患者即使无黄疸,血清 ALP 也常增高。病灶越大,酶活力增高越明显。肝细胞损伤:血清 ALP 增高一般在参考值上限 2.5 倍以内。严重肝损害时,血清 ALP 可能正常,甚至下降。

笔记栏

(3) 肝细胞损伤：血清 ALP 增高一般在参考值上限 2.5 倍以内。严重肝损伤时，血清 ALP 可能正常，甚至下降。

(4) 鉴别黄疸：同时检测血清 ALP 和 ALT 有助黄疸鉴别诊断。ALP 明显增高，ALT 轻度增高，提示胆汁淤积；ALP 正常或稍高，ALT 活性很高，常为肝细胞性黄疸；溶血性黄疸时，两酶大多正常。

(5) 其他：发育中的青少年、妊娠中晚期孕妇的血清 ALP 生理性增高，骨骼疾病如佝偻病、成骨细胞瘤、转移性骨癌、骨折愈合期或骨质疏松等，以及甲状腺功能亢进症时血清 ALP 也可升高。

● 碱性磷酸酶同工酶测定

ALP 是一组磷酸单酯水解酶，测定其同工酶有助了解血清 ALP 的来源和病变性质。在琼脂凝胶电泳上，ALP 可分为 6 种同工酶，即 $ALP_{1\sim6}$；用聚丙烯酰胺凝胶电泳（PAG）可将之分为 ALPⅠ至 ALPⅦ7 条区带（表 5-21-2）。

表 5-21-2　ALP 同工酶的脏器来源及临床意义

脂凝琼脂电泳	脏器来源	临床意义
ALPI	肝癌细胞	为原发性肝癌标志物
ALPⅡ	肝	正常血清成分，肝、胆病时升高
ALPⅢ	成骨细胞	青少年发音期、骨病升高
ALPⅣ	胎盘	见于妊娠晚期
ALPⅤ	小肠绒毛上皮，成纤维细胞	肝纤维化，O、B 血型
ALPⅥ	肝(与 IGG 结合)	溃疡性结肠炎活动期
ALPⅦ	肝(高分子 ALP)	胆汁淤积、转移性肝癌

（二）γ-谷氨酰转移酶

● γ-谷氨酰转移酶（γ-Glutamyl transpeptidase，GGT）测定

【原理】

GGT 广泛分布于人体组织中，肾脏内最丰富，其次为胰腺和肝脏等，正常人血清 GGT 主要来自肝脏。在肝内，GGT 分布于肝细胞胞质和肝内胆管上皮中。当肝内合成亢进或胆汁淤积时，均可使血清 GGT 增高。

【参考值】

硝基苯酚连续监测法（37℃时）＜50U/L，对硝基苯胺法＜40U/L。

【临床意义】

血清 GGT 升高的机制与 ALP 相似，测定其临床意义也与 ALP 大体相同。其优点是不受骨病影响。但因 GGT 在体内分布广，易受药物诱导的影响，以致特异性不如 ALP。

(1) 胆汁淤积：血清 GGT 明显升高，可超过参考值上限 10 倍。

(2) 急、慢性肝细胞损害：GGT 也可升高，但多在参考值上限 5 倍以内。在急性肝炎恢复期，其降至正常的时间常迟于转氨酶，如 GGT 持续升高，即使转氨酶已正常，仍提示病情恢复欠佳，病变有慢性化之虞。慢性肝炎、肝硬化患者 GGT 增高，提示肝病活动。

(3) 肝内实质性占位病变：原发性肝癌时 GGT 常显著增高，手术切除肿瘤后，GGT 恢复正常；肿瘤复发时复又上升。肝外肿瘤患者血清 GGT 增高，应警惕肿瘤肝转移。

(4) 酒精性肝病：血清 GGT 升高明显，戒酒后下降。

(5) 其他：急性心肌梗死、胰腺炎、前列腺肿瘤、常服抗癫痫药等情况时，GGT 也可轻度升高。

● GGT 同工酶

目前，尚未发现不同来源的 GGT 在蛋白质结构上有差异，虽然在电泳或层析时呈现异质性；故不少学者认为，不同形式的 GGT 并非真正的同工酶。高分子形式 GGT(HM-GGT)见于胆汁淤积时，其他肝病罕见。肝癌特异性 GGT 存在于肝癌和胚胎组织的细胞上清液及微粒体部分。用聚丙烯酰胺凝胶梯度电泳法可分出肝癌特异性区带（GGTⅡ），其诊断肝癌的敏感性和特异性均较高，在甲胎蛋白阴性肝癌患者中其阳性率为 86.4%，与甲胎蛋白联合检测诊断肝癌的准确率达 94.4%。

（三）5′-核苷酸酶

【原理】

5′-核苷酸酶（5′-nucleotidase，5′-NT）是特异性催化核苷水解的酶。在体内 5′-NT 见于肝、肠、脑、心、血管及胰腺等组织中。在肝内，该酶主要分布于毛细胆管和肝窦胞质膜，其生理功能尚不清楚。血清中 5′-NT 活性升高一般仅见于肝病时。

【参考值】

正常人血清 5′-NT 为 2～17U/L 或者

笔记栏

0.3～3.2 Bodansky U。

【临床意义】

各种肝胆疾病时 5′-NT 均可升高，尤以肝内、外胆汁淤积时升高最明显。在多数情况下其变化与碱性磷酸酶（ALP）相一致。但血清 5′-NT在正常儿童先天性升高，骨病时不升高，妊娠期妇女始终正常。在肝内占位性病变，肉芽肿肝病时 5′-NT 的敏感性常高于 ALP。

三、主要反映肝硬化的酶

（一）单胺氧化酶

单胺氧化酶（monoamine oxidase，MAO）分布于肝、肾、胰、心等脏器，结缔组织中含量高。肝中 MAO 位于线粒体。肝纤维化时血清 MAO 升高，其活性与肝内结缔组织增生程度相平行，但对反映早期肝硬化并不敏感。测定 MAO 同工酶有助于区别 MAO 的来源，电泳上向阴极泳动的 MAO 来自结缔组织，泳向阳极的来自肝细胞线粒体，后者反映肝坏死。

（二）脯氨酰羟化酶

脯氨酰羟化酶（prolylhydroxylase，PH）是合成胶原纤维的关键酶。肝纤维化时，肝内胶原纤维合成亢进，血清中 PH 增高，其水平与肝组织中 PH 活性相关，可作为肝纤维化的标志物，但特异性不高。检测 PH 及其同工酶的技术均较困难。

四、其他酶学试验

胆碱酯酶

胆碱酯酶（cholinesterase，ChE）有两种，其一为乙酰胆碱酯酶（AChE），又称真性或全血胆碱酯酶，主要分布于红细胞、脑灰质、交感神经节和骨骼肌运动终板等；在有机磷农药中毒时明显降低。其二为丁酰胆碱酯酶（BChE），又称假性或血清胆碱酯酶（SChE）主要存在于血清、肝脏和脑白质等。BChE 由肝细胞合成，体内半衰期为 12～14 天，比白蛋白短，是反映肝脏合成功能的标志物，比白蛋白敏感。

【参考值】

	比色法	连续监测法（37℃时）
乙酰胆碱酯酶	80 000～120 000U/L	930～3425U/L
丁酰胆碱酯酶	3 000～80 000U/L	620～1370U/L

【临床意义】

1. 降低

（1）有机磷中毒：两种 ChE 均降低，但 BChE 下降幅度比 AChE 更明显，是诊断有机磷中毒并判断中毒程度的重要依据。

（2）肝细胞损害：急、慢性肝炎，肝硬化及阿米巴肝脓肿等肝细胞合成 ChE 减少，血中活性降低，随肝功能改善而上升，乃至恢复正常；持续降低者预后不良。

2. 增高　见于神经精神系统疾病，如进行性系统性硬化症、精神分裂症、阿尔茨海默病等。

第六节　染料摄取和排泄功能检测

一些体内代谢的终末产物、肝内代谢产物（如胆色素、胆汁酸等）和从外界进入体内的药物、毒物、染料，包括从肠道吸收而来的非营养物质，均可经肝细胞摄取、代谢、转运、分泌，随胆汁进入肠腔，然后随粪便排出体外。当肝功能减退和（或）肝血流量减少时，上述物质摄取、排泄减少。临床通过给予外源性色素染料或药物，检测肝脏的摄取和排泄功能。目前主要采用吲哚菁绿滞留率试验和利多卡因代谢试验。早先曾使用的磺溴酞钠（BSP）排泄试验，虽对判断肝硬化严重程度较敏感，对诊断 Dubin-Johnson 综合征也有独特价值，但因磺溴酞钠偶能引起致死性过敏反应，国内现已被明令废除。

一、靛氰绿滞留率试验

【原理】

吲哚菁绿（indocyanine Green ，ICG）为含碘的化学色素，注入血液后，与血清白蛋白和脂蛋白结合，流经肝脏时，几乎全部被肝细胞摄取，在肝细胞内不经结合和代谢以原形排入胆汁，进入肠道，而且无肠-肝循环。因此，ICG 滞留率取决于肝血流量、正常肝细胞的数量以及胆道排泄通畅程度。当上述因素出现异常时，ICG 在血中滞留率增加。

ICG 极少发生过敏反应，但试验前仍必须给被试者做 ICG 皮肤过敏试验。碘过敏者该检查属禁忌。过敏试验阴性者空腹时以每公斤体重 0.5mg 剂量，在 30 秒内从肘静脉注射完毕。后从另一侧肘静脉采血，用分光光度计测定 ICG，计算滞留率（R_{15ICG}）。

【参考值】

15 分钟血内 ICG 滞留率为 7.83％±4.31％，上限为 12.1％。

【临床意义】

（1）诊断肝病，判断预后：ICG 滞留率试验是筛选肝病、判断肝损害程度的敏感试验。各种病因肝损害早期即可出现 ICG 滞留率增高。急性肝炎时随病情好转而降至正常。慢性肝损害时，ICG 滞留率与病情正相关，慢性肝炎时为

笔记栏

15%～20%，肝硬化时平均为30%～35%，明显高于慢性肝炎(15%～20%)。因此本试验主要用于诊断无黄疸型肝炎，随访其转归，诊断隐匿性或非活动性肝病。

(2) 表现为高结合胆红素血症的先天性黄疸鉴别诊断 Dubin-Johnson综合征患者ICG滞留率正常，Rotor综合征患者ICG滞留率大于50%。

(3) 服用含碘药物或1周内曾接受与碘有关的临床检查(如甲状腺吸碘试验)可干扰ICG滞留率。

(4) 根据患者情况，提高ICG剂量至每公斤体重2.5mg、5mg，可提高试验的敏感性。

二、利多卡因试验

【原理】

肝脏对利多卡因的摄取率高。在肝内利多卡因经微粒体P450酶系催化，代谢为单乙基甘氨酰二甲苯(MEGX)。利多卡因很少从肾脏清除，故血清MEGX浓度取决于肝脏的摄取和代谢功能，而不受肾脏功能的影响。静脉注射利多卡因的剂量为每公斤体重1mg，15分钟后抽血，采用荧光偏振免疫法或高效液相色谱法测定血清MEGX浓度。

【参考值】

正常成人100±18μG。

【临床意义】

1. 估计终末期肝病患者预后 随着肝病患者的肝脏组织学恶化，血清MEGX浓度逐步降低。故本试验有助判断肝脏储备功能。

2. 选择肝移植的时机 晚期肝病患者血清MEGX明显降低(≤25μg/L)，即使临床状况稳定，也应尽早接受肝移植。

3. 肝移植术前估计供肝的功能 若肝移植术前供肝者的血清MEGX高，则手术的成功率高，术后供肝成活率时间长。本试验有助选择供肝。

第七节 肝脏疾病检验项目的选择和临床应用

肝功能试验是临床各科医师诊治疾病必不可少的重要辅助检查手段。由于肝脏功能极为复杂，根据某种代谢功能所设计的检查方法只能反映肝功能的一个侧面，而不能揭示其全貌。而且肝脏的再生和代偿能力很强，当肝脏损害达一定程度后才能出现某些肝功能检测结果异常。另外肝脏疾病种类多，病因多，一种肝功能试验异常可由多种病因、多种性质的疾病引起，甚至肝外因素也可影响检测结果。因此，临床医生必须熟悉各种肝功能试验的原理和临床意义，充分认识其敏感性和特异性，根据患者的具体情况，运用科学的临床思维方法，合理地、有的放矢地选择检查项目。选择原则和步骤一般为：①先选择几项筛选试验。②作进一步肝功能检查。③配合有关影像学检查(超声、CT等)。④病理学和病原学检查。

一、探测肝损害

1. 健康体格检查 可选择血清转氨酶、血清总蛋白、白蛋白/球蛋白(A/G)比值、肝炎病毒标志物和甲胎蛋白等。

2. 疑急性肝损害 选择尿内胆红素、尿胆原，血清转氨酶、ALP、GGT、STB、CB、前白蛋白和肝炎病毒标志物等。

3. 疑慢性肝损害 上述项目加查血清总蛋白、白蛋白/球蛋白比值、血白蛋白电泳等。

4. 疑非活动性、隐匿性肝病 ICG试验。

二、鉴别黄疸

1. 证实黄疸和区分高胆红素血症类型 选用尿内胆红素、尿胆原，STB、CB。

2. 高非结合胆红素血症 查外周血红细胞、网织红细胞及有关溶血试验等。

3. 高结合胆红素血症时鉴别肝细胞性黄疸或胆汁淤积性黄疸 选择血清转氨酶、ALP、GGT、胆汁酸、胆固醇、胆固醇酯及LP-X等。

4. 胆汁淤积性黄疸时鉴别肝内胆汁淤积或肝外阻塞 选择LP-X定量和B超。

5. 疑先天性黄疸 ICG试验

三、判断预后

1. 急性肝损害 转氨酶、GGT、前白蛋白、白蛋白、STB和凝血酶原时间(PT)等。

2. 慢性肝损害 胆碱酯酶、ICG试验、MAO、PH、HA、PⅢNP等。

四、病因和特殊肝病诊断

1. 疑病毒性肝炎 检测各型肝炎病毒标志物。

2. 疑肝细胞肝癌 测甲胎蛋白、异常凝血酶原、碱性磷酸酶同工酶Ⅰ(ALPI)和γ-谷氨酰转移酶Ⅱ(GGTⅡ)，超声、CT等影像学检查。

3. 疑血色病 测血清铁。

4. 疑肝豆状核变性 测血清铜。

(杨大明)

笔记栏

第22章 临床常用生物化学检测

第一节 糖代谢紊乱的检查

糖类的营养价值主要是供给能量，此外，糖也是人体的重要组成成分之一。正常人体内糖代谢的中心问题之一是维持血糖浓度的相对恒定。临床上重要的糖代谢紊乱也主要是血糖浓度过高（高血糖症）和过低（低血糖症）。本章重点讨论高血糖症，对低血糖症及部分先天性糖代谢异常仅做简要阐述。

血糖的来源与去路：

来源：食物中的糖（淀粉、糖原、蔗糖和乳糖等）在胃肠中消化，以单糖的形式吸收，经门静脉至肝，约60%被肝细胞摄取，其余则进入体循环；在未进食时，血糖则来源于肝糖原分解，糖异生和其他单糖的转化。

去路：被组织细胞摄取和利用。利用的途径有：糖的有氧氧化或无氧酵解为机体提供能量；在肝和肌肉细胞内合成糖原；转化为甘油、脂肪酸以合成脂肪；转化为氨基酸以合成蛋白质；转化为其他糖类或衍生物等。

血糖的来源与去路总结为图5-22-1。

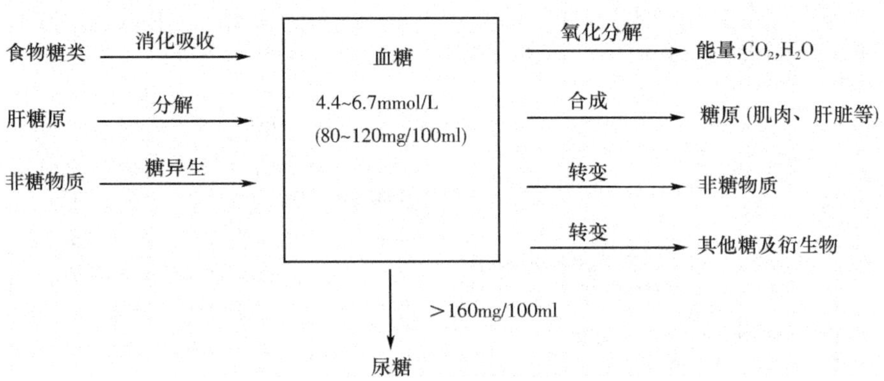

图5-22-1　血糖的来源与去路

一、空腹血糖检测

【邻甲苯胺法】

利用芳香胺类在酸性环境中可与葡萄糖醛基缩合成葡萄糖基胺，后者脱水生成Schiff氏碱，再经结构重排，生成有色物质。

【酶法】

葡萄糖氧化酶法是测定血糖的常规方法、己糖激酶法是测定血糖的参考方法。

【反应原理】

1. 葡萄糖氧化酶法　在葡萄糖氧化酶的作用下葡萄糖被氧化为葡萄糖酸并产生一分子过氧化氢，过氧化物酶使过氧化氢分解产生新生态氧，氧化4氨基安替比林偶联酚生成有色化合物，其生成量与葡萄糖浓度成正比，在505nm处有吸收峰。该反应第一步特异，只有葡萄糖反应，反应第二步不特异，如血中有还原性物质也可使H_2O_2还原为H_2O，可致结果偏低，是目前应用最广泛的方法。

2. 己糖激酶法　在己糖激酶催化下，葡萄糖和ATP发生磷酸化反应，生成葡萄糖-6-磷酸与ADP，前者在葡萄糖-6-磷酸脱氢酶催化下脱氢，生成6-磷酸葡萄糖酸，同时使$NADP^+$还原为NADPH，在340nm吸光度上升的速率与葡萄糖浓度成正比。该反应第一步不特异，任何已糖均可参与，但第二步特异，只有葡萄糖-6-磷酸才能反应，是目前公认的参考方法。

【血糖的参考值】（葡萄糖氧化酶法）

空腹血糖浓度3.9～6.1mmol/ L（70～110mg/dl）。

【临床意义】

1. 高血糖症　血糖浓度＞7.0mmol/L（126mg/dl）称为高血糖症。引起高血糖症的原

笔记栏

因很多，包括：

（1）生理性高血糖：在高糖饮食后1～2小时，运动、情绪紧张等引起交感神经兴奋和应激情况下可致血糖短期升高。

（2）病理性高血糖：①各型糖尿病；②颅内压升高、颅脑外伤或出血，中枢神经系统感染及缺氧窒息等刺激血糖中枢，有时可高达55mmol/L；③高热、呕吐，腹泻等引起脱水，血浆呈高渗状态；④其他内分泌疾病如甲状腺功能亢进、垂体前叶嗜酸粒细胞腺瘤（巨人症或肢端肥大症）、肾上腺皮质功能亢进、嗜铬细胞瘤或垂体前叶嗜碱性细胞功能亢进等；⑤有些肝硬化患者可见血糖升高，可能与生长激素、胰高血糖素浓度升高有关。

2. 低血糖症 血糖浓度＜2.8mmol/L（50mg/dl），称为低血糖症。引起低血糖的原因除妊娠期、哺乳期、饥饿及长期剧烈运动或体力劳动等因素外，病理原因很复杂，主要有：

（1）空腹低血糖：①内分泌疾病引起的胰岛素绝对或相对过剩，如胰岛B细胞瘤，产生类胰岛素物质的肿瘤；脑垂体、肾上腺、甲状腺或下丘脑功能低下所致对抗胰岛素激素缺乏。②严重肝细胞受损及先天性糖原代谢酶缺乏。③营养物质缺乏：尿毒症，严重营养不良。④急性乙醇中毒抑制糖原异生；⑤先天性糖原代谢酶缺乏，如肝6-磷酸葡萄糖脱氢酶缺乏所致1型糖原累积病，糖原裂解酶缺乏所致3型和8型糖原累积病等。

（2）餐后低血糖或反应性低血糖：①功能性饮食性低血糖；②胃切除术后饮食性反应性低血糖；③Ⅱ型糖尿病或糖耐量受损出现晚期低血糖。

（3）药物引起的低血糖：如胰岛素注射过量、格列木脲使用不当等。

【血糖测定的注意事项】

（1）糖测定一般可以测血浆、血清和全血葡萄糖。由于葡萄糖溶于自由水，而红细胞中所含的自由水较少，所以全血葡萄糖浓度比血浆或血清低8%～15%，且受红细胞比容影响。一般来说用血浆或血清测定结果更为可靠。

（2）血糖测定还受饮食、取血部位和测定方法影响。餐后血糖升高，静脉血糖低于毛细血管，低于动脉血糖。所以如果不是特殊试验，血糖测定必须为清晨空腹静脉取血。

（3）全血在室温下放置，血糖浓度每小时可下降5%～7%（约10mg/dl）左右；如立即分离血浆或血清，则可稳定24小时。如不能立即检查而又不能立即分离血浆或血清，就必须将血液加入含氟化钠的抗凝瓶，以抑制糖酵解途经中的酶，保证测定准确。

二、口服葡萄糖耐量试验

口服葡萄糖耐量实验（oral glucose tolerance test，OGTT）是一种葡萄糖负荷试验。当胰岛B细胞功能正常时，机体在进食糖类后，通过各种机制使血糖在2～3小时内迅速恢复到正常水平，这种现象称为耐糖现象。利用这一试验可了解胰岛B细胞功能和机体对糖的调节能力。

【OGTT的主要适应证】

（1）无糖尿病症状，随机或空腹血糖异常者。

（2）无糖尿病症状，有一过性或持续性糖尿。

（3）无糖尿病症状，但有明显糖尿病家族史。

（4）有糖尿病症状，但随机或空腹血糖不够诊断标准。

（5）妊娠期、甲状腺机能亢进、肝病、感染时出现糖尿者。

（6）分娩巨大胎儿的妇女或有巨大胎儿史的个体。

（7）不明原因的肾病或视网膜病。

【OGTT的实验方法】

WHO已将此试验标准化：实验前三天每日食物中糖含量不低于150g，且维持正常活动。影响试验的药物应在三日前停用。试验前患者应禁食8～14小时，坐位取血后5分钟内饮入250ml含75g无水葡萄糖的糖水，以后每隔30分钟取血一次，共4次，历时2小时。整个试验中不可吸烟，喝咖啡、茶和进食。儿童给予葡萄糖量为1.75g/kg，但最多不超过75g。于采血同时留尿测定尿糖。若疑为反应性低血糖时，应适当地延长血标本的收集时间，可达服糖后6小时。根据各次血糖水平绘制糖耐量曲线。在具体做的时候，最好每次取血后迅速分离血清放入冰箱，然后5次标本在同一批内做，以减少实验误差。

【临床意义】

1. 正常糖耐量 空腹血糖＜6.1mmol/L（110mg/dl）；口服葡萄糖30～60分钟达高峰，峰值＜11.1mmol/L（200mg/dl）；120分钟时恢复到正常水平，即＜7.8mmol/L（140mg/dl）。尿糖均为（－）。此种糖耐量曲线说明机体糖负荷的能力好（见图5-22-2）。

2. 糖尿病性糖耐量 空腹血糖≥7.0mmol/L（126mg/dl）；峰时后延，常在1小时后出现，峰值≥11.1mmol/L（200mg/dl）；120分钟不能回复到正常水平，即7.8mmol/L（140mg/dl）其中服糖后2小时的血糖水平是最重要的判断指标。许多早期糖尿病患者，可只表现为2小时血糖水平的升高，且尿糖常为阳性。糖尿病患者如合并肥胖、妊娠、甲状腺机能亢进，使用糖皮质醇激素治疗或甾体避孕药时，可使糖耐量减低加重。

3. 糖耐量受损（IGT） 此为轻度的耐糖能力下降。在非妊娠的成年人，空腹血糖在6.1～7.0mmol/L（110～126mg/dl），120分钟血糖

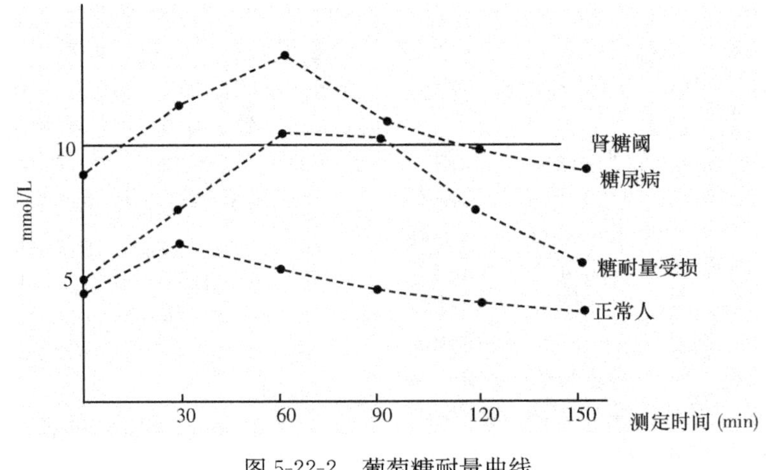

图 5-22-2　葡萄糖耐量曲线

水平在 7.8～11.1mmol/L(140～200mg/dl)之间。IGT 患者长期随诊，最终约有 1/3 的人能恢复正常，1/3 的人仍为糖耐量受损，1/3 的人最终转为糖尿病。而且这些患者不易发生糖尿病所特有的微血管病变，如视网膜或肾小球的微血管病变，出现失明或肾病，而容易发生小血管合并症，如冠状动脉或脑血管病(冠心病或脑卒中)。

4. 其他糖耐量异常

(1) 平坦型耐糖曲线：特点是糖负荷后不见血糖以正常形式升高。可由于胃排空延迟，小肠吸收不良或脑垂体、肾上腺功能低下等引起。

(2) 储存延迟型耐糖曲线：特点是服糖后血糖水平急剧升高，峰值出现早，且超过 11.1mmol/L，而 2 小时值又低于空腹水平。这是由于胃切除患者于肠道迅速吸收葡萄糖或严重肝损害的患者肝脏不能迅速摄取、处理葡萄糖而使血糖升高，引起反应性胰岛素分泌增多，进一步导致肝外组织利用葡萄糖加快，使 2 小时血糖明显降低。

【糖尿病的诊断标准】

(1) 糖尿病症状加随意静脉血浆葡萄糖浓度≥200mg/dl(11.1mmol/L)，如测定 CBG(毛细血管葡萄糖)，诊断标准相同，即≥200mg/dl。糖尿病症状：多尿、多饮和无原因的体重减轻。

(2) 空腹静脉血浆葡萄糖(FVPG)≥126mg/dl(7.0mmol/L)，如测定 CBG，诊断标准应为≥110mg/dl(6.11mmol/L)。空腹：禁热卡摄入至少 8 小时。

(3) OGTT 时，2 小时静脉血浆葡萄糖(2hPG)≥200mg/dl，如测定 CBG，诊断标准相同。OGTT 采用 WHO 建议，口服相当于 75g 无水葡萄糖的水溶液。

初诊糖尿病时可采用上述三种指标，但不论用哪一种都须在另一天，采用静脉血，以三种指标中的任何一种进行确诊。

【OGTT 的注意事项】

笔记栏

(1) 最好每次取血后迅速分离血清放入冰箱，然后 5 次标本在同一批内做，以减少实验误差。

(2) 对于胃肠道手术或胃肠功能紊乱影响糖吸收的患者，糖耐量试验不宜口服进行，而需采用静脉葡萄糖耐量试验。

(3) OGTT 正常但有糖尿病家族史者，可进行可的松 OGTT。50 岁以上者对葡萄糖的耐受力有下降的趋势，所以不宜做此类试验。

三、血清胰岛素检测和胰岛素释放试验

胰岛素是由胰岛 B 细胞合成和分泌的一种具有促进糖的合成代谢、调节血糖浓度的主要激素。它能直接或间接地影响机体糖、脂肪和蛋白质三大物质代谢。血清胰岛素受血糖浓度的调控，血糖升高可以刺激胰岛分泌胰岛素。糖尿病时，由于胰岛 B 细胞功能障碍和胰岛素生物学效应不足(胰岛素抵抗)，而出现血糖增高和胰岛素降低的分离现象。在进行 OGTT 同时，分别于空腹和口服葡萄糖后 30 分钟，1、2、3 小时检测血清胰岛素浓度的变化，称为胰岛素释放试验(insulin releasing test)，借以了解胰岛 B 细胞基础功能状态和储备功能状态，间接了解血糖控制情况。

【参考值】

空腹：10～20.0mU/L，胰岛素(μU/L)/血糖(1mg/dl)<0.3。

口服葡萄糖后胰岛素高峰在 30 分钟～1 小时，峰值为空腹的 5～10 倍，2 小时胰岛素<30mU/L，3 小时后达到空腹水平。

【临床意义】

血清胰岛素检测和胰岛素释放试验主要用于糖尿病的分型诊断及低血糖的诊断与鉴别诊断。

1. 糖尿病　胰岛素分泌减低、释放延迟，有助于糖尿病的早期诊断。

(1) 1型糖尿病(胰岛素依赖型):空腹胰岛素明显降低,口服葡萄糖后释放曲线低平,胰岛素与血糖比值也明显降低。

(2) 2型糖尿病(非胰岛素依赖型):空腹胰岛素含量可能正常、稍高或稍低,口服葡萄糖后胰岛素呈延迟释放反应,其与血糖的比值也降低。

2. 胰岛B细胞瘤 胰岛B细胞瘤常出现高胰岛素血症,胰岛素呈高水平,但血糖降低其比值常大于0.4。

3. 其他 肥胖、肝功能损伤、肾功能不全、肢端肥大症、巨人症时血清胰岛素水平增高,腺垂体功能低下、肾上腺皮质功能不全或饥饿时,血清胰岛素降低。

四、血清C-肽检测

由于胰岛B细胞分泌胰岛素的同时也等摩尔地释放了C-肽,所以测定C-肽可以反映B细胞生成和分泌胰岛素的能力。C-肽在循环中不受肝脏和肾脏胰岛素酶的灭活,仅在肾脏中降解代谢。C-肽与外源性胰岛素无抗原交叉,且生成量不受外源性胰岛素的影响,检测C-肽也不受胰岛素抗体的干扰。因此,测定空腹血浆中的C-肽水平,可更好地评价胰岛B细胞分泌功能和储备功能。

【参考值】

1. 空腹C-肽 0.3~1.3nmol/L。

2. C-肽释放试验 口服葡萄糖后30分钟~1小时出现高峰,其峰值为空腹的5~6倍。

正常人每天C-肽分泌总量的4%出现于尿中,所以尿C-肽的测定也可作为胰岛B细胞分泌功能的指标。

【临床意义】

目前,C-肽的测定已用于糖尿病的分型,但由于尚缺乏标准方法,空腹血浆C-肽的参考范围变化相当大,故需进一步改进。

1. C-肽水平增高

(1) 胰岛B细胞瘤时空腹血清C-肽增高,C-肽释放试验呈高水平曲线。

(2) 肝硬化时血清C-肽水平增高,且C-肽/胰岛素比值降低。

2. C-肽水平减低

(1) 空腹血清C-肽水平降低见于糖尿病。

(2) C-肽释放试验:口服葡萄糖后1h血清C-肽水平降低,提示胰岛B细胞储备功能不足。释放曲线低平提示1型糖尿病;释放延迟或呈低水平见于2型糖尿病。C-肽水平不高,而胰岛素水平增高,提示为外源性高胰岛素血症,如胰岛素用量过多。

五、糖化血红蛋白和糖化血清蛋白的检测

血中的己糖,主要是葡萄糖,可以和蛋白发生缓慢的不可逆的非酶促反应,形成糖基化蛋白。由于不同蛋白的半寿期不同,所以可以通过对不同糖基化蛋白的测定了解糖尿病治疗过程中的血糖水平的维持状态,作为糖尿病控制与否的一个监测指标。

(一) 糖化血红蛋白测定(Glycosylated Hemoglobin A,GHb)

成人红细胞中的血红蛋白有HbA_1(占95%~97%以上),HbA_2(占2.5%),HbF(占0.2%)。当HbA中的部分血红蛋白被糖基化后,由于血红蛋白β链N末端的缬氨酸分子与葡萄糖等己糖分子相结合而使其在血红蛋白电泳中成为HbA之前的快泳HbA_1组分,在离子交换柱层析中亦在HbA之前首先被洗脱,HbA_1可分为HbA_{1a}(与磷酰葡萄糖结合),HbA_{1b}(与果糖结合),HbA_{1c}(与葡萄糖结合)。最重要的是HbA_{1c}的生成量取决于血糖的浓度,正常人约占5%~8%。由于红细胞的半寿期是60天,所以GHb的测定可以反映测定前8周左右病人的平均血糖水平。

【GHb测定方法】

采用HPLC(高效液相色谱法)阳离子交换层析柱法或微柱法,比色法、电泳法和单克隆抗体免疫测定法。

【参考值】

5%~8%。

【临床意义】

(1) 主要用于评价糖尿病的控制程度。糖尿病控制不佳时GHb可升高至正常的2倍以上,一般以11.5%为糖尿病控制上限。

(2) 糖尿病控制好者可2~3个月测一次,控制欠佳者1~2个月测一次,妊娠糖尿病,特别是IDDM(胰岛素依赖型糖尿病,1型糖尿病),每月测一次,以便调整用药。

(3) GHb测定可作为研究糖尿病血管合并症与血糖控制关系的指标。据观察$HbA_{1c}>$ 12.6%者多易发生糖尿病血管合并症。

【注意事项】

由于HbA_1c与HbF无论电泳或层析都不易分开,故HbF浓度增高(如尿毒症、β地中海贫血或血液病贫血)或有血红蛋白病(HbS、HbC、HbD病)患者不宜用此方法,慢性或急性失血、急性溶血时可假性偏低,可改用单克隆抗体法。

笔记栏

（二）糖化血清蛋白测定(glycosylated serum protein)

血清白蛋白在高血糖情况下同样会发生糖基化。由于白蛋白的半衰期比血红蛋白短，转换率快，约17～20天，故可通过测定血清糖基化蛋白水平来反映2～3周前的血糖控制情况，制定控制糖尿患者血糖浓度的短期方案，结合GHb的长期数据，采用更有效的治疗药物，将患者血糖维持在正常范围。

【测定方法】

主要的方法有硝基四氮唑蓝(NBT)化学法和酮胺氧化酶法。

【参考值】

(1.9±2.5)mmol/L。

【临床意义】

反映2～3周前的血糖控制水平，作为糖尿病近期内控制的一个灵敏指标，能在短期内得到治疗效果的回馈，特别适用于住院调整用药的患者，且是一个很好的参数，而对糖尿病的诊断作用不如血糖和OGTT灵敏。

案例 5-22-1

李某，11岁。就诊于儿童医院，怀疑糖尿病并有酮尿。除像大多数孩子有精神不安外，一向身体健康，直到4周前患轻微呼吸道感染才住院的。紧接着短时间内出现多尿，尤其夜里明显，而且多饮。尽管胃口好但体重还是减轻，并且抱怨乏力。看过医生后，基于李某的糖尿病、酮尿和其他相关症状入院。体格检查：患者身高中等偏上，但体重偏低，表现出轻微脱水貌、舌苔干燥，皮肤松弛并有褶皱。除有淋巴结肿大，反应迟钝外，其余查体未见异常。实验室检查：血浆葡萄糖20(mmol/L)；血浆尿素氮(mmol/L)92；血浆钠143(mmol/L)；血浆钾3.6(mmol/L)；血浆氯100(mmol/L)；血浆二氧化碳结合力18(mmol/L)；尿糖++++；尿酮体++。

问题：

1. 以上陈述的内容中诊断是明确的吗？还需要更进一步做实验室检查吗？

2. 有其他因素导致高血糖症的吗？

3. 患者可出现哪些代谢功能紊乱？

4. 1型糖尿病和2型糖尿病的区别在哪些方面？

5. C-肽是什么？它在判断糖尿病的状况上有什么帮助？

6. 如何通过家庭监测来预防？这些方法的缺点是什么？

7. 有没有一种方法能将细胞对高血糖浓度的反应做总全面的描述？

笔 记 栏

案例 5-22-1 分析

随机血糖超过11mol/L为糖尿病诊断标准之一，尤其是在尿中出现酮体的情况下。1型糖尿病典型的临床表现为3～4周内出现烦渴、多饮、消瘦、疲劳，主要由于胰腺B细胞功能的急剧缺失。其他导致轻微的高血糖症因素必须被排除，如某些急性疾病、某些肝脏疾病，甲状腺功能亢进，肾上腺皮质功能亢进，肾上腺激素均可使血糖升高，降低糖耐量。在这些情况下，测糖耐量是有用的，通常没有必要测糖耐量。虽然患者有代谢性的酸中毒钾可通过细胞内向细胞外转移来维持到正常水平，但机体总钾是低的。

1型糖尿病，好发于青少年，不像2型糖尿病那样通过不同的方式反应不同的病因。它与免疫应答基因有关。内源性胰岛素的清除证据是患者血浆的C-肽的浓度，胰岛B细胞分泌胰岛素的同时也等摩尔地释放了C-肽，所以测定C-肽可以反映B细胞生成和分泌胰岛素的能力。C-肽在循环中不受肝脏和肾脏胰岛素酶的灭活，仅在肾脏中降解代谢。C-肽与外源性胰岛素无抗原交叉，且生成量不受外源性胰岛素的影响，检测C-肽也不受胰岛素抗体的干扰。因此，测定空腹血浆中的C-肽水平，可更好地评价胰岛B细胞分泌功能和储备功能。

1型糖尿病的糖耐量降低，是由于外周组织糖的利用减少和肝脏的糖异生增加，丙氨酸和间接的氨基酸支链为糖的合成提供碳源。氮以尿素的形式排泄，体液的新陈代谢也受影响。所有的体液成分在血清中的浓度包括三酰甘油和游离脂肪酸通常是上升的，长时间的增高提示有动脉粥样硬化的发展可能。储存的脂肪分解加速不仅使血浆游离脂肪酸增加，有时可达正常浓度的两倍，而且使肝细胞脂肪化。同时在新陈代谢中变化，加速脂肪酸的β氧化，并导致丙酮和β羟丁酸的形成增多，肌肉中酮体的不完全代谢使酮症加剧。

近来发现红细胞暴露在高浓度的糖里，会导致糖基化的糖化血红蛋白A变为HbA1c游离的氨基群里的β链和糖反应先形成Schiffs碱，后生成氨基酮。这种非酶催化的糖基化作用的速度依赖于红细胞里的糖的浓度和反应的产物，它很容易被检测，提供患者所有循环的细胞暴露在高浓度的糖里的记录会贯穿他的终身。因此，定期检测 HbA1c 是全面控制糖代谢的很有价值的方法或者也许可以阻止一些糖尿病的并发症。

第二节 脂类代谢紊乱的检查

一、血清脂质检测

通常所谓的血脂实际上是由脂质和蛋白两类物质组成。脂质包括胆固醇、三酰甘油、磷脂和脂肪酸等。

案例 5-22-2

一位有10年糖尿病史的45岁男性，因昏迷状态入院，体格检查：血压 12/5.3kPa，脉搏101次/分，呼吸28次/分。检验结果：血球分析：MCV 75fL、HCT 0.65L/L，其他未见异常。生化检验：血糖 10.1mmol/l、β-羟丁酸 1.0mmol/L、尿素 8.0mmol/L、K^+ 5.0mmol/L、Na^+ 160mmol/L、Cl^- 104mmol/L；pH 7.136、PCO_2 4.06kPa、PO_2 9.91kPa、BE^- 18.0mmol/L、HCO_3^- 9.9mmol/L、AG 35mmol/L；尿：酮体（+++），糖（+++），酸性；脑脊液常规检查未见异常。

根据检验结果报告及有关临床症状体征诊断为糖尿病昏迷和代谢性酸中毒。经静脉滴注等渗盐水，以低渗盐水灌胃，静脉滴注胰岛素等抢救措施，6小时后，患者呼吸平稳，神志清醒，重复上述检验项目测定，除血 K^+ 为 3.4mmol/L 偏低外，其他项目均接近正常，临床以慎重地补钾，并适当减用胰岛素继续治疗。数月后，患者病情得到控制。

问题：

1. 患者有哪些代谢发生紊乱？
2. 患者为哪种类型的酸碱平衡失调？

案例 5-22-2 分析

患者因患糖尿病所致脂代谢障碍，酮体大量堆积形成酮血症、酮尿症，血中大量乙酰乙酸及β-羟丁酸经血中 HCO_3^-/H_2CO_3 缓冲，使 HCO_3^- 减少致使 HCO_3^-/H_2CO_3 比值为<20/1，血 pH<7.35(7.11)，为代谢性酸中毒表现。机体通过肺加快呼吸，多排出缓冲酮体酸所产生的 CO_2，肾脏加快排出酮体酸盐，增加 HCO_3^- 的重吸收，尽管如此，患者仍出现失代偿型代谢性酸中毒，并因血糖未能及时进入细胞而堆积于血中，形成细胞外液的高渗状态，引起细胞内脱水尤以脑细胞脱水为重，外加 PO_2 偏低，从而造成神经症状乃至昏迷。经抢救治疗，补充液体（含低渗液）及胰岛素，促使糖进入细胞代谢，减少脂肪动员，酮体产生减少，加上血、肺及肾的调节缓冲作用，使患者酸碱平衡紊乱得以恢复。

（一）总胆固醇测定

血清中胆固醇包括胆固醇酯(CE)和游离胆固醇(FC)。血清中胆固醇在 LDL 中最多，其次是 HDL 和 VLDL，CM 最少。

【测定方法】

酶法（胆固醇氧化酶-过氧化物酶偶联的 CHOD-PAP 法）。

【参考值】

合适范围：≤5.20mmol/L（200mg/dl）。

边缘升高：5.23～5.69mmol/L（201～219mg/dl）。

升高：≥5.72mmol/L（220mg/dl）。

【临床意义】

血浆胆固醇升高见于：

(1) 可见于各种高脂蛋白血症、梗阻性黄疸、甲状腺功能低下、慢性肾功能衰竭、肾病综合征、糖尿病等影响脂代谢的疾病。此外，吸烟、饮酒、紧张、血液浓缩等也都可使血液胆固醇升高。妊娠中、后期可见生理性升高，产后恢复原有水平。女性在绝经后可升高。

(2) 应用某些药物如环孢霉素、糖皮质激素、苯妥英、阿司匹林、某些口服避孕药、β-肾上腺素能阻滞剂也可使血清胆固醇升高。血浆胆固醇降低：见于各种脂蛋白缺陷状态、肝硬化、恶性肿瘤、营养吸收不良、巨幼细胞性贫血等，急性疾病可使其降低达40%之多。雌激素、甲状腺激素、钙离子通道拮抗剂等药物使血清胆固醇降低。此外，女性月经期也可降低。

【注意事项】

(1) 因年龄、性别和测定方法不同胆固醇参考值有所不同。

(2) 黄疸、还原性药物如维生素 C 对测定可产生负干扰。

（二）三酰甘油测定

三酰甘油又称中性脂肪，由于其甘油骨架上

笔记栏

可以分别连接3个分子、2个分子和1分子脂肪酸，所以分别称为三酰甘油、二酰甘油和一酰甘油。人体储存了大量甘油酯，其首要功能是为细胞代谢提供能量。血浆中90%～95%的甘油酯是三酰甘油。

【测定方法】

酶法（甘油磷酸氧化酶-过氧化物酶的GPO-PAP法）。

【参考值】

0.56～1.7mmol/L。

合适范围：≤1.7mmol/L(150mg/dl)。

升高：>1.7mmol/L(150mg/dl)。

【临床意义】

(1) 血浆三酰甘油升高：是冠心病CHD发病的一个危险因素，当其升高时应该给予饮食控制或药物治疗。其升高可见于如原发性高脂血症、糖尿病、痛风、梗阻性黄疸、甲状旁腺功能低下、胰腺炎等疾病。

(2) 血浆三酰甘油降低：见于低脂蛋白血症、营养吸收不良、甲状腺功能亢进、甲状旁腺功能亢进，还可见于过度饥饿、运动等。

【注意事项】

(1) 应空腹12小时以上测定。餐后TG明显升高，形成餐后乳糜。

(2) 标本应新鲜，长时间放置可使游离TG升高。

(3) 黄疸、还原性药物如维生素C对测定可产生负干扰。

(4) 血浆TG也有随年龄而上升的趋势。

二、血清脂蛋白检测

脂蛋白的组成：由脂质和载脂蛋白组成的一类物质，它们结构相似，多呈球状。球的中心为非极性物质，如三酰甘油、胆固醇酯；在球形颗粒的表面是极性分子，如非酯化胆固醇、载脂蛋白、磷脂等。

脂蛋白的分类：①高速离心法；②电泳法。

血浆脂蛋白的化学组成：①乳糜微粒；②极低密度脂蛋白；③低密度脂蛋白；④高密度脂蛋白；⑤脂蛋白(a)：Lp(a)核心部分由三酰甘油、磷脂、胆固醇、胆固醇酯等脂质和载脂蛋白B-100组成，结构类似LDL，含有LDL中没有的apo(a)。apo(a)与纤溶酶原具有高度同源性。Lp(a)是动脉粥样硬化性疾病的一项独立危险因子。

（一）高密度脂蛋白测定

【测定方法】

近年来，关于HDL-C测定的方法进展很快，从各种沉淀法已发展到化学修饰、酶修饰、抗体封闭、化学清除等多种方法，使测定胆固醇的酶只和HDL-C反应，使HDL-C测定更加方便准确。

【参考值】

合适范围：1.04～1.55mmol/L(40～60mg/dl)。

减低：≤0.91mmol/L(35mg/dl)。

【临床意义】

(1) HDL在动脉粥样硬化的发生发展上起重要作用。流行病学研究表明HDL-C与冠心病的发展呈负关系，HDL-C水平低的个体患冠心病的危险性大，而HDL-C水平高的个体患冠心病的危险性小。故可用于评价患冠心病的危险性。绝经前女性HDL-C水平较高，与男性及绝经后女性相比冠心病患病率低。

(2) HDL-C升高可见于慢性肝炎、原发性胆汁性肝硬化。有些药物如雌性激素、苯妥英钠、HMG-CoA还原酶抑制剂、烟酸等可以使HDL-C升高。绝经的妇女常用雌激素做替代疗法有升高HDL-C，降低冠心病危险性的作用。

(3) HDL-C降低可见于急性感染、糖尿病、慢性肾功能衰竭、肾病综合征等。雄激素、β-阻滞剂、孕酮等药物可导致HDL-C降低。

【注意事项】

(1) 与其他脂质一样，应空腹12小时以上测定。

(2) 黄疸、还原性药物如维生素C和溶血影响测定。

(3) 如用沉淀法，沉淀后上清液须清晰，样品浑浊可用生理盐水稀释后再测定。

（二）低密度脂蛋白测定

【测定方法】

过去常通过计算法间接推算LDL-C的量；现在多采用化学修饰的方法直接测定LDL-C。首先向标本中加入表面活性剂将非LDL的脂蛋白结构破坏，使其中所含胆固醇和相应的酶反应而消耗，其后加入第二试剂，试剂中的表面活性剂破坏留下的LDL结构，使其中胆固醇得以和酶及显色剂反应而测得LDL-C。

【参考值】

合适范围：≤3.12mmol/L(120mg/dl)。

边缘升高：3.15～3.61mmol/L(121～139mg/dl)。

升高：≥3.64mmol/L(140mg/dl)。

【临床意义】

(1) LDL是动脉粥样硬化的危险因素。临床常将LDL-C水平用于判断发生冠心病的危

笔记栏

险性。

(2) LDL-C升高见于遗传性高脂蛋白血症、甲状腺功能低下、肾病综合征、梗阻性黄疸、慢性肾功能衰竭、Cushing综合征等。高脂肪食物、肥胖和用某些药物如雄激素、β-阻滞剂、环孢霉素、糖皮质激素都可使其升高。妊娠早期开始缓慢升高，到末3个月时可高于基线的50%，产后恢复至原水平。成年人LDL-C逐渐升高，女性高于男性。

(3) LDL-C降低见于急性病(可下降40%)、无β-脂蛋白血症、甲状腺功能亢进、消化吸收不良、营养不良、肝硬化、恶性肿瘤等。低脂肪食物和运动，应用雌激素、甲状腺素，也都可使其降低。

【注意事项】

(1) 在没有条件的情况下可用Friedewald Equation公式计算求得LDL-C结果。该公式为LDL-C(mg/dl)＝TC(mg/dl)-[HDL-C(mg/dl)＋TG/5(mg/dl)]，式中TG/5是用来估计VLDL-C的，还包括一些IDL-C和Lp(a)-C在内。但当TG＞400 mg/dl(4.52mmol/L)或有明显的乳糜微粒时，VLDL所含TG比例会增大，其时计算出来的LDL-C值则偏低。

(2) 与其他脂质一样，应空腹12小时以上测定。

(3) 黄疸、还原性药物如维生素C和溶血可影响测定。

(三) 脂蛋白(a)测定

【测定方法】

免疫比浊法。

【参考值】

＜300mg/L。

【临床意义】

(1) Lp(a)浓度是和冠心病明显相关的独立危险因素，此外在有其他危险因素同时存在时，Lp(a)甚至可能是一个更强的预测冠心病危险性的指标。

(2) 不同的人种Lp(a)水平不同。Lp(a)和冠心病的关系在男性明显高于女性。

(3) 在胰岛素依赖性糖尿病、肾脏疾病、血透析、腹腔透析、肾移植术后进行治疗的患者，Lp(a)浓度都可能升高，但报道的结果并不完全一致，其机制也不十分清楚。

【注意事项】

(1) 测定Lp(a)所用抗体的性质和其所测定的抗原决定簇方面尚未标准化，故不同试剂盒测定结果有差异。只有实现标准化，才能使临床结果具有可比性。

(2) 为了避免疾病急性期对Lp(a)浓度引起的干扰，不要在炎症的活动期测定Lp(a)。

三、血清载脂蛋白检测

各种载脂蛋白主要是在肝合成，小肠也可合成少量；近年发现除肝外，脑、肾、肾上腺、脾、巨噬细胞也能合成apo E。载脂蛋白一般分为apo A、B、C、E、(a)五大类：

1. 载脂蛋白A 可分为apoAⅠ、apoAⅡ、apoAⅣ。

(1) apoAⅠ：相对分子质量28kD，主要在肝脏和小肠中合成，分布在HDL和CM中，是HDL的主要载脂蛋白。主要生理功能有：①组成载脂蛋白并维持其结构的稳定性和完整性；②是卵磷脂胆固醇酰基转移酶(LCAT)的激活剂；③识别HDL受体。

(2) apoAⅡ：相对分子质量17kD，主要在肝脏和小肠中合成，分布在HDL和CM中。主要生理功能有：①维持HDL的结构；②可抑制卵磷脂胆固醇酰基转移酶(LCAT)的活性；③激活肝酯酶。

(3) apoAⅣ相对分子质量26kD，主要在肝脏和小肠中合成，分布在HDL和CM中。主要生理功能有：①参与胆固醇的逆向转运；②辅助激活脂蛋白脂肪酶(LPL)。

2. 载脂蛋白B

(1) apoB100：相对分子质量550kD主要在肝脏中合成，分布在VLDL、IDL、LDL中。主要生理功能有：①参与VLDL的合成与分解；②是LDL的结构蛋白；③识别LDL受体。

(2) apoB48：相对分子质量275kD主要在小肠中合成，分布在CM中。主要生理功能有：①参与CM的合成与分解；②转运外源性三酰甘油。

3. 载脂蛋白C

(1) apoCⅠ：相对分子质量7kD，主要在肝脏合成，分布在CM、VLDL和HDL中。主要生理功能为激活卵磷脂胆固醇酰基转移酶(LCAT)及脂蛋白脂肪酶(LPL)。

(2) apoCⅡ：相对分子质量9kD，主要在肝脏合成，分布在CM、VLDL和HDL中。主要生理功能为激活脂蛋白脂肪酶(LPL)。

(3) apoCⅢ：相对分子质量9kD，主要在肝脏合成，分布在CM、VLDL和HDL中。主要生理功能为抑制与肝细胞受体结合。

4. 载脂蛋白E 相对分子质量34kD，主要在肝脏合成，分布在CM、VLDL、IDL和HDL中。主要生理功能为识别LDL受体及肝apoE受体。

5. 载脂蛋白(a) 相对分子质量280～

笔记栏

800kD,主要在肝脏合成,分布在 LDL 和 HDL 中。主要生理功能为抑制纤维蛋白溶酶活性。

(一) 载脂蛋白 AⅠ测定

apoA 是 HDL 的主要结构蛋白，在胆固醇中也存在少许。apoA 有 A-Ⅰ、A-Ⅱ和 A-Ⅳ数种,但 apo A-Ⅰ的意义最为明确,因此是临床常用的试验之一。

【测定方法】

apo AⅠ测定主要采用速率散射免疫浊度法和免疫透射比浊法。

【参考值】

男 1.05～1.72g/L;女 1.17～1.74g/L。

【临床意义】

(1) apo AⅠ和冠心病:用 HDL 水平来预测冠心病的危险性已经比较肯定。apo AⅠ是构成 HDL 主要的载脂蛋白,所以测定 apo AⅠ应该和测定 HDL-C 有相同的作用。从理论上来说测定 apo AⅠ可能比 HDL-C 更为精确,更能反映脂蛋白状态。

(2) 家族性 apo AⅠ缺乏症:这一类 apo AⅠ降低的患者都合并 HDL-C 降低,其 apoAⅠ降低的原因可能是因为 apoAⅠ基因突变所致。

(3) 家族性 α 脂蛋白缺乏症:是一种少见的常染色体隐性遗传疾病,其特点为血清胆固醇和 HDL-C 降低,而组织,特别是在单核-吞噬细胞系统胆固醇酯聚积。

(4) 家族性低 HDL:是一种很常见的情况,通常还合并血清 TG 升高,当 HDL-C 明显降低时患冠心病的危险性增加。此种患者尚未发现明显的基因缺陷,有人认为可能和 apo AⅠ及 HDL 蛋白周转增加有关。

(5) 未控制的糖尿病、慢性肝病、肾病综合征、慢性肾功能衰竭等都可以引起 apo AⅠ降低。

(6) 高 α 脂蛋白血症:发生于某些家族,其 HDL-C 持续明显升高,apoAⅠ升高的情况和 HDL-C 平行。本病的基因情况尚不清楚,重要的是应除外引起继发性 HDL-C 升高的因素。

(二) 载脂蛋白 B 测定

apo B 是 LDL 中含量最多的蛋白,90%以上的 apo B 存在于 LDL 中,其余的在 VLDL 中。所以当 LDL 升高时,apo B 也升高,甚至早于血清胆固醇的升高。

【测定方法】

主要采用速率散射免疫浊度法和免疫透射比浊法。

【参考值】

中老年:男 0.59～1.43g/L;女 0.61～1.56g/L。

【临床意义】

(1) apoB 和冠心病:Apo B 和 LDL 同样是冠心病的危险因素,可用于估计冠心病的危险性、降脂治疗效果等。有人认为 apo B 在评定冠心病 CHD 的危险性方面优于血脂和脂蛋白,因此建议用血浆 apo B 浓度来评定冠心病的危险性。

(2) 对于糖耐量降低和 2 型糖尿病患者,apo B 的测定也是有价值的,因为这两种患者冠心病的发病率明显升高,患者有低 HDL-C,高三酰甘油血症,但血清胆固醇和非糖尿患者无大区别,所以血浆 apo B 可以是一个有用的指标。

(3) 高 β 载脂蛋血症(HABL):此类患者 LDL-C 常在参考值范围内,但 apo B 浓度升高。患者多半有轻、中度高三酰甘油血症或饭后三酰甘油的清除延迟,发生冠心病的危险性增加。HABL 的这些特点和那些总胆固醇和 LDL-C 都升高的家族有关的高脂血症相似,所以要想鉴别这两种情况,测定 apo B 就至关重要了,但必须同时用同一样品测定总胆固醇、LDL-C、apoB 才能鉴别。

(4) 无 β 脂蛋白血症:是一种常染色体隐性遗传疾病,在小肠和肝内没有 apo B,其结果就是引起食物中脂肪在肠管堆积而导致吸收不良。apoB 缺乏可能引起棘性红细胞增多症、色素性视网膜炎、共济失调等症状,后两种病也可同时和脂溶性维生素 A、E 缺乏有关。

(5) 低 β 脂蛋白血症:是一种常染色体显性遗传性疾病。和无 β 脂蛋白血症一样,其血浆 apoB 也降低,但除非是纯合子患者,它不会像无 β 脂蛋白血症患者那么低。

(6) 糖尿病、甲状腺功能低下、肾病综合征、肾功能衰竭、梗阻性黄疸、apo B 都可能升高;家族性 α 脂蛋白缺乏症、恶性肿瘤、营养不良、甲状腺功能亢进都可能降低。

案例 5-22-3

夏某,25 岁,邮递员。反复跟腱疼痛 3 年,特别是大体力劳动后病情加重,近 3 个月疼痛加剧,同时持续时间渐延长,以致无法继续正常工作和生活,曾服用阿司匹林及吲哚美辛治疗无效而就医。体格检查:疼痛发生时,两脚跟腱水肿,膝盖肿大且有红斑,两脚跟腱和两手伸肌腱上发现黄瘤,体温为 36.2℃。余无异常发现。实验室检验:血红蛋白 14.0(g/dl);红细胞 5.2×10^{12}/L;白细胞 5.6×10^{9}/L;血沉 10(mm/h);血清钙 2.3(mmol/L);血清尿素 4.1(mmol/L);

笔记栏

血清碱性磷酸酶 35(IU/L)；血清尿酸 0.35(mmol/L)；血清（外观）清晰；TC 9.0(mmol/L)；TG 1.5(mmol/L)；apoB 3.13(g/L)；LDL-C 7.1(mmol/L)。

问题：

1. 诊断结果是什么？
2. 这种表现的病因是什么？
3. 根据患者的症状得到的各种可能诊断中，从生化角度看，哪些可以被排除？
4. 高胆固醇血症可能是原发病因或继发症状？有哪些条件会导致它的发生？

案例 5-22-3 分析

患者体现出一些关节炎的明显症状以及相关的腱鞘炎表现。正常的血清尿酸盐含量说明痛风不可能是他的关节炎表现的病因，而 SLE 也无法解释患者的正常体温和血沉，以及在血样涂片中并没有发现特殊 LE 细胞的结果。患者的生化检查中异常之处是血清 TC 含量显著增高，LDL-C 及 apoB 也明显增高，TG 正常，故属于 IIa 型高脂蛋白血症。胆固醇主要以 LDL 的形式运输(70%)，在 LDL 中胆固醇比例的增加常导致高胆固醇血症。高胆固醇血症可为多种疾病的常见继发症，如胆道梗阻，糖尿病，肾病综合征和低甲状腺素症。在患者身上没有发现上述疾病，所以必须考虑原发或家族高脂蛋白血症的可能。故为Ⅱ型(高 β)脂蛋白血症，它为家族显性遗传性高脂蛋白血症。在家族影响方式的调查中发现高胆固醇血症和跟腱黄瘤是家族高脂蛋白血症的特殊病症。患者的黄瘤是手、肘部、膝盖和脚踝背部肌腱的肿胀小瘤。这些肿块是由于巨噬细胞通过表面的 LDL 受体结合 LDL，吞噬了其中的大量的胆固醇，堆积在这些部位所形成的。这些胆固醇也可被堆积在眼皮和角膜内部分别形成了黄斑瘤和弓形类脂角膜不像跟腱上的黄瘤，后者并非高胆固醇血症的典型表现。

案例 5-22-4

患者，女，67 岁。体检发现高脂血症(血浆胆固醇 8.6mmol/L，三酰甘油 6.5mmol/L)。

(1) 入院后实验室生化结果：

	初次结果	复查结果	参考范围
血清 TC	8.6mmol/L	8.5mmol/L	3.5～6.2
血清 TG	6.6mmol/L	2.1mmol/L	0.3～1.7

(2) 分析评价：初步诊断：继发性或原发性高胆固醇血症。进一步分析：体检发现眼眶水肿，皮肤和头发干燥，患者没有脂代谢、心血管或内分泌紊乱的家族史。进一步实验检查包括肝功、甲状腺功能和尿蛋白分析。其结果如下：TP 76g/L；Alb 42g/L；ALT 16U/L；ALP 90U/L；T_4 18nmol/L；T_4；FT_4 3.1pmol/L；TSH>40U/L；抗微球蛋白抗体阳性；抗甲状腺球蛋白抗体阳性；尿蛋白阴性。

问题：

1. 患者的诊断是什么？
2. 患者脂代谢紊乱的原因？

案例 5-22-4 分析

患者可以诊断为继发于甲状腺功能低下的高胆固醇血症。

(1) 非空腹取血可能由于脂肪膳食而致血浆高水平的三酰甘油，而血浆胆固醇浓度相对不受近期膳食的影响。

(2) 患者的 TT_4、FT_4 均明显降低；TSH 明显增高，抗微球蛋白抗体阳性；抗甲状腺球蛋白抗体阳性；都是甲状腺功能低下的典型实验室检验特点。

(3) 甲状腺功能低下常常是临床隐匿，在临床诊断明确前通常已存在一段时间。这种情况在老年人，特别是老年妇女更为常见。由于甲减时甲状腺激素胆固醇和三酰甘油的分解代谢作用减弱，从而出现血清胆固醇、三酰甘油及低密度脂蛋白均升高。因此，高胆固醇血症常是有关此疾病诊断的第一线索。

第三节 心肌酶和心肌蛋白的检测

缺血性冠状动脉疾病包括心绞痛和急性心肌梗死(AMI)等疾病，其中 AMI 是西方发达国家主要死因之一。近年来，随经济发展人们生活水平提高，此病在我国发病率明显增加，早期诊断、适当治疗对于减低此病死亡率和合并症是极其重要的。

WHO 在 1997 年，提出诊断 AMI 三个方面的依据：即第一，临床表现和症状主要为胸部剧烈疼痛；第二，心电图上特异改变，如出现 Q 波；第三，血清中有关酶浓度出现升高下降的动态过程。一般认为患者具有三大表现中任何两项都可诊断为 AMI。目前一些 AMI 患者可以缺乏典型胸痛症状，临床上称为寂静型 AMI(silentAMI)，国外文献认为此种类型约占1/4AMI 患者。此类患者多见于老年人，另外一些 AMI 患

笔记栏

者心电图检查不到AMI特有的Q波，病理检查时这些患者的坏死病变不累及或少累及心脏外层，临床上常称为内膜下或非穿壁性心梗。目前更多使用“无Q波心梗”术语取代上述名词，其发病率约占总AMI的1/3，这样血清中有关酶浓度的动态变化对AMI诊断具有了较特殊价值，是诊断和鉴别诊断AMI的重要依据。

心肌损伤的理想标志物应具备的特点：①高度心脏专一性；②心肌损伤后迅速增高；③增高后持续时间较长；④容易检测，可很快得到结果(1小时内)；⑤其诊断价值已经为临床所证实。

一、心肌酶检测

心肌酶谱的内容：①肌酸激酶(creatine kinase，CK)及其同工酶CK-MB；②乳酸脱氢酶(lactate dehydrogenase，LD)及其同工酶LDI；③天门冬氨酸氨基转移酶(asparete aminortransferase，AST)。

(一) 肌酸激酶及其同工酶测定

肌酸激酶(EC2.7.3.2)相对分子质量为86kD，广泛存在于细胞浆和线粒体中，该酶催化体内肌酸与ATP之间高能磷酸键转移生成磷酸肌酸和ADP的可逆反应，为肌肉收缩和运输系统提供能量来源。在人体三种肌肉组织(骨骼肌、心肌和平滑肌)中都含有大量CK，肝、胰、红细胞等CK的含量极少。胞浆CK的酶蛋白部分由M和B两种亚基组成，不同亚基的组合将其分为CK-MM，CK-MB，CK-BB三种同工酶。骨骼肌里几乎都是CK-MM，胎儿肌肉组织和富含平滑肌的器官，如胃肠道、膀胱、子宫也都有一定量CK，但CK-BB含量相对较高，脑中CK-BB含量明显高于其他组织；心肌是唯一含CK-MB较多的器官，而且心肌不同部位CK-MB含量也不尽相同，前壁＞后壁，右心室＞左心室，所以不同部位AMI时MB的释放量不仅与梗死面积、程度有关，也和梗死部位有关。在心肌、骨骼肌和脑等组织细胞的线粒体内还含有另一种结构不同的CK，它也是二聚体，称为线粒体CK(CK-MiMi)。

● 总CK测定

【方法】

动力学法，生物发光法。

【参考值】

总CK：男 38～174U/L(37℃)；女 26～140U/L(37℃)。

CK水平在人群中不是正态分布，受到性别、年龄、种族、生理状态的影响。故在确定参考值时应注意不同“正常人群”的情况。

笔 记 栏

【临床意义】

(1) 当发生AMI时，CK活性在3～8小时升高，血中半衰期约为15小时，峰值在10～36小时之间，3～4天后回复至正常水平。AMI时CK升高至少为参考值的2倍。

(2) 如果在AMI后及时进行了溶栓治疗，出现再灌注时梗死区心肌细胞中的CK就会被冲洗出来，导致CK成倍增加，使达峰时间提前。故CK测定判断再灌注仅有中度敏感，不能检出很早期的再灌注。如在发病4小时内CK即达峰值，提示冠状动脉再通的能力为40%～60%。

(3) 施行心律转复、心导管和无并发症的冠状动脉成形术，心脏手术和非心脏手术等均会引起CK值的升高。

(4) 心肌炎时CK可轻度增高。

(5) 由于骨骼肌中CK单位含量极高且其全身总量大大超过心肌，所以在各种肌肉疾病，如多发性肌炎、肌炎、横纹肌溶解症、进行性肌营养不良、重症肌无力、甲状腺机能减低出现黏液水肿时，CK极度升高，活性常高于参考值数十至数百倍。在肌肉损伤、某些恶性肿瘤、急性脑外伤和癫痫发作时也有不同程度升高，肌肉注射也会有一过性轻度升高。

(6) 长期卧床、甲状腺机能亢进、激素治疗，CK可有下降。

【注意事项】

CK测定主要的干扰物质是腺苷酸激酶(AK)以及肌激酶，它们在红细胞中含量尤为丰富，可导致结果偏高，故标本应避免溶血。CK活性易受到EDTA、枸橼酸、氟化物等抗凝剂的抑制，宜采用血清或肝素抗凝血标本。AMI时注意CK的时效性。AMI发病8小时内查CK不高，不可轻易排除诊断，应继续动态观察；24小时CK测定意义最大，因为此时CK应达峰值，如小于参考值上限，可除外AMI；发病28小时内多次测定CK不高且无典型的升高、下降过程，可怀疑AMI的诊断；但要除外两种情况：①CK基础值极低的患者发生AMI时其CK升高后可在正常范围内；②心肌梗死范围很少，心内膜下心肌梗死。

● 肌酸激酶同工酶MB

CK是由M和B亚单位组成的二聚体，形成CK-MM(主要存在于骨骼肌和心肌中)、CK-MB(主要存在于心肌中)和CK-BB主要存在于脑组织中三种同工酶，20世纪80年代CK-MB是诊断心肌损伤的金指标。

【方法】

方法包括：①琼脂糖电泳法；②免疫抑制-酶动力学法；③质量测定法。

【参考值】

CK-MB 活性：10～24U/L；诊断限＞25U/L。

CK-MB mass：男 1.35～4.94 ng/ml；女 0.97～2.88 ng/ml；诊断限＞5 ng/ml。

【临床意义】

(1) 关于 AMI：①通常血浆中的 CK-MB 来自心肌，若患者具有 CK-MB 升高和下降的序列性变化且峰值超过参考值上限 2 倍，又无其他原因可解释时，应考虑 AMI。CK-MB 质量在 AMI 3 小时后的诊断阳性率可达 50%，6 小时的诊断阳性率可达到 80%。②AMI 发作后如未进行溶栓治疗，CK-MB 通常在 3～8 小时出现升高，峰时在发病后 9～30 小时，于 48～72 小时恢复至正常水平。与总 CK 测定比较，CK-MB 的峰时稍有提前，且消失也较快。由于诊断窗较窄，无法对发病较长时间的 AMI 进行诊断。临床上也可利用这一点对再梗死进行诊断。③以 CK-MB 水平评价 AMI 的梗死面积大小存在一定争论，但 CK-MB 达峰时间与病情的严重程度相关，达峰早者预后好。④溶栓治疗再灌注的指标：短时间内达峰是再灌注的征兆。

(2) 不稳定心绞痛时 CK-MB 多无升高，即便升高也不超过正常上限的 2 倍。CK-MB 并不对心肌完全特异，在骨骼肌中也少量存在。外科手术和骨骼肌疾病时常出现假阳性。急性骨骼肌损伤时可出现 CK-MB 一过性增高，但 CK-MB/CK 常＜6%，借此可与心肌损伤鉴别。

【注意事项】

日前临床常用的免疫抑制-酶动力学法在 AMI 早期测定结果偏低，而在 AMI 后期结果偏高，此外还要注意到在急性脑外伤、癫痫时 CK-BB 明显增高，恶性肿瘤因胚胎化细胞产生 CK-BB 增加，这些病人的血清在应用抗 M 亚基的抗体封闭法测定 CK-MB 活性时，也可见所谓的"CK-MB"增高，但实际是 CK-BB 增高。总之 CK-BB、巨 CK、线粒体 CK 以及某些 CK 的变异体或 CK 与免疫球蛋白的结合物都不易被抗 M 亚基的抗体封闭，这些均致 CK-MB 结果偏高，在日常检测中假阳性率颇高，故多数国内外学者建议摒弃此法。相比之下 CK-MB 质量测定值得提倡。

● **亚型测定**

CK-MM 又可分为 MM1、MM2 和 MM3 三种亚型，MM3 是 CK-MM 亚型在肌细胞中的主要存在形式；而 CK-MB 亚型也可分为 MB1 和 MB2 两种亚型，MB2 是 MB 在肌细胞中的主要存在形式。当心肌或骨骼肌出现损伤时，MM3 和 MB2 就会从组织中释放出来，导致短时间内血液中两种亚型浓度明显增高。血液中的羧基肽酶 N 可以水解 M 亚基 C 末端的赖氨酸。由于 MB2 只存在一个 M 亚基，因此，当羧基肽酶 N 将该 M 亚基 C 末端的赖氨酸水解后，就转化成为少一个赖氨酸残基的 MB1；而 MM3 则因两个 M 亚基被羧基肽酶 N 先后水解，被依次转化为 MM2 和 MM1 两种亚型。

【方法】

亚型的测定方法包括琼脂糖凝胶电泳法、等电聚焦、色谱聚集、高效液相色谱法以及免疫抑制法等。由于琼脂糖凝胶电泳法具有操作简单、分辨率高、价格低廉等优点，是临床实验室测定亚型最常用的方法，其基本原理是在碱性琼脂糖凝胶(pH8.4)将各组分分离，再用特定的基质进行检测。

【参考值】

CK-MM 亚型诊断限　MM3/MM1＞1.0

CK-MB 亚型诊断限　$CK\text{-}MB_2$＞2.6U/L MB2/MB1＞1.5。

【临床意义】

MM3/MM1 对早期 AMI 的检出高度敏感，但要除外急性骨骼肌损伤。在溶栓治疗中 MM3 升高百分率＞18%/min 说明出现再灌注。MB2＞MB1在 AMI 早期诊断和判断有无再灌注上都有很高的敏感性和特异性。

(二) 乳酸脱氢酶及其同工酶测定

乳酸脱氢酶(EC1，1，1.27)相对分子质量为 135～140kD，由 H、M 两种亚单位组成。它们按不同的形式排列组合形成含 4 个亚基的 5 种同工酶，即：LDl(H_4)、LD2(H_3M_1)、LD3(H_2M_2)、LD4(HM_3)、LD5(M_4)。LD 催化丙酮酸与乳酸之间还原与氧化反应，是一种含锌的、参与糖无氧酵解和糖异生的重要酶。由于 LD 几乎存在于所有体细胞中，而且在人体组织中的活性普遍很高，所以血清中 LD 的增高对任何单一组织或器官都是非特异的，这就使 LD 在测定中具有较高的灵敏度和较差的特异性。在 AMI 时升高迟、达峰晚，故对早期诊断价值不大。由于半寿期长(10～163 小时)，多用于回顾性诊断，如对入院较晚的 AMI 患者、亚急性 MI 的诊断和病情监测。LD 在组织中的分布特点是心、肾以 LDl 为主，LD2 次之；肺以 LD3、LD4 为主；骨骼肌以 LD5 为主 ；肝以 LD5 为主，LD4 次之。血清中 LD 含量的顺序是 LD2＞LDl＞LD3＞LD4＞LD5。由于同工酶的分布特点，相比之下同工酶测定比总酶活性测定更有意义。

● **总 LD 活性测定**

【方法】

乳酸脱氢酶催化乳酸氧化生成丙酮酸，同时

笔记栏

使氧化型辅酶Ⅰ(NAD^+)转化为还原型辅酶Ⅰ(NADH),引起340nm处吸光度的增加,吸光度的增加速率与样品中的LD活性成正比。

【参考值】

总LD 100～240U/L (L→P) (37℃)。

【临床意义】

①用于AMI和亚急性MI的辅助诊断。AMI后8～18小时开始升高,峰时24～72小时,持续时间6～10天。AMI时LD的升高倍数多为5～6倍,个别可高达10倍。②由于LD特异性低,通常可用于观察是否存在组织、器官损伤。如LD持续正常,可除外组织、器官损伤;如LD总酶活性升高,可能有组织、器官损伤,常用于转移性肿瘤化疗时的监测。③各种疾病的急性时相、血液病(巨幼细胞性贫血、溶血性贫血、恶性贫血)、心肺疾患(AMI、肺梗塞)、肝胆疾患(肝炎、肝硬化、阻塞性黄疸、心力衰竭和心包炎时肝淤血)、恶性肿瘤、肾疾患、脑血管病变、肌病、休克等LD及其病变部位相应优势的同工酶含量均可增高。

● 乳酸脱氢酶同工酶LD

【方法】

在一定的电泳条件下,根据LD同工酶一级结构和等电点的差异,使LD在琼脂糖凝胶支持物上被分离后,进行酶促反应显色,观察结果。

【参考值】

LDl 16.1% ～ 31.5%; LD2 29.5% ～ 41.6%; LD3 17.0% ～ 26.2%; LD4 5.9% ～ 12.3%;LD5 3.2%～7.3%。同工酶的比例应为:LD2>LD1>LD3>LD4>LD5(小儿有时可出现LD1>LD2);其中LD1/LD2<0.7;AMI的诊断限为LD1/LD2>1.0。

【临床意义】

①通常在AMI后6小时LD1开始出现升高,总LD活性升高略为滞后。由于AMI时LD1较LD2释放多,因此LD1/LD2>1.0,LD1/LD2比值的峰时约在发病后24～36小时,然后开始下降,发病后4～7天恢复正常。②当AMI患者的LD1/LD2升高且伴有LD5增高时,预后比仅出现LD1/LD2升高差,LD5增高提示患者心衰伴有肝脏淤血或肝衰竭。③LD1和LD2升高,且LD1活性大于LD2也可出现在心肌炎、巨细胞性贫血和溶血性贫血。④在肝实质病变,如病毒性肝炎、肝硬化、原发性肝癌时,由于LD5在血清LD中所占比例很少,总LD测定往往不易检出,但可出现LD5>LD4,在胆道梗阻未累及肝实质前仍为LD4>LD5。恶性肿瘤肝转移时常伴有LD4和LD5升高。⑤骨骼肌疾病时LD5>LD4,各型肌萎缩早期LD5升高,晚期可出现LD1和LD2升高。⑥肺部疾患可有LD3升高,白血病时常有LD3和LD4的升高。

笔 记 栏

(三)门冬氨酸氨基转移酶及其同工酶测定

略

二、心肌蛋白检测

(一)心肌肌钙蛋白测定

肌钙蛋白(Troponin)是肌肉收缩的调节蛋白。心肌肌钙蛋白(cardiac troponin,cTn)是由三种不同基因的亚基组成:心肌肌钙蛋白T(cTnT)、心肌肌钙蛋白Ⅰ(cTnⅠ)和肌钙蛋白C(TnC)。目前,用于实验室诊断的是cTnT和cTnI。由于cTnT和cTnI与骨骼肌中的异质体分别有不同基因编码,具有不同的氨基酸顺序和相对分子质量,有独特的抗原性,故它们的特异性要明显优于CK-MB。cTn有很高的组织/血清浓度比,由于相对分子质量小,发病后游离的cTn从心肌细胞浆内迅速释放入血,使原来血中含量极微的cTn浓度迅速升高,升高倍数常超过总CK或CK-MB的变化,有利于探测心肌坏死。虽然cTn半寿期很短(cTnT2小时,游离cTnI的半寿期据报道为2h～5d不等),但其从肌原纤维上降解的过程持续很长,可在血中保持较长时间的升高,故它兼有CK-MB升高较早和LD1诊断时间窗长的优点。目前,cTn已有取代酶学指标的趋势。

【参考值】

cTNT<0.035ng/ml (99%,单侧);cTNI<0.04ng/ml(99%,单侧)心肌梗死诊断限:cTNT>0.10ng/ml、cTNI>0.50ng/ml。

【临床意义】

(1) cTn是目前AMI的确诊标志物。AMI病人于发病后3～6小时升高,发病10～120小时内检测敏感性达100%,峰时于发病后10～48小时左右出现,呈单相曲线,可达参考值的30～40倍。cTn增高的幅度要比CK-MB高5～10倍。出现峰值较晚或峰值较高的病人增高可持续2～3周(见图5-22-3心肌梗死后心肌标志物的血清浓度变化)。

(2) cTn可用于微小心肌损伤(minor myocardial damage,MMD)的诊断,如(不稳定性心绞痛)UAP患者常有MMD发生,但又达不到AMI的诊断标准可通过cTn升高得以发现。UAP患者cTn升高幅度小,经治疗后约2/3以上转阴,说明心肌细胞为一过性损伤或微小坏死,与AMI有本质不同。

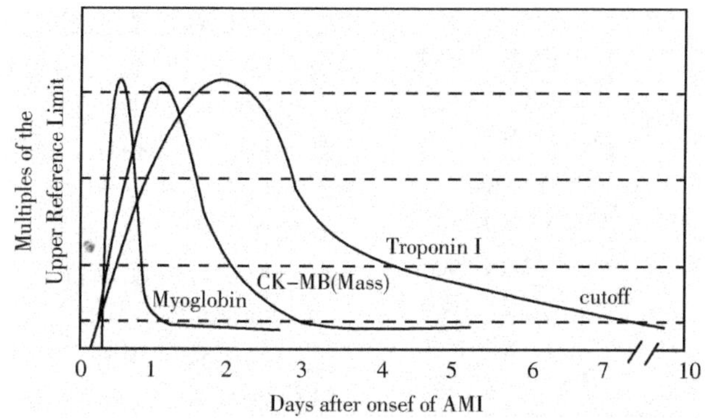

图 5-22-3　心肌梗死后心肌标志物的血清浓度变化

(3) 钝性心肌外伤、心肌挫伤、甲状腺机能减退患者的心肌损伤、药物的心肌毒性、严重脓毒血症导致的左心衰时，cTn 也可升高。

(4) cTn 被推荐用来评估 PTCA 和围手术期心脏受损程度，确定有无围手术期 AMI 或了解心脏及瓣膜手术时心脏保护措施是否得当，特别是冠状动脉搭桥术后 MI 和 MMD 的鉴别。

(5) 是心脏移植的非介入性标志物。排异反应或急性心功能衰竭时，可出现 cTn 增高而 CK-MB 无异常现象。

● 注意事项

在对 AMI 诊断方面，cTnT 和 cTnI 无显著性差异，相对 cTnT 而言，cTnI 显示出较低的初始灵敏度和较高的特异性；在 UAP 患者中cTnT 上升的频度比 cTnI 高，在 AMI 后 30 天死亡率预报方面，cTnT 优于 cTnI。

心肌损伤时，各心肌酶谱与心肌损伤标志物的特点见表 5-22-1。

表 5-22-1　目前应用心肌损伤标志物

MI Marker	发病后达诊断水平时间(小时)	达峰值时间(小时)	恢复到正常水平时间(小时)
m-AST/s-AST	2.9±1.6	36	180
CK	3～8	10～36	18～30
CK-MB	3～8	9～36	72～96
CK-MB 亚型	1～4	4～8	12～24
LDH	8～18	24～72	164～240
LDH1	8～18	24～72	164～240
Myoglobin	0.5～2	5～12	18～30
cTnI	3～6	10～20	120～148
cTnT	3～6	10～24	240～360

(二) 肌红蛋白测定

肌红蛋白相对分子质量为 17.5kD，是一个具有 153 个氨基酸的多肽链和一个含铁血红素辅基组成的亚铁血红素蛋白，存在于骨骼肌和心肌等组织。它能可逆地与氧分子结合，增加氧扩散进入肌细胞的速度。由于骨骼肌和心肌组织中的 Mb 免疫学性质相同，因此用免疫学方法无法将其分辨开。

【方法】

化学发光法。

【参考值】

男 20～80 μg/L；女 10～70 μg/L。

血清 Mb 水平随年龄、性别及种族的不同而异，黑人的 Mb 水平要高于白人。判断值>100 μg/L。

【临床意义】

(1) 由于 Mb 的相对分子质量小，可以很快从破损的细胞中释放出来，在 AMI 发病后 1～3 小时血中浓度迅速上升，6～7 小时达峰值，12 小时内几乎所有 AMI 患者 Mb 都有升高，升高幅度较大，因此，可以作为 AMI 的早期诊断指标。

(2) 由于 Mb 半寿期短(15 分钟)，胸痛发作后6～12小时不升高可排除 AMI，是除外 AMI 很好的指标。

(3) 由于在 AMI 后血中 Mb 很快从肾脏清除，发病 18～30 小时内可完全恢复到正常水平。故 Mb 测定有助于在 AMI 病程中观察有无再梗死或者梗死再扩展。

(4) Mb 是溶栓治疗中判断有无再灌注的较敏感而准确的指标。

【注意事项】

由于 Mb 也存在于骨骼肌中，而且仅从肾小球滤液中清除，所以急性肌肉损伤以及各种原因引起的肌病、长时间的休克、急性或慢性肾衰时都会升高。

案例 5-22-5

男性，55 岁。患者于 2 小时前搬重物时突然感到胸骨后疼痛，压榨性，有濒死感，休息与口含硝酸甘油均不能缓解，伴大汗、恶心、呕吐过两次，为胃内容物，二便正常。既往无高血压和心绞痛病史，无药物过敏史，

笔 记 栏

吸烟 20 余年，每天 1 包。体格检查：体温 36.8℃，脉搏 100 次/分，心率 20 次/分，血压 100/60mmHg，急性痛苦病容，平卧位，心界不大，心率 100 次/分，有期前收缩 5～6 次/分，心尖部有 S4，余阴性。心电图示：STV1-5 升高，QRSV1-5 呈 Qr 型，T 波倒置和室性期前收缩。实验室检查：CK 195U/L；CKMB 102 U/L；LDH 150 U/L；TNT 阳性；肌红蛋白(MB)阳性。

问题：

1. 该患者的初步诊断是什么？
2. 诊断依据有哪些？
3. 还需做哪些实验室检查用于治疗和预后判断？

案例 5-22-5 分析

患者初步诊断为心肌梗死，诊断依据是：

1. 典型心绞痛而持续 2 小时不缓解，休息与口含硝酸甘油均无效，有吸烟史(危险因素)。
2. 心电图示急性前壁心肌梗死，室性期前收缩。
3. CK、CK-MB 出现轻度升高，MB 阳性，TNT 阳性。

心梗后，MB 出现的最早，维持时间也最短，而 LDH 一般于心梗 8 小时后方可增高，而患者心梗 2 小时，所以 LDH 仍为正常，TNT 出现的早，维持时间也是最长的。

患者需进一步检查的内容为：

1. 继续心电图检查，观察其动态变化和病情发展。
2. 继续化验心肌酶谱，以协助判断治疗效果，判断预后。
3. 凝血功能检查，以备溶栓抗凝治疗。
4. 化验血脂、血糖有助于预防性治疗。

第四节 血、尿淀粉酶和脂肪酶的检测

一、血、尿淀粉酶测定

淀粉酶(Amylase，AMY)由两个不同基因位点分别控制，形成两种同工酶，即唾液淀粉酶(S-Amy)和胰淀粉酶(P-Amy)。胰淀粉酶仅产生于胰腺，相对分子质量为 55Kd，其作用是水解淀粉分子内部 α-1，4 糖苷键，故又称为 α-淀粉酶。α-淀粉酶以活性状态由胰腺分泌入消化道，水解淀粉产生糊精、麦芽四糖、三糖、麦芽糖和葡萄糖。唾液淀粉酶主要产生于唾液腺，此外卵巢、输卵管、前列腺、乳腺等也都产生唾液淀粉酶并向血循环中分泌。正常时，胰腺所分泌的酶几乎全部进入十二指肠，只有很少一部分进入血液。因淀粉酶相对分子质量小，故可自由通过肾小球滤膜在尿中出现，正常情况下尿中淀粉酶活性常高于血中淀粉酶活性，且以胰淀粉酶为主。某些胰腺疾病时，因胰腺部位炎症水肿、外分泌管道梗阻等可致胰腺外分泌酶进入血液循环，导致血液中活性升高，因此，检查血液中这些酶活性的高低有助于胰腺疾病的诊断。

【淀粉酶的测定方法】

目前，最好的方法是用淀粉酶水解(麦芽七糖)ethylidene-G7PNP，生成麦芽寡糖，再用一种特殊的多功能 α-葡萄糖酶水解麦芽寡糖，水解效率达 100％，可以产生与底物等克分子的发色团(PNP)，准确地测定淀粉酶活性。淀粉酶的最适 pH 在 6.5～7.5 之间，卤素和一些阴离子对其有激活作用($Cl^- > Br^- > NO_3^- > I^-$)。由于 Ca^{2+} 是淀粉酶分子组成的一部分，所以除肝素外，一般能与 Ca^{2+} 结合的抗凝剂，如草酸盐、枸橼酸盐因抑制淀粉酶活性而不宜使用。

【参考值】

胰淀粉酶(酶偶联法)：血清 ＜220U/L，24 小时尿＜900U/24h，随意尿 ＜800U。

新生儿淀粉酶缺乏，满月后才出现此酶，约为成人的 18％，幼儿 5 岁时达到成人水平。成年人血淀粉酶与性别、年龄、进食关系不大，老年人淀粉酶略有下降。

【临床意义】

1. 血淀粉酶升高

(1) 急性胰腺炎：升高最常见于急性胰腺炎，发病后多数人在 2～12 小时活性开始升高，在发病后12～72 小时达峰值，2～5 天后恢复正常，其升高程度可高于参考值的 4～6 倍或更高；尿淀粉酶在发病后 12～72 小时活性开始升高，下降比血淀粉酶慢，是诊断急性胰腺炎的首选化验指标，但其特异性和灵敏度都还不够高，淀粉酶测定对监测急性胰腺炎的并发症，如胰腺假性囊肿，胰腺脓肿等亦有价值。其他急腹症也可以引起淀粉酶活性升高。

(2) 慢性胰腺炎：淀粉酶活性可轻度升高或降低。

(3) 胰腺癌：淀粉酶活性升高可见于胰腺癌早期，中度或轻度升高亦可见于下述一些非胰腺疾病：①腮腺炎；②急性腹部疾病：消化性溃疡穿孔、上腹部手术后、机械性肠梗阻、肠系膜血管病变、胆道梗阻及急性胆囊炎等；③服用镇痛剂；④乙醇中毒；⑤肾功能不良；⑥糖尿病酮症酸中毒；⑦巨淀粉酶血症。

笔记栏

2. 血淀粉酶降低

(1) 慢性胰腺炎:血淀粉酶可低于正常,显著降低时表示腺组织受到严重破坏,造成胰腺外分泌功能缺损,同时胰淀粉酶成分亦减少。

(2) 胰腺癌:血淀粉酶降低可能由于癌瘤引起梗阻的时间过长,腺体组织呈纤维增生、分泌功能降低。

3. 尿淀粉酶升高 血液中淀粉酶可自由通过肾小球滤膜,所以任何原因引起血淀粉酶升高时,都会使尿中淀粉酶排出量增加。

(1) 急性胰腺炎:急性胰腺炎时肾清除淀粉酶的能力增加,所以在血淀粉酶升高的基础上,尿淀粉酶更易升高。急性胰腺炎的诊断标准如下:①典型的临床表现(典型上腹部疼痛、恶心、呕吐)和淀粉酶极高(血淀粉酶>900U/L,尿淀粉酶>6 000U/L),即可诊断;②典型的临床表现伴淀粉酶升高或不升高,CT、超声波或增强CT检查有典型急性胰腺炎表现。

(2) 尿淀粉酶升高还可见于其他血淀粉酶升高的情况,如慢性胰腺炎、胰腺癌、胰腺假性囊肿、急腹症等情况,但临床意义不大。

4. 尿淀粉酶降低 可见于肾功能严重缺损,如肾小球硬化淀粉酶排出障碍,还可见于巨淀粉酶血症。

5. 淀粉酶同工酶 在淀粉酶升高时,同工酶的测定有助于疾病的鉴别诊断。胰淀粉酶升高或降低时,说明可能有胰腺疾患;唾液淀粉酶的变化可能是源于唾液腺或其他组织疾患。

二、血清脂肪酶的检测

脂肪酶(lipase,LPS)是一种能水解长链脂肪酸甘油酯的酶,人胰脂肪酶是一种由胰腺合成并分泌的,胃和小肠也能产生少量的LPS。其为相对分子质量约为48 000的糖蛋白。LPS经肾小球滤过,并被肾小管全部回收,所以尿中无LPS。测定胰脂肪酶的活性的目的是为了通过测定脂肪酶活性的变化,间接地了解胰腺疾病的变化情况。

【参考值】

乳化液比浊法:0~110U/L;连续监测法:<220U/L。

【临床意义】

主要用于急性胰腺炎的诊断和与急腹症的鉴别诊断。

(1) 急性胰腺炎:血清LPS 2~12小时显著增高,24小时至高峰,48~72小时可能恢复正常,但随后又可持续升高8~15天;由于血清LPS在急性胰腺炎时活性升高的时间早,上升幅度大,持续时间长,故其诊断价值优于AMY。临床观察发现,凡血清AMY升高,其LPS均升高;但LPS升高者,AMY不一定升高,约有2/3正常的胰腺炎患者,其LPS升高。两者同时测定可使胰腺炎诊断的灵敏度达95%。

(2) 胰腺癌和胆管炎时也常常增高。

(3) 脂肪组织破坏时,如骨折、软组织损伤手术后可轻度增高。

(4) 个别慢性胰腺炎、肝癌、乳腺癌的患者也增高。

案例 5-22-6

钱某,男,45岁,在凌晨2:48由救护车送到急救中心。患者自述在2小时前参加一个聚会,大量进食及饮酒,30分钟后出现剧烈上腹部疼痛,持续剧痛并向背部放射,呕吐数次,起初为胃内容物,以后则是含有黏液的绿色液体。体格检查:患者取屈膝侧卧位,疼痛明显,面色苍白,大汗淋漓,并有干呕,无贫血及黄疸表现,但有中度脱水表现。心率规则,120次/分,血压110/70mmHg(仰卧位),上腹部膨隆,深部触诊时有压痛,腹肌紧张,未触及肿块。X线检查:腹部X线检查,站立位及仰卧位均未见异常。心电图检查:窦性心动过速。实验室检查:血红蛋白13.0g/L;红细胞4.5×10^{12}/L;白细胞7.8×10^{9}/L;血清钠140mmol/L;血清钾2.9mmol/L;血糖(随机)8.6mmol/L;血清尿素11.9mmol/L;血清钙2.05mmol/L;血清淀粉酶1280U/L;pH 7.25;动脉血二氧化碳分压21mmHg;动脉血氧分压71mmHg;碳酸氢盐11.8mmol/L。

问题:

1. 该病例初步诊断是什么?
2. 你还需要做哪些进一步的检查?
3. 与血糖增高有关的可能诊断是什么?
4. 你能解释入院检查时血清钾降低的原因吗?
5. 缺乏明显的肺部及心脏异常,你如何解释患者的轻度低氧血症?
6. 患者酸中毒的性质和原因是什么?
7. 为什么血清钙水平降低?它可能进一步降低吗?

案例 5-22-6 分析

患者的描述是典型的急性胰腺炎的表现,但是也必须考虑到其他的急性状况:穿孔引起的疼痛发生迅速,而当结石在胆道或者尿道中移动时则可能引起间歇性,绞窄性疼痛。另外,渐进的持续性疼痛提示有炎症存在，如胰腺炎、阑尾炎或憩室炎，其中胰腺炎的疼痛部位较后两者固定。排除病因无咳嗽、呼吸困难及心血管疾病症状，肺部及心脏疾病可以排除。急性肝炎或急性胆囊炎的疼痛位于腹部上1/4处，并且很少引起休克，而胰腺炎、溃疡穿孔或肠系膜病变常引起休克。在这些疾病中，胰腺炎的诊断与该患者的临床表现最相符。正常的胸部X线检查结果和心电图检查结果排除了肺部及心脏疾病。肠穿孔会在膈肌下出现明显的游离气体，而该患者的X线检查并未见到。

实验检查分析：血糖水平仅轻微高于正常上限与糖尿病酮症酸中毒不符，而很可能与休克引起的交感神经兴奋有关。患者入院检查中血钾降低，这可能与呕吐过程中钾丢失有关。血清淀粉酶是最有价值的指标：它确立了胰腺炎的诊断。但是，值得注意的是，在某些急性状况下血清淀粉酶会中度升高，但是通常不超过正常上限的3～5倍，例如：胆道梗阻、胆囊炎、十二指肠溃疡穿孔、肠梗阻、阑尾炎、肠扭转、酮症酸中毒、肠系膜缺血、主动脉瘤以及其他一些疾病，这些都不太容易与胰腺炎混淆。另一方面，在某些胰腺炎病例中，血清淀粉酶会轻度、短暂升高，甚至处于正常水平。因此既不能据此排除胰腺炎诊断，也不能认为血清淀粉酶的水平与病情的严重程度成正比。尿淀粉酶比血清淀粉酶持续的时间稍长一些，通常被认为是急性胰腺炎较敏感的指标，但它并不比血清淀粉酶更具有诊断价值。轻度低氧血症是由于腹部活动受损，膈肌运动受限导致换气不足引起。pH、碳酸氢盐降低，提示患者为已被呼吸性碱中毒部分代偿的代谢性酸中毒，这可能是组织灌注不足或细胞自身溶解释放 H^+ 所致。血清钙反复检查的结果应低于正常值下限，并有逐渐降低的趋势，这是因为三酰甘油溶解后产生皂化钙的结果。

第五节　钙、磷与骨代谢异常检测

一、钙、磷的分布与生理功能

血钙几乎全部存在于血浆中，正常人血钙波动甚小，保持于2.25～2.58mmol/L[(10±1)mg/dl或4.5～5.5mEq/L]。血浆钙分为可扩散钙和非扩散钙两大类。非扩散钙指与蛋白质(主要是白蛋白)结合的钙，约占血浆总钙的40%，它们不通透毛细血管壁，也不具有前述生理功用。血浆(清)钙的60%是可扩散钙，其中一部分(占血浆总钙的15%)是复合钙，即是与枸橼酸、重碳酸根等形成不解离的钙。发挥血钙生理作用的部分是离子钙，占总钙的45%，非扩散钙与离子钙之间可以互相转化。目前已可应用离子选择电极等方法直接测定血清中离子钙的浓度，其正常参考值为1.1～1.34mmol/L。血清pH对血钙浓度有显著影响，酸中毒时蛋白结合钙向离子钙转化；碱中毒时，血浆离子钙浓度降低，此时虽血浆总钙含量无改变，亦可出现抽搐现象。

血液中的磷以有机磷和无机磷两种形式存在。有机磷酸酯和磷脂存在于血细胞和血浆中，含量甚大，血磷通常指血浆中的无机磷，正常人血浆无机磷含量为成人0.97～1.61mmol/L，婴儿为1.3～2.3mmol/L。血浆磷的浓度不如血浆钙浓度稳定，新生儿血磷约为1.8mmol/L，6个月婴儿可升高至2.1mmol/L，此后随年龄增长又逐步下降，15岁时达成人水平。儿童时期血磷高是由于儿童处于成骨旺盛期，碱性磷酸酶活性较高所致。成年人血磷也有一定的生理变动，进食、摄糖、注射胰岛素和肾上腺素等情况下，由于细胞内磷的利用增加，也可引起血磷降低。血钙与血磷之间也有一定的浓度关系，正常人钙、磷浓度(mg/dl)的乘积在36～40之间，病理条件下此值可高于40或低于36。

二、钙、磷代谢与调节

(一) 概述

正常成人日摄入钙量在0.6～1.0g之间。发育期儿童、少年、孕妇及授乳妇女需较多的钙。乳酸、氨基酸及胃酸等酸性物质有利于 $Ca_3(H_2PO_4)_2$ 的形成，因此能促进钙的吸收。食物中钙磷比例对吸收也有一定影响，Ca∶P＝2∶1时吸收最佳。

钙通过肠管及肾排泄。由消化道排出的钙一部分是未吸收的食物钙，另一部分是肠管分泌的钙(每日可达600mg)，分泌的钙量可因摄入高钙膳食而增加，严重腹泻排钙过多可导致缺钙。经肾排泄的钙占体内总排钙量的20%。每日由肾小球滤出约10g钙，其中约一半在近曲小管被重吸收，1/5在髓袢升段被吸收，其余在远曲小管和集合管被吸收，尿中排钙量只占滤过量的1.5%(约150mg)。尿钙的排出量受血钙浓度的直接影响，血钙低于2.4mmol/L(7.5mg/dl)时尿中无钙排出。肾是排泄磷的主要器官，肾排出的磷占总磷排出量的70%，30%由粪便排出。每天经肾小管滤过的磷可达5g，约85%～95%被肾小管(主要是近曲小管)重吸收。

笔记栏

（二）钙磷代谢的调节

钙、磷代谢的吸收与排泄、血钙与血磷的水平、机体各组织对钙磷的摄取利用和储存等都是在活性维生素D、甲状旁腺激素及降钙素这三种激素的调节下进行的。

1. 甲状旁腺素 甲状旁腺素(parathyroid-hormone,PTH)是由甲状旁腺的主细胞合成并分泌的一种单链多肽。PTH的合成与分泌受细胞外液 Ca^{2+} 浓度的调节，血钙浓度低(如降至1.3mmol/L)时可明显促进PTH的合成与分泌；血钙浓度高(如达3.9mmol/L)则抑制PTH的合成与分泌。血钙在1.3～3.9mmol/L范围内，血钙浓度与PTH分泌呈负相关关系。

PTH是维持血钙正常水平的最重要的调节因素，它有升高血钙、降低血磷和酸化血液等作用，其主要靶器官是骨、肾小管，其次是小肠黏膜等。

PTH对骨的作用：骨是最大的钙储存库，PTH总的作用是促进溶骨，提高血钙。PTH对破骨细胞的作用是使细胞内 Ca^{2+} 浓度增加，进而促使溶酶体释放各种水解酶；另一方面抑制异枸橼酸脱氢酶等酶活性，使细胞内异枸橼酸、枸橼酸、乳酸、碳酸及透明质酸等浓度增高，促进溶骨。

PTH对肾的作用：主要是促进磷的排出及钙的重吸收，进而降低血磷，升高血钙。它作用于肾远曲小管和髓袢上升段以促进钙的重吸收；抑制近曲小管及远曲小管对磷的重吸收，使尿磷增加。此外，PTH促进肾活性维生素D的形成，它能促进肾25-(OH)-$VitD_3$ lα-羟化酶的活性增高，从而促进25-(OH)-$VitD_3$ lα-羟化作用。

PTH对小肠的作用是促进肠管对钙的重吸收，这一作用是通过活性维生素D来实现的。PTH刺激肾25-(OH)-$VitD_3$ lα-羟化酶，促进lα,25-(OH)-$VitD_3$的生成，后者作用于小肠，促进小肠对钙和磷的吸收。

2. 降钙素 降钙素(calcitonin,CT)是由甲状腺滤泡旁细胞(parafollicularcell,C细胞)合成、分泌的一种单链多肽激素。当血钙增高时，降钙素及下钙素等分子分泌，下钙素能增强降钙素降低血钙的作用，血钙低于正常时CT分泌减少。CT作用的主要靶器官是骨、肾和小肠。CT对骨的作用是抑制破骨细胞活性，从而抑制骨基质的分解和骨盐溶解，同时抑制破骨细胞的生成，还有使间质细胞转变为成骨细胞的作用，结果促进骨盐沉淀，降低血钙。此外，它还抑制肾小管对磷的重吸收，以增加尿磷，降低血磷。

3. 维生素D 天然存在的维生素D有两种，即维生素 D_2(麦角钙化醇，erqocalciferol)及维生素 D_3(胆钙化醇，cholecalciferol)。维生素 D_2 及 D_3 具有相同的生理作用，且都必须在体内进行一定的代谢转变，成为活化型后才能发挥其生物学作用，肝和肾是维生素D活化的主要器官。肝细胞微粒体中有维生素 D_3-25-羟化酶系，可在NADPH、O_2 和 Mg^{2+} 参与下将维生素 D_3 羟化生成25-(OH)-$VitD_3$。再与血浆中特异的 α_2-球蛋白(D结合蛋白)结合，运输至肾，在肾近曲小管上皮细胞线粒体中的25$(OH)_2$-$VitD_3$ lα-羟化酶系的催化下，羟化生成lα,25$(OH)_2$-$VitD_3$。后者具有较强的生理活性，其活性比维生素 D_3 高10～15倍，被视为维生素D的活化型，并被当作激素。

无机磷可抑制25$(OH)_2$-$VitD_3$-1α-羟化酶系的活性，故当血磷降低时可促进1,25$(OH)_2$-$VitD_3$的生成，血磷正常或增高时，25-(OH)-D_3-1α-羟化酶系活性降低。甲状旁腺激素亦可促进1α,25$(OH)_2$-$VitD_3$的生成；而降钙素则抑制此过程。活性维生素 D_3 作用的靶器官主要是小肠、骨和肾。

对小肠的作用：1α,25$(OH)_2$-$VitD_3$ 具有促进小肠对钙、磷的吸收和转运的双重作用，即促进肠黏膜细胞膜对钙的通透、细胞内的结合及转运，同时还能促进小肠黏膜细胞对磷的吸收。

对骨的作用：1α,25$(OH)_2$-$VitD_3$ 对骨的直接作用是促进溶骨。

对肾的作用：1α,25$(OH)_2$-$VitD_3$ 对肾小管上皮细胞的作用是促进对钙、磷的重吸收。

在正常人体内，通过PTH、CT、1α,25$(OH)_2$-$VitD_3$ 三者的相互制约，相互协调，以适应环境变化，保持血钙浓度的相对恒定。现将上述三种激素对钙磷代谢的影响列于表5-22-2。

表5-22-2 三种激素对钙磷代谢的影响

激素	肠钙吸收	溶骨作用	成骨作用	肾排钙	肾排磷	血钙	血磷
PTH	↑	↑↑	↓	↓	↑	↑	↓
CT	↓(生理剂量)	↓	↑	↑	↑	↓	↓
1α,25$(OH)_2$-$VitD_3$	↑↑	↑	↑	↓	↓	↑	↑

三、钙、磷的测定与临床意义

（一）高钙血症

高钙血症是由于过多的钙进入细胞外液，超过了细胞外液钙浓度调节系统的调节能力或钙浓度调节系统的异常所致。较多见的是恶性肿瘤，其次是原发性甲状旁腺功能亢进症。

（1）原发性甲状腺功能亢进和PTH异位分泌这两种情况都造成PTH过多，促进溶骨作用，又促进了维生素D的活化，间接地促进了肠管对钙的吸收，引起高钙血症。

（2）恶性肿瘤骨转移是引起血钙升高的最常见的原因。65%的乳腺癌患者有骨转移，多发性骨髓瘤和Burkitt淋巴肉瘤亦多有骨转移。这些肿瘤细胞可分泌破骨细胞激活因子，这种多肽因子能激活破骨细胞。

（3）维生素D中毒，治疗甲状旁腺功能低下或预防佝偻病而长期服用大量维生素D可造成维生素D中毒，高钙高磷血症引起头痛恶心等一系列症状及软组织和肾的钙化。

（4）甲状腺功能亢进甲状腺素具有溶骨作用，中度甲亢患者约15%～20%伴有高钙血症。

（二）低钙血症

（1）甲状旁腺功能低下可由于PTH的分泌减少、骨中破骨细胞减少、成骨细胞增加，造成一时性低钙血症。低镁血症时PTH的分泌减少，也可由于引起PTH靶器官对PTH反应低下而造成低钙血症。食物中维生素D缺少或紫外线照射不足可引起维生素D缺乏性佝偻病。

（2）急性胰腺炎时机体对PTH的反应性降低，CT和胰高血糖素分泌亢进。

（3）肾功能不全时由于肾功能低下而造成活性维生素D产生不足，结果PTH对溶骨的促进作用降低，造成低钙血症。

（三）高磷血症

高磷血症（hyperphosphoremia）主要是由于肾排出减少，溶骨作用亢进，磷摄入过多，磷向细胞外移出及细胞破坏等原因所造成。

（1）摄入磷过多，磷向细胞外移出或组织破坏（呼吸性酸中毒、糖尿病性酮症、酸中毒、乳酸性酸中毒），肾排磷减少（肾功能不全、甲状旁腺功能低下、甲状腺功能亢进症、肢端肥大症）等，急、慢性肾功能不全肾小球滤过率在20～30ml/min以下时，肾排磷减少，血磷上升，血钙降低，PTH的分泌增多。

（2）甲状旁腺功能低下，尿排磷减少，导致血磷增高。

笔 记 栏

（3）维生素D中毒由于维生素D的活性促进溶骨，并促进小肠对钙、磷的吸收以及肾对磷的重吸收，因而维生素D中毒时伴有高磷血症。

（4）甲状腺功能亢进同时出现高钙血症与高磷血症，这与溶骨作用亢进有关。

（5）肢端肥大症活动期可出现高磷血症。生长激素可促进小肠对钙的重吸收，增加尿钙排出，减少尿磷排泄，导致血磷增高。

（四）低磷血症

（1）甲状旁腺功能亢进症无论是原发性或继发性均可使PTH过多，无机磷随尿排出增多，造成低磷血症。

（2）维生素D摄入减少或肾1α-羟化酶受抑制，1α，25-$(OH)_2$-$VitD_3$合成不足，均可引起小肠磷吸收降低，尿排磷增加，导致低磷血症。

（3）肾小管性酸中毒时由于H^+排出受阻导致钙磷代谢障碍，出现骨软化症、肾钙化、肾结石等。酸中毒可抑制肾小管对钙的重吸收，出现低钙血症、高PTH和低磷血症。Fanconi综合征表现为高钙血症、低磷血症和高碱性磷酸酶血症。

四、骨代谢标志物测定

（一）反映骨形成的生化指标

1. 血清总碱性磷酸酶（TALP）**和骨碱性磷酸酶**（BALP）　碱性磷酸酶（alkaline phosphatase，ALP），是一种磷酸单酯酶，在体内主要分布于骨骼、肝、肾、小肠和肺等组织中。血清碱性磷酸酶50%来源于骨。其余50%主要来自肝脏。骨骼中的碱性磷酸酶是由成骨细胞分泌，主要集中在骨化部位，即在骨骺线和骨膜下。骨的碱性磷酸酶是骨形成的特异性指标物，半衰期为1～2天。骨质疏松患者的碱性磷酸酶减少极为少见，绝大多数是血清碱性磷酸酶活性增高。骨碱性磷酸酶与肝型碱性磷酸酶不同，一般实验室方法主要反映肝型碱性磷酸酶。为了鉴别肝胆疾病和成骨细胞活性增高的骨病，最好做碱性磷酸酶同功酶测定。当然肝功能正常时，血清碱性磷酸酶也能反映成骨细胞的功能。

碱性磷酸酶减少极少见，极大多数骨病碱性磷酸酶增高。血清碱性磷酸酶和骨碱性磷酸酶增高常见于甲状腺功能亢进、甲状旁腺功能亢进、骨转移癌、佝偻病、软骨病、骨折、畸形性骨炎、氟骨症、高骨转换型的骨质疏松患者。肝胆疾病时，血清总碱性磷酸酶升高，骨碱性磷酸酶正常。绝经期后碱性磷酸酶增高，但不超过正常值的一倍。骨碱性磷酸酶也可用于骨转移癌患者的病程和治疗效果的监测。

2. 骨钙素（bone glaprotein，BGP）　骨钙素

是在骨中含量十分丰富的非胶原蛋白，其总量占骨组织中非胶原蛋白的15%～20%。骨钙素由成骨细胞合成和分泌，与羟磷灰石有较强的亲和力，约50%沉着于骨基质，其余50%进入血循环。骨钙素的主要生理功能是维持骨的正常矿化速率，抑制异常的羟基磷灰石结晶的形成，抑制软骨矿化速率。血中骨钙素的半衰期约5分钟。骨钙素是反映骨代谢状态的一个特异和灵敏的生化指标，监测血中骨钙素的浓度，不仅可以直接反映成骨细胞活性和骨形成情况，而且对观察药物治疗前后的动态变化有一定的参考价值。

骨钙素升高常见于儿童生长期、肾性骨营养不良、畸形性骨炎、甲状旁腺功能亢进、甲状腺功能亢进、骨折、高转换率的骨质疏松患者、骨转移癌、低磷血症、肾功能不全等。骨钙素降低常见于甲状旁腺功能减退、甲状腺功能减退、肝病、孕妇、长期应用肾上腺皮质激素治疗等。

3. Ⅰ型胶原前肽 Ⅰ型胶原前肽是最常见的骨胶原，是骨基质的重要组成部分，几乎组成总蛋白部分的90%。在骨中的胶原是由成骨细胞以前胶原的形式合成的，前胶原形成胶原纤维时从前胶原分子上裂解出两种Ⅰ型胶原前肽：即前胶原羧基端肽（PICP）和前胶原氨基端肽（PINP），每合成一个胶原分子，就会有一个分子的PICP或PINP产生。因此，测定其在血中的水平，可反映骨形成情况。虽然Ⅰ型胶原前肽也可由其他的来源而增加。大部分非骨骼组织比骨骼翻新慢，而且进入循环前肽池的量极微。因此，血清中Ⅰ型胶原前肽水平在一定范围内是反映成骨细胞活动和骨形成以及反映Ⅰ型胶原合成速率的特异指标。另外，成人PINP与PICP处于等量水平，儿童PINP含量比PICP高2～3倍，说明儿童对PICP的代谢较快。

PICP增高常见于儿童发育期、妊娠最后3个月、骨肿瘤，特别是前列腺癌骨转移、畸形性骨炎、酒精性肝炎、肺纤维化等。PICP在绝经期后骨质疏松患者经雌激素治疗6个月后可降低30%，但其降低的机制尚不清楚。许多学者对PICP在代谢性骨病诊断中的价值持怀疑的态度，多数意见认为血清PINP水平诊断意义更大。

（二）反映骨吸收的生化指标

1. 血浆抗酒石酸酸性磷酸酶（tartratercsistant acid phosphatase，TRAP） 酸性磷酸酶（acid phosphatase，AP）主要存在于骨、前列腺、溶酶体、红细胞、血小板和脾脏中。血浆抗酒石酸酸性磷酸酶主要存在于破骨细胞，而成骨细胞和骨细胞中含量甚少。当骨吸收时，TRAP由破骨细胞释放入血循环中，所以血浆中TRAP水平被认为是骨吸收的一项生化指标，主要反映破骨细胞活性和骨吸收状态。血浆抗酒石酸酸性磷酸酶增高见于原发性甲状旁腺功能亢进、慢性肾功能不全、畸形性骨炎、骨转移癌、卵巢切除术后、高转换率的骨质疏松患者。血浆抗酒石酸酸性磷酸酶降低见于骨吸收降低的疾病，如甲状旁腺功能降低。

2. 尿羟脯氨酸（hydroxyproline，HOP） 尿羟脯氨酸是体内胶原代谢的终产物之一，其中一半来自骨胶原的破坏，还有一部分来自骨以外的各种胶原组织及饮食中胶原的破坏。尿中HOP排出的量可以反映骨吸收和骨转换程度，但不特异。尿羟脯氨酸增高见于儿童生长期、甲状旁腺功能亢进、骨转移癌、慢性肾功能不全、畸形性骨炎、高转换率的骨质疏松患者、佝偻病和软骨病。尿羟脯氨酸是由合成的胶原退变而来。所以，尿羟脯氨酸能在其他组织如皮肤及弹性蛋白的代谢释放物等中发现，某些添加剂如凝胶内含有大量的尿羟脯氨酸。因此，尿羟脯氨酸指标特异性较差。此外，羟脯氨酸在排入水前，大部分已降解，尿羟脯氨酸也缺乏灵敏性。

案例 5-22-7

60岁男性，患者。体检时发现高钙血症，临床和X线检查未见异常。颈部检查未发现甲状旁腺异常。实验室生化结果：(1)血浆：Na^+ 142mmol/L；K^+ 3.6mmol/L；Cl^- 110 mmol/L；HCO_3^- 29mmol/L；Urea 6.5mmol/L；PO_4^{3-} 0.75mmol/L；Ca^{2+} 2.92mmol/L；ALP 72 mmol/L；Alb 5g/L。(2)尿液(24h)：Ca^{2+} 7.0 mmol/24h。这以后三年，患者一直处于高血钙，后来发展为肾结石，因此到医院作进一步检查。结果：(1)血液 Ca^{2+} 2.89mmol/L；PO_4^{3-} 0.60mmol/L；ALP 67U/L；PTH 8.0mmol/L；Cl^- 100mmol/L。(2)尿液：Ca^{2+} 7.2mmol/24h，骨骼X线检查显示骨膜下侵蚀影像。进一步颈部检查揭示胸骨切迹上甲状旁腺腺瘤。

问题：

1. 患者应考虑何诊断？
2. 患者的诊断依据有哪些？

案例 5-22-7 分析

患者应诊断为原发性甲状旁腺功能亢进。该类患者有以下诊断依据：

1. 长时间的中水平高钙血症。
2. 尿钙水平正常；发展为肾结石。
3. 血浆磷水平正常(50%甲状旁腺功能亢进患者的血浆磷水平正常)。
4. 血浆氯水平升高。
5. 血浆ALP正常(约50%甲状旁腺功能亢进患者的血浆ALP活性正常)。
6. 血浆PTH轻微升高。
7. 诊断主要依赖临床和放射学检查。

笔记栏

第六节 水、电解质平衡与酸碱平衡紊乱的检测

一、血清钾、钠、氯的测定

(一) 钾的测定

人体全身总钾量约为50mmol/kg,女性由于脂肪较多,体钾总量相对较少,约占总量98%的钾分布在细胞内。钾是维持细胞新陈代谢、调节体液渗透压、维持酸碱平衡和保持细胞应激功能的重要电解质之一。影响血钾浓度的因素有:①某种原因引起K^+自细胞内移出到细胞外液时,则血钾浓度会增高;②细胞外液受到稀释时,则血钾浓度降低;③钾总量是影响钾浓度的主要因素,如钾总量过多,往往血钾过高,缺钾则伴有低血钾,若细胞内钾向细胞外大量释放或血浆明显浓缩的情况下,钾总量即使正常甚至缺钾时也可能出现高血钾;④体液酸碱平衡紊乱,必定会影响到钾在细胞内外液的分布以及肾排钾量的变化。

【方法】

常用方法:①离子选择电极法(常用);②火焰光度法;③酶法测定。

【参考值】

3.5 ～ 5.5mmol/L。

【临床意义】

1. 血清钾增高

(1) 排出减少:急性肾衰少尿期、慢性肾衰、醛固酮缺乏,应用抗醛固酮利尿剂,原发性肾小管排钾功能缺陷。

(2) 入量过多:高钾饮食、静脉注入大量钾盐、输入长期库存血,超过肾排泄能力或肾排钾功能降低时更易发生。

(3) 细胞内钾外移:严重溶血或组织损伤,红细胞或肌肉组织内钾大量释放至细胞外液,家族性高血钾性周期性麻痹、洋地黄中毒、糖尿病胰岛素缺乏、酸中毒。

2. 血清钾降低

(1) 丢失增加:急性肾衰利尿期、各种损伤肾小管的疾病,肾上腺皮质功能亢进、原发性醛固酮增多症、长期应用皮质激素或发生能分泌促肾上腺皮质激素的肿瘤、排钾的药物,吸收不良、严重呕吐、腹泻、胃肠减压、引流等所致的经胃肠丢失;某些慢性消耗性疾病(如恶性肿瘤),由于细胞分解过多,大量钾从尿液排出;代谢性碱中毒;大量出汗。

(2) 入量过少:长期低钾饮食、禁食或厌食等。

(3) 在体内分布异常:①细胞外钾内移:糖尿病酮症酸中毒恢复期,大量应用胰岛素促使葡萄糖被利用或形成糖原时未同时补钾,细胞外钾大量移入细胞内以保持细胞内、外的相对平衡,结果使血清钾降低;低钾性周期麻痹患者,发作时细胞外钾可转入细胞内,发生低钾血症。急性碱中毒时细胞外液的钾急剧转入细胞内,引起低钾血症。②细胞外液稀释:心功能不全、肾性水肿或大量输入无钾盐液体,细胞外液被稀释,血清钾降低。

(4) 棉籽油性低钾麻痹症:产棉区较多见,且在同一地区多人同时发病,其特点是血清钾明显降低,四肢肌肉迟缓性麻痹,严重时呼吸肌麻痹。病因可能与食用粗制的生棉籽油有关,发病机制尚未完全清楚。

(二) 钠的测定

Na^+是细胞外液最多的阳离子,对保持细胞外液容量、调节酸碱平衡、维持正常渗透压和细胞生理功能有重要意义。体内可交换的钠总量是细胞外液渗透压的主要决定因素,故钠平衡紊乱常伴有水平衡紊乱。水与钠的正常代谢及平衡是维持人体内环境稳定的重要因素。

【方法】

同钾的测定方法。

【参考值】

135～145mmol/L。

【临床意义】

1. 血清钠降低 当血清钠<130mmol/L应考虑低钠血症。常见原因如下:

(1) 缺钠性低钠血症:体液丢失时失钠多于失水,如肾脏丢失:慢性肾功能不全多尿期、大量应用利尿剂;胃肠丢失:严重呕吐、腹泻或胃肠引流、造瘘后,使消化液丢失过多,只补充水、未补充钠。皮肤黏膜丢失:出汗过多,大面积烧伤时血浆大量外渗而丢钠过多,只补充水、未补充钠,广泛炎性渗出如大叶肺炎时,肺泡内渗出物中亦含大量钠离子。医源性丢失:体腔液穿刺术抽出大量液体可丢钠,严格限制钠盐摄入也可使血钠降低。

(2) 稀释性低钠血症:潴水多于钠,常见于慢性心功能不全、肝硬化失代偿期、急慢性肾功能不全少尿期,肾排水功能不良,ADH(抗利尿激素)分泌过多,如抗利尿激素分泌不当综合征。渗透性调节:高血糖或使用甘露醇等时,细胞外液呈高渗,使细胞内液外渗,血钠降低;机体缺钾时钠移入细胞内亦可引起低钠血症。精神性烦渴摄入水过量。

(3) 消耗性低钠血症:发病机制未明,可能是细胞内蛋白质分解消耗,细胞内液渗透压降

笔记栏

低，水从细胞内移至细胞外，使细胞外液水量增加引起；亦有认为是由于机体"恒渗压器"被重调所致。表现为轻度低血钠，尿钠与尿氯正常。多由于肺结核、癌瘤、肝硬化等晚期慢性疾病引起，营养不良、老年衰弱等亦可发生。

(4) 假性低血钠：高三酰甘油、高血浆蛋白血症时，由于这些成分占据了自由水的体积而造成测定误差，引起假性低血钠。

2. 血清钠增高 当血钠＞150mmol/L时应考虑高钠血症。原因如下：

(1) 水摄入不足：水源断绝，进食吞咽困难，昏迷，精神病或下丘脑损伤失去口渴感，造成严重脱水。

(2) 水丢失过量：大汗、烧伤、呕吐及长期腹泻、糖尿病性多尿、胃肠引流及医源性丢失，包括人工透析、溶质性利尿、输注高张糖、鼻饲高蛋白后给水不足及尿崩症时肾脏排尿增加。

(3) 补盐过多。

(4) 内分泌原因：肾上腺皮质功能亢进，原发或继发性醛固酮增多症，肾小管排钾保钠，使血钠增高。

(三) 氯测定

【方法】

常用方法有：①硝酸汞滴定法；②库仑滴定法；③离子选择电极法(最常用)；④硫氰酸汞比色法。

【参考值】

95～105mmol/L。

【临床意义】

(1) 变化与钠基本平行。

(2) 和 HCO_3^- 相反：在代谢性酸中毒时，细胞外液的 HCO_3^- 减少，血氯升高，代谢性碱中毒时，细胞外液的 HCO_3^- 过多，血氯降低。

二、血液气体分析

生命的基本特征是不断地从环境中摄入营养物、水、无机盐和氧气，同时又不断地排出废物、呼出二氧化碳。机体需要氧气用于体内的氧化过程，并主要用于能量代谢。有无氧或少氧状态下，能量释放不完全，O_2 被机体利用的过程中，产生了 CO_2 并排出体外，这种消耗 O_2 产生 CO_2 的过程中，均有赖于机体的气体交换系统，血液在气体交换中起有重要的作用。

(一) 血液气体运输

1. 氧的运输 氧的运输能力与 HbO_2 解离曲线密切相关。氧气随空气一道经呼吸作用进入肺部，目前认为大气中氧进入肺泡及其毛细血管的过程为：①大气与肺泡间的压力差使大气中的氧通过呼吸道流入肺泡；②肺泡与肺毛细血管之间的氧分压差促使氧穿过肺泡呼吸表面而弥散进入肺毛细血管，再进入血液，其 O_2 的大部分与Hb结合成氧合血红蛋白(HbO_2)的形式存在，并进行运送，少部分以物理溶解形式存在，均随血流送往全身各组织器官。Hb是运输 O_2 和 CO_2 的主要物质。血氧饱和度＝HbO_2/(Hb＋HbO_2)。影响 O_2 运输的因素：

(1) pH：当血液pH由正常的7.40降至7.20时，Hb与 O_2 的亲和力降低，释放 O_2 增加。

(2) PCO_2：PCO_2 对 O_2 运输的影响与pH作用相同，CO_2 可直接与Hb分子的某些基团结合并解离出 H^+。

(3) 温度：当温度升高时，Hb与 O_2 亲和力变低，释放出 O_2。

(4) 2,3二磷酸甘油酸(2,3-DPG)浓度高低直接导致Hb的构象变化，从而影响Hb对 O_2 的亲和性。

2. CO_2 的运输 血液中 CO_2 的存在形式有三种，即：①物理溶解；②HCO_3^- 结合；③与Hb结合成氨基甲酸血红蛋白($HbNHCOO_3^-$)。CO_2 在血液中的这三种存在形式，实际上也是其三种运输方式。

(二) 血液pH及其运算

1. 溶液pH 人体内的化学反应都是在体液中进行，任何溶液都有酸碱度，即使纯水也是一种微弱的电解质，因为纯水中亦有一小部分的水分子电离成 H^+ 和 OH^- 保持电离平衡，不管 H^+ 浓度与 OH^- 浓度如何改变，$[H^+]$ 与 $[OH^-]$ 的乘积仍等于水的离子积常数Kw。也就是说，向纯水中加酸时，H^+ 浓度增加多少倍，则 OH^- 浓度就降低多少倍。所以，对某种水溶液，只要知道 H^+ 浓度就必然可以求出 OH^- 浓度。习惯上采用 H^+ 浓度来表示溶液的酸碱度，纯水 H^+ 浓度为 1×10^{-7} mol/L，血液 H^+ 为 3.98×10^{-8} mmol/L。由于 H^+ 浓度太低，丹麦学者索楞逊于1909年首先使用 H^+ 浓度的负对数来表示溶液的酸碱度，称为pH；$pH=-lg[H^+]$，用pH表示溶液或血液酸碱度的方法使用方便。

2. 血液pH及运算 血液pH之所以能恒定在较狭窄的正常范围内，主要是体内有一整套调节酸碱平衡的措施。首当其冲的是血液的缓冲作用。血液中的缓冲体系很多，以血浆中 $[HCO_3^-]/[H_2CO_3]$ 体系最为重要。血液pH主要是由 $[HCO_3^-]/[H_2CO_3]$ 缓冲对所决定，据H-H公式运算：

$$pH=pKa+lg[HCO_3^-]/[H_2CO_3]$$

笔记栏

式中 p*K*a 值为 6.1(37℃)。

(三) 血气分析仪分析方法

血标本采集:血气分析标本的收集是极为重要的,若处理不当,将产生很大的误差,甚至比仪器分析的误差还大,因此必须引起足够的重视。血气标本以采动脉血或动脉化毛细血管血为主,只有动脉血才能真实反映体内代谢氧化作用和酸碱平衡的状况。用肝素锂抗凝比肝素好,因为锂含量(3.5%～4.5%)比钠(9.5%～12.5%)少,可减少血中微纤维形成的可能;同时可排除了同一样本测定钠时出现错误的危险,特别是现在一些仪器将血气与电解质测定配套进行,即一份全血既测定血气又测定钠、钾、氯等电解质。

(四) 常用血气分析指标及其意义

主要是通过综合分析来判断,常用的主要血气指标有 pH、$PaCO_2$、HCO_3^-,下面分别介绍:

● pH 和 H^+ 浓度

【定义】

它是反映酸碱度的指标,是$[H^+]$的负对数形式,即 pH=lg1/$[H^+]$, pH 与$[H^+]$有明显的量变关系,pH 越大,$[H^+]$越小,pH 在 7.25～7.45 范围内二者按比例改变,pH 每改变 0.01 个单位,$[H^+]$向相反的方向变动 1mmol/L。

【正常值】

7.35 ～7.45 (平均 7.40)。

【意义】

数值超出 6.8 或 7.8 会危及生命。pH=7.35～7.45,相当于$[H^+]$=45～35mmol/L。

决定 pH 的是 HCO_3^-/H_2CO_3 比值,当其比值为 20/1 时,pH=7.4,所以,pH 正常时不一定有酸碱失衡,pH $\propto HCO_3^-/H_2CO_3=20/1$ 通过代偿调节,HCO_3^-/H_2CO_3二者的值都可能偏离正常值,但只要按比例改变,其比值可以维持在 20/1,pH 就不会发生明显变化,必须结合其他血气指标进行综合判断。因此,pH 只是反映酸碱度的指标,不能完全判断是否有酸碱平衡紊乱的存在,更不能判断其类型,属于呼吸性还是代谢性酸碱失衡。

● 呼吸指标—— 动脉二氧化碳分压($PaCO_2$)

【定义】

血浆中物理溶解状态的 CO_2 分子所产生的张力。

【正常值】

33～46mmHg,平均 40mmHg。

【意义】

它是唯一的呼吸指标,由 $PaCO_2$原发性改变所引起的酸碱平衡紊乱,称呼吸性酸碱平衡紊乱。因为 $PaCO_2=P_ACO_2$,所以 $PaCO_2$可反映肺泡通气情况,当 $PaCO_2$ ↑ 时,会有 H_2CO_3 ↑,$PaCO_2$间接反映了血中 H_2CO_3的含量。

pH↑←|33～46mmHg|→pH↓

呼碱　　　　正常　　　　呼酸

● 代谢指标:主要是 HCO_3^-,此外还有 BB、BE

● HCO_3^-(包括 AB 和 SB)

【定义】

(1) AB(actual bicarbonate):实际碳酸氢盐,指隔绝空气的血液标本,在实际 $PaCO_2$、体温和血氧饱和度条件下所测得的血浆 HCO_3^- 浓度。它没有排除呼吸因素的影响,就是说 $PaCO_2$ ↑或↓,都会使 AB 发生改变。所以说,AB 反映了呼吸和代谢两方面因素。

(2) SB(standard bicarbonate):标准碳酸氢盐,指全血在标准条件下(T38℃,血氧饱和度100%,$PaCO_2$ 40mmHg)测得的血浆 HCO_3^- 浓度。它排除了呼吸因素的影响,仅反映代谢因素,也就是说通过标化后,血浆的 $PaCO_2$不是实际状况,而是在正常值 40mmHg 时,才测血浆 HCO_3^- 浓度。因此,SB 不受 $PaCO_2$的影响。

【正常值】

SB 22 ～ 27mmol(平均 24mmol),AB=SB(正常情况下,$PaCO_2$=40mmHg)。

【意义】

代酸←|22～27mmol/L|→代碱

正常

AB 和 SB 的差值反映了呼吸因素,所以 AB>SB 时,$PaCO_2$ ↑,说明有 CO_2潴留,有呼酸;AB<SB 时,$PaCO_2$ ↓,说明有 CO_2 排出过多,有呼碱。

● 缓冲碱(buffer base, BB)

【定义】

在标准状态下,血液中一切具有缓冲作用的负离子的总和。包括 HCO_3^-、血浆蛋白、磷酸盐等。

【正常值】

45～52mmol/L(平均 48mmol/L),正好是 SB 的两倍。

笔 记 栏

【意义】

反映代谢性因素的指标，临床上应用较少（作一般了解）。

● 碱剩余（base exess，BE）

【定义】

在标准条件下（T38℃、血氧饱和度100%、$PaCO_2$ 40mmHg），用酸或碱滴定全血标本至pH=7.40时所需的酸或碱的量（mmol/L）。

【正常值】

-3.0～+3.0mmol/L。

	7.35	7.40	7.45	
代酸	-3	0	+3	代碱

【意义】

也就是说：把pH=7.4时的值，确定为0，无需加酸或碱，机体的碱含量不多不少；如果用酸滴定，说明血液已碱化，有代碱存在，为碱剩余，用正值；如果用碱滴定，说明血液已酸化，有代酸存在，为碱缺失，用负值。

● 几个指标间的关系

pH，$PaCO_2$，HCO_3^- 这几个主要的血气指标，它们之间有什么关系？它们之间的关系，可用一个公式来表示，这就是著名的Henderson-Hasselbalch方程式。这个公式是我们进行血气分析的理论基础，一定要理解透，要熟记它们的关系式，它对我们下面分析酸碱失衡非常有用（关系式：$pH \propto HCO_3^-/PaCO_2$）。

● 阴离子间隙（anion gap，AG）

如果pH，$PaCO_2$，HCO_3^- 都正常，还有没有酸碱失衡？答案是不一定的，要看AG，这个指标过去不重视，近几年来，在血气分析指标中，经常测定电解质，计算阴离子间隙来判断酸碱失衡。

【定义】

血浆中未测定的阴离子（undetermined anion，UA）与未测定的阳离子（undetermined cation，UC）的差值，即AG=UA-UC。已测的阳离子指 Na^+，占90%。未测的阳离子指 K^+、Ca^{2+}、Mg^{2+} 等（解释 K^+ 的情况），阳离子总数应是 Na^+ + UC。而主要的阴离子是 Cl^- 和 HCO_3^-，为已测的阴离子，占85%，其余部分如，SO_4^{2-}、HPO_4^{2-} 有机酸，蛋白质等，则为UA，阴离子总数应为（Cl^- + HCO_3^-）+UA。根据电中性定律，血液中阴阳离子的总电荷151mEg/L应是相等的。也就是说，应有：Na^+ + UC=（Cl^- + HCO_3^-）+UA，移项 Na^+ -（Cl^- + HCO_3^-）=UA-UC。

【正常值】

AG=UA-UC= Na^+ -（Cl^- + HCO_3^-）=140-（104+24）=12±2mmol/L

【意义】

意义为：①AG↓意义不大，常见于低蛋白血症或细胞外液稀释；②AG↑，有重要的临床意义，可帮助区分代谢性酸中毒的类型，如AG>16，一定有代酸（即使没有 HCO_3^- 的降低）。AG↑有很多原因：主要见于乳酸酸中毒、酮症酸中毒、尿毒症、水杨酸中毒等引起的代酸。

三、酸碱平衡失调的判断

案例 5-22-8

男性，46岁。因满腹疼痛以急性腹膜炎入院。入院后做血液分析、尿液分析、粪常规、血气分析、肾功能检查确诊为急性弥散性腹膜炎。急诊开腹探查，术中发现弥散性腹膜炎是阑尾脓肿破裂所致，手术中切除阑尾，并做腹腔引流。术后患者胃肠减压五天后，又出现手麻、神志不清楚、血压下降、呼吸28次/分钟。实验检查血pH 7.54、PCO_2 6.44kPa、BE^+ 10.6 mmol/L、HCO_3^- 40 mmol/L、K^+ 3.2 mmol/L、Na^+ 142 mmol/L、Cl^- 105 mmol/L，尿液pH呈酸性。诊断为低血钾性酸中毒。经补钾、生理盐水及多次补充新鲜血浆，症状明显好转，再次检验：血pH 7.44、PCO_2 5.7kPa、BE^+ 3.0 mmol/L、HCO_3^- 28 mmol/L、K^+ 4.2 mmol/L、Na^+ 148 mmol/L、Cl^- 105 mmol/L。

问题：

1. 患者属于何种类型的酸碱平衡紊乱？
2. 在此酸碱平衡紊乱中肾脏是如何发挥作用的？

案例 5-22-8 分析

该患者因较长时间减压，胃肠液丢失，尤其是 K^+ 的丢失过多，肾小管分泌 K^+ 减少，即 K^+-Na^+ 交换减弱，而 H^+-Na^+ 交换占优势，排 H^+ 过多，使血pH升高，为代谢性碱中毒表现。同时又造成 $NaHCO_3$ 在血中增加，另外，该患者也有 HCO_3^- 的丢失，而 K^+ 的丢失更为严重，泌 K^+ 减少而泌 H^+

笔记栏

增加，造成低血K^+碱中毒，尿液呈酸性。胃肠减压停止，由于K^+的补充，使血K^+得到补充，肾脏的K^+-Na^+交换和K^+-Na^+交换恢复到正常，从而使患者酸碱平衡恢复到正常状态，病情逐渐好转。

正常人血液的酸碱度即pH始终保持在pH 7.35～7.45之间，其变动范围很小。血液酸碱度的相对恒定是机体进行正常生理活动的基本条件之一。正常状态下，机体有一套调节酸碱平衡的机制，只有在严重情况下，机体内产生或丢失的酸碱过多超过机体调节能力，或机体对酸碱调节机制出现障碍时，进而导致酸碱平衡失调。

如果血浆HCO_3^-/H_2CO_3比值<20/1，pH有低于正常下限(7.35)的倾向或<7.35，称为酸中毒(Acidosis)。由于HCO_3^-/H_2CO_3比值>20/1，pH高于正常上限(7.45)或>7.45，称为碱中毒(Alkalosis)。根据酸碱紊乱产生的原因，又可进一步分类，因血浆HCO_3^-水平下降造成的酸中毒，称为代谢性酸中毒(Metabolicacidosis)，HCO_3^-增多产生的碱中毒，称为代谢性碱中毒，如因H_2CO_3增多使血浆pH下降者，称为呼吸性酸中毒(respiratoryacidosis)。因H_2CO_3减少所造成的碱中毒称为呼吸性碱中毒。在发生酸碱紊乱后，机体的调节机制势必加强，以恢复HCO_3^-/H_2CO_3比值到正常水平，此为代偿过程。经过代偿后，如果HCO_3^-/H_2CO_3比值恢复到20/1，血浆pH仍可维持在正常范围，称为代偿型酸碱中毒，属于临床认为的轻型酸碱中毒。如果经过代偿仍不能恢复到正常比值，血浆pH必将发生明显变化，并超出正常值范围，称为失代偿型酸碱中毒。

(一) 酸中毒

1. 代谢性酸中毒 常见原因有：①酸性代谢产物如乳酸酮体等产物增加；②酸性物质排障碍，如肾功能不全，尿液酸化不够；③碱丢物过多，如腹泻或重吸收HCO_3^-障碍。

过多代谢产物如乳酸、酮体进入血液后，机体通过多种途径进行调节，首先是血浆缓冲对HCO_3^-/H_2CO_3的缓冲作用：

$$\text{A(有机酸)}+NaHCO_3 \longrightarrow \text{A}\cdot\text{Na(有机酸钠盐)}+H_2CO_3 \downarrow CO_2+H_2O$$

$$\text{起始}\quad [H^+]\uparrow \longrightarrow \frac{[HCO_3^-](\downarrow\downarrow)}{[H_2CO_3](\text{正常})} < \frac{20}{1}$$

缓冲结果使血浆中HCO_3^-含量减少、CO_2增多、PCO_2升高，经肺调节，刺激呼吸中枢，加快呼吸，排出过多的CO_2。与此同时，肾也进行调节，排酸保碱，以增加HCO_3^-的重吸收，其结果是：

代偿：

$$[H^+]\uparrow \longrightarrow \frac{[HCO_3^-](\downarrow)}{[H_2CO_3](\downarrow)} = \frac{20}{1}$$

血浆中HCO_3^-降低，H_2CO_3也随之降低，在低水平保持$[HCO_3^-]/[H_2CO_3]=20/1$，血$[HCO_3^-]$低于正常水平，pH仍在正常范围，即为代偿型代谢性酸中毒。

如果酸性产物继续增加，并超过肺和肾的调节能力，其结果是：

$$[H^+]\uparrow\uparrow \longrightarrow \frac{[HCO_3^-](\downarrow\downarrow)}{[H_2CO_3](\downarrow)} < \frac{20}{1}$$

失代偿：

此时，血浆pH下降至7.35以下者，称为失代偿型代谢性酸中毒。

肾调节酸碱平衡发挥的作用较晚，然而是极为重要并且是较为彻底的调节措施。肾主要通过H^+-Na交换，K^+-Na^+交换以及排出过多的酸，达到调节的目的。

2. 呼吸性酸中毒 由于肺部病变，使排出的CO_2减少，使CO_2潴留于体内，PCO_2升高，H_2CO_3浓度增加，即：血液pH有降低趋势，严重时，pH<7.35，这种因呼吸原因引起的酸中毒称为呼吸性酸中毒。呼吸性酸中毒患者，由于呼吸功能障碍，此时依赖于肺部再进行调节是不太可能，因此必须依赖于肾脏，排H^+保Na^+作用加强，肾小管回吸收Na^+增加，而$NaHCO_3$也随之吸收加强，补充血中$NaHCO_3$，从而使血中$NaHCO_3$浓度有一定程度的升高，有可能使血pH恢复正常范围，即

代偿：

$$PCO_2\uparrow \longrightarrow \frac{[HCO_3^-](\uparrow)}{[\alpha PCO_2](\uparrow)} = \frac{20}{1}$$

若pH仍在正常范围，仅PCO_2和TCO_2升高，此时称为代偿型呼吸性酸中毒。如病情继续发展严重，H_2CO_3浓度增加，血中PCO_2、TCO_2、H_2CO_3增加，经过代偿，HCO_3^-浓度也在增加，但H_2CO_3浓度增加速度高于HCO_3^-浓度的增长，使血液pH小于7.35，所以称为失代偿型呼吸酸中毒，即：

失代偿：

$$PO_2\uparrow\uparrow \longrightarrow \frac{[HCO_3^-](\uparrow)}{[\alpha PO_2](\uparrow\uparrow)} < \frac{20}{1}$$

呼吸性酸中毒患者，由于肾脏排H^+保Na^+的作用加强，重吸收$NaHCO_3$入血增加，此时，在血HCO_3^-浓度正常情况下使HCO_3^-浓度再升高，并高出正常值，这就是呼吸性酸中毒患者血生化指标的特点即呼吸性酸中毒患者，血

笔记栏

HCO_3^- 浓度是升高而不是降低。

3. 代谢性碱中毒 由于碱性物质进入体内过多或生成过多，或酸性物质产生过少而排出过多引起血浆 HCO_3^- 浓度升高，使血浆 pH 有升高的趋势，称为代谢性碱中毒。临床多见于：

(1) 呕吐：使酸性胃液大量丢失，肠液的 HCO_3^- 重吸收增多。因为正常健康人胃黏膜的壁细胞，借助碳酸酐酶的催化产生 H_2CO_3，再解离为 H^+ 和 HCO_3^-。H^+ 从壁细胞中分泌入胃液与来自血浆中的 Cl^- 结合成盐酸(HCl)，而壁细胞中的 HCO_3^- 则重吸收入血浆与 Na^+ 结合成 $NaHCO_3$。向胃液中每排泌 1 分子 HCl，则血中同时就多吸收 1 分子的 $NaHCO_3$，所以正常人在饭后血中出现暂时性的 $NaHCO_3$ 增高，这种现象称为“碱潮”。肠黏膜上皮细胞同样生成 H_2CO_3，并解离成 H^+ 和 HCO_3^-，HCO_3^- 进入血液，当消化液丢失过多，$NaHCO_3$ 未被 HCl 中和就重吸收，故血浆中 $NaHCO_3$ 含量增加。

(2) 低钾低氯血症：使红细胞和肾小管上皮细胞内 HCO_3^- 进入血浆增多，又由于排 K^+ 保 Na^+ 减弱，排 H^+ 保 Na^+ 加强，从而由肾重吸收入血的 $NaHCO_3$ 增多，导致碱中毒。

(3) 输入碱性药物过多：血浆中 $[HCO_3^-]$ 增加，$[HCO_3]/[H_2CO_3]>20/1$，pH 有升高的趋势，甚至 >7.45，导致如下变化：

$$[HCO_3^-](\uparrow\uparrow) \longrightarrow \frac{[HCO_3^-](\uparrow\uparrow)}{[H_2CO_3](\text{正常})} < \frac{20}{1}$$

代偿：

$$[HCO_3^-](\uparrow) \longrightarrow \frac{[HCO_3^-](\uparrow)}{[H_2CO_3](\uparrow)} = \frac{20}{1}$$

失代偿：

$$[HCO_3^-](\uparrow\uparrow) \longrightarrow \frac{[HCO_3^-](\uparrow\uparrow)}{[H_2CO_3](\uparrow)} > \frac{20}{1}$$

血液生化指标：pH≥7.45，SB 明显升高，TCO_2 显著增加，BE 往正值加大，PCO_2 升高，Cl^- 和 K^+ 减少。由于酸排出减少，$NaHCO_3$ 排出增多，尿为碱性，尿 NH_4^+ 也减少。但是当 K^+ 缺乏时 H^+-Na^+ 交换加强，则有反向酸性尿。

4. 呼吸性碱中毒 由于过度换气，CO_2 排出过多，使血浆 PCO_2 降低，血浆 $[HCO_3^-]/[H_2CO_3]>20/1$，pH 有升高的趋势，这一现象即为呼吸性碱中毒。

$$PCO_2\downarrow\downarrow \longrightarrow \frac{[HCO_3^-](\text{正常})}{[\alpha PO_2](\downarrow\downarrow)} > \frac{20}{1}$$

因血液 CO_2 减少，使 H_2CO_3 浓度降低，CO_2 弥散入肾小管细胞量减少，分泌 H^+ 离子入肾小管腔也减少，H^+-Na^+ 交换减弱，HCO_3^- 回吸收量减少，导致血浆中 $[HCO_3^-]$ 水平也降低，血浆 $[HCO_3^-]/[H_2CO_3]$ 在低水平下保持 20/1，pH 仍在正常范围，此时属于代偿型呼吸性碱中毒，即：

$$PCO_2\downarrow \longrightarrow \frac{[HCO_3^-](\downarrow)}{[\alpha PO_2](\downarrow)} = \frac{20}{1}$$

如果，呼吸仍处于过度换气，CO_2 排出过多，PCO_2 降低，血浆 HCO_3^- 浓度无法与 PCO_2 降低相平衡超过肾脏的代偿能力，其结果造成失代偿型呼吸型呼吸性碱中毒，此时 pH>7.45，即：

失代偿：

$$PCO_2\downarrow\downarrow \longrightarrow \frac{[HCO_3^-](\downarrow)}{[\alpha PCO_2](\downarrow\downarrow)} < \frac{20}{1}$$

呼吸性碱中毒血液生化指标为血浆 pH≥7.45，PCO_2 明显降低，TCO_2 减少，Cl^- 增高。K^+ 轻度降低，AG 轻度增高。

5. 混合性酸碱平衡紊乱 临床上代谢性与呼吸性酸碱中毒，往往可以同时或相继出现，形成混合型酸碱平衡失调。不仅呼吸性与代谢性酸碱中毒可同时存在，甚至酸中毒与碱中毒也可能同时存在。

对于酸碱紊乱的实验诊断，主要依赖于血气分析仪检测系列酸碱指标。除测出血 pH、PCO_2 和 TCO_2 指标外，还可能推算出多项指标，一般有 12～16 项之多。根据这一系列参数，结合患者临床症状，对其酸碱中毒的类型、代偿程度以及治疗经过的观察，几乎有决定性的诊断价值。

如果没有合适的血气分析仪，也可通过有关参数运算出下述指标：

(1) $pH = pKa + \log[c]/\alpha PCO_2$ (mmHg)

(2) $[HCO_3^-] = [\alpha PCO_2]\text{antilog}[pH - pKa]$

(3) $AG = [Na^+] + [K^+] - [Cl^-] - [HCO_3^-]$ 或

$AG = [Na^+] - [Cl^-] - [HCO_3^-]$

案例 5-22-9

男性，65 岁。因呼吸困难处于昏迷状态入院。患者有 30 年吸烟史，有慢性支气管炎，近 5 年病情逐渐加剧，实验室检验结果为：血生化检查，pH 7.24、PCO_2 8.6kPa、PO_2 6.0kPa、BE^+ 3.0 mmol/L、HCO_3^- 38 mmol/L、AG 18 mmol/L、K^+、Na^+ 和 Cl^- 分别为 3.8、138 和 85mmol/L，血乳酸 8.5 mmol/L。肾功能正常，尿液偏碱性。

问题：

1. 患者属于何种类型的酸碱平衡紊乱？

2. 患者的 HCO_3^- 为何增加？

案例 5-22-9 分析

患者因为慢性支气管炎，近月病情加重，呼吸困难，表现为通气不足，O_2 进量减少，CO_2 无法排出，积压于体内，即 PCO_2 升高，为呼吸性酸中毒表现。肺部疾患引起的血 TCO_2 及 PCO_2 升高，使血中 CO_2 不断扩散入肾小管细胞，导致 $CO_2 + H_2O \rightarrow H_2CO_3 \rightarrow HCO_3^- + H^+$，使 H^+ 升高进行 H^+-Na^+ 交换，消除 CO_2 的同时肾小管回吸收的 HCO_3^- 增加，从而导致呼吸性酸中毒的血 HCO_3^- 增加。因为代偿作用，血 HCO_3^- 高于正常值，使血 pH 超出正常范围。该患者因呼吸困难，PO_2 低，O_2 Sat 降低以及因缺氧使糖酵解加强，血乳酸增多，因此还可能伴有代谢性酸中毒。

第七节　内分泌功能测定

案例 5-22-10

李女士，32 岁，护士长。主诉有焦虑症病史，并且自从她最近升为护士长后症状更为严重。更进一步询问病史表明患者睡眠差、多汗，尽管食欲很好但体重略有下降，大便次数稍有增加，稀便。在就诊期间，患者一直表现烦躁，有时突然发作，大叫。患者说她除了口服避孕药外没有服用过任何其他药物。

体格检查：患者表现焦虑、多动，皮肤温暖潮湿，尽管天气很冷却穿得很单薄，上眼睑明显挛缩但无突眼症。心率规则，120 次/分，血压 130/60mmHg（仰卧位），心尖搏动弥散、有力，但无移位。呼吸系统检查：呼吸 28 次/分。中枢神经系统检查：双手轻微震颤反射亢进颈部检查：甲状腺中度弥散性肿大、质软、无痛。

问题：

1. 该病例可能的临床诊断是什么？
2. 你还需要做哪些实验室检查以协助鉴别诊断？
3. 你所希望的对判断患者生理状况最有价值的实验检查有哪些？
4. 药物或正常生理状态的变化会影响结果吗？
5. 对于可疑病例，应当做哪些动态检查？
6. 如果这些检查结果是阴性，还应当做哪些检查以做其他诊断？

案例 5-22-10 分析

在这个年龄有这些症状的患者，主要应考虑的诊断包括毒性甲状腺炎、焦虑症及药物滥用。另外，还有两种比较少见但值得考虑的疾病是嗜铬细胞瘤和类癌瘤。在老年患者，慢性阻塞性支气管炎伴二氧化碳潴留也可以引起相似的症状。毒性甲状腺炎、焦虑症及药物滥用，尤其是兴奋剂如咖啡因、苯丙胺、可卡因和一些引起幻觉的药物，通常会有许多症状和体征，比如神经过敏、烦躁、心悸、失眠、心动过速、反射亢进及血压升高等。毒性甲状腺炎和焦虑症患者常抱怨感觉疲劳。心动过速在毒性甲状腺炎患者常出现在睡眠中，而焦虑症患者睡眠中的心率通常是正常的。毒性甲状腺炎患者的血压升高可以通过由同时存在的收缩压升高和舒张压降低所引起的脉压增大来鉴别。

毒性甲状腺炎患者的许多症状包括眼睑挛缩都是由肾上腺素活性增强引起，因此嗜铬细胞瘤具有与毒性甲状腺炎相同的症状就不奇怪了。患者的交感神经兴奋症状部分是因为 β-肾上腺素能受体数量增加，对儿茶酚胺的敏感性改变所致。

需要做的实验室检查包括：甲状腺功能测定、药物滥用监测及尿液中的羟甲基苯乙醇酸和 5-羟基吲哚乙酸检查。这名患者甲状腺无痛性肿大几乎可以说明她是毒性甲状腺炎，诊断可以通过甲状腺功能测定来确定。血浆中的甲状腺素 T_3 和 T_4 绝大多数以结合蛋白形式存在，其中 T_4 可以和三种血浆蛋白结合，它们分别是甲状腺素结合球蛋白、甲状腺素结合前白蛋白和白蛋白。大约 99.97% 的甲状腺素与蛋白结合，其中 75% 与甲状腺素结合球蛋白结合；约 99.7% 的 T_3 与甲状腺素结合球蛋白和白蛋白结合，具有活性的甲状腺素只是含量极少的游离的 T_4（FT_4）和游离的 T_3（FT_3）。一旦游离甲状腺素的数量发生改变就会引起甲状腺疾病的症状。甲状腺分泌功能的正常生理性调节由促甲状腺素的反馈抑制完成，但它也受血浆中游离甲状腺素水平的控制。有三种情况能引起甲状腺素浓度的改变：第一种是原发性甲状腺疾病引起的甲状腺分泌功能增强或者减弱；第二种是甲状腺素结合蛋白数量的绝对改变，比如怀孕、雌激素和雄激素治疗、先天性甲状腺素结合球蛋白缺乏综合征、肝脏或肾脏疾病以及饥饿；第三种是其他复

笔记栏

合物(如药物)竞争结合位点。生理调节机制最终能够确保游离激素处于正常水平,它的主要效果可以通过测定总 T_3 和 T_4 来观察。

过去检测 T_3 和 T_4 的生化方法是测定血浆中总 T_3 和 T_4 浓度,这就会导致某些甲状腺素结合蛋白过高或过低的病例被误诊,故可直接测定游离 T_4 和游离的 T_3。这名患者口服避孕药,可与 T_3 和 T_4 竞争结合甲状腺素结合球蛋白,使游离 T_4 和游离的 T_3 增高。

在毒性甲状腺炎时,甲状腺素的活性发生改变。大多数患者是 T_3 和 T_4 都升高,但在某些病例中仅有 T_3 升高(T_3 毒性)。这种情况可以是短暂的,随着病情进展最后会伴有 T_4 升高。由于 T_4 向 T3 转换减少,偶尔可见仅有 T_4 升高,尤其在老年和体弱的患者。因此,同时测定 T_3 和 T_4,并且直接或间接测定结合蛋白是必要的。

在一小部分无明确临床和生化检查结果的患者应当测定促甲状腺素释放激素。在静脉给予促甲状腺激素之前和之后测定血浆促甲状腺激素释放激素:不升高是由循环中的 T_3 和 T_4 的强反馈抑制引起的,提示毒性甲状腺炎;相反则要注意是否某些药物影响了促甲状腺激素的基础水平和促甲状腺激素对促甲状腺素释放激素的反应。

如果诊断了毒性甲状腺炎,那么最后就要确定是哪种类型。如果出现甲状腺肿大则限定了病因是原发性甲状腺疾病,特别是 Grave's 病、毒性腺瘤和多结节性毒性甲状腺肿。这些疾病可以通过临床和甲状腺放射性核素扫描来鉴别。Grave's 病是由与促甲状腺激素受体或甲状腺细胞表面的抗原相结合致病,结果使腺苷酸循环被激活并刺激细胞进入合成状态,释放甲状腺激素。这些一直以来被认为是 IgG 分子的自身抗体,现在被统称为抗甲状腺免疫球蛋白。95%的 Grave's 病患者在疾病的不同阶段都可以查到抗甲状腺免疫球蛋白,但是水平有所波动,但它并不是诊断所必需的指标。

内分泌指机体某些腺体或散在的特化细胞,能合成并释放具有生物活性的物质,随血液循环输送到其他部位的靶器官、靶细胞、传递细胞间信息,调节这些器官或细胞的代谢和功能的过程,这类生物活性物质称激素。内分泌系统和神经系统是调节机体的各种正常代谢和功能的两个既互相影响又互相协调的主要系统。体内的各种激素是在神经系统的参与下,通过复杂而精细的调节机制,保持在与机体发育阶段及功能状态相适应的水平,其中以反馈调节方式,通过下丘脑-垂体-内分泌腺或细胞-激素系统进行的调控,是普遍而主要的调节机制。该调节系统任一环节异常,都将导致激素水平紊乱,产生相应的内分泌病。近年来,发现某些非内分泌组织的肿瘤细胞可分泌异源性激素(ectopic hormone),产生异源性内分泌病。异源性激素分泌,均有不受上述下丘脑-垂体-内分泌细胞调节轴影响而呈“自主性”分泌的特点。有人提出,可分泌异源性激素的肿瘤细胞组织,在胚胎发育上与正常内分泌组织均起源于神经嵴外胚层,这类可分泌激素的组织细胞称为胺原摄取及脱羧细胞(amine precursor uptake and decarboxylation cell,APUD 细胞)。此外,一些调节内分泌腺功能的激素存在交叉效应,如促甲状腺激素释放激素除促进垂体释放促甲状腺激素外,还可增加垂体催乳素和生长激素分泌。这些在有关内分泌紊乱的诊断中,必须考虑到。

一、甲状腺激素测定

甲状腺激素为甲状腺素(thyroxine,T_4)和三碘甲腺原氨酸(3,5,3′- triiodothyronine,T_3)的统称。T_4 是由甲状腺滤泡上皮细胞中甲状腺球蛋白上的酪氨酸残基碘化而成,T_3 是 T_4 在肝脏和肾脏中经过脱碘后转变为而来的,T_3 的含量是 T_4 的 1/10,但其生理活性为 T_4 的 3～4 倍(表 5-22-3)。

甲状腺激素的合成和分泌主要受前述下丘脑-垂体-甲状腺轴的调节。血液中游离 T_3(FT_3)、游离 T_4(FT_4)水平的波动,负反馈地引起下丘脑释放促甲状腺激素释放激素(thyrotrpin-releasing hormone,TRH)及垂体释放促甲状腺激素(thyriod stimulated hormone,TSH)的增多或减少。TRH 为下丘脑产生的一种三肽激素,主要作用为促进腺垂体合成和释放 TSH。TSH 可刺激甲状腺细胞增生和甲状腺球蛋白合成,并对甲状腺激素合成中从碘摄取到 T_4、T_3 释放的各过程均有促进作用。生理情况下,99.5%的 T_4 与血清甲状腺结合球蛋白(TBG)结合,而 FT_4 含量极少。T_4 不能进入外周组织细胞,只有转变为 FT_4 后才能进入组织细胞发挥作用,故 FT_4 更有价值。

笔记栏

表 5-22-3 常见甲状腺功能紊乱主要临床生化检测所见

项目	甲状腺功能亢进症				甲状腺功能减退症		
	Graves 病	甲状腺腺样瘤	垂体腺瘤	异源性	甲状腺性	垂体性	下丘脑性
血清甲状腺激素	升高	升高	升高	升高	降低	降低	降低
血清 TSH	降低	降低	升高	升高	升高	降低	降低
TRH 兴奋试验	阴性	阴性	阳性	阴性	强阳性	阴性	延迟反应

* 以 TSH 为观察指标

(一) 血清 TT_4、TT_3 及 FT_4、FT_3 测定

案例 5-22-11

患者，女，77 岁。因精神抑郁就诊，体格检查见患者肥胖、嗜睡、心动过缓、面容苍白，怀疑甲状腺功能低下。患者入院后第二天甲状腺功能试验结果（血浆）：

TT_4	16nmol/L	(65～155)
T_3RU	1.39	(0.85～1.05)
FTI	22	(50～150)
TSH	2.2mU/L	(2～10)

注：TT_4 为总甲状腺激素；T_3RU 为树脂摄取值；FTI 为游离甲状腺指数；TT_3 为总三碘甲腺原氨酸。

问题：

1. 患者的可能诊断是什么？
2. TSH 正常表明什么？
3. 应再选择哪些实验进行鉴别诊断？

案例 5-22-11 分析

(1) 初步分析：异常低的 TT_4 可能为原发性甲状腺功能低下；继发性甲状腺功能低下；甲状腺综合征和先天性甲状腺结合蛋白缺乏。

(2) TSH 正常表明甲状腺功能正常。T_3RU明显升高表明血浆中激素结合位点低，这可能由于 TBG 浓度低或结合位点竞争。

(3) 进一步分析实验：连续监测甲状腺功能。

时间(天)	2	8	12	15	单位
TT_4	16	22	48	60	nmol/L
T_3RU	1.39	1.27	1.25	1.03	units
FTI	22	28	60	62	units
TSH	1.2	3.4	9.0	18.0	mU/L

T_3RU 对于低浓度的激素结合位点不敏感，因此，衍生的 FTI 不能完全校正代浓度的 TT_4。但是异常高水平的 T_3RU 和正常浓度的 TSH 建议诊断为甲状腺功能正常。随着病情的恢复，血浆 TT_4 水平升高，T_3RU 值下降，提示由于药物或其他物质竞争结合位点使血浆 TT_4 浓度降低。患者正接受肝素、速成尿和多巴胺治疗，已知肝素和速成尿从 TBG 结合位点上置换 T_4。

游离脂肪酸和油酸将从 TBG 中置换甲状腺素。严重疾病患者通常由于紧张，血浆中油酸浓度将升高，油酸将置换 TBG 位点的 T_4，已证明这是严重疾病患者血浆低浓度的 T_4 机制。

随着病情的恢复，TT_4 和 T_3RU 均恢复正常，TSH 升高为原发性甲状腺功能低下的水平，提示患者的抑郁可能与轻度的甲状腺功能低下有关。然而，初次 TSH 结果不支持这一诊断。已知输入多巴胺将导致 TSH 分泌和 TSH 和 TRH 的反应，该患者曾静脉滴注多巴胺 9 天。

(4) 最后诊断：轻微的原发性甲状腺功能低下。最初低水平的 TT_4 是由于以下因素：①紧张使油酸浓度升高；②速尿；③肝素；④轻微的原发性甲状腺功能低下（被一过性的多巴胺抑制 TSH 分泌所掩盖）竞争 T_4 结合位点所致。

【测定方法】

方法包括：①^{125}I 标记 T_3 或 T_4 的放射免疫法；②电化学发光法。

【参考值】

T_4 及 T_3 由于血清浓度甚低，受检测方法、试剂盒质量、实验室条件等的影响显著，文献报告正常值差异大。以下是电化学发光法：

(1) TT_4：65～155nmol/L FT_4：10.3～25.7ρmol/L。

(2) TT_3：1.6～3.0nmol/L FT_3：6.0～11.4ρmol/L。

【临床意义】

(1) 血清 TT_4 及 FT_4 增高：见于甲状腺功能亢进、某些急性甲状腺炎、肝炎、肥胖等疾病时，T_4 可增高。TT_4 常受 TBG 含量的影响，高水平的 TBG 可使 TT_4 增高，当 TBG 升高或降低时，TT_4 亦相应升高或降低。雌激素及病毒性肝炎、遗传性高 TBG 症等时，血清 TBG 增多，但

FT_4、FT_3是甲状腺的生理活性形式，不受TBG的影响，因此，是反映甲状腺素活性的更好指标。

（2）血清TT_4、FT_4减少：甲状腺功能减退，肾病综合征、各种原因致蛋白营养不良及应激状态等，均可使血清TBG减少，从而使TT_4。FT_4减少还见于应用抗甲状腺药物、糖皮质激素等。

（3）血清TT_3及FT_3增高：血清TT_3及FT_3是诊断甲亢最灵敏的指标，甲亢时TT_3可高出正常人4倍，而TT_4只是2.5倍，一些患者血清的TT_4增高前往往已有TT_3及FT_3的增高，故可作为甲亢复发的先兆。TT_3及FT_3也是诊断T_3型甲亢的特异性指标，见于功能亢进型甲状腺瘤、多发性甲状腺结节性肿大。

（4）血清TT_3及FT_3减少：甲减时TT_3可减低，但由于甲状腺仍具有产生TT_3的能力，所以TT_3减低不明显，有时甚至轻度增高。因此，不是诊断甲减的灵敏指标。另外，减少也见于肢端肥大症、肝硬化、肾病综合征等。FT_3减少见于T_3低综合征及应用糖皮质激素等。

案例 5-22-12

患者，女，22岁。妊娠11周，因心悸、双手震颤就医。体格检查：心率94次/分，双甲状腺闻轻度血管杂音。甲状腺功能实验室结果如下（血浆）：TT_4 270nmol/L；FT_3 90pmol/L；游离甲头腺指数（FTI）216；TT_3 2.9nmol/L；TSH结果＜0.07mU/L。

问题：

1. 患者的可能诊断是什么？

2. 甲状腺功能亢进疾病的实验诊断步骤是什么？

案例 5-22-12 分析

血浆高水平的雌激素刺激肝脏TBG合成增加，并使TBG的寿命延长，因此TT_4会升高。该患者的FTI和FT_3升高，TSH明显降低，初步诊断为甲状腺毒症。

怀疑甲状腺功能亢进。

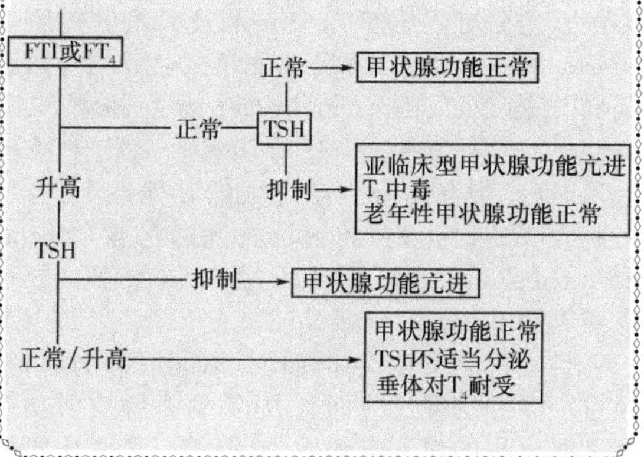

（二）反三碘甲状腺原氨酸（revense triiodothyronine，rT_3）测定

血清rT_3为T_4在外周组织脱碘的产物，虽然生物活性很低，但其代谢慢，血清浓度男、女间无差异，有人主张检测血清rT_3，用于甲状腺功能紊乱的诊断及疗效评估。

【参考值】

0.2～0.8nmol/L。

【临床意义】

甲亢者rT_3明显升高，平均可达103ng/dl；甲减者大多伴有rT_3下降，特别是胎儿及新生儿，T_4主要代谢为rT_3，下降更明显。

（三）甲状腺结合球蛋白测定（thyroxine-binding globulin，TBG）

甲状腺结合球蛋白（TBG）是一种由肝脏合成的酸性糖蛋白。TBG可特异地与T_3、T_4结合，每分子TBG可与1分子T_3或T_4结合，但TBG与T_4的与结合能力是T_3的10倍，与TBG结合的T_3、T_4不能经过肾小球滤过，延缓了激素的排泄，有利于激素到达靶细胞。

【参考值】

15～34mg/L。

【临床意义】

（1）TBG增高：①甲减时TBG增高，但随着病情的好转，TBG也随着恢复正常。②肝脏疾病，如肝硬化、病毒性肝炎等，TBG显著增高。③其他，如Graves病、遗传性TBG增多症、甲状腺癌、应用雌激素等。

（2）TBG减少：见于甲亢、遗传性TBG减少症、肢端肥大症、肾病综合征、恶性肿瘤、严重感染，大量应用糖皮质激素和雄激素等。

（四）促甲状腺激素（TSH）检测

【参考范围】

2～10mU/L。

【临床意义】

TSH水平不受TBG浓度影响，亦较少受影响TT_4、TT_3的多种非甲状腺疾病的干扰。单独或配合甲状腺激素测定及动态功能试验，对甲状腺功能紊乱及病变部位诊断很有价值。

甲状腺性甲减者，TSH水平升高，但甲状腺激素水平低于同龄正常值下限；甲状腺激素受体缺陷及存在T_4、T_3自身抗体时，TSH和甲状腺激素均升高；而TSH及甲状腺激素均低下者，多为下丘脑性TRH分泌不足或压迫TSH分泌细胞的垂体催乳素瘤等所致的继发性甲减。甲状腺性甲亢者，甲状腺激素升高而TSH低下；若二者水平均高，提示为垂体TSH分泌细胞腺瘤或异源性TSH分泌综合征所致甲亢。但TSH分泌存在昼夜节律，血液峰值出现在夜间10～11点，谷值见于上午10点左右，二者差别可达2～3倍。

(五) TRH兴奋试验

TRH可迅速刺激腺垂体释放贮存的TSH，因此，分别测定静脉注射200～500μg TRH前及注射后0.5小时血清TSH，可反映垂体TSH贮存能力。

正常人基础值参考范围见TSH，注射TRH后，儿童TSH可升至11～35mU/L，男性成人达15～30mU/L，女性成人达20～40mU/L；或正常男性可较基础值升高约8mU/L，女性升高约12mU/L。甲状腺性甲亢患者不但TSH基础值低，并且垂体TSH贮存少，注射TRH后血清TSH无明显升高(<2mU/L)；异源性TSH分泌综合征性甲亢，TSH基础值高，并且因其呈自主性分泌，所以对TRH无反应；垂体腺瘤性甲亢虽然TSH基础值高，TRH兴奋试验可呈阳性，但借临床表现及TT_4、TT_3测定等，不难与甲减鉴别。甲状腺性甲减时，TSH基础值升高，TRH兴奋后升高幅度多比正常人大；下丘脑性及垂体性甲减者，虽然二者TSH基础值均低，但后者对TRH兴奋试验几无反应，而前者可有延迟性反应，即若注射TRH后除0.5小时外，还分别在1及1.5小时取血测定TSH，其峰值约在1或1.5小时时出现。TRH兴奋试验较其他动态功能试验省时、安全、影响因素少，又可同时完成TSH基础水平测定，在病变部位的诊断上有较大意义。现认为是甲状腺功能紊乱临床生化检测项目中最有价值和可靠的方法。

二、甲状旁腺激素测定

(一) 甲状旁腺素的测定

甲状旁腺素(parathormone，或parathyroid hormone，PTH)是甲状旁腺主细胞分泌的一种含有84个氨基酸的直链肽类激素，其主要靶器官有肾脏、骨骼和肠道。PTH的主要生理作用是拮抗降钙素、动员骨钙释放、加快磷酸盐的排泄和维生素D的活化等。

【参考值】

免疫化学发光法1～10ρmol/L。

【临床意义】

(1) PTH增高：PTH增高是诊断甲状旁腺功能亢进的主要依据。若PHT增高，同时伴有高血钙、低血磷，则为原发性甲状旁腺功能亢进症，多见于维生素D缺乏、肾功能衰竭、吸收不良综合征等，PTH增高也可见于肺癌、肾癌所致的异源性甲状旁腺功能亢进症等。

(2) 降低：PTH降低主要见于甲状腺或甲状旁腺手术后、特发性甲状旁腺功能减退等。

(二) 降钙素测定

降钙素(calcitonin，CT)是由甲状腺滤泡旁C细胞分泌的多肽激素。CT主要作用是降低血钙和血磷，其主要靶器官是骨骼，对肾脏也有一定的作用。CT的分泌受血钙浓度的调节，当血钙浓度增高时，CT的分泌也增高。CT与PTH对血钙的调节作用相反，共同维持着血钙浓度的相对稳定。

【参考值】

<100ng/L。

【临床意义】

(1) CT增高：CT增高是诊断甲状腺髓样癌的较好标志之一，对判断手术疗效及术后复发有重要价值。另外，CT增高也可见于燕麦细胞型肺癌、结肠癌、乳癌、胰腺癌、前列腺癌、严重骨病和肾脏疾病等。

(2) CT降低：CT减低主要见于甲状腺切除术后、重度甲状腺功能亢进症等。

三、肾上腺激素测定

肾上腺是由中心部的髓质和周边部的皮质两个独立的内分泌器官组成。下面将分别讨论肾上腺髓质和皮质的内分泌功能紊乱的临床生化有关内容。

(一) 肾上腺皮质激素测定

肾上腺皮质可分泌多种激素，按生理生化功能及分泌组织，可分为三类：①球状带分泌的盐皮质激素(mineralocorticoids)，主要是醛固酮(aldosterone)和脱氧皮质酮(deoxycorticosterone)；②束状带分泌的糖皮质激素(glucocorticoide)，主要有皮质醇(cortisol)及少量的皮质酮(corticosterone)；③网状带分泌的性激素，如脱氢异雄酮(dehydroepiandrosterone)、雄烯二酮(androstenodione)及少量雌激素。从化学结构上看，这三类激素及性腺合成的其他性激素，均是胆固醇的衍生物，故统称类固醇激素(steroid hormones)，而上述三类肾上腺皮质激素又合称皮质类固醇(corticosteroids)。

类固醇激素在人体内均是以胆固醇为原料，经过一系列酶促反应而合成的，肾上腺皮质功能紊乱时出现的血液电解质、血糖等一般生化指标

笔记栏

改变，对肾上腺皮质功能亢进或减退的诊断有一定的价值。

● 尿17-羟皮质类固醇测定

尿中17-羟皮质类固醇(17-hydroxycorticosteroids,17-OHCS)测定指对尿中C-17上有羟基的所有类固醇类物质的测定。该类内源性物质在人类主要为肾上腺皮质所分泌的糖皮质激素皮质醇，及其活性更强的代谢产物去氧皮质醇以及二者的二氢、四氢、六氢代谢产物。

【参考值】

男性13.8～41.4μmol/24h；女性11.0～27.6μmol/24h。

【临床意义】

(1) 尿17-OHCS增高：见于肾上腺皮质功能症、异源性ACTH综合征及原发性肾上腺皮质肿瘤等。另外，可见于甲亢、肥胖症、女性男性化、腺垂体功能亢进等。

(2) 尿17-OHCS降低：见于原发性肾上腺皮质功能减退症，如Addison病、腺垂体功能减退等，甲状腺功能减退症、肝硬化等也可降低。

(3) 影响本测定的因素较多，如应激状态、营养不良、慢性消耗性疾病、肝硬化、肾功能不良、多种可干扰测定的药物及食物等，故其灵敏度及特异性均差。约有15%的皮质醇增多症者不能观察到尿17-OHCS明显升高，而其诊断皮质醇增多症的假阳性率也近15%。

● 尿17-酮类固醇测定

尿17-酮类固醇(17-ketosteroids,17-KS)指尿中出现的所有C-17为酮基的类固醇类物质。人类尿中排出的内源性17-KS包括雄酮、异雄酮、脱氢异雄酮等及其代谢物，此外有少量皮质醇可在肝脏发生C-17羟基脱氢氧化成17-KS，由尿中排出。尿内源性17-KS中男性约2/3来自肾上腺皮质，1/3来自睾丸；女性则几乎全部来自肾上腺皮质，卵巢仅产生少量。因此，尿17-KS在女性青春期前可较粗略地代表肾上腺皮质的内分泌功能，男性则反映了肾上腺皮质和睾丸二者的内分泌功能状态。

【参考值】

男性34.7～69.4μmol/24h；女性17.5～52.5μmol/h。

【临床意义】

尿中存在的氯丙嗪、甲丙氨酯(眠尔通)以及多种有色药物，有色食品饮料，严重肝、肾疾患，睾丸或卵巢内分泌功能紊乱，均可影响本测定结果。故在诊断肾上腺皮质功能紊乱上，尿17-KS比尿17-OHCS特异性更低。增高见于肾上腺皮质功能亢进症、睾丸癌、腺垂体功能亢进、女性多毛征等；若增高明显多提示肾上腺皮质肿瘤及异源性ACTH综合征等。降低多见于肾上腺皮质功能减退症、睾丸功能低下、腺垂体功能减退症等，也可见于肝硬化、糖尿病等。

● 血皮质醇及24小时尿游离皮质醇测定

血液中皮质醇浓度直接反映肾上腺糖皮质激素分泌情况，而尿中游离皮质醇(urine free cortisol,UFC)由血液中游离皮质醇经肾上球滤过而来，因此，其量与血浆中真正具生物活性(包括调节自身分泌)的游离皮质醇浓度成正比。

目前，皮质醇测定方法为免疫化学法，除特异性及灵敏度均满足要求外，其操作简便、快速，且有商品试剂盒供选用。

【参考值】

血清皮质醇：上午8点，140～630nmol/L；午夜2点，55～165 nmol/L；昼夜皮质醇浓度比值>2。尿游离皮质醇：30～276nmol/24h。

【临床意义】

正常人皮质醇的分泌存在昼夜节律，可由于导致单次取样测定因取样时间在分泌峰或谷浓度，产生假阳性或假阴性结果。皮质醇增多症者，该昼夜节律多消失，并为诊断依据之一，故现在均主张分别在早晨8点及午夜12点分别取血测定，代表峰浓度、谷浓度，并且为避免因住院、静脉穿刺等产生应激性皮质醇分泌因素的影响，采血宜在住院至少3天后，并以保留式静脉取血套管进行。肾上腺皮质功能减退者亦多出现昼夜节律性波动消失(早/晚比值<2)，且皮质醇浓度均显著低于正常值下限，特别是晨8点结果意义更大。但若同时患有任何严重的非肾上腺疾病，各种原因产生的应激状态以及妊娠、肥胖、甲状腺功能紊乱、慢性肝病、抑郁症、吩噻嗪类抗精神失常药、苯妥英钠、利血平和长期使用糖皮质激素类药，均可影响皮质醇水平或昼夜节律，在解释结果时应予以注意。

24小时UFC测定不受昼夜节律影响，并可靠地反映游离皮质醇水平。

(二) 肾上腺髓质激素测定

肾上腺髓质从组织发育学上可看做是节后神经元特化为内分泌细胞(嗜铬细胞)的交感神经节，不同的嗜铬细胞可分别合成释放肾上腺素(epinephrine,E)、去甲肾上腺素(norepinephrine,NE)、多巴胺(dopamine,DA)，三者在化学结构上均为儿茶酚胺(CA)类。儿茶酚胺类激素以酪氨酸为原料，经下列酶促反应生成。由于各种组织中存在的酶有不同，故分别合成E、NE或DA。进入血液的E和NE均迅速被单胺氧化酶

笔记栏

及儿茶酚胺氧位甲基转移酶等代谢灭活，与临床生化检测有关的主要代谢产物如下：

酪氨酸 $\xrightarrow{\text{羟化}}$ 多巴 $\xrightarrow{\text{脱羟}}$ DA $\xrightarrow{\beta\text{-羟化}}$ NE $\xrightarrow{\text{N-甲基化}}$ E

肾上腺素 → 3-氧-甲基肾上腺素(metanephrine.变肾上腺素)

去甲肾上腺素 → 3-甲氧-4-羟杏仁酸(vanillylmandelic acld. VMA)

儿茶酚胺类激素及其代谢物 VMA 测定。

【参考值】

成人尿游离 CA 总量 71～229 nmol/24h。

VMA 量为 5～455μmol/24h，二者明显超过正常值上限有助于嗜铬细胞瘤诊断。

【临床意义】

CA 及 VMA 增高主要见于嗜铬细胞瘤，但其发作期间 CA 多正常，应多次反复测定以明确诊断。另外，交感神经母细胞瘤、心肌梗死、高血压、甲亢、肾上腺髓质增生等也可增高。该类测定影响因素多，香蕉、茶、咖啡等含香草的食品糖果、四环素、红霉素、多种拟肾上腺素药、抗抑郁症药及含多巴结构的药等可致假阳性。

CA 及 VMA 降低主要见于 Addison 病。

四、性腺激素测定

性激素（sex hormones）包括雄性激素（androgen）、雌激素（estrogen）和孕激素孕酮（progesterone）三类，后二者合称雌性激素。雄性激素主要为睾酮（testosterone）及少量的脱氢异雄酮（dehydroepiandrosterone，DHEA）和雄烯三酮（androst-nedione）。雌激素则主要为雌二醇（estrodiol）及少量雌酮（estrone）、雌三醇（estriol）。睾酮主要在男性睾丸间质细胞中生成，女性血液中少量睾酮则为 DHEA 的代谢产物；DHEA 及雄烯二酮由肾上腺皮质、睾丸和卵巢分泌，并为女性的主要雄性激素；雌二醇主要由卵巢滤泡、黄体及妊娠时胎盘生成，极少量由睾丸产生或为睾酮代谢产物，并为男性的雌激素主要来源；雌酮大多为雄烯二酮代谢物；雌三醇除孕妇胎盘可直接分泌外，均为雌二醇的代谢产物；孕酮虽为类固醇激素合成的中间代谢产物，但血液中的孕酮几乎都是由黄体或胎盘所分泌。

血浆中的性激素 90%以上都和血浆蛋白形成可逆结合。其中雄性激素和雌激素主要与肝合成的一种 β 球蛋白-性激素结合球蛋白（sex hormone binding globulin，SHBG）结合，旧称睾酮-雌激素结合球蛋白（testosterone-estrogen binding globulin，TEBG），孕酮及少量雌二醇则可与皮质类固醇结合球蛋白（CBG）结合。性激素主要在肝脏代谢，除少量可直接和葡萄糖醛酸或硫酸结合成相应的酯类排泄外，大部分需经历类固醇环上的化学转化，再与上述两种酸结合成酯，由尿或胆汁（少量）排泄。睾酮的主要代谢产物为雄酮及初胆烷醇酮，为尿中 17-KS 的主要来源。雌二醇和雌酮的主要代谢产物为雌三醇及 2-甲氧基雌二醇。孕酮则主要代谢为孕烷二醇，故测定孕烷二醇尿排量可作为黄体功能指标。

（一）血清（浆）睾酮测定

【参考值】

男性：14 ～ 25.4nmol/L；女性：1.3 ～ 2.8nmol/L。

【临床意义】

（1）睾酮增高：见于睾丸间质细胞瘤、男性早熟、先天性肾上腺皮质增生症、肾上腺皮质功能亢进症、多囊卵巢综合征等，也可见于女性肥胖症、中晚期妊娠及应用雄激素等。

（2）睾酮减低：见于原发性小睾丸症、睾丸不发育症，也见于睾丸炎症、肿瘤、外伤、放射性损伤等。

（二）血清（浆）雌二醇（estradial，E_2）测定

【参考值】

男性：青春前：7.3 ～ 36.7ρmol/L；成人：50～200ρmol/L。

女性：青春前：7.3～28.7ρmol/L；卵泡期：94～433ρmol/L。

黄体期：499～1580ρmol/L；排卵期：704～2200ρmol/L；绝经期：40～100ρmol/L。

【临床意义】

（1）E_2增高：常见于女性性早熟、男性女性化、卵巢肿瘤以及性腺母细胞瘤、垂体瘤等，也可见于肝硬化、妊娠期。男性随年龄增长，E_2水平也逐渐增高。

（2）E_2减低：常见于各种原因所致的原发性性腺功能减退，如卵巢发育不全，也可见于下丘脑和垂体病变所致的继发性性腺功能减退等。卵巢切除、青春期延迟、原发性或继发性闭经、绝经、口服避孕药等也可使E_2减低。

（三）血清（浆）孕酮（progesterone）测定

【参考值】

卵泡期（早）：（0.7±0.1）μg/L；卵泡期（晚）：（0.4±0.1）μg/L。

黄体期（早）：（11.6±1.5）μg/L；黄体期（晚）：（5.7±1.1）μg/L。

排卵期：（1.6±0.2）μg/L。

【临床意义】

（1）孕酮增高：主要见于葡萄胎、妊娠高血压综合征、原发性高血压、卵巢肿瘤、多胎妊娠、

先天性肾上腺皮质增生等。

(2) 孕酮减低:常见于黄体功能不全、多囊卵巢综合征、胎儿发育迟缓、死胎、原发性或继发性闭经、无排卵型子宫功能性出血等。

五、垂体激素测定

(一) 生长激素测定

生长激素(growth hormone, GH; somatotropin, STH)是腺垂体嗜酸细胞分泌的,由191个氨基酸残基组成的直链肽类激素。释放入血液中的GH不与血浆蛋白结合,以游离形式输送到各靶组织发挥作用。GH的生理作用最主要是对成年前长骨生长的促进,并促进体脂水解,血游离脂肪酸升高;对糖代谢则可促进肝糖原分解,升高血糖。此外,GH对维持正常的性发育也有重要作用。GH的分泌主要受下丘脑生长激素释放激素(GHRH)和生长激素释放抑制激素(GHIH)的控制。除GH和SM可反馈性调节GHRH和GHIH释放外,剧烈运动、精氨酸等氨基酸、多巴胺、中枢α_2肾上腺素受体激动剂等,可通过作用于下丘脑、垂体或下丘脑以外的中枢神经系统,促进GH的分泌。正常情况下,随机体生长发育阶段不同而有不同的GH水平。而每日生长激素的分泌存在昼夜节律性波动,分泌主要在熟睡后1小时左右(睡眠脑电图时相3或4期)呈脉冲式进行。

【参考值】

血清(浆)GH测定均用免疫化学法测定。一般在清晨起床前,空腹平卧安静状态下取血测定作为基础值。

正常参考范围为:儿童<20μg/L,成人男性<2μg/L,成人女性<10μg/L。

【临床意义】

(1) GH增高:结合临床所见,有助于巨人症或肢端肥大症以及遗传性SN生成缺陷所致的GH缺乏症诊断。另外,外科手术、灼伤、低血糖、糖尿病、肾功不全等GH也增高。

(2) GH降低:主见于垂体性侏儒症、垂体功能减退症、遗传性GH缺乏症、继发性GH缺乏症等。另外,高血糖、皮质醇增多症、应用糖皮质激素也可使GH减低。

(二) 促肾上腺皮质激素测定

促肾上腺皮质激素(adrenocorticotropic hormone, ACTH)是腺垂体分泌的含有39个氨基酸的多肽激素,其生理作用是刺激肾上腺皮质增生、合成与分泌肾上腺皮质激素,对性腺激素的分泌也有促进作用。ACTH的分泌受促肾上腺皮质激素释放激素(corticotropic hormone releasing hormone, CRH)的调节,并受血清皮质醇的反馈调节。另外,ACTH分泌具有昼夜节律性变化,上午6~8时为分泌高峰,午夜22~24时为分泌低谷。

【参考值】

上午8时,25~100ng/L;下午6时,10~80ng/L。

【临床意义】

(1) ACTH增高:常见于原发性肾上腺皮质功能减退症、先天性肾上腺皮质增生、异源性ACTH综合征、异源性CRH肿瘤等。另外,测定ACTH还可作为异源性ACTH综合征的疗效观察、预后判断及转归的指标。

(2) ACTH减低:常见于腺垂体功能减退症、原发性肾上腺皮质功能亢进症、医源性皮质醇增多症等。

案例 5-22-13

患者,女,24岁,因多毛和肥胖就诊。6年来月经周期无规律,有时间隔3~6个月。患者超重(身高169cm,体重69kg),其上唇、下颌、胸腹部多毛;面部多痤疮。多毛现象从16岁开始。其配偶两次检查结果均正常。患者月经前7天抽取血样测定促性腺激素,孕酮和催乳素(血浆):重复多次测定催乳素,结果在120~190ng/mL之间,脑垂体CT扫描未见异常。常规生化检查和甲状腺功能试验正常。

检测项目	检验结果	参考范围
LH	18.2IU/L	(2.0~8.0)
FSH	8.3 IU/L	(3.0~15.0)
E_2	156pmol/L	(50~200)
PRL	210ng/mL	(< 25)
睾酮	4.2nmol/L	(1.3~2.8)
SHBG	250nmol/L	(25~110)
FAI	168	(4~53)
DHEA-S	10.5μmol/L	(2.1~11.0)

注:SHBG:性激素结合结合球蛋白

DHEA-S:硫酸脱氢雄酮

PRL:泌乳素

问题:

1. 患者的初步诊断是什么?
2. 患者的诊断和鉴别诊断的步骤是什么?

案例 5-22-13 分析

初诊：多囊性卵巢疾病；自发性多毛症。雄激素产生过多/多毛（女性）。实验室生化检查显示：患者 PRL 及睾丸酮显著高于参考值，DHEA-S 由肾上腺合成，其值正常，可以排除肾上腺疾病，又由于睾丸酮含量增高，但小于 10nmol/L，因此患有产生激素的肿瘤可能性很小，故符合多囊性卵巢疾病。

多囊性卵巢疾病实验室诊断和鉴别诊断的步骤是：

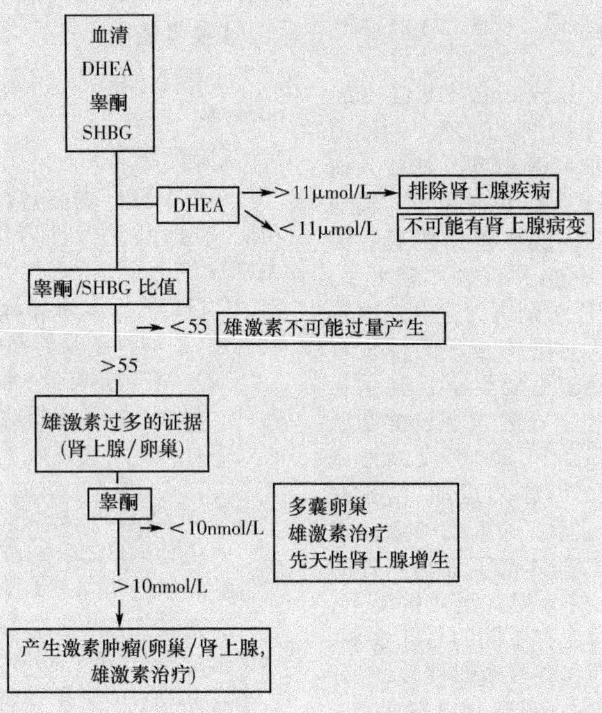

案例 5-22-14

患者，女，28 岁。因月经量减少、多毛、体重增加和容易挫伤就诊。查体发现血压正常，满月脸，呈向心性肥胖。有关辅助检查提示轻微的骨质疏松，垂体窝正常。尿游离皮质醇为 2200nmol/24h（正常 20～250）。实验室生化结果（血浆）：Na^+ 142 mmol/L；K^+ 3.0mmol/L；Cl^- 98mmol/L；HCO_3^- 34mmol/L；Urea 4.6μmol/L；Creat 80μmol/L；皮质醇 870nmol/L。地塞米松抑制试验（即午夜患者服 2mg 地塞米松）第二日晨 9 点的皮质醇为 920nmol/L。高剂量地塞米松抑制试验和 ACTH 分析（血浆）如下表：

	第一天（8am）	第二天（8am）	第三天（8am）
皮质醇(nmmol/L)	1020	650	390
ACTH(pg/mL)	100	40	

问题：

1. 患者的可能诊断是什么？实验室的诊断依据是什么？
2. 患者为什么会出现低钾？
3. 如何排除异位 ACTH 分泌？

案例 5-22-14 分析

患者的临床特征、血浆电解质结果（低钾血症）、血浆尿素和皮质醇升高以及地塞米松抑制试验结果均提示 Cushing 综合征。ACTH 结果提示 Cushing 病或 ACTH 异位分泌。高剂量地塞米松抑制试验血浆皮质醇结果排除了 ACTH 异位分泌综合征。患者用甲吡丙酮治疗恢复了月经周期，并减少了其他 Cushing 病的临床症状。但停药后，毛发增长，其他肾上腺皮质功能亢进的症状再次出现。最后经蝶切除了垂体微腺瘤。

（张朝霞）

笔记栏

第23章　临床免疫学检查

临床免疫学是免疫学的一个分支，随着免疫学等技术的不断发展，近年来临床免疫学在实验诊断中的地位越来越重要，它对于临床多种疾病的诊断、治疗和有效预防都有十分重要的作用。特别是新的传染性疾病如艾滋病、SARS为其提出了严峻的挑战，同时也为其发展提供了广阔的空间。

第一节　体液免疫检测

免疫球蛋白(immunoglobulin，Ig)是一组具有抗体活性的球蛋白，是机体特异性体液免疫反应的物质基础。免疫球蛋白由浆细胞合成和分泌，存在于血液、体液、外分泌液和部分细胞的膜上。Ig因其功能和理化性质不同分为：IgG、IgA、IgM、IgD和IgE五大类。免疫球蛋白的检查对疾病的诊断、鉴别诊断、治疗和一些免疫机制的研究有重要意义。测定Ig的常用方法有单向免疫扩散法、火箭免疫电泳法、免疫比浊法、放射免疫法(radioimmunoassay，RIA)和酶联免疫吸附测定(enzyme-linked immunoadsordent assay，ELISA)等。

一、免疫球蛋白检测

(一) 免疫球蛋白G检测

【原理】

免疫球蛋白G(immunoglobulin G，IgG)是人体血清含量最高的一种免疫球蛋白，约占总Ig的70%～80%。IgG于出生后3个月开始合成，3～5岁接近成人水平，半衰期约20～23天。它也是唯一能通过胎盘的抗体，在新生儿抗感染中起重要作用。大多数抗菌、抗病毒以及抗毒素抗体都属于IgG类，一些自身抗体和引起Ⅱ、Ⅲ型超敏反应的抗体均属于此类抗体。

【正常值】

血清：7.0～16.6g/L(单向免疫扩散法)；
8.0～15.0 g/L(免疫比浊法)。

【临床意义】

1. IgG增高　见于各种感染性疾病和自身免疫性疾病，如慢性活动性肝炎、传染性单核细胞增多症、淋巴瘤、肺结核、链球菌感染以及系统性红斑狼疮(SLE)、类风湿关节炎、某些恶性肿瘤等。

2. IgG降低　常继发于以下疾病：严重胃肠道疾患、肾病综合征、恶性肿瘤骨转移、重症传染病(如先天性风疹综合征、先天性梅毒感染)以及一些原发性肿瘤等。

(二) 免疫球蛋白A检测

【原理】

免疫球蛋白A(immunoglobulin A，IgA)，主要由肠系膜淋巴组织中的浆细胞产生，约占血清中总Ig的10%～15%，分为血清型IgA和分泌型IgA(SIgA)，后者在外分泌系统中有重要的免疫功能。呼吸道、消化道、泌尿道和生殖道的淋巴样组织合成大量的SIgA，SIgA与这些部位的局部感染、炎症或肿瘤等病变密切相关。

【正常值】

成人血清IgA为0.7～3.5g/L；SIgA：唾液平均为0.3g/L，泪液为30～80g/L，初乳平均为5.06g/L，粪便平均为1.3g/L。

【临床意义】

1. IgA增高　见于溃疡性结肠炎、SLE、类风湿关节炎、肝硬化、过敏性紫癜、前列腺癌、皮肌炎及其他皮肤疾患。

2. IgA降低　见于反复呼吸道感染，非IgA型MM、重链病、轻链病、原发性和继发性免疫缺陷病、自身免疫性疾病等。

(三) 免疫球蛋白M检测

【原理】

免疫球蛋白M(immunoglobulin M，IgM)，是相对分子质量最大的Ig，也是个体发育过程中最早合成和分泌的抗体。约占血清总Ig的10%～15%，感染过程中血清IgM水平升高说明有近期感染。

【正常值】

成人血清：0.4～2.2g/L(单向免疫扩散法)；
0.5～2.5g/L(免疫比浊法)。

【临床意义】

1. IgM增高　见于初期病毒性肝炎、感染性疾病早期、肝硬化、类风湿关节炎、SLE等。在原发性巨球蛋白血症时，IgM呈明显增高。

笔记栏

2. IgM降低 见于IgG型重链病、IgA型MM、先天性免疫缺陷症、免疫抑制疗法后、淋巴系统肿瘤和肾病综合征等。

（四）免疫球蛋白D检测

【原理】

免疫球蛋白D(immunoglobulin G，IgD)在正常人血清中的浓度较低，平均为0.03g/L，可在个体发育的任何时间出现。目前IgD的确切功能仍不清楚。由于IgD在标本中含量较低，常采用敏感性较高的放射免疫法（RIA）和酶免疫（EIASA)法等进行定量测定。

【正常值】

成人血清：0.11～578.28ng/L(放射免疫法)；
1～60mg/L(ELISA法)。

【临床意义】

病理性IgD增高多见于类风湿关节炎、新生儿溶血病、系统性红斑狼疮、败血症、亚急性甲状腺炎等，变态反应疾病中（如过敏性哮喘和皮炎）也可明显偏高。在IgD型骨髓瘤患者血清中IgD水平比健康人高1万倍，故有诊断意义。

（五）免疫球蛋白E检测

【原理】

免疫球蛋白E(immunoglobulin E，IgE)为血清中最少的一种Ig，约占血清总Ig的0.002%；它是一种亲细胞性抗体，借助其Fc段与肥大细胞、嗜碱粒细胞上的高亲和力Fc受体结合，激发肥大细胞、嗜碱粒细胞脱颗粒，引起Ⅰ型超敏反应。IgE常用的检测方法是放射免疫法和ELISA法。

【正常值】

成人血清：0.15～0.85mg/L(放射免疫法)；
0.1～0.9mg/L(ELISA法)。

【临床意义】

1. IgE增高 见于各种过敏性疾病，如异位性皮炎、过敏性哮喘、过敏性鼻炎、间质性肺炎、荨麻疹、嗜酸粒细胞增多症、疱疹样皮炎、寄生虫感染以及IgE型MM、重链病、肝脏病、结节病、类风湿关节炎等。

2. IgE降低 见于恶性肿瘤、长期用免疫抑制剂以及先天性或获得性丙种球蛋白缺乏症等。

（六）血清异常免疫球蛋白检测

●M蛋白检测

【原理】

M蛋白（M protein）也称单克隆免疫球蛋白，是由浆细胞异常增生产生的分子结构相同的免疫球蛋白。M蛋白产生的机制目前仍不清楚，目前认为与环境、遗传因素等有关。临床测定M蛋白的方法主要有血清蛋白电泳、免疫电泳和免疫比浊法等。

【正常值】

阴性。

【临床意义】

1. 多发性骨髓瘤(multiple myeloma，MM) 约99%的多发性骨髓瘤患者的血、尿或两者均出现M蛋白。

2. 巨球蛋白血症（Waldenstrom） 属于慢性淋巴细胞-浆细胞的恶性肿瘤，特点是血中出现大量单克隆IgM。

3. 重链病（heavy chain diseases，HCDs） 其M蛋白的实质是免疫球蛋白重链的合成异常增多。已知的类型有γ、α、μ和δ四型，以δ重链病最为多见。

4. 半分子病（lalf-molecule immunoglobulin disease） 由免疫球蛋白的一条重链和一条轻链构成的半个Ig分子的单克隆蛋白片段异常增生而导致的疾病。

5. 双克隆M蛋白血症 患者血中有两种M蛋白出现，常见组合为IgG＋IgA型，多见于巨球蛋白血症或淋巴瘤。

●冷球蛋白检测

【原理】

冷球蛋白（cryoglobulin，CG)是血清中的一种特殊的蛋白质，在4℃时自发沉淀，而在37℃时又可溶解。

【正常值】

血清浓度＜8 000μg/L。

【临床意义】

CG血症可分为原发性、继发性与家族性三种。继发性多见于胶原病、淋巴增殖性疾病，如淋巴瘤、多发性骨髓瘤和巨球蛋白血症等肿瘤和自身免疫病以及各种传染性疾病。

二、血清检测

补体（complement，C)是存在于人和脊椎动物体液中的一组具有酶活性的糖蛋白，是机体免疫防御系统的重要组成成分，具有介导细胞溶解、调理吞噬、免疫黏附和引起炎症反应等生物学作用，广泛参与机体抗微生物防御反应以及免疫调节过程。血清补体的测定包括总补体溶血活性测定、补体旁路途径溶血活性测定、补体单一成分测定等。

（一）血清总补体溶血活性检测

【原理】

总补体溶血活性(complement hemolysis 50%，CH_{50})所反应的是补体九种成分(C1～C9)的综合水平。以溶血素(抗体)致敏的绵羊红细胞(抗原抗体复合物)激活待测血清中的C1，进而引起补体活化的连锁反应，在绵羊红细胞上形成多分子的聚合物，影响其膜表面的结构与功能，最终导致绵羊红细胞溶解。溶血程度与补体量呈正相关，为S形曲线关系，一般以50%溶血作为检测终点(CH50)。

【正常值】

试管法：50～100kU/L；微量快速法：50～100kU/L。

【临床意义】

总补体活性测定主要反映补体(C1～C9)经典途径的活化能力。

1. CH_{50}升高 见于急性炎症如风湿热、皮肌炎、结节性动脉周围炎、急性传染病等；急性组织损伤如心肌梗死等；某些恶性肿瘤及妊娠等。

2. CH_{50}减低 补体消耗过多如急性肾小球肾炎、系统性红斑狼疮合并肾小球肾炎；补体合成减少如病毒性肝炎、肝硬化等；先天性补体缺乏症等。

（二）补体旁路途径溶血活性检测

【原理】

该实验主要检测的是参与补体旁路活化的成分，即补体C3、C5～C9以及D、B、P、H、I因子活性。在反应体系中加入乙二醇双氨基四乙酸(EGTA)与血浆中的钙螯合，EGTA与Mg^{2+}的结合能力很弱，故经典途径被封闭。用兔红细胞直接激活血清中的B因子而引起补体旁路途径活化，致使兔红细胞溶解，其溶血程度与补体旁路途径的活性呈正相关，但不呈直线关系，而是呈S形曲线关系，故也用50%溶血判定终点。

【正常值】

(21.7+5.4)kU/L。

【临床意义】

1. 溶血活性增高 见于某些自身免疫性疾病、甲状腺功能亢进、感染、肾病综合征、慢性肾炎、肿瘤等。

2. 溶血活性降低 见于急性肾炎、肝硬化、慢性活动性肝炎等。

（三）补体单一成分检测

● 补体C1q检测

【原理】

补体Clq(complement Clq，c1q)是构成补体C1的重要成分，可结合免疫复合物或抗体非依赖性C1激活剂，从而启动补体活化的经典途径。C1q检测的常用方法是凝集法和单向免疫扩散法。

【正常值】

乳胶凝集法：阴性；免疫扩散法：(0.197～0.04)g/L。

【临床意义】

1. C1q含量增加 可见于骨髓炎、类风湿关节炎、SLE、血管炎、痛风、硬皮病、活动期过敏性紫癜、慢性疲劳综合征患者的血清中。

2. C1q含量降低 见于混合结缔组织病活动期、重度营养不良、肾病综合征、重症联合免疫缺陷病等。

● 补体C3检测

【原理】

补体C3(complement 3，C3)是血清中含量最高的一种补体成分，主要由巨噬细胞和肝脏合成，是补体经典途径和旁路途径活化的一种关键成分。补体C3测定通常采用单向免疫扩散、火箭免疫电泳法或免疫比浊法测定。

【正常值】

单向免疫扩散法：(1.14～0.54)g/L；

火箭免疫电泳法：0.799～1.614g/L；

免疫比浊法：0.8～1.50g/L。

【临床意义】

1. C3含量增高 见于急性炎症、传染病早期、肿瘤、排异反应等，如风湿热急性期、心肌炎、心肌梗死、关节炎等。

2. C3含量降低 见于严重类风湿性关节炎、急性肾小球肾炎早期及晚期、基膜增生型肾小球肾炎、慢性活动性肝炎、肝硬化、肝癌、活动性红斑狼疮、冷球蛋白血症等。

● 补体C4检测

【原理】

补体C4(complement 4，C4)由肝脏、吞噬细胞合成，是C1酯酶的底物。在Mg^{2+}的参与下，C4裂解为C4a和C4b两个片段，参与补体经典途径的激活。C4的测定方法同补体C3。

【正常值】

单向免疫扩散法：(0.652～0.209)g/L，

免疫比浊法：0.12～0.36g/L。

【临床意义】

1. C4含量增高 见于风湿热的急性期、结节性动脉周围炎、皮肌炎、组织损伤和各种类型的关节炎等。

笔记栏

2. C4 含量降低 见于自身免疫性肝炎、SLE、多发性硬化症、类风湿性关节炎、肾病、亚急性硬化性全脑炎、多发性骨髓瘤、IgA 肾病等。

● 补体旁路 B 因子检测

【原理】

补体旁路 B 因子(factor B,BF)是参与补体旁路活化的一个重要成分,不耐热,56℃,30 分钟即可灭活,电泳表现为 B 球蛋白 B 因子可被活化的 D 因子裂解成 Ba、Bb 两个片段,后者可与 C3b 结合构成旁路途径的 C3 转化酶。B 因子是补体旁路活化途径中的一个重要成分,又称 G 激活剂前体。B 因子多采用单向免疫扩散法测定,也可用免疫比浊法测定。

【正常值】

单向免疫扩散法:(0.206～0.062)g/L。

【临床意义】

同补体旁路途径溶血活性检测。

1. 增高 见于某些自身免疫性疾病、肾病综合征、慢性肾炎、恶性肿瘤。

2. 减低 见于肝病、急性肾小球肾炎、自身免疫性溶血性贫血。

第二节 细胞免疫功能检查

淋巴细胞是构成机体免疫系统的主要细胞群体,可分为许多表型和功能不同的群体,如 T 细胞、B 细胞、K 细胞、NK 细胞等。外周血淋巴细胞占外周白细胞总数的 20%～40%,这些淋巴细胞及其亚群在免疫应答过程中相互协作、相互制约,共同完成对抗原物质的识别、应答和清除,从而维持机体内环境的稳定。

一、淋巴细胞表面标志检测

(一) T 淋巴细胞表面标志物测定

T 淋巴细胞是由一群功能不同的异质性淋巴细胞组成,在形态学上难以区分,但是可以借助于其细胞膜表面分子加以区别,这些膜表面分子即为 T 淋巴细胞的表面标志(lymphocyte Surface marker)。T 淋巴细胞表面标志的检测方法主要有:E 玫瑰花形成试验、免疫荧光法(IFA)、荧光激活细胞分类法(FACS)、免疫金银法以及免疫酶染色法等。

● 细胞花环形成试验

【原理】

T 细胞表面有绵羊红细胞(sRBC)受体,在一定条件下可与 SRBC 结合形成花结样细胞,称为红细胞玫瑰花结形成试验或 E 玫瑰花结形成试验(erythrocyterosette formation test,ERFT)。本试验用于检测 T 细胞的数量。显微镜下计数花结形成细胞占淋巴细胞的比例,以每个淋巴细胞黏附 3 个或 3 个以上羊红细胞者为花结形成细胞。

笔记栏

【参考值】

ERFC 为(64.4±6.7)%。

【临床意义】

1. 升高 见于甲状腺功能亢进症、甲状腺炎、传染性单核细胞增多症、某些急性淋巴细胞性白血病、重症肌无力、慢性活动性肝炎、SLE 活动期及器官移植排斥反应等。

2. 降低 见于免疫缺陷性疾病,如恶性肿瘤;中性粒细胞功能缺陷(Nezalov 综合征);联合免疫缺陷病;某些自身免疫性疾病;某些病毒感染;大面积烧伤;多发性神经炎等。

● T 细胞分化抗原检测

【原理】

人类 T 淋巴细胞膜表面有多种特异性抗原。WHO(1986)统称为白细胞分化抗原(cluster differentiation,CD)。例如,CD3 抗原几乎存在于所有成熟 T 细胞上,用以代表总 T 细胞;CD4 代表 T 辅助细胞(Th);CD8 代表 T 抑制细胞(Ts)等。应用这些细胞的单克隆抗体与 T 细胞表面抗原结合后,再与荧光标记二抗(兔或羊抗鼠 IgG)发生反应,在荧光显微镜下或流式细胞仪中计数 CD 的百分率。

【正常值】

免疫荧光法(IFA):CD3 为 63.1%±10.8%;CD4(TH)为 42.8±9.5%;CD8(Ts)为 19.6±5.9%;CD4/CD8(TH/Ts)为(2.2±0.7)/l。

流式细胞术:CD3 为 61%～85%;CD4 为 28%～58%;CD8 为 19%～48%;CD4/CD8 为(0.9～2.0)/l。

【临床意义】

(1) CD3 降低:见于自身免疫性疾病,如 SLE、类风湿关节炎等。

(2) CD4 降低:见于恶性肿瘤、遗传性免疫缺陷症、艾滋病、应用免疫抑制剂。

(3) CD8 减低:见于自身免疫性疾病或变态反应性疾病。

(4) CD4/CD8 值增高:见于恶性肿瘤、自身免疫性疾病、病毒性感染、变态反应等;CD4/CD8 比值减低见于艾滋病(常＜0.5),器官移植排斥反应时 CD4/CD8 比值增高预示可能发生排斥反应。

(5) CD3、CD4、CD8 较高且有 CD1、CD2、

CD5、CD7 增高则可能为 T 细胞型急性淋巴细胞白血病。

（二）B 细胞免疫标志检测

● B 细胞膜表面免疫球蛋白检测

【原理】

B 细胞膜表面免疫球蛋白（surface membrane immunoglobulin，SmIg）又称 B 细胞抗体受体（BcR），是 B 细胞的特征性表面标志。B 细胞上的 SmIg 可分为：SmIgG、SmIgM、SmIgA、SmIgD 和 SmIgE。检测常采用荧光素标记抗体法和免疫酶技术。

【正常值】

SmIg 阳性细胞总数：16％～28％；SmIgG 阳性细胞：4％～13％；SmlgM 阳性细胞：7％～13％；SmlgA 阳性细胞：1％～4％；SmlgD 阳性细胞：5％～8％；SmIgE 阳性细胞：0～1.5％。

【临床意义】

1. SmIg 阳性细胞升高 常见于 B 细胞恶性增殖性疾病，如毛细胞白血病、慢性淋巴细胞白血病、巨球蛋白血症等。

2. Smlg 阳性细胞降低 主要与体液免疫缺陷有关，常见于慢性丙种球蛋白缺乏症、严重联合免疫缺陷病等。

● B 细胞分化抗原检测

【原理】

B 细胞表面有多种分化抗原，如 CD19、CD20、CD21、CD22 等。应用上述抗原的单克隆抗体，分别与 B 细胞表面抗原结合，通过免疫荧光法、免疫酶标法或流式细胞技术进行检测，可分别检测 CD19、CD20、CD21、CD22 阳性细胞百分率和 B 淋巴细胞数。

【正常值】

CD19 阳性细胞：11.74％±3.73％（FACS）。

【临床意义】

1. CDl9 阳性细胞增多 见于 B 细胞恶性增殖性疾病，如急性淋巴细胞白血病、慢性淋巴细胞白血病、多发性骨髓瘤和 Burkitt 淋巴瘤等。

2. CDl9 阳性细胞降低 见于体液免疫缺陷病，如无丙种球蛋白血症、化疗或应用免疫抑制剂后。

二、淋巴细胞功能检测

（一）T 细胞转化试验

【原理】

检测 T 淋巴细胞转化为 T 淋巴细胞母细胞能力的实验，称为淋巴细胞转化试验。它可以反映 T 细胞的免疫功能。T 淋巴细胞与植物血凝素（PHA）等非特异性有丝分裂原或特异性抗原（曾经致敏 T 淋巴细胞的抗原）在体外共同培养时，T 淋巴细胞被 PHA 或刀豆蛋白（ConA）刺激代谢活跃，细胞蛋白质、DNA、RNA 的合成增加，转化为母细胞。计数 LC 及转化的母细胞数可得出转化的百分率。常用的检测方法有：形态学计数法计数 LC 及转化的母细胞数可得出转化的百分率；^{3}H-TdR 掺入法及液体闪烁仪测定淋巴细胞的脉冲数/分（cpm）值。

【正常值】

正常值为，①形态学计数法：T 淋巴细胞转化率为（60.1±7.6）％，50％以下为转化低下；②^{3}H-TdR 掺入法：刺激指数（SI）＝测定组 cpm 均值/对照组 cpm 均值；刺激指数 SI＞2 为有意义，SI＜2 为淋巴细胞转化率降低；③MTT 比色分析法：SI＞2 为有意义。

【临床意义】

同 T 淋巴细胞花环形成试验。本试验主要用于体外检测 T 细胞的功能，反映机体的细胞免疫水平；也用于观察疾病的疗效和判断预后。

（二）混合淋巴细胞培养

【原理】

将两个无关个体的淋巴细胞混合培养时，由于不同个体 MHC 等位基因差异，双方淋巴细胞会以对方为抗原发生反应，T 淋巴细胞发生转化，此为双向混合淋巴细胞反应（mixed lymphocyte reaction，MLR）。提供抗原刺激的细胞为 B 细胞与单核/巨噬细胞，反应细胞为 T 细胞。如果在混合培养前将一方的淋巴细胞经过丝裂霉素 C 或 γ 射线处理，保留其 MHC 分子的抗原，抑制其分裂能力，则为单向混合淋巴细胞反应。观察混合淋巴细胞反应的方法有两种，即形态学法和 ^{3}H-TdR掺入法，原理同淋巴细胞转化试验。

【正常值】

形态学法：淋巴细胞转化率＜5％为阴性；＞10％为阳性；

^{3}H-TdR 掺入法：实验组 cpm 值＞对照组 cpm 值的 10％为阳性。

【临床意义】

（1）反映机体整体的细胞免疫功能水平。

（2）用于 HLA 的细胞学分型，预测细胞介导的移植排斥反应。

（三）自然杀伤细胞免疫活性检测

【原理】

自然杀伤细胞（natural killer cell，NK）是一

类大颗粒细胞，介导天然免疫应答。其表面无抗原识别受体，不依赖抗体和补体即能直接杀伤多种肿瘤细胞，特别是造血系统肿瘤细胞以及受病毒感染的细胞和胞内寄生菌感染细胞等。NK细胞测定方法有放射性核素法、乳酸脱氢酶测定法和流式细胞术，以流式细胞术最为常用。

【正常值】

8.1%～25.6%(FACS)。

【临床意义】

NK细胞活性是反映机体免疫功能的一项重要指标，在机体早期抗肿瘤和抗感染免疫中发挥重要作用。

1. NK细胞活性升高　见于病毒感染早期、Down综合征、接受器官移植者、宿主抗移植反应强烈者。

2. NK细胞活性降低　见于恶性肿瘤、重症联合免疫缺陷病、AIDS和使用免疫抑制剂等。

三、细胞因子检测

细胞因子(cytokine，CK)是由活化的免疫细胞为主分泌的，具有生物活性的小分子多肽。细胞因子的种类较多，可分为白细胞介素、集落刺激因子、干扰素、肿瘤坏死因子、转化生长因子、趋化因子等。细胞因子测定时常采用多种分析方法，如免疫学检测法、生物学测定法、分子生物学测定法和单个细胞产生细胞因子测定法等。

(一) 常用白细胞介素检测

● IL-2测定

【原理】

IL-2主要由活化的$CD4^+$细胞产生，通过自分泌和旁分泌作用于分泌IL-2的细胞本身或邻近的$CD4^+$和$CD8^+$细胞，是机体免疫网络中最重要的调节因子。因此，IL-2活性的检测已成为评价机体免疫功能的重要指标之一。由于体液中IL-2含量甚少，难以直接测定，常检测PHA和ConA等丝裂原诱导单核细胞在体外产生IL-2的能力来反映。

【正常值】

目前尚无统一的正常值。

【临床意义】

IL-2产生低下主要见于SLE、活动性类风湿关节炎(RA)、艾滋病(AIDS)、持续性全身性淋巴腺瘤、I型糖尿病、活动性黑热病、尖锐湿疣等。接受免疫抑制治疗者和老年人IL-2产生也明显下降。

● IL-6检测

【原理】

IL-6由多种淋巴类和非淋巴类细胞产生，具有多种生物学功能，在机体的免疫应答、骨髓造血及炎症反应中起重要作用。

【正常值】

<10ng/L。

【临床意义】

IL-6水平升高见于：①多克隆B细胞激活或自身免疫性疾病，如RA、AIDS、SLEReiter-综合征、硬皮病、酒精性肝硬化、膜性增生性肾小球肾炎、银屑病；②淋巴细胞系肿瘤，如多发性骨髓瘤、淋巴瘤、霍奇金病、Kaposi肉瘤、心脏黏液瘤、宫颈癌；③其他，如烧伤、急性感染、移植排斥反应等。

● IL-8检测

【原理】

IL-8由单核/巨噬细胞、成纤维细胞、上皮细胞和内皮细胞等多种细胞产生，其主要生物活性是激活中性粒细胞。

【正常值】

<10ng/L(ELISA法)。

【临床意义】

血清IL-8水平升高见于慢性斑状银屑病、RA、麻风、自发性肺纤维化和成人呼吸窘迫综合征患者。

● IL-10检测

【原理】

IL-10由辅助性T细胞亚群TH_1和TH_2、巨噬细胞、B细胞和角质细胞产生。其生物活性广泛，可选择性地抑制单核/巨噬细胞的某些功能，对T细胞、B细胞等的功能亦有明显影响。

【正常值】

目前尚无统一的参考值。

【临床意义】

非霍奇金淋巴瘤及卵巢癌等患者血清IL-10水平升高，其病理生理及临床意义未明。

(二) 肿瘤坏死因子检测

【原理】

肿瘤坏死因子(tumor necrosis factor，TNF)有α和β两种类型，虽然产生的细胞类型不尽相同，但能与相同的受体结合，故二者的生物学活性极其相似；此外，二者又有膜结合型与分泌型两种形式。

【正常值】

总 TNF-α＜20ng/L(酶免疫测定法)。

【临床意义】

正常人血清中通常检测不到 TNF 活性，病理情况下，TNF-α 水平升高见于：①RA、多发性硬化症、恶性肿瘤及肾移植患者肾移植排斥时；②革兰阴性杆菌或脑膜炎球菌引起的弥散性血管内凝血、中毒性休克；③病毒性暴发性肝衰竭外周血细胞诱生的 TNF 活性升高，且与病情程度相关；④AIDS 患者单核细胞培养上清液和血清中 TNF-α 水平升高。

(三) 干扰素检测

干扰素(interferon，IFN)是一类低相对分子质量、多功能的蛋白质，具有广谱抗病毒、抑制肿瘤细胞生长及免疫调节等多种生物学功能。临床意义与 IL-2 相似。

第三节 肿瘤标志物检测

肿瘤标志物(tumor marker，TM)指由肿瘤细胞合成和释放的，反映肿瘤存在和生长的一类物质。包括蛋白质、激素、酶和多胺等。现已发现有 100 余种肿瘤标志物，包括肿瘤抗原、激素、受体、酶与同工酶、癌基因与抗癌基因及其产物等。

目前，临床常用的肿瘤标志物有 20 多种。肿瘤标志物的检测对肿瘤的诊断、鉴别诊断、疗效观察以及预后评价具有一定的价值。由于肿瘤标志物含量甚微，常用非常灵敏的化学发光免疫分析(chemiluminescent immunoassay，CLIA)、RIA、ELISA 等方法进行检测。

一、蛋白质类肿瘤标志物

(一) 甲种胎儿蛋白检测

【原理】

血清甲种胎儿蛋白(alpha fetoprotein，AFP)是胎儿发育早期，由肝脏和卵黄囊合成的一种糖蛋白。出生后，AFP 的合成很快受到抑制，逐渐消失。正常成人血清中含量极微，肝细胞恶变时，含量可明显升高(＞400ng/ml)。目前，检测血清中 AFP 是临床上诊断肝癌的重要指标。

【正常值】

血清 AFP＜25ng/ml。

【临床意义】

(1) 原发性肝细胞性肝癌患者血清 AFP 增高，诊断阈值为超过 300 ng/ml，增高率约为 75%～80%；约有 10%的原发性肝癌患者 AFP 为阴性。若 AFP＞200 ng/ml，持续 8 周，ALT 正常，排除妊娠、生殖胚胎恶性肿瘤，则倾向于原发性肝癌的诊断。AFP 对原发性肝细胞癌的诊断有相当价值，但无特异性，故 AFP 含量升高需结合临床加以判断。

(2) 病毒性肝炎、肝硬化时 AFP 可有不同程度的升高，但升高水平常＜300ng/ml。

(3) 生殖腺胚胎癌(睾丸癌、卵巢癌、畸胎瘤等)、胃癌或胰腺癌时，血中 AFP 含量升高。

(4) 妊娠 3～4 个月孕妇 AFP 开始升高，7～8个月达高峰，以后逐渐下降；但多低于 300vg/L。

(二) 癌胚抗原检测

【原理】

癌胚抗原(carcinoembryonic; antigen，CEA)是一种富含多糖的蛋白复合物，最初发现于成人结肠癌组织中。胚胎期主要存在于胎儿的胃肠管、胰腺和肝脏，妊娠半年以后含量逐渐减少，出生后组织内含量很低。胃肠道恶性肿瘤时可见血清 CEA 升高，在乳腺癌、肺癌及其他恶性肿瘤患者的血清中也有升高。因此，CEA 是一种广谱肿瘤标志物，虽不是诊断某种恶性肿瘤的特异性指标，但在恶性肿瘤的鉴别诊断、病情检测、疗效评价等方面有着重要的临床价值。常用的检测方法是 ELISA、RIA 和 CLIA 定量分析法。

【正常值】

血清＜15ng/ml。

【临床意义】

(1) CEA 升高常见于由内胚层分化来的恶性肿瘤，尤其是消化道腺体肿瘤有较高的阳性率。对乳腺癌、肺癌、胃癌、结肠癌、直肠癌等有一定的检出率。

(2) 某些良性肿瘤，如直肠息肉、结肠炎、肝硬化、肝炎等，CEA 可呈现一过性的轻度增高。

(3) 血清 CEA 连续随访检测，可用于恶性肿瘤手术后的疗效观察及预后判断，也可用于对化疗患者的疗效观察。一般情况下，病情好转时血清 CEA 浓度下降，病情恶化时升高。

(三) 组织多肽抗原检测

【原理】

组织多肽抗原(tissue polypeptide antigen，TPA)是存在于胎盘和大部分肿瘤组织中的一种单链多肽，是一种非特异性肿瘤标志物。在恶性肿瘤患者血清中的检出率高达 70%以上，血液中的 TPA 与细胞分裂、增殖程度密切相关，恶

笔记栏

性肿瘤细胞分裂、增殖活跃，血清中的 TPA 水平升高，临床上常用于辅助诊断迅速增殖的恶性肿瘤，特别是已知肿瘤的疗效检测。

【正常值】

血清 TPA<80U/L。

【临床意义】

(1) 多种肿瘤都可致血清 TPA 增高，但主要见于膀胱癌、前列腺癌、乳腺癌、卵巢癌和消化道恶性肿瘤，特别是对膀胱转移细胞癌的诊断敏感性高。TPA 在血液循环中的半衰期为 7 天，肿瘤切除后3～4天降至正常水平，说明肿瘤治疗有效，若 TPA 再次增高，提示肿瘤有复发。因此，TPA 检测是监测肿瘤是否复发的良好指标。

(2) 急性肝炎、胰腺炎、肺炎、胃肠道疾患血清 TPA 可增高。

(3) 妊娠后 3 个月可见 TPA 增高。

(四) 前列腺特异抗原检测

【原理】

前列腺特异抗原(prostate specific antigen，PSA)是一种单链糖蛋白，由前列腺上皮细胞分泌产生，存在于前列腺管道的上皮细胞中，正常人血清 PSA 含量极微。前列腺癌患者，正常腺管结构遭到破坏，血清中 PSA 含量明显升高。近年研究发现血清总 PSA(T-PSA)中有 80%的 PSA 以各种结合形式存在，称为复合 PSA(C-PSA)；20%的 PSA 以未结合的形式存在，称为游离 PSA(F-PSA)。总 PSA、游离 PSA 是目前协助前列腺癌临床诊断、治疗监测的有效指标。

【正常值】

<4.0ng/ml。

【临床意义】

(1) 前列腺癌患者血清 PSA 水平明显增高，50%～80%病例 T-PSA>4.0 ng/ml。T-PSA 的血清浓度和阳性率随病程的进展而增高。前列腺癌手术后，T-PSA 浓度可逐渐降至正常，若手术后 T-PSA 浓度不下降或下降后再次升高，应考虑肿瘤转移或复发，因此，PSA 测定可作为监测前列腺癌病情变化和疗效的重要指标。

(2) 前列腺炎、前列腺肥大、肾脏和泌尿生殖系统的疾病，也可出现血清 T-PSA 和 F-PSA 轻度升高，必须结合其他检查进行鉴别。

(五) 鳞状上皮细胞癌抗原检测

【原理】

鳞状上皮细胞癌抗原(squamous cell carcinoma antigen，SCC)是一种糖蛋白，从子宫颈鳞状细胞癌组织中分离出来，属于肿瘤相关抗原 TA-4 亚型，存在于鳞状细胞癌的胞质中，是一种较好的鳞癌肿瘤标志物。

【正常值】

血清 SCC<1.5μg/L。

【临床意义】

(1) SCC 是最早用于诊断鳞癌的肿瘤标志物，血清中 SCC 水平增高可见于 83%的子宫颈癌、25%～75%肺鳞状细胞癌、30%I 期食管癌、89%的Ⅲ期食管癌；也见于卵巢癌、子宫癌和颈部鳞状上皮细胞癌。

(2) 临床上也常用于检测上述恶性肿瘤的治疗效果、复发、转移或评价预后。

二、糖类肿瘤标志物

(一) 癌抗原-50 测定

【原理】

癌抗原-50(cancer antigen-50，CA-50)是一种肿瘤糖类相关抗原，主要由唾液酸糖脂和唾液酸糖蛋白所组成，存在于结肠、直肠、空肠、回肠、肺、胰、胆囊、膀胱、子宫以及肝脏等肿瘤组织中。正常人组织不产生 CA-50，常在多种上皮类恶性肿瘤患者体液和组织中出现。

【参考值】

<24U/ml。

【临床意义】

(1) 增高见于 87%的胰腺癌，80%的胆(道)囊癌，73%的原发性肝癌，50%的卵巢癌，20%的结肠癌、乳腺癌、子宫癌等。

(2) 动态观察其水平变化对判断肿瘤治疗疗效、监测复发及预后判断具有一定价值。

(3) 在慢性肝病时，CA-50 也可升高。

(二) 糖链抗原 72-4 测定

【原理】

糖链抗原 72-4(carbohydrate antigen 72-4，CA72-4)也称癌抗原 72-4(cancel antigen 72-4，CA72-4)是一种糖蛋白抗原，是胃肠道和卵巢肿瘤的标志。

【正常值】

ELISA 法为<6.7ug/L。

【临床意义】

(1) 增高见于 67%的卵巢癌、47%的大肠癌、45%的胃癌、40%的乳腺癌、42%的胰腺癌。

(2) CA72-4 和 CA125 联合检测，对诊断原发性和复发性卵巢癌的特异性可达到 100%。

(3) 正常人和良性胃肠道疾病患者 CA72-4 的阳性率分别为 3.5%和 6.7%。

(三) 癌抗原 125 测定

【原理】

癌抗原 125(cancer antigen 125,CA125)是一种大分子的多聚糖蛋白，在正常人组织中的 CA125 含量极低，主要存在于上皮性卵巢癌组织和患者的血清中。CA125 主要用于辅助诊断恶性浆液性卵巢癌、上皮性卵巢癌，同时也是卵巢癌手术和化疗后疗效观察的指标。

【正常值】

<35U/ml。

【临床意义】

(1) 卵巢癌患者血清 CA125 水平明显升高，其阳性率高达 90%，故对诊断卵巢癌有较大临床价值，尤其对观察治疗效果和判断复发较为灵敏。临床上可依据 CA125 的浓度变化，选用化疗药剂的疗程和全面监测病情变化。血清 CA125 持续增高常与进行性恶性疾病、治疗效果不佳有关；反之水平下降，则提示预后良好和治疗有效。

(2) 宫颈癌、乳腺癌、胰腺癌、胆道癌、肝癌、胃癌、结肠癌、肺癌等也可出现阳性反应。

(3) 3%～6%的良性卵巢瘤、子宫肌瘤患者血清 CA125 有时也会明显升高，但多数不超过 100U/ml。

(4) 肝硬化失代偿期血清 CA125 明显升高。

(四) 糖链抗原 19-9 测定

【原理】

糖链抗原 19-9(carbohydrate antigen 19-9,CA19-9)是一种糖蛋白。胚胎期分布于胎儿的胰腺、肝脏、胆囊和肠道等组织；在成人的胰、胆等部位也有少量存在，是存在于血液循环中的胃肠癌相关抗原，正常人血清中含量甚微。

【正常值】

<37U/ml。

【临床意义】

(1) CA19-9 被认为是诊断胰腺癌较好的标志，一般血清 CA19-9>70 U/ml，可作为胰腺癌的诊断指标之一，CA19-9 还有助于鉴别胰腺癌与慢性胰腺炎，前者血清 CA19-9 浓度显著升高，后者则不然。

(2) 胆囊癌、胆管癌、胆道癌 CA19-9 的阳性率为 85%左右，可用于鉴别胰腺癌、胆管癌合并黄疸与阻塞性黄疸，一般后者的 CA19-9<100U/ml。

(3) 胃癌、结肠癌 CA19-9 的阳性率为 40%，直肠癌为 30%～50%。

(4) 急性胰腺炎、胆汁淤积型胆管炎、胆石症、急性肝炎、肝硬化等，血清 CA19-9 也可出现不同程度的升高。

(5) CA19-9 检测可用于胰腺癌、结肠直肠癌、胃癌和肝癌等各种胃肠道恶性疾病的治疗监测。若在治疗后血清 CA19-9 浓度仍居高不下，则说明可能存在着潜在转移或残余肿瘤；持续增高则与恶性疾病的发展和疗效低下有关；浓度下降说明预后良好，疗效显著。

(五) 癌抗原 15-3 测定

【原理】

癌抗原 15-3(cancer antigen 15-3,CA15-3)是由抗原决定簇、糖和多肽组成的糖蛋白，是一种乳腺癌相关抗原。在乳腺癌患者的血清中可见 CA15-3 的水平明显升高，对乳腺癌有重要的辅助诊断作用。

【正常值】

<28U/ml。

【临床意义】

(1) 乳腺癌时，30%～50%的患者可见 CA15-3 明显升高，但在早期乳腺癌时，它的阳性率仅为 20%～30%左右；CA15-3 常用于乳腺癌的疗效监测，术后血清水平未能恢复正常提示尚有残留的肿瘤，而肿瘤复发在出现明显的临床症状之前通常都伴有血清 CA15-3 的升高；CA15-3 对乳腺癌的特异性要高于 CEA，二者联合用于乳腺癌早期可增加敏感性、特异性。

(2) 结肠癌、支气管癌和肝癌患者也会出现血清 CA15-3 水平升高。

(3) 妊娠时血清 CA15-3 水平也可见不同程度的增高。

三、酶类肿瘤标志物

(一) 前列腺酸性磷酸酶检测

【原理】

前列腺酸性磷酸酶(prostatic acid phosphatase,PAP)是前列腺分泌的在酸性环境中能水解膦酸酯的一种糖蛋白。PAP 和 PSA 一样是诊断前列腺癌、检测前列腺癌疗效以及检测前列腺癌术后是否复发、转移的辅助指标。

【正常值】

男性<2.8U/L。

【临床意义】

(1) 前列腺癌血清 PAP 浓度明显升高，升

笔记栏

高程度与癌瘤的发展基本呈平行关系。特别是在前列腺癌Ⅲ、Ⅳ期时，PAP检测诊断前列腺癌的特异度比PSA高，但灵敏度较PSA低，两者联合检测有助于提高前列腺癌诊断的阳性率。

(2) 前列腺肥大、前列腺炎和泌尿生殖系统疾病也可见到PAP升高。

(二) 异常凝血酶原检测

【原理】

异常凝血酶原(abnormal prothrombin，APT)当维生素K缺乏时，肝脏不能合成正常的依赖维生素K的凝血因子(Ⅱ因子、Ⅶ因子、Ⅸ因子、Ⅹ因子)，生成只有凝血酶原抗原性而无凝血功能的异常凝血酶原。在肝细胞癌时，由于肝癌细胞对凝血酶原前体生成亢进，羧化不足，从而产生大量的异常凝血酶原。

【正常值】

<20μg/L。

【临床意义】

(1) 异常凝血酶原增高，见于90%以上的肝细胞癌，均值可高达900μg/L，40%～50%转移性肝癌也可见APT升高，但其均值较低。

(2) 转移性肝癌和慢性肝炎仅有轻度升高，多小于42μg/L；转移性肝癌的阳性率为40%～50%；在肝癌组织被切除或治疗有效时，APT明显下降，复发后又升高。甲胎蛋白(AFP)水平较低的肝细胞癌，APT往往升高，因此，同时检测AFP和APT能将低AFP型肝癌的诊断率由48%提高到68%；

(3) APT轻度升高还见于维生素K缺乏、使用El服抗凝剂、胆酸缺乏、肠道菌群紊乱等，但这些疾病在补充维生素K之后可得到纠正。

(三) 神经元特异性烯醇化酶检测

【原理】

神经元特异性烯醇化酶(neuron specific enolase，NSE)是烯醇化酶的一种同工酶。烯醇化同工酶由α、β、γ三个亚基组成，分别为αα、ββ、γγ、αβ、αγ五种二聚体同工酶。其中γγ亚基组成的同工酶属神经元和神经内分泌细胞所特有，故命名为神经元特异性烯醇化酶，此酶在正常人脑组织中含量最高，起源于神经内分泌细胞的肿瘤组织可有异常表达。目前认为NSE是小细胞肺癌(SCLC)和神经母细胞瘤的肿瘤标志物。

【正常值】

<15μg/L。

【临床意义】

(1) 小细胞肺癌患者NSE水平明显高于肺腺癌、肺鳞癌、大细胞肺癌等其他类型肺癌的5～10倍，灵敏度可达80%，特异性达80%～90%；其他组织型肺癌仅10%～20%的患者NSE增高。因此，它可作为小细胞肺癌高特异性和高灵敏度的肿瘤标志物；NSE可用于鉴别诊断和监测小细胞肺癌放疗、化疗后的治疗疗效，治疗有效时NSE浓度逐渐降低至正常水平，复发时血清NSE升高。

(2) NSE也是神经母细胞瘤患者肿瘤标志物，神经母细胞瘤时NSE水平异常增高，其灵敏度可高达90%以上；NSE的水平也可用来监测神经母细胞瘤的病情变化，评价疗效和预测复发。发病时，NSE明显升高，有效治疗后降低，复发后又增高。

(3) 神经内分泌细胞肿瘤，如嗜铬细胞瘤、胰岛细胞瘤、甲状腺髓样癌、黑色素瘤等患者血清内NSE也可增高。

(4) NSE也存在于正常红细胞中，标本溶血会影响测定结果，因此采血时要特别注意避免溶血。

(四) α-L-岩藻糖苷酶检测

【原理】

α-L-岩藻糖苷酶(alpha-L-fucosidase，AFU)是一种溶酶体酸性水解酶，广泛分布于人体的组织细胞、血液和体液内，参与含岩藻糖基的糖蛋白、糖脂和寡糖的分解代谢，以往主要用于遗传性AFU缺乏引起的岩藻糖储积病的诊断，近年来发现原发性肝癌患者血清中AFU活性明显升高，AFU是原发性肝癌的标志物之一。

【正常值】

324±90μmol/L。

【临床意义】

(1) 血清AFU升高主要见于原发性肝癌，可作为原发性肝癌的早期诊断参考指标；与AFP联合检测，可提高肝癌的诊断阳性率；肝癌术后观察血清AFU的水平，可用于观察疗效。

(2) 肺癌、乳腺癌、子宫癌以及肝硬化、糖尿病也可见AFU升高。

(3) 妊娠期间，AFU升高，分娩后血清AFU迅速下降。

四、肿瘤标志物检测的选用

理想的肿瘤标志物应是：①特异性强；②灵敏度高；③表达量或血液含量与肿瘤组织发展呈正相关。目前所应用的肿瘤标志物虽未达到上

笔记栏

述要求，但如果合理使用，仍有很大的临床价值。另外，同一种肿瘤可含多种标志物，而一种标志物可出现在多种肿瘤当中。选择特异标志物或最佳组合有利于提高肿瘤诊断的阳性率；动态检测肿瘤标志物有利于良性和恶性肿瘤的鉴别，也有利于肿瘤疾病复发、转移和预后的判断。表5-23-1总结了部分肿瘤标志物的选择。

表 5-23-1　部分肿瘤标志物的选用和联合应用

肿瘤	CEA	AFP	CA19-9	CA125	CA15-3	PSA	PAP	NSE	SCC	AFU	HCG	TPA	CA72-4
结肠癌	A		B										
胰腺癌	C		A										
胃癌				B				C	A				
食管癌	C							C					
原发性肝癌								A	A				
乳腺癌	B			A									
卵巢癌								A	B				
宫颈癌	C							B					
绒毛膜上皮癌									A				
小细胞肺癌							A						
非小细胞肺癌	B							C					
前列腺癌					A	A							
膀胱癌									C				

注：A 为首选指标；B 为补充指标；C 为次补充指标

第四节　自身免疫的检测

某些原因削弱或破坏健康人的自身免疫耐受（autoimmune tolerance），免疫系统就会对自身组织或成分产生免疫应答，称为自身免疫（autoimmunity）。由于自身免疫而产生的疾病称为自身免疫病（autoimmtme disease，AID）。由各种原因造成的机体 B 细胞产生针对自身组织成分的抗体，称为自身抗体（autoantibodies）。目前，已知相当多的自身抗体与某些特定的疾病相关联，甚至是某种疾病的标志抗体，自身抗体检测已成为诊断自身免疫性疾病的重要工具。

一、自身抗体检测

（一）抗核抗体检测

抗核抗体（anti-nuclear antibody，ANA）是以细胞的核成分为靶抗原的自身抗体总称。ANA 大多属 IgG 类，也有 IgM 和 IgA，无器官特异性和种属特异性，主要存在于血清中，也可存在于滑膜液、胸腔积液和尿液中。目前，已发现几十种具有不同临床意义的 ANA，形成了抗核抗体谱（antinuclear antibodys，ANAs），如表 5-23-2 抗核抗体谱的组成。ANA 阳性的自身免疫性疾病很多，ANA 测定对于自身免疫性疾病的临床诊断是一项很重要的筛选试验，见表 5-23-2。

表 5-23-2　抗核抗体谱的组成

抗核抗体类别	抗核抗体亚类
抗 DNA 抗体	抗 ds-DNA 抗体、抗 ssDNA 抗体等
抗组蛋白抗体	抗 H_1、H_2A、H_2B、H_3、H_4 抗体等
抗 ENA 抗体	抗Sm 抗体、抗核糖核蛋白（RNP）抗体、抗 SS-A 抗体、抗 SS-B 抗体等
抗非组蛋白抗体	抗Scl-70 抗体、抗 Jo-1 抗体、抗 Ku 抗体、抗增殖细胞核抗原（PCNA）抗体、抗类风湿关节炎相关核抗原（RANA）抗体、抗 Mi-1 抗体、抗 Mi-2 抗体、抗 PL-7 抗体、抗 KL-12 抗体、抗着丝点抗体等
抗核仁抗体	抗PM-Scl 抗体、抗 NOR-90 抗体、抗 U3nRNA 抗体、抗 Th/To 抗体、抗 4-6-S-RNA 抗体等
抗细胞其他成分抗体	抗高尔基抗体、抗中心体抗体、抗线粒体抗体、抗纺锤体抗体、抗溶酶体抗体、抗肌动蛋白抗体、抗核层蛋白抗体等

● 抗 DNA 抗体检测

【原理】

抗 DNA 抗体能识别嘌呤和嘧啶碱基。抗

笔 记 栏

DNA抗体分为抗双链DNA抗体(anti-double stranded-DNA antibodies,抗ds-DNA)、抗单链DNA抗体(anti-single stranded-DNA antibodies,抗ss-DNA)和抗Z-DNA抗体。抗ds-DNA抗体的靶抗原是细胞核中DNA的双螺旋结构,能识别成双碱基对的DNA,同时可与天然或单链DNA反应。

【参考范围】

阴性。

【临床意义】

1. 抗ds-DNA抗体阳性　见于活动期SLE,阳性率70%~90%,本实验特异性较高,是SLE的重要诊断指标之一。其他结缔组织性疾病患者抗ds-DNA也可出现阳性,但此类患者一般是SLE重叠综合征。

2. 抗ss-DNA抗体阳性　见于SLE(阳性率70%~95%),尤其是合并有狼疮性肾炎。还可见于一些重叠结缔组织病、药物诱导的狼疮和慢性活动性肝炎等,但无特异性。

● 抗Sm抗体检测

【原理】

抗Smith抗体(抗Sm抗体)是在一Smith患者血清中首次发现,故命名为Sm抗体。抗Sm抗体识别的抗原属于一组小核糖核蛋白(small nuclear ribonucleoproteins,snRNP),由低相对分子质量的RNA和多种蛋白质组成,是SLE的特异性标志。

【正常值】

阴性。

【临床意义】

抗Sm抗体对SLE具有高度特异性,且能反映疾病的活动程度,但灵敏性低,在SLE患者中的发生率为20%~40%。与抗ds-DNA一起被认为对SLE具有确诊价值。

● 可提取性核抗原多肽抗体谱检测

【原理】

可提取性核抗原多肽抗体(anti-extractable nuclear antigen antibody,ENA)指对核内可提取性核抗原的自身抗体,由多种多肽构成,至今已发现20余种,其中主要包括:抗Sm、核糖体、抗RNP、抗Ro、抗La、抗Jo-1、抗Scl-70、抗PM-1抗体和抗着丝点抗体等。

【正常值】

阴性。

【临床意义】

(1) 抗Sm抗体主要见于SLE及其重叠综合征,可作为SLE的标志抗体。

(2) 抗RNP抗体在混合型结缔组织病患者的阳性率通常可达95%~100%,且效价甚高,已成为其标志性抗体。

(3) SSA/R0抗体多见于干燥综合征、类风湿关节炎、SLE,而在以下疾病中抗体阳性率很高,如亚急性皮肤性狼疮、新生儿狼疮、补体C2/C4缺乏症、原发性干燥综合征等。

(4) SSB/La抗体与SSA/Ro抗体是干燥综合征的特异性抗体,多数情况下同时出现,也与临床中的紫癜、高丙种球蛋白血症、严重的唾液腺功能障碍、腮腺肿胀、高滴度类风湿因子、淋巴细胞及白细胞减少症等有关。

(5) 抗Scl-70为全身硬皮病的标志抗体,总阳性率达20%~50%。

(二) 抗胞质抗体检测

● 抗线粒体抗体检测

【原理】

抗线粒体抗体(anti-mitochondrial antibody,AMA)是一种针对细胞质中线粒体内膜脂蛋白成分的自身抗体,识别的抗原位于真核细胞线粒体膜的内侧面,无器官和种族特异性,该抗体主要是IgA。

【正常值】

阴性。

【临床意义】

(1) 对原发性胆汁性肝硬化最具诊断意义的为AMA-M2型,阳性率可达98%以上,高滴度时诊断的特异性可达97%。

(2) 慢性活动性肝炎时此抗体阳性率亦较高,可达90%以上,故对肝炎诊断也有参考价值。

● 抗中性粒细胞胞质抗体检测

【原理】

抗中性粒细胞胞质抗体(anti-neutrophil cytoplasmic antibody,ANCA)是存在于血管炎患者血清中的自身抗体,是诊断血管炎的一种特异性指标。采用间接免疫荧光法(IFA)检测,可将ANCA分为胞质型抗中性粒细胞胞质抗体(cytoplasmic ANCA,cANCA)、核周型抗中性粒细胞核周抗体(perinuclear ANCA,pANCA)和不典型ANCA(x-ANCA)。

【正常值】

阴性。

【临床意义】

(1) cANCA可见于多种系统性血管炎,主要见于韦格纳肉芽肿(Wegener's granulomatosis,WG),阳性率约为80%～95%,被认为是活动性WG及微动脉炎的特异和敏感的标志抗体。

(2) pANCA主要与多发性微动脉炎相关,在快速进行性血管炎性肾炎、多动脉炎、Churg-Stranss综合征时阳性率可达70%,原发性硬化性胆管炎阳性率可达80%。

(三)抗组织细胞抗体检测

● 抗甲状腺抗体检测

【原理】

在甲状腺功能亢进、慢性甲状腺炎、甲状腺功能低下等具有自身免疫病性质的患者血清中,常可检测出循环抗甲状腺抗体,如抗甲状腺球蛋白抗体(anti-thyroglobulin antibody,TGA)、抗甲状腺微粒体抗体(thyroid microsome antibody,TMA)、抗第二胶原抗体(抗cA2)、抗甲状腺细胞膜抗体(抗TCM)、抗TSH受体抗体等,其中TGA和TMA在临床上应用最广。目前,国外已将抗-TPO代替抗-TM抗体检测,而且大多数文献已将抗-TM抗体改名为抗-TPO抗体。

【正常值】

阴性。

【临床意义】

(1) TGA是诊断甲状腺自身免疫疾病的一个特异性指标。大约60%甲状腺功能亢进,80%～90%慢性甲状腺炎患者TGA检测为强阳性。

(2) 血清抗-TPO的阳性率在甲状腺功能亢进和慢性淋巴细胞性甲状腺炎中分别为42.2%和77.7%,甲状腺肿瘤为13.1%,单纯性甲状腺肿为8.6%,亚急性甲状腺炎为17.2%～25%,SLE为15.4%～44.7%,类风湿性关节炎为3.1%,正常人也有8.4%的阳性率。目前,国内常用TGA及TMA联合检测以提高检出率,作为临床诊断和鉴别诊断自身免疫性甲状腺炎的重要依据。

● 抗胰岛细胞抗体检测

【原理】

抗胰岛细胞抗体(anti-pancreatic islet cell antibodys,ICAs)发现于伴自身免疫性内分泌腺功能障碍的糖尿病患者。已报道的靶抗原有多种。

【参考范围】

阴性。

【临床意义】

(1) ICAs在IDDM中阳性率最高,常作为IDDM早期诊断的指标。

(2) ICAs高效价且有临床症状时,与胰岛β细胞功能破坏有关。

(3) ICAs阳性率高预示着该家族成员患病的危险性大。

● 抗肾小球基膜抗体检测

【原理】

肾小球毛细血管从管腔向外,由内皮细胞、肾小球基膜(glomerular basement membrane GBM)和上皮细胞足突构成。GBM是由内、外透明层及中间致密层构成的网状结构,由Ⅳ型胶原、层黏连蛋白、纤维黏连蛋白和蛋白多糖等组成。肺泡基膜与GBM化学成分相似,且二者具有交叉抗原性。在某些因素作用下,肺泡基膜受损害,成为自身抗原并诱导产生自身抗体。抗肺泡基膜抗体除可在补体的参与下引起肺免疫损伤外,也可引起肾小球的免疫病理损伤。

【正常值】

阴性。

【临床意义】

(1) GBM抗体是抗基膜抗体型肾小球肾炎特异性抗体,包括Goodpasture综合征、急进型小球肾炎及免疫复合物型肾小球肾炎,Goodpasture综合征抗体阳性率几乎为100%,但广义的肺肾综合征的阳性率仅为15%～20%。

(2) GBM抗体也见于药物诱导的间质性肾炎。

● 抗平滑肌抗体检测

【原理】

抗平滑肌抗体(smooth muscle antibody,SMA)是一种主要存在于狼疮性肝炎患者血清中的自身抗体,主要为IgG类,也有IgM类。无器官和种属特异性,一般认为不结合补体。SMA自身靶抗原为三组细胞骨架蛋白包括微纤维、中级纤维和微管。

【正常值】

阴性。

【临床意义】

(1) 抗平滑肌抗体主要见于自身免疫性肝炎,阳性率可达69%～81%,可用以同SLE鉴别。

(2) 原发性胆汁性肝硬化和慢性活动性肝炎时,此抗体检出率也增高,但后者SMA效价较低。

(3) 急性病毒性肝炎时SMA阳性率可达

笔记栏

80%,多在发病第一周出现。

(4) 中老年健康人群中阳性率可达 5% 左右。

● 抗精子抗体检测

【原理】

男性体内的血-睾屏障可使精子与免疫系统隔离。但当此屏障受损时,精子或其可溶性抗原逸出,可导致机体产生自身抗精子抗体(anti-spermatozoa antibody,ASA)从而抑制精子产生,造成男性不育。女性生殖道有某种酶系统,能降解进入的精子抗原,使其不能引起免疫反应。此种酶系统的缺陷可使精子抗原保持完整而刺激同种抗精子抗体产生。大约 10%~30%原因不明的女性不孕症可能与 ASA 有关。

【正常值】

阴性。

【临床意义】

ASA 的检出率因采用的检测方法不同,结果也不一致。通常不育者血清中 ASA 检出率在 10%~30%左右,尤其是梗阻性无精症患者,ASA 阳性率可高达 60%。

(四) 其他自身抗体检测

● 类风湿因子检测

【原理】

类风湿因子(rheumatoid factor,RF)是类风湿关节炎(rheumatic arthritis,RA)和其他病患者血清中出现的一种自身抗体,其靶抗原为变性 IgG 的 Fc 部分,有 IgG、IgA、IgM、IgD 和 IgG 五种类型。

【正常值】

阴性。

【临床意义】

(1) 约 90%RA 患者 RF 呈阳性,且滴度与疾病活动性相关。

(2) 一些自身免疫性疾病如冷球蛋白血症、进行性全身性硬化、干燥综合征、SLE 等患者都有较高的阳性率。

(3) 其他疾病,如肝病慢性感染也见 RF 阳性。

(4) 约有 3%~5%的健康人可出现 RF,阳性率随着年龄的增长而增加。

● 抗乙酰胆碱受体抗体检测

【原理】

抗乙酰胆碱受体(acetylcholine receptor,AChR)抗体可与神经肌肉突触的乙酰胆碱受体结合,使其不能与运动神经末梢释放的神经介质乙酰胆碱结合,造成神经肌肉突触兴奋传递的障碍,这是重症肌无力发病的重要原因。

【正常值】

阴性。

【临床意义】

(1) 抗 AChR 与重症肌无力密切相关,约 90%重症肌无力的患者为阳性,且特异性和敏感性较高,仅有眼肌障碍患者抗体滴度较低。

(2) AChR 检测可作为重症肌无力疗效观察的指标。

二、自身抗体检测项目的选择和应用

自身抗体是诊断自身免疫性疾病的重要指标,目前临床上自身免疫性疾病的诊断在很大的程度上有赖于自身抗体检测,但在选择和应用时应注意:

(1) 对疑有器官特异性自身免疫性疾病者,应同时做抗核抗体和器官特异性自身抗体检测;对非器官特异性自身免疫性疾病者,应做抗核抗体和抗胞质抗体检测。

(2) 自身抗体阳性标本,应继续做滴度或定量检测,有助于了解疾病的进程和判断疗效。

(3) 正常人也可出现自身抗体,并随年龄增大而阳性率增高,但自身抗体的滴度和亲和力较低。

(夏 薇)

第24章 临床病原体检测

临床病原体检查的目的是确定感染的发生和性质，在疾病的早期明确诊断，选择适当的治疗方案，采取有效的预防措施，减少感染可能广泛传播所造成的危害。

各种不同病原体（细菌、螺旋体、支原体、放线菌、衣原体、立克次体、病毒、真菌、原虫、蠕虫）的检查方法虽然各有特点，但诊断的确立需要以下的基本要求和过程：①正确、规范地采集得到合格的标本并及时、正确地运送至实验室；②通过试验室检查直接找到病原体或找到病原体的特异性抗原；③用生化和分子生物学等手段检测到病原体核酸；④应用免疫学方法和技术检测出机体对病原体抗原成分产生的免疫反应产物；⑤分离和鉴定出病原体。在完成病原体的检出和鉴定后，应该结合病史、症状或体征，快速做出诊断，协助临床制定抗微生物治疗方案并监测疗效，避免耐药性的产生。

临床病原体检查的成败除了实验室的能力和效率外，很大程度上决定于采样及运送的质量。

第一节 标本的采集、运送和检测方法

一、标本采集和运送

根据各种病原体所致感染性疾病的病程确定标本采集的时间、部位、种类和数量。对正常情况下无菌部位标本（血、尿、脑脊液）的采集须严格执行无菌操作有关要求。采集的标本必须注明姓名、年龄、性别、采集日期、临床诊断、检验项目等，并有病程及治疗情况的说明。标本采集后应立即送往病原学实验室。

（一）血液

临床疑为菌血症、败血症和脓毒血症的患者，一般在发热初期和高峰期采集，已用过抗菌药物治疗者，则在下次用药前采集。采样以无菌法由肘静脉穿刺采集，成人每次10～20ml，婴儿和儿童1～5ml。采集的标本注入专用的血液培养瓶（含有抗凝剂、抗生素中和剂、营养肉汤等）中送检。因此，需注意在检验申请单上注明抗生素使用情况，以选择合适类型的培养瓶。

（二）尿液

正常人外尿道寄居有菌群，故采集尿液时更应注意无菌操作。尿液标本一般取中段尿；厌氧菌的培养采用膀胱穿刺法收集、无菌厌氧小瓶运送；排尿困难患者可实施导尿来获取标本。

（三）粪便

取含脓、血或黏液的粪便置于清洁容器中送检，排便困难者或婴儿可用直肠拭子采集，标本拭子置于有保存液的试管内送检。根据细菌种类不同选用合适的运送培养液以提高阳性检出率，如副溶血弧菌引起腹泻的粪便应置于碱性蛋白胨水或卡-布（Carry-Blair）运送培养液。一次粪便培养阴性不能完全排除肠道病原菌的存在，对于传染性腹泻患者需重复三次送检。对疑为寄生虫感染患者，应采集水样便尽快送检，以保持原虫滋养体活力。若不能及时送检，可将粪便标本置于含10％甲醛和聚乙烯醇的小螺口塑料容器内保存。

（四）呼吸道标本

呼吸道标本包括鼻咽拭子，痰、通过气管镜收集的标本等。鼻咽拭子和鼻咽洗液可供鼻病毒、呼吸道合胞病毒、肺炎衣原体、溶血性链球菌等病原学诊断。通过气管镜收集的标本，可避免口腔等部位正常菌群污染，是下呼吸道感染病原学诊断的理想标本。上呼吸道标本存在正常菌群，在病原学诊断时需加以注意。

（五）脑脊液及其他无菌体液

引起脑膜炎的病原体（脑膜炎奈瑟菌、肺炎链球菌、流感嗜血杆菌）等抵抗力弱，不耐冷、离体容易死亡，故采集的脑脊液应立即保温送检或床边接种。胸水、腹水和心包液等因标本含菌量少，宜采集较大量标本送检，便于标本接种于血培养瓶，或经溶解、离心处理或过滤浓缩后再接种培养。

（六）泌尿生殖道标本

根据不同疾病的特征及检验项目采集不同

笔记栏

标本，如性传播性疾病常取尿道口分泌物、外阴糜烂面病灶边缘分泌物、阴道宫颈口分泌物和前列腺液等。对生殖道疱疹患者常穿刺疱疹液。对盆腔脓肿患者可在直肠子宫陷凹处穿刺抽取脓液。怀疑衣原体感染的标本不应使用木柄拭子，因为木质对衣原体有毒性作用。除淋病奈瑟菌需保温送检外，所有标本收集后应置4℃保存直至培养。

（七）创伤、组织和脓肿标本

对损伤范围较大的创伤，应从不同部位采集多份标本，采集部位应首先清除污物，以碘酒、乙醇消毒皮肤，防止表面污染菌混入标本影响检测结果。如果标本较少应加无菌等渗盐水，以防干燥。开放性脓肿的采集，用无菌棉拭子采取脓液及病灶深部分泌物。封闭性脓肿，则以无菌干燥注射器穿刺抽取。疑为厌氧菌感染者，取脓液后立即排净注射器内空气，针头插入无菌橡皮塞送检，否则标本接触空气导致厌氧菌死亡而降低临床分离率。用于病毒检测的组织标本宜放在有灭菌盐水纱布的培养皿内或病毒运送培养基内运送。

（八）血清标本

采集血液置无菌试管中，待其自然凝固。血块收缩后吸取血清，56℃，加热30分钟以灭活补体成分，保存于－20℃。

二、病原体检测方法

（一）直接显微镜检测

病原体标本直接涂片、干燥、固定后染色，或经离心浓缩集菌，涂片染色，光学显微镜下观察细菌的形态、染色性状或观察宿主细胞内包涵体的特征。另一方法是采用悬滴法或压滴法，在不染色状态下借助暗视野显微镜或相差显微镜观察病原体的形态和运动方式等。

（二）病原体的分离、培养和鉴定

病原体的分离、培养和鉴定是病原学检验中确诊的关键步骤。根据临床症状、体征和形态等特征做出病原学初步诊断，选用最合适的培养方法，根据菌落性状、生化反应、血清学实验、动物接种实验等做出鉴定，也可借助于微量鉴定系统快速简便鉴定分离的病原体。在鉴定病原体的同时，需做抗生素药物敏感试验。

细菌的分离和培养应选择合适的培养基，提供合适的气体和温度条件，使细菌在体外人工培养基中得以生长、繁殖形成菌落。根据菌落性状（大小、色泽、气味、边缘、色素、溶血情况等）和细菌的形态、染色性，再根据生化反应结果和血清学试验，对分离的病原体做出最终鉴定。

对于不能在体外人工培养的病原体，如病毒、立克次体、衣原体等，可接种易感动物、鸡胚或组织培养细胞进行病原体分离。接种动物后，根据动物感染范围、发病情况及潜伏期，初步推测为某种病原体。接种于鸡胚的病毒，根据不同接种途径的敏感性及所形成的特殊病灶，有助于初步鉴定。进行细胞培养的病毒在细胞内增殖后，可引起细胞病变或红细胞吸附、干扰现象、血凝等特性以缩小病毒的鉴定范围，最后用血清学方法做出最终鉴定。

（三）病原体核酸的检测

目前，临床常用的病原体核酸检测技术主要有PCR和核酸探针杂交技术。PCR技术已广泛应用于病原体的实验室检查，特别是用于不能培养、不易培养或生长极为缓慢及其他方法难以检测的病原体。

PCR具有很高的敏感性，影响因素很多，容易出现假阳性结果，临床检测时需要制订严格的操作程序防止污染发生，并设立阴性对照。

核酸探针杂交以固相法为多，又分为斑点杂交、Southern印迹、原位杂交和Northern印迹等。核酸杂交法适用于目前尚不能分离培养或难以分离培养的微生物检测，该类方法可检测许多病原体，但其敏感性较低。

（四）血清学实验

病原体抗原主要包括细菌的菌体和鞭毛抗原、毒素、酶等；病毒的衣壳蛋白、包膜抗原等。用已知抗体，借助免疫荧光技术、酶联免疫技术、化学发光技术、胶乳凝集试验、对流免疫电泳等技术可以检测标本中未知的病原体抗原。抗原检测有助于早期诊断感染性疾病，阳性结果能提示某种感染性病原体的存在，但需考虑共同抗原引起的交叉免疫反应，必须有严格的对照试验。

用已知病原体抗原检测患者血清中有无相对应的抗体，根据抗体的类型（IgG、IgM）、效价和双份血清滴度增长的情况，可作为感染性疾病的辅助诊断方法。常用的方法有凝集试验、沉淀试验、补体结合试验、间接免疫荧光技术、放射免疫测定、酶联免疫吸附试验等。

血清抗体的诊断对于某些病原体不能培养或难以培养的疾病，可以提供诊断的依据。但是，抗体检出最早也需在感染4～5天以后，一般在病程2周后效价才逐渐增高，因而它不适于疾病的早期诊断。在做血清抗体诊断时，一般要在病程早期和晚期分别采血清标本2～3份检查，如抗体效价在病程中呈4倍以上增高者有诊断价

笔记栏

值。患者血清内 IgM 的检测有重要意义，不仅可做早期诊断，而且可区分原发性感染和复发性感染，前者急性期血清检出 IgM，而后者为 IgG。

第二节　细菌耐药性检查

抗生素的发现和应用对感染性疾病的治疗起着十分重要的作用。但是随着各类新的抗生素的不断研制和广泛使用，细菌的耐药性问题越来越严峻的摆在人们面前。细菌通过基因突变、质粒介导和转位因子插入等方式获得耐药基因，通过改变细菌细胞外膜对药物通透性、产生药物灭活酶和钝化酶、改变药物作用靶位和改变代谢途径，使细菌对抗菌药物产生耐药性，使感染性疾病的治疗疗效不佳或治疗失败。

一、耐药性及其发生机制

(一) 细菌的耐药性

对某些抗菌药物敏感细菌变成对该药物耐受称细菌耐药性。可分为天然耐药和获得性耐药，前者是通过 DNA 突变而致，后者往往是由质粒、噬菌体及其他遗传物质携带外来 DNA 片段导致细菌产生耐药性。

目前，临床感染的病原微生物主要耐药类型有革兰阴性菌以 β-内酰胺酶介导的耐 β-内酰胺类抗生素的革兰阴性杆菌；质粒介导的超广谱 β-内酰胺酶(extra-spectrum beta lactamase，ESBL)的肺炎克雷伯菌、大肠埃希菌等；染色体编码产生Ⅰ类 β-内酰胺酶的阴沟肠杆菌和产气肠杆菌等；多重耐药的铜绿假单胞菌、嗜麦芽窄食单胞菌和不动杆菌属细菌等；革兰阳性菌重要的耐药菌株有耐甲氧西林葡萄球菌(methecillin resistant staphyloccus，MRS)、耐青霉素肺炎链球菌(penicillin resistant streptococcus pneumonia，PRSP)、耐万古霉素肠球菌(vacomycin resistant enterococcus，VRE)和高耐氨基糖苷类抗生素的肠球菌等。

(二) 细菌耐药的机制

细菌耐药性的获得可以通过细菌染色体耐药基因的突变、耐药质粒的转移和转座子的插入等方式获得。

突变是 DNA 一个核苷酸的变化(点突变)或是大段 DNA 的倒位、复制、插入、缺失。突变可由细菌自发产生或在 X 线等物理因素或化学物质诱导产生，一般只对一种或两种相似药物耐药，在细菌耐药上不占主要作用。

染色体外的耐药遗传物质(耐药质粒)广泛存在于细菌中。接合型质粒通过接合方式，非接合型质粒通过转化、转导、转换形式产生耐药，另外，通过位点特异的基因重组即通过整合子(intergron)可使耐药基因发生转移。上述各类变异使细菌产生一些酶类(灭活酶或钝化酶)和多肽类物质，通过下述几种机制导致细菌耐药：①药物渗入细菌的量减少；②产生灭活抗生素的酶(如 β-内酰胺酶)和钝化酶(如氯霉素乙酰转移酶)等；③细菌抗生素结合蛋白改变以至不能和抗生素结合(如青霉素结合蛋白)；④细菌靶结构改变；⑤代谢拮抗剂产生或代谢途径的改变等。

二、抗菌药物敏感性试验

对临床分离菌株进行抗微生物药物敏感性试验(antimicrobial susceptibility test，AST)，可有效指导临床治疗，同时耐药谱分析有助于某些菌种鉴定，也有利于医院感染的流行病学调查。

常用敏感性试验的方法

1. 稀释法　稀释法(dilution method)是定量测定抗菌药物抑制细菌生长的体外方法，以测得某抗菌药物能抑制检测菌肉眼可见生长的最低药物浓度即最小抑菌浓度(MIC)。试验的结果以 M1C(μg/ml)数值报告，根据美国临床实验室标准化委员会(National Committee for Clinical Laboratory Standards，NCCLS)标准判别检测菌对该抗生素敏感(susceptible，S)、中介(intermediate，I)或耐药(resistant，R)。敏感表示推荐使用该抗生素常规成人用药剂量进行临床治疗在体内的浓度高于 MIC，能有效杀死或抑制被测细菌；耐药指常规成人用药的最大剂量在体内的浓度不能达到 MIC，临床疗效不可靠；中介是敏感和耐药之间的缓冲区，临床意义不明确，另一方面，中介表示某些药物在大剂量时有效，特指某些药物在局部浓缩部位(如肾脏)的浓度能达到或高于 MIC，但反应低于敏感株，此时中介表示中度敏感。

2. K-B 纸片扩散法　K-B 纸片扩散法(Kirby-Bauer disc diffusion method)是由世界卫生组织推荐的标准纸片扩散法，方法是将含有定量抗菌药物的纸片贴在已接种测试菌的琼脂平板上，纸片中所含药物吸收琼脂中水分溶解后不断向纸片周围扩散形成递减的梯度浓度，在纸片周围抑菌浓度圈内测试菌生长被抑制形成无菌生长的透明圈即抑菌圈，抑菌圈的大小反映测试菌对测定药物的敏感程度，并与其最小抑菌浓度(MIC)呈负相关。以游标卡尺量取抑菌圈直径，根据 NCCLS 标准判断敏感、耐药或中介结果。

3. E 试验　E 试验(Epsilometer test)是一种浓度梯度法药敏试验，能直接定量检测出药物对测试菌的 MIC。该方法结合了稀释法和扩散法

笔记栏

的原理和特点，在涂布待测菌的琼脂平板上放置一条含药试条即E试验条(内含干化、稳定、浓度由高至低呈指数梯度分布的抗菌药物)，35℃孵育16～18小时后出现椭圆形抑菌圈，读取抑菌圈和试条横向相交处的刻度即为MIC，采用NCCLS标准判别敏感、中介或耐药。

4. 联合药敏试验 联合药敏试验(test of antibiotic combination)指同时使用两种抗菌药物观察其对细菌的作用是否显著大于单独作用总和的试验。联合药敏试验分定性试验和定量试验，前者有纸片搭桥法和纸片扩散法，均为粗筛定性试验，而棋盘稀释法(checkerboard assay)则是定量试验。

5. 血清抗菌药物浓度测定 血清抗菌药物浓度测定(serum antimicrobial level assay)通过测定血清中抗菌药物的浓度以判断是否已达到有效浓度(一般应是致病细菌的MIC 2倍以上浓度)，也可监控过高血药浓度导致毒性反应的出现。目前，国内实验室主要采用微生物测定和利用荧光偏振免疫测定原理的TDX血药检测仪。

三、细菌耐药性的检测项目

(一)临床耐药菌株的检测

1. 耐甲氧西林葡萄球菌检测 耐甲氧西林葡萄球菌(MRS)的检测包括耐甲氧西林金黄色葡萄球菌(MRSA)和耐甲氧西林凝固酶阴性葡萄球菌(MRSCoN)，是目前导致医院感染的重要病原菌。此类葡萄球菌具有多重耐药性，即对全部β-内酰胺类抗菌药物，包括青霉素族和头孢菌素族以及临床常用的其他多种抗菌药物均耐药。因此，此类葡萄球菌的早期检出和确定具有重要临床意义。检出方法可用添加有4%NaCl和6μg苯唑西林/ml培养基的M-H琼脂进行筛选测定。测试菌的准备和接种方法同纸片扩散法药敏试验，用1μg接种环接种或棉拭子点种，接种菌量为104CFU/点。35℃孵育24小时，有菌落生长者即为MRS。同时，以标准菌株金葡菌ATCC29213、金葡菌ATCC38591以及已知为阳性的MRs菌株作为质控菌株。

2. 耐青霉素肺炎链球菌检测 耐青霉素肺炎链球菌(PRSP)的筛选测定可采用1ug苯唑西林纸片筛选法。测试方法同纸片琼脂扩散法。培养基用含5%羊血的M-H琼脂。如抑菌圈<20mm，或MIC>0.06μg/ml则提示该菌对青霉素耐药或中度敏感，需用稀释法或E试验进一步做青霉素G的MIC测定。

3. 氨基糖苷类抗生素高耐药肠球菌检测 对多种抗菌药物包括氨基糖苷类呈固有耐药是肠球菌的特点，故单用氨基糖苷类治疗肠球菌感染无效。但如与一种作用于细胞壁的抗菌药物如青霉素类合用，则可发生协同作用而增强杀菌效力。如果肠球菌对氨基糖苷类产生了高耐药性，这种联合应用就会无效。所以及时筛选出肠球菌中氨基糖苷类高耐药株，有助于临床调整和重新确定治疗方案。其检测可采用纸片扩散法和肉汤稀释法。当对庆大霉素纸片(120μg/ml)的抑菌圈直径≤6mm时可判为耐药；当抑菌圈直径在7～9mm时，可进一步采用肉汤稀释法或E试验测定MIC以确定是否为耐药。

4. 超广谱β-内酰胺酶检测 超广谱β-内酰胺酶(extend spectrum β-lactamase ESBL)是一种水解青霉素、头孢菌素及单环类β-内酰胺类抗生素的酶，主要由克雷伯菌和大肠埃希菌、肠杆菌等细菌产生，当头孢泊肟、头孢他啶抑菌圈≤22 mm或氨曲南、头孢噻肟≤27mm的菌株为筛选试验阳性，经头孢他定、头孢他定/克拉维酸、头孢噻肟、头孢噻肟/克拉维酸二组确证试验，如加克拉维酸与不加克拉维酸的抑菌圈相比，增大值≥5mm时即判定为产ESBL菌株。产ESBL克雷伯菌和大肠埃希菌不论其体外药物敏感试验结果如何，临床用青霉素、头孢菌素和氨曲南治疗无效。

5. 耐万古霉素肠球菌检测 肠球菌对30μg万古霉素纸片抑菌圈直径≤14mm或其MIC≥32μg/ml，应判断为耐万古霉素肠球菌(vancomycin resistant entercoccus，VRE)。针对多重耐药的VRE目前尚无有效的治疗方法，但是对青霉素敏感的VRE可用青霉素和庆大霉素联合治疗，若VanB、C型VRE可用替考拉宁加庆大霉素联合治疗。

(二)病原菌耐药基因的检测

分子生物学等技术的不断发展，使目前临床上采用分子生物学方法检测病原菌耐药基因成为可能。随着相关方法的不断完善及标准化，病原菌耐药基因的直接检测将是未来病原菌耐药性检测的主导方法。其检测的临床意义在于：①可比培养法更早检测出病原菌的耐药性，尤其适用于检测生长缓慢病原菌(如结核分枝杆菌)，有利于临床早期合理选药治疗；②耐药基因的检出对病原菌的耐药性具有确证意义，特别是当病原菌对某一抗菌药物的耐药表型呈现“敏感”或边缘耐药时，如mecA基因的检出可确证对苯唑西林表现为边缘耐药的MRSA；③在细菌耐药性及其扩散的流行病学监测中，耐药基因的检测比常规方法检测病原菌的耐药谱更准确；④耐药基因的检测可作为考核其他耐药性检测方法的金标准。

(夏 薇)

笔记栏

第三节　病毒性肝炎标志物检测

现已明确的肝炎病毒有甲型(HAV)、乙型(HBV)、丙型(HCV)、丁型(HPV)和戊型(HEV)等五种。至于近年研究较多的GB病毒(庚型肝炎病毒HGV)和TT病毒(TTV)，现有资料绝大多数认为，这两种病毒不引起非甲～戊型肝炎，也不影响急、慢性乙型和丙型肝炎的临床经过。迄今尚有3%～5%急性病毒性肝炎的病因不明，可能由未知的肝炎病毒所致。已知的各种肝炎病毒本身或其组成成分，以及人体对病毒或其某些成分产生的抗体等，都可通过感染免疫学检测方法加以测定，称之为肝炎病毒的标志物。检测这些标志物有助了解人体是否感染过这些肝炎病毒，明确所罹患肝炎的性质。

一、甲型肝炎病毒标志物检测

(一)甲型肝炎病毒抗原和RNA测定

HAV于1973年发现，属小RNA科肠道病毒属72型，呈正二十面体颗粒，直径27nm，内含RNA基因组，由衣壳包封，即成HAV病毒体。

【参考值】

粪便HAVAg(ELISA法)阴性。血清HAV-RNA(逆转录聚合酶链反应法，RT-PCR)阴性。

【临床意义】

临床意义为，①HAVAg阳性：70.6%～87.5%甲肝患者呈阳性，发病前2周即可从粪中检出，发病第1周粪便阳性率尚达42.9%，1～2周降至18.3%，2周后即消失；②HAV-RNA阳性：对诊断有特异性，但发病1周内阳性率仅20%左右。

(二)甲型肝炎病毒抗体测定

感染HAV后，体内产生IgM、IgG和IgA抗体。抗-HAVIgM为病毒衣蛋白抗体，抗-HAV-IgA是肠道黏膜产生的分泌型抗体，抗-HAVIgG是体液免疫反应的主要成分。

【参考值】

ELISA法：血清抗-HAV IgM和粪便抗-HAV-IgA均为阴性，部分成人血清抗-HAVIgG阳性。

【临床意义】

临床意义为，①血清抗-HAV IgM阳性：感染HAV后出现早，特异性强，是早期确诊甲型肝炎的特异标志，阳性者说明体内正感染HAV；1～2个月后抗体滴度和阳性率下降，于3～6个月消失；②粪便抗-HAV IgA阳性：甲肝早期或急性期患者粪便可呈阳性反应，有早期诊断价值；③血清抗-HAV IgG阳性：甲肝恢复期出现，可持续数年至数十年，甚至终身阳性，故可确定既往感染，是流行病学的调查指标。

二、乙型肝炎病毒标志物检测

(一)乙型肝炎病毒表面抗原测定

HBV表面抗原(HBV surface antigen，HBsAg)是HBV完整病毒颗粒(Dane颗粒)外层的囊膜蛋白，其基因位于环状双股HBV-DNA的S基因区，由S蛋白(基因)、前S_1蛋白和前S_2蛋白等组成。

【参考值】

ELISA法或放射免疫分析(RIA)法均为阴性；反向间接血凝法(RPHA)亦为阴性(滴度<1∶8)。

【临床意义】

HBsAg有抗原性，无传染性，其阳性表示肝内有HBV感染和复制，是感染HBV的特异性标志。阳性见于：①急性乙型肝炎的潜伏期和急性期，如发病后3个月不转阴，提示肝炎有慢性化趋势；②HBV所致的慢性肝病，如慢性肝炎、肝硬化、原发性肝癌等；③无症状HBV携带者。

(二)乙型肝炎病毒表面抗体测定

HBV表面抗体(HBV surface antibody，抗-HBs)为机体对HBsAg产生的抗体，可中和HBsAg，一般不与HBsAg同时存在。

【参考值】

ELASA法或RIA法均为阴性。

【临床意义】

抗-HBs是一种保护性抗体。感染HBV后，常在HBsAg转阴后出现，无论临床上有无肝炎表现，表示病情恢复，已对HBV产生免疫力。接种乙肝疫苗后免疫应答效果良好者或注射抗-HBs免疫球蛋白者，抗-HBs也可阳性。抗-HBs可持续数月至数年。

(三)乙型肝炎病毒e抗原测定

HBVe抗原(HBV e antigen，HBeAg)是HBV核心颗粒中的具抗原性的可溶性蛋白质。

【参考值】

ELISA法或RIA法均为阴性。

【临床意义】

HBeAg一般在HBsAg阳性患者的血清或体液中测到，是HBV复制活跃和传染性强的标

笔记栏

志。急性乙肝时 HBeAg 呈短暂阳性，如持续阳性提示病情转为慢性。在乙型肝炎病情加重前，常有 HBeAg 持续阳性，提示肝细胞内有 HBV 活动性复制，病情向慢性化进展。当 HBeAg 转阴提示 HBV 复制降低或停止。但当病毒前 C 区变异时，即使 HBeAg 阴性，仍有复制。HBeAg 阳性孕妇可垂直传播 HBV，新生儿常 HBeAg 阳性。

（四）乙型肝炎病毒 e 抗体测定

HBV e 抗体（HBV e antibody，抗-HBe）常在 HBeAg 阴转后出现，但不是保护性抗体。

【参考值】

ELISA 法或 RIA 法均为阴性。

【临床意义】

出现于急性乙肝恢复期，可持续较长时间。抗-HBe出现，标志病毒复制减少，传染性减弱。慢性 BHV 感染时，如从 HBeAg 阳性转为抗-HBe阳性，称为血清转换，表示慢性肝病的活动性低。但抗-HBe 阳性血清中仍有 HBV-DNA 存在，仍有传染性。有人认为，急性乙型肝炎出现抗-HBe 阳性，易发生慢性化；慢性肝炎患者抗 HBe 阳性则易进展为肝硬化；HBeAg 与抗-HBe 同时阳性易发生肝癌。

（五）乙型肝炎病毒核心抗原测定

HBV 核心抗原（HBV core antigen，HBCAg）是病毒颗粒核心部位结构蛋白质，在肝细胞内复制。血循环中的 HBcAg 外裹 HBsAg，少量游离 HBcAg 又被抗-HBc 结合，故血清中很难测到游离的 HBcAg。

【参考值】

ELISA 法或 RIA 法均阴性。

【临床意义】

用免疫组化等技术检测肝组织中的 HBcAg，或用去垢剂除去病毒颗粒外壳游离出 HBcAg，再做血清 HBcAg 测定，均很麻烦，难以常规开展。HBcAg 阳性，表明 HBV 复制活跃，传染性强。

（六）乙型肝炎病毒核心抗体测定

HBV 核心抗体（HBV core antibody，抗-HBc）是 HBcAg 的抗体，分为 IgM、IgG 和 IgA 三型。临床既可检测抗-HBc 总抗体，也可分别测定抗-HBc 的 IgM、IgG 和 IgA。

● 抗-HBc 总抗体测定

【参考值】

ELISA 法、RIA 法均阴性。

【临床意义】

抗-HBc 总抗体主要为抗-HBcIgG，是反映 HBV 感染的敏感指标，在 HBsAg 阳性患者中多为阳性，在 HBsAg 阴性者中仍有 6%呈阳性；抗-HBc 高滴度表示肝内 HBV 大量复制，肝细胞损伤较重，传染性较强；低滴度可长期持续存在，提示曾有 HBV 感染。因此，检测抗-HBc 还可用于鉴定乙型肝炎疫苗和血液制品的安全性，筛选献血员等。

● 抗-HBc IgM 测定

【参考值】

ELISA 法或 RIA 法均阴性。

【临床意义】

抗-HBc IgM 在感染 HBV 早期即可从血清中测出，急性乙型肝炎时血中阳性率达 100%，滴度较高，持续 6～18 个月。因此，抗-HBc IgM 是 HBV 急性感染期标志。抗-HBc IgM 持续阳性，说明 HBV 在体内持续复制；抗-HBc IgM 阴转，提示乙型肝炎逐渐康复；重新转阳，预示乙型肝炎复发。

● 抗-HBc IgG 测定

【参考值】

ELISA 法或 RIA 法均阴性。

【临床意义】

抗-HBc IgG 在感染 HBV 后 1 个月左右开始升高，滴度较低，但可持续终身。因此，抗-HBc IgG 是 HBV 感染的指标，可用于流行病学调查，但无早期诊断价值。联合检测抗-HBc IgM 和抗-HBc IgG 有助鉴别急性或慢性乙型肝炎；急性肝炎时抗-HBc IgM 高滴度，抗-HBc IgG 低滴度；慢性肝炎时则相反。

（七）乙型肝炎病毒表面抗原蛋白前 S_2 和前 S_2 抗体测定

HBsAg 蛋白前 S_2（Pre-S_2）是 HBV 表面蛋白质成分，在 HBV 附着、侵入肝细胞的机制中起重要作用，且具有良好的抗原性，可引导和调节宿主的体液和细胞免疫应答。HBsAg 蛋白前 S_2 抗体（抗 Pre-S_2）则为 HBV 的中和抗体。

【参考值】

ELISA 法或 RIA 法：Pre-S_2 阴性，抗 Pre-S_2 阴性。

【临床意义】

Pre-S_2 是 HBV 感染的新标志，有早期诊断价值，阳性者 HBV 复制异常活跃，有传染性。抗 Pre-S_2 的出现预示病情好转，HBV 已被清除。

笔记栏

(八) 乙型肝炎病毒脱氧核糖核酸测定

HBV脱氧核糖核酸(HBV DNA)位于HBV的核心,呈双股环状,是HBV的基因物质,对其进行测定之即相当于测定HBV,是反映病毒复制的直接依据。

【参考值】

HBV DNA斑点杂交试验或聚合酶链反应(PCR)均为阴性。

【临床意义】

HBV DNA阳性,表明HBV复制,有传染性。也可用于监测注射HBV疫苗阻断垂直传播的效果,若HBV DNA阳性说明疫苗阻断无效。

血清HBV标志物检测结果分析见表5-24-1。

表 5-24-1 HBV感染常用血清学标志物检测结果分析

HBsAg	HBeAg	HBV DNA	抗-HBs	抗-HBc		抗-HBe	结果分析
				IgM	IgG		
+	+	+	−	−	−	−	急性HBV感染早期,HBV复制活跃
+	+	+	−	+	−	−	急性乙肝,HBV复制活跃
+	+/−	+/−	−	+	+	−	急性、慢性乙肝,HBV复制减弱
+	+	+	−	−/+	+	−	慢性HBV感染,HBV复制
+	−	−	−	−	+	+	慢性HBV感染,HBV无复制
−	−	−	+	−	+	−	乙肝恢复期
−	−	−	−/+	−	+	−	既往感染HBV,已恢复
−	−	−	+	−	−	−	接种过乙肝疫苗

三、丙型肝炎病毒标志物检测

(一) 丙型肝炎病毒核糖核酸测定

【参考值】

斑点杂交试验或RT-PCR法均为阴性。

【临床意义】

HCV为RNA病毒,其基因组为线状正股RNA。HCV RNA阳性提示HCV复制活跃,有传染性。一般在急性丙型肝炎早期即可检出HCV RNA,因此有早期诊断价值。HCV RNA转阴提示病毒复制受抑。

(二) 丙型肝炎病毒抗体IgM测定

【参考值】

ELISA法或RIA法均阴性。

【临床意义】

近年建立了检测IgM抗体的试剂。急性丙型肝炎发病后4周,患者血清HCV抗体IgM(抗-HCVIgM)才出现,持续1～4周。肝炎在6个月内痊愈者抗-HCVIgM转阴。持续阳性者提示肝炎向慢性进展或慢性丙型肝炎活动期。

(三) 丙型肝炎病毒抗体IgG测定

【参考值】

ELISA法或RIA法均阴性。

【临床意义】

HCV抗体IgG(抗-HCVIgG)大多在感染HCV后4个月或更晚才出现,其阳性是感染HCV的标志,不能区别现在还是过去的感染。

四、丁型肝炎病毒标志物检测

(一) 丁型肝炎病毒抗原测定

【参考值】

ELISA法、RIA法或免疫荧光测定(IFA)法均为阴性。

【临床意义】

HDV是RNA病毒,其外壳为HBsAg,内部含HDV抗原(HDAg)和HDV基因组。感染HDV后,HDAg出现较早,但持续时间短,仅1～2周,如临床检测不及时,结果常为阴性。HDAg与HBsAg同时阳性者,常为HBV和HDV同时感染,病情多险恶,易转变为重症肝炎或慢性肝炎。

(二) 丁型肝炎病毒抗体测定

【参考值】

ELISA法、RIA法或IFA法均阴性。

【临床意义】

HDV抗体分抗-HDIgM和抗-HDIgG两型。①抗-HDIgM阳性有助于丁型肝炎早期诊断;感染HDV后,一般持续2～20周。在急性HBV、

HDV 同时感染者，抗-HDIgM 一过性升高；如为 HDV 重叠感染，则抗-HDIgM 持续阳性。②抗-HDIgG 只能在 HBsAg 阳性血清中检测到，是诊断 HDV 感染的标志。

（三）丁型肝炎病毒核糖核酸测定

【参考值】

RT-PCR 法为阴性。

【临床意义】

HDV 核糖核酸（HDV RNA）阳性是感染 HDV 的直接证据。

五、戊型肝炎病毒标志物检测

HEV 为 RNA 病毒，感染 HEV 后体内产生抗-HEVIgG 和抗-HEVIgM。

【参考值】

ELISA 法和 RIA 法均为阴性。

【临床意义】

戊型肝炎病后 3 天血清中即出现抗-HEVIgM，2 周内达高峰，随病情恢复逐渐消失。抗-HEVIgM 是近期感染 HEV 的最有价值的标志，但抗-HEVIgM 检测有假阳性，目前，试剂盒尚未被正式批准。抗-HEVIgG 在感染 HEV 后出现也早，但持续时间 6 个月至 2 年，甚至长达 10 余年，因此，是曾经感染 HEV 的标志，可用于流行病学调查。但在抗-HEVIgM 检测试剂盒正式批准前，也可将抗-HEVIgG 作为急性戊型肝炎的诊断指标。

近年，采用 PCR 检测戊型肝炎患者的粪便和血清中 HEV RNA，敏感性和特异性均很高，惟其操作较复杂，价格昂贵，尚难以成为常规检测方法。

六、庚型肝炎病毒标志物检测

（一）庚型肝炎病毒抗体测定

测定庚型肝炎病毒抗体（HGV 抗体）主要采用 EIA 法，但目前认为此法尚不能作为 HGV 感染的诊断方法。

（二）庚型肝炎病毒核糖核酸测定

可采用逆转录套式聚合酶链反应法（RT-nPCR）检测庚型肝炎病毒核糖核酸（HCV RNA），作为早期诊断 HGV 感染和监测病毒血症的方法之一。

（杨大明）

笔记栏

第四节　医院感染的实验诊断

医院感染又称院内感染（nosocomial infection；hospital infection）或医院获得性感染（hospital acquired infection），指在医院发生的感染，其感染范围可包括患者、医院工作人员、探视者。随着现代医学技术的迅猛发展，新的医学诊疗技术的广泛应用，大量老年人群及慢性疾病患者的存在，特别是抗生素滥用所导致的细菌变异耐药株的增多，使医院感染的感染源、传播途径、易感人群等都发生了显著变化。同时，其他一些相关问题，如医院污物处理、内镜消毒与灭菌、安全注射等，都使医院感染成为当今医学领域中的一个十分重要的问题。

一、医院感染的流行病学特点

（一）病原学特点

细菌是医院感染最常见的病原体。细菌的种类与分布因感染的类型、医院类别、患者基础疾病和治疗措施不同而异。目前，医院感染细菌的种类以革兰阴性杆菌为主，如肠杆菌科和非发酵菌等。近年来，由于抗生素的大量应用，屡见耐甲氧西林葡萄球菌医院感染；留置导尿、人工心脏瓣膜等的医院感染中凝固酶阴性葡萄球菌感染率上升；手术切口和尿路肠球菌感染也较多见；厌氧菌和深部真菌作为机体正常菌群常引起内源性感染，如腹腔、盆腔感染、菌血症等。

医院感染的病原体，除了各种细菌外还有病毒，如肝炎病毒、流感病毒、疱疹病毒、风疹病毒、水痘病毒、轮状病毒、巨细胞病毒、麻疹病毒、柯萨奇病毒，真菌类和弓形虫、肺孢子虫等。根据我国 16 所医院（1987～1988 年）的监测报告，从感染部位分离出 2745 株病原体，革兰阴性菌占 56.2%，革兰阳性菌为 31.3%，真菌为 7.0%。真菌感染以白色念珠菌为主。

（二）感染源和易感人群

引起院内感染的病原体来源于住院患者、医务人员、探视者、陪住人员、医院环境及未彻底消毒灭菌的医疗器械、污染的血液制品等，大多数为条件致病菌。免疫力低下的住院患者是医院感染的高危易感人群，同时，住院期间接受不同种类药物治疗和某些治疗措施为病原体感染创造了入侵和繁殖条件。

（三）常见临床类型

1. 下呼吸道感染　为我国最常见的医院感染类型。当吞咽、咳嗽反向减弱、老年人意识障碍、气管插管或切开、吸入咽部的定植菌等均可以成为主要的发病原因。

2. 尿路感染 住院期间有尿路器械操作史的患者，常由于保留导尿系统的交叉污染造成导管外上行感染，常以大肠埃希菌、变形杆菌为主。

3. 手术切口感染 伤口感染大部分为外源性感染，医务人员手指皮肤的接触传播起了十分重要的作用。腹部手术、妇科手术等伤口感染的病原体常来源于胃肠道、泌尿生殖道、皮肤等正常菌群。

4. 胃肠道感染 主要见于使用抗生素紊乱所致菌群失调而引起的肠炎。

5. 血液感染 主要为菌血症，可由静脉内输液、血液透析等引起，也可源于外科手术、下呼吸道感染或皮肤感染。

6. 皮肤和软组织感染 由金黄色葡萄球菌、溶血性链球菌等引起的蜂窝组织炎、褥疮和烧伤感染等。

住院患者中凡有气管插管、多次手术或延长手术时间、留置导尿、化疗、放疗、使用免疫抑制剂者以及老年患者，均应视为预防医院感染的重点对象。

二、医院感染的微生物学检测

（一）标本采集和送检原则

(1) 发现医院感染应立即采集微生物标本做病原学检查。

(2) 严格执行无菌操作，减少或避免正常菌群和其他杂菌污染。

(3) 标本采集后立即送至实验室，有条件的情况下，床旁接种可提高病原菌检出率。

(4) 尽量在抗菌药物使用前采集标本。

(5) 以棉拭子采集的标本如咽拭子、肛拭子或伤口拭子，应立即送检。

(6) 盛标本容器须经灭菌处理，但不得使用消毒剂。

(7) 送检标本应注明来源和检验目的，使实验室能正确选用相应的培养基和适宜的培养环境，必要时应注明选用何种抗菌药物。

(8) 对混有正常菌群的污染标本应做定量(或半定量)培养，以判别是感染菌或定植菌。

(9) 对分离到的病原菌应做药敏试验，提倡“分级报告”(即分阶段报告涂片镜检、初步培养、直接药敏、初步鉴定、最终鉴定与药敏结果)和“限时报告”(涂片检查 2 小时，普通培养 3 天)。

（二）涂片显微镜检查

常用于呼吸道感染的痰标本，操作简便、结果快速，可取得最早期初步病原学诊断。

（三）分离培养鉴定

该法操作简单，结果直观，特异性高，同时可作为药物敏感试验指导临床用药。尿路感染需做定量接种，当中段尿培养浓度高于 10^4 CFU/ml 单种条件致病菌或女性脓尿症状患者浓度为 10^3 CFU/ml～10^5 CFU/ml的单种条件致病菌可认为是感染菌。通过直接插导管采集尿液或耻骨上穿刺膀胱的尿液，所分离的细菌均应考虑为感染菌。当患者已用抗菌药物或经导尿管采集，多次尿培养为单一同种菌，细菌浓度虽未达到上述界限，也可认为是感染的病原菌。患者手术切口感染，宜采用四区划线接种半定量培养，感染菌与污染或定植菌的鉴别要点除细菌种类外，细菌浓度是重要的参考因素。分离到常见的化脓性细菌可认为是感染菌；较高浓度(半定量 2＋以上)的革兰阴性杆菌、皮肤常居菌也可认为是感染病原菌。

粪便培养分离出绝对致病菌，如霍乱弧菌、伤寒和副伤寒沙门菌等即可认为是感染菌；分离出的嗜盐弧菌、肠炎沙门菌、致病性大肠埃希菌也具有诊断意义。具有较长时间抗生素应用史，粪便中有伪膜性特异性改变患者分离出金黄色葡萄球菌、念珠菌等要判定为感染菌。

血培养分离的细菌(排除采样时的皮肤菌群污染)可认为是血液感染的病原体，单次血培养不易区分污染菌或感染菌，建议对疑似医院感染菌血症至少采血两次，两次培养均为同种皮肤正常菌群可认为是感染菌。静脉导管相关感染的培养分离是用无菌技术剪下体内段静脉导管 5cm，置血平板上往返滚动涂布接种，血平板上生长有 5 个或 5 个以上菌落的细菌可认为是感染菌。

三、医院环境中细菌污染的监测和消毒灭菌效果的监测

（一）医院环境污染的细菌监测

污染的环境是引起医院感染的危险因素，必须定期对空气、物体表面、医务人员手部和消毒灭菌效果等进行监测。

空气中细菌污染的监测应采用空气采样器或沉降法采样，计算 1 立方米空气中的细菌数；物体表面细菌污染可采用棉拭子或压印法采集，计算出单位表面积上的菌落数；医务人员手部细菌可用棉拭子或 Rodac 平皿压印法检查，计算出每立方厘米的细菌数。

（二）消毒灭菌的效果监测

消毒灭菌的效果监测包括对高压蒸汽灭菌

笔 记 栏

效果、紫外线杀菌效果和化学消毒剂效果的监测。前两者的灭菌效果监测常采用生物学指标检查，分别利用嗜热脂肪芽孢杆菌（Bacillus stearother-mophilus NCTC1003 或 ATCC7953，SSI K31）和枯草芽孢杆菌黑色变种（ATCC9372）作为高压蒸汽灭菌效果和紫外线杀菌效果的监测指标。化学消毒剂的监测包括消毒剂使用过程中污染细菌的监测和消毒剂应用效果的监测，目的是了解使用过程中消毒剂的细菌污染程度和消毒剂的最小杀菌深度、杀菌率和杀菌指数。

医院感染检测是预防医院感染的主体，只有对患者、医务人员、医院环境进行深入细微的监测，才能采取针对性和有效的防治措施。

监测包括综合性监测和目标性监测。前者对医院各个科室、病房进行全面检查分析；后者重点针对感染严重的科室，如手术室、产房、ICU、母婴同室、血液透析中心、供应室等定期进行病原学指标监测、消毒灭菌效果监测，医院感染病原学诊断、抗生素敏感资料动态分析等。监测结果的分析可及时发现医院感染，杜绝感染蔓延，研究医院感染的发病机制，制订有效防治感染的措施。

（夏　薇）

笔 记 栏

第六篇 病历学写

病历是医务人员在诊疗工作中形成的文字、符号、图表、影像和切片等资料的总和。病历书写指医务人员通过问诊、查体、实验室及器械检查、诊断、治疗和护理等一系列医疗活动收集有关资料，并进行逻辑思维、归纳、分析、整理，形成医疗活动记录的行为。

第25章 病历书写的重要性

病历系统记录了问诊、体检的结果，实验室检查和器械检查的资料；记录了患者发病、病情演变、转归和诊疗的全过程。病历全面总结了临床诊断、治疗和护理工作中的体会、经验和教训。病历是医务人员对病情分析、判断和思维，做出正确诊断、选择治疗、判断预后和制定预防措施的科学依据。病历既是医院管理、医疗质量和业务水平的反映，是医院工作绩效评价的主要依据，也是临床教学、科研和信息管理的基础资料，同时也是考核医务人员医德、医疗服务质量和学术水平的依据。更重要的是，病历具有法律效力，当涉及医疗纠纷和诉讼时，病历即为“举证倒置”的重要依据。我国卫生部已对病历书写做出严格的规范与要求，严禁涂改、伪造、藏匿、销毁或抢夺病历资料。患者在征得院方许可后也有权复印或复制病历的某些内容。因此，病历书写是每一个医务人员必须掌握的基本技能之一，各级医务人员在行医的全过程都必须以极度认真的精神和实事求是的态度，严格按照规定认真地书写好每一份病历。

（杨大明）

笔记栏

第26章 病历书写的基本要求

病历书写的基本要求是客观、真实、准确、完整和及时，每一个执业医师都必须严格遵循。

1. 内容真实 病历书写应客观、真实、准确地反映病情，不允许臆造、杜撰或虚构。

2. 格式规范 病历应当按照规定的内容和格式书写，不能随心所欲、任意发挥。如时间记录采用24小时制和国际记录方式，2006年5月15日晚9点30分，可写成2006-05-15，21：30（月、日、时、分为个位数时，应在数字前加0）。使用表格式病历必须基本符合住院病历格式的内容和要求。各种检查报告单应分门别类按日期顺序呈叠瓦状粘贴整齐。

3. 文字要求 条理清晰，重点突出，层次分明，表述准确，语句简练，通顺流畅，书写工整，字迹清楚，用词恰当，标点正确，不可跨格。①应当使用中文和医学术语，避用俚语俗话。②疾病诊断、手术、各种治疗操作的名称和编码应符合《国际疾病分类》（ICD-10、ICD-9-CM-3）的规范要求；英文译名以《英汉医学词汇》为准，如Crohn病译为克罗恩病；通用的外文缩写和无正式中文译名的症状、体征、疾病名称、药物名称可以使用外文。③患者述及的疾病名称和手术名称应加引号。④规范使用汉字，简化字、异体字按《新华字典》为准，不得自行杜撰；消灭错别字；双位以上的数字一律用阿拉伯数字书写，一位数字一律用汉字。⑤使用蓝黑墨水、碳素墨水书写，需复写的资料可用蓝或黑色油水的圆珠笔书写；凡药物过敏者应在病历中用红笔注明过敏药物的名称。⑥若出现错字、错句，应在错字、错句上用双横线标识，不得采用刀刮、胶粘、涂黑、剪贴等方法抹去原来的字迹。

4. 填写完整，不可漏项 各种表格栏内必须按项认真填写，无内容者画“/”或“——”。每张记录用纸均须完整填写眉栏（患者姓名、住院号、科别、床号）及页码。

5. 及时完成，签名确认 病历书写有严格的时间要求。门诊病历即时书写，急诊病历在接诊同时或处置完成后及时书写。住院病历、入院记录应于翌日上级医师查房前完成，最迟应于患者入院后24小时内完成。危急患者的病历因抢救未能及时书写时，应在抢救结束后6小时内据实补记，并注明抢救完成时间和补记时间。上级医师修改病历应在72小时内完成。各项记录书写结束时应在右下角签全名，以示负责，字迹应清晰可辨，且不易被他人模仿。上级医师审核签名应在署名医师的左侧，并以斜线相隔。

住院病历一般由进修医师或住院医师书写。实习医务人员、试用期医务人员（毕业后第一年）书写的病历，应当经过在本医疗机构合法执业的医务人员审阅、修改并签名，审查修改应保持原记录清楚可辨，并注明修改时间；可不再写入院记录，但上级医师必须认真书写首次病程记录。进修医务人员应当由接收进修的医疗机构根据其胜任本专业工作的实际情况认定后才允许书写病历。

（杨大明）

笔记栏

第27章 病历书写的种类、格式与内容

第一节 住院期间病历

患者住院期间应书写住院病历。住院病历包括完整病历和入院记录、病程记录、会诊记录、转科记录、出院记录、死亡记录及手术记录等。因相同的病再次住院可书写再入院病历。

一、住院病历

(一) 住院病历格式与内容

1. 一般项目(general data) 包括姓名,性别,年龄,婚姻,出生地(写明省、市、县),民族,职业,工作单位,住址,供史者(注明与患者的关系),入院日期(急、危、重症患者应注明时、分),记录日期等。

2. 主诉(chief complaints) 患者就诊的最主要原因,包括最主要的症状、体征及持续时间。症状或体征超过一项时,则按发生的先后次序列出。主诉要精练,不超过20字。主诉一般不用病名,除非诊断已明确,住院目的是对该病做特殊治疗,可用病名,如白血病患者入院定期化疗,胆囊结石患者入院手术治疗。

3. 现病史(history of present illness) 围绕主诉进行描写,主要内容应包括:

(1) 起病情况:患病时间、发病缓急、前驱症状、可能的病因和诱因等。

(2) 主要症状的特点:应包括主要症状的部位、性质、持续时间及程度等。

(3) 病情的发展与演变:包括起病后病情是持续性还是间歇性发作,是进行性加重还是逐渐好转以及促使缓解或加重的因素等。

(4) 伴随症状:各种伴随症状出现的时间、特点及其演变过程,各伴随症状之间,特别是与主要症状之间的相互关系。

(5) 记载与鉴别诊断有关的阴性资料。

(6) 诊疗经过:何时、何处就诊,做过何种检查,诊断为何病,经过何种治疗及治疗效果。

(7) 一般情况:指目前的食欲、大小便、精神、体力及睡眠等情况。

凡与现病史直接有关的病史,虽年代久远也应包括在现病史内。若患者存在两个以上不相关的未愈疾病时,现病史可分段叙述或综合记录。凡意外事件或可能涉及法律责任的伤害事故,尤应详尽客观记录,不得敷衍了事。

4. 既往史(past history) 记录患者以往的健康状况。如曾患多种疾病,则按时间顺序依次记录。其他内容还应包括:①预防接种及传染病史;②药物及其他过敏史;③手术、外伤史及输血史。

5. 系统回顾(review of systems) 主要内容应包括:

(1) 呼吸系统:慢性咳嗽、咳痰、呼吸困难、咯血、低热、盗汗及曾与肺结核患者密切接触。

(2) 循环系统:心悸、气急、咯血、发绀、心前区痛,晕厥、水肿及高血压、动脉硬化、心脏疾病、风湿热病史等。

(3) 消化系统:慢性腹胀、腹痛、嗳气、反酸、呕血、便血、黄疸和慢性腹泻、便秘史等。

(4) 泌尿系统:尿频、尿急、尿痛、排尿不畅或淋沥,尿色(洗肉水样或酱油色),清浊度,水肿,肾毒性药物应用史,铅、汞化学毒物接触或中毒史以及下疳、淋病、梅毒等性病史。

(5) 造血系统:头晕、乏力,皮肤或黏膜瘀点、紫癜、血肿,反复鼻出血,牙龈出血,骨骼痛,化学药品、工业毒物、放射性物质接触史等。

(6) 内分泌系统及代谢:畏寒、怕热、多汗、食欲异常、烦渴、多饮、多尿、头痛、视力障碍,肌肉震颤、性格、体重、皮肤、毛发和第二性征改变史等。

(7) 神经精神系统:头痛、失眠或嗜睡、意识障碍、晕厥、痉挛、瘫痪、视力障碍、感觉及运动异常、性格改变、记忆力和智能减退等。

(8) 肌肉骨骼系统:关节肿痛、运动障碍,肢体麻木、痉挛、萎缩及瘫痪史等。

6. 个人史(personal history) 主要内容应包括:

(1) 出生地及居留地,有无血吸虫病疫水接触史,是否到过其他地方病或传染病流行地区及其接触情况。

(2) 生活习惯及嗜好:有无不良嗜好(烟、酒、药品、麻醉毒品)及其用量和年限。

(3) 职业和工作条件:有无工业毒物、粉尘、放射性物质接触史。

(4) 不洁性交史:有无婚外性行为,是否患

笔记栏

过下疳、淋病、梅毒史等。

7. 婚姻史(marital history) 记录未婚或已婚、结婚年龄、配偶健康状况、性生活情况等。

8. 月经史(menstrual history)、**生育史**(childbearing history) 记录格式如下：

$$初潮年龄\frac{经期天数}{月经周期天数}月经时间或闭经年龄;$$

并记录月经量、颜色、有无血块、痛经、白带等情况。

生育情况按下列顺序写明：足月分娩数-早产数-流产或人流数-存活数。并记录计划生育措施。

9. 家族史(family history) 主要内容应包括：

(1) 父母、兄弟、姐妹及子女的健康情况，是否患有与患者同样的疾病；如已死亡，应记录死亡原因及年龄。

(2) 家族中有无结核、病毒性肝炎或性病等传染性疾病。

(3) 有无家族遗传性疾病，如糖尿病、血友病或精神病等。

体格检查

体温 ℃；脉搏 次/分；呼吸 次/分；
血压 / mmHg(kPa)

1. 一般状况 发育(正常、异常)，营养(良好、中等、不良、肥胖)，神志(清晰、淡漠、模糊、昏睡、谵妄、昏迷)，体位(自主、被动、强迫)，面容与表情(安静，忧虑，烦躁，痛苦，急、慢性病容或特殊面容)，检查能否合作。

2. 皮肤、黏膜 颜色(正常、潮红、苍白、发绀、黄染、色素沉着)，温度，湿度，弹性，有无水肿、皮疹、瘀点、紫癜、皮下结节、肿块、蜘蛛痣、肝掌、溃疡和瘢痕，毛发的生长及分布。

3. 淋巴结 全身或局部淋巴结有无肿大(部位、大小、数目、硬度、活动度或粘连情况，局部皮肤有无红肿、波动、压痛、瘘管及瘢痕等)。

4. 头部及其器官

头颅：大小、形状，有无肿块、压痛、瘢痕，头发(量、色泽、分布)。

眼：眉毛(脱落、稀疏)，睫毛(倒睫)，眼睑(水肿、运动、下垂)，眼球(凸出、凹陷、运动、斜视、震颤)，结膜(充血、水肿、苍白、出血、滤泡)，巩膜(黄染)，角膜(云翳、白斑、软化、溃疡、瘢痕、反射、色素环)，瞳孔(大小、形态、对称或不对称、对光反射、调节与集合反射)，眼底(视神经乳头、视网膜血管、黄斑区、视网膜各象限)。

耳：有无畸形、分泌物、乳突压痛，听力。

鼻：有无畸形、鼻翼扇动、分泌物、出血、阻塞，有无鼻中隔偏曲或穿孔和鼻窦压痛等。

口腔：气味，有无张口呼吸，唇(畸形、颜色、疱疹、皲裂、溃疡、色素沉着)，牙(龋牙、缺牙、义齿、残根，注明位置，斑釉牙)，牙龈(色泽、肿胀、溃疡、溢脓、出血、铅线)，舌(形态、舌质、舌苔、溃疡、运动、震颤、偏斜)，颊黏膜(发疹、出血点、溃疡、色素沉着)，咽(色泽、分泌物、反射、悬雍垂位置)，扁桃体(大小、充血、分泌物、假膜)，喉(发音清晰、嘶哑、喘鸣、失音)。

5. 颈部 对称，强直，有无颈静脉怒张、肝-颈静脉回流征、颈动脉异常搏动，气管位置，甲状腺(大小、硬度、压痛、结节、震颤、血管杂音)。

6. 胸部 胸廓(对称、畸形、有无局部隆起或塌陷、压痛)，呼吸(频率、节律、深度)，乳房(大小，乳头，有无红肿、压痛和肿块)，胸壁有无静脉曲张、皮下气肿等。

7. 肺脏

视诊：呼吸运动(两侧对比)，呼吸类型，有无肋间隙增宽或变窄。

触诊：呼吸活动度，语颤(两侧对比)，有无胸膜摩擦感、皮下捻发感等。

叩诊：叩诊音(清音、过清音、浊音、实音、鼓音及其部位)，肺下界及肺下界移动度。

听诊：呼吸音(性质、强弱，异常呼吸音及其部位)，有无干、湿性啰音和胸膜摩擦音，语音传导(增强、减弱、消失)等。

8. 心脏

视诊：心前区隆起，心尖搏动或心脏搏动位置、范围和强度。

触诊：心尖搏动的性质及位置，有无震颤(部位、时相)和摩擦感。

叩诊：心脏左、右浊音界，可用左、右第二、三、四、五肋间距正中线的距离(cm)表示；须注明左锁骨中线距前正中线的距离(cm)。

听诊：心率，心律，心音的强弱，P_2和A_2强度的比较，有无心音分裂、额外心音、杂音(部位、性质、收缩期或舒张期或连续性、强度、传导方向以及与运动、体位和呼吸的关系；收缩期杂音强度用六级分级法，如描述3级收缩期杂音，应写作"3/6级收缩期杂音"；舒张期杂音分为轻、中、重三度)和心包摩擦音等。

桡动脉：脉搏频率，节律(规则、不规则、脉搏短绌)，有无奇脉或交替脉等，搏动强度，动脉壁弹性、紧张度。

周围血管征：有无毛细血管搏动、射枪音、水冲脉和动脉异常搏动。

9. 腹部 腹围(腹水或腹部包块等疾病时测量)。

视诊：外形(对称、平坦、膨隆、凹陷)，呼吸运动，胃、肠蠕动波，有无皮疹、色素、条纹、瘢痕、腹壁静脉曲张(及其血流方向)，疝和局部隆起(器官或包块)的部位、大小、轮廓，腹部

笔记栏

体毛。

触诊:腹壁紧张度,有无压痛、反跳痛、液波震颤、肿块(部位、大小、形状、硬度、压痛、移动度、表面情况、搏动)。

肝脏:大小(右叶以右锁骨中线肋下缘,左叶以前正中线剑突下至肝下缘多少厘米表示),质地(Ⅰ、Ⅱ、Ⅲ度),表面(光滑度),边缘,有无结节、压痛和搏动等。

胆囊:大小,形态,有无压痛、Murphy 征。

脾脏:大小,质地,表面,边缘,移动度,有无压痛、摩擦感;脾脏明显肿大时以三线测量法表示。

肾脏:大小、形状、硬度、表面、移动度,有无压痛(肾及输尿管压痛点)。

膀胱:能否触及。

叩诊:肝上界,肝浊音界(缩小、消失),肝区叩击痛,有无移动性浊音、高度鼓音及肾区叩击痛等。

听诊:肠鸣音(正常、活跃、亢进、减弱、消失),有无振水音和血管杂音等。

10. 肛门、直肠 视病情需要检查。有无肿块、裂隙、创面。直肠指诊(括约肌紧张度,有无狭窄、肿块、触痛、指套染血;前列腺大小、硬度,有无结节及压痛等)。

11. 外生殖器 根据病情需要做相应检查。

男性:包皮,阴囊,睾丸,附睾,精索,有无发育畸形、鞘膜积液。

女性:检查时必须有女医护人员在场,必要时请妇科医生检查。包括外生殖器(阴毛、大小阴唇、阴蒂、阴阜)和内生殖器(阴道、子宫、输卵管、卵巢)。

12. 脊柱 活动度,有无畸形(侧凸、前凸、后凸)、压痛和叩击痛等。

13. 四肢 有无畸形,杵状指(趾),静脉曲张,骨折及关节红肿、疼痛、压痛、积液、脱臼、强直、畸形,水肿,肌肉萎缩,肌张力变化及肢体瘫痪等。

14. 神经反射

生理反射:浅反射(角膜反射、腹壁反射、提睾反射)。

深反射(肱二头肌、肱三头肌、膝腱及跟腱反射)。

病理反射:Babinski 征、Oppenheim 征、Gordon 征、Chaddock 征、Hoffmann 征。

脑膜刺激征:颈项强直、Kernig 征,Brudzinski 征。

必要时做运动、感觉及神经系统等特殊检查。

15. 专科情况 外科、耳鼻咽喉科、眼科、妇产科、口腔科、介入放射科、神经精神等专科需写"外科情况"、"妇科检查"……主要记录与本专科有关的体征,前面体格检查中的相应项目不必重复书写,只写"见××科情况"。

实验室及器械检查

记录与诊断有关的实验室、器械检查结果和检查日期,包括患者入院后 24 小时内应完成的检查结果,如血、尿、粪常规和其他有关实验室检查,X 线、心电图、超声波、肺功能、内镜、CT、血管造影和放射性核素等检查。

如在其他医院所做的检查,应注明该医院名称及检查日期。

摘　　要

简明扼要、高度概括地综述病史要点,体格检查、实验室及器械检查的重要阳性和具重要鉴别意义的阴性结果,字数以不超过 300 字为宜。

诊　　断

诊断名称应规范、确切,分清主次,顺序排列,主要疾病在前,次要疾病在后,并发症列于有关主病之后,伴发病排列在最后。诊断应尽可能包括病因诊断、病理解剖诊断和功能诊断。对一时难以肯定诊断的疾病,可在病名后加"?"。一时查不清病因、又难以判定在形态和功能方面改变的疾病,可暂以某症状或体征待诊或待查,并应在其下注明一、二个可能性较大或待排除疾病的病名,如"发热待查,大叶性肺炎?"

1. 初步诊断 入院时的诊断一律写"初步诊断"。初步诊断写在住院病历或入院记录末页中线的右侧。

2. 入院诊断 住院后主治医师第一次检查患者所确定的诊断为"入院诊断"。入院诊断写在初步诊断的下方,并注明日期;如住院病历或入院记录系主治医师书写,则可直接写"入院诊断",而不写"初步诊断"。入院诊断与初步诊断相同时,上级医师只需在病历上签名,则初步诊断即被视为入院诊断,不需重复书写入院诊断。

3. 修正诊断(包含入院时遗漏的补充诊断)凡以症状待诊的诊断以及初步诊断、入院诊断不完善或不符合,上级医师应做出"修正诊断",修正诊断写在住院病历或入院记录末页中线左侧,并注明日期,修正医师签名。住院过程中增加新诊断或转入科对转出科原诊断的修正,不宜在住院病历、入院记录上做增补或修正,只在接收记录、出院记录、病案首页上书写,同时于病程记录中写明其依据。

4. 医师签名或盖章 在初步诊断的右下角签全名,字迹应清楚易认。上级医师审核签名应

笔记栏

在署名医师的左侧,并以斜线相隔。

(二)住院病历举例

住 院 病 历

姓名　李某某

性别　女

年龄　45 岁

婚姻　已婚

民族　汉

籍贯　江苏省某某市

职业　教师

住址　某某市某某村某某幢某某室

病史提供者　患者本人

入院日期　2006-04-01,14:15

记录日期　2006-04-01,15:05

主诉　活动后心悸、气急五年,加重伴下肢水肿一月余。

现病史　患者于五年前开始,在骑自行车或登楼等体力活动时感心悸、气急,休息片刻后即缓解,仍能从事教学工作。但症状有日渐加重之势。约二年前咳痰中曾夹有鲜红血丝。随后曾数次在睡眠中突然发生咳嗽、气喘、呼吸困难、咳白色泡沫样痰,惊醒后坐起。曾两次被家人呼“120”,送市某人民医院急诊,诊断为“风湿性心脏病”住院治疗。经用“强心药”和“利尿剂”(药名及剂量不详),症状得以控制后出院。院外经常服用“地高辛”每日一片和“氨苯喋啶”每日三次,每次一片。体力逐渐不支,难以胜任现职工作和家务,病休在家。近一个月稍活动即心悸、气急,且尿量减少,下肢明显水肿,伴恶心、食欲差、腹胀、右胁不适、睡眠差、精神不佳。大便每日一次,成形。

既往史　幼时常咽痛、发热,被诊断为“扁桃体炎”。约 10 年前曾有膝、踝关节游走性疼痛、红肿,行走受限,自服“芬必得”后好转。无肝炎、结核及伤寒等传染病史。无药物过敏史。无手术、外伤及输血史。预防接种按计划进行。

系统回顾

呼吸系统:除上述咳嗽、咳痰、呼吸困难、咯血史外,无胸痛、盗汗史,无肺结核接触史。

循环系统:除现病史外,无血压增高、心前区痛史及晕厥史。

消化系统:无呕吐,无反酸、嗳气,无慢性腹痛、腹泻,无皮肤黄染,无呕血、便血史。

泌尿生殖系统:无尿频、尿急、尿痛史,无血尿史。

造血系统　无头昏、乏力史,无皮下出血、鼻出血史,无肝、脾及淋巴结肿大史。

内分泌及代谢系统　无烦渴、多饮、多食、多尿史,无食欲异常史。

神经精神系统　无头痛、晕厥、瘫痪史,无抽搐、痉挛史,无幻觉、定向力障碍、情绪异常史。

肌肉骨骼系统　10 年前曾有膝、踝关节肿痛史,无肌肉萎缩、肢体麻木史,无骨折、脱臼史。

个人史　出生于某某处,25 年前定居某某处,无血吸虫病疫水接触史。从事小学教师职业,平时饮食规律。无烟、酒及其他不良嗜好。无性病和婚外性生活史。

婚姻史　结婚 23 年,爱人今年 48 岁,身体健康。夫妻关系和睦。

月经及生育史　月经 16 $\frac{3\sim5}{28\sim30}$ 2006.03.25;量中等,无痛经史,孕 2 产 1。22 年前足月产一男婴,妊娠及分娩期平安。20 年前人工流产一次,过程也顺利。

家族史　父母及一兄健在,育有一子,现年 22 岁,体健。家族中无类似患者,无肝炎及结核等传染病患者,无遗传性及家族性疾病患者。

体 格 检 查

体温 37℃;脉搏 90 次/分;呼吸 28 次/分;血压 100/70mmHg

一般状况　发育正常,营养较差,半卧位,神志清楚,检查合作,推车送入病房。

皮肤黏膜　全身皮肤黏膜无黄染,未见皮疹及出血点。无肝掌、蜘蛛痣。毛发分布正常。

淋巴结　颏下、颌下、颈部、锁骨上、腋窝、腹股沟淋巴结无肿大。

头部及器官

头颅:无畸形,无压痛、结节,头发分布均匀。

眼:无倒睫,无脱眉,眼睑无水肿,睑结膜稍苍白,巩膜无黄染,眼球无突出,运动自如,瞳孔等大、等圆,对光反射灵敏。

耳:耳郭无畸形,外耳道无分泌物,乳突无压痛。

鼻:通畅,鼻中隔无偏曲,鼻翼无扇动,鼻窦区无压痛,无流涕、出血。

口腔:唇周轻度发绀,无龋齿、义齿、缺齿,牙龈无红肿,舌苔薄白,咽轻度充血,两侧扁桃体Ⅰ度肿大。

颈部　两侧对称,无颈强直,颈静脉怒张,肝-颈回流征阳性,气管居中,甲状腺无肿大。

胸部　胸廓无畸形,乳房两侧对称,胸式呼吸为主,呼吸节律规整。

肺脏

视:呼吸运动两侧相等。

触:两侧呼吸活动度均等,语颤无增强,无胸膜摩擦感。

叩:呈清音,肺下缘位于右锁骨中线第五肋间、肩胛线第九肋间、左侧肩胛线第十肋间,移动度 3cm。

笔 记 栏

听:两肺呼吸音粗糙,两侧肺底闻及少许小水泡音,未闻及胸膜摩擦音。

心脏

视:心前区无隆起,心尖搏动弥散,位于左侧第五肋间锁骨中线外1.5cm,直径约3.5cm。

触:心尖搏动位置同上。心尖部可触及舒张期震颤。

叩:心界向两侧扩大。心脏相对浊音界如下:

右侧(cm)	肋间	左侧(cm)
2.5	Ⅱ	4
4	Ⅲ	7.5
5	Ⅳ	9.5
	Ⅴ	10.5

注:锁骨中线距前正中线9cm

听:心率110次/分,心律绝对不齐,第一心音强弱不等,肺动脉瓣区第二心音亢进,心尖区闻及收缩期4/6级吹风样杂音,向左腋下传导,并闻及舒张中期隆隆样杂音。未闻及开瓣音、奔马律和心包摩擦音。

桡动脉:搏动弱,无奇脉或水冲脉,血管弹性正常,脉率90次/分,律不齐。

周围血管征:无毛细血管搏动和枪击音。

腹部

视:腹平坦,两侧对称,未见腹壁静脉曲张及胃、肠蠕动波。

触:腹软,无压痛,无反跳痛,肝下界在右锁骨中线下4cm,剑突下8cm,Ⅱ°,边钝,触痛,脾肋下未触及。无液波震颤。未触及包块。

叩:轻度鼓音,移动性浊音(—),肝浊音界存在,双肾区无叩击痛。

听:肠鸣音6次/分钟,无血管杂音。

肛门及生殖器　无肛裂、痔疮,直肠指检括约肌紧张度正常,未发现肿物,无狭窄和压痛。阴毛分布正常,外阴经产式,无脓性分泌物。

四肢、脊柱　无畸形,活动自如,关节无红肿,无杵状指,肢端轻度发绀,下肢中度凹陷性水肿。

神经系统　生理反射存在,未引出病理反射,脑膜刺激征阴性。

实验室及器械检查

血常规　血红蛋白90g/L,红细胞3.1×10^{12}/L,白细胞6.5×10^{9}/L,中性0.62,淋巴0.35,血小板125×10^{9}/L,血沉40mm/h。

粪常规　无异常,隐血(—)。

心电图　心房颤动,二尖瓣型P波。

病历摘要

李某某,女,45岁。以活动后心悸、气急五年,加重伴下肢水肿一月余,于2006-04-01入院。五年前即于体力活动后心悸、气急,休息后可缓解。两年前咯血,夜间阵发性呼吸困难发作,在外院诊断为"风湿性心脏病"。后虽服药、休息,症状却日趋加重。近一个月尿少、下肢水肿。既往有"扁桃体炎"及关节疼痛史。体格检查:脉搏90次/分,呼吸28次/分,血压100/70mmHg,唇周轻度发绀,颈静脉怒张,肝-颈回流征阳性,两侧肺底闻及小水泡音,心尖搏动弥散,心尖区触及舒张期震颤,心界向两侧扩大,心率110次/分,心律绝对不齐,第一心音强弱不等,肺动脉瓣区第二心音亢进,心尖区闻及收缩期4/6级吹风样杂音,向左腋下传导,并闻及舒张中期隆隆样杂音。脉搏短绌。肝肋下4cm,剑突下8cm,Ⅱ°,边钝,触痛,指端发绀,双下肢凹陷性水肿。血常规:血红蛋白90g/L,红细胞3.1×10^{12}/L,白细胞6.5×10^{9}/L,中性0.62,淋巴0.35,血小板125×10^{9}/L,血沉40mm/h;心电图示心房颤动,二尖瓣型P波。

初步诊断:风湿性心瓣膜病

二尖瓣狭窄合并关闭不全

心功能不全Ⅲ级

心房颤动

慢性扁桃体炎

×××/×××

二、常用医疗文件

(一)入院记录

入院记录由住院医师(或床位医师)书写,其内容和要求原则上与住院病历相同,但应简明扼要,重点突出,必须在24小时内完成。其主诉、现病史与住院病历相同,其他病史(如既往史、个人史、月经生育史、家族史)和体格检查可以简明记录,免去系统回顾、摘要等。格式及内容举例如下:

入院记录

一般项目　患者施××,男,42岁,农民;其他内容同住院病历,逐项记录。

主诉　纳差、乏力、右上腹痛半个月。

现病史　患者半个月来食欲明显下降,尤不耐油腻;体力不支,不能从事田间劳动。而且感右上腹持续性隐痛,放射至右肩背。发病以来消瘦较著,短期内体重减轻近5公斤。恶心但未呕吐;尿色深,尿量尚多;大便稀薄,每天一二次。无畏寒发热。睡眠欠佳。曾在当地卫生院就诊,检查肝功(结果不详),怀疑"肝炎";予以护肝药(药名不详)口服及静脉滴注一周,未见效。故来本院门诊。B超检查发现"肝内实质性占位,原发性肝癌可能性大",而收入病房

笔记栏

进一步诊治。

既往史 二十多年前参加征兵体检时发现“乙肝小三阳，转氨酶升高”，而未能入伍。本人未介意，一直未复查，也未到医院做系统检查。无“结核、伤寒、疟疾”等传染病史，无手术、外伤史及药物过敏史。预防接种史不详，系统回顾无特殊。

个人史 出生并生长于江苏某某，未到外地久居，无血吸虫疫水接触史，无工业毒物、粉尘、放射性物质接触史，生活欠规律，嗜酒 20 年，每天饮白酒 250 克，无烟嗜好。24 岁时结婚，爱人体健。

家族史 其父健在，其母于 1989 年死于“肝硬化”。有一弟，患“慢性肝炎”。生有一女，体健。家族中无结核、性病等传染病史，亦无糖尿病、高血压及精神病等家族遗传疾病史。

体 格 检 查

体温 36.5℃；脉搏 86 次/分；心率 22 次/分；血压 130/75mmHg

神志清楚，发育正常，营养欠佳，步入病房，查体合作。全身皮肤轻度黄染，无瘀斑，面部见两颗蜘蛛痣，浅表淋巴结未扪及。头颅无畸形，结膜无充血、苍白，巩膜轻度黄染，乳突无压痛。

无鼻翼扇动，口唇无发绀，口腔黏膜无溃疡，咽不红，双侧扁桃体不大。颈软，气管居中，甲状腺不肿大。胸廓对称，无胸壁静脉曲张，无胸壁压痛。两肺呼吸音清晰，未闻及干湿啰音，心界不扩大，心率 86 次/分，律齐，心音有力，各瓣膜听诊区未闻及病理杂音。腹平坦，未见胃、肠蠕动波，未见腹壁静脉曲张；肝右肋弓下 5 cm，剑突下 6 cm，Ⅲ°，边缘钝，表面结节感，触痛；脾肋下 4 cm。双肾区无叩痛，移动性浊音(-)，肠鸣音 3 次/分钟。无肛裂、肛瘘，直肠指检未及肿块，外生殖器未检。脊柱无侧弯，四肢无畸形，生理反射存在，病理反射未引出。

实验室及器械检查

血常规 白细胞 3.8×10^9/L，中性 0.51，淋巴 0.49，红细胞 4.0×10^{12}/L，血红蛋白 12.5g/L，血小板 67×10^9/L。

尿常规 尿胆原阴性，胆红素阳性。

肝功能 丙氨酸氨基转移酶 89U/L，天门冬氨基转移酶 156U/L，碱性磷酸酶 311U/L，r-谷氨酰转移酶 784U/L，总胆红素 112μmol/L，直接胆红素 72μmol/L，总蛋白 65g/L，白蛋白 31g/L，球蛋白 34g/L。

乙型肝炎标志物 HBsAg(＋)，抗 HBe(＋)，抗 HBc(＋)，HBV DNA(－)。

其他 AFP 1250μg/L，GGTⅡ(＋)。

B超 肝硬化，脾脏肿大；肝内实质性占位，考虑原发性肝癌。

初步诊断：乙型肝炎后肝硬化
原发性肝癌

×××

笔 记 栏

(二) 病程记录

病程记录指继住院病历或入院记录后，经治医师对患者病情、诊疗过程所进行的连续性记录。病程记录很重要，是记录住院经过的重要证据，能体现医疗水平，并反映病历的内涵质量。病程记录内容应确切，重点突出，有分析、有综合、有判断。切忌记成空洞无物或陈词滥调的流水账。

病程记录的书写应另起一页，并在横线适中位置标明“病程记录”。病程记录由经治医师书写为主，但上级医师必须有计划地进行检查，做必要修改和补充，并签字。书写时首先标明记录日期，另起一行记录具体内容；记录结束后签名不另起一行。病程记录一般每天记录一次；危重病例应随病情变化及时记录，并注明时间；对病情稳定的患者至少 3 天记录一次病程记录；对病情稳定的慢性病或恢复期患者至少 5 天记录一次。手术后患者应连续记录 3 天，以后视病情要求进行记录。

1. 一般病程记录 内容如下：

(1) 患者自觉症状、心理活动、睡眠、饮食等情况的变化，新症状的出现及体征的改变，并发症的发生等。

(2) 对现病史或其他方面的补充资料。

(3) 对病情、预后、主要治疗反应的预见，今后(近、远期)的诊疗计划。

(4) 实验室、器械检查的结果及分析、判断，诊疗操作的经过情况，特殊治疗的效果及反应或疗程小结，重要医嘱的更改及事由。

(5) 诊断的确定、补充或原诊断的修正依据。

(6) 患者、其近亲属或有关人员的反应及要求，向患者、其亲属、代理人及患者单位介绍病情的谈话要点(必要时请其签字)。

2. 特殊病程记录 有些病程记录的内容较为特殊，需要单独书写，包括：

(1) 首次病程记录：指患者入院后由经治医师或值班医师书写的第一次病程记录(不需列题)，应当在患者入院后 8 小时内完成，注明书写时间。书写的具体内容是：①记录患者姓名、性别、年龄，主诉，重要的症状、体征及附注检查的结果，内容应高度概括，突出特点；②对上述资料做出初步分析，提出诊断、鉴别诊断及依据；③为证实诊断和进一步鉴别诊断还需做哪些检查及其理由；④根据当时的诊断，制定诊疗计划。

(2) 上级医师查房记录:指上级医师在查房时对患者病情、诊断、鉴别诊断、当前治疗措施、疗效的分析及下一步诊疗意见。由于卫生部规定必须有三级查房(主任、主治、住院医师)记录,因此,这部分记录必不可少。下级医生应在查房后如实记录,及时完成。在病程记录中要明确标记,注明上级医师的姓名及职称。

(3) 疑难病例讨论记录:指对病情危重、确诊困难或疗效不佳病例讨论的记录。由科主任或具有副主任医师以上专业技术任职资格的医师主持。内容包括讨论日期,主持人及参加人员姓名、职称、病情简介、诊治难点、与会者讨论要点、主持人总结等。最后,记录者签名,主持人审签。

(4) 会诊记录:患者在住院期间发现其他专科情况,需要有关科(院)医师协助诊治,会诊后由会诊医师书写会诊记录,一般写在会诊申请单内。内容应包括会诊日期及时间、会诊医师对病史及体征的补充、对病情的分析、诊断和进一步检查治疗的意见,会诊医师签名。集体会诊记录由经治医师负责整理,详细书写于病程记录内,不另立专页,但要在横线适中位置标明"会诊记录"字样,并记录参加会诊的人员姓名、职称及单位,主持人审核签名。

(5) 转出(入)记录:患者住院期间需转科时,经转入科室会诊并同意接收后,由转出科室和转入科室经治医师分别书写转出(入)记录。转出记录不另立专页,宜在横行适中位置标明"转出记录"。内容包括入院日期、转出日期,患者姓名、性别、年龄,病历摘要,入院诊断,诊疗经过,目前情况,目前诊断,转科目的,提请接收科室注意的事项等。转出记录需经主治医师审签。转入记录由转入科室医师于患者转入后及时书写,最迟不超过 24 小时。另立专页,并在横行适中位置标明"转入记录",内容包括入院日期、转入日期,患者姓名、性别、年龄,转入前病情,转入原因,转入本科后的问诊、体检及重要检查结果,转入后的诊断及治疗计划。转入科室如修正原诊断或增加新诊断,只需在转入记录、出院(死亡)记录、病案首页上书写即可。

(6) 交(接)班记录:经治医师发生变更之际,交班医师和接班医师必须分别对患者病情及诊疗情况进行简要总结,书写交、接班记录。交班记录应当在交班前由交班医师紧接病程记录书写;接班记录应当紧接交班记录书写,由接班医师于接班后 24 小时内完成。二者不另立专页,但需在横行适中位置标明"交班记录"或"接班记录"字样。交(接)班记录应包括入院日期、交接班日期,患者姓名、性别、年龄、主诉,简要地记录患者的主要病情、入院诊断、诊治经过、今后的诊疗意见和其他注意事项等。接班记录应避免过多重复,着重书写今后的诊治计划及注意事项。对入院 3 天内的病例可不书写"交班记录"。但接班医师应在接班后 24 小时内书写较详细的病程记录。

(7) 阶段小结:对住院时间较长的患者,应每月做一次阶段小结。阶段小结紧接前次病程记录,并在横行适中位置标明"阶段小结"。内容包括小结日期,入院日期,患者姓名、性别、年龄、主诉,入院诊断,诊治经过,目前诊断,目前情况,诊疗计划,医师签名等。交(接)班记录、转科记录可代替阶段小结。

(8) 抢救记录:不另立专页,但要在横行适中位置标明"抢救记录"。抢救记录指对病情危重的患者采取抢救措施时所做的记录。抢救记录由经治医师在抢救结束后 6 小时内据实补记,主治医师审签。内容包括:危重病名称、主要病情、抢救起始时间、抢救措施、抢救结果及参加抢救的医务人员姓名及职称(职务)等。

(9) 术前小结:由经治医师书写,主治医师审签。紧接病程记录,但需在横行适中位置标明"术前小结"。内容包括,①一般项目:患者姓名、性别、年龄、婚姻、床号、住院号;②病历摘要:简要病史、重要阳性及阴性体征;③术前诊断;④诊断依据;⑤手术指征;⑥拟施行手术的名称和方式,拟施行手术的日期;⑦拟行麻醉方式;⑧术前准备情况:如术前病例讨论,新开展手术、特殊手术的申请单送审,签订手术同意书等。患者病情较重或手术难度较大(甲、乙类手术)及新开展的手术,对拟实施手术方式、术中可能出现的问题及应对措施需进行手术前讨论并记录。由科主任或具有副主任医师以上专业技术任职资格的医师主持讨论、总结并审签。

(10) 麻醉记录:由麻醉医师记录术中麻醉的经过和处理情况。内容包括:患者的姓名、性别、年龄、科别、病房号、床号、病历号,手术起止时间,术前、术中诊断,麻醉前、麻醉中用药,麻醉方式,麻醉效果,术中患者的反应及处理等。由麻醉师签名。

(11) 手术记录:一般由手术者书写,应于术后 24 小时完成。内容:①患者的姓名、性别、年龄、科别、病房号、床号、病历号;②手术时间、术前诊断、术中诊断、手术名称、手术医师、麻醉方法及麻醉医师等;③术时患者体位,皮肤消毒方法,消毒巾的铺盖,切口部位、方向、长度,解剖层次及止血方式;④探查情况及主要病变部位、大小、与邻近脏器或组织的关系;肿瘤应记录有无转移、淋巴结肿大等情况,如与临床诊断不符合时,更应详细记录;⑤手术的方式及步骤,必要时可绘图说明;⑥术毕敷料及器械的清点情况;⑦送检标本的名称及病理标本的肉眼所见情况;

笔记栏

⑧术中患者耐受情况，失血量，术中用药，输血量，特殊处理和抢救情况；⑨术中麻醉情况及反应。

(12) 出(转)院记录：出(转)院记录系经治医师对患者此次住院期间诊疗情况的总结，应在患者出(转)院24小时内由经治医师及时完成，主治医师审签。内容包括：①患者姓名、性别、年龄、婚姻、职业、住院号、入院日期、出(转)院日期、入院诊断、出(转)院诊断、住院天数；②入院时情况：主要症状，体征，有诊断意义的辅助检查结果及检查号码(X线号、病理检查号等)；③诊疗经过：住院期间的病情变化，检查治疗经过，手术日期及手术名称，切口愈合情况；④出(转)院时情况：包括出(转)院时存在的症状、体征、辅助检查的阳性结果；⑤出(转)院诊断及各诊断的治疗结果(治愈、好转、未愈、其他)或转院诊断及转院原因；⑥出院医嘱：继续治疗(药物、剂量、用法、疗程期限)，休息期限，复诊时限，随访要求，注意事项；或转院时病情及注意事项。记录一式两份，另立专页；并在横行适中位置标明"出(转)院记录"；正页归档，附页交患者或其近亲属。

(13)死亡记录：住院患者经抢救治疗无效者，应在死亡后24小时内完成死亡记录书写。死亡记录另立专页，并在横行适中位置标明"死亡记录"。经治医师书写后，由科主任或具有副主任医师以上职称的医师审签。记录内容：①患者姓名、性别、年龄、职业、婚姻、民族、工作单位、住址、入院日期、入院诊断、死亡日期及时间、住院天数；②入院时情况：主要症状、体征，有关辅助检查结果；③诊疗经过：入院后病情演变及诊治情况，重点记录死亡前的病情变化和抢救经过，死亡原因和死亡时间(具体到分钟)；④死亡诊断；⑤与患者近亲属商谈尸检的情况。

(14) 死亡讨论记录：患者死亡一周内(特殊病例及时讨论)，由科主任或副主任医师以上职称的医师主持，对死亡病例进行讨论分析。记录内容：①讨论日期、地点，主持人和参加人的姓名、职称、职务，患者姓名、性别、年龄、婚姻、出生地、职业、工作单位、住址、入院日期、死亡日期和时间、死亡原因、死亡诊断(包括尸检和病理诊断)；②参加者发言纪要，重点记录诊断意见、死亡原因分析、抢救措施意见、经验教训及本病的国内、外诊治进展等；③记录者签名，主持人总结并审签。

3. 知情同意书 凡在临床诊治过程中，需行手术治疗、特殊检查、特殊治疗、实验性临床医疗和医疗美容的患者，应对其履行告知义务，详尽填写知情同意书，并必须由患者或其委托人签字。

笔记栏

三、再次住院病历(再入院记录)

(1) 患者再次住院时，由实习医师书写"第×次住院病历"，住院医师书写"第×次入院记录"。

(2) 如因旧病复发再次住院，需将过去病历摘要及上次出院后至本次入院前的病情与治疗经过详细记入现病史中，但重点描述本次发病情况。

(3) 如因新发疾病再次住院，则需按住院病历或入院记录的要求书写，并将过去的住院诊断列入过去史中。

(4) 既往史、个人史、家族史可以从略，只补充新的情况，但需注明"参阅前病历"及前次病历的住院号。

四、表格式住院病历

表格式住院病历主要对主诉和现病史以外的内容进行表格化书写。表格式病历设计，应根据表格式病历规范和病历表格印制规范要求，结合本专科病种特点和要求，选派高年资临床专家负责研究设计，报省卫生行政部门备案，经省辖市卫生行政部门审批后使用。表格式住院病历参考格式如下：

表格式住院病历

门诊号
住院号

姓名　婚姻　籍贯
性别　民族　入院日期　年　月　日　时　分
年龄　职业　记录日期　年　月　日　时　分
现住址　病史叙述者

病　史

主诉
现病史
既往史　平素健康状况：良好　一般　较差
传染病史
预防接种史
过敏史　无　有　过敏原：
临床表现：
外伤史
手术史

系统回顾(有则在后画√　无画×　阳性病史应在下面空间内填写发病时间及扼要诊疗经过)

呼吸系统　慢性咳嗽　咳痰　咯血　呼吸困难　胸痛

循环系统　心悸　活动后气促　下肢水肿

心前区痛　血压增高　晕厥

消化系统　食欲减退　反酸　嗳气　恶心　呕吐　腹胀　腹痛　便秘　腹泻　呕血　黑粪　便血　黄疸

泌尿生殖系统　腰痛　尿频　尿急　尿痛　排尿困难　血尿　尿量异常　夜尿增多　浮肿

造血系统　乏力　头晕　眼花　牙龈出血　鼻出血　皮下出血　骨痛

内分泌与代谢系统　食欲亢进　食欲减退　多汗　畏寒　多饮　多尿　双手震颤　性格改变　显著肥胖　明显消瘦　毛发增多　毛发脱落　色素沉着　性功能改变　闭经

肌肉骨骼系统　游走性关节痛　关节痛　关节红肿　关节变形　肌肉痛　肌肉萎缩

神经系统　头昏　头痛　眩晕　晕厥　记忆力减退　视力障碍　失眠　意识障碍　颤动　抽搐　瘫痪　感觉异常

个人史　出生地　从事工作　在地方病地区居住情况　不洁性交史

嗜烟(无　有)约　年,平均　支/日。戒烟(未已)约　年

嗜酒(无　偶有　经常)约　年,平均　克/日　其他:

婚姻史　结婚年龄　配偶情况

月经及生育史

初潮　岁　每次持续　天　末次月经日期　绝经年龄　岁　周期　天

经量(少　一般　多)　痛经(无　有)经期(规则　不规则)　妊娠　次　顺产　胎　流产　胎　早产　胎　死产　胎

难产及病情:(有　无)子　个　女　个

家族史(注意记录与患者现病有关的遗传病及传染性疾病)

父:健在　患病　已故　死因

母:健在　患病　已故　死因

兄弟姐妹:　子女及其他:

体格检查

体温　℃　脉搏　次/分　呼吸　次/分　血压　/　mmHg(kPa)

一般状况　发育:正常　不良　超常　营养:良好　中等　不良　恶病质

面容:无病容　急性病容　慢性病容

其他:

表情:自如　痛苦　忧虑　恐惧　淡漠　兴奋

体位:自主　半卧位　其他(　)　步态:正常　不正常

神志:清楚　嗜睡　模糊　昏睡　昏迷　谵妄　配合检查:合作　不合作

皮肤黏膜　色泽:正常　潮红　苍白　发绀　黄染　色素沉着

皮疹:无　有　(类型及分布　)

皮下出血:无　有　(类型及分布　)

毛发分布:正常　多毛　稀疏　脱落　(部位　)

温度与湿度:正常　冷　干　湿　弹性:正常　减退

水肿:无　有　(部位及程度　)　肝掌:无　有

蜘蛛痣:无　有　(部位　数目　)　其他:

淋巴结　全身浅表淋巴结:无肿大　肿大(部位及特征　)

头部　头颅　大小:正常　大　小　畸形:无　有(尖颅　方颅　变形颅)

其他:压痛　包块　凹陷　(部位　)

眼　眼睑:正常　水肿　下垂　倒睫　结膜:正常　充血　水肿　出血

眼球:正常　凸出　凹陷　震颤　运动障碍(左　右　)

巩膜:黄染:无　有　角膜:正常　异常(左　右　)

瞳孔:等圆　等大　不等　左　mm,右　mm　对光反射　正常　迟钝(左　右　)　消失(左　右　)

其他:

耳　耳郭:正常　畸形　耳前瘘管　其他:(左　右　)

外耳道分泌物:无　有　(左　右　性质　)乳突压痛:无　有　(左　右　)听力粗试障碍:无　有　(左　右　)

鼻　外形:正常　异常(　)其他异常:无　有　(鼻翼扇动　鼻塞　分泌物　)鼻窦压痛:无　有　(部位:　)

口唇:红润　发绀　苍白　疱疹　皲裂　黏膜:正常　异常　(苍白　出血点　)腮腺导管开口:正常　异常　(肿胀　脓性分泌物　)

舌:正常　异常　肿胀　溢脓　出血　色素沉着　铅线

齿列:齐　缺齿　龋齿　义齿

扁桃体:　咽:　声音:正常　嘶哑　颈部抵抗感:无　有

颈动脉:搏动正常　搏动增强　一侧减弱(左　右　)

颈静脉:正常　充盈　怒张　气管:正中　偏移　(向左　向右　)

肝-颈静脉回流征:阴性　阳性

甲状腺:正常　肿大　度　(硬度　结节　压痛　):震颤:血管杂音

胸部　胸廓:正常　桶状胸　扁平胸　鸡胸　漏斗胸

笔记栏

膨隆或凹陷(左　右　)心前区膨隆　胸骨叩痛

乳房:正常对称　异常:左　右(男乳女化　包块　压痛　乳头分泌物)

肺　视诊:呼吸运动　正常　异常:左　右(增强　减弱　)

肋间隙　正常　增宽　变窄(部位:　　)

触诊:语颤　正常　异常:左　右(增强　减弱)胸膜摩擦音　无　有(部位:　　)皮下捻发感　无　有　(部位:　　)

叩诊:正常清音　异常叩诊音　浊音　实音　过清音　鼓音(部位见图)

肺下界　肩胛线:右　肋间,左　肋间

移动度:右　cm,左　cm

听诊:呼吸　规整　不规整

呼吸音　正常　异常(性质、部位描写:　　)

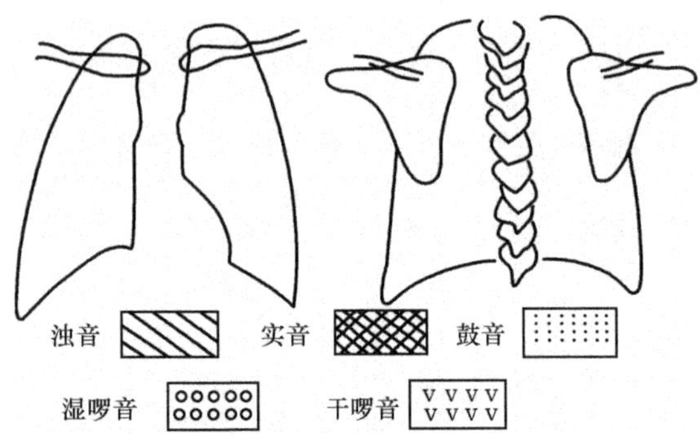

啰音　无　有　干性:鼾音　哨笛音

湿性:大　中　小水泡音　捻发音

语音传导　正常　异常:减弱　增强(部位:　　)

胸膜摩擦音　无　有(部位:　　)

心脏　视诊:心前区隆起　无　有　心尖搏动　正常　未见　增强　弥散

心尖搏动位置　正常　移位　(距左锁骨中线内　外　cm)

其他部位搏动　无　有(部位:　　)

触诊:心尖搏动　正常　增强　抬举感　触不清　震颤　无　有(部位　时期　)心包摩擦感　无　有

叩诊:相对浊音界:正常　缩小　扩大(右　左)

右(cm)	肋间	左(cm)
	Ⅱ	
	Ⅲ	
	Ⅳ	
	Ⅴ	

锁骨中线距前正中线(　　cm)

听诊:心率　次/分　心律(齐　不齐　绝对不齐)

心音　S_1正常　增强　减弱　S_2正常　增强　减弱　分裂　S_3无　有　S_4无　有　A_2　P_2

额外心音　无　奔马律(舒张期　收缩前期　重叠)　开瓣音　心包摩擦音　其他

杂音　无　有(描述强度、传导　　)

周围血管　无异常血管征　大血管枪击音　Duroziez二重杂音　水冲脉　毛细血管搏动　脉搏短绌　奇脉　交替脉　其他

腹部　视诊:外形　正常　膨隆　蛙腹(腹围　cm)舟状　尖腹

胃型　肠型　蠕动波　腹式呼吸　存在　消失　脐　正常　凸出　分泌物

其他异常:无　有(腹壁静脉曲张　腹纹　手术瘢痕　疝)

触诊:柔软　腹肌紧张　部位　压痛　无　有　反跳痛　无　有

液波震颤　无　有　振水声　无　有　腹部包块

无　有(部位　大小　硬度　压痛　移动度　边缘)

肝:未触及　可触及:肋下　cm　剑突下　cm

硬度(Ⅰ Ⅱ Ⅲ)　表面　边缘(锐　钝)　压痛　搏动

胆囊:未触及　可触及:大小　cm　压痛　无　有　Murphy征(阴性　阳性)

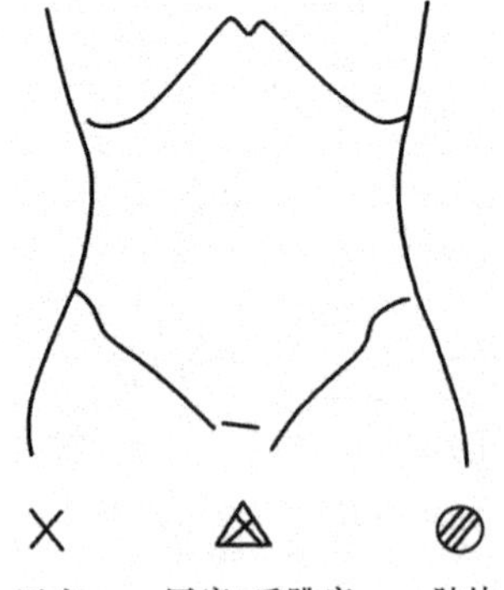

脾:未触及　可触及:肋下　cm

肾:未触及　可触及:大小　硬度　压痛　移动度

输尿管压痛点　无　有(部位:　　)

叩诊:肝浊音界(存在　缩小　消失)　肝上界位于右锁骨中线　肋间。

移动性浊音　无　有　肾区叩痛　无　有(左　右　)

听诊:肠鸣音　正常　亢进　减弱　消失　气过水声　无　有　血管杂音　无　有(部位:　　)

生殖器　未查　正常　异常:

笔记栏

肛门直肠　未查　正常　异常：

脊柱四肢　脊柱：正常　畸形(侧弯　前凸　后凸)　棘突：压痛　叩痛

部位：　　　活动度　正常　受限

四肢：正常　异常　畸形(部位　)　关节红肿(部位　)　关节强直(部位　)

肌肉压痛(部位　)　肌肉萎缩(部位　)　下肢静脉曲张　杵状指(趾)

神经系统：腹壁反射(正常↓　○　↑　)　肌张力(正常　↑○↓　)肌力(级)　肢体瘫痪　无　有(左　右　上　下)　二头肌反射　左(正常　↓○↑)右(正常　↓○↑　)膝腱反射　左(正常↓○↑　　)右(正常↓○↑　)

跟腱反射　左(正常↓○↑)右(正常↓○↑　)(符号：↑表示亢进　○表示消失　↓表示减弱)　Hoffmann 征(左　右　)　Babinski 征(左　右　)Kenig 征(左　右)

其他：

专科情况

实验室及器械检查结果

(重要的化验、X线、心电图及其他有关检查)

病 历 摘 要

入院诊断

病史记录者

病史审阅者

记录日期

第二节　门诊病历

一、书写要求

(1) 门诊病历封面印有姓名、性别、出生年月、民族、婚姻、职业、住址、工作单位、药物过敏史、身份证号及门诊病历编号等栏目，均应认真填写完整。每次就诊应填写就诊日期(年、月、日)和就诊科别。

(2) 书写门诊病历要求简明扼要，重点突出。

(3) 急危重患者应注明就诊时间(年、月、日、时、分)，时刻按24小时制计。必须记录患者的体温、脉搏、呼吸、血压、意识状态、诊断和抢救措施等。对收入急诊观察室的患者，应书写观察病历。死亡病例要记录抢救经过，参加抢救人员姓名、职称或职务，死亡日期及时间和死亡诊断等。

(4) 初步诊断、诊断写于右下方，一时难以确诊者可暂以症状待诊，如“腹痛待查”、“发热待查”，其后列出一个或几个可疑的诊断。经两次复诊仍不能确诊时，应请上级医师会诊或收入院进一步检查、诊断。处理措施写在左半侧。医师应于右下方签全名，字迹应清楚易认。上级医师审核签名签在署名医师左侧并画斜线相隔，如×××/×××。

(5) 持通用门诊病历变更就诊医院、就诊科别或与前次不同病种的复诊患者，应视作初诊患者，并按初诊病历要求书写病历。

二、书写内容

(一) 初诊病历

1. 主诉　主要症状及持续时间。

2. 病史　现病史(包括本次患病的起病日期、主要症状、他院诊治情况及疗效)、与本次疾病有关的既往史、个人史及家族史(不需列题)。

3. 体检　一般情况，重点记录阳性体征及有助于鉴别诊断的阴性体征。

4. 实验室检查、器械检查或会诊记录。

5. 初步诊断　如暂不能明确，可在病名后用“?”，并尽可能注明提醒复诊医师应注意的事项。

6. 处理措施　处方及治疗方法记录应分行列出；药品应记录药名、剂量、总量、用法；进一步检查的措施或建议；休息方式及期限；疫情报告。

(二) 复诊病历

(1) 日期、时间。

(2) 上次诊治后的病情变化和治疗反应，不可用“病情同前”字样。

(3) 体格检查：着重记录原来阳性体征的变化和新发现的阳性体征。

(4) 需补充的实验室或器械检查项目。

(5) 诊断：对上次已确诊的患者，如诊断无变更，可不再写诊断。

(6) 处理措施：要求同初诊。

(7) 医师签全名。

三、门诊病历举例

【初诊病历】

2006-05-11

畏寒发热1天。

昨淋雨后感畏寒发热，自测体温达39℃；伴咽痛、轻咳、头痛、周身不适。无胸痛，无恶心、呕吐，无腹痛、腹泻，无尿频、尿急。平素体健。

体格检查：体温38.9℃　脉搏100次/分　心率25次/分　血压120/80mmHg。急性病容，神志清，咽部充血，扁桃体不大，颈软，心、肺无异常，腹平坦、软，肝脾未触及，未扪及包块，肠鸣音5次/分。

辅助检查：血常规 WBC 11×10^9/L，N 0.78

胸透：心肺未见异常。

笔 记 栏

初步诊断:发热待查

上呼吸道感染?

处理:5%葡萄糖注射液 500ml/青霉素 G480 万单位/静脉滴注,每天 2 次×2 天

医师签名:王某某

【复诊记录】

2006-05-12

用药后热平,仍感咽痛,干咳。

体格检查:体温 37.5℃,咽稍充血,扁桃体不大,心肺无异常。

处理:氟哌酸 0.2 每天 3 次×3 天

棕色合剂 10ml 每天 3 次×3 天

医师签名:李某某

【急诊病历】

患者陈××,男,28 岁,公司职员

2006-04-12 20:15

上腹痛 1 周,黑粪 2 天。

患者一周来因饮食欠检点,饮酒较多,感上腹疼痛,呈持续性,自服"雷尼替丁"不奏效。前天解大便黑如柏油,溏稀,量约 500g。翌日仍解黑粪,迄今已 4 次。自觉乏力,活动后心悸、头昏,失眠,故来院急诊。发病以来无恶心、呕吐,无晕厥,无畏寒、发热,纳可。解黑粪后腹痛缓解。近三年来每于寒冷季节即感上腹痛,常在饥饿时发作,进食后缓解。有时疼痛在凌晨发作而被惹醒。常伴反酸、嗳气。未曾就医,否认肝病史。无药物过敏史。

体格检查:血压 100/60mmHg,脉搏 92 次/分,体温 37.8℃。一般情况尚可,神志清,贫血貌。心律齐,心率 92 次/分,心尖区闻及 2/6 级收缩期杂音。双肺正常,腹平软,剑突下偏右方轻压痛,未扪及肿块,肝、脾未扪及,Murphy 征(一),肠鸣音 10 次/分。

辅助检查:粪隐血(阳性);血常规(WBC $14\times10^9/L$, N 0.85; RBC $3.05\times10^{12}/L$, Hb 92g/L; BPC $112\times10^9/L$);血型 O 型;肝功能、肾功能;B 超(肝、胆、脾);内窥镜

初步诊断:上消化道出血,消化性溃疡?

医师签名:周某某

附:门诊病历封面式样

医 院

门诊病历 门诊病历编号

姓名	性别	出生年月	身份证号
婚姻	民族	职业	药物过敏史
工作单位		住 址	

(杨大明)

第28章 病历书写中常见错误及其防范

病历不啻是患者的健康档案，是患者就诊过程的系统记录、全面总结、诊治依据、重要资料和法律凭证，其重要性无论怎样强调都不过分。因此，各级医务人员都必须以高度负责的敬业精神和实事求是的科学态度，严肃认真地完成每一份病历书写。但在临床实际工作中，病历书写方面的错误屡见不鲜，一些严重问题甚至带来令人刻骨铭心的深刻教训。

一、常见错误

（一）不符合基本要求

1. 内容不完整 病历中遗漏了一些不可缺少的内容，如每页的眉栏，“一般项目”中的内容，既往史中的“三史”（预防接种和传染病史，药物及其他过敏史，手术、外伤及输血史），体格检查中的一般项目及各系统检查项目；诊断内容不完整；各项内容结束后，书写者遗忘签名；上级医师未及时审阅并签名等。上级医疗管理单位在常规检查医院病历质量时，对病历中内容不全、遗漏重要项目均予以扣分处理。也曾有病历中漏项，而原书写者已离院，只能由他人补写，后因字迹不同而被患方以“病历造假”投诉的事件。

2. 书写不规范 常见的错误有：患者年龄未按实足年龄；住址记载不清，时至21世纪居然还写成××公社××大队；主诉冗长，超过规定字数，未写发病时间，动辄以病名代替主要症状；连篇错别字，杜撰简化字；不用或乱用标点符号；出格、跨行书写；诊断名称、手术名称不正规，随意缩写，如将风湿性心瓣膜病二尖瓣狭窄写成“风心，二狭”，上呼吸道感染写成“上感”；或在住院病历诊断中使用英文缩略语，如将上消化道出血缩写为“UGIB”，原发性肝癌写为“PHC”等；不使用法定计量单位，如重量单位用“斤、两”，而不是“公斤（千克）、克”等。

3. 记录不及时 未能在规定的时间内完成各类病历书写；特别是危重患者在抢救结束后6小时内未补记抢救记录，为下一步善后处理留下隐患。

4. 资料不真实 病历书写者敬业精神差，缺少良好医德；既未认真询问病史，又不做全面细致的体验；全凭臆想，编造、虚构病史。这种行径应受到严厉批评和谴责。还有一些医务人员临床基本功差，问诊无法深入，体检不能查获阳性体征，以致收集的病史资料不真实。往往发生同一份病历出现不同的患者姓名、年龄、住院号，记录的症状、体征、时间前后矛盾；患者有心房颤动却写成“心律齐”，一侧偏瘫记录为“双侧肌力、肌张力无异常等”，不一一枚举。

5. 随意涂改、贴补 对书写中出现的错误或污损未按规定采取弥补措施，而是采用刀刮、胶粘、涂黑或剪贴等方法抹去原有的字迹。如此随意涂改的病历被视为造假病历，失去法律效力。曾有某知名医院因病历被不规范地涂改，在随后一场医疗诉讼中被判败诉，向患方赔巨款的案例。

（二）内涵质量差

1. 人云亦云 病史书写者不亲自问诊，不动手体检，而是抄袭他人的问诊和体检记录；将错就错，以讹传讹。常有实习医生书写的住院病历几乎一字不漏地照搬住院医师的入院记录或首次病程记录。

2. 主次不分 现病史应着重记录患者主要症状的特点、发病情况、病因、诱因以及演变过程等。深入询问有关内容有一定难度，需掌握问诊技巧和专业知识。患病后的诊疗经过属次要内容，但患者对此易于回忆，甚至可提供其在外院的门诊病历、出院小结或检查报告单等供参考。因此，初学者描述前一部分内容往往过于简单，寥寥数语。而后一部分却不厌其烦地大篇幅书写，造成本末倒置，喧宾夺主之势。

3. 千篇一律 不同疾病有不同的表现，即使一种疾病，患者的表现也因人而异，不会雷同。因此，每一份病历对病情的描述都应该丰富多彩，不尽相同。但目前普遍存在的情况是病历描写干巴巴、格式化，毫无文采可言，如现病史开篇几乎一律是“患者在无明显诱因……”

4. 记流水账 病程记录反映了患者住院期间接受诊治的全过程，反映了各级医师的临床思维和医术水平，也反映病历的内在质量，但记成流水账的病程记录比比皆是，成为目前影响病历质量的顽症之一。

5. 强加于人 不少上级医师在审阅有关本

笔记栏

人查房记录时常会惊讶地发现，书写者将本人根本未提及的内容写得煞有介事，而恰恰对本人一再强调的诊治意见置若罔闻，只字不提。

二、错误的防范

临床医学是一门特殊的职业。“健康所系，性命相托”，医务人员的服务对象正是亟待挽回健康、拯救生命的患者。古人云：“医者乃仁者之术”、“救人一命，胜造七级浮屠”。“救死扶伤，实行革命的人道主义”，每个医务人员都要有为维护人类健康和发展医学事业献身的敬业精神，精医尚德，实践悬壶济世的崇高理想。以古今中外的医学大师希波克拉底、华佗、白求恩、张孝骞、林巧稚等为榜样，严格要求自己，做好医疗环节中的每一项工作，包括病历书写。这是防范病历书写错误的根本保证。

当前，我国医疗卫生改革正逐步深化。每一个医务人员都要牢固树立依法行医的观念，要从屡屡发生的、因病历书写错误造成的严重后果中汲取教训，切实领会病历书写的重要性。有些于医院组织医生、医学生学习医疗事故鉴定材料，旁听医疗诉讼案件审判过程，有助于加深年青医生的法制意识和风险意识。这是防范病历书写错误的必要保证。

询问病史、体格检查和病历书写都是每一个医生必须掌握的临床基本功。医务人员必须严谨求实、永不知足地刻苦钻研业务，追求医术的精益求精；加强基本功训练，熟悉问诊、体检的内容和要求；努力学习，不断丰富临床专业知识；书写病历时必有如神助，一气呵成。这是防范病历书写错误的可靠基础。

在不断提高个人综合素质的同时，努力加强文化修养，不断丰富语文知识，加深文化底蕴，提高语言和写作表达能力。这是提高病历书写内涵质量的重要措施。

（杨大明）

笔 记 栏

第29章　病历报告的内容和方法

一、口述病历的内容和方法

（一）科晨会时报告新入院患者的病历

在每天例行的科晨会上，待夜班护士交完班后，即由实习医师或住院医师口述报告前一天其所管床位新入院患者的病历。要求内容简要明了，争取在1～2分钟内汇报完毕。具体内容包括：床位，患者姓名、性别、年龄，主诉，现病史的主要部分，重要的既往史、个人史内容；阳性体征，现有的辅助检查阳性资料，初步诊断及简要诊疗计划等。

（二）上级医师查房时下级医师口头汇报病历

1. 首次查房病例　汇报内容提纲：

病史：一般项目（患者姓名、性别、年龄、职业和入院日期）

主诉

现病史（重点汇报）

既往史和系统回顾（有临床意义的阳性或阴性资料）

个人史，月经、生育史（与现病史密切有关的资料）

家族史（简明扼要）

体格检查：有诊断和鉴别诊断意义的阳性或阴性体征

实验室检查和其他特殊检查：有诊断和鉴别诊断价值的阳性或阴性结果

初步诊断和诊断依据

诊疗计划和需要请上级医师指导解决的难点

2. 再次查房病例　病情变化情况，新的辅助检查结果，治疗效果，诊断修正，需要上级医师指导解决的难点。

注意事项：①口述前反复阅读病历，默记需汇报的内容，拟好腹稿；不可照本宣科。②为了避免患方猜测，留下不利的口实，为引发医疗纠纷埋下隐患；并为了实施保护性医疗措施，有些内容不便在患者病床边叙述，可待回医师办公室后再补充汇报。

二、书面病历报告的内容和方法

住院病历摘要：一般项目（患者姓名、性别、年龄、职业和入院日期及时间）

住院号

主诉

现病史（重点书写）

既往史和系统回顾（有临床意义的阳性或阴性资料）

个人史、月经、婚姻史、生育史（与现病史密切有关的资料）

家族史（简明扼要）

体格检查：（生命体征，有诊断和鉴别诊断意义的阳性或阴性体征）

实验室检查和其他特殊器械检查：（三大常规，肝、肾功能，有诊断和鉴别诊断价值的阳性或阴性资料）

诊疗经过：诊断经过（初步诊断、修正诊断及其理由）

治疗经过（手术或非手术治疗，疗效，治疗方案更改及其理由），病情演变过程（病因和诱因），辅助检查结果的变化，会诊医师的意见等。以上均按时间顺序描述。

目前诊断：

需要讨论的问题（病例讨论）：

医师签名：

转院记录的书写内容详见“第27章第一节”。

（杨大明）

笔记栏

第七篇

如何进行临床诊断

诊断是医生通过对人体的健康状态的检查和对疾病所提出的概括性的判断，即医生对导致某人出现问题的原因的确定，一般方法是找到疾病的过程和致病的原因。人们对诊断所持的态度及其看法，我们称之为诊断观。诊断疾病的过程，就是认识疾病的过程，正确地认识疾病是有效地治疗疾病的前提。因此，无论是普通医生还是医学专家对于诊断都十分重视。同样，对于实习医生来说，学会正确地诊断思维也十分重要。那么，怎样才能实现正确的诊断？除了必备的医学知识、临床经验以外，在疾病的诊断过程中还应该注意一些什么问题呢？我们将在本篇探讨这些问题。

第30章 临床诊断必须具备的职业态度

医学是"仁"学，它以"善"为核心；医学又是"人"学，医学中的人道精神或人文精神不仅应该永存，而且随着医学的发展，更应得到充分的体现。医学知识及医学技术对临床诊断无疑是十分重要的，学生在今后的临床实践中可以不断地积累，但是，作为医生在解决临床诊断问题时也要同样重视彻底的服务意识和职业态度。患者要求的好医生不仅医术精湛，还必须集同情心、耐心、社会责任感为一体，这就要求医生在注意病情的同时更要留意患者本身，这在临床诊断及医疗过程中都能得以体现。临床诊断必须具备的职业态度概括如下：

(1) 医生必须持有强烈的服务意识和工作责任心。在工作态度上严格要求自己，同时具备为患者解除痛苦的决心，查明患者存在的问题，从而认真对待临床诊断中的每一个步骤、每一个细节。

(2) 医生必须具有同情心。医生要关心患者的痛苦、耐心地倾听、认真地交流、仔细地检查，在此基础上综合分析，做出判断。耐心听取患者陈述不仅是诊断的需要，也是职业态度的体现。

(3) 医生应具有主动积极、灵活敏锐的思考能力；锲而不舍地探索新的知识，用以协助或指导疾病的诊断。不断地学习提高是良好职业态度的体现。

(4) 充分考虑患者的经济负担，尽量使患者支付得起检查费用。医学科技的发展促进了诊断技术的日新月异，有利于诊断水平的提高，但同时也增加了诊疗费用。如何经济而又高效地解决问题是医生责任心、同情心和医术经验的集中体现，也是评价医生医德和医术的重要指标。

(5) 以平等的心态对待患者。随时关注医患沟通，密切医患关系，这样既有助于获得患者和家属的信任，又有助于获得足量的信息和诊断的线索，提高诊断的效率。

（徐新娟）

笔记栏

第31章 诊断疾病的步骤

诊断疾病的过程可分为三个阶段：①临床资料的收集过程；②分析资料并做出初步诊断；③观察病情的发展及治疗对诊断的验证或修正。这三个过程相互联系，相互依赖，循环往复，贯穿于整个临床工作之中。

一、搜集临床资料(data collection)

临床资料的收集过程，包括病史的采集、体格检查及辅助检查三方面的内容。能否收集到真实的、重要的临床资料是获得临床诊断的关键阶段，是正确诊断的前提。这就要求在资料的采集过程中，必须要有实事求是的精神，一切从患者的自觉症状和客观体征出发，不能主观臆断，尽可能地保证资料的全面性、系统性和准确性，如果一开始就出错误，则其他的一切(诊断，治疗)都不必谈了。

1. 病史 症状是病史的主体。但症状不是疾病，医生应该透过症状这个主观现象来探索疾病发生、发展及演变的特点。因此，要求病史全面、真实、能反映疾病的个体特征和变化。

2. 体格检查 体格检查是核实、补充病史资料的过程，阳性和阴性体征都可以作为诊断疾病的重要依据。因此，要求体格检查要做到全面、有序、重点、规范和正确。

3. 辅助检查 基本的必要的辅助检查在一定程度上使诊断更为及时和准确，但是辅助检查的实施应注意它的针对性及检查的意义、时机、特异性和敏感性，切不可单靠辅助检查来诊断疾病。

二、分析综合资料做出初步诊断(data processing and primary diagnosis)

将病史询问、体格检查、必要的实验室检查及其他检查所获得的资料进行归纳整理、去粗取精、去伪存真、由表及里、抓住主要矛盾，加以分析、综合和推理，利用医师所掌握的医学知识和临床经验，反复比较患者的表现与哪些疾病相似或相同，最后形成诊断构想或印象，即初步诊断。初步诊断只能作为进一步诊断的前提或试验性治疗的依据。

在分析资料时要特别注意以下几个问题。

1. 现象与本质 患者的症状、体征及各项检查结果都是疾病的临床表现，一定的临床表现具有一定的临床意义，这就是现象与本质的关系。例如，胸骨左缘第3、4肋间听到心包摩擦音，这是一种病理现象，其本质就是纤维蛋白性心包炎。不同疾病的临床表现是不相同的，即使是同一疾病在不同患者身上的表现也可以不完全相同。也就是说，疾病的临床表现往往是比较复杂的，这就要求我们必须掌握各种症状、体征及各项检查结果的临床意义。

2. 主要表现与次要表现 疾病的临床表现和过程往往比较复杂，常常包括许多症状、体征、实验室和其他检查结果的异常。

导学思考：患者主诉为食欲不振、腹胀、心悸、气短；查体可见下肢浮肿、发绀、颈静脉怒张、心尖区隆隆样舒张中晚期杂音、肝肿大、肝颈静脉回流征阳性。我们分析在这些众多的临床表现中，有消化系统、循环系统、呼吸系统疾病的表现。但心尖区隆隆样舒张中晚期杂音仅见于二尖瓣狭窄，颈静脉怒张、肝颈静脉回流征阳性则见于右心衰、缩窄性心包炎、心包积液，其余的每一种表现都可以由很多原因引起。由此，确定心尖区隆隆样舒张中晚期杂音为该患者的最主要表现，并得出风湿性心脏病二尖瓣狭窄的诊断。主要表现得出诊断后，其他的次要表现也应能得到相应的解释。

3. 局部与整体 人体是一个复杂的统一整体，各系统、器官有其相对的独立性，又相互配合、相互制约、密切相关。局部病变可以影响整体，整体的病变又可突出地表现在某一局部。如急性扁桃腺炎为一局部性病变，却可以引起畏寒、发热、口干、食欲不振、尿少而黄、心率快、血白细胞计数增高、血沉增快等全身性表现。因此，必须强调整体观，防止片面地、孤立地、粗枝大叶地对待临床表现。从局部变化的相互关系中认识整体变化，才能真正揭示其内在联系，做出正确诊断。

4. 共性与个性 不同疾病可出现相同的表现(共性)；而同一征象在不同的疾病中又有其独特的临床特点(个性)，例如肺炎、肺水肿、肺淤血、肺癌等都可有肺部湿啰音，湿啰音是这些病变的共性。但肺炎的湿啰音常局限于某一局部并随病情好转而消失；肺水肿的湿啰音从肺底开

笔记栏

始很快布满双肺；肺淤血的湿啰音局限于双肺底；肺癌的湿啰音常恒定局限于某一局部并伴持久干性啰音。在分析临床资料时，既要注意共性，又要注意个性。

5. 典型与不典型 临床上典型病例只占少数，大多数患者的临床表现可以因为预防接种或早期使用抗生素而不典型。疾病的典型临床表现为人们熟知，不典型病例给人以许多假象。如下叶肺炎表现为腹痛，急性心肌梗死没有胸痛而表现为胃肠道症状。由于临床症状表现多变，体征和实验室检查结果也可因病情不同而异乎寻常。一个初学者，首先应当熟记典型表现，然后才可能对不典型病例有较高的警惕。只有开阔思路、考虑全面、不断从实践中总结经验、从失误中吸取教训，才能不断提高诊断的准确性。

三、验证或修正诊断（diagnosis correcting）

临床诊断是医生对疾病的一种认识，属于主观范畴。它的正确与否还需通过临床实践的不断检验。

初步诊断提出后，需要在医疗实践中反复验证，才能最后确定诊断。在临床观察中，要继续发现不断涌现的阳性或阴性症状及体征，进行更有针对性的检查及检验、取活检甚至剖腹探查，以求达到明确诊断的目的。符合疾病本质的诊断才是正确的诊断，据此进行防治应当收到预期的效果。根据初步诊断给予的治疗的正性或负性结果都可以作为明确诊断的依据。由于疾病的复杂性和人的认识能力的有限性，临床上常常需要严密的观察病情，随时发现、提出问题，查阅文献资料解决问题或开展讨论，它是一个反复的、动态的过程，这就要求我们根据病情的变化不断地验证或修改自己原有的诊断，在继续发展的疾病面前多次证实、补充、修改，如此循环往复，直到得出最正确的诊断。基本步骤如下：

步骤一：采集病史，询问疾病的症状、诱因和起病方式。

步骤二：提出假设，头脑中概括总结出整个病理生理过程和可能产生该症状的疾病。

步骤三：体格检查，寻找此病可能出现的体征和病史中可能提示的疾病以及发现新的证据。

步骤四：鉴别诊断，依据可能性大小列出可能的诊断。

步骤五：选择相关实验室检查、影像学检查以及有助于疾病诊断的其他检查。

步骤六：修正诊断，根据所有检查的结果来评价你的假设，这些假设中一些可能要被删除，也可能增加新的诊断。

步骤七：重复一～六的步骤，重复以上过程，直到得出诊断。

步骤八：确定诊断，当有充足的证据支持你的假说时，你就可以诊断了。

步骤九：在对患者疾病的严重程度、预后以及并发症考虑的基础上，决定是否需要从第一步骤重新开始、是否需要会诊、治疗及严密地观察。如果诊断仍然不明确，仍然存在无法解释的症状和体征、实验室、影像学检查结果，需要估计进一步评价的紧急性，制定定期随访的时间。

案例 7-31-1

患者，女性，45 岁，因“胸闷、气短半年，加重半个月”入院。既往体健。半年前活动后出现胸闷、气短，初休息可缓解，渐安静时也气憋，半个月前感冒后出现夜间阵发性气憋，坐起缓解；并出现双下肢浮肿就诊。体格检查：血压 100/60mmHg，脉搏 109 次/分，双肺底可闻及细湿啰音，心界向左下扩大，心率 109 次/分，律齐，心音弱，心尖部闻及舒张期早期奔马律及 2/6 级收缩期吹风样杂音，肝脾未触及，双下肢中度凹陷性浮肿。

如何诊断？

案例 7-31-1 分析

归纳临床资料（病史及体格检查）主要问题：胸闷，气短反复半年，夜间阵发性呼吸困难，下肢水肿半个月。查体：双肺底可闻及细湿啰音，心界向左下扩大，心率 109 次/分，律齐，心音弱，心尖部闻及舒张期早期奔马律及 2/6 级收缩期吹风样杂音，双下肢中度凹陷性浮肿。

推理假设，分析：以左心心力衰竭为主要表现，既往无心脏病史。

最能解释临床表现的初步诊断：结合年龄、临床表现及发病特点，考虑心肌疾病（以心肌收缩功能减弱为主要病理基础），二尖瓣关闭不全（相对性）心动过速，心功能Ⅲ级，肺部感染。

部署合理的辅助检查：心电图、X 线检查、心脏 B 超、血常规及生化、免疫学检查。

验证或修正初步诊断：原发性扩张型心肌病、二尖瓣关闭不全（相对性）窦性心动过速、心功能Ⅲ级，肺部感染。

提出治疗方案：抗感染，强心、利尿、扩血管。

案例 7-31-2

男性，45 岁，职员，发热，咳嗽五天。患者五天前淋雨后，出现寒战、发热，体温高达 40℃，伴咳嗽，咳少量白色黏痰。无痰中带血、无胸痛、无咽痛及关节痛。在当地门诊口服退热止咳药及红霉素片后，体温仍高，在38℃到40℃之间波动。病后纳差，睡眠差，大小便正常，体重无变化。既往体健，无药物过敏史，个人史、家族史无特殊。

体检：体温38.2℃，脉搏96次/分，心率20次/分，血压120/80mmHg。发育正常，急性病容，营养中等，神清，无皮疹，浅表淋巴结不大，头部器官大致正常，咽无充血，扁桃体不大，颈静脉无怒张，气管居中，胸廓无畸形，呼吸平稳，左上肺叩浊，语颤增强，可闻及湿啰音，心界不大，心率96次/分，律齐，无杂音，腹软，无压痛，肝脾未及。化验：Hb 140g/L，WBC 12.8×10^9 L，中性0.79，嗜酸0.01，淋巴0.20，尿常规(—)，粪便常规(—)。

归纳临床资料(病史及体格检查)主要问题：淋雨后，出现寒战，发热，体温高达40℃，伴咳嗽，咳少量白色黏痰。体格检查：体温38.2℃，脉搏96次/分，心率20次/分，血压120/80mmHg，急性病容，左上肺叩浊，语颤增强，可闻及湿啰音。血象WBC数增高，伴中性粒细胞比例增高。

推理假设，分析：以肺部炎症的表现为主。

最能解释临床表现的初步诊断：结合年龄、临床表现及发病特点、既往治疗情况考虑：左侧肺炎(肺炎球菌可能性大)。

部署合理的辅助检查：X线检查、心电图、痰培养＋药敏试验、尿便常规及生化。

验证或修正初步诊断：肺炎球菌性肺炎。

提出治疗方案：①抗生素抗感染；②对症治疗。

(徐新娟)

笔 记 栏

第32章　临床思维方法

思维就是人们根据已有的知识，对未知的事物进行判断的思想方式。临床思维是医护人员运用所学的医学基础知识融会贯通于临床实践，是医生根据所掌握的医学知识、患者的症状、临床体征和辅助检查结果等信息进行思路清晰、逻辑性强的全面分析、思考及总结，做出符合实际的科学判断的思维方式。临床思维是分析、综合、比较、概括、逻辑等多种思维的结合，其高级阶段是临床创造性思维，它是医师临床能力的核心，决定着医生诊断和治疗水平的高低。

临床思维取决于临床实践和科学思维这两大要素。

(1) 全面、真实、正确的临床实践活动，如病史的采集，体格检查，科学合理的辅助检查，病情变化的观察是进行临床思维，发现问题，分析问题，解决问题的基础。

(2) 科学的思维是对临床问题比较、推理、判断的过程，这一过程贯穿于临床诊断和治疗的整个过程，是任何仪器设备都不能替代的；医生在临床实践中获取的信息越翔实、充分，拥有的知识越广博、经验越丰富，他的临床思维过程将会切中要害，快捷地完成，做出正确的诊断。

案例 7-32-1

女性，62岁，因进食即呕吐10天而入院。近20天尿少色深，明显消瘦，卧床不起。体检：发育正常，营养差，精神恍惚，嗜睡，皮肤干燥松弛，眼窝深陷，呈重度脱水征。呼吸17次/分，血压16/9.3kPa，

检验结果：血液分析示MCV 72fL、HCT 0.56L/L，其余正常。

血液生化检验：血糖5.0 mmol/L、尿素7.6mmol/L、K^+ 3.61mmol/L、Na^+ 158mmol/L、Cl^- 90mmol/L、pH 7.50、PCO_2 7.92kPa、PCO_2 6.7kPa BE^+ 8.0 mmol/L、HCO_3^- 45mmol/L、AG 26.4mmol/L。

案例 7-32-1 分析

患者系慢性十二指肠球部溃疡所致的幽门梗阻。呕吐10天，即出现严重的低钠性脱水和低血氯性碱中毒。患者是幽门梗阻，频繁呕吐，丢失胃液并丧失胃酸，十二指肠液的HCO_3^-得不到中和即被吸收入血，使血中HCO_3^-量增加，造成代谢性碱中毒，又因血pH高出正常范围，因此，可以诊断为失代偿型代谢性碱中毒。由于长时间不能进食、进水，还有胃液的丢失，从而导致严重脱水。血渗量摩尔高于正常，呈高渗性脱水，进一步使细胞脱水(MCV变小)，尤其是脑细胞脱水，从而出现精神症状。

一、方法概要

临床思维形式的实质是认识形式，包括：临床概念、临床判断、临床推理、临床假说、临床经验、临床直觉、临床想象、临床灵感、临床机遇等。

临床思维规律主要包括临床思维的基本过程，思维的特点以及抽象思维、形象思维及灵感思维规律在临床实践中的应用。临床思维方法是临床思维形式的灵魂，是思维规律的具体运用，也是我们在思维中最积极主动的环节。

临床上诊断思维方法很多，常用的思维方法有以下几种。

(一) 顺向思维法

该方法是对一般比较典型的疾病常用的方法，是以患者的典型病史、体征及实验室检查为依据，直接做出诊断，如出现腹痛、腹泻、呕吐等症状与饮食不洁有关时，可以直接诊断为急性胃肠炎(直接诊断法)。

(二) 逆向思维

该方法是根据患者的病史及体征的某些特点，可能为某范围内的某些疾病，然后根据进一步检查或辅助检查，否定其中的大部分，筛选某种或几种疾病。此种思维方法是对较疑难的病例常用的方法。

(三) 肯定之否定

有时为了确定诊断，需要用“肯定之否定”的思维方式，排除某些疑诊，即对某些疑似诊

笔记栏

断，假以其肯定，以此来解释全部病史和体征，发现其矛盾，从而否定该诊断，即临床上经常所说的，不能以其解释全部的临床表现，故诊断不成立。

（四）否定之否定

在诊断初步成立以后，为了进一步证实其准确性，可用此方法。假定该诊断不成立，其病史体征用其他疾病解释，均不成立，证明原来的诊断成立。

（五）差异法

该方法是在临床思维中，随时注意不同类、种、型疾病的差异，不同患者的特点，抓住其特殊性。它是其他各种思维方法的基础，贯穿于整个思维过程。

以上的种种思维方法在使用过程中往往是综合的、交替使用。在复杂的疾病诊断中，多数首先根据病史体征要点划定疑诊范围，以逆向思维方法逐一排除其他，提出几个疑诊以肯定之否定的方法，排除近似疾病，最后以否定之否定方法进一步确定诊断。

比如我们在临床遇到一些急性病患者，在最初期根据仅有临床征象我们无从下手，甚至将其归为哪一科都存在问题，但是如果我们结合我们的经验遵从一定的规律，如：

(1) 考虑病情的轻重，勿放过严重情况，考虑是什么性质的，急性，慢性？

(2) 从解剖的观点，有何结构异常？

(3) 从生理的观点，有何功能改变？

(4) 从病理生理点，提出病理变化和发病机制的可能性。

(5) 寻找特殊的症状体征的特点并组合，进行鉴别诊断。

(6) 考虑可能的致病原因。

(7) 提出1～2个特殊的假说。

(8) 检验该假说的真伪，权衡支持与不支持的症状体征。

(9) 缩小诊断范围，考虑诊断的最大可能性。

(10) 提出进一步检查及处理措施。

这些看似纷乱复杂的疾病也能通过我们的归纳、类比、逐层排除、使自己的思路逐渐缩小、相近或跨入正确的诊断范围，采用直接诊断、排除诊断、鉴别诊断的方法建立诊断，但要避免见到患者就马上急于做出什么疾病的诊断的做法。

二、临床诊断思维的基本原则

在诊断疾病过程中应遵循以下基本原则：

(1) 实事求是地对待临床资料，不能仅凭借自己的知识范围和局限的临床经验任意取舍，以避免个人主观性和片面性。

(2) 最好用一个主要疾病的诊断来解释患者的全部临床现象，分清主次，先后排列。

(3) 当考虑疾病的诊断时，应首先考虑常见病、多发病、流行病，防止因知识不足，缺乏临床经验，对疾病造成误诊、漏诊，提倡多研究、多会诊。

(4) 初诊患者，当鉴别器质性疾病与功能性疾病有困难时应多考虑器质性疾病，无充分依据时，不轻易做出功能性疾病的诊断，防止失去治疗的机会。

(5) 首先应考虑可治性疾病的诊断，当诊断有两种可能时，一种为可治，疗效好；另一种为目前无有效治疗，预后差的疾病，应首先考虑前者，同时利用可行的方法进一步证实或排除后者。

(6) 防止因临床观察和检查中遗漏关键征象，不加分析地依赖检验结果和其他辅助检查，引起误诊、误治。

(7) 以患者为主体的原则，切忌见病不见人的弊端。同样的疾病在不同的人身上表现会有差异，年龄、性别、体质、心理状况、文化程度等都会对疾病产生影响。例如，同样是血便，对于小儿应首先考虑直肠息肉，对于老年人，如无痔便血，首先应考虑直肠癌；对于青年则应首先考虑痔疮，所以诊断疾病要用生物—心理—社会医学的现代医学模式去思维和分析。

综上所述，在临床诊断思维过程中要求医生对疾病要能够及时诊断和早期诊断，早期诊断是早期治疗、及时治疗的基础；同时诊断的准确性是临床治疗有效性的可靠保证；在鉴别不同的疾病时，必须抓住疾病发展过程中的主要矛盾、关键层次，把人体的生命活动看成为一个各器官、系统有机联系的整体，从人体的结构与功能、局部与整体、机体内环境与外环境彼此相互联系、相互作用、相互制约的复杂关系中，去全面、综合地分析疾病发生、发展和转归的规律性，并根据患者发病的时间、地点、条件，对发病情况、病症的个体差异，做疾病特点与整体状况的具体分析，在疾病的动态变化中把握内在联系，随着病情的演变不断修正自己的认识。

如何培养、建立科学的临床思维，要从几个不同的层次入手：

1. 拓宽自己的知识面 做一名临床医生，除医学专业外，还应主动了解更多的知识，包括一般的自然科学和社会科学知识、生活知识和社会经验等。这些知识看上去似乎与诊断疾病并没有直接关系，但在诊疗过程中它可能有助于医生在诊断过程中拓宽思路。

笔记栏

2. 牢固掌握基础医学知识 医生的解剖、组织、生理、生化等基础医学功底是否扎实，是否能随时结合实际灵活应用，对分析和解释疾病的临床表现，有非常重要的作用。

3. 收集病史要有技巧 医生收集病史，决不是简单地听患者讲述并记录，也不仅仅是按照某种表格的顺序做老一套的询问和填写，应该是医生充分运用自己的所有知识，调动全部感知能力，高度集中地从患者的体型、姿态、面色、语调、表情等诸多方面，筛取各种可能有意义的病情资料，进行及时的分析思考，本质上是一种探索的过程，即在了解病史过程中，医生可以随时产生某种诊断印象，但随着了解的进展和深入，又随时修正自己原有的想法，并不断因此产生新的联想，寻求新的证据和资料，在了解病史过程中要始终进行鉴别诊断。

4. 体格检查要认真而有明确的目的 通过查体寻找阳性或阴性体征，可使诊断更加接近实际病情。这种有明确目的的查体，要既全面又有重点。重点就是指在收集病史过程中发现的疑点要着重检查，对与疑点有关的体征无论是阳性或阴性都要做出有把握的结论。

5. 要能全面理解和合理解释各种检查 临床医生对各种特殊检查仪器的工作原理、意义、准确性和误差性要有充分的了解。医生如果缺乏这方面的知识，在个别情况下反可导致错误诊断。

6. 与医技人员配合提高对各种检查的综合分析能力 一个病例做了多项辅助检查，如果检查结果不一致，甚至互相矛盾，临床医生应该以患者临床表现为基础，对所存在的疑点进行合理的分析，争取做出较为切合实际的诊断。即使所有辅助检查结论一致，临床医生也应考虑他们与患者临床表现是否符合。

三、临床诊断的内容和格式

诊断疾病的方法各有不同，有的仅根据病史和体检资料，有的须通过辅助检查及治疗和诊治过程中的不断观察方能确定。临床上常用以下几种临床诊断的方法。

1. 直接诊断 根据病史或体征，无需化验和特殊检查即能做出诊断，如急性扁桃体炎、荨麻疹、外伤性血肿等。

2. 排除诊断 临床症状、体征不具特异性，有多种疾病可能性，需深入检查，综合分析，逐一验证，留下1～2个可能的诊断进一步证实。

3. 鉴别诊断 出现主要症状和体征有多种可能性时，一时难以区分，无法确定诊断，需不断地比较，搜集多种临床资料予以鉴别。如果新的资料不支持原有的诊断，应将原有的诊断剔除或提出新的诊断，在临床诊断过程中分清主要与次要临床表现，把最可能的诊断从多种相似的疾病群中辨别出来。由于疾病表现多种多样，即使有的症状不全符合，只要抓住了临床特征，根据主要的资料提出诊断，仍可确定最可能的诊断，必要时可以用试验性治疗予以证实。

综合的临床诊断是医生制定治疗方案的重要依据，应包括以下内容：

1. 病因诊断 根据临床的典型表现，明确提出致病原因和本质，如风湿性心瓣膜病、结核性腹膜炎、血友病等。病因诊断对疾病的发展、转归、治疗和预防都有指导意义，因而是最重要的临床诊断内容。

2. 病理解剖诊断 对病变部位、性质、细微结构变化的判断，如二尖瓣狭窄、肝硬化、肾小球肾炎、骨髓异常增生综合征等，其中有的部分自然需要组织学检查，但有的部分也可由临床表现联系病理学知识推断而提出。

3. 病理生理诊断 是疾病引起的机体功能变化，如心功能不全、肝肾功能障碍等，它是机体和脏器功能判断所必需的，同时作为预后判断和劳动力鉴定的依据。

4. 疾病的分型与分期 不少疾病有不同的型别与时期，其治疗及预后意义各不相同，诊断中亦应予以明确，如传染性肝炎可分甲、乙、丙、丁等多种类型；肝硬化有肝功代偿期与失代偿期之分。对疾病进行分型、分期可以充分发挥其对治疗抉择的指导作用。

5. 并发症的诊断 并发症指原发疾病的发展，导致机体、脏器的进一步损害，虽然与主要疾病性质不同，但在发病机制上有密切关系，如慢性肺部疾病并发肺性脑病、风湿性心瓣膜病并发亚急性感染性心内膜炎等。

6. 伴发疾病诊断 指同时存在的、与主要诊断的疾病不相关的疾病，其对机体和主要疾病可能发生影响，如风湿性心脏病患者同时患有日光性皮炎、结膜炎等。

有些疾病一时难以明确诊断，临床上常以其突出症状或体征为主题的“待诊”方式来处理，如发热待诊、腹泻待诊、黄疸待诊、血尿待诊……对此，应尽可能根据收集资料的分析综合，提出一些诊断的可能性，按可能性大小排列，反映诊断的倾向性。如发热待诊：①伤寒；②恶性组织细胞增多症待排除。黄疸待诊：①药物性肝内胆汁淤滞性黄疸；②毛细胆管性肝炎待排除。以便合理安排进一步检查和治疗，在尽可能短的时间内明确诊断。如果没有提出诊断的倾向性，仅仅一个症状的待诊等于未做诊断。

对于列出的临床综合诊断应按重要性排列，传统上安排在病历记录末页的右下角。诊断之

笔记栏

后要有医生签名，以示负责。

临床综合诊断内容和格式举例如下：

诊断例 1

冠状动脉粥样硬化性心脏病
急性心肌梗死
频发室性期前收缩
心功能Ⅲ级
乳头肌功能不全
肺部感染

诊断例 2

急性水肿型胰腺炎
胰腺脓肿
急性肾功能衰竭
中度脱水
胆囊结石
十二指肠球部溃疡

四、临床思维导学案例

案例 7-32-2

患者，68 岁，1 个月前无明显诱因出现腹胀，伴厌食、便秘，无腹痛、恶心和呕吐。2 周前患者出现双下肢对称性肌肉酸痛，逐渐加重，累及到双上肢，伴恶心和呕吐，呕吐物为胃内容物，无头痛、发热等不适。1 周来患者全身肌肉无力，逐渐发展到不能站立和翻身，能睁眼，无手足麻木、饮水呛咳和呼吸困难。同时伴有尿量减少，每天 200～300ml。体格检查：血压 120/70mmHg，神志清楚，双肺呼吸音正常，心率 75 次/分，律齐，双下肢无水肿，颅神经检查正常，双上肢近端无力Ⅱ级，远端Ⅳ级；双下肢近端肌力 0 级，远端Ⅱ级；四肢肌张力减低，腱反射弱，双侧病理征阴性。

案例 7-32-2 分析

分析、判定主要临床表现（从病情的性质：急性或慢性，解剖系统定位、生理功能及病理变化来分析），患者为老年女性，急性起病，四肢无力进行性加重而且下肢比上肢重，近端比远端重。推理提出产生和引起肌肉无力机制的问题假设：①中枢神经系统；②周围神经系统；③神经肌肉接头病变；④肌肉疾病；⑤电解质紊乱。根据患者临床表现对照疾病的诊断标准和诊断条件，及医生自己临床经验来制定、提出可能的假设问题（如电解质紊乱、肌肉病变等）。

选择试验项目：

检查如下：血白细胞（WBC）23.29×10^9/L，血红蛋白（Hb）140g/L，血小板（PLT）302×10^9/L；尿 pH 6.5，蛋白 1g/L，红细胞大量。血 K^+ 1.1mmol/L，Cl^+ 92 mmol/L，丙氨酸转移酶（ALT）79U/L（正常值<40 U/L），白蛋白（Alb）31g/L（正常值 35～51g/L）；血肌酐（Cr）3.57mg/dl（正常值 0.6～1.5 mg/dl），尿素氮（BUN）54.7 mg/dl（正常值 3～20 mg/dl）。动脉血气：pH 7.341. PO_2 93.7mmHg，PCO_2 20.8mmHg，HCO_3^- 10.9mmol/L 血肌酸激酶（CK）13247U/L（正常值 18～198 U/L），CK-MB 68.9ng/ml（正常值<0.6 ng/ml），肌钙蛋白 I（cTnI）1.83 ng/ml（正常值<0.1 ng/ml），肌红蛋白（Myo）32864 ng/ml（正常值 12～75 ng/ml）；心电图、X 线胸片正常；腹部 B 超未见异常。

得出诊断：①中度低钾血症（解释肌无力、消化道肌受累）；②横纹肌溶解症（由低血钾导致肌肉供血不足出现缺血缺氧）；③急性肾功能不全（横纹肌溶解后释放肌红蛋白及代谢产物所致）；④代谢性酸中毒（肾功能不全并发症）。

确定主要因素：低血钾症（解释了全部临床症状和实验室检查异常）

治疗低血钾：寻找、分析、判定低血钾的原因：①吸收障碍；②排出过多；③细胞内外交换异常。

进一步提出试验项目：根据血 K^+、血尿、血气的变化指导治疗过程，如免疫系统、甲状腺功能等。

根据试验结果判定钾合并的酸碱情况，结合病情特点进行病因分析，确定病变部位。

确定诊断：Ⅰ型肾小管酸中毒。

寻找病因（原发性、继发性）追问病史，必要时进行相关试验检查。

最终确定诊断：Ⅰ型肾小管酸中毒
急性肾功能不全
横纹肌溶解病
低血钾
代谢性酸中毒

总评

本例以肌肉无力、横纹肌溶解症为首发表现，并导致急性肾功能衰竭，进一步检查发现严重的低血钾是祸首，低血钾的病因是什么？通过“循序渐进”地分析，得到潜在的真正病因——Ⅰ型肾小管酸中毒。

（徐新娟）

笔记栏

第33章 临床诊断中的循证医学理念

一、循证医学与临床诊断学

20世纪80年代以来，临床医疗模式逐渐从传统医疗模式（以病理、生理等基础研究证据为推理依据，主要借助医师的观察和专家指南的实践模式）向现代医疗模式（以当前最佳的人体研究证据来指导临床）转变。1997年，David Sackett教授提出循证医学是“慎重、准确和明智地应用当前最佳证据做出医疗决策”。循证临床实践就是临床医师使用当前可得的最佳临床证据，考虑患者的喜好和意愿及当地的经济、社会背景，结合自己的专业知识和技能，与患者充分沟通，协助患者做出最佳临床决策，并评价实验结果，它是一个不断完善的过程。

二、循证临床实践改变医师的思维模式

循证医学给医生的临床实践、教学及研究都带来了重大转变

（1）循证临床实践改变了人们对事物认知的态度，传统的学术权威受到质疑，从过去以医师为中心（决策都由医生决定）及以疾病为中心（治疗主要依据疾病的病理、生理进行推理）转向了以患者为中心，关注患者主观感受和满意度。

（2）医师不再因“不知道”而尴尬，而是意识到知识不足是继续学习的动力。循证临床实践是一种令人兴奋的实践方式，它教会人们针对自我、基于问题的学习，引导人们不断探索和终身学习，最终成为不断求新、虚心好学、贴近患者的优秀医师。

（3）患者与医师是地位平等的伙伴关系，医师的责任是尽可能提供全面的证据，充分与患者交流，协助患者而不是替患者做出决定。

三、循证临床实践的范畴

循证临床实践主要涉及诊断、治疗、病因、不良反应及预后诸方面：

1. 确定疾病的病因（包括危险因素及医疗干预带来的不良反应） 发现危险因素以便于对患者进行危险分层。

笔记栏

2. 不良反应 包括任何干预措施对患者可能的伤害。例如，在给患者使用Ⅰ类抗心律失常药物时，应了解这类药物是否会增加患者死亡率，是否应仅限于部分患者使用，而不能用于心肌梗死或伴有心力衰竭的患者。临床医师应根据证据来指导临床用药，或预测药物可能给患者带来的不良反应。

3. 疾病诊断 如何选择各类检测和解释检测结果。临床医师在诊断疾病时，应根据诊断研究所提供的证据来指导临床快速诊断，并在面对众多检查手段时，做出合理选择。例如在诊断孤立性肺部结节时，有X线胸片、CT、正电子发射计算机断层扫描（PET）、纤维支气管镜、肺活检、痰细胞学、经胸针吸活检等众多检查方法，究竟应如何正确选择，才能尽快确定诊断并为患者节省费用？对每个具体患者来说，选择程序可能不一样，但都必须循证。临床医师每天面临大量检查结果，但对其意义的解释却常未深入思考，例如，面对两位癌胚抗原（CEA）结果均高出正常值2倍的患者，一位体检健康且无任何肠道症状，另一位伴有慢性肠功能紊乱，结果该如何解释？

4. 治疗选择 如何选择对患者利大于弊且费用-效益比最优的干预措施，例如，奥曲肽是生长抑制素的衍生物，实验室研究发现生长抑制素和奥曲肽都能减少肝脏血流和静脉压力。因此，许多医师常规将这两种药物用于食管下段静脉曲张破裂患者。但目前无论是单个随机对照试验（RCT）还是系统评价，均未发现两种药物对肝硬化食管静脉曲张出血有确切疗效，由于两种药作用极小，成本又高，从循证医学角度并不推荐常规用于这类患者。

5. 预后判断 预后证据对临床医师正确估计患者结局，并向患者及家属提供预后信息十分重要。临床医师在估计患者可能的临床过程、并发症及预测有价值的不良反应并判断疾病转归时务必要使用这类证据，例如，对2394例中国老年单纯收缩期高血压患者的预后研究发现，血清肌酐和尿酸水平增高是这类患者的不良预后因素，其与心血管疾病和卒中死亡危险增高相关。

四、循证临床实践的五步法

循证临床实践过程共分五步：①确定拟弄清

的临床问题；②查找针对临床问题的最佳证据；③评价证据的真实性，了解临床意义和统计学评估的精确度；④考虑患者的意愿，结合实际应用证据；⑤后效评价实践效果，不断改进服务质量。

1. 确定拟弄清的临床问题 遇到临床问题时，临床医师首先应将其分解为4个要素(PICO原则)：

P：patient or population(患者或患者群)，属于哪类患者或疾病？

I：intervention or exposures(干预或暴露)，即想为患者做何种检查或拟用何种治疗方法？什么因素可能影响患者的预后？

C：comparison(对比)，干预与什么相比较(是两种药物之间选择一种或与安慰剂对比或两种诊断试验选择一种?)不一定每个临床问题都需要对比。

O：outcome(结果)，希望达到什么结果(是缓解或消除症状、减少不良反应、改善功能或增加生活质量评分)？

例如，对行手术人工流产的妇女，预防性使用抗生素是否能减少术后感染危险这一临床问题(表1)：

构建问题主要解决2个要素：①研究属于什么类型，是病因、诊断、干预或治疗？②应针对不同的临床问题查找何种研究设计，有助于制定最适合的检索策略(表2)。

2. 寻找针对临床问题的最佳证据

(1) 确定查找什么证据：证据应具有的特点为：基层医师在实践中遇到的临床问题；采用以患者为中心的测量指标；有可能改变临床实践，例如：眼科和家庭医师对单纯、无并发症的角膜擦伤患者常规应用散瞳剂、抗菌滴眼液及眼罩是标准的实践模式。人们一直认为眼罩有益，但这有研究证据吗？目前，至少有5项随机对照试验一致认为眼罩无任何益处，甚至延缓愈合，增加患者不适，这就是我们需要寻找的证据。第一，角膜擦伤是基层医师经常遇到的问题。第二，试验有“疼痛”、“愈合率”和“并发症”等患者所关心的结果指标。第三，如果证据真实，循证过程有助于改变常规使用眼罩的错误实践。

(2) 如何选择信息资源：循证临床实践不是做研究(如系统评价)，不需要全面系统地查找所有文献，事实上临床医师也没有时间和精力那样做。循证医学对证据进行了分级，有证据时查证用证，无证据时设计临床研究创证用证。循证临床实践时从高级别证据开始查找，在无高级别证据时逐级降低证据级别，直到解决临床问题，做到当前最佳。故在查找证据时首选二次文献数据库(即已整理加工优选过)，如：国际指南协作网(www. g-i-n. net)、ACP Journal Club(www. acponline. net)、Cochrane library(www. thecochranelibrary. com)，Clinical Evidence(www. clinicalevidence. com)、Best Evidence(www. bestbets. org)、Up to Date(www. uptodate. com)等。不能解决临床问题再查找原始文献数据库：PubMed和Embase等。

(3) 选择恰当的检索词：最好列出一组与临床问题有关的词，在检索原始文献数据库时还应包括相应的主题词(如PubMed的主题词MeSH、Embase的EMtree)。

(4) 针对所选数据库的特点制定相应检索策略：检索策略指在分析信息需求的基础上，选择适当的数据库并确定适合该库的检索词和检索式，并在检索过程中对其进行修改和完善。

3. 评价证据的真实性 真实性包括内部真实性(即严格的研究设计、针对不同的临床问题采用正确的研究方法)和外部真实性(推广性，即研究结果应用于具体患者、临床实践、社区是否可行)。

评价真实性必须询问三个基本问题：

(1) 研究结果的真实性如何？

(2) 结果是什么？(临床意义和统计学意义)

(3) 结果有助于医师处理患者吗？

医师可以自己进行文献质量评价(需接受临床流行病学证据评价原则的训练)或借助他人已评价过的证据资源。

4. 应用证据 单凭证据绝不可能做出临床决策。临床决策常受社会经济、卫生政策、患者意愿、文化背景和可利用资源的制约。临床医师必须提高整合各方面信息的能力，让患者理解权衡诊疗利弊的重要性，了解患者的价值观与意愿，通过沟通与解释帮助其做出最佳决策。

5. 后效评价 随访患者，了解实践的效果。临床医师结合查找证据前自己或科室在实际工作中常用的处理方法及其效果，对比分析，后效评价。好则推而广之，进一步指导实践，不好则分析原因，找出问题，并针对问题进行新的循证研究和实践，去伪存真，不断提高服务质量。

五、诊断疾病导学案例

案例 7-33-1

患者，女性，65岁，有慢性稳定型心绞痛史20年，因严重胸骨后剧痛4小时急诊入院。2次应用硝酸甘油喷雾剂，每次间隔5分钟，仍未能缓解疼痛。患者有2型糖尿病，应用格华止可良好控制。查体患者苍白，焦虑，出汗。体格检查：血压115/80mmHg，脉率70次/分，规则，未闻及额外心音及病理性杂音。心电图示：急性前壁心肌梗死。

笔记栏

(一) 提出临床需要回答的问题

(1) 提出的问题可以一个至多个。问题要具体,每一个问题范围不要太广。例如:“什么原因导致严重后剧痛 2 小时?”

(2) 在临床实践中,要学会从患者的角度来考虑提出问题。例如:“你觉得你有什么问题?”

临床上在选择和构建问题时应根据患者具体的病情及其主要危及生命安全的临床问题,然后结合自己的资源,条件,可行性,临床应用价值,结果的科学性等综合考虑,选择范围恰当的关键的临床问题进行研究和处理。

案例 7-33-1 分析

根据该患者的病情和临床诊断,提出以下两个问题:

1. 由于急性心肌梗死的患者心肌细胞膜不稳定常常会导致心律失常的并发症,该患者需要使用极化液治疗吗?

2. 该患者的治疗应采用溶栓治疗还是直接经皮冠脉腔内成形术?

将临床转换成可以回答的问题:便于确定关键词,利于检索,推荐用 PICO 法。即患者(PATIENTS),干预(INTERVENTIONS),比较(COMPARISONS),和结局(OUTCOMES)

患者特征	干预	比较	结局
急性心肌梗死患者	极化液治疗	无极化液治疗	病死率
急性心肌梗死患者	溶栓治疗	直接 PCI	再梗死率及病死率

通过上面的列表分析,我们可以将前面提到的临床问题转换成下面两个可以回答的问题。

1. 使用极化液能降低急性心肌梗死后患者的病死率吗?

2. 使用溶栓治疗或直接 PTCA 治疗急性心肌梗死后,哪种方案再梗死发生率和病死率较低?

(二) 证据检索

1. 可提供的数据文献检索资源 可以采用各种检索手段,如图书馆检索、光盘检索、专业杂志、MEDLINE 等。

2. 关键词和检索一般策略

第一步:对所研究的临床问题进行细致分析,将其分解为几个独立的词汇,本例的关键词:急性心肌梗死、溶栓治疗。

笔 记 栏

第二步:参考要检索的数据库词典,选择与已分解的独立词汇最相适应的词汇进行转化。本例 acute myocardial infarction 可分解成 acute [all fields] and "myocardial infarction" [mesh term]。

第三步:根据需要,采用 AND,OR 或 NOT,对词汇进行最佳组合后进行检索。

第四步:根据需要进行检索限定,如出版时间、出版类型、语言、性别、年龄等。

3. 检索结果 与极化液预防性治疗急性心肌梗死并发症的相关文章(试验和 META 分析)仅找到 3 篇;与 AMI 溶栓治疗利弊的文章(试验和 META 分析)共 9 篇;与 AMI 溶栓治疗与 PTCA 治疗对比的相关文章共 4 篇。

(三) 评价证据

首先应将检索到的各种证据按照研究设计的类型和时间的先后列成表格,然后针对不同的证据,按照循证医学评价原则对该证据的强度进行评价,如关于使用极化液能否降低心肌梗死患者的病死率的研究,在整个 20 世纪 80 年代,大多数专家建议使用极化液作为心肌梗死的标准方案。但经过 RCT 研究结果证实,AMI 住院前监护的患者给予极化液并不能减少临床上的病死率,因此,临床医师根据这些循证医学证据不再把极化液作为预防急性心肌梗死并发症的治疗方案。

(四) 实施决策

这一步实际上是应用证据做出决策的过程。应注意讨论证据对患者的实用性和不实用性,患者和家属的意志,是否接受该证据,要反映医生和患者或家属的交流。经过前述严格的证据评价,本例患者不采用极化液进行预防性治疗。该患者既往有心绞痛病史,突发性严重胸痛,且持续发作时间在 20 分钟以上,要考虑可能发生急性心肌梗死。ECG 检查支持前壁心肌梗死。这些客观检查结果可以明确急性心肌梗死的诊断。同患者的家属交谈中了解到患者家庭经济状况一般,经与患者及家属商量后,决定先给与溶栓治疗,如不成功再进行补救性 PTCA 治疗。

(五) 后效评价

本例患者入院后。立即给予阿司匹林 150mg 嚼服,然后迅速给予 t-PA 溶栓。1 小时后患者胸痛消失,无心悸、恶心,双肺呼吸音清,心率 80 次/分,律齐,未闻及病理性杂音。ECG 示:大致正常。上述治疗无明显不良反应,患者及家属对目前治疗感到满意。出院后继续抗凝、降脂，控制血糖治疗，随访 5 年患者病情一直稳定。

值得注意的是，在临床诊治过程中，虽然与传统医学模式相比，用循征医学指导临床实践更科学、更规范，但在临床实践中，一线医师们经常面对的不是“整齐划一”的试验人群，而是具有不同疾病特征的个体，因此，我们在应用循征医学原理合理选择最佳的诊断性试验用于临床病例时，应结合个人的临床经验，尊重患者的选择，才能客观科学地、经济高效地解决患者的诊断和治疗问题。

（徐新娟）

笔 记 栏